Adam Joseph Kunkel

Handbuch der Toxikologie

Zweiter Band

Verlag
der
Wissenschaften

Adam Joseph Kunkel

Handbuch der Toxikologie

Zweiter Band

ISBN/EAN: 9783957004222

Auflage: 1

Erscheinungsjahr: 2015

Erscheinungsort: Norderstedt, Deutschland

Hergestellt in Europa, USA, Kanada, Australien, Japan
Verlag der Wissenschaften in Hansebooks GmbH, Norderstedt

Cover: Sandro Botticelli "die Geburt der Venus"

HANDBUCH

DER

TOXIKOLOGIE.

VON

PROFESSOR **A. J. KUNKEL**

IN WÜRZBURG.

ZWEITE HÄLFTE.

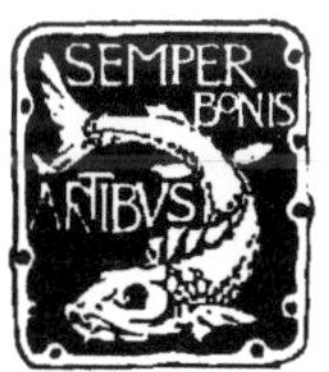

JENA.

VERLAG VON GUSTAV FISCHER.

1901.

Vorwort zur zweiten Hälfte.

Der vorliegende Schlussband des Handbuches der Toxikologie ist nach den didaktischen Grundsätzen bearbeitet, die im ersten Band angekündigt, des Näheren begründet und verwendet sind. Auch in diesem Bande habe ich das, was für die Praxis oder für die Aufklärung einer grösseren Giftgruppe besonders wichtig erschien, breiter behandelt als selten gefragte Einzelheiten.

Das chemische Eintheilungsprincip habe ich nach Möglichkeit festgehalten und durchgeführt. Für die lehrhafte Darstellung des sehr zerstreuten Stoffes erscheint es mir das brauchbarste. Es sind dabei manche Schwierigkeiten zu überwinden gewesen, deren hier gegebene Lösung der Kundige wohl bemerken und hoffentlich mit Nachsicht beurtheilen wird.

Ueber einzelne Punkte sei noch kurz Folgendes gesagt:

Es war die Entscheidung zu treffen, inwieweit die bis jetzt bekannten exotischen Giftpflanzen aufgenommen werden müssen. Ich habe mich sehr bestimmt dafür entschieden, nur das zu berücksichtigen, was wirklich schon in Gebrauch genommen oder näher studirt worden ist. Vollständigkeit ist unmöglich, wenn überhaupt das Buch handlich bleiben soll. Wer nähere Aufklärung verlangt, muss Specialwerke benützen. Ich verweise z. B. auf das Buch von Dragendorff: Die Heilpflanzen, Stuttgart 1898, auf das bekannte Buch über Pflanzenstoffe von Husemann und Hilger und andere Sammelwerke.

Gewisse Schwierigkeiten boten die Grenzkapitel, z. B. die Lehre von der toxischen Bedeutung der Fäulniss, von den giftigen Speisen, von den Autointoxikationen. Auch hier muss ich der Nachsicht erfahrener Leser die Entscheidung überlassen, inwieweit ich in meiner Darstellung die richtigen Grenzen eingehalten habe.

Würzburg, im März 1901.

Kunkel.

Inhalts-Uebersicht.

§ 136. Naphthalin — Naphthol.
(Naphtholcamphor, Asaprol, Martiusgelb.)

I. Naphthalin, der Kohlenwasserstoff $C_{10}H_8$, eine weisse krystallinische Masse von eigenartig widerlichem Geruch, ist von praktischer Bedeutung wegen verschiedenartiger Verwendung. In Wasser ist es nur sehr wenig, leicht in Aether und anderen gleichartigen Lösungsmitteln löslich.

In den Haushaltungen wird Naphthalin viel gebraucht, um Pelzwerk und Wollkleider vor Insektenfrass zu schützen. Auch therapeutisch ist es verschiedentlich versucht, aber allemal bald wieder verlassen. Es ist schwer giftig: nur durch die geringe Löslichkeit und Resorption ist dies beim Menschen noch nicht so häufig in Erscheinung getreten.

Bei solchen Gelegenheiten, wo Menschen (z. B. beim Auspacken naphthalinbestaubter Kleider) sich der Einathmung des Staubes länger aussetzten, hat man Kopfschmerzen, Uebelkeit, selbst Erbrechen als Folgeerscheinungen gesehen. Auch Hauterkrankungen werden darnach angegeben.

Als Heilmittel wurde Naphthalin zunächst äusserlich versucht, so z. B. als zehnprocentige Salbe bei Scabies, in Pulver als Wundstreumittel auf Geschwüre. Das Alles ist abgekommen wegen des Geruches und wegen der verschiedenartigsten örtlichen und resorptiven Folgen: Brennen, Schmerzen, Röthung, Schwellung, vermehrte Secretion (s. Wochenschriften des Jahres 1882).

Innerlich war das Naphthalin als Darmantisepticum vorgeschlagen: auch gegen Typhus, Durchfälle, weiter gegen Helminthen praktisch verwendet (Rossbach: Berlin. klin. Wochenschr. 1884. Nr. 42). — Neben Magenstörungen: Aufstossen, Uebelkeit, Erbrechen sind vor allem von dieser Medikation schwere Nierenerscheinungen gesehen: von leichtem Brennen in der Harnröhre, Urindrang, Schmerzen in der Blase und Nierengegend, Strangurie bis zu schwerer und sogar tödtlicher Nephritis.

Der darauf gelassene Harn ist manchmal dunkelrothbraun oder dunkelt wenigstens beim Stehen an der Luft nach. Die im Harn auftretenden Umsetzungsprodukte sind von Penzoldt (A. e. P. Ph. 21, pag. 34) studiert. Wenige Tropfen von dem Harn geben mit etwa 1 cm^3 concentrirter Schwefelsäure grüne Färbung des auf der Schwefelsäure schwimmenden Harnringes (wahrscheinlich von β-Naphthachinon herrührend), während α-Naphthachinon als gelbgefärbter

Körper beim Destilliren übergeht. — Naphthalin und Naphthol sind von Penzoldt nicht gefunden. Dagegen geben Lesnik und Nencki an (A. e. P. Ph. 24. pag. 164), das Naphthalin werde zu α-Naphthol und zu Dioxynaphthalin oxydirt, welche dann theils als Aetherschwefelsäuren, theils als Glykuronsäuren ausgeschieden werden.

Weiter hat sich eine umfängliche Discussion über das Naphthalin auf Grund der Angaben entsponnen, dass es bei Fütterung an Kaninchen eine typische Linsentrübung, den sogenannten Naphthalinstaar hervorruft. — Zuerst ist von französischen Ophthalmologen, Dor, Pannas, Bouchard und Charrin (Compt. rend. Société Biologie 1886, pag. 614) beschrieben, dass Kaninchen auf tägliche Application von 2,0 Naphthalin mit der Schlundsonde in etwa 20 Tagen Trübung der Linse aufweisen. Die Frage ist vielfach nachuntersucht, weil man daran gedacht hatte, das Naphthalin therapeutisch zur schnelleren Reifung beginnender Staarbildung zu verwenden. Da neben der Linse auch der Glaskörper, die Netzhaut mit dem N. opticus und später die Chorioidea anatomische Veränderungen erkennen lassen, so war für die Auffassung der Linsentrübung die Frage wichtig, an welchem Einzelapparate die Veränderungen beginnen. — Im Gegensatz zu den ersten Autoren gibt C. Hess an (Bericht über die 19. Versammlung ophthalmol. Gesellsch. 1887, pag. 54), dass schon nach 10 resp. 16 Stunden in der Linse, zuerst in der Gegend des Aequators, lange schmale Speichen erkennbar sind. Die eigentliche Trübung wird erst am 2. bis 3. Tage deutlich. — Auch Magnus (Therap. M.-H. 1887. Oktoberheft pag. 387) gibt ausdrücklich an, dass die Linsentrübung die erste Veränderung ist, und dass erst wochenlang nach deren Bestehen die Netzhautveränderungen beginnen.

Ueber die anatomischen Einzelheiten vergleiche man die ausführlichen Schilderungen der letztgenannten Autoren. — Neben den schon beschriebenen Veränderungen an Linse, Glaskörper, Netzhaut und N. opticus sind bei Versuchen, die vor einigen Jahren an der hiesigen Augenklinik ausgeführt sind, auch anatomische Veränderungen an der Chorioidea, interstitielle Herde mit eingelagerten Krystallen, constatirt worden. Die Linsentrübung stellte sich bei diesen Versuchen wieder später ein. Immer zeigten die Versuchsthiere schwere allgemeine Erkrankung, hochgradige Abmagerung und parenchymatöse Nephritis.

II. Naphthol $C_{10}H_7OH$, der Alkohol des Naphthalins, in zwei Isomeren, α- und β-Naphthol bekannt. — Die β-Verbindung ist von Kaposi (Wien. med. Wochenschr. 1881, Nr. 22) als Hautmittel empfohlen. Schon Kaposi hat Hämoglobinurie festgestellt, in Thierversuchen hat Neisser die Substanz studirt (Centralbl. med. Wissensch. 1881. Nr. 30). — Hunde sind empfindlicher, solche mittlerer Grösse sterben schon auf 1,5 in wenigen Stunden, für Kaninchen ist 1,0 die tödtliche Gabe. — Salivation, Unruhe, Krämpfe sind als Symptome bei den Thieren angegeben. — Aus der neueren Zeit stammt wieder ein Bericht über tödtliche Vergiftung mit Naphthol (Baatz: Centralbl. f. inn. Med. 1894. Nr. 37). Zwei Knaben, die wegen Scabies mit 2 procentiger Naphtholsalbe behandelt worden waren, kamen drei Wochen später mit den deutlichsten Zeichen schwerer Nephritis (Eiweiss, Cylinder, Blut) wieder ins Hospital, wo der Jüngere nach wenigen Tagen starb. Es waren bei diesem Knaben im Ganzen etwa 3 gr Naphthol eingerieben. — An der fraglichen Literaturstelle findet sich eine Uebersicht der schon vom Naphthol beobachteten Schadenwirkungen.

Naphthol geht durch die Haut hindurch und macht Entzündung: Brennen, Röthung, Ekzem. Ausgeschieden wird es im Harn gebunden an Schwefelsäure: der Harn sieht grünlich, braunröthlich aus und trübt sich beim Stehen. Der Grund, warum in vielen Fällen das Naphthol ohne allen Schaden ertragen wird, während Andere schwer geschädigt werden, ist nicht aufgedeckt. — Auch allgemeine Hauterscheinungen sind beobachtet: ein Mann bekam unter Fieber ein Ekzem; 14 Tage darauf akute Nephritis (Lewin).

Naphtholcamphor (1 Naphthol + 2 Camphor) hat in Frankreich bei der Verwendung in Abscesshöhlen schwere, sogar eine tödtliche Vergiftung erzeugt (Virchow's Jber. 1893. I. pag. 409).

III. Asaprol ist β-Naphthol-sulfonsaures Calcium, soll als Fiebermittel, speciell bei akutem Rheumatismus wie Na-Salicylat benutzt werden. Die genauen Angaben über die angestellten Thierversuche von Dujardin-Beaumetz und Stackler (Bulletin de Therapeutique Juli bis September 1893) sind in Virchow's Jahresber. 1893. I. pag. 409 ausführlich referirt: Danach erscheint das Mittel keineswegs so indifferent; an Menschen aber haben die Autoren in 200 Fällen nichts besonders Ungünstiges gesehen (subnormale Temperatur, Parästhesien in den Fingern, profusen Schweiss, Schlafsucht.

IV. Dinitronaphthol — Martiusgelb (Manchestergelb) hat bei einem Selbstmordversuch mit etwa 90 gr zu einer tödtlichen Vergiftung geführt (Jacobson: Hospitalstidende 1893 4. R. Bd. 1. pag. 765, refer. Virchow's Jahresber. 1893. I. pag. 445): Erbrechen, allgemeine gelbe Färbung, weite Pupillen, kühle Haut, Jactation, Schwäche, plötzlicher Tod nach etwa 5^h. Die Sektion ergab nichts als den gewöhnlichen Befund der raschen Erstickung (Ekchymosen etc.).

V. Die Salicylsäureester des α- und β-Naphthols sind von Lesnik (und Nencki) untersucht: Arch. exp. P. Ph. 24. pag. 167. Sie werden beide im Organismus in ihre Componenten zerlegt: die Naphthole werden nur zum geringen Theil als Aetherschwefelsäuren, hauptsächlich als gepaarte Glykuronsäuren ausgeschieden.

Die stickstoffhaltigen organischen Verbindungen. Alkaloide.

Vorbemerkung.

Die N-haltigen organischen Verbindungen sind wissenschaftlich wie praktisch für den Toxikologen von höchstem Interesse. Von wenigen Gruppen — der Nitro- und Cyanverbindungen — abgesehen, haben alle stickstoffhaltigen Substanzen basischen Charakter: oder richtiger: alle organischen Körper mit ausgesprochen basischen Eigenschaften sind stickstoffhaltig und verdanken dem N ihre besonderen chemischen Eigenschaften. — Es ist unerlässlich für das Verständniss der physiologischen Reaktionen, die chemischen Beziehungen der hieher gehörigen Verbindungen, der natürlich und künstlich construirten Alkaloide zu kennen. Hierüber muss ich auf die Lehrbücher der organischen Chemie, sowie auf specialistische Werke, z. B. das Buch von Guareschi, Deutsch bearbeitet von Kunz-Krause: Einführung in das Studium der Alkaloide, Berlin, 1896, Brühl-Hjelt-Aschan, Die Pflanzen-Alkaloide, 1900 bei Vieweg, verweisen.

§ 137. **Amidosäuren und Säureamide.**
(Benzamid. Hydrobenzamid. Amarin. Saccharin.)

I. Die Amidosäuren.

1. In den Amidosäuren ist die NH_2-Gruppe für ein H-Atom eines Alkyl-Radicales eingetreten: so wird aus Essigsäure CH_3COOH die Amidoessigsäure: $CH_2(NH_2)COOH$.

2. Die Amidosäuren spielen im thierischen Stoffwechsel als intermediäre Umsetzungsprodukte der Eiweissspaltung eine wichtige Rolle. Sie erscheinen an verschiedenen Stellen, Darm, Leber, Harn und sind nach allen Erfahrungen durchaus ungiftig. Sie werden normaler Weise bis zu Kohlensäure, Wasser und Harnstoff umgesetzt und gelten in gewisser Beziehung als Nahrungsstoffe.

3. Die Amidoessigsäure (Glykokoll, Glycin) entsteht bei der Zersetzung des Leimes. Sie hat eine besondere, hier interessirende physiologische Aufgabe, insofern sie mit aromatischen Säuren im intermediären Stoffwechsel gepaart und in dieser Bindung dann im Harn ausgeschieden wird. Vergleiche pag. 518, X und pag. 550.

4. Methylglykokoll: Sarkosin $CH_2(NH, CH_3)COOH$ geht grösstentheils unverändert durch den Stoffwechsel hindurch und wird im Harn ausgeschieden (von Mering und Baumann: B. B. 8, pag. 584).

5. Leucin: Amidocapronsäure, entsteht im Darm bei der Pankreas-Eiweisszersetzung; verschwindet im Stoffwechsel (Kühne: Heidelberger Verhandlungen, 1876, und Schmidt-Mülheim: Archiv Anat. Physiol.. 1879, pag. 39).

6. Tyrosin: Oxyphenyl-amidopropionsäure
$$C_6H_4, OH, CH_2CH(NH_2)COOH:$$
ist sehr vielfach auf sein Verhalten im thierischen Stoffwechsel untersucht worden, da es eigenthümlicher Weise als Benzolderivat vollständig verschwindet, also oxydirt wird. Vergl. hierüber Cohn: in Zeitschr. physiol. Chemie 14, 1890, pag. 189), woselbst auch der salzsaure Tyrosinäthyläther besprochen ist.

Wie Leucin verhalten sich die analogen Glutaminsäure, Asparaginsäure:

Schultzen und Nenki: Zeitschrift Biologie 7, 1872, pag. 124.
Salkowski: Zeitschrift physiol. Chemie 4, 1879, pag. 100.
Knieriem: Zeitschrift Biologie 10, 1874, pag. 279 etc.

7. Taurin: $NH_2C_2H_4SO_2OH$ — hat im Stoffwechsel verschiedener Thiere verschiedene Schicksale: vergl. Bunge: physiol. Chemie, pag. 324.

II. Die Säureamide der fetten und der aromatischen Reihe. Charakteristisch für diese Verbindungen ist die Vertretung des Säure-Hydroxyl-Restes durch die NH_2-Gruppe: aus H_3CCOOH wird H_3CCONH_2.

1. Acetamid ist ungiftig und geht unverändert durch den thierischen Stoffwechsel hindurch. Schultzen und Nencki: Zeitschrift Biologie 8. 1872. pag. 124.

2. Asparagin. Amidosuccinaminsäure verschwindet vollständig im thierischen Stoffwechsel: von Longo: Zeitschrift physiol. Chemie 1. pag. 213. — In anderthalb Tagen wurden 38 gr ohne jede Störung genommen. Nach Weiske (Zeitschrift Biologie 15, pag. 261) ist Asparagin als Nahrungsstoff anzusehen.

3. **Benzamid** $C_6H_5CONH_2$ ist nach **Nencki** ungiftig (Archiv exp. P. Ph. 1 pag. 420): 5,5 gr im Tag wurden ohne Störung genommen. Im Harn erschien Hippursäure, d. h. es entsteht zunächst Benzoesäure und Ammoniak, wovon die erstere mit Glykokoll gepaart wird. — Nach neueren Angaben von **Nebelthau** dagegen (Archiv exp. P. Ph. 36. 1896. pag. 451) macht Benzamid in der Gabe von 1 gr pro Kilo Thier per os narkotische alkoholartige Wirkung, welche Aktion allgemein den aromatischen Amiden zukommt. Bei Hunden tritt die Wirkung z. B. des **Salicylamides** erst deutlich bei Application in den Mastdarm hervor, weil im Magen durch die freie Säure sofort Spaltung eintritt (wodurch wohl auch die abweichenden Angaben von **Nencki** erklärt sind). Anders verhält sich die Wirkung, wenn in die NH_2-Gruppe ein Alkyl, Methyl oder Aethyl, eingeführt ist: Dann entstehen Aufregungszustände und heftige Krämpfe: Opistotonus und klonische Convulsionen. So wirkt das Methylbenzamid, das Aethyl-, Dimethyl- und Diäthylbenzamid und Dimethylsalicylamid. — Die Zahl der von **Nebelthau** auf ihre Wirkung geprüften Säureamide ist sehr gross — man vergleiche das Original.

III. In den **Imiden** vertritt die NH-Gruppe zwei Säure-Hydroxylgruppen.

4. **Succinimid**, von **Köhne** (Dissertation, Rostock 1894) untersucht, absolut ungiftig, wird nur zum kleinen Theil als solches ausgeschieden, sonst im Organismus zerstört.

5. **Dibenzamid** $NH{<}^{COC_6H_5}_{COC_6H_5}$, von demselben Autor geprüft, war giftig. Von 4,0 bekam ein Hund nach etlichen Stunden heftiges Erbrechen, Unsicherheit der Bewegungen, Zittern im ganzen Körper, 2,0 wurde ohne Störung ertragen. — Ausgeschieden wird danach Hippursäure. Das Dibenzamid ist auch von **Nebelthau** untersucht (siehe oben Benzamid).

6. **Phthalimid** $C_6H_4{<}^{CO}_{CO}{>}NH$, ohne Einfluss auf das Befinden von Hunden, verschwindet bis auf geringe Mengen. **Köhne** l. c. pag. 12. Siehe auch oben pag. 520 und 557.

7. Reiner **Benzaldehyd**, mit Ammoniak übergossen, liefert ein eigenartiges Condensationsprodukt, das **Hydrobenzamid**: $3(C_6H_5COH) + 2NH_3 = (C_6H_5CH)_3N_2 + 3H_2O$. — Dieses Hydrobenzamid geht beim Erhitzen auf 130^0 C. durch Umlagerung in das isomere **Amarin** $C_{21}H_{18}N_2$ über. — Diese Verbindungen sind von **Bacchetti** (Archiv exp. P. Ph. 8 pag. 116) und von R. **Friedländer** (Dissertation, Berlin, 1880) untersucht. Das Hydrobenzamid ist ungiftig, während das Amarin bei Warmblütern als schweres Krampfgift und in seiner Allgemeinwirkung als Protoplasmagift sich erweist.

Lophin $C_{21}H_{16}N_2$, das bei der trockenen Destillation von Hydrobenzamid und Amarin sich bildet, ist nach K. **Bülow** gleichfalls ungiftig (**Pflüger**'s Arch. 57. pag. 93). — Weitere Studien hierüber von **Modica** (referirt in **Virchows** Jber. 1894. I, pag. 430) ergaben, dass nach Hydrobenzamid im Harn Benzoesäure (Hippursäure) und Paraoxybenzoesäure erscheinen, während Amarin unverändert ausgeschieden wird. — Ueber die Condensationsprodukte von

Benzaldehyd und Säureamiden (Benzylidendiacetamid etc.), die ungiftig sind, enthält die Untersuchung von Bülow weitere Angaben.

8. Benzoësäure - sulfimid: Saccharin, Zuckerin, Sykose: $HN\genfrac{}{}{0pt}{}{CO}{SO_2}C_6H_4$, ein ausserordentlich stark süss schmeckender Körper, als Süssungsmittel benützt, schwach antiseptisch wirksam, sehr schwer in Wasser löslich. — Es hat jedenfalls nur äusserst schwache Schadenwirkung, wenn solche überhaupt nachweisbar ist. Ein Hund bekam in 10 Tagen 37 gr, ohne Aenderung des Körpergewichtes und der Harnbeschaffenheit aufzuweisen. Vom Menschen sind bis 5 gr auf einmal ohne alle Folgen genommen (Adduco und Mosso: Centralblatt med. Wissensch. 1887. pag. 307). Die aufgefundenen Störungen der Speichel- und Pankreas-Verdauung sind durch die saure Reaktion des Präparates bedingt: nach Neutralisation mit kohlensaurem Natron ist nichts mehr zu constatiren (Salkowski, Virchow's Arch. 105, pag. 46). —

Seit diesen ersten Arbeiten ist noch eine grosse Reihe von Prüfungen des Saccharins erfolgt, die die Unschädlichkeit weiterhin constatirt haben. Vielleicht bleibt das Eine übrig, dass die Peptonisirung des Eiweiss in künstlichen Versuchen etwas verzögert erscheint. Doch thun dies auch andere Zusätze. — Vor Allem sind die jetzigen Handelsmarken fast reines Ortho-imid, während früher bis zu 60 procent der weniger stark süssenden, aber auch ungiftigen para-Verbindung zugemischt waren.

Das Saccharin geht wahrscheinlich unverändert durch den Stoffwechsel hindurch und erscheint schnell im Harn.

Salkowski: Virchows Archiv 120 pag. 325.
Paschkis: Wien. med. Wochenschr. 1890. Nr. 9. 10.
Jessen und Lehmann: Archiv Hygiene X, etc.

§ 138. Carbaminsäure. — Harnstoff. — Urethan.

Bildet man aus dem Hydrat der Kohlensäure $CO(OH)_2$ das Diamid, so entsteht der Harnstoff $CO(NH_2)_2$. Das Monoamid ist die Carbaminsäure, die nicht als solche frei, sondern nur in Verbindungen bekannt ist.

I. Die Carbaminsäure: Die Ester derselben hat man Urethane genannt. Der Aethylester, das gewöhnliche Urethan $CO\cdot NH_2$, OC_2H_5 war als Schlafmittel therapeutisch versucht, ist indess wegen Unsicherheit der Wirksamkeit verlassen. Von Nebenwirkungen sind Uebelkeit, auch Erbrechen berichtet, weiter Vermehrung der Harn-, auch der Schweisssekretion. Die Dosis war 3,0 bis 5,0, doch ist bis 10,0 und mehr gegeben worden. — Otto und König: Centralbl. Nervenheilkunde 1886. Nr. 10.

Thierversuche über die Urethane sind von Schmiedeberg: Archiv exp. P. Ph. 20. pag. 206 und von Binet (Révue med. Suisse Romande, Sept. Okt. 1893) berichtet. — Phenylurethan siehe § 150.

II. Der Harnstoff ist nur kurz zu berühren, weil er wegen gewisser physiologischer Wirkungen in neuester Zeit verschiedentlich als Heilmittel vorgeschlagen und verwerthet ist. — Einmal wirkt der Harnstoff diuretisch (Friedrich, Berlin. Klin. Wochenschr. 1896. Nr. 17; Klemperer: ibidem 1896 Nr. 1 u. 33; Bettmann: ibidem

1896 Nr. 49). Sodann löst er Harnsäure und wird darum bei Nephrolithiasis empfohlen (Rüdel: A. e. P. Ph. 30. pag. 470 u. A.). Gaben von 10 bis 20 gr am Tage, Wochen lang fortgereicht, hatten keine üble Wirkung, als hie und da leichte Diarrhoen (10 bis 20 procentige Lösungen esslöffelweise). — Experimentelle Untersuchungen über Harnstoff, Methylharnstoff und Schwefelharnstoff (Thioharnstoff CS, NH_2NH_2) liegen vor: von Andreini und von Lusini und Cabibbe: Annali die Farmacoterap., März und September—Oktober 1897, ref. in Virchow's Jber. 1899. I pag. 409. — Alle die untersuchten Verbindungen zeigen sich ausserordentlich wenig giftig: erst übergrosse Gaben (gegen 9 gr pro Kilo Thier) sind tödtlich wirksam. Auch Thioharnstoff ist nicht giftiger als der gewöhnliche Harnstoff. — Döllcken: (Archiv exp. P. Ph. 38. pag. 321), der gleichfalls Alkylderivate des gewöhnlichen und des Sulfoharnstoffs untersucht hat, kommt zu dem Schlusse, dass diejenigen Verbindungen wenig oder gar nicht giftig wirken, die symmetrisch gebaut sind, wogegen diejenigen, welche nur an einer NH_2-Gruppe oder an den beiden NH_2 mit ungleichen Alkylen substituirt sind, deutliche Vergiftungszeichen machen. — Vergl. auch die bei Thiosinamin (Senföle) citirte Dissertation von Lange.

Dulcin oder Sucrol, ein substituirter Harnstoff: p Phenetolcarbamid $CO, NH_2, NH C_6H_4OC_2H_5$, wird wegen seiner starken Süsskraft (400 mal Zucker) als Süssmittel wie Saccharin benützt; er ist schwer löslich in kaltem, ziemlich in heissem Wasser und Alkohol, leicht in Aether und Chloroform. Die gewöhnlich gebrauchten kleinen Gaben sind vielleicht harmlos: doch ist die Ungiftigkeit nicht unbestritten zugestanden. Berlinerblau: Therap. M.-H. 1893. pag. 27. Kobert; Centralblatt Inn. Medicin 1894. 353. — Aldehoff (Therap. M.-H. 1894. pag. 71) hat bei täglicher Verabreichung von 1,0 an Hunde schon nach wenigen Tagen Icterus auftreten sehen, der unter stetiger Zunahme und hochgradiger Abmagerung in etwa drei Wochen zum Tode führte.

§ 139. Amidine. — Guanidin. Kreatin. Oxaläthylin.

I. Amidine entstehen aus den Säure-Amiden dadurch, dass die Carboxylgruppe $C = O$ in die Carbimidgruppe $C = NH$ umgewandelt wird. So wird aus dem Acetamid CH_3CONH_2 das Acetamidin $CH_3CNH NH_2$.

II. Das Guanidin, Carbamidin, Imid des Harnstoffs, von der Formel $NH = C(NH_2)_2$, ist von Interesse wegen des Vorkommens im thierischen Stoffwechsel: Kreatin ist mit Methylessigsäure substituirtes Guanidin. — Durch Oxydation des Kreatins entsteht Methylguanidin und dieses findet sich darum unter den Produkten der oxydativen Fäulniss (Brieger: Ptomaine III. pag. 39). Guanidin und Methylguanidin wirken ungefähr gleich.

Guanidin zerfällt leicht schon bei schwachem Erwärmen mit wässerigen Alkalien in Ammoniak und Harnstoff (wichtig für Isolirung und Darstellung). Der grösste Theil wird im thierischen Organismus zerstört, ein kleiner Theil geht unverändert in den Harn über.

Das Guanidin ist giftig (Gergens und Baumann: Pflüger's Archiv 12. pag. 205). Frösche bekommen von kleinen Gaben (bis 5 mgr) nur verbreitete fibrilläre Zuckungen, die nach Tage langer Dauer und nachfolgenden schweren Erschöpfungserscheinungen in volle Genesung übergehen. Durch Curare sind die Zuckungen vollständig zu unterdrücken, nicht aber durch Nervendurchschneidung: sie kommen also nach unserer jetzt gültigen Schulmeinung durch eine Wirkung auf die Muskelnervenendigungen zu Stande. Auch vom Rückenmark abhängige Krämpfe, die reflectorisch auslösbar sind, kommen beim Guanidin vor.

Säugethiere reagiren mit Lähmung aller Extremitäten, zuweilen von Streckkrämpfen unterbrochen: dabei ist Erbrechen und Dyspnoe. Die fibrillären Zuckungen sind nur schwach angedeutet: bei Kaninchen aber sieht man sogar klonische Krämpfe. — Die Wiederherstellung erfolgt erst in Tagen.

III. **Methylguanidin** wirkt bei Fröschen wie das vorige: Gergens und Baumann: Pflüger's Archiv 12. 1876. pag. 205. Am Meerschweinchen ist es von Brieger (Ptomaine III. pag. 38) untersucht. Sofort stellt sich reichliche, unwillkürliche Harn- und Kothentleerung ein: die Pupillen werden dilatirt, starke Dyspnoe, zunehmende Lähmungserscheinungen. Tod nach kurzen klonischen Convulsionen (Erstickungskrämpfe). Gleichartig ist die Schilderung von Hoffa: Berlin. klin. Wochenschr. 1889. pag. 553.

IV. **Jordan** (Dissertation Dorpat 1892) hat bei Kobert verschiedene Guanidinderivate untersucht. Das Amidoguanidin macht bei Fröschen genau dieselben fibrillären Zuckungen, bei Warmblütern klonische Krämpfe und allgemeine Lähmung. Das durch Addition von Benzaldehyd und Amidoguanidin entstehende Benzalamidoguanidin macht bei Warmblütern epileptische Krämpfe, bei Fröschen nur Lähmung ohne fibrilläre Zuckung.

V. **Dicyandiamin: Guanylharnstoff** hat nach Gergens und Baumann: Pflüger's Archiv 12. pag. 213 weder bei Fröschen noch bei Säugethieren irgend eine erkennbare Giftwirkung.

VI. **Kreatin:** Das Essigsäure-Substitutionsprodukt des Methylguanidins $NH = CNH_2$, NCH_3CH_2COOH findet sich in den Muskeln zu etwa 3 pro mille; es geht täglich zu 0,5 bis 2,0 in den Harn über, in dem es als solches, grossentheils aber als Kreatinin ($=$ Kreatin weniger 1 H_2O) ausgeschieden wird. — Kreatin gilt wohl nach allen Erfahrungen für ungiftig, dagegen wurde das Kreatinin von verschiedenen Autoren für giftig erklärt. Eine volle Aufklärung des Widerspruchs ist nicht gegeben. Als Giftwirkungen werden von Meissner und Bogosslowski beschrieben: Steigerung der Pulsfrequenz, leichte Erregung der Darmperistaltik, nach und nach zunehmende Lähmung, Unvermögen zu stehen, klonische Krämpfe: Tod nach 16 bis 18 Stunden.

Den Meissner'schen Angaben über die Giftigkeit des Kreatinins bei Injektion in die Vene (Zeitschrift rationelle Medicin Bd. 24, 26 u. 31) wurde von Goltz widersprochen. Darnach hat besonders wieder Bogosslowski die Giftigkeit des Kreatinins behauptet (Archiv Anatomie. Physiologie 1872. pag. 347). Voit hat bei einem Hunde auf 8 gr Kreatinin, in den Magen gegeben, keine Störung des Befindens gesehen (Zeitschrift Biologie 4. 1868. pag. 111). Auch Brieger

(Ptomaine III. pag. 40) hält das Kreatinin für ungiftig. — Von den Opponenten wird der Ort der Application (intravenös oder per os) als wichtig hervorgehoben.

VII. Die Harnsäure-Gruppe, die hier kurz erwähnt sein soll, hat für die Toxikologie nur theoretisches Interesse. Untersuchungen über Alloxan, Alloxantin, Parabansäure und purpursaures Ammon liegen vor von Lusini: Annali di Chim. April bis September 1895 und Archivio di Farmacolog. fasc. 9 und 10. pag. 500, refer. Virchow's Jber. 1895, I, pag. 398.

VIII. Wahrscheinlich gehören nach der physiologischen Wirkung zur Guanidin-Gruppe eigenartige, von Wallach hergestellte Basen, Oxaläthylin $C_6H_{10}N_2$, Oxalmethylin $C_4H_6N_2$ und Oxalpropylin $C_8H_{14}N_2$, die hauptsächlich von H. Schulz untersucht sind (Archiv exp. P. Ph. 13, pag. 304 und 16, pag. 256). Sie erregen starkes Muskelzittern, das sich bis zu Krämpfen steigert: dabei deutliche motorische Lähmung, besonders der hinteren Extremitäten.

§ 140. Die Xanthingruppe. — Coffein. — Kaffee und Thee.

Das Xanthin bildet den Ausgangspunkt verschiedener Reihen physiologisch sehr interessanter Körper. Einmal werden mit dem Xanthin die ganze Reihe der stickstoffhaltigen Substanzen in Beziehung gebracht, die man zusammen als Nucleinbasen benennt: Xanthin, Hypoxanthin, Guanin . . . . bis zum Adenin. — Andererseits ist das Xanthin die chemische Grundsubstanz verschiedener sehr wichtiger Genussmittel, des Coffeins (Theins), und Theobromins.

Das Xanthin enthält nach unseren jetzigen chemischen Anschauungen einen aus drei C-Atomen bestehenden Kern, an dem in Ring-Bindung zwei Harnstoffreste angelagert sind:

$$\text{HNCON} \qquad \qquad \text{NHCONH}$$
$$\text{C} - \text{C} = \text{CH}$$

Sind die drei an den Stickstoffatomen stehenden H-Atome durch CH_3-Gruppen ersetzt, so entsteht das Trimethylxanthin oder Coffein.

Theobromin ist ein Dimethylxanthin, in dem jeder Harnstoffrest eine Methylgruppe enthält.

Auch das Theophyllin (Kossel in B. B. 21. 1888, pag. 2164) ist ein Dimethylxanthin.

Coffein — Caffein — Thein — Guaranin

ist in Pflanzen von sehr weit abstehender Verwandtschaft nachgewiesen.

Coffein ist enthalten: im Kaffeebaum (Coffea arabica, Rubiaceen) und zwar in den Blättern und Früchten; weiter in der Theestaude (Thea chinensis, Camelliaceae); ferner in den Früchten von Paullinia sorbilis, einer Sapindacee Brasiliens, woher die Pasta Guarana stammt. Der sogenannte Paraguay-Thee

(Mate), der nicht in den europäischen Handel kommt, besteht aus den Blättern einer süd-amerikanischen Aquifoliacee, Ilex paragu. Die Cola- oder Gurunüsse endlich, von Cola acuminata, einer Sterculinece des westlichen Central-afrika kommen jetzt auch zu uns als Sudankaffee in den Handel.

Als Kaffeebaum wird überall in den Tropen die in Abyssinien einheimische Coffea arabica angebaut: statt ihrer wird jetzt, da Coffea arabica schwer durch Pilzerkrankungen zu leiden hat, die C. liberica cultivirt. — Die frischen Kaffeebohnen enthalten gegen 1,3 procent Coffein. — Der Coffeingehalt wird von verschiedenen Autoren sehr verschieden, von 0,5 bis über 3,5 procent schwankend angegeben. In neueren Untersuchungen wurden dagegen sehr übereinstimmende Werthe für die verschiedenen Handelssorten gefunden, von 1,2 bis 1,4 procent auf die bei 100° C. getrocknete Substanz. Der Wassergehalt beträgt gewöhnlich von 8 bis 10,5 procent. — Beim richtigen Rösten geht sehr wenig von dem Coffein verloren: es wurde (bei 10 procent Gewichtsverlust) an Coffein 1,3 procent gefunden. Die Autoren dieser Untersuchungen, Paul und Cownley (Pharmaceutic. Journal and Transactions 1887, vol. 17, pag. 760 ff. und vol. 18, pag. 2 ff. — ref. in Beckurt's Jber. für 1887, pag. 153 etc.) betonen besonders, dass Zahlenangaben über 2 bis 3,6 procent Coffeingehalt für den gerösteten Kaffee nicht der Wirklichkeit entsprechen. In einem Falle, wo das Rösten sehr weit getrieben wurde, betrug der Coffeinverlust gegen 32 procent. Das Coffein ist in den Kaffeebohnen nach den älteren Angaben von Payen an Kaffeegerbsäure gebunden, als gerbsaures Kali-Coffein. Nach Hilger (Apotheker-Zeitung 1892, pag. 469) soll es in den grünen Samen in einer in Wasser schwer löslichen glykosidartigen Bindung vorhanden und daraus viel schwerer extrahirbar sein als aus geröstetem Kaffe. — Die Blätter des Kaffeebaumes sollen etwa 1 procent Coffein enthalten. — Der Gehalt an anderen Bestandtheilen beträgt: 7,2 bis 10 procent Wasser der lufttrocknen Bohnen, 6 bis 8 procent Zucker, (nach anderen Angaben 2,2 procent Mannit, 8,7 Invertzucker, 2,4 Rohrzucker), Asche 6,7 procent und Fett 10 bis 13 procent. Die Kaffeegerbsäure, nach Hlasiwetz $C_{15}H_{18}O_9$ zerfällt durch Kochen mit Kalilauge in einen Zucker und in Kaffeesäure (Dioxyzimmtsäure = $(C_6H_3(OH)_2$ CH CH COOH). —

Der Theestrauch, Thea chinensis, in China seit langer Zeit angebaut, enthält in den getrockneten Blättern von 1,4 bis 3,4 Coffein (früher Thein genannt). Eine Anzahl von Analysen der oben genannten Autoren Paul und Cownley gibt 1,8 bis 3,5 procent an. Der Gerbstoffgehalt geht von 11 bis zu einigen 30 procent. Nach einer sehr umfänglichen Untersuchungsreihe von Hooker (Chemical News 1889, vol. 60) sollen die feinsten Theesorten am reichsten an Gerbstoff sein. Das ätherische Theeöl[1]) ist von 0,6 bis 1 procent nachgewiesen. — Die Pasta Guarana aus den Samen von Paullinia sorbilis enthält 4 bis 5 procent Coffein. — Von den Colanüssen sollen die afrikanischen reicher an Coffein sein als die von Jamaica (etwa 2,2 gegen 1,9 procent); neben Coffein ist etwas Theobromin, etwa 0,02 procent enthalten, daneben sind noch 6,7 procent Proteinstoffe,

---

[1]) Der Name ätherisches Theeöl stammt von Mulder (Liebigs Ann. 28, 1838 pag. 314): es wird durch Extraktion der getrockneten Blätter mit Aether dargestellt, ist gelblich, erstarrt beim Erkalten und ist kein ätherisches Oel nach jetzigem Sprachgebrauch. — Wirkliches Theeöl hat van Romburgh aus trockenen Blättern destilliert (Berichte von Schimmel & Co., April 97 u. 98, — Gildemeister & Hoffmann pag. 657: siehe Aetherische Oele). Der wesentliche Bestandtheil soll ein Alkohol von der Formel $C_9H_{12}O$ sein. — Vergleiche hiezu die unten citirten Arbeiten von Lehmann nnd Tendlau.

0,6 procent Fett, 2,8 procent Zucker und etwa 34 procent Stärke vorhanden. — Man hat, da das Coffein in den Cola-Nüssen theilweise gebunden ist, früher angenommen, die Form dieser Bindung sei ein Glukosid, Colanin, das durch Säuren oder durch den Speichel in Coffein, Glukose und Colaroth $C_{14}H_{13}(OH)_5$ zerfalle. — Die Existenz dieses Glukosides wird angezweifelt: man nimmt an, das Coffein sei an Gerbsäure gebunden und dieser Gerbstoff sei ein Glukosid, der beim Kauen Zucker abspalte. —

Die Bohnen des Cacaobaumes (Theobroma Cacao, Büttneriacee) enthalten gegen 1,5 procent Theobromin neben geringen Mengen von Coffein, ausserdem grosse Quantitäten der gewöhnlichen Nahrungsstoffe, die zusammen ja die Chocolade zu einem wichtigen Nahrungsmittel machen.

Das Coffein $C_8H_{10}N_4O_2$ krystallisirt mit Krystallwasser, das es bei 100° C. vollständig verliert. Es löst sich bei 15° C. in etwa 75 Theilen Wasser, in 2 Theilen siedenden Wassers. Der Sublimationspunkt liegt um 178° C., der Schmelzpunkt um 229° C.: es soll schon bei 100° in geringen Mengen sublimiren. Es löst sich bei 15° C. in 9 Theilen Chloroform, 50 Alkohol, 540 Aether. Die Lösungen reagiren neutral und schmecken deutlich bitter. Durch concentrirte Schwefelsäure wird es in Coffeinsulfosäure $C_8H_9(SO_2OH)N_4O_2$ übergeführt, deren Salze unter dem Namen Symphorole (N,atrium, L,ithium und S,trontium) therapeutisch als Diuretica gebraucht werden. Es bildet Salze, deren Lösungen aber sauer reagiren, die also in Lösung nicht beständig sind (E. Schmidt: Archiv Pharmacie. 231. 1893, pag. 1). Von benzoesaurem, salicylsaurem, zimmtsaurem Natrium (und noch anderen Verbindungen) wird Coffein leicht gelöst (zu amorphen Doppelsalzen?). Diese Verbindungen (oder Gemenge?) sind wegen der leichten Löslichkeit therapeutisch verwendet.

Reaktionen: Tannin gibt mit der Lösung des Coffeins einen im Ueberschuss des Fällungsmittels löslichen Niederschlag. — Erwärmt man Coffein mit einigen Tropfen concentrirter Salpetersäure und dampft danach auf dem Wasserbade ein, so hinterbleibt ein gelber Rückstand von Amalinsäure, der mit Ammoniak sich purpurroth färbt. — Platinchlorid fällt die salzsaure Lösung des Coffeins braun. — Schwefelsäure und Salpetersäure ergeben in den Lösungen keine Färbungen. Jodjodkalium, Pikrinsäure fällen nicht. — Weiteres bei „Ausscheidung".

Das Theobromin ist dasjenige Dimethylxanthin, bei dem die zwei Harnstoffreste je eine CH_3-Gruppe enthalten.

Es ist in den Cacaobohnen, den Samen der in Mexiko einheimischen Büttneriacee Theobroma Cacao, theils frei, nach Hilger (Apothek.-Zeitung. 1892, pag. 469) zum Theil in Form eines Glukosides enthalten. Es löst sich erst in 1600 Theilen kalten, in 58 Theilen siedenden Wassers, ungefähr ebenso ist es in Spiritus, noch weniger in absolutem Alkohol und noch schwerer in Aether löslich. In Chloroform löst es sich 1 : 105. — Diuretin ist ein in Wasser leicht lösliches Doppelsalz des Theobromins mit Natriumsalicylat, das therapeutisch gebraucht wird. Uropherin sind die entsprechenden Doppelverbindungen mit den Lithiumsalzen der Benzoe- und Salicylsäure.

Theophyllin ist ein Dimethylxanthin, das von Kossel aus dem Thee in kleinen Mengen isolirt ist. Es ist von E. Fischer und L. Ach synthetisch dargestellt und danach das Dimethylxanthin, das an Einem Harnstoffrest, die beiden Methyl-Gruppen trägt. — Es ist praktisch ohne Bedeutung.

Von der Coffein-Vergiftung sind folgende Einzelfragen zu besprechen:

a) Die akute Vergiftung durch sehr hohe Gaben oder besondere Empfindlichkeit einzelner Individuen gegen mittlere Gaben;

b) die gelegentlich beobachteten unangenehmen Nebenwirkungen bei der therapeutischen Verabreichung mittlerer Dosen;

c) die Erklärung der Coffein-Wirkung durch die Besprechung der Versuche an Thieren und der Beobachtung am Menschen;

d) die chronische Coffein-Vergiftung;

e) die Betheiligung der Röstprodukte und des Theeöls an der Wirkung des Kaffee- und Thee-Aufgusses;

f) die vergleichend-physiologische Prüfung der einzelnen Glieder der Xanthin-Gruppe.

a) Akute Vergiftungen durch hohe einmalige Gaben sind in Selbstversuchen, zur Erforschung der Coffeinwirkung vorgekommen: Das höchste hierin hat Frerichs geleistet, der auf einmal 1,5 gr nahm (Wagner: Handwörterbuch Physiologie III. pag. 721). Weiter sind schwere Intoxikationen dadurch passirt, dass aus verschiedenen Gründen (Abortus) grosse Mengen starker Kaffee-Aufgüsse getrunken worden sind. Bei einzelnen Menschen, besonders bei Nichtgewöhnten, scheint eine besondere Empfindlichkeit gegen Coffein zu bestehen. — Die Selbsversuche sind von Aubert in Pflüger's Archiv 5, pag. 625, zusammengestellt; weiter vergleiche man Wilhelm: Dissertation, Würzburg, 1895, und K. B. Lehmann in Archiv Hygiene 32, pag. 310. — Ueber die ökonomischen Vergiftungen siehe die Lehrbücher der Toxikologie. Aus neuerer Zeit: Curschmann: Deutsche Klinik, 1873, pag. 377. — Dann Therap. M.-H. 1888, pag. 197 und 1889 pag. 139 und 241 etc.

Die Erscheinungen kommen sehr bald, nur ausnahmsweise erst in einigen Stunden. In 12 bis 15 Minuten schon ändert sich die Beschaffenheit des Pulses, der voll und hart wird: auch subjektiv besteht das unangenehme Gefühl des Herzklopfens. Nur in einzelnen Fällen wird berichtet, dass wirkliche Anfälle von Angina pectoris sich ausgebildet haben. Gewöhnlich soll der Puls nur anfänglich verlangsamt und bald beschleunigt gewesen sein[1]). Der Kopf wird schwer, eingenommen; Schwindel und Ohrensausen stellt sich ein, dabei allgemeines Unbehagen im Körper, in den Beinen Müdigkeit, das Gefühl, als ob man sich setzen müsse; bald beginnt und dauert an: Zittern des Kiefers, der Füsse, besonders aber der Hände. Die Angstzustände, die wahrscheinlich von der Herzstörung abhängen, sind bei verschiedenen Menschen verschieden stark ausgebildet. In dem von Curschmann beschriebenen Fall (etwa 2,5 Coffein) hatte

---

[1]) Wilhelm, der die Selbstversuche immer in liegender Stellung durchgeführt hat, gibt allemal, so auch nach 1,0 Coffein ein Sinken der Pulszahl an. das bei dem einen Beobachter gegen 10 Schläge, bei dem andern sogar gegen 20 Schläge in der Minute ausmachte und anhielt. Diese Beobachtung entspricht dem, was man als das Wahrscheinlichste erwarten muss: Die Blutdrucksteigerung durch (die Steigerung der Herzaktion und) die vasomotorische Erregung bedingt reflektorische Vagus-Reizung. Die gewöhnlich angegebene Erhöhung der Pulszahl nach Coffein wäre dann auf Nebenwirkungen: die psychische Erregung, die grosse motorische Unruhe, zu schieben. Auf alle Fälle ist es wichtig, zu constatiren, dass bei zwei gesunden jungen Männern in richtig ausgeführten Selbstversuchen auf 0,5 und 1,0 Coffein allemal die Pulszahl dauernd vermindert wurde; besonders wird auch Unregelmässigkeit des Pulses angegeben.

die Vergiftete die Angst, sterben zu müssen, klagte über Luftmangel und über das Gefühl, nicht athmen zu können, weinte beständig, war fortgesetzt in Unruhe. Das Zittern der Hände war so stark, dass ein chorea-artiger Zustand sich ausbildete; die Kraftlosigkeit so hochgradig, dass die Frau sich nicht auf den Beinen halten konnte. In diesem ganz schweren Fall war das Bewusstsein theilweise getrübt, indem darnach in der Reconvalescenz keine volle Erinnerung an die durchlebten Störungen bestand.

In einzelnen schweren Fällen kommt es zur Brechneigung und auch manchmal zu Erbrechen, ebenso zu heftigen, sich wiederholenden Durchfällen, die mit schwerem Tenesmus verbunden sind. Die Menge des Harns ist vermehrt, dessen specifisches Gewicht vermindert (z. B. von 1018 auf 1008), die Farbe hell. Vor Allem ist lästig ein heftiger Harndrang, der alle viertel Stunden zum Wasserlassen nöthigt und mit Brennen in der Harnröhre und den äusseren Theilen verbunden ist. — Nur in den schwersten Fällen dauern die Erscheinungen über einen Tag: gewöhnlich ist in wenigen Stunden die Reconvalescenz eine vollkommene. — Unsicherheit im Gang, Angegriffensein, Unruhe werden als Nachwirkungen gemeldet.

b) Eine sehr beachtenswérthe Angabe bezieht sich darauf, dass nach etwas höheren Gaben für diuretische Zwecke Zeichen von Nierenreizung: Cylinder, geringe Eiweissmengen, Nierenepithelien gesehen worden sind. Man sollte über 0,7 bis 0,8 im Tag nicht hinausgehen.

c) Die Literatur über Coffein-Wirkung ist ausserordentlich umfänglich. Die älteren Angaben bei W. Brill (bei Falk in Marburg, Dissert. 1861), dann Aubert: Pflüger's Archiv. 5, pag. 589 und 9, pag. 115, Binz: A. e. P. Ph. 9, pag. 31. Voit in Handbuch der Physiologie Bd. 6, pag. 174 (und Monographie: Untersuchung über den Einfluss des . . . München 1860), Cohnstein (bei Schröder): Dissertation Berlin 1892 etc.

Beim Warmblüter und beim Menschen ist auf kleine Gaben der Puls etwas verlangsamt: grössere Gaben sollen (siehe Fusscitat vge. Seite) den Puls beschleunigen, was ausdrücklich auf die Reizung beschleunigender Apparate im Herzen bezogen wird. — Mittlere Gaben erhöhen den Blutdruck: die gegentheiligen Angaben von Aubert sind durch übermässig hohe Mengen und bei direkter Application in die Vene gewonnen.

Ganz eigenartig und vielfach studirt ist die Muskelwirkung des Coffeins, das bei direkter Berührung mit den Muskeln diese starr macht. Am einfachsten ist der Versuch auszuführen durch Einspritzen einer etwa 1 procentigen Coffeinlösung in die Aorta descendens eines durch Decapitation frisch getödteten Grasfrosches (R. temporaria). Die Hinterbeine werden sofort starr, wie durch kochendes Wasser gebrüht. Diese Starre ist von Johannsen und Schmiedeberg der Wärmestarre oder Todesstarre gleich gesetzt (Dissertation, Dorpat 1869 und A. e. P. Ph. 2. pag. 62). Durchschneidung der Nerven hebt den contrahirten Zustand nicht auf: es kann also schon danach sich nicht um Tetanus handeln. Die Starre tritt nur an solchen Muskeln auf, die direkt mit dem Coffein in Berührung gekommen sind: bei subcutaner Application in den Rückenlymphsack des Frosches kann man sehen, dass das eine direkt von der Coffeinlösung betroffene Ende eines Muskels starr und todt, das andere lebend und reaktionsfähig ist. Die Wirkung auf die Muskeln zeigt sich merkwürdiger

Weise nur an Rana temporaria, nicht bei esculenta — auch von Säugethieren wird sie beschrieben. Johannsen sah sie bei der Katze: Kügler (Dissert. Dorpat 1883) beim Hunde. Aubert dagegen (Pflüger's Archiv 5. pag. 604), auch Binz haben sie an Kaninchen nicht gesehen. Die Muskeln der Säugethiere werden sicher auch befallen, aber die Art der Veränderung ist nicht genau dieselbe wie bei Rana temporaria: man sieht bei Hunden und Katzen, nicht beim Kaninchen, eine gewisse Steifigkeit, ohne dass die aktive Beweglichkeit der Thiere ganz aufgehoben ist. — Siehe hierüber unten.

Eine eigenartige Störung, die direkt mit dieser Muskelwirkung in Verbindung gebracht wird, ist zuerst von Binz beschrieben (l. c.; siehe auch Peretti: Dissertation, Bonn 1875): d. i. Steigen der Körpertemperatur. Auf mittlere Coffeingaben, die die ersten Symptome der Vergiftung hervorrufen, sieht man rasche Erhöhung um 0,6⁰. Grosse Gaben, von denen schon eine deutliche Rigidität der Muskeln beobachtet wird, rufen in 1 bis 2 Stunden eine Erhöhung um 1 bis 1,5⁰ C. hervor, die rasch wieder um ein gewisses abfällt, aber doch Stunden lang über der Norm sich halten kann. Sehr grosse Gaben endlich, die rasch zum letalen Ende führen, beeinflussen die Temperatur nur wenig und nur für kurze Dauer. — Peretti und Binz, die diese Beobachtungen zuerst an Thieren gemacht haben, referiren ein Citat von Lichtenfels und Fröhlich (Denkschriften k. k. Akademie Wien 1852, pag. 132), von denen auch beim Menschen eine Temperaturerhöhung um 0,35⁰ C. auf 0,2 Coffein constatirt worden ist. Dagegen ist in den oben erwähnten Selbstversuchen von Wilhelm auf 1,0 Coffein allemal eine geringe Senkung der Temperatur constatirt.

Die Temperaturerhöhung wird mit der eigenartigen Muskelwirkung des Coffeins in Beziehung gebracht. Da nun aber auch starke motorische Unruhe und gesteigerte Reflexerregbarkeit zu den Theilwirkungen des Coffeins gehört, so ist die Frage nach der letzten Ursache der Temperatursteigerung noch nicht ganz klar gestellt, zumal ja in den oben beschriebenen Selbstversuchen mit 1,0 Coffein keine Temperatursteigerung constatirt werden konnte. — Ob man die Frage so stellen muss, dass starke Muskelanstrengung bei dem Coffein-Vergifteten leicht zur Erhöhung der Temperatur führt, ist zur Zeit nicht zu entscheiden.

Sodann macht das Coffein bei allen Versuchsthieren, Rana temporaria, Kaninchen, Katzen, Hunden gesteigerte Reflexerregbarkeit, so dass auf hohe Gaben ein Zustand wie nach Strychnin entsteht. Die Streckkrämpfe sollen nach verschiedenen Autoren durch künstliche Respiration unterdrückt werden. Der Tod kann wie bei Strychnin auf der Höhe eines Krampfanfalls eintreten. Das Krampfstadium geht schnell vorbei: nach dessen Ueberstehen ist bei den Thieren ein lähmungsartiger Zustand ausgebildet. Die künstliche Respiration lässt nach Aubert das mehrfache der Gabe, die z. B. bei Hunden sicher tödtlich wirkt, überstehen: (3,0 gegen 0,25). Durch diese Thatsache ist vor Allem auch bewiesen, dass das Coffein das Herz der Säugethiere nur sehr wenig angreift!

Auch auf die nervösen Centra des Grosshirnes wird eine erregende Wirkung durch das Coffein allgemein angenommen. Dietl und Vintschgau (Pflüger's Archiv 16, 1878, pag. 359) haben zuerst festgestellt, dass die Reaktionszeit zwischen einer bestimmten sensiblen Neigung und der darauf ausgelösten Bewegung sich auffallend verkürzt: die Versuche sind verschiedentlich mit demselben Erfolg wiederholt. Auch die Feinheit des Raumsinnes wird erhöht.

Auf die erregende Wirkung des Coffeins wird es geschoben, dass die durch schwere Alkoholnarkose ausgelöste Temperatursenkung durch Coffein aufgehalten wird. Ebenso ist Coffein gegen die Morphin-Vergiftung als Antidot brauchbar: Bennett (British med. Journal 1874, refer. Centralbl. med. Wissensch. 1875. pag. 381) gibt an, dass bei Katzen das Coffein antagonistisch gegen eine Morphindosis (0,11) gewirkt hat, die für die Thiere bei Widerholung ohne Coffein tödtlich war. — Die Steigerung der Athmungsgrösse durch Coffein nach schwerer Alkoholnarkose ist von Binz experimentell erwiesen.

Die vasomotorischen Einrichtungen werden vom Coffein gereizt, so dass dadurch Erhöhung des Blutdruckes eintritt: diese Wirkung auf die Vasomotoren wird als eine centrale angesehen. Wird durch Chloral das Vasomotorencentrum ausgeschaltet, so kommt durch Coffein keine Erhöhung des Blutdruckes mehr zu Stande. Man schliesst daraus, dass eine specifische, den Herzmuskel tonisirende Wirkung des Coffeins nicht existirt, dass also das Coffein nicht den Digitalin-Substanzen gleichartig wirkend aufgefasst werden dürfe. — Siehe hierüber R. Wagner: Dissertation Berlin 1885; Maki: Dissertation, Strassburg 1884. — Auch die Beobachtungen am kranken Herzen führen zu der Auffassung, dass das Coffein nicht direkt die Herzarbeit steigere, dass das Coffein nur durch die Vermittelung des vasomotorischen Apparates wirksam sei; siehe hierzu auch Brenner: Dissertation, Strassburg 1886.

Die Wirkung auf den Herzmuskel selbst ist sehr vielfach studirt und besprochen. Die Meinung, dass die erwiesenen vasomotorischen Wirkungen des Coffeins die beobachteten Veränderungen am Blutdruck vollauf erklären können, ist schon ausgesprochen. — Ueber die Frage, ob daneben auch noch der Herzmuskel direkt verändert wird, theilt Dreser (Arch. exp. P. Ph. 24, pag. 233) Froschversuche mit, die dies bejahen. — Aufklärende Versuche am Säugethierherzen stammen erst aus neuester Zeit, von denen ich hier nur citire: Hedbom: Skandinavisches Archiv Physiologie 9. 1899, pag. 1 und Bock: Arch. exp. P. Ph 43, pag. 367. -— Hedbom hat nach der Langendorff'schen Methode das isolirte Kaninchen- und Katzenherz benützt; Bock hat nach eigener Methode am Kaninchenherzen experimentirt. Die Literatur ist bei diesen Autoren zu finden. Bock constatirt zunächst, dass Coffein und Theobromin gleichartig wirksam sind. Beide setzen in mässigen Gaben eine Erregung der beschleunigenden Herznerven. Weiter vermindern sie das Pulsvolumen dadurch, dass die Erweiterung des Ventrikels in der Diastole geringer wird. Durch zunehmende Gaben Coffein wird diese Wirkung immer stärker. Bock erklärt dies durch Geringerwerden der Elasticität. Es ist aber vielleicht zweckmässiger, einstweilen nur die Thatsache zu beschreiben, dass der Ventrikel immer weniger ausdehnbar wird. — Hier und da ist von Bock nach Coffein ein geringes Steigen des Blutdruckes gesehen, das aber anfänglich durch die gesteigerte Pulsfrequenz ohne weitere Annahme (bei noch unversehrtem Pulsvolumen!) erklärt werden kann. Die Regel ist nach grösseren Dosen Coffein ein Sinken des Drucks. — Auch Bock ist der Meinung, dass die

häufig bei den gewöhnlichen Coffein-Versuchen gesehenen Blutdruck-
steigerungen auf die Verengerung der Gefässe (centrale vasomotorische
Erregung) zu beziehen sind, und dass bei gleichbleibendem Wider-
stand in der Gefässbahn allemal ein Sinken des Blutdruckes eintreten müsste.

Die automatischen Centra der Magenwand werden vom Coffein
mässig stark erregt. Schütz in Arch. exp. P. Ph. 21, pag. 366.

Die diuretische Wirkung der Coffeingruppe ist besonders von
W. von Schröder studirt. Da dieser Punkt die Toxikologie nicht
weiter berührt, so sei auf die Literatur verwiesen: Arch. exp. P. Ph.
22, pag. 39: 24, pag. 85 etc.

Die Stickstoff-Ausscheidung im Harn wird durch Kaffee nicht
vermindert, eher um ein Geringes erhöht. Dieser für die Bedeutung
des Kaffees als Genussmittel wichtige Nachweis ist von Voit erbracht (siehe dessen oben citirte Monographie: München 1860).

Ueber die Ausscheidung und das Schicksal des Coffeins
im thierischen Stoffwechsel existiren zahlreiche Untersuchungen, die
von Albanese im Arch. exp. P, Ph. 35, pag 449 zusammengestellt
sind. Der Fund der aufklärenden Thatsachen ist gleichzeitig von
Albanese und von Gottlieb und Bondzynski gemacht. Das
Wesentliche ist, dass nur ein kleiner Theil des Coffeins unverändert
durch den Stoffwechsel hindurchgeht und im Harn erscheint; das
meiste wird zersetzt und zwar so, dass die Methylgruppen zunächst
abgetrennt und darnach der grösste Antheil des Coffeins als Harnstoff ausgeschieden wird. Von den Zwischenstufen der Zersetzung
ist besonders das Monomethylxanthin praktisch von Interesse, von
dem immer gewisse Mengen nach Coffein-Aufnahme im Harn erscheinen (beim Hunde ist etwa $^1/_{10}$ gefunden). Dieses Monomethylxanthin Hunden injicirt, verschwindet selbst wieder zum Theil im
Stoffwechsel, wird also wohl zu Harnstoff zersetzt. — Dieses Methyl-
xanthin ist vom Coffein zu trennen durch Ausfällen mit Bleiessig
und Ammoniak; auch durch Erhitzen mit Kupferacetat ist es (aus
schwach essigsaurer Lösung!) als schmutzig weisser Niederschlag zu
fällen. Coffein fällt dabei nicht und ist aus dem Filtrat durch Chloroform auszuschütteln. — Auch durch Phosphorwolframsäure kann das
Coffein in schwefelsaurer Lösung ausgefällt werden; zuvor kann man
es durch Ausziehen des Harnrückstandes mit kochendem Alkohol
reiner gewinnen.

Albanese: Arch. exp. P. Ph. 35, pag. 448.
Rost: ibidem 36, pag. 56.
Bondzynski und Gottlieb: ibidem 36, pag. 45.

d) Auch eine chronische Coffein-Vergiftung, als Folge übermässigen Genusses von Kaffee und Thee[1]) wird angegeben. Doch

---

[1]) Ueber chronische Theevergiftung berichtet Wood in Americ. med. News.
3. Nov. 1894. (Virchows Jber. 1894, I., pag. 417). Vor Allem war die Menge des
Theeaufgusses sehr hoch, $2^1/_2$ bis $7^1/_2$ Liter im Tag. — Unruhe, Schlaflosigkeit, Alpdrücken; Schwindel, Verwirrung, Halluciniren; Appetitlosigkeit, Verstopfung, Herzklopfen, Zittern, Angstgefühl mit starker Erregung und nachfolgenden Erschöpfungs-
zuständen werden in der Symptomatologie beschrieben. — Schon oben ist die Frage
aufgeworfen, wieviel von diesen Erscheinungen dem Coffeïn und wieviel der allgemeinen Inanition zu Last zu schreiben sei. — In den Biographien verschiedener
Dichter und Gelehrter ist auf Störungen durch übermässigen Kaffeegenuss hingewiesen. Diese Fälle sind für den Toxikologen die allerwenigst brauchbaren, weshalb
ich sie ganz übergehe.

ist es schwer auszuscheiden, was in diesen Fällen dem Coffein und was anderen Schädlichkeiten zukommt: so der Aufnahme übergrosser Flüssigkeitsmengen, der verminderten Zufuhr fester Nahrung (Inanition!). Als die gewöhnlichen Folgen übermässigen Kaffeegenusses werden Eingenommensein des Kopfes, schlechter Schlaf, Zittern der Hände, Herzklopfen, sich gelegentlich bis zu Anfällen von Angina pectoris steigernd, Unregelmässigkeit der Darmfunktionen, auch Hämorrhoidalbeschwerden angegeben. — Da solche Anfälle besonders von Frauen berichtet werden, muss man die weiteren Angaben mit einer gewissen Vorsicht aufnehmen, wornach Bleichsucht, Nervosität, Hysterie mit zu den Folgen reichlichen Kaffeegenusses gehören. — Uebergrosse Mengen längere Zeit fortgenommen, sollen sehr schwere Erscheinungen wie bei Delirium tremens zur Folge gehabt haben. — Von den Theekostern, die als Sachverständige aus dem Versuchen der Theeblätter deren Qualität zu beurtheilen haben, werden gleichfalls charakteristische (nervöse) Krankheitszeichen berichtet. — Da bei der einseitigen Beschäftigung dieser Leute verschiedene Störungen zusammenwirken, so ist es fraglich, ob man die Erkrankung gerade nur auf das Coffein schieben soll. — Die reinsten Beobachtungen, nach denen die obige Beschreibung gegeben ist, sind zweifelsohne die von Landerer an Türken, die im Tage 50 bis 80 ihrer Tassen (20 bis 30 der unsrigen) Kaffee trinken. Aber auch hier complicirt sich das Bild mit der Inanition.

e) Im Kaffee-Aufguss, wie er alltäglich von uns als Genussmittel genommen wird, ist das hauptsächlich wirksame das Coffein. Sicher aber ist es nicht das einzig wirksame: denn wenn man die einer Tasse Kaffee entsprechende Menge Coffein in kaltem Wasser löst, so wird Niemand das letztere Getränke einer guten Tasse Kaffee für gleichwerthig erklären. Der Wohlgeschmack (und Geruch) der durch den Röstprocess erzeugten aromatischen Substanzen zusammen mit der Annehmlichkeit der Wärmewirkung machen die Bedeutung dieses Volksnahrungsmittels als Zusatz zu gleichmässiger reizloser Kost, z. B. Kartoffelnahrung aus.

Es ist die Frage nach der Betheiligung der einzelnen Bestandtheile des Kaffeeaufgusses an der Gesammtwirkung vielfach discutirt und dabei neben dem Coffein noch die Kalisalze, die aus den Bohnen ausgezogen werden und die brenzlichen Produkte, die bei dem Rösten entstehen, genannt worden. Gar nicht zweifelhaft kann es sein, dass die angenehm schmeckenden Nebenbestandtheile (die Röstprodukte im Kaffee und das Theeöl im Theeaufguss) die Bedeutung von Genussmitteln haben. Eine reine Coffein-Lösung schmeckt ausgesprochen bitter; eine Tasse Kaffee oder Thee aber schmeckt sehr angenehm. An den feinen Kaffee- und Theesorten, die wir um das Mehrfache des Betrages der gewöhnlichen Sorten kaufen, bezahlen wir nur die wohlschmeckenden Substanzen. — Hiezu ist nun noch die Frage aufgestellt worden. ob den Röstprodukten neben der Wirkung auf den Geschmacks- und Verdauungsapparat noch eine weitere physiologische Wirksamkeit, etwa auf die Athmung oder die Herzaktion u. s. w. zukomme. — Die Frage ist verschiedentlich experimentell in Angriff genommen, in der Weise, dass man die Röstprodukte isolirt und ihre Wirkung beobachtet hat.

Die neueren Untersuchungen und Literaturzusammenstellungen stammen von Binz im 9. Bande des Arch. exp. Path. Pharm., von Wilhelm in seiner Dissertation, Würzburg 1895, von K. B. Lehmann im Archiv Hygiene 32, pag. 310, und endlich von Archangelsky: in Archives internationales de Pharmacodynamie et de Th. Bd. VII, 1900, pag. 405, aus dem Bonner Institut, worüber Binz im Centralbl. Inn. Med. 1900, Nr. 47, referirt.

Im Einzelnen sei bemerkt: Die Kalisalze sind jedenfalls unwirksam. Nur durch die Autorität Aubert's ist dieser Punkt mit in die Diskussion aufgenommen worden. Zwanzig Gramm Kaffeebohnen geben etwa 0,44 KaCl in den wässerigen Auszug ab, eine Menge, die vom Magen aus harmlos ist. — Die Frage nach der Bedeutung der brenzlichen Produkte, die durch den Röstprozess erzeugt werden, ist sehr verschieden beantwortet. — Als erster, der eine bestimmte Angabe hierüber gemacht hat, wird von Binz J. Lehmann citirt (Liebig's Annalen 87. 1853). Er gab das aus 70 gr gerösteter Bohnen durch wiederholte Destillation mit Wasser gewonnene Destillat zwei Männern ein, die als nächste Wirkung eine angenehme Aufregung und Verschwinden des Gefühls der Nüchternheit verspürten. Der Einfluss auf die Gehirnthätigkeit gehe mehr auf den Verstand als auf die Phantasie. Bei Verdoppelung der Dosis treten Schlaflosigkeit, starker Schweiss, Congestionen ein. Auch bald folgende Stuhlentleerung wird auf dieselbe Ursache bezogen. — Von verschiedenen französischen Autoren werden dieselben Folgen berichtet: von diesen ist auch der Name Coffeon (oder Caffeol oder Kaffeon) gegeben als Zusammenfassung für diese empyreumatischen Oele. — Eine quantitative Untersuchung stammt von Bernheimer (Wien. Akad. Ber. Bd. 81. II, 1880, pag. 1032). Er fing die beim Rösten der Kaffeebohnen entweichenden Gase und Dämpfe in einer gekühlten Vorlage auf und zog das gesammte Condensationsprodukt mit Aether aus. Der nach Verdunsten des Aethers zurückbleibende Rückstand wurde wieder der Destillation unterworfen. Das zuerst übergehende roch nach Aceton, dann folgte Essigsäure und Wasser: Die Hauptmasse eines angenehm nach Kaffee riechenden, an der Luft bald gelb werdenden Oeles ging bei 190 bis 200° C. (genau bei 195 bis 197°) über, scheint also ein einheitlicher chemischer Körper zu sein. Bernheimer nennt es Caffeol: es löst sich etwas in heissem Wasser, leicht in Alkohol und Aether; er erhielt davon 0,05 procent vom Gewicht der rohen Kaffeebohnen. König (die Nahrungsmittel II. 1040) giebt 0,10 procent mit Wasserdämpfen flüchtiger Stoffe an. Das schönste Aroma entsteht nach ihm bei 200° C., wenn die Bohnen lichtbraun geröstet sind.

Von Monari und Scoccianti (Annali di Chim. e di Farm. Bd. 21. pag. 70) ist unter den Röstprodukten des Kaffees Pyridin (flüchtig bei 115°) in erheblichen Mengen gefunden, das aber an den Wirkungen des Kaffee-Aufgusses nicht mit betheiligt ist.

Nasse (Beiträge zur Darmbewegung, Leipzig, 1866, pag. 66) und Aubert (Pflügers Archiv 5, pag. 26) appliciren ihren Thieren die Versuchsflüssigkeit intravenös, so dass deren positive Angaben über die Coffeol-Wirkung nicht mit den Beobachtungen direkt vergleichbar sind, die man bei Menschen gewinnt, die die Caffeol-haltigen Flüssigkeiten getrunken haben.

Eine weitere Arbeit von Hare (Medical News, 1888, Nr. 13, pag. 337, refer. Virchow's Jhrb. 1888) hat nach den Angaben des Referates methodische Fehler. — Als unwirksam bezeichnet das

Coffeon Edward Reichert (refer. in Virchow's Jhrb. 1890): Das Destillat von frisch geröstetem Kaffee gab bei Einführung in die Venen keine Effekte auf Athmung und Blutdruck. — Eine Arbeit über Beeinflussung des Stoffwechsels durch die Kaffeebestandtheile von W. Heerlein (Pflüger's Archiv 52, pag. 165 unter Binz ausgeführt) findet wohl vom Coffein, nicht aber vom Kaffeedestillat eine Einwirkung (Vermehrung) der auf die Sauerstoffaufnahme.

Ganz negativ sind die Versuche von Wilhelm (siehe oben) über die Coffeon-Wirkung. Es wurde die Coffeon-Menge aus 250 und aus 400 gr Bohnen von zwei Beobachtern genommen: in allen Versuchen blieb jede erkennbare Alteration im subjektiven Befinden, in Puls und Temperatureinstellung aus.

Die Untersuchungen von Archangelsky (bei Binz) endlich ergeben ein positives Resultat. Die Wirkung geht deutlich sichtbar auf die Athmung, die beim Menschen am Auffallendsten im nüchternen Zustand gesteigert wird: die Frequenz nimmt zu, der einzelne Athemzug wird nicht vertieft. Auch an Hunden, die durch Weingeist gelähmt waren, zeigte sich dieselbe Verbesserung der Athmung. — Als weitere Wirkungen des Kaffeedestillates bezeichnen Arch. — Binz Muskelunruhe und eine leichte psychische Erregung.

Auch den Angaben von Lehmann und Tendlau über die Wirkung des Theeöls widersprechen die Beobachtungen der letzten Autoren. — Lehmann und Tendlau (Arch. Hyg. 32, pag. 327) hatten auf die Destillate oder Aetherextrakte aus 150 bis 200 gr Thee keine Veränderung des Wohlbefindens constatiren können. Dagegen geben Archangelsky-Binz an, dass schon auf das Destillat von 10 bis 20 gr Thee eine Steigerung der Athmungsgrösse beim Menschen, ganz im gleichen Sinne wie bei den Kaffeeversuchen eintrat. — Speciell heben die letzten Autoren die Verbesserung der Stimmung durch das Kaffee-Destillat hervor.

f) Eine wissenschaftlich wichtige Einzelfrage ist endlich die vergleichende Betrachtung aller Körper der ganzen Xanthin-Gruppe. — Im Wesentlichen stammt die nachfolgende Untersuchung von Filehne (Archiv Anatomie und Physiologie — Physiolog. Abth. 1886, pag. 72).

Benutzt wurden zur Vergleichung: die Wirkung auf die Muskelsubstanz und auf das Centralnervensystem der beiden Froscharten: Rana temporaria und esculenta. — Es ist schon beschrieben, dass die auffallende Wirkung des Coffeins auf die Muskelsubstanz — Starre — nur bei R. temporaria auftritt. Dagegen zeigt R. esculenta deutlich die gesteigerte Reflexerregbarkeit. Bei temporaria zeigen sich sofort Lähmungserscheinungen des Rückenmarks.

Die vergleichende Prüfung der einzelnen Verbindungen: Trimethylxanthin, Dimethylxanthin und Xanthin hat einen bestimmten inneren Zusammenhang der verschiedenen Wirkungen in dem Sinne ergeben: Je deutlicher die muskelerstarrende Aktion, desto ausgesprochener die Rückenmarkslähmung; je deutlicher die Reflexsteigerung, desto geringer die Muskelwirkung.

Das Coffein macht in der oben schon näher angegebenen Weise die Muskelstarre bei Rana temporaria. Die Angaben, ob auf grössere Gaben Coffein auch bei esculenta diese Starre sich einstellt, lauten verschieden. Filehne gibt dies an und behauptet danach, dass nur ein „quantitativer Unterschied" in der Reaktion der beiden Froscharten bestehe. Ich habe Verschiedenes gesehen: es kam nach

grossen Gaben einmal die Starre, bei anderen Thieren blieb sie aus.
Worauf diese verschiedene Reagirfähigkeit der einzelnen Thiere beruht
(Jahreszeit, Temperatur, Ernährungszustand) habe ich bis jetzt nicht
eruiren können. Schon oben ist angegeben, dass auch beim Hunde
und bei der Katze diese Muskelstarre deutlich wird. Beim Kaninchen
stellt sie sich nicht ein: Rossbach und Harteneck (Pflüger's
Archiv 15, pag. 11) geben nur beschleunigten Verlauf der Ermüdung
nach einigen mg Coffein an. — Bei Rana esculenta zeigt sich besonders deutlich die gesteigerte Reflexerregbarkeit, so dass die Thiere
genau wie nach Strychnin in allgemeine Starrkrämpfe verfallen. Die
Wirkung kommt auf mittlere Gaben (20 mg) etwa nach 30 Minuten
und dauert mehrere Tage an.

Theobromin macht in kleinen Gaben, 5—7 mgr bei Rana
esculenta nur Verlangsamung, Schwerfälligkeit der spontanen Bewegungen (krötenartig!). Filehne schiebt diese Störung auf Veränderung der Muskulatur, deren Contraktion langsamer ablaufe und
unvollständig sei. Aus solchen Beobachtungen stammt wohl auch
die Angabe von Buchheim und Eisenmenger (Eckhard's Beiträge zur Anat. und Physiol. 5. 1869. pag. 37), dass der absteigende
Theil der Zuckungscurve erheblich verlängert sei. — In grossen Gaben,
von 20 mgr ab, macht Theobromin auch bei rana esculenta in 45 bis
15 Minuten eine rasch vollständig sich entwickelnde Erstarrung der
Muskulatur, von unten nach oben fortschreitend. Diese Erstarrung
tritt natürlich erst recht deutlich und rasch bei rana temporaria ein.
Das Herz funktionirt noch normal, wenn die Skelettmuskeln schon
starr sind. Eine sichtbare Steigerung der Reflexerregbarkeit wurde
bei esculenta nicht beobachtet. — Durch Abbindung einzeluer Arterien
ist wieder die hinter der Ligatur gelegene Muskulatur in normalem
Zustand zu erhalten. — Bei Temporarien sieht man von allgemeinen
Zeichen neben der schnellen und umfänglichen Muskelerstarrung nur
fortschreitende Lähmung, die auch an den unterbundenen Extremitäten ausgebildet, also centralen Ursprungs ist (Rückenmark). Dasselbe ist nach Unterbindungsversuchen vom Coffein zu constatiren. —

Nach den Untersuchungen von Albanese geht vom Theobromin, das man Hunden eingibt, eine procentisch grössere Menge als
vom Coffein unverändert in den Harn über (gegen 3 %): gegen
20 procent aber werden als Monomethylxanthin ausgeschieden.

Ueber das Monomethylxanthin sind kurze Angaben von Albanese l. c. pag. 458 gemacht, die aber die hier besprochenen Wirkungen nicht berühren.

Das Xanthin macht bei beiden Froscharten die Muskelerstarrung
und die Rückenmarkslähmung noch entschiedener als das Theobromin, so dass die fortschreitende Verschiebung der Wirkung vom
Coffein zum Theobromin hier noch deutlicher ausgeprägt ist: 10 mgr
genügen für die temporaria, 15 für die esculenta. — Vor Eintritt
des Todes haben alle Bewegungen, auch der ligirten Extremitäten
aufgehört. — Das Xanthin macht auch am Herzen schon bald Zeichen
beginnender Starre: fleckenweise erscheinen starre Stellen, die an der
Veränderung von Diastole und Systole sich nicht mehr betheiligen.
Bald kommt vollständige Bewegungslosigkeit mit höckeriger Erstarrung,
die dann bald am ganzen Herzen gleichmässig wird. — Das Coffein
und auch das Theobromin lassen auf mittlere und selbst grössere

Gaben das Herz intakt: nur sehr hohe Mengen machen bei temporaria Herzstillstand.

Das Hydroxycoffein, mit einer Hydroxyl-Gruppe an dem C-Atom, das im obigen Formel-Schema H trägt, ist sehr wenig wirksam, nach Filehne's Annahme deshalb, weil es im Organismus zersetzt wird. Grosse Mengen (0.2) machen darum auch bei temporaria, schwieriger bei esculenta Muskelstarre. Bei der letzteren kommt vorher Steigerung der Reflexerregbarkeit und Ausbreitung der Reflexa.

Das Aethoxycoffein, der Aethyläther des vorigen, setzt neben der Coffeinwirkung noch allgemeine centrale Lähmung und zwar des Grosshirns: die Thiere werden betäubt, schläfrig. — Erst nach diesen Zeichen kommt bei Rana temporaria die Muskelstarre: die übrigen Versuchsthiere zeigen diese nicht. Das Herz wird nur sehr wenig ergriffen. — Gleichartig wirkt das Methoxycoffein.

Das Coffeidin, aus dem Coffein durch Abspaltung von CO_2 entstanden, zeigt abgeschwächt die Coffein-Wirkung. — Hypocaffein und Caffolin sind physiologisch fast vollständig indifferent.

Das Guanin, in dem die Chemiker statt einer Harnstoffgruppe einen Guanidinrest annehmen — statt HN(CO)NH den Rest HN(CNH) NH — ist in kleinen Gaben wirkungslos. Auch die dem Guanidin eigenartigen fibrillären Zuckungen löst es nicht aus.

Sarkin macht in Gaben von 25 bis 100 mgr erst nach Stunden (Oxydation!) erhöhte Reflexerregbarkeit und Reflexirradiation, dann kommen spontane Krämpfe, die sich bis zu allgemeinem Tetanus steigern. Nach kleineren Gaben, unter 50 mgr, erholen sich die Thiere.

Eine allgemeine Studie von Baldi über die Xanthingruppe (Therap. mod. Nr. 12 bis 18. 1891: Azione della Xantina, dell' allantoina e dell' allossantina comparata a quella della coffeina etc.) citire ich hier.

§ 141. Die Amine der Fettreihe.

I. Amine sind Kohlenwasserstoffe, in denen ein oder mehrere Kohlenwasserstoffatome durch NH_2-Gruppen ersetzt sind. Man unterscheidet die aliphatischen oder Alkylamine und die aromatischen oder Aniline. — CH_4 und CH_3NH_2 Methylamin, C_6H_6 und $C_6H_5NH_2$ Anilin sind die einfachsten Schemata.

Die aliphatischen Amine werden nach der Zahl der NH_2-Gruppen in Monamine (ein NH_2), Diamine (zwei NH_2) u. s. w. unterschieden: z. B. $C_2H_5NH_2$ Aethylamin, $NH_2C_2H_4NH_2$ Aethylendiamin.

Die Monamine unterscheidet man in die primären oder Amidobasen, sekundären oder Imidobasen und tertiären oder Nitrile. Beispiele sind: das Monomethylamin CH_3NH_2, Dimethylamin $(CH_3)_2NH$ und Trimethylamin $(CH_3)_3N$.

II. Die Amine der Fettreihe sind nur schwach giftig. Trotzdem müssen sie wegen des verbreiteten Vorkommens vom Toxikologen untersucht werden. Vor Allem ist wichtig, dass von den bis jetzt untersuchten und analysirten Fäulnissbasen die Mehrzahl zu den gewöhnlichen Aminen gehört. — Als Arzneistoff war eine Zeit lang das Trimethylamin gebraucht: daher ist dieser Körper am genauesten physiologisch untersucht.

III. Die Monamine werden für gewöhnlich als ungiftig erklärt. Das sind sie nicht, doch gehören sie nur zu den schwach wirksamen Stoffen. Die Wirkungen werden, übereinstimmend von den verschiedenen Autoren der der Ammoniaksalze gleichartig beschrieben. Nur ist das anfängliche Excitations-Stadium weniger stark ausgebildet, auch ist die Giftigkeit des Ammoniaks eine höhere (geringere Dosen). Die weitere Angabe, dass die Amine örtlich (z. B. bei subcutaner Application) starke Entzündungserscheinungen erregen, bezieht sich wahrscheinlich auf die Verwendung der freien Basen. Diese aber, von demselben basischen Charakter etwa wie das freie Ammoniak, müssen stark reizen, zumal sie gewöhnlich in hoher Concentration angewendet worden sind. Von den neutralen Salzverbindungen, worunter das salzsaure Trimethylamin therapeutisch gebraucht wurde, ist bei der stomachalen Darreichung keine örtliche Reizwirkung beobachtet. — Die Amine werden zum kleineren Theil als solche aus dem thierischen Organismus wieder ausgeschieden, der grössere Theil wird zersetzt.

IV. Die Methylamine sind wegen des häufigen Vorkommens und wegen der Erfahrungen bei der therapeutischen Anwendung genauer zu besprechen.

Das Methylamin (Monomethylamin), ein Gas bei — 6° C. flüssig, in Wasser sehr leicht löslich (bei 12,5 ° C. 1150 volumina), entsteht bei der trockenen Destillation des Holzes und anderer N-haltiger Substanzen (daher im Dippel'schen Thieröl); ausserdem kommt es in manchen Fäulnissgemischen, z. B. in der Heringslake, vor. Auch in unseren Mercurialis-Arten (annua und perennis) wird es angegeben.

Das Dimethylamin, flüssig, bei + 7° C. siedend, sehr leicht in Wasser löslich, ist in faulender Gelatine, in fauler Wurst, in der Heringslake, bei Fischfäulniss nachgewiesen.

Das Trimethylamin siedet bei etwa + 3,5 ° C., gleichfalls sehr leicht in Wasser löslich, ist eine schwächere Basis als die beiden vorigen. Es kommt häufiger vor als diese, so ganz gewöhnlich in Fäulnissgemischen: in der Heringslake, im Leberthran, bei Eiweissfäulniss, im Dippel'schen Oel. Es ist ein Spaltungsprodukt des viel verbreiteten Cholins, ist darum z. B. durch Kalilauge aus dem Mutterkorn . . . zu gewinnen, Brieger: Zeitschr. physiolog. Chemie 11. 184. Auch Narkotin und Kodein sollen mit Kalilauge erhitzt Trimethylamin liefern. Endlich kommt es in manchen Pflanzen vor (Chenopodium volvaria, Blüthen von Arnica montana und Cratagus oxyacantha etc.).

Das Trimethylamin ist am sorgfältigsten auf seine physiologischen Wirkungen geprüft: es war eine Zeit lang gegen akuten Rheumatismus therapeutisch verwendet. Die Geschichte dieser Frage siehe unten bei Husemann[1]).

[1]) Buchheim: Dissertation Dorpat 1854.
Kussmaul: Verhandl. Heidelberger naturw. Verein 1857.
Aissa-Hamdy: Etude sur la Trimethylamine Paris 1873. — Gazette des hôp.1873 und Virchow's Jber. 1873, I., pag. 387.
Selige: Dissertation Göttingen 1875.
Husemann: A. e. P. Ph. 6. 1877. pag. 55.
Vergleiche auch Nebelthau: Archiv exp. P. Ph. 36, 1896, pag. 451.

Den Verlauf der bei Thieren sich zeigenden Vergiftungs-Symptome haben die Autoren in verschiedene Phasen abgetheilt, das Prodromalstadium, das bei einzelnen Thieren mit Zeichen der Erregung verläuft, danach folgen Convulsionen, nach denen ein immer mehr zunehmender Lähmungszustand sich ausbildet, der bei grossen Gaben in den Tod übergehen kann.

Die Erregung im Anfang der Vergiftung ist meist wenig ausgesprochen, die Beschleunigung der Athmung nur bei Katzen auffallend, bei Kaninchen gar nicht oder nur in geringem Grade nachweisbar, ebenso ist die Herzthätigkeit nur wenig vermehrt, die erhöhte Reflexerregbarkeit bei Kaninchen nur selten ausgebildet. Meist kommt ohne deutliche Vorboten ($^1/_2$ bis $^3/_4$ Stunde nach der Vergiftung), manchmal nach vorherigem Muskelzittern ein schwerer Krampfanfall, klonische und tonische Convulsionen von einigen Minuten Dauer. Danach starke Verlangsamung der Herzaktion und Respiration; auch die anfänglich noch gut erhaltene Sensibilität nimmt rasch ab. Allmählich wird die Anästhesie, die Muskellähmung das Erlöschen der Reflexe vollständig. Die Thiere liegen in tiefstem Coma, worin der Tod eintritt. Manchmal wiederholen sich die Krämpfe: der Lähmungszustand wird dann nach den einzelnen Anfällen immer tiefer. — Die Temperatur fällt schon vor Beginn der Krämpfe und auch bei so schwacher Vergiftung, dass die Convulsionen ganz ausbleiben, sehr stark; Verminderung um 4° C. hat Husemann beobachtet (siehe „Krampfgifte" pag. 89). Es steht dies mit den Beobachtungen bei der früher üblichen therapeutischen Anwendung in Einklang. — Verschiedentlich ist die Beobachtung beschrieben, das Trimethylamin mache an der Injektionsstelle heftige örtliche Reizung. Mir scheint es, als ob man zu diesen Versuchen die freie in Wasser gelöste Base verwendet habe, die natürlich als stark alkalisch reagirende Substanz Aetzwirkung machen muss wie wässeriges Ammoniak. — Das neutrale salzsaure Trimethylamin ist nach den vielfachen therapeutischen Verwendungen für die Schleimhaut der Mundhöhle und des Magens in mässiger Concentration indifferent. Auch die Angabe, dass das Trimethylamin auf die überlebenden Froschnerven und Muskeln abtödtend wirke, bezieht sich wahrscheinlich auf das freie Trimethylamin und ist dann nicht als specifische Aktion aufzufassen.

Von verschiedenen Autoren ist die Giftwirkung des Trimethylamins der des Ammoniaks verglichen worden. Dies trifft mit gewissen Einschränkungen zu: das Stadium der Erregung (Respiration und Herzaktion) ist beim Ammoniak viel deutlicher ausgesprochen. Krampfstadium und der darnach folgende Collaps verlaufen gleichartig. — Der Salmiak ist nach Husemann's Erfahrungen schwerer giftig als die äquivalente Menge salzsauren Trimethylamins. — Von letzterem ist bis 0,3 für Kaninchen ohne Folgen: darüber liegende Gaben machen Vergiftungs-Symptome: etwa 1,0 ist für 1 Kilo Kaninchen die letale Dosis. Frösche sterben von 0,1 bis 0,2. Die für den Menschen brauchbare therapeutische Menge war zu 0,7 bis 1,0 normirt. Von etwas höheren Gaben (2,0 bis 3,0) ist Magenschmerz und Diarrhoen beschrieben (Dujardin-Beaumetz: Bulletin géneral de Therap. 1873. 30. April und 15. Mai).

Das Trimethylamin wird angeblich theilweise als solches durch die Athmung, zu einem weiteren Antheil durch die Nieren ausgeschieden. Der Harn hatte den charakteristischen Geruch und reagirte stark alkalisch: die Ausathmungsluft bräunte Curcuma-Papier? Ob es (wie das Methylamin grösstentheils) oxydirt wird, darüber habe ich keine Angaben gefunden.

V. Ueber das Methylamin und Aethylamin sind kurze Notizen von E. Salkowski und von Schmiedeberg nach Beobachtungen vorhanden, die gelegentlich der Prüfung der Frage über Harnstoffbildung im thierischen Organismus gewonnen worden sind. Salkowski (Zeitschrift physiol. Chemie 1. pag. 32) hat einem starken Kaninchen in drei Tagen 7,2 salzsaures Methylamin eingegeben. Von Vergiftungs-Symptomen erwähnt er nichts: der Harn wurde darnach sauer. Die Alkylgruppe wird im Organismus zum grössten Theil fortoxydirt, ein kleiner Antheil des Methylamins kommt unverändert zur Ausscheidung. — Auch vom Aethylamin, das in grösseren Mengen dem Kaninchen verabreicht wurde (l. c. pag. 36) wird nichts besonderes berichtet. — Schmiedeberg (A. e. P. Ph. 8. pag. 5) hat vom kohlensauren Aethylamin (alkalische Reaktion) nur 0,1 bis 0.15 auf 1 Kilo Hund gegeben: grössere Mengen machen Erbrechen. Der grösste Theil wird im Organismus zersetzt, ein anderer Theil wird unverändert ausgeschieden: nur ein sehr kleiner Theil wird zu Aethylharnstoff. Auch das Amylamin (Schmiedeberg l. c. pag. 10) liefert nur in Spuren Amylharnstoff.

Das gleichfalls von Schmiedeberg (l. c. pag. 12) untersuchte Benzylamin, ein phenylirtes Methylamin von der Formel $C_6H_5CH_2NH_2$, geht im thierischen Stoffwechsel in Hippursäure über (wahrscheinlich Oxydation zu Benzoësäure und Ammoniak). Nur wenig Benzylamin erscheint unverändert im Harn.

Die Aethylamine sind von Brieger (und Bocklisch) als Produkte der Fäulniss aufgefunden: siehe z. B. Brieger: über Ptomaine III. pag. 98. Von Ehrenberg ist Di- und Triäthylamin unter den Stoffwechselprodukten nachgewiesen, die ein aus giftigen Würsten isolirter und auf Peptonnährlösung gezüchteter Bacillus erzeugt hat (Zeitschrift physiol. Chemie 11. 1887. pag. 239). Ausdrücklich erwähnt Ehrenberg, dass an Kaninchen die Injektion der gewonnenen salzsauren Basen keine Vergiftungssymptome hervorgebracht hat.

VI. Das Propylamin ist von Brieger bei der Fäulniss der Gelatine aufgefunden: Angaben über Giftigkeit liegen nicht vor.

Das Isoamylamin und das Hexylamin ($C_5H_{13}N$ und $C_6H_{15}N$), von Hesse aus gefaulter Hefe dargestellt, sollen giftig sein. — Von A. Gautier und L. Morgues ist angegeben, dass Butylamin, Amylamin und Hexylamin im Leberthran vorhanden seien. Die merkwürdigen von diesen Leberthranalkaloiden behaupteten Wirkungen (Bouillot: C. R. 115. Nr. 9. pag. 754) sind von der Kritik sehr energisch abgelehnt worden.

VII. Wahrscheinlich interessanter für den Toxikologen, aber bisher noch fast gar nicht untersucht sind die ungesättigten Monamine (Verbindungen mit ungesättigten Alkylen). — Hieher gehört wahrscheinlich ein von Brieger zuerst, später auch von Kitasato und Weyl (Zeitschr. Hygiene 8. 1890. pag. 404) aus Reinculturen des Tetanus-Bacillus isolirtes Alkaloid von der Formel $C_5H_{11}N$ Tetanotoxin. Es wirkt anfänglich lähmend, später kommen eigenartige krampfartige, geordnete Bewegungen: unter schweren Krämpfen endlich Tod. — Die von der synthetischen Chemie dargestellten ungesättigten Amine (Vinyl-, Allyl-, Crotylamin) Propargylamin etc., sind auf physiologische Wirkung nicht untersucht.

VIII. Diamine sind eine Anzahl von Brieger aus Fäulnissgemischen gewonnen, worunter das Putrescin als Tetramethylendiamin, das Cadaverin als Pentamethylendiamin sicher recognoscirt sind. — Dem Cadaverin isomer sind zwei Basen: Neuridin und Saprin $C_5H_{14}N_2$, deren Constitution noch nicht sicher aufgeklärt ist. Alle diese genannten Verbindungen sind physiologisch indifferent, ungiftig (vide Brieger II. pag. 47). Eine weitere von Brieger isolirte und nach der elementaren Zusammensetzung als Aethylendiamin, $C_2H_4(NH_2)_2$, angesprochene Basis (Ptomaine I. pag. 45) ist nach Guar. Ku. Kr. pag. 567 weder Aethylendiamin, noch Aethylidendiamin $CH_3—CH(NH_2)_2$. Diese von Brieger gefundene Basis $C_2H_8N_2$ ist giftig: bei Fröschen macht sie sehr langsam entstehende Lethargie, dann starke Dyspnoe, Herzstillstand in Diastole. Bei Säugethieren entsteht zuerst Vermehrung aller Secretionen: die Pupillen erweitern sich (Exophthalmus). Nach und nach stellt sich heftige Dyspnoe ein, in der oft erst nach 24 Stunden der Tod eintritt. Die Herzaktion nimmt ab. Auch Krampfzustände (Kopf nach hinten gezogen) sind angegeben. — Brieger hat diese Basis aus faulenden Fischen isolirt.

Nachdem die übrigen von Brieger isolirten Diamine ungiftig sind, ist es von Interesse, darauf zu verweisen, dass die als giftig befundene Basis $C_2H_8N_2$ kein einfaches Diamin ist.

———

Das Aethylen-äthenyldiamid $CH_3C\diagdown\diagup\genfrac{}{}{0pt}{}{NH, CH_2}{NCH_2}$ (Methylglyoxalidin) ist als Lysidin wegen seiner harnsäurelösenden Eigenschaften zu arzneilicher Verwendung empfohlen: Ladenburg B. B. 1894. pag. 2952 und Grawitz: Deutsch. med. Wochenschr. 1894. Nr. 1. — Von den dargereichten Gaben (2,0 bis 10,0) sind keine störenden Nebenwirkungen beobachtet worden:

IX. Von den Triaminen und Tetraminen ist für den Arzt von Wichtigkeit das Hexamethylentetramin $(CH_2)_6N_4$, das wegen seiner harnsäurelösenden Kraft unter dem Namen Urotropin, auch als Formin (mit C_2H_5Br verbunden) für therapeutische Zwecke empfohlen ist. Mit Jodoform vereinigt es sich zu einer weissen fast geruchlosen Verbindung (Jodoformin?). Die salzsaure Verbindung wurde Saliformin genannt. — Es ist angeblich in grossen Dosen bei Thieren ungiftig. — Vergl. Merck's Jahrber. für 1895. pag. 86 und für 1896 pag. 137.

§ 142. Die Ammoniumbasen.

Wie die einfachen Amine nach dem Typus des Ammoniaks, sind die Ammoniumbasen nach dem Bilde des Ammoniumhydroxydes gebaut. Nach H_4NOH wird die Verbindung $(C_2H_5)_4NOH$ als Tetraäthylammoniumhydroxyd oder als Tetraäthyliumhydroxyd bezeichnet.

I. Von diesen Ammoniumbasen sind viele physiologisch untersucht und eine auffallende Übereinstimmung in der Wirkung bei den meisten constatirt. Sie wirken nämlich nach Art des Curare lähmend auf die Nervenendapparate der quergestreiften Muskulatur (vide § 187). Dieses physiologische Verhalten ist im Einzelnen erwiesen 1. von den aus den natürlich vorkommenden Alkaloiden künstlich hergestellten Ammoniumbasen[1]. — Zuerst wurde diese Beobachtung constatirt beim Methylstrychnin von Schroff (Wochenblatt der Zeitschrift der k. k. Gesellschaft der Aerzte in Wien 1866. VI. Bd. pag. 157), danach von A. Crum Brown und Thom. Fraser für eine grössere Anzahl von Methylderivaten natürlicher Alkaloide (Methyl-Strychnin, -Brucin, -Codein, -Thebain, -Morphin, (Transactions Royal Society. Edingburgh. 1868. vol XXV. p. 707 und Proceedings Royal Society, Edinburgh. 1869. pag. 560. Siehe auch: Buchheim und Loos in Eckhard's Beiträgen V. Bd. 1870. pag. 205 und Valentin: Pflüger's Archiv VII. 1893. pag. 229.) Die Aethylderivate sollen nach einer Notiz derselben Autoren sich gleich verhalten. Das stärkst wirkende soll das Methyldelphinin sein, dann folgen Methyl-Strychnin, -Atropin, -Chinidin. — Der Grad der Giftigkeit ist wesentlich geringer als der des Curarins. — Die Uebereinstimmung mit dem Curare soll nach diesen Autoren auch auf die Eigenthümlichkeit sich erstrecken, dass die Giftigkeit vom Magen aus wesentlich schwächer ist als bei subcutaner Application.

2. Dieselbe Wirkung ist erwiesen für die künstlich hergestellten Alkylammoniumbasen, so von Rabuteau für das Tetramethyl- und Tetramylammoniumjodür (C. R. vol. 76. pag. 887): weiter für das Tetraäthyl-, das Trimethylhexyl-, Trimethylvaleryl-, Trimethylamylammoniumhydroxyd (Jordan: A. e. P. Ph. 8. pag. 15 ff.). Auch das Toluyltriäthyl-, Toluyldiäthylamyl-, Ditoluyldiäthylammonium wirken Curare-artig (Rabuteau: Memoires de la Societé de Biologie. 1884. pag. 29. In dem Handbuch von L. Brunton, übersetzt von Zechmeister, findet sich pag. 163 eine Zusammenstellung der curareartig wirkenden Alkaloide). — So weit bis jetzt die physiologischen Untersuchungen ausgedehnt sind, macht keine Ammoniumbasis von der allgemeinen Regel eine Ausnahme[2]. Allerdings gibt es solche Verbindungen, bei denen vor oder neben der Nervenendlähmung noch andere specifische Wirkungen zu konstatiren sind, wie dies z. B. bei der Muscarin-Gruppe besonders ausgesprochen der Fall ist.

Von Tillie ist gelegentlich (A. e. P. Ph. 27. 1890, pag. 17) auf diese individuellen Abweichungen der Wirkung einzelner Ammoniumbasen aufmerksam gemacht. So macht das Tetramethylammonium zu bis 10 bis 20 mgr in einigen Minuten Herzstillstand wie Muscarin,

---

[1] Aus einer Nitril- oder tertiären Basis N $\cdots$ C — wird beim Behandeln mit Alkyljodid durch direkte Anlagerung die Ammoniumbasis $\frac{CH_3}{J} > N \equiv C -$. Bei dieser Umwandlung geht die ursprüngliche Wirkungsart des Alkaloides gänzlich oder fast gänzlich verloren: Der Grad der Giftigkeit nimmt meist beträchtlich ab: so z. B. beim Methylstrychnin. — Beim Methylchinidin (höchst wahrscheinlich eine 'Ammoniumbasis) soll sie dagegen nach Fraser und Brown zunehmen. Im Methylatropin ist nach Brown und Fraser von den eigenartigen Atropin-Wirkungen nur noch die mydriatische erhalten. — Bei den Versuchen von Brown und Fraser wurde nur das Methylnicotin nicht wirksam befunden (ob keine Ammoniumbasis?).

[2] Nach Untersuchungen von Engelhardt (Dissertation, Göttingen) hat auch das Trimethylmenthylammonium curareartige Wirkung. Daselbst auch Angaben über das Menthylamin.

der durch Atropin glatt zu beseitigen ist. — Das Tetraäthylammonium hat keine Herzwirkung, macht aber vor Eintritt der Lähmung starke allgemeine fibrilläre Muskelzuckungen, die durch Reizung der intramusculären Nervenendigungen zu Stande kommen müssen, da sie nach Durchschneidung der Nervenstämme weiter dauern. — Vom Methylstrychnin stellte Tillie fest, dass es genau wie Curarin in grossen, rasch lähmenden Gaben zuerst eine Phase der Reflexdepression hervorruft. Dann aber kommt eine Periode gesteigerter Reflexerregbarkeit, in der spontan tetanische Anfälle zu Stande kommen. — Siehe hierüber § 187 und § 201. — Ob auch andere Ammoniumbasen diese Uebereinstimmung mit dem Verlauf der Curare-Wirkung zeigen, wonach dem Stadium der Reflexminderung eine tetanische Phase folgt, ist nicht weiter studirt.

3. Auch künstlich hergestellte quaternäre Verbindungen, die aus tertiären Basen mit ringförmig gebundenem Stickstoff gebildet werden, haben die Nervenendwirkung. Es gehören ja hieher die unter 1. genannten Verbindungen. — Des Weiteren sind darauf die mit Jodmethyl erhaltenen Reaktionsprodukte aus Pyridin, Chinolin, Isochinolin und Thallin von Santesson untersucht (Archiv exp. P. Ph. 35. 1895. pag. 23).

Vom Methylpyridinchlorid sind Gaben von 10 bis 15 mg an schwach wirksam: erst 50 mgr machen complete Wirkung beim Frosch. Auf eine Katze wirken 0,3 stark vergiftend, aber nicht tödtlich. Schon in etwa ein Drittel der Dosis wirkt die Methylchinolinbasis — noch etwas wirksamer ist die Isochinolinbasis und etwa $^1/_{10}$ der Gabe des methylirten Chinolins ist nur vom Methyl-Thallin nothwendig. (Giftigkeit steigt wie 1 : 2,5 : 3,7 : 25.) — (Pyridin und Chinolin besitzen für sich schwache Nervenendwirkung; die gleiche Wirkung der daraus gewonnenen Ammoniumbasen ist unverhältnissmässig deutlicher und intensiver.)

Von G. Hoppe-Seyler ist eine Angabe von Kendrick citirt, die ich im Original nicht nachgesehen habe. Darnach soll Methyl-, Aethyl- und Amylchinolin nicht die Curare-Wirkung äussern. Es kann sich bei den von Kendrick untersuchten alkylisirten Chinolinen nicht um die quaternären (Ammonium-) Basen, sondern nur um solche Chinolin-Abkömmlinge handeln, die an einem C-Atom des Ringes substituirt sind (A. e. P. Ph. 24, pag. 245).

4. Weiter ist es sehr interessant, dass das sogen. Chinotoxin, eine quaternäre Basis, die aus Chinolylin hergestellt ist, gleichfalls die ausgesprochene Curare-Wirkung besitzt. Chinolylin ist ein Dichinolin ($C_{18}H_{12}N_2$), das nach Analogie der sogen. Skraup'schen Chinolin-Synthese aus Benzidin, Dianilin mit Nitrobenzol, Glycerin und Schwefelsäure gewonnen wird. Durch Erhitzen dieses Chinolylins mit Methylalkohol und Schwefelsäure entsteht dessen Dimethylsulfat: eine biquaternäre Basis. Frösche werden im Laufe von etwa 20 Minuten schon von 0,5 mgr deutlich gelähmt, erholen sich aber spontan nach viel grösseren Gaben wieder. Reizung der Nervenstämme ist auf der Höhe der Lähmung ohne Einfluss auf die Muskeln, dagegen sind diese vom Nerven aus gut reizbar, wenn durch Arterienunterbindung die Zufuhr des vergifteten Blutes gehindert war u. s. w. — Auch bei Säugethieren sind ganz dieselben Curare-Wirkungen constatirt:

nur treten zu Beginn der Vergiftung Entleerung des Darmes und der Blase ein; es nimmt darum Hoppe-Seyler eine specifische Wirkung des Chinotoxins auf diese Organe an (A. e. P. Ph. 24, pag. 241).

II. Eine ganz besondere Stellung unter den Ammoniumbasen nimmt das Muscarin ein, mit dem zusammen die verwandten Verbindungen Cholin und Neurin besprochen werden sollen.

1. Das Cholin ist von Strecker aus Schweinsgalle isolirt, daher sein Name (Liebig's Annalen 123, pag. 353). Von Würtz ist es synthetisch dargestellt und die allgemein anerkannte Formel $(CH_3)_3(CH_2CH_2OH)NOH$, Trimethyloxäthylammonium aufgestellt.

Das Cholin ist ein wesentlicher Theil im Molekul des Lecithins, das eine Verbindung der Distearinglycerinphosphorsäure mit Cholin darstellt. Da nun Lecithin wahrscheinlich in jedem lebenden thierischen und pflanzlichen Protoplasma-Gebilde vorhanden ist, so ist das Cholin ausserordentlich verbreitet gefunden und nach den Fundorten mit verschiedenen Namen belegt. So ist z. B. das aus schwarzen Senfsamen gewonnene Sinkalin Cholin (siehe Babo und Hirschbrunn: Liebig's Ann. 84 und Klaus und Keese: Journ. prakt. Chemie 102); ebenso das in verschiedenen Pilzen nachgewiesene Amanitin (cf. Harnack: A. e. P. Ph. 4. pag. 186). — Böhm hat in Boletus luridus und Amanita pantherina, weiter in der Lorchel, Helvella esculenta, dann in den Presskuchen von Baumwollsamen und Bucheckern, endlich in menschlichen Placenten Cholin nachgewiesen. — (A. e. P. Ph. 19, pag. 87.) Die Bezeichnung Bilineurin gilt als gleichbedeutend mit Cholin.

2. Das Neurin wurde nach seiner Darstellung aus Gehirn so benannt. Es ist aber fraglich, ob es als solches in einem lebenden Gewebe (Gehirn?) präformirt vorkommt, ob es nicht immer aus vorgebildetem Cholin erst entstanden ist (siehe Liebreich: Liebig's Ann. 134. pag. 29 und Baeyer: Liebig's Ann. 140. pag. 306 und 142. pag. 322). Es ist die Trimethylvinylammoniumbasis $(CH_3)_3(CH_2 = CH)NOH$, entsteht also aus Cholin durch Austritt von H_2O. — Neurin ist von Brieger als Produkt der bei Luftzutritt faulenden thierischen Theile gefunden (Ptomaine I. pag. 36).

3. Das Muscarin ist von Schmiedeberg aus dem Fliegenpilz isolirt: es ist wahrscheinlich die Trimethylaldehydbasis
$$(CH_3)_3(CH_2CHO)NOH \; (+ H_2O) \text{ oder } (CH_3)_3(CH_2CH_5O_2)NOH$$
(Schmiedeberg und Koppe: Das Muscarin, Leipzig, 1869).

Durch Oxydation von Cholin mit concentrirter Salpetersäure haben Schmiedeberg und Harnack (Arch. exp. P. Ph. 6, pag. 105) eine Basis von der Zusammensetzung und der Wirkung des Muscarins gewonnen. Es sind aber später von Böhm (Arch. exp. P. Ph. 19, pag. 87) gewisse Unterschiede der physiologischen Wirkung dieses künstlichen Muscarins nachgewiesen worden, so dass wahrscheinlich das künstlich aus Cholin hergestellte Muscarin dem natürlichen isomer, aber nicht damit identisch ist.

4. Das Betain ist die Trimethylessigsäure-basis: $(CH_3)_3,$ $CH_2COOH, NOH—H_2O = (CH_3)_3, CH_2C:OON$. Es wurde zuerst in der Runkelrübenmelasse aufgefunden (Scheibler: B. B. 2, pag. 292 und 3, pag. 155), ist jetzt als im Pflanzenreich sehr verbreitet nachgewiesen, so in Keimlingen verschiedener Pflanzen, in den Baumwoll-

samen (Schulze: Zeitschr. physiolog. Chemie 15, pag. 143). Das Lycin in Lycium barbarum ist identisch mit dem Betain.

Das Betain ist ungiftig. — Erwähnt sei noch, dass die Bezeichnung Betain für alle Körper benutzt wird, in denen die Ammonium-hydroxyd-Gruppe mit einem benachbarten COOH-Rest sich durch Anhydrisirung ringförmig schliesst: aus $\equiv$ NOH + COOH wird $\equiv$ N–O–C=O + H₂O. Das Pilocarpin z. B. wird als ein solches Betain aufgefasst.

III. Das Muscarin. — Mit dem reinen Fliegenpilz-Muscarin hat Schmiedeberg die folgenden Vergiftungserscheinungen bei Säugethieren beobachtet:

In den ersten Minuten nach Application beginnen schon Kau- und Leckbewegungen und immer deutlicheres Speicheln. Bald kommen Würgen, Erbrechen, Kollern im Leib, Durchfall, Entleeren zuerst fester dann flüssiger Fäkalmassen unter fortwährendem heftigen Drängen. Die Thränensecretion ist vermehrt, die Pupille wird nach und nach stärker verengert bis zum fast völligen Verschwinden. Die Athmung wird beschleunigt bis zu ausgeprägter Dyspnoe, die Pulsfrequenz sinkt. Nach und nach stellt sich Hinfälligkeit, wankender Gang ein. Die Athemfrequenz nimmt allmählig wieder ab, bis sie unter die Norm sinkt: zuletzt kommen noch leichte Convulsionen, Tod unter Athmungslähmung.

Katzen starben von 8—12 mgr in 10—15 Minuten, von 3—4 mgr. in 8—10 Stunden. — Hunde ertragen mehr. Nach 1—5 mgr bekommen Thiere von 8--9 kg eine Steigerung, keine Herabsetzung der Pulszahl, auch keine Myosis. Erst grössere Gaben machen Myosis, Steigerung der Respirationsfrequenz und danach Sinken der Pulszahl. — Beim Menschen kommt auf 3—5 mgr in einigen Minuten Steigerung der Pulsfrequenz, erst nach 5 mgr Myosis und träge Reaktion der Pupille, Störungen der Accommodation. Danach folgt Speichelfluss, Blutandrang zum Kopf, rothes Gesicht, Schweiss an der Stirne beginnend und dann verbreitet über den Körper, Schwindelgefühl, Beklemmung und Beängstigung, Kneifen und Kollern im Leib, Schwere im Kopf.

Das Vergiftungsbild des Muscarins wird am besten verständlich durch Besprechung der Einzelwirkungen, die es auf die verschiedenen Organe äussert. Es hat darnach Vieles gemeinsam mit der Gruppe des Physostigmins, Pilocarpins und Nicotins, von denen es sich aber wieder bestimmt unterscheidet. Auch bei peripherer Application treten einzelne dieser Wirkungen deutlich hervor[1].

Vermehrung der Secretionen kommt schon in der ersten Minute nach der Injektion deutlich zum Ausbruch: zuerst beginnt sehr reichliches Speicheln, das anfänglich am stärksten ist und mit schwankender Intensität länger dauert. Ebenso schnell kommt Vermehrung der Thränen, die aber nicht so reichlich fliessen (Augen nur feucht). Luchsinger (Pflüger's Achiv 18, pag. 503) hat die starke Einwirkung auf die Schweissdrüsen festgestellt. — Auch Pankreas- und Gallen-Absonderung ist nach Prévost vermehrt (C. R. 10. August

------

[1] Die Monographie von Schmiedeberg-Koppe behandelt alle diese Einzelfragen schon in erschöpfender Weise. Diese Schrift ist im Nachfolgenden nicht mehr citirt, ist aber bei jedem Litteraturstudium stets zu Rathe zu ziehen.

1874). Alle diese Wirkungen sind durch Atropin glatt zu beseitigen. Sehr grosse Muscarinmengen sollen aber nach Prévost (C. R. 1877. Oktober) auch am atropinisirten Thier Speichelfluss machen. Ebenso hat Luchsinger (l. c.) am atropinisirten Kätzchen auf subcutane Application von Muscarin wieder Schweissausbruch an der Pfote (auf elektrischen Reiz des n. ischiadicus und bald auch spontan!) geschen. — Nach Prévost ist die Harnabsonderung vermindert[1]).

Am Auge macht das Muscarin Pupillen-Verengerung und Accommodationskrampf. Bei allgemeiner subcutaner Vergiftung ist die erstere Wirkung sicherer als bei örtlicher Application. — Krenchel (Gräfe's Archiv 20. 1874. pag. 135) gibt den Einfluss des Muscarins auf die menschliche Iris als inconstant an: er hat bald keine oder unbedeutende Myosis, bald wieder starke Pupillen-Verengerung nach Instillation in den Bindehautsack gefunden. Fast constant dagegen stellt sich Accommodationskrampf ein, der nach 5 bis 10 Minuten beginnt, in 15 bis 30′ sein Maximum erreicht und in 1 bis $1^{1}{}_{,2}{}^{h}$ wieder vollkommen verschwindet. Die Myosis tritt immer etwas später erst ein, nimmt noch zu, wenn der Fernepunkt schon wieder zurückgeht und verschwindet erst in 3 bis 24 Stunden. (Anders in diesem Punkt Schmiedeberg und Koppe, die immer subcutan applicirt haben.) Durch vorsichtige Atropinisirung ist die Muscarin-Myosis zu beseitigen, während der Accommodationskrampf bleibt oder erst eintritt[2]).

Bei Katzen kommt (nach Sch.-K.) ausnahmslos nach der sub-cutanen Application Myosis, die in 1 bis 2 Minuten beginnt und nach grossen Gaben schon in 3 bis 5 Minuten das Maximum erreicht. Dagegen ist bei Kaninchen die Pupillen-Verengerung nur unsicher und inconstant, auch meist nur von kurzer Dauer.

Magen und Darm zeigen vermehrte Peristaltik: es kommt nach einigen Minuten schon bei Hunden und Katzen zu Würgen und Erbrechen, das sich öfter wiederholt. Nach etlicher Zeit ($^{1}/_{2}$ Stunde und länger) folgen dann Ausleerungen von dünnem Koth, auch von Schleim und Blut. Bei der Sektion wird starke Hyperämie der Mucosa, blutiger Schleim im Darm constatirt. Atropin lässt auch diese Wirkung glatt zurückgehen, ja bei Thieren, die schon blutige Durchfälle hatten, die dann nach Atropin diese verloren, findet man, wenn sie einige Stunden nachher getödet werden, den Darm von normalem Aussehen. Dies beweist aber, dass die Darmerscheinungen nur durch die Gefässerweiterung, die schlechte Circulation und dadurch vermehrt ausgelöste Peristaltik sowie durch direkte Reizung der motorischen Apparate des Darms zu Stande kommen, dagegen nicht wohl als Entzündung aufgefasst werden dürfen (Entzündung nach Ruckert,

---

[1]) Diese Minderung der Harnabsonderung ist wahrscheinlich als eine secundäre Erscheinung, nicht durch primäre Wirkung des Muscarins auf die Nieren aufzufassen. — Die schlechte Herzaktion einerseits, die starke Vermehrung des Speichels, das Erbrechen, also starker Wasserverlust andererseits erklären sie ausreichend.

[2]) Physostigmin wirkt dagegen am leichtesten auf die Pupille und erst bei grösseren Gaben auf die Accommodation. — In Bezug auf die Accommodation macht Physostigmin in erster Linie eine erhöhte Leistungsfähigkeit (Annäherung des Nahepunktes) und erst in stärkeren Gaben wirklichen Spasmus des Ciliarmuskels: umgekehrt Muscarin erst Spasmus und danach erst erhöhte Leistungsfähigkeit. (So Krenchel, der bei Donders seine Untersuchungen angestellt hat.) Nach demselben Autor ist auch in den Fällen, wo sich beim Menschen deutliche Myosis ausgebildet hat, die Lichtempfindlichkeit der Pupille nicht gänzlich aufgehoben.

Marburger Dissertation 1871). — Bei direkter Beobachtung des Kaninchendarms sieht man auf allgemeine Muscarinvergiftung mit einem Schlage die peristaltischen Bewegungen am ganzen Darm beginnen. — Die Milz ist deutlich contrahirt, ihre Oberfläche höckerig. Auch Samenerguss und Harnträufeln ist beobachtet.

Die Herzwirkung des Muscarins ist besonders charakteristisch: sie zeigt sich am deutlichsten beim Frosch. Sehr bald kommt zunehmende Verlangsamung der noch kräftig ausgeführten Herzcontraktionen: die Pausen werden immer länger und nach kurzer Zeit steht das Herz in Diastole still: die Vorhöfe kommen zuerst, darnach der Ventrikel in Ruhe. Je kräftiger und frischer das Thier, um so bestimmter ausgesprochen und um so länger andauernd ist die Diastole, die sich über Stunden erstrecken kann. Auch am isolirten Froschherzen zeigt sich dieselbe Art der Muscarinwirkung. Jede (mechanische, elektrische) Reizung löst eine oder einige Contraktionen aus, worauf wieder Ruhe in Diastole. Schon $^1/_{30}$ bis $^1/_{40}$ mgr Muscarin bringt die Wirkung zu Stande. Führt man dann Atropin zu ($^1/_{100}$ mgr genügt), so fängt das Herz sofort wieder zu schlagen an. Es gelingt also allemal die Muscarin-Wirkung vollständig durch Atropin zu beseitigen. — Zur Erklärung dieser merkwürdigen Wirkung hat Schmiedeberg die Hypothese aufgestellt, das Muscarin errege die Hemmungsapparate im Herzen so stark bis zur Stillstellung der Herzaktion. — Dieser Erklärungsmodus ist ausserordentlich vielfach angefochten, scheint mir aber bei Vergleich all der verschiedenen Zustandsveränderungen, die durch Gifte am Herzen hervorgebracht werden können, noch immer der plausibelste, eigentlich der einzig mögliche zu sein.

Die nächstliegende Annahme, den Herzstillstand für Lähmung des Muskels zu erklären, haben verschiedene Autoren vertreten (Luchsinger und seine Schule, Gaskell, Klug, Löwit: vergl. die Literatur bei Kobert: A. e. P. Ph. 20. pag. 92, Harnack-Hafemann: A. e. P. Ph. 17. pag. 145 etc.). Mir scheint, dass jeder, der einmal einen wohlgelungenen Muscarin-Versuch gesehen hat, zu einer anderen Ansicht gar nicht kommen kann, als der, dass es sich nur um ein Stillstellen der noch wohl erhaltenen Contractilität des Herzmuskels handelt: das nennt man aber correcter Weise eine Hemmung und nicht eine Lähmung. Ein wirklich gelähmtes Herz sieht ganz anders aus wie das Muscarin-Herz: eigenartig schlaff, der Ventrikel contrahirt, runzelig, missfarbig. Das Muscarin-Herz dagegen macht den Eindruck eines in verlängerter Diastole befangenen, sonst ganz gesunden Herzens, das in jedem Augenblicke durch einen geringen Reizanstoss wieder zur vollen Leistungsfähigkeit erweckt werden kann. — Von welcher Beschaffenheit man die Hemmungsapparate im Herzen selbst annimmt, das ist eine rein anatomische Frage. Aber dass die ins Herz hineingehenden Hemmungsfasern oder aber die im Herzen angeordneten Hemmungsapparate im Herzen selbst reizbar sind, das kann wohl niemals bezweifelt werden.

Ueber die einzelnen Beweisstücke, die für die Hemmungstheorie beigebracht sind, vergleiche man die oben citirten Abhandlungen von Kobert und Harnack. Erwähnt sei nur, dass Williams (A. e. P. Ph. 13. pag. 10) für den Anfang der Muscarin-Wirkung während der Verlangsamung des Herzschlages eine Kräftigung des Herzmuskels annimmt. Diese Annahme scheint mir überflüssig, da immer bei Verlangsamung der Schlagfolge des intakt gebliebenen Herzmuskels die einzelnen Contraktionen sehr kräftig werden[1]).

Das Säugethierherz wird wahrscheinlich in der gleichen Weise, aber weniger intensiv vom Muscarin beeinflusst. Zuerst kommt auf kleine Gaben eine Beschleunigung, die sehr bald vorübergeht und einer starken Verlangsamung Platz macht: nur in seltenen Fällen kommt es zu diastolischem Stillstand. Der Blutdruck sinkt stark, woran neben der Pulsverlangsamung auch die Erweiterung der peripheren Gefässe betheiligt ist. Auch diese Wirkungen werden vom Atropin vollständig beseitigt.

Die Respiration wird sofort äusserst frequent, deutlich dyspnoisch mit stossweiser Exspiration und behält diesen Charakter durch 1 bis 2 Stunden. Dann wird die Athmung immer langsamer, dabei stossend, schnappend und endlich erfolgt der Tod unter Athmungslähmung. Bei sehr schnell ablaufenden Vergiftungen kommen im Stadium der Athmungslähmung, heftige Convulsionen, die bei langsamem Verlauf (mehrere Stunden) ausbleiben. Auch die Secretion der Bronchialschleimhaut ist vermehrt. — Die Dyspnoe ist durch die Circulationsstörungen und durch die übermässige Secretion erklärbar: doch ist auch die Annahme wahrscheinlich, die an Lähmung des Respirations-Centrums durch das Muscarin denkt. — Im Stadium der ausgesprochenen Lähmung ist auch aussetzende, intermittirende Athmung beobachtet (siehe z. B. Ruckert: Marburger Dissertation 1871 — Langendorff: du Bois Archiv 1891. pag. 331).

Die Körpertemperatur soll auf kleine Gaben anfänglich steigen (Autor?), regelmässig aber fällt sie bei etwas grösseren Gaben continuirlich ab bis zum Tode und zwar um 4 bis 6° C. innerhalb einiger Stunden (Ruckert l. c. pag. 32). — Auch diese Aenderung gleicht das Atropin wieder aus, die Temperatur beginnt alsbald wieder zu steigen. (Dabei ist es wichtig zu bemerken, dass die Temperatur-curve bei der akuten Atropinvergiftung auch abfallend ist.)

Von Wirkungen auf das Centralnervensystem ist nichts Sicheres bekannt. Ob die eigenartigen berauschenden Folgen des Fliegenpilz-Genusses mit dem Muscarin zusammenhängen, ist nicht ausgemacht, auch nicht einmal wahrscheinlich, (siehe giftige Pilze).

Eine interessante Frage endlich, nach der curareartigen Wirkung des Muscarins, ist wahrscheinlich zu bejahen. — Es üben ja alle Ammoniumbasen die typische, lähmende Wirkung des Curare aus. Schmiedeberg-Koppe (pag. 70—71) geben auf 10 mgr Muscarin, die einem atropinisirten Frosch beigebracht wurden, allgemeine Paralyse an. Man vergleiche hiezu die unten citirten Versuche von Hans Meyer.

Eine wesentliche Bedingung für das Gelingen der Muscarin-Versuche ist die absolute Reinheit des verwendeten Präparates. Da ja Atropin die Muscarin-Wirkungen aufhebt, oder vielmehr, da bei atropinisirten Thieren diese Wirkung ganz ausbleibt, so ist es

---

[1]) Gewisse Substanzen heben den Muscarinstillstand des Herzmuskels auf, ohne dass man darum diese ihre Wirkung der des Atropins gleichwerthig setzen könnte. Der zeitliche Verlauf und die Art des Wiedereintrittes der Herzpulsationen ist anders wie nach Atropin. Man nimmt für diese Stoffe an, dass durch direkte Erregung des Herzmuskels der Wiederbeginn der Herzthätigkeit eingeleitet wird. Hieher gehört vor Allem der Camphor, das Tropin und Scopolin und viele andere Stoffe. —

vor Allem wichtig zu wissen, dass im Fliegenschwamm selbst ein atropinartig wirkendes Alkaloid vorhanden ist und bei der benützten Darstellungsmethode in das gewonnene Roh-Alkaloid (Muscarin) übergeht. Schmiedeberg hat selbst hierauf aufmerksam gemacht und im Archiv e. P. Ph. 14, pag. 377 zuerst beschrieben, dass diese atropinartig wirkende Base vom Muscarin (und Cholin) leicht zu trennen ist, wenn man das käufliche Muscarin mit einem Ueberschuss von ätzendem Alkali versetzt und dann mit Aether schüttelt. Die atropinähnliche Base geht in den Aether über, während Muscarin und Cholin darin unlöslich sind. Nach dem Verdunsten des Aethers bleibt eine farblose, stark alkalisch reagirende Masse zurück, die mit Salzsäure neutralisirt auch über Schwefelsäure nicht krystallisirt und ausgesprochene Atropinwirkung hervorbringt. — Ich habe dieselbe Erfahrung mit käuflich bezogenem Muscarin gemacht: die Herzwirkung des Muscarins war mit dem frisch erhaltenen Präparat gar nicht darzustellen. Das Muscarin war aber sicher aus Fliegenschwämmen dargestellt, und bestand im Wesentlichen aus Muscarin.

Ausser dem Fliegenschwamm kommt Muscarin wahrscheinlich noch in Boletus luridus in kleinen Mengen vor (Böhm: A. e. P. Ph. 19. pag. 76 und 77): auch im Panterschwamm, Amanita panterina, haben Böhm und Inoko solches gefunden. Weiter findet sich eine kurze Notiz von Brieger (Ptomaine I. pag. 47 und 48), dass er aus den Produkten der Fischfäulniss eine Base isolirt habe (Krystallisation eines Platindoppelsalzes), die nach Zusammensetzung und physiologischer Reaktion mit dem Muscarin vollständig übereinstimmte. — Dieses Vorkommen ist besonders interessant. Da nämlich Cholin überall in den organisirten Gebilden vorkommt und künstlich schon in Muscarin umgewandelt ist, wäre es sehr wichtig, zu wissen, ob in Fäulnissgemischen öfter Muscarin entsteht. Meines Wissens ist die Angabe von Brieger bis jetzt vereinzelt.

IV. Künstlich ist eine Base von der Zusammensetzung und mit allen Reaktionen des Muscarins aus Cholin dargestellt von Schmiedeberg und Harnack (A. e. P. Ph. 6. pag. 110, siehe auch Harnack eodem loco 4. pag. 187). Das möglichst wasserfreie salzsaure Cholin oder besser dessen Platindoppelsalz wird mit concentrirter Salpetersäure behandelt: wenn die stürmische Entwickelung von salpetriger Säure nachlässt, wird neue Salpetersäure nachgegeben und mit der Flamme etwas erwärmt. Zur Reindarstellung wird in die Pt- oder Au-Verbindung übergeführt und diese mit Schwefelwasserstoff zersetzt. (Dabei wird ein Theil des gebildeten Muscarins wieder zu Cholin reducirt. Da immer zur Isolirung diese Doppelsalmiake benützt werden, so kann dadurch immer ein Verlust an Muscarin stattfinden). —

Dieses künstlich dargestellte Muscarin macht die gewöhnlichen Muscarinwirkungen, so zu $\frac{1}{2}$ mgr den diastolischen Herzstillstand bei Fröschen, bei Säugethieren die Vermehrung der Secretionen u. s. w., auffallend ist nur die geringe Pupillenwirkung. - Bei etwas grösseren Gaben aber treten allemal die curareartigen Wirkungen hervor: so gehen von 0,01 auf 1 Kilo die Säugethiere zu Grunde, genau wie von 0,5 Cholin, unter den typischen Zeichen der allgemeinen Muskellähmung. Nur Kaninchen reagiren auf künstliches Muscarin auffallend schwach: erst bei 0,05 erfolgt Tod unter Lähmung. Für Frösche ist 0,1 mgr die kleinste durch Lähmung tödtende

Gabe. — Im gleichen Sinne liegt auch folgendes Versuchsergebniss: Katzen, die mit natürlichem Muscarin vergiftet sind, können noch in den letzten Stadien der Vergiftung durch subcutane Atropindarreichung am Leben erhalten werden. Das künstliche Muscarin aber tödtet trotz Atropin durch die curareartige Lähmung. — Es nimmt deshalb Böhm an, dass das künstliche Muscarin nicht identisch, sondern nur isomer mit dem natürlichen ist.

Diese Ansicht wurde durch weitere chemische und physiologische Untersuchungen bestätigt, über welche nur kurz referirt sei. Zunächst hat Bode eine Verbindung erhalten, Trimethyldioxäthylammnon, die er Isomuscarin nennt, die wohl giftig, aber wesentlich anders wirksam war, als das natürliche und synthetische Muscarin. Endlich haben Berlinerblau und E. Fischer eine weitere isomere Basis hergestellt (Anhydromuscarin), so dass jetzt vier Isomere bekannt sind.

Kurze Angaben über die Verschiedenartigkeit der Wirkung macht Hans Meyer in den Berlin. chem. Berichten 1893. pag. 803. Er bestätigt zunächst die Angaben von Böhm über die Verschiedenartigkeit der Wirkung von Cholin- und Pilzmuscarin. Das letztere macht noch in Gaben von 6 mgr keine curareartige Lähmung der Muskelnerven, weiter ist es ohne Einfluss auf die Vogelpupille, während das synthetische in kurzer Zeit maximale Myosis hervorbringt. — Die Berlinerblau'sche Basis (Anhydromuscarin) ist ohne Einfluss auf das Froschherz, auf das Auge und den Herzvagus der Katze. Dagegen macht es starke Speichel- und Schweissabsonderung und tödtet Säugethiere durch Respirationslähmung.

Bode: Liebigs Ann. 267, pag. 268.
E. Schmidt: Liebigs Ann. 267 pag. 249: enthält kurze Angaben über die Acetenyl- und über die Allyl-trimethylammoniumbasis.
E. Fischer: B. B. 1893. pag. 464. hier pag, 470.
Berlinerblau: B. B. 1884, pag. 1139.
Nothnagel: B. B. 1893, pag. 801.

V. Das Neurin ist die Vinylbasis, $(CH_3)_3$, $CH_2 : CHNOH$. Sie wurde zuerst von Liebreich bei der Spaltung des Protagons mit Aetzbaryt erhalten (B. B. 2, pag. 12). Indess wird bezweifelt, ob sie darin präformirt und nicht vielmehr erst aus Cholin durch Abspaltung von H_2O gebildet worden ist — siehe oben unter II. — Das Neurin ist von Brieger aus der bei Brütetemperatur verlaufenden Fäulniss von Fleisch (nach 5 bis 6 Tagen) gefunden: Ptomaine I. pag. 26 ff. und III. pag. 14 und 15. —

Die Wirkungen des Neurins sind denen des Muscarins wohl sehr ähnlich, aber keineswegs völlig übereinstimmend.

Bei Fröschen machen 2 bis 5 mgr des salzsauren Salzes in zwei bis fünf Minuten einen lähmungsartigen Zustand: die Vorderbeine werden gestreckt an den Leib angezogen, die Hinterbeine stehen in Extensionsstellung. Dabei bestehen noch auf Reize Abwehrbewegungen. Auf der Höhe der allgemeinen Lähmung schlägt das Herz noch: die Aktion wird aber nach und nach langsamer, und endlich steht es in Diastole still. Mechanische und elektrische Reize vermögen anfänglich noch einzelne Systolen auszulösen: doch erlischt bald die Reaktion hiefür. Atropin regt allemal die Herzaktion wieder an. 1 mgr ist für grosse Frösche eine noch eben erträgliche Dosis, 2 mgr aber tödten ausnahmslos.

Von den Säugethieren sind Katzen die empfindlichsten, während Kaninchen und besonders Meerschweinchen viel unempfindlicher sind. 5 mgr sind für 1 Kilo Kaninchen die gerade toxisch wirkende, 40 mgr erst die tödtende Gabe. — Sofort beginnen bei letzteren Thieren Kau- und Leckbewegungen und reichliche Secretion eines anfangs zähen, später dünnflüssigen alkalischen Speichels, die über die ganze Vergiftung bis zum Tode andauert. Bald darnach kommt reichliche Absonderung aus der Nase, sowie der Thränen: letztere aber fliessen nur kurze Zeit. Die Athmung wird frequenter, ausgesprochen dyspnoisch: die Thiere athmen mit allen Auxiliärmuskeln. Allmählich wird die Athmung unregelmässig, flacher, die Frequenz nimmt ab und schliesslich erfolgt Tod durch Athmungslähmung. — Die anfänglich gesteigerte Herzaktion wird bald beträchtlich verlangsamt, auch die Energie der Contraktionen lässt nach: endlich steht das Herz in Diastole still. Der Blutdruck fällt gleichzeitig damit ab. Doch erlischt die Respiration vor der Herzaktion. Die Pupille wird nicht constant bei allgemeiner Vergiftung, häufiger, aber auch nicht immer, bei örtlicher Application verengert: immer bei Katzen. Auch heftige Darmperistaltik, fortwährender Abgang erst fester, dann mehr dünner Kothmassen gibt Brieger an. Die Milz ist contrahirt; Contraktion der Blase oder des Uterus konnte aber nicht beobachtet werden. — Ein auffallendes Zeichen erwähnt Brieger bei Katzen: starke Secretion alkalischen Schweisses an den Pfoten. Im Verlaufe der Vergiftung kommt es zu fortgesetzter Verminderung der eigenen Beweglichkeit, so dass zuletzt die Thiere völlig gelähmt am Boden lagen. Gegen das Ende treten klonische Krämpfe auf, die aber Brieger nicht als reine Erstickungkrämpfe gelten lassen will. — Atropin hebt die örtlichen Symptome, auch die Krämpfe auf: doch scheint die allgemeine Lähmung zu bleiben. Wenigstens gibt Brieger an, es sei ihm nicht gelungen, bei atropinisirten Thieren die Wirkung des Fäulnissgiftes abzuwenden. — Vom Magen aus bedarf es mindestens der zehnfachen Dosis, um dieselben Wirkungen wie bei subcutaner Application hervorzurufen.

VI. Das Cholin ist sehr wenig giftig: d. h. es braucht hoher Gaben, um sichtbare Wirkungen hervorzurufen. Diese sind nach Art des Muscarins; dabei tritt deutlich die lähmende, curareartige Wirkung hervor[1].

Bei Fröschen machen 0,025 bis 0,05 (bis 0,1) in 10 Minuten bis 1 Stunde allgemeine Paralyse. Eigenthümlich ist sofortige Stillstellung der Athmung, wornach ein eigenartiges „Flimmern" der Bauchmuskeln sich einstellt. Die Pupille der Frösche ist stark verengert. Auf das Froschherz hat Cholin keine charakteristische Wirkung; grosse Gaben machen nach einiger Zeit Verlangsamung des Herzschlages.

---

[1] Die physiologische Prüfung des Cholins ist angestellt von:
Gäthgens: Dorpat. medicin. Zeitschrift I. 1870.
Böhm: A. e. P. Ph. 19, pag. 91 ff. Brieger: Ptomaine I. pag. 38.
Glause und Luchsinger: Fortschritte der Medicin II. pag. 276.
Cervello: Arch. ital. de Biol. VII. pag. 172.
Horatio C. Wood: Philadelphia mouth. medical Journal. July 1899.
Asher und Wood: Zeitschr. Biologie 37, pag. 307.
Mott und Halliburton: Journal of Physiolog. vol. 23, suppl. und vol. 24.

Von Säugethieren sind Katzen am empfindlichsten: bei Kaninchen hat selbst 0,7 nur schwache Wirkung, etwas Lecken, Kauen. Katzen bekommen auf 0,3 starke Salivation, Kothabgang, bald zeigt sich grosse Schwäche, sich steigernd bis zu völliger Lähmung. Die Athmung bleibt regulär, die Pupille weit: auf 0,5 erfolgt in 8 Minuten der Tod. — Charakteristisch für die Cholinwirkung ist der rasche Verlauf: in kurzer Zeit erfolgt der Tod oder aber völlige Erholung des Thieres. — Einige Zeit (15 Min.) nach dem Tode kommen verbreitete Zuckungen von grosser Intensität, die etwa eine halbe Stunde dauern. — Ueber die Beeinflussung der Athmung und des Kreislaufes durch Cholin und Neurin, besonders nach combinirter Vergiftung (Atropin, Nicotin), machen die in der Fussnote erwähnten englischen Autoren sehr eingehende Angaben. — Interessant ist auch der Befund, dass Neurinlösung bei direkter Application in viel geringerer Concentration den isolirten Froschnerven leitungsunfähig macht als Cholin.

VII. Zur Darstellung des Muscarins und Trennung von den verwandten Substanzen ist auf die Monographie von Schmiedeberg und Koppe, ferner auf folgende Abhandlungen zu verweisen: Harnack A. e. P. Ph. 4. pag. 168, Schmiedeberg und Harnack ibidem 6. pag. 103, Böhm ibidem 19. pag. 89, Brieger, Ptomaine I. pag. 25 etc. — Die sorgfältig gereinigten Basen werden in wässeriger Lösung mit Jodkaliumquecksilberjodid gefällt (möglichst concentrirte Lösung, die überschüssiges Mercurijodid enthalten soll): das beim Fortschreiten der Fällung auftretende Jodkalium wirkt lösend auf den Niederschlag: man kann darum Quecksilberjodid direkt eintragen, um die Fällung zu vermehren. Man nehme kleine Mengen der Basenlösung in Arbeit, da bei längerem Stehen der sich langsam absetzende Niederschlag sich theilweise wieder löst, filtrire rasch, wasche nicht aus, sondern presse zwischen Fliesspapier. — Die Fällung mit dem Mercuridoppeljodid bewirke man in neutraler oder höchstens schwach saurer Lösung. — Der durch wiederholte Aufnahme in Alkohol und dann durch Fällen mit Bleiessig gereinigte Auszug wird vor der Fällung der Basen zweckmässig mit guter Thierkohle geschüttelt. Auch Brieger empfiehlt diese letztere Methode der Reinigung besonders dringend. — Cholin ist von dem Muscarin mittels der salzsauren Verbindung trennbar: die beim Stehen über Schwefelsäure gebildete Krystallisation bringt man nach Verreiben mit der Mutterlauge auf Fliesspapier: das schwerer lösliche salzsaure Cholin bleibt zurück. Auch durch die Golddoppelsalze ist die Trennung ausgeführt: das Muscarinsalz ist wieder das leichter lösliche.

Reines Muscarin ist eine wasserhelle, syrupöse Flüssigkeit, die im Trockenapparat zu Krystallen erstarrt. Mit den Mineralsäuren bildet es neutrale Salze, die über Schwefelsäure leicht zur Krystallisation zu bringen sind, an die Luft gebracht aber wieder zerfliessen.

VIII. Endlich ist bei besonders darauf gerichteter Untersuchung die Muscarinwirkung noch von zwei weiteren künstlichen Ammoniumbasen erwiesen. Schmiedeberg und Harnack und an deren Untersuchung anschliessend Jordan[1]) haben verschiedene solcher different zusammengesetzter Basen in der Absicht geprüft, nach

---

[1]) A. e. P. Ph. 6, pag. 110 und eodem loco 8 pag 15.

einem Zusammenhang zwischen der chemischen Zusammensetzung und dem physiologischen Verhalten zu suchen. Es hat sich dabei das merkwürdige Resultat ergeben, dass zwei solcher sauerstofffreien Basen ausgesprochen wie das Muscarin wirken: die Isoamyltrimethyl- und die Valeryltrimethylbasis $(CH_3)_3$, $CH_2CH_2CH(CH_3)_2$, NOH und $(CH_3)_3C_5H_9NOH$, die mit den abgekürzten Namen Amylarin und Valearin bezeichnet werden. — Vom Valearin kann schon $1/20$ mgr auf das Froschherz einen geringen Effekt äussern, sicher aber wirkt (in $1/4$ bis $1/2$ Stunde) erst $1/5$ mgr und mit der Promptheit des Muscarins erst etwa 1 mgr: Stillstand des Herzens in Diastole. — Die Curarewirkung ist sehr stark ausgesprochen: von $1/50$ (bis $1/100$) mgr in etwa $1/4$ bis $1/2$ Stunde vollständige Lähmung. Uebersteigt die Dosis nicht 1 mgr, dann erholen sich die Thiere in 12 bis 24 Stunden. Bei Säugethieren erscheinen sofort die typischen Muscarinwirkungen (Secretionen, Darm . . .). Das Herz wird verlangsamt, der Blutdruck fällt, aber Stillstand tritt nicht ein. Auch auf die Pupille haben die beiden Basen keine Wirkung. Auf Atropin folgt rasche Erholung von den Zeichen des Muscarins; natürlich nicht von der allgemeinen (curareartigen) Lähmung. Für Kaninchen sind 10 bis 12 mgr tödtlich. Katzen erholen sich noch von 8 bis 10 mgr. Hunde ertragen etwas höhere Gaben.

Die übrigen gleichzeitig untersuchten Ammonium-Basen, die Trimethylhexyl- und Tetraäthylbasis, geben keinerlei Zeichen der Muscarinwirkung, nur die allgemeine Lähmung.

§ 143. Die Phosphonium- und Arsoniumbasen. — Trimethylsulfinhydrat. Die Platinbasen.

Die dem Stickstoff verwandten Elemente, Phosphor, Arsen und Antimon bilden Verbindungen, die dem Ammoniak und den Ammoniumbasen analog zusammengesetzt sind: so ist z. B. das Phosphoniumchlorid H_4PCl dem Salmiak gleichartig.

I. Von den hieher gehörigen Verbindungen ist das Tetraäthylphosphoniumjodid $(C_2H_5)_4NJ$ von Vulpian untersucht (Arch. de physiol. norm. et pathol. I. pag. 472, refer. Centralbl. 1868, pag. 559). Dasselbe soll zu 1 gr bei Hunden nur Uebelkeit und Erbrechen verursachen, bei Fröschen sollen kleine Gaben wie Curare wirksam sein. (Wahrscheinlich werden auch die Säugethiere gelähmt: nur durch das eintretende Erbrechen bleibt die Wirkung aus.) — Nach einem Citat bei Lauder Brunton (Handbuch, übersetzt von Zechmeister pag. 163) ist von Vulpian dieselbe physiologische Wirksamkeit für die Arsonium- und die Stibonium-tetraäthylium-Basis nachgewiesen. — Eine sehr ausführliche Untersuchung über organische Phosphorverbindungen stammt von Lindemann (Archiv exp. P. Ph. 41. pag. 191). Nach diesem Autor ist die Curarewirkung von der Tetraäthyliumbasis bei Fröschen sehr ausgesprochen. Säugethiere aber werden durch centrale Wirkung rasch betäubt und allgemein gelähmt und sterben hieran, bevor noch die Curarewirkung angedeutet ist. — Ueber die zahlreichen Einzelheiten vergleiche man die Originalarbeit.

II. Sehr interessant ist es, dass auch das Trimethylsulfinjodid und das daraus dargestellte stark alkalische Trimethylsulfin-

hydroxyd sehr kräftig allgemein lähmen und zwar typisch nach Art
des Curare: (Methylsulfid $(CH_3)_2S$ vereinigt sich direkt mit Jodmethyl
zu Trimethylsulfinjodid, $(CH_3)_2S + CH_3J = (CH_3)_3SJ$, woraus durch
Silberoxyd die freie Basis $(CH_3)_3S,OH$ abgespalten wird). Es ist also
auch die aus dem quadrivalentigen Schwefel entstandene Alkylbasis
genau so wirksam, wie die Basen, deren Grundelement der fünf-
werthige Stickstoff ist. (Nicht veröffentlichte, eigene Versuche.)

III. Eigenartige basische Verbindungen entstehen, wenn Platin-
chlorür und -Chlorid unter verschiedenen äusseren Bedingungen mit
überschüssigem Ammoniak vereinigt werden. Platin ist darin zwei-
und vierwerthig mit NH_3 verbunden. Die entstehenden stark basischen Verbindungen haben gewisse Aehnlichkeit mit Ammoniakbasen:
das Platin ist in ihnen durch die gewöhnlichen Reaktionen nicht
nachweisbar. — Diese Körper sind von den Chemikern viel untersucht (M a g n u s, P e y r o n e, R e i s e t, G e r h a r d, cf. Lehrbücher der
Chemie); physiologisch geprüft sind sie von H o f m e i s t e r (A. e. P.
Ph. 16, pag. 393).

Es haben darnach die Verbindungen, welche Platin und NH_3
im Verhältniss von $1:2$ enthalten, ungefähr dieselbe physiologische
Wirkung (Platosammonium-, Platosemidiammonium- und Platinammo-
niumchlorid, $Pt(NH_3)_2Cl_2$,—, $Pt(NH_3)_2Cl_4$). Bei Fröschen ist neben der
anfänglich erhöhten Reflexerregbarkeit besonders auffallend ein in
klonischen Muskelzusammenziehungen sich äussernder Krampfzustand,
der auch nach Durchtrennung der Medulla oblongata fortbesteht (die
Krämpfe entstehen im Rückenmark?). Dabei bestehen fibrilläre
Muskelzuckungen und veratrinartige Verlängerung der Zuckungscurve. Die Herzaktion nimmt continuirlich ab. Grosse Gaben machen
allgemeine curareartige Lähmung. — Kaninchen zeigen eigenthümliche, anfallsweise auftretende Aufregungszustände mit Fluchtversuchen, Schreien: dazwischen freie Intervalle.

Das Platodiammoniumchlorid $Pt(NH_3)_3Cl_2$, worin 1 Pt zu 3 NH_3
ist, macht ungefähr die gleichen Symptome: nur sind alle Zeichen
stärker ausgesprochen, die Krampfanfälle sind pikrotoxinartig, die
lähmende Wirkung (Curare) ist deutlicher. Auch bei Kaninchen ist
der Typus der Vergiftungssymptome derselbe wie bei den erst beschriebenen Basen: nur sind die Anfälle deutlich epilepsieähnlich.

Von den Verbindungen mit 1 Platin zu 4 NH_3, Plato- und
Platindiammoniumchlorid, ist das erstere nur schwach giftig nach
Art der bisherigen Verbindungen: — bei dem letzteren überwiegt da-
gegen die curareartige Lähmung über die anderen Erscheinungen.

Endlich ist von H o f m e i s t e r eine Basis mit noch höherem
NH_3-Gehalt (gegen Pt) dargestellt und untersucht worden: sie hat
fast rein curareartige Wirkung.

Ueber weitere Einzelheiten, besonders über die allgemeinen
Folgerungen, die H o f m e i s t e r aus den Versuchen zieht, vergleiche
man das Original.

§ 144. Anilin.

I. Das Anilin oder Amidobenzol $C_6H_5NH_2$ ist eine für den Toxikologen sehr wichtige Substanz. Einmal bildet es das Ausgangsmaterial für die Herstellung vieler künstlicher Farbstoffe und Arzneimittel und kann daher die Arbeiter in den Fabrikbetrieben beschä-

digen. Dann aber sind manche Symptome in den Vergiftungsbildern
der künstlichen aus Anilin hergestellten Antipyretica: Acetanilid,
Phenacetin etc. verständlich aus den Wirkungen der Grundsubstanz.
Es muss darum das Anilin sorgfältig untersucht werden.

Literatur:

Schuchardts: Virchow's Archiv 20. 1861.
Sonnenkalb: Anilin etc. Leipzig 1864.
Starkow: Virchow's Archiv 52, 1871, pag. 464.
Häusermann und W. Schmidt: Vierteljschr. gericht. Med. N. F. 27, 1877,
    pag. 307.
Grandhomme: Vierteljschr. gerichtl. Medicin: N. F. 32, 1880.
Hirt: Die Krankheiten der Arbeiter. Breslau 1875, Bd. III.
Schmiedeoerg: Zeitschr. physiol. Chemie 1, pag. 266 und Archiv exp. P. Ph. 8,
    pag. 10 ff.
Jaffé: Zeitschrift physiol. Chemie 2, pag. 62. —
Herczel: Centralblatt med. Wissensch., 1887, N. 30.
Friedr. Müller: Dent. med. Wschrift. 1888, N. 2.
Dehio: Berlin. klin. Wochenschr. 1888, pag. 11; refer: Therap. M.H. 1888, pag. 259.
Von Engelhardt: Dorpat. Dissertation 1888. (Daselbst ältere Literatur).
Stark: Therap. M.H. 1892, pag. 376. —
Krefting: Dissertation Würzburg 1890.
Frank und Beier: München. medic. Wochschr. 1897, Nr. 3.

II. Das Anilin, Amidobenzol, $C_6H_5NH_2$, ist rein eine wasser-
klare, etwas dickliche Flüssigkeit, die auch unter dem Namen Anilinöl im Handel vorkommt. Es erstarrt bei starker Abkühlung und
schmilzt bei —8° C. Der Siedepunkt liegt bei 182° C.: es ist unzersetzt und vollständig aus alkalischen Lösungen durch Destillation
abzuscheiden. Schon bei gewöhnlicher Temperatur verdampft es
reichlich genug, um durch Einathmung des Dampfes unter ungünstigen Bedingungen die schwersten Intoxikationen zu veran'assen. —
Das specifische Gewicht bei 12° C. ist 1,0276. Es löst sich bei 12,5° C.
in 31 Th. Wasser: die bei 16° C. gesättigte wässerige Lösung enthält
in 100 Theilen 3,2 Anilin. Das überschüssige, nicht gelöste, in Tropfen
sich absetzende Anilinöl hat gleichfalls etwas Wasser (5 procent) aufgenommen. In Alkohol und Aether ist es in jedem Verhältniss löslich. Auf Lakmus ist es ohne Wirkung: den violetten Dahlien-Farb-
stoff wandelt es in Grün um. Beim Stehen an der Luft färbt es
sich allmäblich gelb bis braun und wird dabei dicklicher. Dargestellt wird es aus Nitrobenzol (§ 135) durch Reduction mittels nascirenden Wasserstoffes. Wird als Ausgangspunkt ein unreines, toluol-
haltiges Benzol benützt, so enthält das Anilin darnach Toluidine
(folgender §). Durch fraktionirte Destillation und Trennung des
zwischen 182 und 183° C. übergehenden wird fast toluidinfreies Anilin
gewonnen. Ganz reines Anilin wird durch Zersetzen von reinem
Acetanilid hergestellt. Die Gewinnung im Grossen geschieht aus
dem Steinkohlentheer. — Auch im Thieröl ist es vorhanden. — Das
Anilin bildet mit den starken Mineral- und organischen Säuren wohl-
charakterisirte, meist leicht lösliche und gut krystallisirende Salze
(die aber beim Stehen an der Luft sich immer verfärben, bräunen).
Die wässerigen Lösungen der durch Umkrystallisiren gereinigten Salze
reagiren stark sauer: d. h. wohl, die Salze zersetzen sich in wässeriger
Lösung in freie Säure und basisches Salz. Für die physiologische
Wirkung der Salzlösungen (Elementarwirkungen) ist dies wohl zu
beachten. —

Charakteristische Reaktionen der Anilinsalze: a) sie färben Fichtenholz intensiv gelb; b) mit der Lösung eines unterchlorigsauren Salzes (Chlorkalk, unterchlorigsaures Natron) entsteht schön purpurviolette Färbung; c) etwas Kairinlösung, dann verdünnte Salzsäure und Natriumnitrit gibt prachtvoll blaue Färbung; d) Anilin in concentrirter Schwefelsäure gelöst gibt mit einem Tropfen einer wässerigen Kaliumdichromatlösung vergängliche Blaufärbung. — Die sicherste Probe ist die Färbung mit Chlorkalk. Der Vorschlag von Jacquemin, diese Probe durch nachfolgendes Zusetzen von einem Tropfen Schwefelammon (vorübergehende Rosenrothfärbung) empfindlicher zu machen, ergibt in zweifelhaften Fällen kein besseres Resultat.

Nach dem Stas-Otto'schen Verfahren zur Isolirung der Alkaloide ist das Anilin sicher aufzufinden. Es geht aus der durch Ammoniak alkalischen Lösung in Aether über (nicht aus der sauren Lösung; dadurch ist Reinigung möglich).

III. Die Gelegenheiten zur Vergiftung sind verschiedene. Die meisten Intoxikationen geschehen in den chemischen Fabriken durch Einathmen der Dämpfe, beim Herstellen, Umfüllen . . . des Anilins. Verschiedentlich sind schwere Vergiftungen durch Trinken von Anilin in selbstmörderischer Absicht und durch Irrthum vorgekommen. Interessant ist, dass Anilinsalze auch als Antipyretica eine Zeit lang versucht worden sind. 0,05 bis 0,12 Anilin. sulfuric. pro dosi bewirkten bei Erysipel, Phlegmone in drei bis vier Stunden Temperaturabfall von 2 bis 3⁰ C. Weiter sind bei der äusserlichen Anwendung des Anilins in der Haut-Therapie (Psoriasis) unangenehme Zufälle beobachtet. Die psoriatisch erkrankte Haut wird wahrscheinlich vom Anilin durchsetzt. Es liegt die Annahme nahe, dass das Anilin auch die gesunde Haut durchdringt; doch ist das nicht durch einwandfreie Versuche sicher erwiesen, da ja Anilin bei dergleichen Unfällen vor Allem auch in Dampfform aufgenommen wird. Selbstverständlich muss bei Verunreinigungen, Bespritzen etc. der Kleider mit Anilinöl sofort die weitere Einathmung der giftigen Dämpfe durch Wechseln der Kleider, Waschen u. s. w. abgeschnitten werden. — Es ist behauptet worden, dass in den zum Färben von Genussmitteln und Gebrauchsgegenständen benützten Anilinfarben als Verunreinigung noch Anilin genug vorhanden sei, um Vergiftung zu machen. Dies gilt als unrichtig. Nur einzelne der käuflichen Anilinfarben enthalten Spuren von unverändertem Anilin und diese sind harmlos.

IV. Das Anilin ist ein Gift von mässig starker Wirkung. Kleine Hunde sterben nach Gaben von 1,5 bis 2 gr, die im Laufe eines Tages gegeben werden. Katzen sind empfindlicher, sterben von etwa 0,5, also pro Kilo etwa 0,25. Für Kaninchen liegt die tödtliche Dosis um 1.0, auf einmal eingeführt. Für Menschen ist die letale Menge nicht sicher zu normiren. Drei bis vier Gramm auf einmal aufgenommen werden schon schwere Erscheinungen machen[1]). — Wieviel beim Einathmen der Dämpfe aufgenommen wird, ist bis jetzt nicht discutirt worden (durch Harnuntersuchung wäre es annähernd zu bestimmen: siehe unten). Auf alle Fälle können auf

---

[1]) Ich schliesse das aus der Giftwirkung des Acetanilids, das schwächere Vergiftung als das Anilin macht. — In einem Falle, in dem gegen 20 gr Anilinöl getrunken waren, erfolgte nach 1½ Tagen der Tod. —

diesem Wege 'die schwersten, selbst tödtliche Vergiftungen entstehen.

V. Die Erscheinungen des Anilismus beim Menschen sind
nach der aufgenommenen Menge sehr verschieden. In den leichtesten Fällen empfinden die Arbeiter in dem mit Anilindampf be-
ladenen Fabrikraum subjektiv gar nichts: nur der Aufseher sieht
die Lippen blau, das Gesicht blass werden. Dies Zeichen schwindet
in einigen Stunden beim Aufenthalte in frischer Luft. Andere Arbeiter werden unter den gleichen Bedingungen von schwerem Müdigkeitsgefühl und Schwäche befallen: der Kopf ist eingenommen,
schmerzt, die Augen sind matt, der Gang taumelnd, unsicher, die
Athmung beklommen, erschwert, der Herzschlag schwach, der Puls
leer, kaum fühlbar, die Extremitäten kalt, die Sprache langsam,
schwerfällig. Der Zustand gleicht dem leichter Trunkenheit. Die
Gesichtsfarbe wird blass, dabei eigenartig cyanotisch, der Lippensaum
blau, auch die Ohren, die Fingernägel zeigen diese Verfärbung. Der
Appetitt fehlt gänzlich. In manchen Fällen besteht Harndrang: der
Urin selbst ist dunkel. — Alle diese Erscheinungen können in einigen
Stunden sich bessern und bald gänzlich verschwinden: es bleibt Kopfweh, Schwäche, besonders Appetittmangel noch für einen oder einige
Tage: doch ist die Wiederherstellung sofort eine vollständige. — Bei
schwerer Intoxikation steigern sich alle Erscheinungen: die Farbe
der Lippen wird dunkelblau, selbst schwarz, der Gang so unsicher
und der Schwindel so stark, dass die Kranken zu Boden stürzen.
Der Puls ist meist verlangsamt, die Pupillen verengert, die Sensibilität vermindert. — Nach dem Wiedererwachen aus der Betäubung
kommt oft Erbrechen: heftige Kopfschmerzen und Widerwille gegen
alle Nahrungsaufnahme bleibt zurück. — In den schwersten Fällen
stellt sich vollständige Bewusstlosigkeit ein, die beim Verschlucken
von grösseren Anilinmengen in einigen Stunden, beim fortgesetzten
Einathmen der Dämpfe erst nach und nach sich ausbildet: Lähmung
des Sensoriums und aller Eigenbewegungen, Augen halb geöffnet,
Pupillen enge, reaktionslos. Die Respiration anfänglich von normaler
Frequenz oder auch verlangsamt ist mühsam, stertorös, wird späterhin frequenter, bei schlimmem Ausgang endlich immer schwächer,
erlöschend. Der Puls ist klein beschleunigt, soll aber auch von normaler Frequenz und Völle gewesen sein (?), die Haut feucht, kalt,
die Ausathmungsluft riecht nach Anilin. Im Coma erfolgt unter
progressiver Abnahme von Herzaktion und Athmung der Tod. —
Zuweilen sind im Coma, vor dem Einsetzen des End-Collapses, klonische Krämpfe gesehen worden.

In einem von Fr. Müller beschriebenen Falle, in dem höchstens 25 cm³ getrunken sein konnten, fand man die Vergiftete Morgens
bewusstlos, in tiefster Betäubung, die bis zu dem am nächsten Morgen
eintretenden Tode anhielt. — In einem anderen Selbstmordfall (vide
Dehio), in dem 10 gr Anilinöl Abends getrunken waren, fiel nach
einigen Stunden scheinbar ruhigen Schlafes die Vergiftete durch
lautes Röcheln auf. Gesicht und Extremitäten waren tief cyanotisch,
Athmung und Puls beschleunigt. — Auf Darreichen von Milch reichliches Erbrechen. Es stellte sich Somnolenz ein, die bis zum Morgen
in tiefes Coma übergegangen war. Erst nach 24 Stunden zeigte sich
wieder Reaktion auf sensible Reize; am dritten Tage erst kehrte das
Bewusstsein vollständig zurück. Starke Kopf- und Bauchschmerzen

wurden noch geklagt: auch bestand hochgradige Körperschwäche. — Icterus zeigte sich vom zweiten Tage an, der in den nächsten Tagen zunahm und am sechsten Tage etwa verschwand. Jetzt erst traten Blutfarbstoff und Hb-Cylinder im Harn auf, und dauerten bis zum zehnten Tage. Die Reconvalescenz geht in schweren Fällen ausserordentlich langsam von statten (vier bis fünf Wochen). —

Wichtig für das Verständniss der Anilinvergiftung ist die Besprechung der Elementar- und Einzel-Wirkungen.

Die Schleimhäute des Athmungs-Tractus und der Conjunctiva zeigen vom Anilindampf niemals Reizungssymptome. Auch nach Verschlucken von Anilinöl in solcher Menge, dass der Tod darauf folgte, wird ausdrücklich im Sektionsprotokoll erwähnt, dass Zunge und Gaumen nicht verätzt waren. Es ist darnach die örtliche Wirkung des Anilins jedenfalls sehr gering oder vielmehr: es ist eine solche, da ja die empfindliche Bindehaut des Auges von den Dämpfen gar nicht alterirt wird, überhaupt nicht anzunehmen[1]). — Die Anilinwirkung ist also keine örtlich-ätzende, sondern eine allgemeine, resorptive. Von den Allgemeinwirkungen stechen besonders hervor: die Lähmungserscheinungen, die Cyanose und die Blutstörungen. —

Die Lähmungserscheinungen sind durch eine Beschädigung des Centralnervensystems zu erklären. — Ob nun aber diese Aktion des Näheren direkt vom Anilin gesetzt wird oder ob sie nur eine Folge der schweren Blutveränderung ist, darüber ist bis jetzt nichts Bestimmtes ausgemacht. Man kann nach aller Analogie dem Anilin eine lähmende Wirkung auf das Gehirn zuschreiben: diese üben ja alle Benzolderivate aus. — Indess ist auch die andere Annahme discutabel, dass die Gehirnsymptome von der Blutverschlechterung abstammen. In Thierversuchen ist schon nach 1 $^{1}/_{2}$ Stunden (Engelhard: pag. 29) deutlich sichtbare Blutveränderung constatirt. — Gegen die Annahme einer direkten Wirkung aufs Gehirn spricht der zeitliche Verlauf. Die im Anilindampf lebenden Menschen sind schon blausüchtig, ahnen aber selbst nichts von einer Intoxikation. — Ein das Gehirn direkt lähmendes Gift wirkt anders, schneller. — Als Resultat vivisektorischer Versuche ist angegeben, dass nach eingetretener allgemeiner Lähmung die peripheren Apparate (Muskel) noch reizbar waren. Diese Frage bedarf weiterer experimenteller Prüfung. — Bei Thieren werden die Lähmungssymptome immer begleitet von klonischen und tonischen Krampfanfällen: erstere überwiegen. Tetanus ist nur von einzelnen Muskelgruppen (Opistotonus, Streckung der hinteren Extremitäten . .) zu beobachten. — Lähmung und Krämpfe schreiten an den hinteren Extremitäten beginnend

---

[1]) Aetzende Aktion des Anilins wird in verschiedenen Literatur-Angaben aus der Beobachtung construirt, dass Anilin die Eiweisslösungen fällt. Es steht damit so: Anilinöl zu Eiweisslösungen gesetzt, bedingt nicht sofort, aber doch in einigen Sekunden beginnend eine Trübung, die durch Schütteln in etwa 15 bis 20 Sekunden zu vollständiger Ausfällung führt. Es tritt deshalb, wenn man Anilinöl in die Aorta descendens eines Frosches injicirt, in kurzer Zeit Streckung und Starre der hinteren Extremitäten ein (Muskelgerinnung, Todtenstarre: Filehne bei Nitrobenzol).; Auch Blut mit Anilinöl geschüttelt wird in kurzer Zeit zu einem festen Coagulum umgewandelt. — Ein vorsichtiger geringer Zusatz von Anilin zu Blut aber macht dasselbe lackfarben. — Gesättigtes Anilinwasser (3,1 procent) trübt Eiweisslösungen nur schwach: Anilinsalze thun dies gar nicht.

nach vorne weiter[1]). Durch äussere Reizanstösse werden bei den vergifteten Thieren die Krampfanfälle ausgelöst oder verstärkt. — Bei Menschen sind nur klonische Krämpfe in dem comatösen End-stadium bei schwerster Vergiftung gesehen worden. In einzelnen Fällen haben solche vollständig gefehlt.

Die eigenartige blaugraue Verfärbung wird aus Veränder-ungen in der Vertheilung und Beschaffenheit des Blutes erklärt: doch sind auch andere Erklärungsmodi angegeben. — Die Beobachtungen über Herzaktion und Blutdruck nach Anilin lauten nicht überein-stimmend: der Puls wird beim Menschen als klein, beschleunigt, aber auch als voll, in schweren Fällen als verlangsamt beschrieben. Vivi-sektorische Versuche zeigen sicher, dass bei Injektion von Anilin-wasser in eine Vene der unmittelbar darnach in der Carotis gemessene Druck eine mindestens durch Minuten anhaltende deutliche Steiger-ung erfährt. Bei schwerer Vergiftung bleibt diese Steigerung aus. — Bald (nach $^1/_4$ Stunde, auch später) geht diese Blutdruckerhöhung zurück und es fällt nun continuirlich der Blutdruck weiter und weiter ab, bis er kurz vor dem Tode auf sehr niedrigen Werthen (40 mm Hg) steht. Bei günstigem Gesammtverlauf hebt er sich wieder (Abfall bis 50 mm Hg?). — Es ist sehr wahrscheinlich, dass an dieser Senkung des Blutdruckes die Lähmung des vasomotori-schen Apparates die Hauptrolle spielt. Alle Substanzen, die Methämo-globin bilden, haben diese Wirkung (vide pag. 392. XIV). Manche Erscheinungen im Vergiftungsbild beim Menschen deuten gleich-falls auf Lähmung des vasomotorischen Apparates in den späteren Stadien. —

Sicher erwiesen sind schwere Veränderungen am Blutfarbstoff und den Blutkörperchen: das Anilin führt zu Methämoglobinbildung und den daraus resultirenden Folgen[2]). Beim Menschen ist (von Fr. Müller) in der intra vitam entnommenen Blutprobe schon in den ersten 24 Stunden das Methämoglobin spektroskopisch erwiesen. Bei Kaninchen konnte ich an dem bei der Sektion aus dem Herzen entnommenen Blute den Methämoglobinstreifen nicht sehen: wohl aber enthielten die Magenvenen deutlich braunes Blut. Bei Hunden und Katzen dagegen ist die Methämoglobinbildung intra vitam deut-lich zu demonstriren. Bei Katzen hat sie Engelhard schon in den ersten Stunden deutlich gesehen. — Auch beim Anilin ist wie beim chlorsauren Kalium die Methämoglobinbildung schon deutlich, wenn die Formveränderungen an den Blutkörperchen eben erst anfangen, erkennbar zu werden. Diese Formveränderungen sind (bei Katzen) dieselben wie bei anderen „Blutgiften": die Körperchen werden „warzig", es schnüren sich an der Oberfläche einzelne Körnchen ab.

---

[1]) Bei Fröschen sind gleichfalls wie bei den Säugethieren Krämpfe eine ganz charakteristische Theilerscheinung der Anilinvergiftung. Zuerst kommen deutliche Zeichen der Schwäche und Lähmung, dann brechen heftige klonische Krämpfe aus (wobei an den hinteren Extremitäten starke Abduktion). Die Krampfanfälle wieder-holen sich: durch äussere Anstösse sind sie an dem ruhig gewordenen Thier wieder auszulösen.

[2]) Die Behauptung, dass schwefelsaures Anilin in überlebendem Blute den Streifen des sauren Hämatins erzeugt habe, ist so zu deuten: In den Lösungen der Anilinsalze spaltet sich freie Säure ab. Diese letztere erzeugt Hämatin; Anilin für sich thut das nicht. — Auch manche weiter beschriebene und auffallende Wirk-ung der Anilinsalze ist auf die freie Säure zu beziehen. — Die Methämoglobin-bildung ist mit Anilinwasser am überlebenden Blute sehr leicht zu demonstriren.

Später erscheinen Schatten, Körnchenhaufen im Blut: die Anzahl der weissen Blutzellen nimmt gegen die rothen beträchtlich zu. — Die absolute Zahl der Blutkörperchen nimmt stark ab. Ebenso wird der Gehalt an Sauerstoff beträchtlich vermindert (5 bis 10 volproc. Sauerstoff gegen 15 bis 20 procent normal: Wertheimer und Meier: Nouvelles remèdes 2..). — Nach allen analogen Erfahrungen ist auch die Alkalescenz beträchtlich herabgesetzt. — In dem durch Aderlass entleerten Blut ist Anilin nachgewiesen. — (Siehe auch Toluidine.)

Die schwere Blutverfärbung (durch das Methämoglobin) einerseits, die Anhäufung des Blutes in den Venen andererseits durch die schon erwähnte tiefe Blutdrucksenkung genügen den meisten Autoren, um die eigenartige blaue bis blauschwarze Verfärbung an den sichtbaren Schleimhäuten zu erklären. Indess ist schon von Turnbull (Lancet 1861. II. pag. 469) die Ansicht ausgesprochen, dass es sich daneben noch um Ablagerung eines besonderen, aus dem Anilin gebildeten Farbstoffes im Unterhautzellgewebe handle. Diese Ansicht ist von der Dorpater Schule (Dehio, Dragendorff, von Engelhard) aufgenommen und mit guten Gründen gestützt worden. Zunächst findet Engelhard in jeder entnommenen Blutprobe bei den Katzen eigenartige blauschwarze Pigmentschollen, die in Leber, Milz, im Harn besonders reichlich vorkommen. Sodann erwähnt Dehio, dass in dem von ihm beobachteten schweren Vergiftungsfall die blaue Farbe der Haut auf Fingerdruck nicht zurückging, was allemal der Fall sein müsste, wenn nur der Blutgehalt der berührten Stelle die Färbung verursachte. — Als diesen Farbstoff sieht Engelhard das Anilinschwarz an, das aus dem Anilin durch intensive Oxydation mit chlorsaurem Kali und Kupferchlorid erzeugt werden kann. (Gegen diese Behauptung sind noch schwere Einwände zulässig.) — Auch an dem Orte der subcutanen Application sollen nach Engelhard verschieden gefärbte Oxydationsprodukte entstehen. — Auch Frank und Beier bemerken ausdrücklich, dass die bei ihrem Vergifteten beobachtete Blaufärbung, die 1½ Stunden nach der Intoxikation begann und in fünf Stunden zur vollen Höhe entwickelt war, sich von der bei Herz- und Lungenkranken vorkommenden Cyanose auffällig unterschied, einmal durch das Fehlen stärkerer Dyspnoe, sodann durch den eigenthümlichen graublauen Farbenton.

Da Methämoglobinbildung und Blutkörperchenzerstörung als Folgen der Anilineinwirkung sicher erwiesen sind, so müssen alle die weiteren krankhaften Zustände vorkommen, die aus dieser Blutveränderung entstehen können und müssen (siehe oben § 6. VI. pag. 26). So ist Icterus eine ganz gewöhnliche Begleiterscheinung der etwas schwereren Anilinvergiftung. Er tritt gewöhnlich am zweiten bis dritten Tage deutlich auf, um bald wieder langsam abzunehmen: im Harn ist natürlich Gallenfarbstoff nachzuweisen. In schweren Fällen endlich erscheint auch Blutfarbstoff im Harn, so im Falle Dehio am siebten Tage. Bei dem von Stark beobachteten Kranken war schon am zweiten Tage Blut im Harn und blieb darin bis zum zehnten Tage nachweisbar. — Die Harnmenge war dabei vermindert. Fälle von vollständiger Anurie aber, wie sie von dem ähnlich wirksamen chlorsauren Kali wiederholt vorgekommen sind, werden vom Anilin (auch unter den Thierversuchen) nicht berichtet.

Die sogen. **Anilinkachexie** besteht wesentlich in den Folgeerscheinungen der Blutverarmung nach schwerer Anilinvergiftung.

Die **Ausscheidung** des Anilins im Harn geschieht nur zum
kleinsten Theil als solches: in den gewöhnlichen leichten Intoxikationen ist Anilin gar nicht nachzuweisen. Sicher erwiesen ist, dass
das Anilin verändert und darnach als gepaarte Schwefelsäure ausgeführt wird. Versuche am Hund ergaben, dass nach Anilin die
darauf ausgeschiedene gepaarte Schwefelsäure in einer dem gereichten
Anilin genau äquivalenten Menge zugenommen hatte. Dieser Schwefel-
säurepaarling ist höchst wahrscheinlich das Paramidophenol (**Schmiedeberg, Fr. Müller**). **Engelhard** hat die Reaktionen des reinen
synthetisch dargestellten Paramidophenols mit dem aus dem Harn
dargestellten verglichen und übereinstimmend gefunden. **Engelhard** glaubt, dass ein Theil des Anilins noch in anderer Form (aber
auch als gepaarte Schwefelsäure) ausgeführt wird. Vergleiche **Dragendorff**: Ermittelung, pag. 279. Der gelassene Harn ist stark dunkel
gefärbt (Oxydationsprodukt des leicht zersetzlichen Paramidophenols?):
Urobilin ist darin in grosser Menge nachgewiesen. — Der Anilinharn
soll immer (?) die Fehling'sche Lösung reduciren. Diese Reduktion
ist nicht durch Zucker bedingt, sondern wahrscheinlich durch das
Paramidophenol (oder durch Glykuronsäure?).

Die Gährungsprobe fällt beim Menschen negativ aus (**Müller**):
dagegen ist von **Jaffé** im Kaninchenharn Zucker nachgewiesen.
Eiweiss ist nicht im Harn (ausser wenn Blut in demselben ausgeschieden wird). — Fast allemal ist vermehrter Urindrang angegeben,
der auch noch mehrere Tage in der Reconvalescenz anhält. — Nur
in dem **Starck**'schen Fall (hauptsächlich Toluidinvergiftung) wurde
besonders heftige und schmerzhafte Strangurie beobachtet: der trübe,
stark bluthaltige Harn konnte nur tropfenweise unter grossen Schmerzen entleert werden. „Dieses Zeichen steigerte sich noch in den
nächsten Tagen, so dass der Kranke wie ein wildes Thier schrie."
Die Glans penis und das innere Präputialblatt bedeckten sich mit
Geschwüren von schmutzig gelbem Belag: der Penis war stark geschwollen. Diese Strangurie erschien am dritten und erreichte am
fünften Tage der Erkrankung erst ihren Höhepunkt. —

In schweren Fällen sind sehr bedrohliche Symptome von Seiten
des **Herzens** gesehen worden: die Herztöne waren unrein, der Puls
sehr unregelmässig: es bestand schwerer Collaps. — Ob die in einem
anderen (v. **Jaksch**) Falle berichteten Lungensymptome (schaumiges
blutiges Sputum, pneumonische Zeichen) mit dem Anilin ursächlich
zusammenhängen, ist mir sehr wenig wahrscheinlich. —

Die **Körpertemperatur** sinkt bei Thieren sehr beträchtlich
bis um 8^0 C.: vom Menschen sind nur wenig Messungen bekannt
geworden, die nicht so tiefe Zahlen aufweisen. (Das in dem gerade
erwähnten Einzelfalle constatirte Steigen der Temperatur ist durch
die entzündlichen Störungen der Lunge zu erklären: jedenfalls widersprechen alle übrigen Beobachtungen.) Immer wird von den behan-
delnden Aerzten die Nothwendigkeit betont, die Vergifteten künstlich
zu erwärmen.

Die **Pupille**, anfangs verengert und reaktionslos, wird gegen
den letalen Ausgang weit. — Starker **Speichelfluss** wird als fast
constantes Zeichen bei Menschen und Thieren beobachtet. — Er-

brechen ist öfter, aber nicht regelmässig angegeben, auch Durchfälle finde ich nur einmal erwähnt. —

Der Verlauf ist in schweren Fällen ein sehr verzögerter: es dauert Wochen, bis vollständige Genesung eintritt. Durch die Beschädigung des Blutes, der Nieren, der Leber ist dies ausreichend erklärt. In leichten Fällen dagegen geschieht die Wiederherstellung schnell, in den leichtesten Fällen schon in einem Tag, bei etwas schwereren in vier bis fünf Tagen. — Ueber chronische Vergiftung siehe später.

Von der Behandlung ist die Prophylaxe das wichtigste. In Anilin-Fabriken müssen noch sorgfältigere Einrichtungen, als sie jetzt vorhanden sind, getroffen werden, um die Arbeiter vor den Anilindämpfen zu schützen. Noch immer geschehen Unglücksfälle durch Nichtbeachtung der gewöhnlichsten Vorsichtsmassregeln. — Bei leichteren Anfällen genügt Aufenthalt in reiner Luft. Ist Anilin verschluckt, so wird man auf alle Fälle den Magen ausspülen. Geschieht dies im comatösen Zustande, so hüte man sich vor dem Eintritt des Spülwassers in die Trachea! — Ein specifisches Gegengift gegen das Anilin kennen wir nicht: die Behandlung geschieht also symptomatisch. Gegen den Collaps verwendet man in extremen Fällen kalte Uebergiessungen im warmen Bad, sonst Camphorinjektionen, warme Getränke, Erwärmen der Vergifteten. Allgemein gewarnt wird vor dem Gebrauch des Alkohols. Die Arbeiter im Anilin-(Reduktions-)Raum sollen keine geistigen Getränke trinken: bei den Collapszuständen seien solche direkt schädlich. Frank und Beier haben von intravenösen Kochsalz-Injektionen (0,05% Soda + 0,75% NaCl) rasches Verschwinden der Symptome gesehen. Wo man die alkalische Kochsalzlösung nicht intravenös appliciren will, soll man sie wenigstens in öfter wiederholten Chlysmen oder subcutan beibringen. Daneben lässt man fleissig Milch mit einem Säuerling trinken. — Bei der Nachbehandlung gilt als zweckmässig der Gebrauch salinischer Abführmittel (Karlsbader Salz, Bitterwasser).

Der Sektionsbefund ergibt nichts Charakteristisches. Die grossen Venen sind prall gefüllt und auffallend weit. Das Herz steht in Diastole: (Die Systole des linken Ventrikels ist Leichenerscheinung). Unter dem Endocard sind an verschiedenen Punkten Blutungen gesehen (Vorhöfe, Septum ventriculorum, Papillarmuskeln). Lungenschnitte feucht, im Parenchym zerstreut frische Blutungen. In den durch die Serosa durchscheinenden Magenvenen sieht man bei Thieren deutlich chocolade-farbenes Blut: an den Darm- und Mesenterialvenen ist das nicht zu erkennen. — Die Schleimhaut des Magens, weniger die des Darms ist geschwollen, auch Blutungen in der Magen-Mucosa. — Das Nierenparenchym von graurother Farbe ist schlaff, die Glomeruli sehr deutlich, blutreich. Hb-Infarkt in den Kanälchen der Rinde, in das Mark hineinragend (besonders in gewundenen Harnkanälchen). In der Leber viel Pigment: auch frische Blutungen ins Parenchym (?). Milz weich, Pulpa sehr dunkel. Venen der Pia stark gefüllt, auf dem Hirnschnitt zahlreiche Blutpunkte.

Auch eine chronische Anilinvergiftung wird in der Literatur besprochen (Hirt: Krankheiten der Arbeiter Bd. III und Handbuch der Hygiene II. 4. pag. 128). Als Zeichen derselben

werden Hauterkrankungen, Störungen der Verdauungsapparate und
der nervösen Centralorgane genannt. An der Haut sollen verschiedenartige krankhafte Zustände, ekzematöse, pustulöse Entzündung, Geschwüre mit verdickten Rändern fast regelmässig bei Arbeitern die
länger mit dem Anilin beschäftigt sind, anzutreffen sein. — Der
Magen zeigt verschiedenartige Funktionsabweichungen, Uebelkeit, Erbrechen, Ekelgefühl, Aufstossen, wobei aber die Diagnose einer charakteristischen Erkrankungsform nicht gestellt werden könne. — Als nervöse
Symptome werden Kopfschmerz, Ohrensausen, allgemeine Mattigkeit
und Verstimmung, aber auch deutliche Lähmungssymptome auf dem
Gebiete der Sensibilität und Motilität genannt (Schwäche einzelner
Muskeln und Muskelgruppen bis zu ausgesprochener Parese — Kriebelgefühl, Eingeschlafensein, Verminderung der Tastempfindlichkeit). —
Von denjenigen Apparaten aber, die bei der akuten Vergiftung am
schwersten ergriffen sind, Blut, Leber, Nieren wird in diesen Berichten
nicht gesprochen. — Es wird von Hirt darauf hingewiesen, ob Anilin
nicht Abortus hervorrufen könne. — Ich muss dazu bemerken, dass
ich bei trächtigen Kaninchen tödtliche akute Vergiftung — ohne
Abortus — gesehen habe. — Als zweckmässiges Stück der Behandlung gelten Abführkuren mit Mittelsalzen (Karlsbader Salz, Bitterwasser).

Anhang: Kurz erwähnt seien noch folgende Anilinderivate.

I. Die Nitroaniline sind von Gibbs und Hare untersucht
(Archiv Anatom. und Physiol. 1889. Suppl. Bd. pag. 272). Sie zeigen
Anilin- und Salpetrigsäure-Wirkung, besonders ausgeprägt die Methämo-
globinbildung. Die Para-Verbindung wirkt am stärksten.

II. Ueber Methyl-Aethyl-Amylanilin machen Jolyet und
Cahours die kurze Angabe (C. R. 66, 1868 pag. 1131), dass die Dämpfe
beim Frosch fortschreitende Lähmung, aber im Gegensatz zu Anilin
keine Krämpfe verursachen. Die Muskulatur wird wenig angegriffen:
Das Herz schlägt noch gut bei allgemeiner Paralyse. Lazzaro
stimmt dieser Auffassung zu, wonach durch Eintritt eines Alkyl-
Restes die krampferregende Wirkung des Anilins wegfalle und nur
die betäubende erhalten bleibe. — Eine ausführliche Experimental-
untersuchung über substituirte Aniline hat Vittinghoff (Marburg,
Dissertation 1894 bei H. Meyer) veröffentlicht.

Nach diesem Autor wirkt das Monomethylanilin (eine gelbliche Flüssigkeit, sich leicht an der Luft bräunend) dem Anilin sehr
ähnlich: es ruft fibrilläre Zuckungen der Muskulatur hervor, die sich
auf äussere Anstösse steigern. Im Anfangs-Stadium der gleichmässig
fortschreitenden Lähmung ist die Reflexerregbarkeit gesteigert. Zuerst
ist Lähmung der motorischen Nervenendapparate bei guter Muskelerregbarkeit nachweisbar, später ist auch centrale Lähmung vorhanden.
Constant ist Pupillenerweiterung, geringe Met-Hb-Bildung. — Bei Warmblütern wirkt es noch etwas stärker vergiftend wie das (nachfolgend
behandelte) Dimethylanilin: nur ist die Blutveränderung, die krampferregende und auch die lähmende Wirkung stärker.

Das Dimethylanilin ist zuerst von Harnack (A. e. P. Ph.
7, siehe Ditain § 188) geprüft. Er constatirt wie V. nach Gaben
von 10 mgr aufwärts beim Frosch stetig zunehmende Lähmung:
diese ist zu gleicher Zeit central und peripher. Zu gewisser Zeit ist

deutliche Lähmung der Nervenendapparate nachweisbar (Die Curare-Wirkung der quaternären Base). Allmählig kommt allgemeine Lähmung zur Ausbildung (auch der Reflexleitung und in den unterbundenen Extremitäten.) — Bei Warmblütern ist vor Allem der starke Temperaturabfall studirt, der auf Gaben von 0,3 bis 0,6 pro Kilo sich einstellt und bei höheren Gaben noch beträchticher wird (bis über 3^0 C.). Sonstige Zeichen sind: Muskelflimmern (fibrilläre Zuckungen), zunehmende Mattigkeit, endlich Tod durch centrale Lähmung. — Bei Meerschweinchen geht das Muskelzittern in heftige klonische und tonische Krämpfe über. Die Blutkörperchen-Veränderungen sind bei Meerschweinchen deutlicher als bei Kaninchen (stachlige, eckige Erythrocyten, an deren Oberfläche kleine glänzende Körnchen; Braunfärbung). —

Das Diäthylanilin ist in der Art der Wirkung dem Dimethylanilin gleich, es wirkt curare artig auf Frösche, lähmt das Centralnervensystem nach schwächerer Erregung der Krampfcentra; alle diese Störungen aber schwächer als D.m.a. Auf die Körperwärme hat es so gut wie keinen Einfluss. Die Blutveränderungen sind dagegen sehr ausgeprägt.

Diphenylamin $C_6H_5NHC_6H_5$ —, farblose Krystalle von aromatischem Geruch und schwach bitterem Geschmack — und

Benzylanilin $C_6H_5NHCH_2C_6H_5$ — von ganz ähnlichen physikalischen Eigenschaften — haben nur schwache physiologische Wirkungen. Sie wirken bei Fröschen langsam allgemein lähmend, bei Kaninchen sind selbst Gaben von 1 gr pro Kilo und mehr ohne auffallende Folgen: von übergrossen Gaben gehen die Thiere nach vielen Tagen erst an marantischen Erscheinungen zu Grunde.

***

Eine vergleichend-toxikologische Untersuchung sehr zahlreicher aromatischer Amine gibt Babel in Révue medicale Suisse Romande 1890 Mai, Juni, pag. 329. 389. Besonders sind dort Angaben über die letalen Dosen der untersuchten Substanzen vorhanden. —

§ 145. Die Toluidine.

Toluidin entsteht durch Amidiren des Methylbenzols oder Toluols. — Aus dem Toluol wird zunächst durch Salpetersäure Nitrotoluol gebildet: aus dessen Reduktion durch nascirenden Wasserstoff entstehen die Toluidine von der allgemeinen Formel $C_6H_4CH_3NH_2$. — Nach der verschiedenen Stellung der CH_3 zur NH_2-Gruppe sind drei Isomere möglich, das ortho-, meta- und para-Toluidin. Die p-Verbindung ist fest, die beiden anderen flüssig. Der Siedepunkt der Toluidine liegt um 197^0 C. Die Toluidine kommen im chemischen Grossbetrieb vielfach vor: einmal entsteht aus dem immer toluolhaltigen Benzol bei der Anilinbereitung ein toluidinhaltiges Präparat; sodann aber werden die Toluidine direkt für die Herstellung des Rosanilins und der daraus bereiteten wichtigen Farbstoffe verwendet. — Die Toluidine verdampfen bei gewöhnlicher Temperatur ungefähr so reichlich wie Anilin, so dass durch die Aufnahme der Dämpfe ebenso wie beim Anilin Vergiftung zu Stande kommen kann.

Eulenburg: Handbuch der Gewerbehygiene.
Hammerbacher: Pflüger's Archiv 33, pag. 102.
Treitenfeld: Dissertation Dorpat 1888.
Gibbs und Hare: Archiv Anat. Physiol. Abth. Supplementbd. 1890, pag. 271.

Die Toluidine wirken ausgesprochen giftig und zwar ganz nach Art des Anilins. Nach dem vorhandenen experimentellen Materiale sind die Toluidine noch in kleinerer Menge wirksam, also giftiger als das Anilin. Das schwerst giftige ist das p-Toluidin, das im Organismus nicht verändert wird, dann folgt die meta-Verbindung: nur etwa ein halb mal so giftig soll das ortho-Toluidin sein (Gibbs und Hare). — Die Tol-ine machen schwere Lähmungserscheinungen, Krampfanfälle, auch Blausucht, welch letzteres Symptom aber nach Treitenfeld nicht so stark ausgeprägt ist als bei der Anilinvergiftung. — Auch die Wirkung auf Athmung und Herzaktion, dann die Speichelung ist dieselbe. Die Met-Hb-Bildung war im Blute der lebenden Thiere schon nach einigen Stunden nachweisbar: nach einigen weiteren Stunden erst wurden die Gestalt-Veränderungen der Blutkörperchen gesehen: später noch erscheint das Blut deutlich braun. — In günstig verlaufenden Fällen schwindet zuerst das Met-Hb (am dritten Tage), die Blutkörperchen sind noch mehrere Tage verändert. Auch die schwarzblauen Pigmentschollen sind nach Treitenfeld im Blute vorhanden, aber nicht so häufig wie bei Anilin. — Der Icterus zeigt sich bei Katzen und Hunden erst nach wiederholter Zuführung grösserer Gaben: dagegen tritt merkwürdiger Weise schon in den ersten 12 Stunden der Intoxikation blutiger Harn auf (Oxy- und Met-Hb): es scheint danach die für gewöhnlich als richtig befundene Regel, dass die geschädigten Blutkörperchen zunächst in Milz und Leber festgehalten und erst beim Insufficient-Werden dieser Einrichtungen in den Nieren ausgeschieden werden, beim Toluidin durchbrochen (vide § 6. VI. pag. 26). — Denkbar ist auch, dass die Veränderungen denen durch Toluylendiamin gleichartig sind: siehe § 147. B.)

Ueber die Ausscheidung der Toluidine wurde zuerst von Hammerbacher festgestellt, dass o-Toluidin Aetherschwefelsäure bildet, die p-Verbindung dagegen nicht. Diese Angabe ist von Baumann und Herter bestätigt (H. S. Z. 1. pag. 266). Gräbe und Schultzen, die nach Toluidin Amidobenzoesäure und -Hippursäure erwarteten, fanden solche nicht (Archiv Anat. Physiol. 1867. pag. 169). Treitenfeld hat nach o-Toluidin eine gepaarte Schwefelsäure und nach deren Spaltung eine Substanz von den Reaktionen des Paramidophenols (oder -Kresols?) nachgewiesen (Ausschüttelung der alkalisch gemachten Lösung mit Aether). Paratoluidin dagegen geht als solches in den Harn über und ist von Treitenfeld nachgewiesen (cf. l. c. pag. 19 bis 23).

Der Sauerstoffgehalt des Blutes sinkt natürlich mit Verminderung der Blutkörperchenzahl und der Hämoglobinmenge. Von Wertheimer und Meyer (Nouvelles remèdes 2) ist die Angabe gemacht, dass Anilin und Metatoluidin auf Minderung des Blutfarbstoffes und der Temperatur weit bedeutender einwirken als Para- und Orthotoluidin.

Vom Menschen ist nichts Näheres über Toluidin-Vergiftung beobachtet. Der beim Anilin beschriebene Fall von Starck ist bei einem Arbeiter vorgekommen, der Toluidin aus einem Reservoir zu schöpfen hatte: es handelt sich also um eine gemischte Vergiftung. Die von Treitenfeld bei der Beschreibung seiner Thierversuche besonders hervorgehobene Anurie ist auch bei diesem Starck'schen Fall sehr bestimmt angedeutet: ebenso der stark blutige Harn: d. h.

wohl, Toluidin wirkt schwerer auf die Nieren und vielleicht auch anders (auflösend) auf die Blutkörperchen als Anilin. — Dass auch beim Menschen das p-Toluidin unverändert durch den Stoffwechsel hindurchgeht, ist daraus zu folgern, dass Dragendorff bei einer Vergiftung mit Anilinöl nur geringe Mengen von unverändertem Anilin, aber grössere Mengen von p-Toluidin aus dem Harn abscheiden konnte. Es war von dem Vergifteten unreines Anilin getrunken worden. (Dragendorff: Sitzungsber. Dorpat. naturf. Gesellsch. 1887. pag. 213.)

§ 146. Die Amidophenole.

Die Amidophenole haben die Formel C_6H_4OH, NH_2: sie besitzen die die Phenole charakterisirende Hydroxylgruppe und zugleich die Amidgruppe: sie haben daher ausgesprochen basische Eigenschaften. Sie sind nicht gut in Wasser löslich, bilden aber leicht lösliche Salze. — Es gibt drei Isomere, die auch bekannt sind: die ortho-, meta- und para-Verbindung. Alle sind durch Licht und Luft leicht zersetzliche Substanzen: auch die Salze werden rasch an der Luft braun, unter Abscheidung unlöslicher Umsetzungsprodukte. Noch unbeständiger sind die Lösungen, in denen immer unlöslich gewordene Theilchen suspendirt sind. Es ist darum die Festsetzung der vergiftenden Gaben, wie überhaupt die Untersuchung der toxischen Wirkung mit einer gewissen Unsicherheit behaftet. Neuerdings empfehlen Hinsberg und Treupel das saure weinsaure Salz (der para-Verbindung) als leicht darstellbares und an der Luft haltbares Präparat.

Die vorhandenen Untersuchungen beziehen sich besonders auf die p-Verbindung. Kurze Angaben machen Treitenfeld und Dragendorff an den in § 144 und 145 erwähnten Stellen, dann Baumann und Herter in Zeitschrift physiol. Chemie 1. pag. 253: ausführlichere Untersuchungen stammen von Siebel und von Mering (siehe unten) und weiter von Hinsberg und Treupel im 33. Bande des Arch. exp. P. Ph. pag. 216 ff. (siehe auch § 151). — Die ortho-Verbindung ist in der Dissertation von Weigel (Würzburg 1890) behandelt.

Die Angaben über den Grad der Giftigkeit der Amidophenole lauten bei den verschiedenen Autoren verschieden. Nach den älteren Autoren ist die Schadenwirkung eine deutliche und intensive (Treitenfeld, Baumann und Herter). Nach den neueren Untersuchungen aber, die das p-Amidophenol wesentlich mit Rücksicht auf die genauere Erkenntniss der Antipyretica studirt haben, sind selbst grössere·Mengen verhältnissmässig wenig giftig: siehe z. B. Siebel: Therap. M.-H. 1892. pag. 31; von Mering: Therap. M.-H. 1893. pag. 577). Diese letztere Folgerung wird daraus gezogen, dass die grossen Mengen von Amidophenol (oder Acet-), die im Thierkörper selbst erst aus gewissen complexeren Verbindungen, z. B. Phenacetin abgespalten werden, ohne alle Folgen zur Ausscheidung gelangen.

Man kann dies auch so erklären, dass die Mengen von Amidophenol, die im Organismus erst aus der Umsetzung des complexeren Antipyreticum entstehen, sofort durch die Bindung an Schwefelsäure (oder Glykuronsäure) entgiftet werden. Indess haben in den Versuchen von Hinsberg und Treupel, auch in denen von Weigel

Kaninchen vom Magen aus bis über 3,0 pro Kilo ohne besondere krankhaften Erscheinungen überstanden, d. h. die Schadenwirkung ist in der That (bei diesen Thieren!) geringer, als man nach den ersten Versuchen annehmen musste. —

Die bei subcutaner und intravenöser Vergiftung auftretenden Zeichen bestehen in centraler Lähmung, auch in schweren Krämpfen und weiter in Methämoglobinbildung. — Die in den älteren Versuchen erwähnten intensiven Verfärbungen der Leber, auch der Lungen, lassen mit gewisser Wahrscheinlichkeit folgern, dass aus den unreinen Präparaten gefärbte Umsetzungsprodukte sich gebildet haben. In den neuen Experimenten wird von diesen auffallenden Verfärbungen nichts mehr gemeldet. Bei intravenöser und subcutaner Application zeigt sich das p-Amidophenol weit stärker wirksam als vom Magen aus d. h. es wird entweder nur sehr langsam und unvollkommen resorbirt oder in der Leber entgiftet! — Die beim Hunde nach allgemeiner Vergiftung auftretenden Störungen: Speichelfluss und starkes Thränen der Augen mit folgender eitriger Conjunctivitis deuten auf Ausscheidung einer reizenden Substanz durch die entsprechenden Drüsen: bei einem Hunde blieb eine starke Trübung der Hornhaut zurück. Auch Erbrechen, Diarrhoen, blutiger Harn und schweres allgemeines Kranksein ist beim Hunde schon auf 0,3 pro Kilo beobachtet worden. —

Beim Menschen sind mit p-Amidophenol einige Versuche von Mering angestellt (Therap. M.-H. 1893. pag. 580). — Nachdem er selbst mehreremale 0,5 ohne Nachtheil genommen hatte, beobachtete er bei Typhus und Pneumonie auf Gaben von 0,5 brüske Temperaturverschiebungen (starker Schweiss, Wiederanstieg unter Frostschauer). Einmal kam auf 0,5 ausgesprochene Cyanose.

In den Harn geht das Paramidophenol erwiesenermassen, wahrscheinlich ebenso die ortho-Verbindung, als Aetherschwefelsäure über. Erst durch Erhitzen mit Salzsäure wird das Amidophenol frei und kann dann aus der alkalischen Lösung mit Aether ausgeschüttelt werden. — Für das Paramidophenol ist charakteristisch die Indophenolreaktion: Indophenol von der Formel $N\genfrac{}{}{0pt}{}{C_6H_4OH}{OC_6H_4}$ entsteht durch Oxydation des p-Amidophenols mit Carbolsäure als ein in Alkohol roth, in Alkalien und Ammoniak blau löslicher Farbstoff: (stark salzsaure Lösung, dazu einige Tropfen Carbolsäure und darnach Chromsäure: dazu Ammoniak). — Die von Treitenfeld angegebenen Reaktionen treffen für reines Material nicht zu: nach den beschriebenen Reaktionen kann man daran denken, dass er phenolhaltiges Material benützt und so sehr interessante combinirte Vergiftungen beschrieben hat. —

Kurz sei der orientirenden Versuche von Mering's über das Acetyl-p-Amidophenol Erwähnung gethan (Therap. M.-H. 1893. pag. 580), C_6H_4OH, $NHCOCH_3$. Es soll in seinen Wirkungen auf den menschlichen Organismus dem p-Amidophenol nahe stehen, prompte aber zu rasche antipyretische und antineuralgische Wirkung äussern, und wegen dieser Nebenwirkungen therapeutisch unbrauchbar sein. —

Das Diacetylamidophenol ($C_6H_4OCOCH_3NHCOCH_3$) hatte bei guter therapeutischer Wirksamkeit geringere Nebenwirkungen, als

das vorige; immerhin war es dem Phenacetin an Unschädlichkeit
und Ungiftigkeit nicht vergleichbar.

Sodann ist noch das Propionylamidophenol und Dipropionyl-
amidophenol, das Butyryl- und das Dibutyrylamidophenol dargestellt
und untersucht. Alle sind schwer lösliche Verbindungen. Sie wirken
kräftig antipyretisch und analgetisch, es zeigt sich aber nicht selten
Schüttelfrost, Cyanose, so dass die weitere Verwendung am Kranken-
bett aufgegeben wurde. —

Weiteres siehe § 151 bei Phenacetin.

Kurz berührt sei noch das Amidol genannte Präparat: das
sind Salze des Diamidophenols $C_6H_3NH_2NH_2OH$ (1. 2. 4), die in der
Photographie als Entwickler benutzt werden. — Es ist stark giftig
nach Art der Amidophenole.

Methol: ein Methylamidokresol C_6H_3OH, CH_3, $NHCH_3$ dient
gleichfalls als Entwickler. Es soll ungiftig sein.

§ 147. Die aromatischen Diamine.

A. Die Phenylendiamine, von denen drei Isomere möglich
und bekannt sind, werden aus den correspondirenden Dinitroben-
zolen durch Reduktion dargestellt. Praktisch von Bedeutung und
auch physiologisch studirt sind Meta- und Paraphenylendiamin
($C_6H_4NH_2NH_2$).

Das Metaphenylendiamin (Tafeln) geht durch salpetrige Säure
in Bismarckbraun über. Die kleinsten Mengen salpetriger Säure
werden vom Metaphendiamin durch eintretende Gelbfärbung angezeigt, daher seine Benützung als Reagens. — Das Paradiamin (blätter-
förmig, salzsaures Salz, weisse Tafeln) gibt mit H_2S und Eisenchlorid
in saurer Lösung den violetten Farbstoff Thionin. Ausserdem dient
es als Haarfärbemittel, worüber unten noch Genaueres folgt.

Die ersten Angaben von R. Dubois und L. Vignon in C. R.
107. 1888. pag. 533 sind von den späteren Untersuchern bestätigt
worden. Darnach sind beide Substanzen schwere Gifte, die zu 0,1
auf 1 Kilo Hund tödtliche Intoxikationen machen. Neben gewissen
und sehr auffallenden örtlichen Wirkungen zeigen sich übereinstimmend von den beiden Diaminen bei Hunden: Speichelfluss,
Uebelkeit, Erbrechen, Durchfall, reichliche Harnabscheidung. Nach
und nach stellen sich immer deutlichere Lähmungserscheinungen
und endlich der Tod im tiefsten Coma ein, der auf die angegebene
Dosis: nach der p-Verbindung in 2 bis 3 Stunden, nach der m-Ver-
bindung in 12 bis 15 Stunden erfolgt.

Als örtliche Erscheinungen der allgemeinen Vergiftung mit
Metaphenylendiamin beschreiben Dubois und Vignon starken
Schnupfen, Niessen, Husten: langsam kommen die Zeichen der Läh-
mung, die nach grossen Gaben zum Tod in Coma führen.

Sehr auffallend und ganz eigenartig sind gewisse örtliche
Zeichen, die bei der Allgemein-Intoxication mit Paraphenylendiamin
eintreten. Dubois und Vignon haben zuerst constatirt, dass Veränderungen am Auge, am orbitalen Bindegewebe, an der Thränen-
drüse, an den Lidern auftreten. Der Bulbus wird vorgedrängt, hart,

die Bindehaut ödematös geschwellt, daher Chemosis. Das ganze
Bindegewebe der Orbita ist infiltrirt, die Thränendrüsen stark vergrössert, sollen nach Dubois und Vignon durch Einlagerung eines
braunen Pigmentes in die sekretorischen Elemente melanotisch werden (vide unten).

Diese Angaben sind von Kobert (Fortschritte der Medicin
1890, pag. 282) im Wesentlichen bestätigt und dahin erweitert: Nach
Einführung des Paraphenylendiamins folgt ödematöse Schwellung des
subcutanen Gewebes, die am Auge bis zum Unsichtbarwerden des
Bulbus zunehmen kann. Diese Schwellung geht danach wieder vollständig zurück. Fährt man mit der Darreichung fort, so bilden sich
in der Haut Geschwüre. — Auch cerebrale Störungen und Albuminurie gibt Kobert (Lehrbuch, pag. 444) an.

Weitere Angaben über die Para-Verbindung sind von Puppe
in Vierteljahrschr. gerichtl. Medicin, 3. Folge, 12. Bd. Suppl.-Heft,
1896, pag. 116 mitgetheilt. — Danach hat das Paraphenylendiamin
praktische Bedeutung dadurch bekommen, dass es als Mittel zum
Braunfärben der Haare und Federn benützt und dafür sogar paten-
tirt ist (Patent 47349 vom 26. Oktober 1888). Die mit der Lösung
durchtränkten Stellen werden danach mit Wasserstoffsuperoxyd behandelt. — Das als Phönix, früher als Juvenia verkaufte Haarfärbemittel ist nichts als Paraphenylendiamin: ein anderes kosmetisches
Mittel, Nuss-Extrakt, enthält ebenfalls als wirksamen Bestandtheil
Paraphenylendiamin. — Als Folge der Verwendung dieses Haarfärbe-
mittels beschreibt Puppe folgenden Krankheitsfall. Eine Frau gebraucht Juvenia: am selben Tage hat sie über einen Ausschlag an
Kopf und Hals zu klagen, am anderen Morgen hat sie ein verschwollenes Gesicht, so dass sie nicht sehen kann. In kurzer Zeit
ging Alles zurück. Andere Personen sollen nach dem Gebrauch des
Mittels ähnliches erfahren haben. — Ein weiterer in Wien vorge-
kommener Vergiftungsfall ist von Pollak (in der Wiener klin. Wochenschrift 1900, Nr. 31. — Centralblatt Innere Med. 1900, Nr. 38) mitgetheilt. Nach dreimaligem Gebrauch von „Phönix" kam unter dem
Gefühl von Jucken und Brennen zuerst eine ekzematöse Schwellung
der Haut, dann Exophthalmus, Thränenfluss, Schwellung der Lider...

Von den Angaben Puppe's ist die Eine nicht zutreffend, dass
p-Phenylendiamin zu überlebendem Blute zugesetzt das Hämoglobin
in saures Hämatin umwandelt: Diese Veränderung ist eine Säure-
wirkung. Das als salzsaures Salz im Handel vorkommende Phen-
diamin bildet stark saure Lösungen: neutralisirt man mit kohlensaurem Natron vor dem Zusetzen zum Blut, so entsteht kein saures
Hämatin, sondern Methämoglobin. —

Was die vergiftende Dosis und die Art der Symptome betrifft,
so bestätigt Puppe vollauf die Angaben von Dubois und Vignon.
Bei der schweren allgemeinen Vergiftung zeigen sich bald Zuckungen,
die zu allgemeinen Krämpfen führen können, dann kommen Erbrechen,
Diarrhoe, Abgang von blutigem Harn. Unter Nachlass dieser Erscheinungen bildet sich bald immer tieferes Coma aus, in dem die
Thiere zu Grunde gehen. Weiter hat Puppe von kleineren subcutan applicirten Gaben die merkwürdigen Störungen am Auge und
an der Orbita, Chemosis, Exophthalmus... beobachtet: das Allgemeinbefinden kann dabei fast gänzlich ungestört sein. Kaninchen
sind gegen das Mittel in jeder Hinsicht am wenigsten empfindlich:

dagegen reagiren Hunde auf die subcutane Application sicher; auch bei epi- und endermatischer Anwendung (Skarification der Haut) ist ziemlich häufig Exophthalmus, wenn auch nicht sehr stark ausgeprägt, beobachtet worden, der danach in einigen Tagen wieder glatt zurückging. Es scheint also die wässerige Lösung durch die Haut hindurch zu gehen, zu welcher Annahme ja auch die Vergiftungserscheinungen am Menschen nach Gebrauch des Haarwassers zwingen. Die intravenöse Einführung einer Dosis, die subcutan sicher Intoxikation gemacht hätte, blieb in dem einen durchgeführten Versuche ohne Folgen.

Die Sektion ergibt schwarzbraune Verfärbung um die Einstichstelle: die Muskelvenen der nächsten Umgebung sind mit Thromben ausgefüllt. Unter der Pleura und dem Endocard sind Ekchymosen gesehen, weiterhin ist ausgebildete trübe Schwellung an Myocard und Nieren, weniger deutlich auch an der Leber constatirt. Ausdrücklich ist erwähnt, dass Milz und Thränendrüsen nicht verfärbt waren. — Eine Erklärung für das merkwürdige Eintreten der Veränderungen der Organe in und um die Augenhöhle ist bis jetzt nicht gegeben. — Ausdrücklich wird der Bulbus als steinhart erwähnt: schon nach zwei Stunden starke Chemosis, besonders Wulstungen um die Plica semilunaris. Die Augenbewegungen sind nicht aufgehoben, die Pupillen reagiren auf Lichteinfall. — Ueber dieselbe Substanz macht z. Z. Herr Matsumoto im hiesigen pharmakologischen Institut eine Untersuchung, die als Würzburger Dissertation 1901 erscheinen wird. Ich kann einstweilen nur mittheilen, dass die beschriebenen Thatsachen durch die hiesigen Befunde bestätigt sind. Das sei gleich bemerkt, dass die Verwendung des Mittels nicht so harmlos ist, als man nach den bisherigen Beschreibungen annehmen könnte. Wir haben hier einen Hund in kurzer Zeit zu Grunde gehen sehen, bei dem nur typisches Glottisödem ausgebildet war: das Thier starb an Erstickung. — Kaninchen sind uns mehrere an Erstickung durch übermässige Schwellung der Zunge und des Zungengrundes zu Grunde gegangen. — Es müssen danach die Haarfärbemittel, die Paraphenylendiamin enthalten, verboten werden [1]).

B. Das Toluylendiamin ($C_6H_3CH_3$, NH_2, NH_2) hat bisher noch nicht zu Vergiftungen beim Menschen geführt: um so interessanter ist das Studium der Wirkungen an Thieren für die Klärung unserer Kenntnisse über die Entstehung des Icterus geworden.

Literatur: E. Stadelmann: A. e. P. Ph. 14 (1881), pag. 231. ibidem 16. 1883, pag. 118 und 23. 1887, pag. 427. Affanassiew: Zeitschrift klinische Medicin. 6. 1883, pag. 318. Stadelmann: Icterus u. A.

Benützt wurde zu diesen Versuchen die o- p-Verbindung: $CH_3 : NH_2 : NH_2 = 1 : 2 : 4$, auch als meta-Diamin bezeichnet, weil die beiden NH_2-Gruppen in Meta-Stellung stehen. Es ist eine stark

---

[1]) Eine Beobachtung, die offenbar auch hieher bezogen werden muss, beschreiben Hinsberg und Treupel gelegentlich ihrer Versuche mit Paracetamidophenol am Hund: ein Thier zeigte „beiderseitige starke Parotitis, die das charakteristische Aussehen des Mumpskranken darboten: ausserdem bestand Chemosis auf beiden Augen (Archiv exp. P. Ph. 33, pag. 229). Treupel macht dazu die Bemerkung, dass ein weiterer gleichartiger Versuch ein negatives Resultat hatte. — Es gibt also noch chemische Verwandte der hier behandelten Substanz (oder gleichartige Umsetzungsprodukte?), die dieselben Störungen machen. —

basische Substanz, nur in warmem Wasser gut löslich, es bildet leicht lösliche Salze. Durch Licht und Luft wird es sehr schnell zersetzt unter Bildung braun gefärbter Körper.

Die Grundwirkung des Toluylendiamins geht auf die Blutkörperchen, die es in schwerer Weise angreift, verändert, zum Absterben bringt, so dass die Folgen der Blutkörperchenzerstörung: vermehrte Bildung einer anders beschaffenen Galle, Icterus, Blutharnen danach auftreten. Im Einzelnen ist Folgendes festgestellt.

Toluylendiamin macht örtlich keinerlei Störungen, als Aetzung, Gerinnung, Abscedirung. Es lässt sich drum auf allen Wegen zuführen (intravenös, subcutan, stomachal) und macht immer dieselben allgemeinen Erkrankungen. Die Erscheinungen sind auf gleiche Gaben bei den verschiedenen Thierklassen etwas verschieden, lassen aber doch dieselbe Grundwirkung deutlich erkennen.

Bei Hunden kommen alsbald Zeichen von Icterus (etwa 0,04 täglich in neutraler Lösung pro Kilo Thier), welche Symptome nach und nach immer deutlicher und stärker werden. Bei Gallenfistelthieren ist die Galle in den ersten 12 Stunden nicht immer verändert (Menge des Farbstoffs manchmal schon vermehrt, aber auch vermindert). Im zweiten Halbtag kommen deutliche Störungen an der Galle: sie wird dicklicher, zähflüssig, schleimig trübe, der Gallenfarbstoff nimmt zu. Der Icterus ist im Harn etwa nach 24 Stunden, sicher nach 36 Stunden, der Gewebs-Icterus erst nach 48 Stunden deutlich. Auffallend war, dass Hunde mit vollständigen Gallenfisteln viel grössere Gaben des Toluylendiamins vertrugen und auch nicht so schwer und langedauernd an Icterus erkrankten, wie ganz gesunde Thiere: weiterhin stellte Stadelmann fest, dass bei Gallenfistelthieren zu dem Zeitpunkte, wo der Icterus schon zurück zu gehen beginnt, und die Galle sich ihrer normalen Zusammensetzung wieder nähert, eine auffällige Vermehrung der Bilirubin-Ausscheidung sich einstellt d. h. wohl: von dem im Körper kreisenden Bilirubin wird ein grosser Theil wieder durch die Galle ausgeschieden. — Die Gallensäure-Ausscheidung im Harn läuft mit der des Farbstoffes nicht parallel: sie beginnt nach 24 Stunden, auch erst nach 48 Stunden. — Grosse Gaben von Toluylendiamin machen bei Hunden sofort Hämoglobinurie, genau das Symptomenbild, das nach mittleren Dosen bei Katzen auftritt.

Bei Katzen zeigt sich auf Toluylendiamin Hämoglobinurie und zwar etwa 36 bis 40 Stunden nach jeder Art von Application. Der Icterus dagegen ist sehr schwach ausgebildet, wird erst bei der Sektion deutlich erkennbar. Zeitlich geht er der Hburie etwas voraus, ist also sicher nicht die Folge des Blutharnens: mit dem Auftreten der Hburie nimmt er eher wieder ab. Die im Harn erscheinende Blutmenge ist sehr gross, so dass die Thiere schon durch den Umfang des Blutverlustes schwer zu leiden haben. Es erscheinen dabei immer vereinzelte Blutkörperchen, niemals aber Cylinder und Epithelien im Harn.

Bei Kaninchen tritt gewöhnlich weder deutlicher Icterus noch Blutharnen auf: der Urin nimmt dunkelbraune, zuweilen auch grüne Färbung an, ohne dass aber der Nachweis von Bilirubin gelingt. Die Harnfarbe ist wahrscheinlich durch Umwandlungsprodukte des Toluylendiamins bedingt. Kaninchen ertragen hohe Gaben: von übergrossen Mengen aber gehen sie zu Grunde.

Die Veränderungen der Blutkörperchen sind übereinstimmend von **Affanasiew** und auch von **Stadelmann** (in der späteren Publication: A. e. P. Ph. 23) beschrieben. — Es schnüren sich Körnchen an der Oberfläche der Erythrocyten ab, der Farbstoff erscheint in abnormer Anordnung in dem Stroma, auch Schatten und andere Veränderungen der Form werden gefunden. Besonders gibt **Stadelmann** Hämoglobinkrystalle in der Blutbahn an, am reichlichsten in der Pfortader. — **Mohrberg** (**Kobert's** Arbeiten 8, pag. 20) nimmt Methämoglobinbildung an. Solches tritt wohl im Harn auf: doch ist höchst wahrscheinlich die Grundwirkung des Toluylendiamins auf die rothen Blutkörperchen eine wesentlich andere als z. B. die des chlorsauren Kalium. Auf frisch aus dem Thierkörper genommenes Blut macht Toluylendiamin bei kurzer Einwirkungsdauer keine direkt erkennbaren Veränderungen (wie etwa $NaNO_2$). Man wird darum zu der Annahme geführt, dass aus dem Toluylendiamin im Thierkörper (erst durch Oxydation?) ein Umwandlungsprodukt gebildet wird, dem die Wirkung auf die Blutkörperchen zukommt.

Auch über **chronische Vergiftung** hat **Stadelmann** Thierversuche publicirt. Hunde wurden mit wiederholten Gaben Toluylendiamin vergiftet: es bildete sich ein ikterischer Zustand aus, der Wochen lang (zwei bis vier bis zehn!) unterhalten wurde. Die Symptome waren im Grossen und Ganzen dieselben wie bei der akuten Vergiftung: Icterus, Nachlass der Nahrungsaufnahme, Dyspnoe, auch Speicheln, Würgen, Erbrechen, starke Abmagerung. Die Thiere erholen sich in etwa einer Woche allemal wieder, sind dann aber gegen neue Gaben des Giftes weniger widerstandskräftig.

Die anatomischen Befunde bestehen in mässiger Verfettung der grossen Drüsen. Eigentliche interstitielle Processe bilden sich nur in sehr geringem Umfange aus: doch scheinen die verschiedenen Species der verwendeten Versuchsthiere hierin verschieden zu reagiren. In Leber und Milz ist viel Pigment abgelagert: in den Drüsenzellen wie auch im interstitiellen Gewebe. Das Pigment ist in der Milz grösstentheils, in der Leber nur theilweise mit Schwefelammon schwarz zu färben (eisenhaltig). Die Leberzellen sind an der Peripherie der Acini am stärksten angegriffen, die Form unregelmässig, geschrumpft, die Conturen der Zellen nicht mehr festzustellen, die Kerne nicht färbbar. — In den Nieren sind nur die Epithelien verändert. —

§ 148. Weitere aromatische Amine.

$$\mathrm{Tetrahydro}\text{-}\beta\text{-}\mathrm{Naphthylamin} \quad C_6H_4\!\!\left\langle\begin{array}{c} CH_2-CH_2 \\ | \\ CH_2-CH \\ NH_2 \end{array}\right. \quad \text{eine}$$

farblose, wasserhelle Flüssigkeit, etwas viscös, von eigenartigem Geruch, sehr stark basischem Charakter: bildet mit den Mineralsäuren gut krystallisirende, wasserlösliche Salze. Es hat sehr ausgesprochene physiologische Wirkungen. Es bewirkt Mydriasis, die aber nur mässig stark entwickelt und von Schmerzen begleitet ist: praktisch ist deshalb die Substanz nicht verwendbar. Weiter macht das Amin Steigerung der Körpertemperatur, bis um $4{,}5^0$ C.—; näher verursacht ist diese durch verminderte Wärmeabgabe von der Haut und durch Steigerung der Wärmeproduktion (Muskelthätigkeit).

Ueber die interessanten Beziehungen zwischen physiologischer Wirkung und chemischer Constitution, die sich bei der pharmakologischen Untersuchung verwandter Amine (Methyl-Aethyl-β-Amin, α-Amine, Naphthylendiamine etc.) ergeben haben, vergleiche man die Original-Litteratur:

Bamberger und Filehne: B. B. 1889. pag. 777.
Stern: Dissertation Breslau 1888 und Virchow's Archiv, Band 115 und 117.

§ 149. Acetanilid und verwandte Derivate des Anilins.

A. Das Acetanilid oder Antifebrin.

Das Acetanilid, auch Antifebrin genannt, entsteht aus dem Anilin durch Vertreten eines H-Atoms der Amidgruppe durch Acetyl: es ist also $C_6H_5NH . COCH_3$.

Es wird durch längeres Kochen molecularer Mengen von Anilin und Eisessig am Rückflusskühler hergestellt: dabei entstehen 72 procent der theoretisch verlangten Menge. Durch Destillation stellt man Acetanilid rein dar: es geht bei 295° C. unzersetzt über. Es reagirt neutral, löst sich schwer in Wasser, bei 5° C. etwa $^1\!/_2$ procent, bei Siedetemperatur etwa 4 procent, reichlich in Alkohol und Aether. Der Schmelzpunkt liegt bei 112° C. — Aus der schweren Löslichkeit sind wohl manche Angaben über verspätet eingetretene Wirkung zu erklären. Es empfehlen deshalb manche Aerzte die Darreichung der Lösung in Wein.

Die Literatur ist in den Jahrgängen 1876 bis 1890 der medicinischen Zeitschriften enthalten: speciell sei genannt:

Cahn und Hepp: Centralblatt inn. Medic. 1886, Nr. 33, Berlin. klin. Wochenschr. 1887, Nr. 1 und 2.
Zusammenfassende Referate von:
Merkel: Dissertation, München 1888.
Langgard: Therap. M.-H. 1887, pag. 21 und
Falk: ibidem 1890 pag. 557. (Daselbst die Literatur!)

Cahn und Hepp haben das Acetanilid in die Praxis eingeführt. Es ist ein energisch wirkendes Fiebermittel, das sich weiterhin auch gegen verschiedenartige schmerzhafte Zustände (als Nervinum, Antineuralgicum ..) wirksam erwies. Zu 0,25 bis 0,5 als Antipyreticum gegeben macht es (etwa nach 1 Stunde beginnend) beträchtlichen Temperaturabfall unter Hautröthung und Schweiss, nach etwa 4 Stunden ist die Temperaturminderung die tiefste, nach etwa 8 Stunden ist Alles vorbei. Als Nervinum hat man etwas grössere Gaben nothwendig. Man hat es verwendet bei Kopfschmerz, Schmerzen in einzelnen peripheren Nervengebieten, Muskeln, Nachwehen des Alkoholmissbrauches, Schmerzen der Tabiker .. Durch die missbräuchliche Aufnahme zu hoher Gaben bei diesen therapeutischen Anzeigen sind eine Anzahl schwerer Vergiftungsfälle zu Stande gekommen.

Auch beim Antifebrin unterscheidet man für die didaktische Darstellung zweckmässig zwischen der schweren akuten Vergiftung durch hohe einmalige Gaben und den geringergradigen Störungen, die gelegentlich der therapeutischen Verwendung kleinerer Mengen als unangenehme Nebenwirkungen auftreten.

Ein dem Acetanilid zugeschriebener Todesfall wird folgendermassen geschildert. Ein krankes Kind bekommt 2stündig 0,25. Am Abend findet es der Arzt cyanotisch, in tiefstem Collaps. Bald darauf trat der Tod ein. (Therap. M.-H. 1887, pag. 663). Die Cyanose und der Collaps deuten bestimmt auf die Betheiligung des Acetanilids. Ob dieses aber die einzige oder auch nur die proxima causa mortis war, ist nicht bestimmt zu sagen.

Eine schwere Vergiftung bei einem gesunden (nicht fiebernden) Mann von 38 Jahren verlief so: Gegen Kopfschmerz war 2,0 und nach 24 Stunden nochmals 2,0 genommen worden. Binnen $^1\!/_4$ Stunde nach dem zweiten Pulver stellen sich folgende Erscheinungen ein: Gefühl von grosser Müdigkeit, Schwindel, Benommenheit, Angstgefühl, Frost, Herzklopfen, frequenter kleiner Puls, bald darnach Cyanose, die Lippen, Hände (besonders die Fingernägel) dunkelbläulich, das Gesicht aschfarben, die Haut sonst blass, kalt, an den peripheren Arterien der Puls kaum fühlbar. Auf Ricinusöl, schwarzen Kaffee, Wärmezufuhr schwinden die schwersten Symptome; doch bleibt noch mehrere Tage Mattigkeit, Unvermögen zu arbeiten zurück. — Einen fast gleichen Fall habe ich hier bei einem Studirenden gesehen, der wegen geringer Beschwerden das Mittel kaffeelöffelweise genommen hatte.

Die auffallendsten Zeichen sind: grosse Schwäche bis zu wirklicher Lähmung einzelner Gebiete: besonders schlechte Herzaktion, Pulslosigkeit, Cyanose der sichtbaren Schleimhäute: graulich schmutzige Verfärbung, Kälte der äusseren Haut: die Respiration ist oberflächlich, frequent. Auch subjektiv hochgradiges Kältegefühl, Frösteln, Zähneklappern.

Magen-Darmerscheinungen kommen nur in einzelnen Fällen. So hatte eine Frau nach 4,0 in drei Stunden anhaltendes Erbrechen mit kaltem Schweiss, Ohnmachtsanfälle, Kälte der Haut, Leichenblässe des Gesichts, frequenten, ungleichen Puls. Die Leibschmerzen halten an: auch das Bewusstsein ist getrübt. Nach etwa 20 Stunden kehrt unter Schweissausbruch und reichlicher Darmentleerung das Bewusstsein wieder. Die Erholung braucht einige Tage.

Auch schwere Durchfälle sind bei einzelnen Vergifteten berichtet: die Entleerungen waren schwarzgrau. Weiterhin Symptome von Hirnreizung: Zuckungen des Gesichtes, Zähneknirschen, Starrheit der Extremitäten, Doppelsehen, lebhafte Delirien, Kopfschmerz, Coma. — Bei der Frau, deren Krankheitsgeschichte oben beschrieben ist, ist eine eigenartige Verschleierung des Bewusstseins hervorgehoben: sie verhielt sich wie eine Hypnotisirte.

Bei Fiebernden erscheinen natürlich während der Entfieberung die Veränderungen, die auch von anderen Fiebermitteln bekannt sind: rothe heisse Haut, Schweissausbrüche, die nach höheren Gaben (über 0,5) manchmal sehr profus werden.

Der Wiederanstieg der Temperatur beim Verschwinden der antipyretischen Wirkung setzt sehr plötzlich ein: es kommt ausgebildeter Schüttelfrost (21 procent). Auch subnormale Temperaturen (Collaps) sind beschrieben. Dies sind Störungen, wie sie bei jedem Fiebermittel zuweilen vorkommen. Charakteristisch für das

Acetanilid ist: die Cyanose, blaue Verfärbung der Lippen, der Hände, besonders der Fingernägel. Die Patienten sind sich gewöhnlich dieser Veränderung nicht bewusst. Das Wohlbefinden, das mit dem Fiebernachlass sich einstellt, wird davon nicht getrübt. Im Einzelnen wird die Verfärbung geschildert: blaue Ringe um die Augen, Streifen oben an der Stirne, Flecken an der Nasenspitze, am Kinn, an der Nagelphalanx. Ueber die Erklärung vergleiche man § 144 und § 146. —

Eine sehr schwere Theilerscheinung der Acetanilid-Vergiftung ist die Blutschädigung: Methämoglobinbildung und Auslaugen der rothen Blutkörperchen. Diese Veränderungen sind sowohl vivisektorisch bei Thieren (von Lépine: Methämoglobin und O-Verminderung des Blutes auf die Hälfte), als auch im Leben beim Menschen gesehen (Müller: Deutsche med. Wochenschr. 1887. Nr. 2; Fischer: Münchn. med. Wochenschr. 1887. Nr. 23 u. A.). Es ist darum im Blute nach schweren oder länger dauernden Acetanilid-Intoxicationen starke Verminderung der Erythrocyten nachgewiesen.

Ernstere Störungen scheinen besonders leicht nach öfter wiederholten Gaben, bei heruntergekommenen, schlecht genährten Patienten und bei Kindern sich einzustellen. — Von letzteren berichtet Demme (24. Bericht des Jenner'schen Kinderspitals in Bern) folgende Störungen: Brechneigung mit Erbrechen, auch profuse Diarrhöen, Collapserscheinungen, endlich Krampfanfälle beim Wiederansteigen der Temperatur. — Bei Tuberkulösen soll die Cyanose besonders stark entwickelt sein. — Die Collapssymptome sind dieselben wie bei den oben beschriebenen schweren Intoxicationen: Bewusstseinstrübung, schlechter Puls, oberflächliche Respiration. — Dieser Collaps ist besonders bei Typhösen in schwerer Form gesehen (Kronecker: Therap. M.-H. 1888, pag. 426. Sembritzki: ibidem 1889, pag. 267). Selten sind Hautausschläge, viel seltener als nach Antipyrin. Doch sind solche von verschiedenartigem Aussehen beschrieben (Erythem, Papeln, Morbillenartig).

Ueber Umwandlung und Ausscheidung des Acetanilids ist folgendes bekannt. — Unverändertes Acetanilid ist gar nicht (nach grossen Gaben nur in minimalen Mengen) im Harn gefunden, ebensowenig Anilin. Die wesentlichste Umsetzung ist die, dass das Acetanilid am Benzolkern oxydirt und dadurch in ein acetylirtes p-Amidophenol umgewandelt wird: letzteres wird dann gepaart mit Schwefelsäure (und mit Glykuronsäure) als Aethersäure ausgeschieden. Die geringere Menge ist an Schwefelsäure, die grössere an Glykuronsäure gebunden. Die Oxydation zu Paramidophenol ist sicher durch die Indophenol-(-naphthol)Reaktion zu erweisen: kocht man den Harn mit Salzsäure, so entsteht auf Zusatz von Phenol (oder Naphthol) und Chromsäure eine rothe Färbung, die durch Ammon in Blau übergeht. — Das acetylparamidophenolschwefelsaure Kalium wurde von Mörner als solches isolirt und durch die Elementaranalyse sowie durch den Nachweis der einzelnen Componenten identificirt. Die Reindarstellung des Paarlings mit Glykuronsäure gelang dagegen nicht (Fr. Müller: Deutsche medic. Wochenschr. 1887, pag. 27 und Mörner: Zeitschr. physiol. Chemie 13, pag. 12). Jaffé und Hilbert haben aus Hundeharn nach Acetanilid Oxycarbanil $C_6H_5{N \atop O}{>}COH$, ein Anhydrisirungsprodukt des Orthoamidophenols dargestellt: im Kaninchenharn haben sie die Reaktionen des Paramidophenols erhalten (Zeitschrift physiol. Chemie 12, pag. 295).

Bei der Behandlung einer akuten Vergiftung mit Acetanilid kommt zuerst, wo dies der Einzelfall verlangt und der zeitliche Verlauf es räthlich erscheinen lässt, die Ausleerung des Magens mit der Schlundsonde in Betracht. Weiterhin muss man symptomatisch verfahren: als der wichtigste Theil dieser Therapie sind Analeptica zu nennen. Alkoholica sollte man nach den Erfahrungen bei der Anilinvergiftung (pag. 610), weiter auch, weil sie das Gift lösen und so die Resorption begünstigen können, nicht geben. Doch sind solche bei dem Collaps durch Acetanilid vielfach und mit anscheinend gutem Erfolg verwendet. Weiter ist Camphor subcutan, Erwärmung der frierenden Patienten, warme Eingiessung für die Darmentleerung und ähnliches zu gebrauchen.

Antinervin (Radlauer) ist ein Gemenge von 50 Theilen Acetanilid mit 25 Salicylsäure und 25 Ammoniumbromid. — Seine Giftwirkung ist darnach leicht zu construiren.

B. Das Monobromacetanilid $C_6H_4BrNH, COCH_3$ (Asepsin, Antisepsin), krystallinisch, kaum in Wasser, leicht in Alkohol und Aether löslich, eine Zeit lang therapeutisch verwendet, innerlich als Antipyreticum und Antineuralgicum, äusserlich als Antisepticum. Bei diesem Gebrauch (gewöhnliche Gabe 0,25 bis 0,3) wurden auch sofort unangenehme Erscheinungen gesehen, die ungefähr wie die des Acetanilids aussahen: hochgradige Cyanose, beschleunigter kleiner Puls, Schwäche, Ohnmacht, auch in einzelnen Fällen Taumeln, Zuckungen. Die Substanz wirkt schon in kleineren Gaben, als sie vom Acetanilid ungescheut gegeben werden dürfen, vergiftend ein (British medical Journal 15. Febr. 1890: refer. Deutsche Medicinal-Zeitung 1890, pag. 404).

C. Die Derivate des Acetanilids, die am N noch eine Alkylgruppe tragen, sind schon in der ersten Publication von Cahn und Hepp (Berlin. klin. Wochschr. 1887 Nr. 1) als giftig bezeichnet. — Näheres unter II.

I. Diejenigen Abkömmlinge dagegen, in die am N noch eine zweite Säuregruppe angelagert ist, sind nahezu unwirksam: Aronsohn in Deutsche medic. Wochschr. 1891. Nr. 47; Penzoldt (Weber) in A. c. P. Ph. 26. 1890, pag. 310, so die Acetanilidosalicylsäure und Acetanilidoessigsäure. — Die letztere hat zu 0,5 bis 0,7 auf Kaninchen keinen Einfluss, in starker Lösung dem Blute zugesetzt, erzeugt sie Methämoglobin. Auf die normale und gesteigerte Temperatur des Menschen, bei Neuralgien ist sie ohne Einfluss: Paramidophenol ist darnach nicht im Harn: sie geht wohl unverändert durch den Stoffwechsel hindurch. —

II. Das methylirte Acetanilid, $C_6H_5NCH_3COCH_3$, ist eine Zeit lang als Exalgin für Heilzweke verwendet worden. Es ist eine geruch- und geschmacklose, weisse krystallinische Masse, wenig in Wasser, leicht in Alkohol löslich. Nach Cahn und Hepp (siehe oben) machen schon 0,3 bis 0,5 bei Kaninchen Zittern, schwere Krampfanfälle, Tod durch Respirationslähmung. Auch Binet (1889) hat epileptiforme Krämpfe, Cyanose, Collaps-Erscheinungen in Thierversuchen gesehen. Es wurde von Dujardin-Beaumetz und Bardet wegen seiner schmerzlindernden Wirkung als Analgeticum empfohlen (siehe Terap. M.H. 1890 pag. 419).

Eine Vergiftung mit einer grossen Gabe ist von Buisson beobachtet (Bulletin géner. de Therap, 15. März 1891, refer. Therap. M.-H. 1891 pag. 363.) Durch Verwechselung bekam ein 60 jähriger Mann statt Antipyrin 2,0 Exalgin.

Die auffallendste Störung war hochgradige psychische Verwirrung: Der Kranke litt an heftigem Schwindel, klammerte sich an seinem Bette an, glaubte zu fallen: Dabei bestand schwere Athemnoth und Cyanose. Die Erscheinungen schwanden schon in der darauffolgenden Nacht. — Bei einer Dame stellten sich auf 1,0 heftige Krampfanfälle mit vollständigem Bewusstseinsverlust ein: Auch hier baldige Wiederherstellung (British medic. Journal 10. Febr. 1892). Hepp hat schon auf 0,75 dieselben schweren Erscheinungen (Schwindel, Krämpfe, Bewusstlosigkeit) gesehen. — Darmerscheinungen und Exantheme sind selten (Therap. M.-II. 1890 pag. 418). Bei kleineren Gaben wird als häufigste Nebenwirkung Schwindelgefühl angegeben, das sich oft bis zu dem Grade bei schwerer Trunkenheit steigern soll: Dabei Ohrensausen und Flimmern vor den Augen. Cyanose ist bei kleinen Gaben selten. — Von grösseren Dosen ist die Blutwirkung (Met.-Hb.) an Kaninchen constatirt (Heinz: Berlin. klin. Wochschr. 1890 Nr. 11). — Das Mittel ist jetzt wieder als Therapeuticum verlassen: Vor der Verwendung als Antipyreticum wird besonders gewarnt.

D. Formanilid: C_6H_5NH,COH: farblose Krystalle, vom Schmelzpunkt 46° C., löslich in Wasser und Alkohol. — Es war (siehe die Berichte ungarischer Autoren in Therapeut. Blätter 1893 pag. 143) als Antipyreticum, vor allem aber als Analgeticum in Dosen von 0,15 bis 0,5 (antineuralgic.) verwendet: auch bei örtlicher Application soll es in 50 procentiger Lösung auf Schleimhäuten ausgesprochene Wirkungen hervorbringen: Anämie und Analgesie, im Darm Ruhigstellung, Lähmung der Blasenmuskulatur. — Wegen der schweren Neben-wirkungen ist es vollständig verlassen. Schon auf 0,25 hat man deutliche Cyanose gesehen: weiter wird Oppressionsgefühl, Herzklopfen, Collaps-Zustände berichtet. — Von Gibbs und Reichert ist es an Thieren geprüft (Archiv für Physiologie 1892. Supplem.-Band pag. 259) und auch hier Nachlass aller Funktionen: Schwäche, Betäubung, Temperaturabfall, Tod durch Athmungslähmung constatirt. --

Die Formanilidoessigsäure ist ungefähr ebenso giftig wie Formanilid, (Penzoldt).

E. Benzanilid: In der NH_2-Gruppe des Anilins ist ein H durch den Benzoësäure-Rest vertreten. C_6H_5NH, COC_6H_5: ein weisses krystallinisches Pulver, in Wasser fast unlöslich. Durch die Schwerlöslichkeit ist wahrscheinlich die ungleichmässige Resorption und dadurch die zeitlich ungleichmässig verlaufende, gelegentlich auch cumulative Wirkung bedingt gewesen. Kahn hat es (Jahrb. für Kinderheilk. 1888 pag. 400) als ein langsam wirkendes Antipyreticum erkannt, das ohne besondere Nebenwirkungen (Schweissbildung, einmal auch Exanthem) angewendet werden kann. Es soll bald Gewöhnung an das Mittel eintreten. Die Stärke der Wirkung ist gering: man gebraucht nach dem Moleculargewicht etwa die dreifache Menge wie vom Acetanilid (von Mering). — Salicylanilid sowie das Anilid der Chinasäure sind noch viel weniger wirksam (von Mering: Therap. M.-H. 1893, pag. 578). Das Campheranilin wird dem

Benzanilid gleichgestellt: nach Herczel (Wien. med. Wochschr. 1887 Nr. 31) hat es starke antipyretische Wirksamkeit.

Literatur: Benzanilid: Gibbs und Reichert, Citat oben bei D. — Happ: Berlin. kl. Wochenschr. 1887, Nr. 1 und 2.

§ 150. Phenylurethane.
(Euphorin, Neurodin, Thermodin.)

Das Phenylurethan und die verwandten Substanzen kann man chemisch als Urethan (siehe § 139), d. i. als einen phenylirten Carbaminsäureäther oder als Anilin-Derivat (dessen Kohlensäure-Aethylester) auffassen. Die physiologischen Reaktionen sprechen mehr für die zweite Auffassung. —

Das Phenylurethan wird aus Anilin durch Chlorameisensäure-äthylester hergestellt und ist von Giacosa unter dem Namen Euphorin in die praktische Medicin eingeführt (siehe den Bericht von Sansoni in Therap. M.-H. 1890, pag. 452). Es ist ein weisses, krystallinisches Pulver, in kaltem Wasser sehr schwer löslich, schon in dünnem Alkohol löst es sich leicht, so dass man es in Weisswein darreichen kann. Es ist wenig giftig. Kaninchen sterben von etwa 5,0 unter fortschreitender Abnahme aller Funktionen (Lähmung): Collaps, Temperatursenkung, Schwäche, Anästhesie, Aufhören der Reflexe. — Blutdruck und Blutkörperchen werden fast gar nicht verändert (kein Met-Hb). Im Harn sind die Reaktionen des Paramidophenols nachgewiesen: Carbolsäure und Anilin sind nicht gefunden. —

Das Euphorin ist ein sehr schnell wirkendes Antipyreticum: Daher zuerst Hitzegefühl, starker Schweissausbruch, beim plötzlichen Wiederanstieg Schüttelfrost: (brüske Wirkung). Von besonderen Nebenwirkungen werden in einzelnen Fällen subnormale Temperatur, auch Collaps-Erscheinungen angegeben. —

Weitere hieher gehörige Verbindungen hat von Mering studirt (Therap. M.-H. 1893, pag. 582).

Das Oxyphenylurethan $C_6H_4NH-COOC_2H_5$ wirkt zu schroff — Schüttelfrost. —

Dessen Acetylderivat aber, das von Mering wegen der antineuralgischen Wirkung Neurodin nennt, ist therapeutisch zu gebrauchen — weniger als Antipyreticum. —

Ein anderes Derivat des Oxyphenylurethans, in welchem der H der OH-Gruppe durch Aethyl, der H der Amid-Gruppe durch Acetyl ersetzt ist, nennt von Mering Thermodin: C_6H_4, OC_2H_5, $NCOCH_3$, $COOC_2H_5$: und empfiehlt es zu 0,5 bis 0,7 als brauchbares Antipyreticum. — Vom Neurodin berichten spätere Angaben (Oppenheim: Dissertation, Würzburg 1894, Hering: Dissertation, Halle 1895, Kuthy: Therap. Wochschr. 1896, Nr. 27; Merck's Jahresberichte über 1894 und über 1896) nur geringe Nebenwirkungen (Schweiss, Hitzegefühl, Schwindel, Uebelkeit, Schlaflosigkeit?) bei günstigem und sicherem therapeutischen Erfolg. Das Thermodin wird nach seinen schlimmen Seiten etwa dem Phenacetin gleichgestellt: dabei wirkt es langsamer, aber wahrscheinlich nicht so energisch antipyretisch.

§ 151. Derivate des Amidophenols. Phenacetin. Phenetidin, Anisidin, Methacetin; Malakin, Thymacetin, Phenocoll, Salophen. Laktophenin. Apolysin. Citrophen.

Wichtige Experimentaluntersuchungen über Paramidophenol und seine Derivate sind von Siebel, von Mering und von Hinsberg und Treupel angestellt und im § 146 bereits citirt und besprochen. — Wer die in der Ueberschrift dieses § genannte Arzneimittelgruppe studiren will, muss diese aus therapeutischen Gesichtspunkten unter nommenen Experimentaluntersuchungen kennen lernen. —

I. Phenacetin oder Acetphenetidin ist ein p-Amidophenol, das an der Amidgruppe mit einem Acetyl, an der Hydroxylgruppe mit einem Aethyl besetzt ist: $C_6H_4OC_2H_5$, $NHCOCH_3$. Es ist eine weisse, geschmacklose Krystallmasse. schwer in Wasser, 1 : 1500, leicht in Alkohol 1 : 16 löslich. Auf Grund vieler Erfahrungen gilt es für weniger giftig und therapeutisch wirksamer als die verwandten chemischen Substanzen, die therapeutisch benützt werden, besonders das Acetanilid. Es ist deshalb jetzt eines der meist gebrauchten Antipyretica.

In vereinzelten Fällen kommt bei Phenacetin-Gebrauch, wie nach jedem Antipyreticum, Hitzegefühl und Schweissbildung beim Absinken — und Frösteln bis Schüttelfrost beim Wiederanstieg der Temperatur vor.

Von eigentlich schlimmen Nebenwirkungen ist am häufigsten wieder Blausucht und Collaps-Symptome beschrieben. Die Blutwirkung (Met-Hb-Bildung und Zugrundegehen von rothen Blutkörperchen) ist sicher viel geringer als die des Acetanilids, doch ist auch nach Phenacetin Methämoglobin nachgewiesen [1]). Von Störungen des Centralnervensystems ist Schwindelgefühl, Schlafsucht, Eingenommensein, Taumeln, Mattigkeit, Angstgefühl beschrieben: eine seltene Nachwirkung ist Kopfweh. — Die Collapserscheinungen sind nie schwer. Ganz selten nur wird Nierenreizung angegeben: die geringe und seltene Beschädigung der Niere wird als günstiges Moment für den Phenacetingebrauch geradezu hervorgehoben. — Bei der überreichen Phenacetin-Literatur verweise ich auf zwei zusammenfassende Berichte: Müller, Fr.: Sitzung des Vereins für innere Medicin. Berlin 2. Juli 1888. ref. Therap. M.-H. 1888, pag. 355 und Falk: Therap. M.-H. 1890, pag. 314 — daselbst Literatur.

Die Untersuchung des Harns nach Phenacetinaufnahme hat ergeben, dass die Aetherschwefelsäure vermehrt ist und weiter, dass der Harn gelegentlich eine linksdrehende und reducirende Substanz enthält. — Sodann ist von Müller die Ausscheidung von Phenacetin wahrscheinlich gemacht: der mit Salzsäure angesäuerte Harn gibt auf Zusatz einiger Tropfen salpetrigsaurer Natron- und Naphthol-

---

[1]) Ganz eigenartig liegt ein von Krönig berichteter Krankheitsfall: Berlin. klin. Wochschr. 1895, Nr. 46. Das Wesentliche daran ist, dass ein 16-jähriger Arbeiter mit septischer Infektion auf 1,0 Phenacetin, das ihm wegen Kopfschmerzen gereicht wurde, alsbald unter den Erscheinungen der schwersten Blutdissolution erkrankte: Erbrechen, Durchfall, blutiger Harn, Leber- und Milzschwellung, Druckempfindlichkeit des Abdomens. Die Sektion vervollständigte den Befund. — Ich hebe diesen Fall hervor, um darauf aufmerksam zu machen, ob nach septischer Infektion diese Empfindlichkeit der Blutkörperchen gegen Anilinderivate nicht öfter beobachtet wird. — Ein Analogon wäre das Schwarzwasserfieber nach Chinin: vide § 181. — Die Folgerungen sind selbstverständlich.

lösung nach dem Alkalisiren eine purpurrothe Färbung (Diazo-Reaktion). Mit Eisenchlorid geben die Harne verschiedene Verfärbungen (roth bis schwarzgrün). — Nach dem Kochen mit Salzsäure war in dem alkalischen Aetherauszug Paramidophenol nachweisbar (Indophenol-Reaktion: cf. pag. 615 und pag. 623).

Das Phenetidin $C_6H_4OC_2H_5NH_2$ ist nach einer kurzen Angabe von Fr. Müller (Therap. M.-H. 1888, pag. 358) erst in grösseren Gaben (1 bis 2,0 bei Kaninchen) eine Methämoglobin bildende Substanz. Die gleiche Menge Phenacetin wird ohne Nachtheil ertragen. — In kleinen Mengen durch längere Zeit dargereicht soll es nach Braatz und Henck schwere Nephritis hervorrufen. — Beim Menschen ist es als Fiebermittel von von Mering versucht, ist aber wegen des raschen Verlaufes der Wirkung — starke Schweissbildung und Schüttelfrost — sowie wegen gelegentlich erscheinender Cyanose nicht brauchbar (Therap. M.-H. 1893, pag. 580).

Die Formylverbindung des Phenetidins und des Anisidins (also Formphenetidin und Formanisidin, $C_6H_4OC_2H_5NHCOH$ und $C_6H_4OCH_3NHCOH$) machen nach Jansen schwere Reizungssymptome im Verdauungstractus und zwar schon in so kleinen Mengen, von denen ein therapeutischer Erfolg noch gar nicht zu erwarten ist (Therap. M.-H. 1893, pag. 580).

II. Methacetin, das Acetin des Anisols $C_6H_4OCH_3$, $NHCOCH_3$ ist ein als Fiebermittel verwendetes, aber wegen ungünstiger Nebenwirkungen wieder aufgegebenes Medicament. Es hatte bei der Entfieberung sehr heftige Schweissausbrüche zur Folge, die besonders heruntergekommene Patienten stark schwächten. Weiter sind schwere Collapsanfälle mit subnormalen Temperaturen, sowie Cyanose gesehen worden. Allerdings wird auch, bei vorsichtiger Dosirung, die therapeutische Brauchbarkeit behauptet. Mahnert: Wien. klin. Wochenschrift 1887, Nr. 13. Heinz und Seidler: Berlin. klin. Wochenschrift 1890, Nr. 11 und 15.

Die Derivate des Acetylparamidophenols, die statt der Aethylgruppe des Phenacetins verschiedene Säure-Radikale angelagert haben, sind bei Amidophenol § 146 erwähnt.

Lactophenin — Lactylphenetidin
$$C_6H_4OC_2H_5, NH(COCHOHCH_3),$$
ein Phenacetin, in welchem der Acetyl- durch den Milchsäure-Rest ersetzt ist, krystallinisch, schwach bitter schmeckend, in 500 Theilen Wasser löslich. Von Schmiedeberg, Jaksch, Jaquet, Strauss untersucht und als brauchbares Mittel empfohlen (Typhus), soll nur mässige Schweissausbrüche und geringe Benommenheit als Nebenwirkungen haben (Therap. M.-H. 1894, pag. 442 und 509 — Centralbl. Inn. Med. 1894 Nr. 11 — Corresp.-Bl. Schweiz. Aerzte 1894 etc.). — Siehe Mercks Bericht über 1894. pag. 79.

Apolysin, Phenetidin Citronensäure: ist dem Phenacetin, Laktophenin nahe verwandt, bildet ein weissgelbes, säuerlich schmeckendes Pulver, ziemlich gut in Wasser (55 Thle.) löslich. Es wird wie die vorigen verwendet, hat auch ziemlich gute antiseptische Wirkung. Die toxische Wirkung auf Thiere soll der des Phenacetins nachstehen. — Nencki und Jaworski: Allgem. med. Centralzeit. 1895

Nr. 60 und 62 — Centralbl. Bakteriologie 1895, pag. 377. — Centralbl. klin. Medicin 1895, Nr. 45.

Citrophen — dem vorigen nahe verwandt: ein Citronensäuremolekul mit drei Phenetidingruppen verbunden, als brauchbares Antineuralgicum gelobt, wird von Treupel (Deutsche med. Wochenschr. 1895, pag. 538) als schwer giftig bezeichnet. Es soll daraus Paramidophenol abgespalten werden, welch letzteres in Thierversuchen Blutveränderungen und heftige Reizung des Darmes und der Niere gemacht hat. — Merck's Bericht über 1895, pag. 66.

Malakin ist ein Salicyl-p-Phenetidin $C_6H_4, OC_2H_5, NH, COC_6H_4OH$. Es ist von Jaquet (Corresp.-Bl. Schweizer Aerzte 1894, Nr. 18) als Antipyreticum eingeführt und soll nach diesem Autor sowie nach Angaben von F. Merkel (München. med. Wochenschr. 1894, Nr. 17) fast frei von Nebenwirkungen sein (Schweisse, Frösteln). Die weitere Empfehlung als Vermifugum hat meines Wissens nicht zur klinischen Verwendung geführt.

Thymacetin $C_6H_2CH_3, C_3H_7, OC_2H_5, NHCOCH_3$, ein weisses, sehr wenig in Wasser lösliches Pulver, von Jolly als Mittel bei Kopfschmerzen versucht (Sitzung Berliner Gesellsch. für Psychiatrie und Nervenkrankheiten, 14. Dezember 1891 — ref. Deutsch. med. Zeit. 1891, pag. 1177), soll als gelegentliche Nebenwirkung Blutandrang zum Kopf, Klopfen, Summen, Benommensein .. hervorbringen. — Ob besondere Wirkungen auf den vasomotorischen Apparat oder auf die Blutkörperchen dabei im Spiele sind, ist nicht untersucht.

Phenocoll, Amidoacet-p-Phenetidin $C_6H_4OC_2H_5NHCOCH_2NH_2$, hat basische Eigenschaften: es sind deshalb Salze desselben und zwar meist das salzsaure, aber auch das schwer lösliche salicylsaure Salz als Salocoll in therapeutische Verwendung genommen. Es ist ein brauchbares Antineuralgicum und Antipyreticum mit sehr geringer Giftwirkung. Der Harn ist nach 5,0 als auffallend braunroth bis schwarzbraun angegeben. Bei Schwächlichen wird Vorsicht empfohlen: es sind auf 1,0 leichte, auf 2,0 schwere Erscheinungen von Athemnoth, Herzschwäche gesehen. Auch Schweiss, Frösteln, Uebelkeit und Erbrechen, Cyanose ist beobachtet. — Hertel: Deutsch. med. Wochenschr. 1891, Nr. 15 und 31. Therap. M.-H. 1891, pag. 349 und pag. 496.

Salophen: Der Salicylsäure-Ester des Acetylparamidophenols $C_6H_4, OCOC_6H_4OH, NHCOCH_3$: ist sehr schwer in Wasser löslich, wird schon in schwach alkalischer Lösung, besonders schnell durch den pankreatischen Saft gespalten und liefert dabei etwa 51 procent Salicylsäure.

Zuerst von Siebel untersucht (Therap. M.-H. 1892, pag. 31) und darnach von verschiedenen Aerzten (ibidem pag. 87 und pag. 519) zu 6,0 bis 8,0 im Tage ohne üble Nebenwirkungen gegeben. Es hat höchstens Salicylsäure-Wirkung, die auch im Thierversuch an den Nieren constatirt worden ist (siehe oben pag. 553, Nr. 11).

Benzacetin — Phenacetincarbonsäure — Acetamidosalicylsäure — $C_6H_3OC_2H_5, COOH, NHCOCH_3$ — ein bei schmerzhaften Zuständen verschiedener Art brauchbares Mittel, soll ohne auffällige Nebenwirkungen sein. Therap. M.-H. Juni 1896.

Die sauren Phenacetin-Derivate haben wie die Säure-Acetanilid-Abkömmlinge keine ausgesprochenen Wirkungen — vide § 149 C.

§ 152. Azo-Verbindungen und Hydrazine.

A. Einleitung.

Die neuere Chemie bezeichnet als Hydrazine, Azo- und Diazo-verbindungen solche organische Körper, die als auszeichnende Atom-gruppe zwei unter sich verbundene Stickstoffatome enthalten.

Die Diazo-Verbindungen sind sehr unbeständige Körper. Sie haben nur für den Chemiker Interesse: toxikologisch sind sie bisher nicht von Bedeutung geworden. — Das Diazobenzol ist physiologisch untersucht und unter B. besprochen.

In den Azo-Verbindungen ist die Gruppe N $=$ N beider-seits mit einem Benzolkern besetzt. Sie sind beständiger als die vorigen und haben besonders für die Farbentechnik hohe Bedeutung. Für die Toxikologie haben sie bis jetzt nur geringes Interesse. Kurze Angaben folgen unter C.

Die Hydrazine leiten sich von dem einfachsten Schema H_2N-NH_2 ab, welcher Körper auch als Hydrazin wirklich existirt. Speciell das Phenylhydrazin ist für die physiologische Chemie und die Pharmakologie wichtig geworden. Ihre Besprechung siehe unter D.

B. Das Diazobenzol.

Bekanntlich reagiren die Amide der aliphatischen und die der aromatischen Reihe verschieden auf die Behandlung mit salpetriger Säure. Aus den ersteren entstehen unter Freiwerden des ganzen Stickstoffs Alkohole; aus den letzteren bilden sich durch Anlagerung der NOH-Gruppe die Diazobenzole. — Man vergleiche hierüber die Lehrbücher der Chemie.

Das Diazobenzol, als freie Verbindung nicht bekannt, wahr-scheinlich von der Formel $C_6H_5N = NOH$, bildet Salze, die ausser-ordentlich leicht zersetzlich sind (explosibel!). Durch Kochen der wässerigen Lösung zerfallen die Salze in Stickstoff, Phenol und freie Säure. Bei gewöhnlicher Temperatur geht dieselbe Umsetzung lang-samer vor sich. In alkalischer Lösung (kohlensaures Alkali) verläuft die Spaltung anders: es entweicht wohl auch Stickstoff, es bildet sich aber kein Phenol, sondern gefärbte Zerfallprodukte von nicht näher bekannter Struktur.

Nach subcutaner Injektion[1] von 0,3 bis 0,5 des salpetersauren Diazobenzols starben Kaninchen in 10 bis 20 Minuten. Die Er-scheinungen sind die der akutesten Erstickung. Nach einigen Mi-nuten beginnt oft unter einem Schrei heftige Athemnoth, die sich rasch zur äussersten Orthopnoë steigert, dann folgen alsbald schwere Erstickungskrämpfe, die meist beim ersten oder doch nach kurzer

---

[1] Jaffé: A. e. P. Ph. 2, 1874, pag. 1.

Remission beim wiederholten Anfall zum Tode führen. — Die Ursache des raschen Todes bildet umfängliche Gasentwickelung im Kreislauf (Stickstoff). Man sieht bei sofortiger Sektion vor Allem in den grossen Venen, dann im rechten Herzen, in der Arteria pulmonalis reichliche Luftblasen, die aber auch in der Aorta und deren Verzweigung nie ganz vermisst wurden. Der Tod erfolgt also durch Gasembolie aus dem in den Gefässen entbundenen Stickstoff.

In den Organen finden sich die Zeichen der beginnenden hämorrhagischen Infarcirung. Die Lungen sind durchsetzt von hyperämischen Knoten und Knötchen, in deren Centrum man zuweilen die punktförmige Hämorrhagie erkennen kann (getigerte Lunge). Im Darm ist die peritoneale Oberfläche mit kleinen hämorrhagischen Flecken übersät. — Es muss also im Blute selbst die Gasentwickelung geschehen.

Bei Hunden sind die Erscheinungen andere. Bei diesen Thieren ist entweder gar keine oder nur sehr geringe Gasentwickelung im Blute zu constatiren. An der Injektionsstelle dagegen sieht man umfängliches Hautemphysem mit einer charakteristischen, intensiv orangegelben Färbung des Gewebes: daraus entsteht später umfängliche Haut-Nekrose. — Die Injektion selbst ruft immer lebhafte Schmerzensäusserungen hervor. — Die hauptsächlichen Vergiftungs-symptome bestehen in Lähmungserscheinungen (taumelnder Gang, wie betrunken, das Thier schleppt zuerst die Hinterpfoten nach, dann wird die Lähmung vollständig und das Thier liegt auf der Seite anscheinend bei voller Besinnung). Erst in Stunden tritt unter allgemeiner Paralyse der Tod ein: kommt Sopor, so erfolgt der Tod schneller. Der Puls ist anfänglich und lange Zeit fort beschleunigt, kräftig und fällt erst mit fortschreitender Lähmung ab. — Sinken der Körperwärme ist besonders festgestellt.

Bei Fröschen kommt wieder umfängliche Gasentwickelung in den Gefässen zu Stande, die aber bei diesen Thieren nicht zum Tode führt. Krämpfe fehlen. Die wesentlichen Zeichen sind die fortschreitender Lähmung, die nach dem baldigen Erlöschen der Reflexe die sensible Sphäre schwer ergreift. Die Lähmung ist eine centrale: die peripheren Nerven und die Muskeln zeigen noch unversehrte Reizbarkeit, wenn schon allgemeine Lähmung eingetreten.

Das Blut war bei Thieren, die nicht in kürzester Zeit gestorben waren, immer von dunkelschwarzrother Farbe, langsam gerinnend, das klare Serum von stark alkalischer Reaktion: Phenol enthielt es nie (verdünnt, mit H_2SO_4 angesäuert und dann destillirt — also war auch kein Diazobenzol im Blute).

Im Harn war nach dem salpetersauren Salz weder Phenol noch unzersetztes Diazobenzol nachzuweisen. Dagegen gelang nach Darreichung des weniger giftigen schwefelsauren Salzes der Befund von Spuren Phenol (die natürlich nichts besonderes beweisen, da man im Magen die Entstehung von Phenol aus dem zersetzten Diazobenzol annehmen muss).

Bei Einverleibung per os blieb die Gasentwickelung im Blute der Kaninchen allemal aus: die Thiere starben nach Stunden unter geringen Lähmungserscheinungen plötzlich mit Abkühlung und Abnahme der Herzthätigkeit. —
Von den Umsetzungsprodukten des Diazobenzols, die im Blute

entstehen, und die schweren Blutveränderungen, Lähmungen .. hervorrufen, ist nichts bekannt.

C. Azobenzol — Phenylhydroxylamin.

Durch Reduktion des Nitrobenzols in alkalischer Lösung entsteht zuerst Azoxybenzol, dann Azobenzol und Hydrazobenzol.

$$C_6H_5N \parallel C_6H_5N \quad \text{Azobenzol}, \qquad C_6H_5NH \mid C_6H_5NH \quad \text{Hydrazobenzol}, \qquad C_6H_5N{>}O \; C_6H_5N \quad \text{Azoxybenzol}.$$

Azobenzol ist eine schwer giftige Substanz. Von Baumann und Herter ist bei Hunden darnach zuerst Hämoglobinurie constatirt (Zeitschr. physiol. Chemie 1, pag. 267).

Den gleichen Befund hat Saarbach (Centralbl. med. Wissensch. 1881, pag. 705) bestätigt. Nach Einverleibung per os wie subcutan ist bei Kaninchen und Hunden vorübergehende Hämoglobinurie ohne weiter erkennbare Zeichen von Blutstörung beobachtet. Nach wiederholter Darreichung von 0,5 bis 1,0 wird das Blut verändert, braun, dickflüssig, schnell gerinnend und zeigt bei spektroskopischer Untersuchung den Met-Hb-Streifen. Bei mikroskopischer Betrachtung sind die Blutkörperchen schwer ergriffen: Körnchen, Schatten.. treten auf. Der auf kleinere Gaben hell entleerte Harn dunkelt beim Stehen nach. Die Vermuthung Saarbach's aber, das Azobenzol werde im Thierkörper in Nitrobenzol umgewandelt und letzteres sei die eigentlich wirksame Substanz, ist als unwahrscheinlich zurückzuweisen. Die dafür beigebrachten Beweisstücke: das Nitrobenzol bewirke dieselben Veränderungen am Blut und: Azobenzol lasse sich durch Oxydation in Nitrobenzol überführen, sind unrichtig und unzureichend. — Eine Dissertation: Röhl, Rostock 1890, die die gleichen Substanzen behandelt, habe ich nicht erhalten können.

Azoxybenzol ist von L. Lewin (A. e. P. Ph. 35, pag. 413) untersucht. Trotz der Unlöslichkeit in Wasser führt subcutane Injektion von 0,5 sowie stomachale Darreichung von 1,0 der in Wasser suspendirten Substanz bei Kaninchen zu tödtlicher Vergiftung. Die Thiere werden nach kaum bemerkbaren Krankheitszeichen über Nacht todt gefunden. An der Applicationsstelle sowie an Muskeln und am Darm sieht man gelb-bräunliche Verfärbung: am Blute ist der Met-Hb-Streifen, aber auch ausdrücklich das Fehlen grob erkennbarer Veränderungen constatirt. Die Leber war in einem Falle enorm vergrössert, gelb (Fett?). Der Harn, tief rothbraun, enthält keinen Blutfarbstoff. — Im überlebenden Blut gibt Azoxybenzol keine spektroskopisch erkennbare Veränderung. — Welche Umsetzung mit dem Azoxybenzol im lebenden Organismus vor sich geht, lässt Lewin offen.

Hier wird am besten angeschlossen die Besprechung des Phenylhydroxylamins C_6H_5NH, OH, einer Verbindung, die durch Reduktion des Nitrobenzols unter bestimmten äusseren Versuchsbedingungen entsteht. Es löst sich in 10 Theilen heissen, in 50 kalten Wassers. Diese Lösungen sind sehr unbeständig und gehen besonders in der Wärme in Azoxybenzol über: diese Zersetzung wird durch Alkalien beschleunigt. In saurer Lösung wird es zu Anilin: beim Erwärmen mit verdünnten Mineralsäuren lagert es sich um zu Amidophenol. Es hat basische Eigenschaften — reducirt sehr stark.

Einen schweren Vergiftungsfall mit diesem Körper hat Lewin beobachtet und darnach denselben untersucht (A. e. P. Ph. 35, 1895, pag. 401). Ein Laborant im chemischen Institut übergoss sich mit der Lösung der Substanz die Kleider. In ausserordentlich schnellem Verlauf bildeten sich die schwersten Vergiftungserscheinungen aus: Bewusstlosigkeit, blaugraue Hautfarbe, röchelndes Athmen, unfühlbarer Puls. Der Harn war frei von einer reducirenden Substanz: im Aderlassblut waren grosse Mengen von Met-Hb nachweisbar. — Alle Symptome verschwanden glatt ohne Nachwirkung. —

Auf überlebendes Blut wirkt das Phenylhydroxylamin ausserordentlich energisch ein: rascher als irgend ein anderes Blutgift. Kleine Mengen dem Blute zugesetzt bedingen schnelles Zerfallen der rothen Blutkörperchen: nur die Leukocyten bleiben erkennbar. — Eiweisslösungen werden nicht gefällt. Durch die Haut geht die Lösung der Substanz leicht und rasch hindurch und verursacht Entzündungserscheinungen, nach grösseren Mengen umfängliche Nekrose. Ebenso werden die Schleimhäute gereizt. — Bei Thieren entsteht nach Zuführen nicht tödtlich vergiftender Mengen braune Blutverfärbung, die an den Schleimhäuten, den Ohren und sonst geeigneten Stellen äusserlich gut erkennbar wird. Diese Met-Hb-Bildung kann sich mit allen Folgeerscheinungen sehr rasch spontan zurückbilden. Von allgemeinen Vergiftungszeichen ist das erste Dyspnoe, bald folgen deutliche und nach der Grösse der Gabe immer weiter fortschreitende Lähmungserscheinungen. — Bei Fröschen wird besonders die Herzthätigkeit stark ergriffen. —

Auf Grund übereinstimmender chemischer Reactionen glaubt Lewin, dass das Phenylhydroxylamin im thierischen Stoffwechsel theilweise zu Azoxybenzol umgewandelt wird. — Vergl. oben pag. 317.

D. Die Hydrazine.

Hydrazin: Methyl-Aethyl-Hydrazin.
Phenylhydrazin. Pyrodin oder Hydracetin.
Antithermin. Orthin.

I. Das Hydrazin oder Diamid $H_2N—NH_2$, eine basische Verbindung, die mit Säuren Salze bildet, deren Lösung sauer reagirt, hat für die Toxikologie bis jetzt nur theoretisches Interesse.

Nach O. Löw erweist es sich für alle Lebewesen giftig und wird deshalb von Löw für ein Protoplasmagift erklärt. Die Keimlinge von dicotyledonischen Pflanzen sterben z. B. in 0,2 pro milliger Lösung in einigen Tagen ab. Immerhin ist die Wirkung nicht so ausgesprochen wie von anderen Protoplasmagiften. Hefe z. B. lebt in 1 pro mille Lösung noch nach zwei Tagen. Nach den von H. Buchner angestellten Thierversuchen kommen bei Kaninchen und Meerschweinchen auf subcutane Injection von 0,2 bis 0,3 pro Kilo Thier binnen 30 Minuten: Zittern, Muskelschwäche, beschleunigte Athmung, dann folgen schwere klonische Krämpfe, dazwischen die Zeichen fortschreitender Lähmung, von der die hinteren Extremitäten ausgenommen sein sollen: nach etwa zwei Stunden Tod.

Methyl- und Aethylhydrazin sollen gleichartig wirken. O. Löw: B. B. 23. 2. 1890, pag. 3203: daselbst die Versuche von H. Buchner. — Berichte der Gesellschaft f. Morphologie und Physiologie, München 1889, pag. 126 und O. Löw: System der Giftwirkungen pag. 42. — Die Hypothese von O. Löw, wornach die physiologische Wirkung der Hydrazine auf die ausgesprochene chemische Reagirfähigkeit mit Aldehydgruppen zurückzuführen sei, sei hier kurz erwähnt. — Irgend welche weitere experimentelle Bestätigung oder heuristische Ergebnisse hat sie nicht aufzuweisen. — Hydrazin, Phenylhydrazin und das zugehörige Hydroxylamin (§ 76, pag. 317) wirken schon im Thierversuch verschieden.

Vergiftungen von Hunden mit Diamidsulfat hat Borissow im Baumann'schen Laboratorium angestellt: Zeitschrift physiol. Chemie 19. 1894, pag. 499: deren Ergebnisse sind von Poduschka bestätigt: Arch. exp. P. Ph. 44, pag. 59. — Kleine Gaben, bis 0,02 pro Kilo subcutan, machen nur Erbrechen, das bald beginnt und mit abnehmender Häufigkeit einen halben Tag lang anhält: ebenso lange dauert die auf etwas höhere Gaben folgende starke Salivation. — Bei Mengen von 0,05 pro Kilo ab kommen weitere Symptome hinzu, die auf 0,1 noch stärker ausgeprägt sind: sehr starke Erregungszustände, die Borissow mit Sinnestäuschungen in Zusammenhang bringt. — Die Erregung geht nach und nach in Depression und weiterhin in vollständiges Coma über, worin nach ein bis zwei Tagen der Tod eintritt. — Die Herzthätigkeit wird bald arythmisch und sehr schlecht und bis zum Tode immer mehr verlangsamt. Ebenso ist die Athmung verzögert und im Coma eigenartig anfallsweise erschwert. Die Temperatur sinkt, um so mehr, je grösser die Gabe und je länger das comatöse Stadium (bis zu 28 ^{0} C. ist beobachtet). — Bei der Sektion findet man Magen und Darm hämorrhagisch imbibirt, der trübe eiweissfreie Harn zeigt mikroskopisch zahlreiche Fetttröpfchen. Die Leber ist hochgradig verfettet. —

Der eigenartigste Fund liegt auf chemischem Gebiete. Diamid ist in den Ausscheidungen nicht zu finden: dagegen enthält der Harn grosse Mengen Allantoin, das der Harnsäure nahestehende Diureid der Glyoxylsäure: $C_4H_6N_4O_3$. Der grösste Theil des Ausgeschiedenen fällt auf die ersten Stunden nach der Vergiftung. Nach allen erhobenen Befunden kann der Zusammenhang der Diamidvergiftung mit der Allantoinausscheidung nur der sein, dass entweder die Bildung oder die Ausscheidung des Allantoins durch das Diamid erheblich gesteigert wird.

II. Dibenzoyldiamid: $(C_6H_5CO)NH-NH(C_6H_5CO)$ ist gleichfalls von Borissow untersucht. Die Wirkung ist schwächer, was indess auch mit der schlechten Löslichkeit zusammenhängen kann. Erbrechen und Speichelfluss fehlt, dagegen kommen schwere Durchfälle. Starke Erregung macht auch dieses Diamid, darauf folgt wieder depressiver Zustand, der sich aber nicht bis zu Coma steigert. Die „Allantoinwirkung" fehlt. —

III. Phenylhydrazin: eine stark alkalische, schwer in Wasser lösliche Flüssigkeit, bildet mit Säuren Salze, die sich mit neutraler Reaktion in Wasser lösen. Es verbindet sich leicht mit Aldehyden zu charakteristischen krystallinischen Verbindungen, wird darum zum Nachweis des Traubenzuckers benützt. — Das reine Phenylhydrazin wirkt eiweissfällend: es reducirt die Fehling'sche Lösung.

— Es ist von G. Hoppe-Seyler physiologisch geprüft und als schweres Blutgift erkannt (Zeitschrift physiolog. Chemie 9. 1885, pag. 34).

Auf Kaninchen wirken etwa 0,1 bei subcutaner Application tödtlich vergiftend. Dieselbe Menge ist vom Magen aus unwirksam: etwas grössere Gaben machen nur vorübergehende Nierenerscheinungen: erst die ungefähr zehnfache Menge tödtet. Der Befund bei der Sektion ist derselbe. Das Blut ist tief schwarzbraun verfärbt und meistens überall geronnen: oder aber es gerinnt sogleich, den Organen entnommen zu einer braunen Gallerte. (Ob Gerinnungen intra vitam entstehen?) — Bei subcutaner Injektion sind die Hautvenen in der Nähe der Injektionsstelle mit bräunlichen krümlichen Massen gefüllt: dasselbe zeigt sich an den Magenvenen bei Application vom Magen aus.

Der Harn enthält nach schwächerer Vergiftung (nicht immer) eine die alkalische Kupferlösung stark reducirende Substanz, die nicht näher bestimmt ist (Phenylhydrazin oder Zucker?). — In schwereren Fällen erscheint Blut (Oxyhämoglobinstreifen) und Eiweiss: nach deren Entfernung ist wieder die reducirende Substanz nachweisbar. Auch viel Phenol gibt Hoppe-Seyler für den Harn an. Die Nieren sind vergrössert: in einem Theile der Harnkanälchen Infarcirung durch Blutfarbstoff.

Die eigenartigen Wirkungen auf den Blutfarbstoff beschreibt Hoppe-Seyler folgendermassen: Ueberlebendes O_2-haltiges Blut wird mit Phenylhydrazin sofort tief schwarzbraun. Lässt man aber das Blut zuvor sich vollständig reduciren (Sauerstoff frei), so tritt diese Aenderung nicht ein. Blut wird bei Berührung mit dem (alkalischen) Phenylhydrazin gefällt und langsam entsteht Hämochromogen. Lässt man Luft zu, so wird die Masse braun. — Etwas anders wirkt das salzsaure Phenylhydrazin. Dieses gibt mit Blutkörperchenbrei verrieben eine braune, sauer reagirende Masse, die sich im zehnfachen Volumen Alkohol mit rothbrauner Farbe löst. Die Lösung hat einen charakteristischen Absorptionsstreifen hinter D, etwa an der Stelle des breiteren Oxyhämoglobinstreifens. Verdunstet man diese Lösung, so bleibt eine dunkelgrüne Masse, die sich wieder in Alkohol löst, jetzt aber keine ausgezeichneten Absorptionserscheinungen mehr gibt. —

Ausdrücklich wird von Hoppe-Seyler hervorgehoben, dass beim Zusammenbringen von Phenylhydrazinsalz mit dünner Blutlösung nur ganz zu Beginn der Reaktion der Streifen des Met-Hb schwach angedeutet war, aber alsbald wieder verschwand. Das braune Reaktions-Endprodukt ist also im Wesentlichen kein Methämoglobin. —

Die Blutkörperchenveränderungen durch die Hydrazine sind von Heinz untersucht (Virchow's Archiv 122. 1890, pag. 114). Durch Vergiftung mit 0,03 Pyrodin wird das Blut des Frosches braun bis braungrün: die Erythrocyten sind geschrumpft, der Rand gefältelt, oft wie umgeschlagen. Es ist Segmentirung im Stroma zu sehen. Der Kern wird difform, eckig, gekerbt. —

Phenylhydrazin und seine Derivate erzeugen auch beim Warmblüter ganz charakteristische Veränderungen. Den Blutkörperchen sitzen am Rande stark lichtbrechende Körperchen auf, die sich ablösen können und dann frei im Blutplasma herumschwimmen. Diese

Körperchen färben sich intensiv violett mit Methylviolett (gesättigte Lösung in 0,6 procent. NaCl-Lösung) und sind damit an den Erythrocyten schon sichtbar zu machen, wenn solche weiter noch keine Veränderungen aufweisen. Auch die Blutkörperchen des Menschen und des Hundes zeigen diese Reaktion gegen Methylviolett. Heinz hat eine grosse Zahl von Phenylhydrazinderivaten auf diese Reaktion untersucht und sie überall, sonst aber bei keinem anderen Blutgift gefunden.

Nach Fränkel (siehe bei Pyrodin) wirken schon 1 bis 2 cgr Phenylhydrazin tödlich vergiftend auf Kaninchen. —

IV. Das Phenylhydrazin ist ein — chemisch — ausserordentlich reaktionsfähiger Körper. So entstehen die Phenylhydrazone durch Einwirkung von Phenylhydrazin auf die Carbonylgruppe (Aldehyde und Ketone). Hieher gehören z. B. die Osazone, das sind Verbindungen mit den Glykosen, in denen 2 Molek. Phenylhydrazin mit 1 Mol. Glykose in Reaktion getreten sind. Diese Osazone, sehr schwer in Wasser löslich, haben für die physiologische Chemie, nicht aber für die Toxikologie Interesse. — Im Nachfolgenden sind nur die Derivate des Phenylhydrazins besprochen, die wegen des Vorschlags der praktischen Verwendung als Arzneimittel am genauesten studirt sind.

V. Agathin: Salicylmethylphenylhydrazon, durch Condensation von Salicylaldehyd mit Methylphenylhydrazin dargestellt: $C_6H_4OHCH = NNC_6H_5CH_3$. Es ist von Roos und Rosenbaum in die Therapie eingeführt (Deutsche Medicinal-Zeitung 1892, pag. 569 u. 1083). — Es wurde als schmerzstillendes und heilendes Mittel bei Neuralgien gerühmt, das zu 0,5 zwei- bis dreimal des Tages zu nehmen sei, das aber erst nach einer Gesammtgabe von 4,0 bis 6,0 wirksam werde. Die Nachprüfung hat unzuverlässige Wirkung und sehr unangenehme Nebenerscheinungen festgestellt (Ilberg: Deutsche med. Wochenschr. 1893, Nr. 5 und Badt, ibidem Nr. 15). Diese werden beschrieben als Druckgefühl im Kopf, Schwindel, Benommenheit und Kopfschmerz bei mehr als der Hälfte der Patienten, vereinzelt Schlaflosigkeit, Erbrechen, Durchfall, Brennen in der Harnröhre. —

— ———

VI. Pyrodin — Acetylphenylhydrazin $C_6H_5NH — NHCOCH_3$. Das zuerst von Dreschfeld (British medical Journal 1888, pag. 881) unter diesem Namen empfohlene Präparat war ein Gemenge von 1 Theil des reinen Hydrazins mit 3 Theilen eines indifferenten Pulvers. Es sollte als Antipyreticum zu 0,05 bis 0,15 (0,25!) innerlich: äusserlich in Salbenform bei Psoriasis verwendet werden. — Die Erfahrungen aller anderen Aerzte hat dieses Präparat wegen hochgradiger Giftigkeit als untauglich erwiesen. Belehrend ist die Besprechung und Diskussion über diesen Körper im Verein für innere Medicin in Berlin: Sitzung vom 28. Oktober 1889: refer. Deutsche Medic. Zeitung 1889, pag. 1038. (Renvers, Fränkel, Guttmann.)

Pyrodin ist wenig löslich in kaltem, besser in heissem Wasser, geruchlos und fast geschmacklos. — Schon 0,1 ist eine sehr wirksame Gabe. In 5 Std. beginnt die Schweissbildung, die rasch sich verbreitet, in etwa 2 Stunden ist das Minimum des Temperaturabfalls erreicht, der insgesammt mehrere Grade ausmacht; auch subnormale Temperaturen kommen vor. Der Urin wird burgunderroth bis tiefroth. Er enthält kein Blut, aber grosse Mengen von Farbstoff (Urobilin, auch Bilirubin?).

Bestimmt erwiesen ist stark deletäre Wirkung auf die rothen Blutkörperchen. Wo mehrere Tage lang etwa 0,5 gegeben war, sah man starken einige Wochen dauernden Icterus auftreten. Die Blutuntersuchung ergab enorme Abnahme des Hb-Gehaltes, in 4 Tagen von 95 auf 45 procent des normalen Hämoglobin-Gehaltes. Als am 5. Tage das Mittel ausgesetzt wurde, ging der Verfall noch weiter, so dass am 7. Tage nur mehr 35 procent des normalen Hämoglobins constatirt wurden. Mikroskopisch wurden Gestaltsänderungen, kernhaltige Formen von Erythrocyten gesehen (bis 14 Tage nach Aufnahme des giftigen Stoffes). Renvers erwähnt den Befund von Met-Hb im lebenden Blut. — Klinisch sind die Zeichen der Anämie, Mattigkeit u. s. w. angegeben.

P. Guttmann beschreibt vom Sektionsbefund solcher Kranken, die Pyrodin genommen hatten, dass alle Organe tief braunroth aussahen, besonders Leber und Nieren. In letzteren Organen wurde Ausstopfung der Harnkanälchen mit einer braunröthlichen Masse gesehen. — Auch bei längerdauernder äusserlicher Anwendung des Pyrodins sind in geringerem Grade dieselben Veränderungen am Blute festgestellt worden. — Auch Guttmann fand im Harn kein Blut. —

Diese ungünstigen Erfahrungen wurden von allen Seiten bestätigt. So beschreibt Gg. Lemoine (Société de Biologie 1889) Cyanose, Kälte der Extremitäten, Pulslosigkeit, schweren Collaps. — Pessarolo (Referat in Turiner Akademie 21. Juni 1889) berichtet nach sehr gründlichen eigenen Beobachtungen die gleichen Erfahrungen. —

Ziegler (Deutsch. Archiv klin. Medicin 45. Bd., pag. 363) hat nach demselben ungünstigen Ausfall bei der therapeutischen Benützung (auf 0,5 schwerer Icterus) Thierversuche angestellt. Ein Hund, der täglich 0,5 Pyrodin bekam und darauf am 3. Tage starb, hatte von anfänglich 5,2 Millionen Blutkörperchen im mm^3 nur noch 1,26 Millionen. — Die tödtliche Gabe für einen 5 Kilo schweren Hund beträgt 1,0 bis 2,0. Neben der Cyanose erscheint schwere allgemeine Lähmung. Der schwarzrothe Harn enthält viel Urobilin (dabei einen Eiweisskörper, der in der Kälte auf Essigsäure ausfiel und sich im Ueberschuss der Essigsäure wieder löste).

Filehne (Virchow's Archiv 117) hat auf Pyrodin beim Kaninchen (nicht beim Hund) den Uebergang von Blut in die Galle gesehen. — Der braunrothe Harn enthält viel Urobilin, gibt aber spektroskopisch keine Hb-Zeichen (dagegen die Heller'sche Blutprobe: gefärbten Niederschlag der Erdphosphate beim Kochen mit Natronlauge).

VII. Die Phenylhydrazinlävulinsäure $C_6H_5NHN = C_5H_7O_2$, von E. Fischer hergestellt, wurde hier sogleich physiologisch geprüft und als schwer giftig, für therapeutische Verwendung unbrauchbar erklärt. Sie wurde dann später unter dem Namen Antithermin therapeutisch empfohlen. (Nicot: Nouvelles Remèdes 1887. Drobner: Wiener medic. Presse 1892). Nachdem wiederholt Erbrechen, Collaps-Erscheinungen, schwere Blutveränderungen constatirt waren, ist sie darnach definitiv als Arzneimittel aufgegeben.

VIII. Die Hydrazinparaoxybenzoësäure (Orthin) und die Hydra-
zinsalicylsäure hat Kobert untersucht (Deutsche medic. Wochenschr.
1892 Nr. 2). Erst grössere intravenöse Gaben machen nach diesem
Autor Blutzersetzung. Im Harn wird Traubenzucker ausgeschieden.
— Arzneilich brauchbare Wirkungen haben nach Unverricht (ibidem)
diese Stoffe nicht.

Eine interessante Angabe, deren Autor ich nicht citiren kann,
lautet dahin, dass alle Hydrazinderivate häufig Hautausschläge machen.

§ 153. Die Pyrrol-Gruppe. Thiophen. Pyrrolidine.

Dem Pyrrol und seinen Derivaten geben die Chemiker einen
aus 4 C und 1 N bestehenden geschlossenen Ring von der Formel

$$\begin{array}{l} C = C \\ | \qquad \rangle N, \\ C = C \end{array}$$ der noch 5 freie, im Pyrrol mit H-Atomen besetzte Va-

lenzen hat. Der basische Charakter der Pyrrole ist sehr schwach:
sie lösen sich langsam in Säuren, bilden aber keine Salze, sondern
verharzen (Pyrrolroth: Abspaltung von Ammoniak).

Pyrrol entsteht aus Acetylen und Ammoniak, beim Durchleiten
durch schwach glühende Röhren. Diese Synthese erklärt sein Vorkommen bei der trocknen Destillation der verschiedensten organischen Substanzen. So findet es sich im Steinkohlentheer, speciell
reichlich im sogen. Knochenöl und macht zum wesentlichen Theil
die Giftigkeit dieses Gemisches aus (vide § 158).

Pyrrol ist eine chloroform-ähnlich riechende, farblose Flüssigkeit
vom Siedepunkt 131° C., beim Stehen an der Luft wird es braun.
In Wasser ist es wenig, leicht in Alkohol und Aether löslich. Die
charakteristischen Reaktionen sind: Die Dämpfe färben einen mit
Salzsäure befeuchteten Fichtenspahn anfänglich blass-, nach und nach
tiefroth; mit Isatin und Schwefelsäure entsteht eine blau gefärbte
Verbindung.

Physiologisch untersucht ist Pyrrol von Ginzberg (Dissertation,
Königsberg 1890 bei Jaffé). Es hat sich im Allgemeinen als ein
schwer lähmendes Gift erwiesen.

Frösche werden von 0,05 bis 0,07 rasch allgemein gelähmt: zuerst schwinden die spontanen Bewegungen, später auch vollständig
die Reflexerregbarkeit. Die anfänglich unregelmässige Athmung setzt
schliesslich vollständig aus. Auch das Herz schlägt verlangsamt,
arythmisch, die Systolen werden immer schlechter, bei hohen Gaben
endlich Stillstand in Diastole. Von all diesen Störungen können die
Thiere sich langsam erholen oder aber nach grösseren Mengen stellt
der Tod sich ein — nach 0,1 und darüber schon in 20 bis 30 Minuten.
— Ziemlich häufig bei kleinen Gaben ist allgemeines Muskelflimmern.
Auf grössere Gaben tritt nach dem Tode rasch allgemeine Starre auf.

Die Lähmung ist central, vom Grosshirn beginnend und weiter
schreitend: Die peripheren Nerven werden anfänglich nicht ergriffen.
Das Muskelflimmern wird durch Unterbindung der zuführenden
Arterie gar nicht, dagegen durch Durchschneiden der Nerven fast
vollständig aufgehoben: es ist also auch im Wesentlichen centralen
Ursprungs.

Auf Kaninchen wirkt Pyrrol in Gaben von 0,2 an: mit 0,5 beginnen die grossen Dosen. Langsam fortschreitende Lähmung, gegen Ende starke Dyspnoë und schwere epileptiforme Krämpfe sind die wesentlichen Symptome der Vergiftung: in 8 bis 24^h tritt der Tod ein. Eigenartig ist die Wirkung aufs Blut: nach 0,4 bis 0,5 kommt starke Hämoglobinurie; im Harn zahlreiche Hb-Cylinder, keine Blutkörperchen. Auf grosse Gaben, 1,5, tritt schon in 20 Minuten Blut im Harn auf (dabei einmal viel Traubenzucker). Nach kleinen Pyrrol-Gaben erscheint kein Blut, aber etwas Eiweiss und constant Bilirubin, welch letzteres bei schwacher Vergiftung Tage lang anhielt. Stets war einige Stunden nach der Darreichung Pyrrol-Reaktion im Harn nachweisbar.

Bei Katzen bestand im Wesentlichen derselbe Symptomen-Complex: Gaben über 0,7 tödten die Thiere in etwa 24^h unter Mattigkeit, die sich zu vollständiger Lähmung steigerte. Dagegen wurde weder Hämoglobinurie nach regelmässig Icterus gesehen: nur ein Thier von dreien hatte Bilirubin im Harn.

Bei Hunden zeigte sich intensiver Icterus, der 24^h nach der Injektion begann und Tage lang anhielt. — Einmal erfolgte auf Eine grosse Gabe in den Magen eine schwere Magen-Darm-Blutung. Wie bei den anderen Thieren zeigte sich Mattigkeit, Schwäche, Lähmung. Bei der Sektion wurde die Galle nicht zähe, dickflüssig gefunden. — Eine grobe Schleimhautverletzung als Ursache der schweren Blutung konnte nicht entdeckt werden: Der Autor denkt deshalb an schwere Blutveränderung, die zu starker Diapedesis geführt hatte.

Auch überlebendes Blut wird vom Pyrrol aufgelöst und rasch zur Gerinnung gebracht. — Endlich ist Pyrrol ein ziemlich kräftig wirkendes fäulnisswidriges Mittel.

Betreffs des Stoffwechsels war eine Vermehrung der Gesammt-schwefel-Ausscheidung (also vermehrte Eiweisszersetzung) nicht zu constatiren. Die gepaarte Schwefelsäure erwies sich nur bei Einem Versuchsthier vermehrt.

Die α-Carbopyrrolsäure machte in Gaben von 1,0 bis 3,0 bei Kaninchen keinerlei Vergiftungszeichen. Der Urin reagirte sauer, gab beim Kochen keine Pyrrol-Reaktion. Die Säure wird als solche wieder ausgegeben.

Nach diesen Versuchsresultaten besteht eine gewisse Uebereinstimmung in der Wirkung beim Pyrrol mit den gewöhnlichen aromatischen Verbindungen (und der Benzoesäure). Die Blutwirkungen des Pyrrols machen es allerdings wesentlich schwerer und in eigenartiger Weise toxisch wirksam.

Thiophen: $\begin{matrix} C=C \\ | \quad\ \ \diagdown \\ \quad\quad\ \ S \\ | \quad\ \ \diagup \\ C=C \end{matrix}$ ist nach den Angaben von Heffter (Pflüger's Archiv 39, 1886, pag. 420) zu 1,0 bis zu 2,0 subcutan und in den Magen gegeben auf den Hund ohne Wirkung. — Kaninchen hörten nach 0,5 durch 2 Tage auf zu fressen, erschienen krank. — Die gepaarte Schwefelsäure im Harn war nicht vermehrt. — Aus der Minderung der Gesammtschwefelsäure-Ausscheidung folgert Heffter, dass der Eiweisszerfall durch das Thiophen herabgesetzt wird.

Die α-Thiophensäure ist nach Jaffé und Levy (B. B. 21. 2. 1888, pag. 3458) in Gaben von 2,0 als Natriumsalz bei subcutaner Injektion für Kaninchen völlig ungiftig. Sie paart sich quantitativ mit Glykokoll zu Thiophenursäure.

$$\text{Furfuran:} \quad \begin{array}{c} C = C \\ | \quad\quad \rangle O \\ C = C \end{array}$$ ist nicht untersucht. Ueber Furfurol siehe pag. 466.

Pyrrolidine — Tetrahydropyrrole — sind dem Piperidin ähnliche stark basische Körper. Sie sind nicht untersucht.

Eine von Brieger in Culturen von Tetanus Bacillen gefundene Basis von der Zusammensetzung $C_5H_{11}N$ könnte (nach der Vermuthung von Guareschi-Kunz-Krause) Methylpyrrolidin sein. Die Base ist stark giftig, ruft, subcutan applicirt, eigenartige klonische Krämpfe der Muskulatur hervor, deren Bewegungs-Umfang mit der fortschreitenden Vergiftung stetig zunimmt: dazwischen progressive Lähmung, der die Thiere erliegen (Brieger: B. B. 19. 2. 1886, pag. 3119).

§ 154. Die Pyrazol-Verbindungen. — Antipyrin.

Pyrazol wird ein stickstoffhaltiger Ring von der Formel $\begin{array}{c} C—N \\ \| \quad\quad \rangle N \\ C—C \end{array}$ genannt. Von den Derivaten dieses Kernes ist das wichtigste das Antipyrin, ein Phenyldimethylpyrazolon, das durch Condensation aus Phenylhydrazin mit Acetessigester bereitet wird. Zuerst entsteht Phenylhydrazinessigester, der dann durch Erhitzen unter Abspaltung von Alkohol in Phenylmethylpyrazolon übergeht: letzteres wird nochmals methylirt.

Antipyrin, in England, Amerika, Frankreich mit den verschiedensten Namen belegt, ist sehr leicht löslich in Wasser, in Alkohol, Chloroform, Benzol, schwer löslich in Aether, Toluol, Ligroin. Schmelzpunkt 112° C. Es reagirt neutral, stellt aber chemisch eine einsäurige Basis vor, deren Salze — mit Ausnahme des Pikrates und des Chloroplatinates — leicht löslich sind. Mit salpetrigsaurem Natron entsteht in schwach saurer Lösung eine intensive Grünfärbung, Nitrosoantipyrin, welch letzteres sich bei hoher Concentration in Krystallen ausscheidet. Mit Eisenchlorid entsteht blutrothe Färbung, mit Salpetersäure gelbgrüne, nach dem Erhitzen und weiterem Zusatz rothe Färbung. — Es schmeckt schwach und nicht lange nachhaltend bitter.

Man darf Antipyrin nicht geben zusammen mit:

Salpetrigsäure-Verbindungen: es entsteht Nitroso-Antipyrin;

Kalomel und anderen Quecksilberpräparaten: diese geben giftige organische Hg-Verbindungen;

Carbolsäure und Tannin: fällen das Antipyrin;

Chloral: verbindet sich wie alle Aldehyde mit Antipyrin (2 Antipyrin + 1 Chloral);

Salicylsäure und salicylsaures Natron haben nur den rein äusserlichen Nachtheil, dass sie mit Antipyrin gemischt in feuchter Luft sich zu salicylsaurem Antipyrin verflüssigen: eine chemische Aenderung der beiden Körper geschieht nicht.

Die erste Mittheilung von Filehne, der das Antipyrin als Arzneisubstanz eingeführt hat, enthält im Wesentlichen Klinisches. Angaben über die Resultate von Thierversuchen haben bald darnach Coppola, Demme, Bettelheim, Pellacani u. A. veröffentlicht. Darnach wirkt das Antipyrin in sehr grossen Gaben bei allen Thieren rasch herzlähmend, bei etwas geringeren aber noch immer schwer giftigen Mengen treten Störungen des Centralnervensystems hervor, die bei starker Wirkung in sofortiger Lähmung bestehen. Von mittleren Gaben zeigen sich gewöhnlich Reizungs-Symptome verschiedener Art, so Krämpfe verschiedener Ausbildung, gesteigerte Reflexerregbarkeit, tetaniforme Anfälle, nach denen erst die Lähmung sich einstellt. Die Einwirkung auf den Blutdruck wird sehr verschieden angegeben: zuerst steigt derselbe, später aber fällt er bei noch unversehrter Herzthätigkeit ab, durch Erweiterung der Hautgefässe. Dem entsprechend wird angegeben, dass die Temperatur im Rectum fällt, während die der Haut steigt. Nach Coppola (Archivio per le scienze mediche VIII) wirkt Antipyrin nicht Temperatur vermindernd nach Rückenmarksdurchschneidung: die Wirkung sei auf die Gefässe selbst gerichtet, deren Erweiterung vermehrte Wärme-Abfuhr und dadurch Temperatur-Abfall bewirke.

Eine Veränderung des Blutes im Leben konnte bisher nicht constatirt werden. Methämoglobin oder irgend welche Gestaltsänderung der Körperchen ist nicht erwiesen. Doch ist hiebei zu beachten, dass unsere Methodik des Nachweises von Blutstörungen noch sehr unvollkommen ist. Die fast regelmässig constatirte dunklere Harnfärbung (die allerdings auf Zusatz von Eisenchlorid erst in purpurroth übergeht) und die spektroskopische Harnprüfung — Verdunkelung von Orange bis Blau — deutet auf Ferropyrin, also auf vermehrte Eisenausscheidung im Harn. (Henocque: Journal de Pharm. et de Chim. [5] 12. 1885, pag. 25.)

Im Harn ist die Aetherschwefelsäure nur sehr wenig beim Menschen, deutlicher beim Hunde vermehrt. — Das Antipyrin wird als solches im Harn (zum Theil an Schwefelsäure gebunden) ausgeschieden. Die ersten Mengen erscheinen nach etwa 2 Stunden: in $1^{1}/_{2}$ bis 2 Tagen ist die Ausfuhr nach Einer Gabe beendigt. — Ueber die Stickstoff-Ausscheidung im Harn gibt Umbach (A. e. P. Ph. 21. 1885, pag. 161) an, dass am Gesunden die gesammte Stickstoff-Ausfuhr und zwar wesentlich der Harnstoff an den Antipyrintagen deutlich um etwas über 10 procent vermindert war: die Harnsäure blieb constant. Dasselbe hat Riess (ibidem 22, pag. 125) an Typhus-Kranken constatirt. Umbach beschreibt, dass auf 8,0 Antipyrin in 2 Tagen beim Gesunden die Temperatur um 1,2° C., der Puls von 82 auf 71 gefallen ist: dabei bestand zuerst Gefühl von Erregtheit und Schlaflosigkeit, am zweiten Tag deutliche Abspannung. Zahlreiche gleichartige Untersuchungen bestätigen im Wesentlichen dies Resultat. (Kumagawa: Virchow's A. 113, pag. 198 gibt starke Vermehrung der Harnsäure an).

Die beim Menschen beobachteten Giftwirkungen sind alle gelegentlich des therapeutischen Gebrauches vorgekommen. Zunächst hat man dem Antipyrin etliche Todesfälle zur Last gelegt. Es handelt sich dabei immer um schwere Collaps-Erscheinungen, in denen der letale Ausgang erfolgte: dies ist nach 3,0, nach 1,5, auch nach 1,0 gesehen worden, bei Phthisikern, Pneumonikern, Herzkranken mit Anfällen von Angina pectoris. Kann man hier auch mit gutem Grunde den Fehlschluss des post hoc ergo propter hoc herbeiziehen, so mahnen diese Vorkommnisse doch immer zur Vorsicht. Filehne warnt schon in seiner ersten Publication vor der Darreichung grösserer Antipyrin-Dosen an Phthisiker und abgemagerte Patienten. — Auch bei Gesunden sind nach dem Gebrauche gar nicht hoher Gaben von Antipyrin als Analgeticum schwere Collaps-Zustände mit theilweiser Trübung des Bewusstseins, ausgeprägter Herzschwäche, subnormaler Temperatur, Störungen der Sinnesapparate etc. vorgekommen. Siehe z. B. Guttmann: Therap. M.-H. 1892, pag. 560.

Die häufigste Begleiterscheinung des Antipyrin-Gebrauches sind Hautausschläge. Die statistischen Zusammenstellungen nennen sehr verschiedene Zahlen von einigen, 5 oder 6 bis zu 30 procent aller Behandelten. Diese Exantheme sind meist nicht schwerer Art: neben dem lästigen Jucken, Brennen sind sie dadurch besonders unbequem, dass sie die Diagnose erschweren oder verschleiern können. Sie kommen manchmal sofort, manchmal erst im Laufe länger dauernden Gebrauches vor und verschwinden meist rasch nach Aussetzen des Mittels. Doch ist auch gesehen, dass sie darnach noch weiter sich ausgebreitet haben. Ob besondere Krankheiten für den Ausbruch bestimmter Exanthemformen disponiren, ist behauptet, durch die bisherige zu geringe Zahl der Beobachtungen aber nur wahrscheinlich gemacht (so bei Typhus-Blutungen). Es sind Erytheme und Roseola, Masern- und Scharlach-ähnliche Ausschläge, Urticaria, Ekzeme, auch Blasenbildung und Hautblutungen beschrieben. Letzteres in der Form, dass in schon veränderten Hautstellen Bluterguss erfolgte (so bei Typhus, hämorrhagische Masern und Scharlach!) oder aber so, dass sofort Petechien sich zeigten.

Von schlimmerer Bedeutung sind schmerzhafte verbreitete Schwellungen der Haut (der Lippen, des Gesichts etc.), die gewöhnlich als Oedeme bezeichnet werden, wahrscheinlich aber entzündlichen Ursprungs und den circumscripten Exanthemen parallel zu setzen sind. Weiterhin verdienen besondere Erwähnung die an der Haut der Genitalien (Scrotum, Penis) vorkommenden Erkrankungen, die leicht zur Geschwürsbildung mit sehr langwierigem Heilungsverlauf führen, Einen typischen Fall beschreibt Möller (Therap. M.-H. 1892, pag. 580 und 1894, pag. 565). Die subcutanen Injektionen concentrirter Antipyrin-Lösung sind jetzt nicht mehr gebräuchlich. Es wird über dieselben sehr verschiedenes berichtet: meist wurden sie gut ertragen, doch sind auch häufig heftige Schmerzanfälle gefolgt. Oertliche Störungen, so Infiltration, entzündliche Schwellung, selbst Abscedirung sind wie bei jedem anderen Stoff, so auch bei den Antipyrin-Injektionen vorgekommen.

Mit den Exanthemen werden in der Literatur als gleichzeitig vorkommend vielfach zusammengenannt: Beschwerden an den sichtbaren Schleimhäuten, so dass als Gegenstück zu den Hautausschlägen auch örtliche Schleimhautaffektionen nach Antipyrin angenommen werden (Enantheme). Als solche sind beschrieben: Reizungserscheinungen der Conjunctiva mit starker ödematöser Schwellung; Beschwerden in der Nase, Mundhöhle, Rachen, Kehlkopf: so z. B. Fliessen der Nase, heftiges Niessen, Brennen, Stechen, Jucken an den Lippen, der Zunge, dem Zahnfleisch, heftige allgemeine Zahnschmerzen — weiter

Heiserkeit, Verfall der Stimme, mühsames Athmen, Schmerzen auf der Brust. Diese Schleimhauterkrankungen sind seltene Vorkommnisse.

Magenbeschwerden sind nach den Exanthemen die häufigst vorkommende Antipyrin-Nebenwirkung. Uebelkeit, Druck, Aufstossen, Erbrechen kommen in einzelnen Statistiken bis zu 30 procent der Behandelten vor. Wenig leiden Männer, viel häufiger Frauen (so z. B. die Zahlenangabe 6 gegen 50), bei Kindern werden diese Störungen besonders schlimm. Natürlich ist bei stomachaler Verabreichung dieses Vorkommniss am häufigsten beobachtet, doch kommt Erbrechen auch nach anderen Applicationsarten vor (subcutan, Chlysma), so dass man wohl mit Recht an ausgiebige Abscheidung des Antipyrins auf die Magenschleimhaut gedacht hat.

Störungen am Herzen werden von den meisten Autoren als die Ursache der schweren Collaps-Zustände angesehen, die bei Phthisikern, Typhösen, Anämischen in einzelnen Fällen beobachtet (und oben schon erwähnt) sind. Auch subnormale Temperatursenkungen sind nach Antipyringebrauch constatirt. Inwieweit diese bei den Collapsen betheiligt sind, ist im Einzelnen nicht auszuscheiden.

Vom Harnapparat ist verschiedentlich Ischuria, Harnverhaltung, Blasenkrampf, Schmerzen beim Uriniren angegeben. Ob die gelegentlich erwähnte „Nierenreizung" (Albuminurie, Cylinder) dem Antipyrin zuzuschreiben ist, erscheint bei der Seltenheit der Angabe sehr fraglich.

An den Sinnes-Gebieten und am nervösen Central-Apparat sind ausserordentlich selten Störungen dem Antipyrin zugeschrieben. Hieher gehören (nach Falk: siehe Literatur): Ohrensausen, Schwerhörigkeit — vorübergehende Sehstörung; — Krampfanfälle bei Kindern; Parästhesien an verschiedenen Hautstellen; Schwindelgefühl.

Die störenden Nebenwirkungen, die mit dem raschen Abfall und Wiederansteigen der Temperatur zusammenhängen und bei den brüske wirkenden Antipyreticis zu sehr bedenklichen Collapszuständen führen können, hat man nach Antipyrin nicht in schwerer Ausbildung beobachtet. Es wird zwar häufig Schweissausbruch, aber doch nicht von erschöpfender Heftigkeit angegeben, ebenso wird Frösteln, aber kaum einmal wirklicher Schüttelfrost beschrieben.

Die sogen. conträre Wirkung der Fiebermittel, wobei auf deren Verwendung an fieberfreien Patienten, z. B. fieberlosem Rheumatismus ausgeprägte Temperatursteigerung mit allen zugehörigen Beschwerden auftritt, ist auch beim Antipyrin verschiedentlich gesehen.

Zur Behandlung der Antipyrin-Vergiftung ist kaum etwas besonderes zu sagen. Gegen die eigenartigen Beschwerden wird Atropin empfohlen.

Literatur: Eine ausführliche Besprechung der ersten Veröffentlichungen über Antipyrin, bis zum Jahre 1889, ist in der Brochüre: Wissenschaftliche Mittheilungen über Dr. Knorrs Antipyrin (von der Firma: Meister, Lucius und Brüning edirt) enthalten. Eine zusammenfassende Darstellung der Nebenwirkungen hat Falk in den Therapeut. M.-H. 1890, pag. 97 und pag. 151 gegeben. — Die ersten klinischen Mittheilungen sind von:

Filehne: Zeitschrift klinische Medicin VII, 1884. pag. 641.
Guttmann: Berlin. klin. Wochschr. 1884, Nr. 20.

Von dieser Zeit an vergleiche man die klinisch-medicinischen Journale.

Thierexperimente und Stoffwechselversuche:

Coppola: Rivista di chim. med. e farmacolog. 1884, pag. 448.
Demme: Fortschritte der Medicin 1884, Nr. 20 und 21.
Bettelheim: Medicin. Jahrbücher (Wien), 1885, pag. 263.
Pellacani: Archivio per le scienze mediche VIII.
Umbach: A. e. P. Ph. 21, pag. 161 und
Riess: ibidem 22, pag. 127, etc. etc.

Salipyrin: Die chemische Verbindung von Salicylsäure und Antipyrin ist von Guttmann (Berl. Klin. Wochenschr. 1890, Nr. 37) in die Therapie eingeführt. Es hat nach diesem Autor erst in hohen Gaben therapeutischen Erfolg, wodurch sich die schlimmen Nebenwirkungen der beiden Componenten, z. B. auf den Magen addiren könnten. Schweisse, Exantheme sind von Guttmann angegeben. Eine schwere zur Haut-Nekrose führende Erkrankung am Scrotum beschreibt Schmey: Therap. M.-H. 1897, pag. 175.

Tolypyrin ist dem Antipyrin ganz analog construirt, nur dass es an der Stelle der C_6H_5-Gruppe die Toluyl-Gruppe $C_6H_4CH_3$ trägt. Es ist schwerer in Wasser löslich als Antipyrin (1:10), schmeckt ausgesprochen bitter. Es ist von Guttmann (Berl. Klin. Wochenschr. 1893, Nr. 11) zuerst verwendet. Es wird dieselben Nebenerscheinungen machen wie das Antipyrin. — Liebreich (Therap. M.-H. 1893, pag. 182) macht die kurze Bemerkung, dass es stärker reize als das Antipyrin.

Tolysal: salicylsaures Tolypyrin, von Hennig (Deutsche medic. Wochenschr. 1893, Nr. 8) zuerst therapeutisch versucht, wird nicht mehr gebraucht. Es ist wenig in Wasser löslich, von herb bitterem Geschmacke.

Anhang zu Antipyrin.

Von H. v. Tappeiner und seinen Schülern sind eine Anzahl chemischer Verwandter des Antipyrins untersucht, die aus theoretischen Gründen erwähnt werben müssen. — Canné und Tappeiner im Archiv exp. P. Ph. 28, pag. 295 und 30, pag. 231.

Das Phenyldimethylpyrazol ist vom Antipyrin durch Wenigergehalt von 1 O verschieden: C_3HON_2 ist die Pyrazolon-, C_3HN_2 die Pyrazol-Gruppe, an welche C_6H_5 und $2CH_3$ angelagert sind. — Es wirkt erheblich schwächer als Antipyrin, lähmend, und tödtet durch Athmungsstillstand: das Herz wird sehr wenig angegriffen. — Ganz gleichartig, nur quantitativ etwas stärker wirken die durch Addition entstandenen Derivate: das Jodmethylat und Chlormethylat.

Noch viel geringere, central lähmende Wirkung hat die Phenylmethylpyrazolcarbonsäure (statt der einen Methylgruppe: COOH). Die Phenylpyrazoldicarbonsäure (2 mal COOH) hat noch etwas schwächere centrale Wirkung, greift aber bei Fröschen und Kaninchen das Herz an, das gleichzeitig mit der Respiration still steht. — Dieselbe Herzwirkung und starke Lähmung des nervösen Centrums macht die Diphenylpyrazolcarbonsäure.

Dagegen hat die Phenylmethylcarbonsäure ausgesprochene diuretische Wirkung (in Thierversuchen fast dem Coffein gleichkommend). Diese Wirkung ist auch vom Antipyrin erwiesen.

Die Phenyldimethylpyrazolsulfosäure (mit der Sulfosäuregruppe am Phenyl) ist viel weniger giftig als das einfache Pyrazol, macht aber gleichfalls Herz- und Athmungslähmung. — Auf die Temperatur wirken die Carbon- und die Sulfosäure nicht: auch die diuretische Wirkung besitzt die letztere nur wenig.

Oxazole kann man allgemein die Verbindungen nennen, die einen aus fünf Atomen, $3C + N + O$, bestehenden ringförmigen Kern besitzen. — Speciell hat Hantzsch (Liebig's Ann. 249) die Verbindungen mit dem Kern $O\,{}^{C\ C}_{C\ N}$ als Oxazole bezeichnet, während Isoxazole den Kern $O\,{}^{C\ C}_{N\ C}$ haben. — Letztere von Claisen dargestellten Verbindungen (B. B. 1891. XXIV. 2. pag. 3900) hat Tappeiner physiologisch untersucht (Archiv exp. P. Ph. 37. 1896, pag. 325).

Die am eingehendsten geprüfte Substanz war das Chlormethylat des Phenylmethylisoxazols: am N ist CH_3 und Cl angelagert: es handelt sich in gewissem Sinne um eine quaternäre Basis. — An Fröschen wurde curareartige Lähmung constatirt. An Säugetieren zeigt sich eine auffallende Beeinflussung gewisser Secretionen (Schleim und Harn), dann zunehmende Schwäche. Sehr eigenartig ist ein nach intravenöser Injektion bei Kaninchen rasch eintretender und bis 50 Sekunden und noch länger dauernder Athmungsstillstand, in dem sich Krämpfe einstellen, auch der Tod erfolgen kann. Der letale Ausgang kann durch künstliche Respiration verhindert werden. Diese Athmungsstörung verläuft ganz gleichartig, wie die durch Einblasen reizender Dämpfe in die Nasenhöhle hervorgerufene; vorausgehende Cocainisirung der Nasenschleimhaut lässt in beiden Fällen den Respirationsstillstand nicht zu Stande kommen. Von den weiter untersuchten Ammoniumbasen haben auch die Chlormethylate des Methyldiphenyl- und des Dimethylphenylpyrazols, ferner das Tetramethylammoniumchlorid dieselbe Wirkung auf die Athmung. Das einfache, Methylphenylisoxazol (ohne Chlormethyl) ist wirkungslos. — Die interessanten Einzelheiten über den Zusammenhang dieser Athmungsstörung mit dem Kreislauf sind im Original einzusehen.

§ 155. Indol-Gruppe. Skatol. Indigo.

I. Allgemeines. Indol, von der Formel C_8H_7N wird als eine Verbindung betrachtet, in der der Benzol- und der Pyrrol-Ring zugleich enthalten ist. Die Methyl-Verbindung heisst Skatol (die Me-Gruppe wird im Pyrrol-Ring in p-Stellung zum N angenommen).

Die Indolverbindungen, zum Indig gehörig, sind besonders für die physiologische Chemie von Bedeutung: für die Toxikologie haben sie nur wegen des gewöhnlichen Vorkommens im thierischen Stoffwechsel Interesse.

Indol und Skatol sind krystallinische Blättchen, vom Schmelzpunkt 52° C. und 95° C. Sie entstehen durch Fäulniss des Eiweisses bei niedriger Temperatur, durch Schmelzen von Eiweiss mit Aetzkali: sind auch synthetisch dargestellt. Sie sind mit Wasserdämpfen leicht flüchtig, werden durch Destillation aus saurer Lösung von den anderen basischen Körpern, aus alkalischer Lösung von den Phenolen getrennt und können aus der wässerigen Lösung mit Aether ausgeschüttelt werden. Mit Pikrinsäure geben beide rothe krystallinische Fällungen. Versetzt man das Gemenge der Pikrate mit Ammoniak und destillirt, so gehen beide Körper über: durch Natronlauge aber wird das Indol zersetzt und nur Skatol ist im Destillat. — Skatol ist in Wasser sehr schwer löslich: man kann darum aus der ätherischen Ausschüttelung beider Körper, die man nach Verdunsten des Aethers in Alkohol aufnimmt, das Skatol ausfällen, wenn man mit Wasser verdünnt.

Indol (und Skatol) entstehen fortgesetzt im Darm durch Eiweissfäulniss. Der wesentlichste Theil wird wohl mit den Fäces ausgeschieden und bedingt deren eigenartigen Geruch. Ein gewisser Antheil wird nach der Resorption im Stoffwechsel zu Indoxyl und Skatoxyl oxydirt und dann mit Schwefelsäure (oder Glykuronsäure) gepaart im Harn ausgeschieden. Wird die Ausscheidung der Fäces verzögert (Kothstauung), so wird vermehrt Indol resorbirt und darnach vermehrt indigbildende Substanz im Harn ausgeschieden.

Indol und Skatol besitzen nur geringe Giftigkeit: Diese wird vollends durch die Oxydation zu Indoxyl und Skatoxyl und Bindung zu Aethersäure so gut wie vollständig aufgehoben.

Die Indoxylschwefelsäure wird durch verdünnte Mineralsäuren in Indoxyl und Schwefelsäure gespalten. Ersteres wird durch Sauerstoffaufnahme aus der Luft, rascher und vollständiger durch Zusatz eines O abgebenden Körpers in Indigblau übergeführt: $2C_8H_7NO + O_2 = C_{16}H_{10}N_2O_2 + 2H_2O$. — Bei Ausschluss von Sauerstoff entsteht ein rother Körper: Indoxylroth.

Die normale Indig-Menge des Harns beträgt beim Menschen im Tag zwischen 5 bis 20 mgr: diese Quantitäten können nach der geringen Giftwirkung des Indols und Skatols kaum giftig wirken. Eine Selbstvergiftung durch Indol oder Skatol existirt also wahrscheinlich nicht.

II. **Indol.** Ueber die Giftwirkung dieses Körpers citire ich folgende Zeugnisse: (Nencki B. B. 9. pag. 299) Hunde geben auf 1 gr Indol kein Intoxikationszeichen: bei 2 gr in 24 Stunden erkrankte das Thier an Durchfällen (und Hämaturie? letztere Angabe wird nicht wieder erwähnt). — Nach Christiani (Zeitschrift physiol. Chemie 2, pag. 281) werden Frösche in Wasser, dem Indol zugesetzt ist, nach einiger Zeit gelähmt (dabei erhöhte Reflexerregbarkeit). Diese Lähmungssymptome gehen spontan bald zurück. — Jaffé (Centralblatt medic. Wissensch. 1872, pag. 2) brachte, um die Ueberführung des Indols in Indoxyl zu studiren, Thieren subcutan Indol bei und bemerkt dazu, er habe davon keine Giftwirkungen gesehen. — Baumann und Brieger (Zeitschrift physiol. Chemie 3. pag. 255) haben bei ihren Versuchen zur Reindarstellung der Indoxylschwefelsäure einem grossen Hunde 3 Tage lang je 3 gr, am 4. Tage 4 und am 5. Tage 5 gr Indol gegeben: Der Hund hat diese Mengen gut ertragen. Der Harn wurde darnach röthlich-braun (aber nicht blutig).

Diese Angaben genügen zum Beweis, dass das Indol nur sehr geringe Schadenwirkung besitzt. Diese scheint im Allgemeinen eine lähmende zu sein. Der Annahme, dass es wie die Benzolderivate allgemein lähmend wirkt, widerspricht die Beobachtung Christiani's von der Steigerung der Reflexerregbarkeit bei Fröschen.

III. Skatol (Methylindol) scheint noch weniger giftig. Ein Hund bekam von Brieger (Zeitschrift physiol. Chemie 4. pag. 416) 7 gr Skatol und zeigte dabei keinerlei abnorme Erscheinung. Mester (Zeitschr. physiol. Chemie 12. pag. 130) gab einem sehr grossen Hunde behufs Studium der Umwandlungsprodukte des Skatols täglich 6 gr Skatol, welche Dosis im Grossen und Ganzen gut ertragen wurde. „Mehrere Male machte das Befinden des Thieres es nothwendig auszusetzen, da Erbrechen und Diarrhoen auftraten."

Darnach ist auch Skatol eine sehr wenig giftige Substanz. Auffallend ist vom Indol wie vom Skatol diese geringe Wirkung: vielleicht ist sie durch die rasche Umsetzung in ungiftige Körper (Oxydation und Paarung mit Säuren) zu erklären.

Ueber Methylindolcarbonsäure und Methylindolessigsäure sind physiologische Versuche von Volkhardt (bei Penzoldt) ausgeführt: Dissertation, Erlangen 1888, auch München. medic. Wochenschr. 1888. — Von der Ersteren wurde das Na-Salz bei Thieren benützt: es zeigte sich von sehr geringer Giftigkeit: nur Betäubung und motorische Lähmung wurde constatirt. Für den Menschen sind 3,0 der Säure ohne alle Beschwerden: der Harn ist bräunlich, wird beim Stehen schwarzbraun. — Beide Verbindungen besitzen ausgesprochen fäulnisswidrige Wirkung. Wegen der „Ungiftigkeit" hat Penzoldt sie als geeignetes Mittel für die trockene Wundbehandlung vorgeschlagen (örtlich kurz dauernder brennender Schmerz).

Bei seinen Studien über den Indig hat Baeyer constatirt, dass die Orthonitrophenylpropiolsäure beim Erwärmen mit alkalischen Reduktionsmitteln (Traubenzucker und Kalilauge) glatt in Indigblau übergeht. $2(C_6H_4NO_2 \cdot C \equiv C \cdot CO_2H) + 2H_2 = C_{16}H_{10}N_2O_2 + 2CO_2 + 2H_2O$. Es ist desshalb das Verhalten dieser Säure im thierischen Stoffwechsel von Ehrlich untersucht. — (Centralbl. medic. Wissensch. 1881. pag. 753.)

Darnach wirkt diese Säure als Nitro-Körper, d. i. als ein schweres Blutgift. Kaninchen sterben von 1,25 subcutan beigebracht im Verlaufe weniger Minuten: wird diese Menge in mehreren Theilgaben applicirt, so zeigen sich nach dem in 24 bis 36^h erfolgten Tode folgende Störungen: Die Erythrocyten sind tiefgehend verändert; in ihnen ist eine in Netzform angeordnete, mit Methylenblau färbbare Substanz differenzirt, das beschädigte Stroma. Weiter findet sich Schattenbildung, Poikilocytose. Bei einem Thier trat eine schwere Hämoglobinurie mit Milzschwellung, Nierenveränderung auf. Dabei fand sich am linken Ventrikel ein die ganze Oberfläche einnehmender bis zur Mitte der Wand dringender weisser Infarkt (kleinere solche Infarcirungen in den Papillarmuskeln). In den diese Parthie versorgenden Blutgefässen fand Ehrlich rothe, von der Wand leicht ablösbare Blutgerinnsel, die durch primäre Gefässwandalteration mit nachfolgender Thrombose, aber auch durch Klumpen zusammengeklebter Erythrocyten und daran sich anschliessende Fibrinanlagerung erklärt werden können. Ausserdem parenchymatöse Veränderungen der Leber, Blutungen in die Augenmuskeln und Störungen im Darm. — Ueber die Farbe des Blutes wird nichts angegeben.

Nach diesen Ergebnissen ist von Wirkung eines Indolderivates in dem beschriebenen Vergiftungsbild nichts zu sehen.

42*

Indigo, Indigotin, Indigblau, Indicum, der bekannte blaue Farbstoff, kommt als Glukosid, Indican, in verschiedenen Pflanzenfamilien vor (Indigofera-Arten, Leguminosae, Isatis tinctoria, Rhöadin). Dieses Indican zerfällt in einen Zucker $C_6H_{12}O_6$ und in Indigblau.

Indigblau ist absolut unlöslich in Wasser, in verdünnten Säuren und Alkalien. Bei der früher ganz allgemein eingeführten medicinischen Verwendung des Indigs sind aber so häufig unangenehme Nebenwirkungen berichtet, dass man diese Angaben nicht für Beobachtungsfehler erklären kann. Entweder sind diese Wirkungen des Indigs auf zufällige Verunreinigungen, oder was wahrscheinlicher ist, auf ein aus dem Indig entstandenes gelöstes Umsetzungsprodukt zu beziehen. Indigblau wird in stark alkalischer Lösung durch reducirende Substanzen in wasserlösliches Indigweiss umgewandelt: $C_{16}H_{10}N_2O_2 + 2H = C_{16}H_{12}N_2O_2$: dies geschieht z. B. durch Traubenzucker in alkalischer Lösung. Ich kenne keine experimentelle Untersuchung darüber, ob Indigblau im thierischen Darm reducirt wird und welche physiologischen Wirkungen das Indigweiss äussert. Dem chemischen Verhalten nach (phenolartig) kann Indigweiss wohl giftig sein. —

Der Indig wurde früher als sogenanntes Antispasmodicum, Krampfmittel, gegeben. Die Dosis war 0,3 bis 1,0: es sollen manchmal bis 60,0 in einem Tag genommen worden sein. Erzählt wird von ihm: er errege Metallgeschmack, mache in starken Gaben Uebelkeit, Erbrechen, Darmschmerzen, Durchfall, Nierenschmerzen: auch Zuckungen sind berichtet: die Haut werde blau. — All das deutet auf Resorption, die man doch nur vom Indigweiss annehmen kann.

Concentrirte Indiglösung ist eine Auflösung von 1 Theil Indig in 4 Theilen rauchender Schwefelsäure. Sie wirkt natürlich ätzend wie concentrirte Schwefelsäure.

§ 156. Pyridin, Piperidin. — Chinolin, Hydrochinolin.

Allgemeines.

Die stickstoffhaltigen Ringe Pyridin C_5N und Chinolin C_9N bilden die Kerne der wichtigsten und interessantesten pflanzlichen Alkaloide. Man hat die Definition „Alkaloid" geradezu auf die Pyridin- und Chinolin-Derivate beschränkt. — Durch Lösen der doppelten Bindungen entsteht aus dem Pyridin C_5H_5N das Piperidin $C_5H_{10}NH$, aus dem Chinolin C_9H_7N das Dekahydrochinolin $C_9H_{16}NH$.

Das Studium dieser einfachsten Alkaloide hat darum schon aus theoretischen Gründen hohes Interesse. Dazu kommt noch der praktische Grund, dass Pyridin und seine nächsten Verwandten bei sehr verschiedenen Gelegenheiten in der Technik als Arzneisubstanzen verwendet sind und daher zu ökonomischen Vergiftungen führen können. — Studirt man aber die zahlreichen in der Literatur mitgetheilten Experimentaluntersuchungen über diese Körper durch, so findet man leider sehr weitgehende Widersprüche, so dass eine bestimmte Darstellung der physiologischen Reaktionen dieser Stoffe nicht möglich ist. — Abgesehen von den Irrthümern durch unreine Versuchsmateriale und die Verwendung sehr verschieden grosser Gaben bildet den Hauptgrund hiefür die Schwierigkeit der Deutung der geschenen Vergiftungs-Symptome. Die fraglichen Substanzen setzen Störungen, Lähmungen (und Erregungen) an centralen und auch peripheren nervösen Apparaten; besonders die Deutung der gesehenen Sensibilitäts-Veränderungen ist unsicher und daraus sind wohl die verschiedenartigen, geradezu entgegengesetzten Angaben über die physiologischen Wirkungen zu erklären.

Aus dem Pyridin C_5H_5N entstehen bei Vertretung der H-Atome durch Alkylgruppen die alkylirten Pyridine, so Methylpyridin oder Picolin, Aethylpyridin oder Lutidin (weiter Collidin, Parvolin, Coridin, Rubidin . . . .). Ebenso werden aus dem Chinolin das Chinaldin, Lepidin, Kryptidin gebildet. Dieselben Combinationen sind mit den hydrirten Pyridinen und Chinolinen möglich. Da nun noch von jeder Verbindung verschiedene Struktur-Isomere möglich sind, so existirt eine sehr grosse Zahl nahe verwandter und doch verschiedener Verbindungen.

Die Pyridinbasen werden aus dem Steinkohlentheer durch Ausziehen mit Schwefelsäure (30 procentig) zunächst roh gewonnen. Nach einem umständlichen Reinigungsverfahren wird schliesslich das wasserfreie Gemenge durch fraktionirte Destillation getrennt. — Im Wesentlichen ist es also die Bestimmung des Siedepunktes, die (nach dem allerdings umständlichen Reinigungs-Verfahren) als Garantie der Reinheit dient. Welche Verunreinigungen dann noch in einem Präparat sind, darüber habe ich keinerlei Erfahrung.

Eine erste orientierende Untersuchung über die Pyridin- und Chinolinbasen ist von M'Kendrick und Dewer (refer. in B. B. 1874, pag. 1458: das Original habe ich nicht finden können). Die Resultate sind: Die verschiedenen Basen der Pyridinreihe rufen gleichartige Wirkungen hervor, die nur nach der Intensität verschieden sind; je höher in der Reihe, um so stärker ist die Giftigkeit (um so kleiner die letale Dosis). Die Pyridinbasen sind giftiger als die homologen Basen der Chinolinreihe. Die letzteren sind in (der Art) der Wirkung den höheren Gliedern der Pyridinreihe ähnlich. — Vergleicht man die Wirkung von Chinolin und Parvolin (C_9H_7N und $C_9H_{13}N$), von Collidin und Coniin ($C_8H_{11}N$ und $C_8H_{15}N$), von Dipyridin und Nikotin ($C_{10}H_{10}N_2$ und $C_{10}H_{14}N_2$), so zeigt sich, dass abgesehen von chemischer Struktur (?) die Base die wirksamste ist, welche die grösste Menge Wasserstoff enthält. — Der Tod wird von all den untersuchten Substanzen durch erschöpfende Convulsionen oder durch Athmungslähmung herbeigeführt: Herztod macht keine. — Wichtig ist noch der zuerst referirte Satz, dass die aus Cinchonin (durch Kalischmelze?) dargestellten Basen dieselbe physiologische Wirkung hatten, wie die aus Theer isolirten Pyridine und Chinoline.

In vielen und wesentlichen Punkten weichen von dieser Darstellung die Angaben von Heinz ab (Virchow's Archiv 122. 1890, pag. 116), der speciell die vier einfachsten Basen Pyridin und Piperidin, Chinolin und Dekahydrochinolin untersucht hat. Ueber die Herkunft des verwendeten Materials macht Heinz keine näheren Angaben als die, dass er das letztgenannte Präparat von E. Bamberger erhalten habe.

Nach Heinz wirken alle diese Basen auf Thiere ungefähr gleichartig ein: sie verursachen centrale Lähmung, setzen die Erregbarkeit der motorischen Nervenendapparate herab, lassen die sensiblen Nervenendapparate zunächst intakt. Die Muskelsubstanz wird langsam von ihnen angegriffen.

Heinz findet das Pyridin viel energischer wirksam als das
Piperidin, von welch letzterem zu gleich starker Lähmung die doppelten Gaben nothwendig sind. Weiterhin zeigt sich ein Unterschied
in der Herzwirkung. Beim Pyridin steht das Herz gleichzeitig mit
Eintritt der allgemeinen Lähmung auch still, während es bei dem
durch Piperidin gelähmten Frosch noch lange fortschlägt. Dagegen
führt Piperidin rascher zu charakteristischen Gestaltsänderungen an
den Erythrocyten: Körnchenbildung im Protoplasma; Piperidin schon
nach 2, Pyridin erst nach 24 Stunden.

Ganz gleichartig liegen die Unterschiede zwischen Chinolin und
Dekahydrochinolin: letzteres wirkt schwächer lähmend, führt aber zu
rascher Formveränderung (Körnchenbildung) im Protoplasma der
rothen Blutkörperchen.

Von O. Löw ist in seinem Buch: System der Giftwirkungen
auf Seite 43 aus verschiedenen Literatur-Citaten der allgemeine Schluss
gezogen, dass Piperidin und hydrirtes Chinolin weit stärkere Gifte
seien als Pyridin und Chinolin. Löw gibt dafür eigene Versuche
an (Wirkung auf Infusorien und niedere Pilze: Pflüger's Archiv 35
pag. 527), citirt die schon referirten Angaben von M'Kendrick und
Dewar, endlich eine Angabe von Filehne (B. B. 1883, 1. pag. 739
— in einer Mittheilung von Hoffmann und Königs), dass das
Tetrahydrochinolin in seiner Gesammtwirkung energischer sei als das
Chinolin. — In welchem Sinne eine Lösung dieser Widersprüche zu
suchen ist, ist mir jetzt noch nicht klar.

Die weiteren an der citirten Stelle von O. Löw gemachten allgemeinen Schlussfolgerungen erscheinen nicht ausreichend bewiesen und
darum verfrüht.

Weitere allgemeine Angaben über die Pyridin- und Piperidin-
Gruppen bei Corin: Citat am Ende der theoretischen Betrachtungen
über Cocaïn, § 176.

§ 157. Pyridin (und Pyridin-Derivate).

Literatur: Die im vorigen § citirte; weiter:

Rochefontaine: Comptes rendus des séances de la société de Biologie: ser. VII. t. 3.
Germain Sée: Bulletin géner. de Therapeutique 1885, 30. Juni.
Harnack und Meyer: A. e. P. Ph. 12, 1880, pag. 394.
His: A. e. P. Ph. 22. 1887, pag. 254.
Lublinski: Deutsche Medicinal-Zeitung 1885, pag. 985.
Rosenthal: Dissertation Erlangen 1888 etc.

I. Pyridin ist eine wasserhelle, an der Luft sich nach und
nach gelb färbende, stark lichtbrechende Flüssigkeit. Der Siedepunkt
wird verschieden hoch angegeben. Nach Ladenburg, der nach besonderem Verfahren absolut reines Pyridin gewonnen hat, liegt er
bei 114° C. (Annalen der Chemie 247, pag. 1). — Wahrscheinlich
haben die meisten Autoren ein unreines Pyridin benutzt. Der Geruch ist eigenartig widerlich und Jedermann vom denaturirten (Brenn-)
Spiritus her bekannt.

Pyridin ist im Dippel'schen Thieröl, im Knochenöl, in den
Theersorten der verschiedensten Herkunft, kommt unter den Zersetzungsprodukten vieler Pflanzen-Alkaloide, so z. B. des Nikotins,
und darum im Tabaksrauch vor.

Auch im Gährungs-Amylalkohol, im Benzol und Toluol ist es manchmal in geringen Mengen enthalten. Es löst sich in Wasser, Alkohol, Aether, Chloroform in allen Verhältnissen. Die wässerige Lösung reagirt alkalisch. Es bildet sehr leicht in Wasser lösliche Salze, die aber auf Lakmus stark sauer reagiren.

Pyridin gehört zu den mittelstark wirksamen Giften. Ich habe mit besonders gereinigtem Material die Angaben von Heinz, nach welchem Autor Pyridin rein (d. i. ohne sonst auffällige Nebenerscheinungen) lähmt, nachgeprüft und kann sie bestätigen. Das Vergiftungsbild, wornach bei Fröschen zuerst fibrilläre Zuckungen, dann allmählig schwere klonische Krämpfe und zuletzt Tetanus sich ausbilden, ist nach meiner Meinung mit einem unreinen Präparat gewonnen. Auf 0,03 (grosse Gabe) wird von Fröschen schon in wenigen Minuten die Rückenlage ertragen: gleichmässig geht die Lähmung in den Tod über. — Bei Reizung der motorischen Nerven zeigt sich bald eine schnelle Erschöpfbarkeit des Nervmuskelpräparates. Nur starke Induktionsschläge machen noch Zuckung: auf Faradisation entsteht nur kurz dauernde Zusammenziehung, während das durch Unterbindung geschützte Bein noch regelmässig funktionirt. Schliesslich kommt auch auf stärkste Reizung keine Zuckung mehr. Die Muskeln sind aber zu der Zeit noch gut erregbar. — In den rothen Blutkörperchen der Frösche treten eigenartige, ungefärbte, stark lichtbrechende Körperchen auf: dies wird erst nach etwa 24^h sichtbar. Nach grossen Gaben, die schnell tödten, ist darum diese Blutwirkung gar nicht zu sehen.

Wenig empfindlich gegen Pyridin scheinen die gewöhnlich zu Versuchen benützten Säugethiere zu sein, Kaninchen und Hunde. Harnack und Meyer geben kurz an, dass Kaninchen sich sehr resistent erweisen. Nach His, der einem Hunde wochenlang täglich 1,0 als essigsaures Salz in Lösung mit der Schlundsonde beibrachte, traten keinerlei Störungen als zuweilen Durchfälle auf, die durch Knochenfütterung vermieden werden konnten. — Auch Cohn, der einem Hunde in 4 Tagen 5 gr Pyridin mit der Schlundsonde beibrachte, beschreibt keinerlei Vergiftungswirkung. (Zeitschrift physiolog. Chemie 18, pag. 116.)

Eine ausführliche Untersuchung von Brunton und Tunicliffe (Journal of Physiologie 17, 1894, pag. 292) bestätigt neuerdings wieder diese Angaben. Pyridin ist nur ein schwaches Gift, das im Wesentlichen allgemein lähmend wirkt. Vor Eintritt der allgemeinen Lähmung ist eine geringe paretische Wirkung auf die motorischen, eine deutliche auf die sensiblen peripheren Nervenendapparate nachzuweisen. — Auch die Athmung und Herzaktion werden angegriffen.

Ueber die Wirkung auf den Menschen liegen zahlreiche Angaben vor: darnach ist Pyridin kein schweres Gift. Es wurde therapeutisch gebraucht, so mehrprocentige Lösung zu Aetzung bei Rachen-Diphtheritis, 1/3 procentige Lösung zu Einspritzung bei Gonorrhoe: endlich am ausgedehntesten wurden Dämpfe bei Asthma inhalirt. Schlimmere Erscheinungen als von G. Sée, der nur Schwindel und Nausea angibt, sind bei der Nachprüfung von Lublinski (Deutsche Medic. Zeitung 1885, pag. 985) beobachtet. Es wurden 3,0 bis 5,0 Pyridin im geschlossenen Zimmer auf flache Teller gegossen der Verdunstung überlassen (in etwa 1/2 Stunde verschwunden) und den Patienten aufgegeben, etwa 20 Minuten lang die Dämpfe einzuathmen.

-- Bei vielen zeigte sich gegen Ende der Sitzung starkes Schlafbedürfniss, Müdigkeit, Erschlaffung der Muskulatur. Nur bei einzelnen kamen schwerere Zeichen: Schwindel, Erbrechen, Kopfschmerz,
auch Ohnmachtsanwandlung — heftiges Gliederzittern. Bei Herzkranken besonders sei Vorsicht nothwendig. —

Eine weitere Gelegenheit zur Pyridin-Aufnahme ist im Gebrauch
des denaturirten Spiritus gegeben. (Siehe pag. 424, VI.) Von einem
Gemenge aus rohem Holzgeist (4 Theile) und 1 Theil Pyridinbasen
werden $2^1{}_2$ l zu 100 l Alkohol gemischt. Von den Pyridinbasen
darf nur der unter 140° C. siedende Antheil verwendet werden, das
ist also wesentlich Pyridin und Pikolin. Schwindel, Müdigkeit, Schläfrigkeit, Gliederzittern werden als Folgen des anhaltenden Arbeitens
mit solchem Spiritus berichtet. — Es ist deshalb durch das Brannt-
weinsteuergesetz vom 24. Juni 1887 Gewerbetreibenden gestattet, die
Denaturirung in besonderen Fällen mit Essig, Terpentinöl, Thieröl,
Schwefeläther, Schellacklösung vorzunehmen.

Eine tödtlich verlaufene Intoxikation mit Pyridinbasen (nicht
mit reinem Pyridin!) ist im British medic. Journal 1893. 14. Okt.,
pag. 844 von Helme berichtet. Ein kräftiger Arbeiter nahm beim
Abhebern durch Versehen eine halbe Tasse Pyridinbasen: er war in
40 Minuten todt. Der Fall verlief so schwer, weil ein wesentlicher
Theil des Giftes in die Trachea und Bronchien eingedrungen war.
Es bestanden die Zeichen tiefen Collapses: Blässe, Cyanose der Lippen,
beschleunigter elender Puls, beschleunigte Athmung, Schleimrasseln,
Schmerz unter dem Sternum: weiter furibunde Delirien, akute Lungen-
erscheinungen. Bei der Sektion Entzündung der Trachea, Bronchien;
Lungenödem; trockne, weisse Zunge, Entzündung im Magen, Duodenum, Darm.

Sehr merkwürdig ist die Umänderung, die das Pyridin im Stoffwechsel (des Hundes) erfährt. His hat gefunden, dass nach Pyridin-
fütterung die Methylpyridylammoniumbasis im Harn erscheint. (Pyridin
addirt direkt Jodmethyl: die entstehende Ammoniumbasis ist studirt
von Hofmann: B. B. 1881. 1498.) Diese Umwandlung des Pyridins
ist bestätigt von Cohn (Zeitschr. physiol. Chemie 18. 1894. pag. 112),
der die synthetisch dargestellte Verbindung mit der aus dem Harn
dargestellten im Einzelnen verglichen hat.

Die Ammoniumbasen haben Curare-ähnliche Wirkung (§ 142).
Ob bei den oben geschilderten Zeichen der Pyridin-Vergiftung die
erst im Organismus entstandene Ammoniumbasis betheiligt ist, ist
eine interessante, aber leider nicht zu beantwortende Frage.

II. Ueber die weiteren Pyridinbasen gilt der von allen Autoren
unwidersprochen angenommene Satz, dass sie um so giftiger wirken,
je höher der Siedepunkt: die Art der Wirkung sei dieselbe.

Methylpyridin oder Pikolin von der allgemeinen Formel
$C_5H_4CH_3N$ oder C_6H_7N, ist dem Anilin isomer (in seinen Wirkungen
vom Anilin aber verschieden). — Es gibt drei Isomere Pikoline, die
in früheren Untersuchungen nicht auseinander gehalten sind.

Das α-Pikolin ist von Cohn untersucht (Zeitschrift physiol.
Chemie 18. 1894. pag. 119). Kaninchen bekamen täglich 0,5 bis 1,0
subcutan. Die Thiere wiesen erst am Ende der Woche Nierenerscheinungen auf (Eiweiss, granulirte und Epithelialcylinder). Zwei
Thiere bekamen Krämpfe, woran das eine zu Grunde ging; ein Thier
blieb frei von Erscheinungen.

Das Pikolin wird zu Pyridincarbonsäure oxydirt und diese, mit Glykokoll gepaart, als α-Pyridinursäure ausgeschieden. — Beim Hunde bildeten sich an den Stellen, wo das α-Pikolin subcutan injicirt war, nach einigen Tagen Abscesse: auf 2,4 am ersten Tage kamen noch keine Erscheinungen, auf 3,6 am nächsten Tage aber folgte Erbrechen. Aus dem Harn des Hundes war kein bestimmtes Umwandlungsprodukt des α-Pikolins zu gewinnen. — Bei Fröschen und Tauben ist Lähmung vom Pikolin constatirt.

III. Die Pyridin-Abkömmlinge von der allgemeinen Formel C_7H_9N haben den Namen Lutidin: es gehört dazu das Aethyl- und das Dimethylpyridin; von jedem derselben gibt es eine Anzahl Isomere, die nicht getrennt untersucht sind. — Sie wirken lähmend.

IV. Ein synthetisch dargestelltes Collidin $C_8H_{11}N$ α-Methyl-β-Aethylpyridin haben Harnack und Meyer (l. c.) untersucht: die Wirkung ist eine rein lähmende. — Siehe auch Ptomaine (Collidin von Nencki).

Parvolin $C_9H_{13}N$ (welches?) soll auf Hunde schwer vergiftend wirken.

§ 158. Das Thieröl.

Mit dem Namen: Dippel's sches Thieröl, Knochenöl, Oleum animale foetidum, flüchtiges Hirschhornöl bezeichnet man ein widerlich ammoniakalisch riechendes Gemenge sehr verschiedener chemischer Körper, das durch trockene Destillation thierischer Organe, Knochen, Knorpel, Haare, Leim, Blut etc. bereitet wurde. Da man seine toxische Wirksamkeit hauptsächlich den darin enthaltenen Pyridinbasen zuschreibt, wird es herkömmlich mit diesen abgehandelt. Durch wiederholte Rektifikation des Rohproduktes wird das Oleum animale aetherum, auch speciell Dippel's sches Oel genannt, erhalten, das hauptsächlich die flüchtigsten Bestandtheile des Rohproduktes enthält. Dieses Dippel'sche Oel spielte früher als Arzneimittel (innerlich bei Epilepsie, Hysterie, äusserlich gegen Hautkrankheiten) eine grosse Rolle und wird auch jetzt noch als Volksmittel gelegentlich benützt. Es ist giftig: ein schwerer, aus der neueren Zeit stammender Unglücksfall ist von Nebler (Vierteljahrschr. gerichtl. Medicin 3. Folge. 2. 1891, pag. 270) berichtet.

Das rohe Thieröl, fast schwarz, grün fluorescirend, von der Dichte 0.97 wird durch fraktionirte Destillation in verschiedene Antheile zerlegt.

Es enthält kohlensaures Ammon, Cyanammonium und Schwefelammonium, weiter die Nitrile vieler Fettsäuren (von der Propionsäure bis zur Stearinsäure), sodann Pyrrol und Pyrrolbasen, Phenol, Toluol, Naphthalin und aromatische Kohlenwasserstoffe, endlich sehr verschiedenartige basische Körper (Amine und Pyridinbasen).

Wo nur durch Fraktionirung gstrennt wird, fängt man gewöhnlich die Antheile, die zwischen 80 bis 120 ° C., von 120 bis 200 ° und von 200 bis 250 ° übergehen, getrennt auf.

Zur chemischen Trennung wird das Gesammtdestillat mit 3 procentiger Schwefelsäure behandelt. Beim Erwärmen der abgetrennten sauren wässrigen Lösung geht Kohlensäure, Blausäure und Schwefelwasserstoff weg. Durch rasches Erhitzen kann man das Pyrrol zerstören, verharzen: das Ammoniumsulfat krystallisirt aus.

Der in Schwefelsäure unlösliche Antheil enthält — nach der Flüchtigkeit geordnet — die Nitrile der Fettsäuren (von der Propionsäure bis zur Stearinsäure), sehr viel Pyrrol, Toluol, Phenol, Naphthalin, weiter Pyrrolbasen und hochsiedende Kohlenwasserstoffe.

Die basischen (in Schwefelsäure löslichen) Produkte bestehen aus aliphatischen Aminen (Methyl-, Aethyl-, Propyl-, Butyl-, Isoamylamin sind isolirt), etwas Anilin (das durch Erhitzen mit Salpetersäure oder mit Chromsäure und Schwefelsäure zerstört und so von den Pyridinbasen getrennt wird), und endlich Pyridinbasen, worunter hauptsächlich Pyridin und Lutidin (Dimethylpyridin vom Siedepunkt 156 ° C.), wenig Picolin und Collidin nachgewiesen sind.

Die Pyridinbasen sind zu etwa 1 pro mille aus dem rohen Thieröl isolirt (in wesentlich grösserer Menge sind sie wohl auch nicht darin vorhanden [1]). Am reichlichsten ist darin wohl Pyrrol enthalten.

Der schon erwähnte Vergiftungsfall von Nebler kam dadurch zu Stande, dass Kindern das Dippel'sche Oel in die Haut eingerieben wurde. Es trat darnach Schwindel, Ohnmacht, Magenschmerzen, schweres Erbrechen auf; ein Kind starb unter Collaps-Erscheinungen. Die Sektion ergab fettige Degeneration der Organe. — In der älteren Literatur sind noch mehrere solche Fälle berichtet: so bei Husemann: Toxikologie pag. 743: ein Esslöffel tödtete einen Erwachsenen in der kürzesten Zeit.

Nimmt man die geringe procentische Menge von Pyridinbasen, die im Dippel'schen Oel vorkommt, dazu deren nicht sehr ausgesprochene Giftigkeit, weiterhin die hohe Quantität von Pyrrol und dessen viel ausgesprochenere Schädlichkeit für den Menschen, so muss man zu der Anschauung kommen, dass an der Giftigkeit des Thieröls viel mehr das Pyrrol als die jetzt beschuldigten Pyridinbasen betheiligt sind.

§ 159. Hydropyridine. Piperidin.
(Anhang Piperin und Piperinsäure.)

I. Einleitung. Wird im Pyridin eine doppelte Bindung gelöst und die frei werden Valenzen mit 2 H besetzt, so entsteht ein Dihydropyridin. Ganz analog ist die Bildung von Tetrahydro- und von Hexhydropyridin.

Die Dihydropyridine haben einstweilen für den Toxikologen noch keine Bedeutung. Es sind von Chemikern verschiedene Derivate solcher Verbindungen dargestellt.

Die Tetrahydropyridine haben dagegen grosses Interesse für den Arzt, insofern sie den eigentlichen Kern verschiedener Pflanzen-Alkaloide, so des Atropins, Cocains darstellen. Auch die Coniceine (siehe Coniin § 161) gehören hieher.

Das Hexhydropyridin ist das Piperidin, das als solches gleich in Nachfolgenden besprochen ist. — Wichtige Pflanzenalkaloide, so z. B. das Coniin sind Piperidin-Abkömmlinge.

[1] Reicher an Pyridinbasen ist der Steinkohlentheer, auch der Theer aus gewissen bituminösen Schiefern; arm der aus Braunkohle.

Man hat mit einer besonderen Nomenclatur die zusammengehörigen, gleichartig gebildeten Verbindungen zusammengefasst, die von den Pyridinbasen genommen ist. Piperidcin ist das Tetrahydro.pyridin. So

Pyridin	Piperidein	Piperidin
Picolin	Pipecolein	Pipecolin
Lutidin	Lupetidein	Lupetidin
Collidin	Copellidein	Copellidin etc.

II. Das Piperidin, Hexhydropyridin $C_5H_{10}NH$ ist eine starke Basis, bei gewöhnlicher Temperatur flüssig, vom Siedepunkt 106 ° C., leicht in den gewöhnlichen Lösungsmitteln löslich; es bildet krystallinische Salze, von denen das schwefelsaure an der Luft zerfliesst, das salzsäure dagegen luftbeständig ist. Es ist der eine Paarling des Piperins, welch letzteres durch Kochen mit alkoholiger Kalilauge in Piperidin und Piperinsäure gespalten wird. — Auch durch Reduktion von Pyridin mit Natrium in absolut alkoholiger Lösung ist Piperidin dargestellt.

Die physiologische Prüfung des Piperidins ist nur aus theoretischen Erwägungen ausgeführt worden: zu einer therapeutischen Anwendung hat sie nicht geführt.

Die ersten Angaben von Fliess (Archiv für Physiologie von Dubois 1883, auch Dissertation Leipzig, 1883), wornach das Piperidin die sensiblen Nervenendapparate lähme, haben sich als Irrthum erwiesen. Der Irrthum ist wahrscheinlich dadurch bedingt, dass Fliess zu seinen Versuchen die subcutane Injektion der freien Basis verwendete und dadurch starke örtliche Aetzung setzte: an den verätzten Stellen bildet sich dann Anästhesie aus. (Man vergleiche z. B. Russenius: Lokale Anästhesie bei Thieren, erzeugt durch subcutane Injektion: Dissertation, Berlin 1888.) Für diese meine Auffassung spricht die eigene Angabe von Fliess, der vom salzsauren Piperidin eine andere, „der gewöhnlichen Piperidin-Wirkung gerade entgegengesetzte Wirkung" bei Fröschen gesehen haben will.

Die wesentliche Wirkung des Piperidins ist centrale, in gewisser Dosirung wahrscheinlich auch periphere Lähmung, wie dies oben § 156 nach den vergleichenden Untersuchungen von Heinz schon kurz dargestellt ist (siehe auch bei Goldschmitt: Dissertation, Würzburg 1884: Die Versuchsprotokolle). Eine neue Experimentaluntersuchung von Thielemann (Dissertation, Marburg 1896) unterscheidet genauer die Wirkung verschieden grosser Gaben und bringt dazu auch Versuche an Warmblütern.

Thielemann findet, dass kleine Gaben von salzsaurem Piperidin (einige mgr) bei Fröschen etwa 10 Minuten nach der Vergiftung beginnende und mehrere Stunden anhaltende Hyperästhesie verursachen. Grössere Dosen (2 bis 3 cgr) machen allgemeine Lähmung, wozu allerdings zu bemerken ist, dass zuerst die sensible Reizung vollständig versagt und dass darnach erst die Aufhebung aller Bewegungen erfolgt. Auffällig ist die Beobachtung, dass die Reaktionsfähigkeit auf die verschiedenen Arten der angewandten Reize verschieden schnell verschwindet: gewöhnlich hört zuerst die Empfindlichkeit für den Säure-Reiz auf — zuletzt erst die für elektrische Induktionsschläge.

Die örtliche Application von salzsaurem Piperidin auf Schleimhäute der Warmblüter macht niemals örtliche Anästhesie. Weiterhin ergeben Durchschneidungs- und Unterbindungsversuche am Frosch, dass die Lähmung überwiegend central ist und dass erst spät auch die peripheren Apparate nicht mehr auf Reize reagiren. (Man vergleiche übrigens zu dieser delikaten Frage die Original-Protokolle von Thielemann und Goldschmitt.)

Weiterhin verändert Piperidin beim Frosch in eigenartiger Weise die Blutkörperchen: es treten glänzende, ungefärbte, stark lichtbrechende Körnchen im Leib der Erythrocyten auf. Diese Veränderung kommt nach Piperidin sehr schnell, nach 2^h (nach Thielemann schon nach 30 Minuten). (Gürber: Archiv für Anat. und Physiologie: Physiol. Abtheilung 1890, pag. 401. — van Ackeren: Dissertation, Würzburg, 1894, bei Gürber.)

Bei Ratten erfolgt auf kleine Gaben (5 mgr) nur etwas Müdigkeit, 1 cgr macht schon deutliche Zeichen, 5 cgr wirken tödtlich. — Zuerst fällt Schläfrigkeit, Stumpfheit, Mattigkeit auf: die Bewegungen werden unsicher, die Thiere wanken, vermögen den Kopf nicht mehr zu halten, die Fresslust ist aufgehoben. Nie aber entsteht eine vollständige Lähmung: die Thiere antworten noch immer auf Reize. Erst ganz zum Ende wird die Lähmung vollständig ausgebildet: die Thiere sterben dann an Athmungs-Suspension. Sehr eigenartig sind die motorischen Störungen: es kommt nämlich ein eigenartiges Zittern zur Ausbildung, dann ruckweises Zusammenzucken der Thiere und nach und nach eigenartige krampfartige Bewegungen, die sich als Trommeln mit der Schnauze, mit den Extremitäten, Wedeln des Schwanzes fortgesetzt wiederholen. Dazwischen erfolgen Stösse, die das Thier in die Höhe schnellen. Dieses Zittern beginnt etwa 40 Minuten bis 1 Stunde nach der Vergiftung.

Auf Blutdruck und Secretionen hat das Piperidin keine Einwirkung.

An den Blutkörperchen der Maus hat Thielemann gleichfalls die charakteristischen glänzenden Körperchen gesehen.

In neuerer Zeit ist das Piperidin sogar als Arzneimittel empfohlen. Tunnicliffe und Rosenheim geben an, dass Piperidin (ebenso Lysidin und Hexamethylentetramin) die Lösungsfähigkeit des Blutserums für Harnsäure erhöhe. Es wird darum saures weinsaures Piperidin (P.um bitartaricum) bis zu 1,5 im Tag bei uratischer Diathese als bestes Mittel empfohlen und beigefügt, dass man diese Menge ohne den geringsten Nachtheil geben könne (Lancet 1898, pag. 198).

Eine weitere Empfehlung bezieht sich auf das Piperidin-Guajacol bei Lungentuberkulose: $C_5H_{11}N(C_7H_8O_2)_2$. Das Präparat werde im Dünndarm gespalten: das Piperidin wirke als „cardiovasculäres Tonicum und spinales Stimulans". Wie die ganze Verbindung, die zu 3 procent in Wasser löslich ist, wirksam ist, wird nicht erörtert. (Chaplin und Tunnicliffe: British med. Journal 1897, No. 1881. pag. 137). Es ist schon zu 0,3 dreimal des Tags gegeben. Von auffallenden Wirkungen ist bisher nichts berichtet.

Anhang.

Piperin $C_{17}H_{19}NO_3$ ist Piperidin, in dem der Imidwasserstoff durch das Radical der Piperinsäure $C_{12}H_{10}O_4$ ersetzt ist, also $C_5H_{10}N$

— $C_{12}H_9O_3$. Es ist fast nicht mehr basisch, bildet keine Salze, löst sich fast nicht in kaltem, auch nur wenig in heissem Wasser, dagegen ist es gut in Alkohol und Aether löslich. Es ist eine Zeit lang vielfach als Mittel gegen Febris intermittens versucht, wegen ungenügender Wirkung aber mit Recht wieder verlassen worden. In besonderen Versuchen hat das reine Präparat so gut wie keine Veränderungen am Menschen und an Versuchsthieren hervorgebracht, wahrscheinlich wegen seiner Schwerlöslichkeit. Goldschmitt (Würzburger Dissert. 1884) hat von 1,0 gar nichts an sich gespürt. Auch an Kaninchen war auf diese Gabe nichts zu sehen.

Die Piperinsäure ist ein Derivat der Protokatechusäure, wahrscheinlich von der Formel $C_6H_3O_2CH_2$, CHCHCHCHCHCOOH. Sie wurde als Kali- und als Natronsalz physiologisch geprüft (Goldschmitt l. c.). Sie hat auf Frösche sehr ausgesprochene physiologische Wirkung, lähmt das Centralnervensystem nach anfänglich gesteigerter Reflexerregbarkeit. Auch das Herz greift sie stark an, stellt es in Diastole still. — Es sei hier daran erinnert, dass die Piperonylsäure $C_6H_3O_0CH_2$, COOH zu 5 gr beim Menschen ganz indifferent ist; ebenso das Piperonal. Vergleiche oben pag. 547 und 548. Es ist darnach die Seitenkette mit den doppelt gebundenen Kohlenstoffatomen, der die besondere physiologische Wirkung wahrscheinlich zuzuschreiben ist.

Oxypiperidin oder Piperidon von der Constitution

$$NH \; {CO \atop CH_2} \; {CH_2 \atop CH_2} \; CH_2 \; \text{oder} \; C_5H_9NO$$

soll nach einer Angabe von Schotten Strychnin-ähnlich wirken. § 201.

§ 160. Piperidin-Derivate. — Die Lupetidine.

Der Name Lupetidin ist aus Lutidin gebildet, nach der Klang-Analogie von Pyridin und Piperidin (siehe voriger Paragraph, Einleitung).

Speciell ist als Lupetidin von Ladenburg ein symmetrisches Dimethylpiperidin bezeichnet worden von der Formel

$$NH {-CHCH_3-CH_2 \atop -CHCH_3-CH_2} {>} CH_2.$$

Wird an dem dem Stickstoff gegenüber liegenden Kohlenstoff ein H durch Alkyle ersetzt, so entsteht eine Reihe gleichartig gebauter Lupetidine, das Methyl-, Aethyl-, Propyl-Lupetidin, die von Jäckle, der sie in Hantzsch' Laboratorium aus den homologen Pyridin-Verbindungen durch Wasserstoff-Einführung dargestellt hat, als Copellidin, Parpevolin bezeichnet sind. — Die Verbindungen sind von Gürber physiologisch untersucht (Archiv für Anatomie und Physiologie — Physiol. Abt. 1890. pag. 401 — daselbst die Literatur) und zwar die Stammform, das Lupetidin und deren Derivate, das Methyl-, Aethyl-, Propyl-, Isobutyl- und Hexyl-Lupetidin. Die Resultate haben wegen gewisser gesetzmässiger Beziehungen zwischen Constitution und Wirkung allgemein wissenschaftliches Interesse.

Die Giftigkeit der Lupetidine nimmt mit steigendem Molekulargewicht zu und zwar formulirt Gürber das Gesetz, dass die Giftigkeit in geometrischer Progression wächst, wenn das Molekulargewicht in arithmetischer Progression steigt. Nur das Isobutyl- und Hexyl-Lupetidin machen davon eine Ausnahme: sie sind wieder weniger giftig.

Die sämmtlichen Verbindungen setzen allgemeine, centrale Lähmung. Gleichzeitig erscheint nach und nach Lähmung der peripheren Nerv-Muskel-Endapparate, während die Muskelsubstanz selbst bei Eintritt der allgemeinen Paralyse direkt noch ebenso gut erregbar ist, wie vor der Vergiftung. Das Hexyl- und theilweise auch noch das Isobutyl-Lupetidin haben die lähmende Wirkung auf die moto rischen Endapparate nicht; sie greifen überwiegend nur das nervöse Centrum an. Athmungsstillstand kommt bei allen Verbindungen mit Eintritt der allgemeinen Lähmung. Die vier ersten Glieder beeinflussen das Herz nicht: die Isobutyl- und Hexyl-Verbindung dagegen sollen es schwer angreifen und lähmen.

Von allen Lupetidinen hat Gürber endlich noch eine eigenartige Veränderung der Erythrocyten constatirt: sie bilden darin glänzende, wie Vacuolen erscheinende Körnchen, ungefärbt, kreisrund, stark lichtbrechend. An Grösse und Zahl sind sie am deutlichsten ausgebildet beim Lupetidin und nehmen aufwärts in der Reihe ab. Die Aenderung beginnt in der ersten Stunde nach der Vergiftung und überdauert die Lähmung. Erst nach 8 bis 10 Tagen verschwinden die Körnchen wieder vollständig. Während beim Lupetidin und Copellidin ungefähr alle Erythrocyten befallen sind, zeigen beim Parpevolin nur etwa 80 procent, beim Propyl-Lupetidin nur 50, beim Isobutyl- etwa 15 und beim Hexyl-Lupetidin nur 1 bis 2 procent die Körnchen in den Erythrocyten.

§ 161. Das Coniin. — Conium maculatum. Der gefleckte Schierling.

Das Coniin ist der hauptsächlich wirksame Bestandtheil des gefleckten Schierlings.

Das freie Coniin ist eine farblose Flüssigkeit von brennend scharfem Geschmack. Der Geruch des freien Coniins ist besonders charakteristisch, erinnert an Mäuseharn. In dem berühmten Giftmordprocess des Dr. Jahn in Dessau haben die Experten aus dem Geruch zuerst die Diagnose gestellt. Ich glaube gelesen zu haben, das absolut reine synthetisch dargestellte Coniin habe keinen Geruch. Diese Angabe ist sicher unrichtig. Natürlich muss man das Kraut, in dem das Coniin an Aepfelsäure gebunden ist, oder die Salze zuerst mit einem fixen Alkali versetzen. — Das freie Coniin ist in kaltem Wasser schwer löslich (etwa 1:90); eine charakteristische Reaktion ist, dass durch Kochen der kaltgesättigten Lösung Trübung eintritt; die Löslichkeit ist in heissem Wasser geringer. Reines Coniin nimmt Wasser (einige 20 procente) auf. — Das reine Coniin erstarrt bei starker Abkühlung zu Krystallen, die bei —2° C. schmelzen. Der Siedepunkt liegt bei 167 bis 168° C. — Das specifische Drehungsvermögen ist $\alpha(D) = +18,3°$. In Alkohol, Aether, Petroläther, Chloroform ist Coniin leicht löslich. An der Luft verharzt und zersetzt sich Coniin nach und nach unter Dunkelfärbung (es soll Ammoniak entweichen): doch ist diese Umsetzung quantitativ wenig umfänglich. Solches Coniin bleibt gleich gut wirksam. — Die Salze sind in Wasser löslich, das salzsaure und bromwasserstoffsaure sind gut krystallinisch und luftbeständig: ersteres hat den Schmelzpunkt 202⁰, letzteres 100⁰ C. Die Krystalle des salzsauren Salzes sind doppelbrechend. Aus der wässerigen, nicht zu verdünnten Lösung der Salze werden durch Kalilauge ölige Tropfen abgeschieden, die mit Chloroform oder Aether ausgeschüttelt werden können und nach dem Verdunsten dieser Lösungsmittel wieder als ölige Tropfen zurückbleiben. — Die besten Fällungsmittel sind: Phosphormolybdänsäure, Kaliumwismutjodid, Jodjodkalium. — Platinchlorid und Goldchlorid fällen Coniinsalze nicht, Quecksilberchlorid nur die neutrale, nicht die saure Lösung. — Von Wichtigkeit ist die physiologische Prüfung: Frösche werden von etwa 0,015 des salzsauren Salzes gelähmt. — Neue Identitäts-Reaktionen von Vitali und Stroppa siehe im Chem. Centralblatt. 1900. II. pag. 114.

Das Coniin ist synthetisch dargestellt und damit seine chemische Constitution sicher erwiesen. Es ist α-Propylpiperidin

$$HN {-CH_2 \quad -CH_2 \atop -CHC_3H_7 -CH_2} > CH_2 = C_8H_{17}N$$

(Ladenburg: Liebig's Annalen 247 (1888), pag. 80): von den Darstellungsmethoden ist die wichtigste die aus Allylpyridin, an das durch Behandeln mit Natrium in alkoholiger Lösung $4H_2$ addirt wird. Dieses synthetische Coniin ist optisch inaktiv; es wurde durch Krystallisirenlassen der übersättigten weinsauren Lösung daraus optisch aktives, zuerst rechtsdrehendes (später auch ein linksdrehendes) Coniin isolirt. — Für die Bestimmung ist die Titrirung mit $^1/_{10}$ Normalsäure oder mit eingestellter (salpetersaurer) Phosphormolybdänsäure, auch die Wägung des letzteren Niederschlages angegeben.

Das Coniin ist bisher nur in Conium maculatum, dem gefleckten Schierling gefunden, einer 2 jährigen Umbellifere.

Diese bekannte Giftpflanze ist sehr verbreitet, sie wächst in ganz Europa, auch in Asien und Nordamerika an nichtcultivirten Stellen, an Hecken, Schutthaufen, auch in Gärten.

Sie wird gewöhnlich bis 1 Meter, aber auch darüber hoch. Der Stengel ist rund, bis auf die Knoten hohl, mit leichten, nach der Spitze zu sich vertiefenden Rillen versehen, mit einem leichten bläulichen Ueberzug bedeckt, nach dessen Abstreifen er glänzt: — unbehaart, an den unteren stärkeren Theilen mit schmutzig rothbraunen Flecken besetzt, welche an den dünneren, oberen Stengelparthien gänzlich fehlen.

Die Blätter sind weich, nur wenig glänzend, auf der Unterseite etwas blässer als auf der Oberseite, die unteren grösseren lang gestielt, die oberen fast auf der Blattscheide sitzend, zwei bis dreifach fiederspaltig.

Die weissen Blüthen stehen in 10 bis 20 strahligen, fast ebenen Dolden: die allgemeine Hülle ist vielblättrig, das Hüllchen besteht aus 3 bis 4 am Grunde verwachsenen Blättchen.

Die Wurzel ist spindelförmig, wie eine gelbe Rübe, gelblich weiss. Wegen der genaueren Charakteristik aller Theile vergleiche man die Bücher von Möller, Berg und Schmidt, Schauenstein im Buch von Maschka etc.

Das Coniin ist in den verschiedenen Theilen der Pflanze in sehr verschiedenen Mengen enthalten. Das Kraut ist zu Beginn der

Blüthe am reichsten, bis 0,1 procent, wird gegen die Zeit der Samen-
reife immer ärmer. Die Samen enthalten am meisten kurz vor der
Reife: 0,6, aber auch mehrere Procente werden angegeben; die der
zweijährigen Pflanze sind reicher als die einjährigen. Die Wurzel
ist im Frühjahr des ersten Jahres fast ungiftig, enthält gegen den
Herbst gewöhnlich nur geringe Giftmengen; die zweijährige Wurzel
soll wieder fast ungiftig sein.

Die Gelegenheiten zur Vergiftung sind folgende: Verwechselung
mit ähnlich aussehenden Nutzpflanzen, so der Wurzel mit Pastinak,
Meerrettig . . ., des Krautes mit Petersilie, Kerbel. — Samen sollen
unter die Anisfrüchte gemengt worden sein. — Aerztlich verwendet
wird das Kraut, Herba Conii. Dieses soll durch Lagern nach und
nach seine Giftigkeit verlieren. Aus dem Kraut wurde ein Emplastrum
Conii bereitet. — Das Extractum Conii wurde mit Weingeist aus dem
frisch gepressten Saft oder wässerigen Auszug des Krautes hergestellt.
Ueber den Saft existirt die Angabe, dass längeres Kochen die Wirkung
aufhebe. Diese Angabe ist mit allem Vorbehalt aufzunehmen: nur
bei alkalischer Reaktion und schneller Filtration der kochenden
Flüssigkeit wird ein Theil des Coniins abgeschieden werden. — Der
Schierlingssaft war in Athen als Tödtungsmittel für Staatsverbrecher
benutzt: Sokrates starb an Coniin. Die Beschreibung, von Platon
im Phädon gegeben, folgt unten. — Mit Schierlingssaft sollen in
England bei der therapeutischen Anwendung Vergiftungen vorgekommen sein.

Die Deutung der Symptome ist bis auf den heutigen Tag noch
nicht mit Bestimmtheit zu geben, obwohl sich die zuverlässigsten
Beobachter mit dem Coniin beschäftigt haben und die Fragestellung
ganz bestimmt ist. — Die Erscheinungen bei schwerer Coniin-Vergiftung des Menschen werden ziemlich gut übereinstimmend beschrieben.

Bei dem hohen Interesse gebe ich unten[1]) wortgetreu die Er-
zählung vom Tode des Sokrates, wie sie Plato uns im Schlusskapitel
des Phädon überliefert hat. — Der Verlauf dieser Vergiftung hat
sich wohl auf 30 bis 40 Minuten erstreckt. — Wichtig für den Toxi-

---

[1]) „Als Sokrates den Menschen (mit dem Becher kommen) sah, sprach er:
Gut, Du bist ja in diesen Dingen erfahren: was habe ich zu thun? Nichts anderes,
sagte dieser, als wenn Du getrunken hast, umherzugehen, bis es Dir schwer in den
Beinen wird, hierauf Dich niederzulegen, so wird es schon selbst seine Wirkung
thun. Zugleich reichte er dem Sokrates den Becher. Dieser nahm ihn und zwar
überaus heiter, weder zitternd noch in Farbe oder Antlitz sich verstellend, sondern
wie er gewohnt war . . . Indem er dies sagte, setzte er an und trank überaus
leicht und frischweg aus. Von uns hatten sich die meisten bis dahin so ziemlich
zu halten vermocht, dass sie nicht weinten. Als sie aber sahen, wie er trank . . .
Er ging umher und nachdem er gesagt hatte, dass ihm die Beine schwer geworden, legte er sich rücklings nieder; denn so hatte der Mensch ihn geheissen.
Und zugleich befühlte ihn dieser, der ihm das Gift gegeben hatte . . und untersuchte
nach einiger Zeit die Füsse und Unterschenkel und hierauf drückte er ihm den Fuss
stark und fragte ihn, ob er es fühle. Er aber sagte nein. Darnach wiederum die
Kniee. Indem er so weiter hinaufging, zeigte er uns, dass er erkalte
und erstarre. Und er befühlte ihn nochmals und sagte, sobald es zum Herzen gekommen sei, werde er verscheiden. Bereits war ihm nun beinahe alles um den
Unterleib kalt geworden, da deckte er sich auf: denn er hatte sich zugedeckt und
sagte: (Hahn des Asklepios: Gegenfrage Kritons). Auf diese Frage antwortete er
nichts mehr, sondern einige Zeit nachher machte er eine Zuckung. Der Mensch
enthüllte ihn: da waren seine Augen gebrochen. Als Kriton dies sah, drückte er
ihm den Mund und die Augen zu. — (Schlusskapitel des Phädon.)

kologen, aber leider nicht genau beobachtet, ist der Verlauf der Vergiftung eines 29jährigen Mädchens, die nach dem Untersuchungsergebniss an Coniin (etliche 20 Tropfen) zu Grunde ging (Luise Berger in Quellendorf bei Dessau: Fall des Doktor Jahn: Neuer Pitaval 30. Theil 1862, pag. 98). Die Vergiftete hat das Gift Abends gegen ^{3}/₄11 Uhr, wahrscheinlich in den leeren Magen genommen, daher die verzögerte Wirkung. Sie ging zu ihrer Schwester nach Hause, der gar nichts besonderes auffiel, als dass sie matt wurde. Sie legte sich dann in das einzige gemeinsame Bett. Wenige Minuten nachher fühlt die Schwester wie die Vergiftete gegen sie andrängte, sie stiess. Zugleich begann das Athmen heftig, jagend zu werden, dann klagte sie über Uebelkeit, stöhnte, bat um frisches Wasser. — Bis die Schwester in einigen Minuten dieses brachte, war die Vergiftete todt: ungefähr eine halbe Stunde nach der Rückkehr von der Zusammenkunft, bei der sie das Gift als Arznei eingenommen hatte.

Die Vergiftungen mit dem Saft[1]) (nach Bennett: Edinb. med. Journal 1845) und mit dem reinen Coniin verlaufen darnach identisch. Die Erscheinungen werden so geschildert: Zuerst kommt Schwäche in den Extremitäten, die rasch zunimmt und sich bis zu Wanken und Unvermögen zu gehen steigert. Der Vergiftete muss sich setzen oder legen. Hebt man ihn dann auf, so schleppen die Füsse nach, auch die Arme fallen schlaff herab. Das Schlingen wird erschwert und später unmöglich. Die Herzaktion wird schwach, der Puls klein, bis gegen 30 Schläge verlangsamt. Im Anfang ist auch starke Pulsbeschleunigung gesehen: diese wird als Schreckwirkung erklärt: mit der fortschreitenden Lähmung geht der Puls rasch zurück. Die Athmung wird mühsam, die Temperatur sinkt. Der Vergiftete wird cyanotisch: das Bewusstsein bleibt bis zuletzt erhalten. Der Tod soll bei völliger Lähmung sich einstellen. — In einzelnen Berichten sind gegen das Ende Erstickungskrämpfe angedeutet, so bei Sokrates. — Die Herzaktion überdauert die Athmung.

Die Schnelligkeit des Verlaufs wird verschieden angegeben: es soll in einigen Minuten, in 30 bis 40 Minuten, auch in etwa zwei Stunden der Tod eingetreten sein. — Bei günstiger Wendung einer schweren Vergiftung soll Schwäche und Schmerz der Muskulatur für einige Tage zurückbleiben.

Die Sektion der Leiche der Luise Berger hat nichts Bemerkenswerthes ergeben, keine Veränderung im Magen und Darm, überall dünnflüssiges, ungeronnenes Blut.

Selbstversuche sind sehr zahlreich angestellt: vergleiche Hagen-Guibert: Arzneistoffe (Leipzig, 1863, pag. 626). Die Ergebnisse weichen beträchtlich von einander ab. — Ueber die zuletzt ausgeführten von Tiryakian (Thèse, Paris 1878, referirt von Böhm im Archiv exp. P. Ph. 15. 1882, pag. 432) sei kurz Folgendes gesagt. Der Autor verspürte von 0,15 des bromwasserstoffsauren Coniins nach

---

[1]) Eine junge schwächliche Frau nahm 4 Drachmen Succus Conii. Zwanzig Minuten nachher Uebelkeit und Trunkenheit: sie konnte nicht mehr gehen, und wurde darum gelegt. Die Symptome gingen nun schnell weiter: die Frau war bald unfähig, Arme oder Beine zu bewegen. Nach einer Stunde fast vollständige allgemeine Lähmung: auch die Augenlider konnten nicht geöffnet werden. Puls und Athmung waren regelmässig, der Körper warm, der Geist klar, ruhig. Nach einer weiteren Stunde beginnt die Besserung: nach 3 Stunden war die volle Bewegungsfähigkeit wieder da.

etwa $^{1}/_{4}$ Stunde beginnend einen Zustand allmählich sich steigernder Schwäche und Mattigkeit mit Neigung zum Schlafe: doch konnte der Autor noch seinem Berufe obliegen. Das Gehen war sehr erschwert, der Gang schwankend, unsicher. Sensibilitätsstörungen (als Ameisenlaufen) waren nicht vorhanden. Intelligenz und Sinnesfunktionen waren nicht beeinflusst. Am folgenden Tage war Alles verschwunden. — In einer besonderen Versuchsreihe nahm Tiryakian steigende Gaben von 0,01 beginnend bis zur 15fachen Dosis am 15. Tage: ohne alle Folgen. Es findet ausserordentlich leicht Gewöhnung an den Coniin-Gebrauch statt. Das Gleiche ergaben Versuche von Audhui, die von Tiryakian citirt werden. Dieser Autor gibt zugleich an, dass Gaben unter 0,1 auf den Erwachsenen kaum einmal eine Wirkung äussern.

Vor Einzelbeschreibung der vielfach angestellten Thierversuche sei bemerkt, dass zur Erklärung aller vom Coniin gesehenen Störungen die Hypothese aufgestellt ist: Die Grundwirkung des Coniins bestehe in Lähmung der motorischen Nervenendapparate, genau übereinstimmend mit der Wirkung des Curare. — Von sehr zuverlässigen Beobachtern (zuerst von Koelliker in Virchow's Archiv 10, 1856, pag. 235) ist bestimmt der Lehrsatz ausgesprochen, dass beim Frosch die Erregbarkeit der motorischen Nerven vollständig erloschen ist: auch von Warmblütern ist nach eingetretener Coniinlähmung dasselbe angegeben. — Diese einfachste Auffassung von der peripheren Wirkung des Coniins hat aber sehr vielfachen Widerspruch erfahren. Gleich über den Grundversuch am Frosch existiren direkt entgegengesetzte Berichte. So hebt z. B. Böhm in dem oben citirten Aufsatze, worin er die experimentellen Arbeiten von Tiryakian und von Prevost (Archives de Physiologie norm. et pathol. 1880, Nr. 1, pag. 40) referirt, hervor, dass Tiryakian im Gegensatz zu Prevost die Erregbarkeit der motorischen Nerven bei Coniin-Lähmung nicht aufgehoben fand. Böhm findet gleichfalls die Erregbarkeit nach Eintritt vollständiger Lähmung gut erhalten. Für diesen vollen Widerspruch hat man die Erklärung gegeben, die verwendeten Coniinsorten seien ungleichartig, mit anderen Alkaloiden verunreinigt gewesen.

Dies trifft aber nicht zu. Tiryakian und Prevost haben mit dem Präparat gleicher Herkunft (Mourrut in Paris) gearbeitet. Weiterhin erwähnt Böhm eine ausdrückliche Erklärung von A. W. Hofmann (B. B. 1881, pag. 705), der bei Untersuchungen über Ammoniumbasen das Merck'sche Coniin geprüft und als eine völlig einheitliche Substanz befunden hat. Dazu fügt Merck bei, dass in seiner Fabrik eine Trennung niedriger und höher siedender Basen aus dem Rohconiin nicht stattfindet. Es folgt daraus, dass man seit 1880 wenigstens als käufliches Coniin einen sehr reinen Körper erhalten konnte und für physiologische Versuche wohl auch meistens benützt hat[1]).

---

[1]) In den Therap. M.-H 1887, pag. 40 wird darauf aufmerksam gemacht, dass die im Handel vorkommenden Coniinpräparate ungleichartige Zusammensetzung haben. Das eine, gelb gefärbte, wirke stärker toxisch, afficire zuerst die Nervencentra, das andere, weiss, wirke peripher, curare-ähnlich. — Bestimmtere Angaben hierüber wären wünschenswerth gewesen. —

Bei dieser Unsicherheit ist es nothwendig, die wichtigsten Einzelheiten der Thierversuche kurz zu referiren.

Die freie Basis Coniin macht auf Schleimhäuten und bei subcutanen Applicationen örtliche Verätzung. Wahrscheinlich sind diese örtlichen Veränderungen, Nekrotisirungen, Schuld, dass bei subcutaner Application freien Coniins die Resorption langsam und unvollständig geschieht. Auch die neutralen Salze schmecken scharf, kratzend, bitter, die Zunge wird gefühllos, wie gelähmt (Schroff)[1].

Es wird behauptet, dass Coniin die äussere Haut durchsetzt und örtliche Anästhesie hervorbringt. Personen, die Schierlingskraut auspressen, sollen gefühllose Hände bekommen. Nach den positiven Angaben hierüber ist es schwer, eine solche Wirkung vollständig abzuleugnen. Mir erscheint nur zweifelhaft, welcher Bestandtheil des Conium diese Wirkung ausübt (Guttmann: Berlin. klin. Wochschr. 1866, Nr. 5), ob nicht neben dem Coniin noch eine besondere Basis mit dieser Wirkung vorkommt.

Wie es mit der Tastempfindlichkeit bei Allgemeinvergiftung steht, ist gleichfalls eine noch nicht ganz klargestellte Frage. In vielen Fällen wird bei den Selbstversuchen Störung der Sensibilität in Abrede gestellt (siehe z. B. die Angaben von Tiryakian), von anderen Autoren aber wird solche ausdrücklich behauptet: siehe z. B. bei Guibert-Hagen pag. 631 die Angaben von Albers (Deutsche Klinik 1853). — Auch die übrigen Sinnesfunktionen haben nach Tiryakian nicht gelitten. Dagegen gibt Schroff ausdrücklich undeutliches Sehen und Hören an. — Pupillenerweiterung wird besonders beschrieben, ist aber auch ganz bestimmt in vielen Fällen nicht vorhanden gewesen.

Von Högyes (Archiv exp. P. Ph. 16, pag. 81) ist nach schwerer Coniinvergiftung Störung und völlige Aufhebung der Association der Augenbewegungen beobachtet.

Die Athmung wird bald und schwer ergriffen: schon auf kleine Gaben folgt eine Beschleunigung, die zurückgeht und einer Verlangsamung und Vertiefung Platz macht: bei Thieren sieht man deutliche Dyspnoe. Bald wird die Athmung dann flach, oberflächlich und sistirt mit Eintritt der Krämpfe vollständig.

Das Herz dagegen wird fast gar nicht verändert. „Nach Einleitung der künstlichen Respiration scheint das Thier beliebige Mengen von Coniin zu ertragen" (Böhm). — Die Einzelheiten der Herzinnervation hat Burmeister (unter Falck) geprüft (Dissertation, Kiel 1891). Der Herzvagus scheint anfänglich kurz dauernd gereizt, dann bald gelähmt zu werden. Dazwischen sollen wieder Perioden von Herzverlangsamung vorkommen, die aber wahrscheinlich als Erstickungswirkung zu deuten sind.

Auf den Darm, die Blase, die Sphinkteren scheint das Coniin nicht zu wirken. Die in der Agone beobachtete Sphinkteren-Paralyse ist eine Folge der Athmungslähmung.

Eine schwierige Frage ist die, ob Coniin bei Thieren wirkliche Krämpfe direkt erzeugt, oder ob die gesehenen Convulsionen immer

---

[1] In einzelnen der Schroff'schen Versuche wird Uebelkeit und selbst Erbrechen angegeben. — Dem ist entgegenzuhalten, dass in den oben berichteten schweren Vergiftungen nichts davon vorgekommen ist. — Vermehrte Speichelung ist auch bei Thieren gesehen.

als Erstickungskrämpfe zu deuten sind. Guttmann (Berlin. klin. Wochschr. 1866. Nr. 5 bis 8) ist für die „Selbstständigkeit" dieser Krämpfe eingetreten: er sah sie auch bei Thieren, bei denen künstliche Athmung unterhalten wurde und hält sie für reflektorische Krämpfe (aus Reizung der sensiblen Nerven). H. Schulz hat diese Meinung zurückgewiesen: er tritt bestimmt nur für die Auffassung aller Convulsionen als Erstickungskrämpfe ein. Die Schulz'sche Meinung ist gewiss die plausibelste: sie wird auch durch den Verlauf der meisten Thierversuche gestützt. Immerhin sieht man manchmal bei Thieren schon Krämpfe in einem Stadium kommen, bei dem der Zustand der Athmung noch nicht auf die nahe Erstickung deutet. — Den Krämpfen folgt ein Zustand völliger Lähmung mit einzelnen schnappenden Inspirationen.

Die Temperatur fällt in dem Lähmungsstadium. Ganz allgemein ist diese Veränderung bei allen Beobachtungen wieder constatirt.

Die Wirkung des Coniins überhaupt muss man in kurzer Zusammenfassung als auf sehr verschiedene Apparate gerichtet ansprechen. Das wesentlichste und das ganze Krankheitsbild Beherrschende ist wohl die periphere Lähmung der Muskulatur. Ob diese ausschliesslich als Lähmung der Nervenendapparate oder als aufsteigende Rückenmarkslähmung zu deuten ist, das scheint mir noch immer nicht klar festzustellen. — Entscheidet man sich aber auch für die erst genannte Auffassung, so muss man doch wohl noch gewisse centrale Wirkungen annehmen. Das Grosshirn scheint zwar ganz intakt zu bleiben. Dagegen macht es den Eindruck, als ob das Coniin direkt, nicht erst durch Lähmung der Muskulatur auf das Athmungscentrum einwirke. Man vergleiche hiezu die Versuchsprotokolle von Burmeister. Auch die Vagus-Wirkungen sind kaum auf dem Umwege der peripheren Muskellähmung zu erklären. — Die Empfindlichkeit gegen das Coniin ist bei den einzelnen Individuen verschieden, so vielleicht auch bei den verschiedenen Individuen der einzelne physiologische Apparat. —

Zur Vergiftung von Fröschen genügen 15 bis 20 mgr bromwasserstoffsauren Coniins. Die Thiere werden dadurch vollständig betäubt, einzelne erholen sich aber davon nach etwa 18 bis 24^h. Bei Säugethieren findet rasch Gewöhnung an grosse Gaben statt. Kaninchen reagiren schon auf einige Milligramme, ertragen aber noch einige Centigramme. Hunde sollen von Gaben über 0,2 sterben. — Für den Menschen wird ausserordentlicher Unterschied in der Empfindlichkeit behauptet: so soll bei einem Studirenden das Riechen an einem Coniinpräparat Vergiftung gemacht haben. Therapeutisch hat man bei Kindern (Tetanus) mit einigen Milligrammen, bei Erwachsenen mit einigen Centigrammen begonnen und die Injektionen nach Bedarf öfter wiederholt. — Die Versuche von Tiryakian sind besprochen. Die Versuche von Schroff habe ich nur kurz berücksichtigt, weil ihre grossen Abweichungen von den neueren Angaben die Verwendung eines schlechten, unreinen Präparates wahrscheinlich machen.

Die Behandlung einer Coniin-Vergiftung ist klar vorgezeichnet. Auf alle Fälle muss man den Magen ausspülen. Man hat im Magen der Leiche der Luise Berger noch grosse Coniin-Mengen aufgefunden. Weiter wird man künstliche Respiration machen, sowie die Athmung bedroht zu werden beginnt. Endlich muss man wohl durch Flüssigkeitszufuhr die Ausspülung des Coniins beschleunigen (Trinkwasser, warme Chlysmen). — Das Coniin wird im Harn ausgeschieden! — In schweren Fällen wird man leider zu spät kommen und leichte genesen ohne eingreifende Behandlung.

Anhang: Die übrigen Alkaloide des Schierlings sollen alle wie das Coniin an Aepfelsäure und Kaffeesäure gebunden sein. —

Das Methylconiin ist von Cr. Brown und Fraser als salzsaures Salz an Thieren geprüft: seine Wirkung ist nach Art und Stärke dem Coniin sehr ähnlich (Transactions Royal Society Edinb. Bd. 25, 1868, pag. 719). Die Methylgruppe sitzt am N. —

Weiter wird in der Arbeit von Tiryakian ein Aethylconiin erwähnt, das Mourrut (eine Pariser chemische Fabrik) als ölartigen Körper in den verschiedenen käuflichen Coniinsorten gefunden habe und das nach Tiryakian die periphere Lähmung der Nervenendapparate ausgesprochen hervorbringen soll.

Das Conhydrin hat für ein H-Atom am Piperidin-Ring in α-Stellung eine Hydroxylgruppe $C_8H_{16}OHN$. Es soll nach der Art wie Coniin, aber schwächer als dieses wirksam sein. Es ist von Wertheim zuerst dargestellt und von ihm und Schlossberger physiologisch geprüft. Die Wirkung soll vor Allem erst viel langsamer sich einstellen (Liebig's Ann. 100, pag. 329).

Pseudoconhydrin ist von Ladenburg eine dem Conhydrin isomere Basis genannt worden, die Merck (siehe dessen Bericht Januar 1891, pag. 13) als den höchst siedenden Antheil des Rohconiins aus Conium-Samen zuerst aufgefunden hat.

Conicein $C_8H_{15}N$ ist der Name für Tetrahydrocollidin oder Propyl-Tetrahydropyridin. Es sind 6 Isomere möglich, von denen verschiedene zum Coniin gewisse Beziehungen haben, α und β Conicein entstehen aus Conhydrin durch Einwirken von Salzsäure, auch aus Coniin durch Brom und Kalilauge. Es sind tertiäre Basen. — γ Conicein soll im Handelsconiin vorkommen. —

Paraconiin $C_8H_{15}N$, den Coniceinen isomer, ist ein synthetisch aus Butylenchlorid und Ammoniak hergestellter, dem Coniin in seinen chemischen Eigenschaften sehr ähnlicher Körper, der ihm auch toxisch sehr nahe stehen soll. (Schiff, Liebig's Annalen 157 und 166.) — Vergleiche nächsten Paragraph, Lupinidin.

Alle vorgenannten Stoffe sollen Coniin-Wirkung besitzen. —

Ueber Coniin und chemische Verwandte desselben handeln die Kieler Dissertationen: Martens, Hope, Müller K., Scholten, Berg, Rahlff 1893. Das Isopropylpiperidin, dem Coniin isomer, hat qualitativ die gleiche, aber schwächere Giftigkeit wie Coniin. — Stilbazolin, ein phenylirtes Aethylpiperidin zeigt sehr ausgesprochen die lähmende Wirkung des Coniins, gar nicht die krampferregende. (Falck und seine Schüler treten bestimmt für die Auffassung ein, dass die beim Coniin erscheinenden Krämpfe nicht mit der Erstickung, sondern mit einer specifischen krampferregenden Wirkung des Coniins in Zusammenhang gebracht werden müssen.)

Endlich ist noch zu erwähnen, dass das sogenannte Leichen-Coniin, ein gelegentlich in Leichentheilen vorhandener alkaloidischer

Stoff als identisch mit dem Cadaverin (Pentamethylendiamin) von Brieger erkannt wurde. Chemisch hat es grosse Aehnlichkeit mit dem Coniin. — Es ist ungiftig. Vergl. § 141. VIII.

§ 162. Die Lupinenalkaloide.

Die Lupinen, bekannte Futterkräuter aus der Familie der Papilionaceae, haben praktisches Interesse nur für den Thierarzt: durch ihre Darreichung ist schwere Sterblichkeit unter Schafen, auch bei anderen Hausthieren entstanden. Menschen sollen nach Kobert's Angabe dadurch noch nicht vergiftet worden sein.

Die Untersuchung der Lupinen hat in denselben verschiedene Alkaloide nachgewiesen. Es wird auf Grund besonderer Thierversuche behauptet, dass die Lupinen-Alkaloide mit der Lupinenkrankheit (der Lupinose) nichts zu thun haben. Das Krankheitsbild der eigentlichen Lupinose und das Vergiftungsbild der Lupinen-Alkaloide sind durchaus verschieden. — Trotzdem seien diese Alkaloide hier kurz besprochen.

Ein früher von Schulze und Barbieri aus der ganzen Pflanze, der gelben Lupine (L. luteus) dargestelltes Lupinin (B. B. 11. 2200) ist ein Glukosid von der Formel $C_{29}H_{32}O_{16} + 7H_2O$ — für den Toxikologen ohne weiteres Interesse. — Ueber die Alkaloide der Samen der gelben Lupine sind jetzt anerkannt die Untersuchungen von Baumert: B. B. 14. 1150 und Liebig's Annalen 224, pag. 325. Es sind dies das Lupinin und Lupinidin.

Das Lupinidin von Baumert $C_8H_{15}N$ ist isomer den Coniceinen (voriger §) und hat darum wissenschaftlich-toxikologisches Interesse. Es ist ein dickflüssiges Oel, riecht nach Schierling, ist in heissem Wasser weniger löslich als in kaltem (wie das Coniin!). Die Lösung reagirt alkalisch: mit Platinchlorid bildet es ein in Wasser und Alkohol lösliches Doppelsalz (dadurch trennbar von dem noch folgenden Lupinin!) — Das saure schwefelsaure Salz ist in Alkohol schwer löslich ($C_8H_{15}N$, H_2SO_4).

Dieses Alkaloid (und zwar das schwefelsaure Salz) hat Löwenthal bei Jaffé auf seine Wirkungen geprüft. (Löwenthal, Jul.: Dissertation, Königsberg 1888.) Frösche werden von 0,01 im Laufe von 10 bis 20 Minuten gelähmt (von grösseren Gaben rascher). Man findet bei Prüfung der Erregbarkeit des N ischiadicus, dass man von diesem aus noch Zuckungen bekommt, wenn die allgemeine Lähmung schon vollständig geworden ist[1]). Auch die Schlagzahl des Herzens wird stark vermindert, aber nicht vollständig aufgehoben. — Kaninchen zeigen nach 1,0 gr binnen 12 bis 15 Minuten beginnend leicht paretische Störungen, denen bald heftige Krämpfe folgen. An diesen Krämpfen geht allemal das Thier zu Grunde: während der Ruhepausen in dem Krampfstadium besteht gesteigerte Reflexerregbarkeit. Gleichgiltig ob man kleinere oder grössere Gaben verwendet, das Thier geht allemal zu Grunde, sobald die Krämpfe sich eingestellt

---

[1]) Löwenthal hält darum die Lähmung für eine centrale: er gibt aber weiter an, dass im Laufe etwa einer halben bis ganzen Stunde die Erregbarkeit des N. ischiadicus erlischt. Das heisst doch, es wird auch, obgleich langsamer, die periphere Erregbarkeit vermindert und ganz aufgehoben. Bei Giften, die nur central lähmen, bleibt die periphere Erregbarkeit Stunden lang erhalten. —

haben. Kleinere Gaben als 0,2 machen überhaupt keine Erscheinungen, auch wenn von solchen mehrere nach einander gegeben worden sind. — Die Krämpfe erklärt Löwenthal für Erstickungskrämpfe: sie bleiben aus, solange künstliche Respiration gemacht wird. Die genaue Beobachtung des Athmungsverlaufes zeigt, dass die Respirationen bald nach der Vergiftung an Zahl und Tiefe immer mehr zurückgehen, bis dann endlich die Krämpfe beginnen. — Auch bei Warmblütern fällt der Blutdruck durch Nachlass der Herzarbeit stark ab. Erstickungsversuche erhöhen den Druck nicht mehr: das vasomotorische Centrum ist gelähmt. — Löwenthal erklärt das Lupinidin für eine Substanz, die hauptsächlich die Centra der Medulla oblongata und das Rückenmark lähmt. — Das Lupinidin wirkt darnach sehr ähnlich wie Coniin: nur tritt die centrale Wirkung viel deutlicher hervor.

Baumert hat ein zweites Alkaloid aus dem Kraut der gelben Lupinen isolirt, das er Lupinin nennt: $C_{21}H_{40}N_2O_2$ (eine braune ölige Flüssigkeit). Dieses wirkt nach Löwenthal ganz nach Art des Lupinidins, nur schwächer (Frösche 0,1 bis 0,2). Warmblüter brauchen 1,0 bis 1,5: es kommen zuerst Paresen der Extremitäten, dann kommt Dyspnoe, darnach Krämpfe und dann der Tod. Gibt man vor dem Lupinin Chloralhydrat, so bleiben (wie beim Lupinidin) die Krämpfe aus: die Thiere gehen nach und nach unter verlangsamter und erschwerter Respiration zu Grunde. Auch künstliche Respiration verhütet die Krämpfe und verlängert das Leben. — Ein Theil des Alkaloides scheint in den Harn überzugehen.

In den Samen der blauen Lupinen (Lupinus angustifolius) hat Siebert ein weiteres Alkaloid gefunden von der Formel $C_{15}H_{24}N_2O$: Lupanin: Archiv Pharmacie 1891, pag. 531. — Es ist wahrscheinlich ein Pyridin-Derivat. Physiologisch untersucht ist es nicht.

Was von den Thierärzten als Lupinose bezeichnet wird, ist ein Krankheitsbild, an dem Schafe oft massenhaft zu Grunde gehen, das aber erwiesenermassen mit den Lupinen-Alkaloiden nichts zu thun hat. Die Krankheit verläuft bei den Thieren unter dem Bilde einer akuten gelben Leberatrophie. Schwäche, besonders in den Hinterbeinen, Icterus, Fieber, Lähmungen, Tod entweder sehr frühzeitig oder nach längerem Siechthum. In frischen Fällen ist typische Vergrösserung und Verfettung der Leber, dann fettige Degeneration der Nieren, des Herzens, besonders auch der Skelettmuskeln (körnige Entartung), in länger verzögerten Fällen Schrumpfung der Leber, auch der Nieren (durch interstitielle Veränderungen an diesen Organen) gesehen. — Man hat die ganze Erkrankung mit dem akuten Phosphorismus in Parallele gestellt. — Der krankmachende Stoff ist aus den getrockneten Lupinen durch schwach alkalisches Wasser auszuziehen (Entbitterung!), auch durch mehrstündiges Dämpfen werden die Lupinen entgiftet. Man hat die Substanz Icterogen oder Ictrogen genannt und schiebt ihre Entstehung auf Pilzerkrankung der Lupinen.

Fröhner: Lehrbuch pag. 207. — Berichte aus dem physiolog. Laboratorium und der Versuchsanstalt des landwirthschaftl. Instituts zu Halle: Bd. II. 1880, pag. 53 und 115: Liebscher und Kühn etc.

§ 163. **Das Spartein.**

Das Spartein ist in dem Besenginster (Cystisus scoparius —
Sarothamnus scoparius — Spartium scoparium) zu etwa 0,3 procent
enthalten. Die Mutterpflanze, eine Leguminose, ist an Waldrändern
und -Hängen sehr verbreitet und gilt als ein lästiges Unkraut.

Das Spartein ist durch Destillation bei alkalischer Reaktion
direkt zu gewinnen. Es siedet unzersetzt bei 311,5° C., ist eine farblose Flüssigkeit, schwerer als Wasser, darin nur wenig löslich, unlöslich in Benzol und Petroläther, leicht löslich aber in Alkohol, Aether,
Chloroform. Es ist linksdrehend, zersetzt sich leicht an der Luft.
Es hat die Formel $C_{15}H_{26}N_2$, ist eine zweisäurige, bitertiäre, starke
Basis und ist wahrscheinlich der Constitution nach ein am N methylirtes Dipiperidin oder -piperidein, dessen beide Ringe durch eine
Zwischenkette verknüpft sind.

Das Spartein ist in neuerer Zeit verschiedentlich auf seine physiologischen Wirkungen untersucht worden. Ich folge in der Darstellung der allgemeinen physiologischen Wirkungen den Angaben
von Fick (A. e. P. Ph. 1. pag. 397) und von Cushny und Matthews (ibidem Bd. 35, pag. 129).

Bei Fröschen wirkt es zu 3 bis 5 mgr allgemein lähmend. Der
Injektion folgt unmittelbar eine kurz dauernde Unruhe (Folge des
örtlichen Injektionsschmerzes?). Bald wird das Thier sehr ruhig,
kann aber anfänglich seine Muskeln noch kräftig gebrauchen. Nach
und nach aber werden die Bewegungen schwächer. Charakteristisch
ist bei Ausführung jeder Bewegung ein starkes Zittern der Muskulatur. Die Lähmung wird vollständig, auch die Athmung hört auf.
Bei Reizung der Nn. ischiadici kommt anfänglich noch kurz dauernde
Streckung der Hinterbeine, die aber immer unvollständiger wird:
bald ist die Reizung der Nerven erfolglos, während die direkte Reizung der Muskeln noch starken Tetanus gibt. Auch beim Spartein
ist die Frage, ob die Lähmung peripher die Nervenenffapparate oder
aber das Rückenmark trifft, aufgeworfen und verschieden beantwortet worden. Die früheren Veröffentlichungen vertreten die Ansicht der centralen Lähmung (de Rymon: Thèse Paris 1880 —
Griffé: Thèse Nancy 1886). Cushny und Matthews dagegen sind
auf Grund von Reflexversuchen der Meinung, dass die Sensibilität
nicht alterirt, die motorischen Endapparate dagegen gelähmt werden:
doch fügen auch diese Autoren zu, dass die Lähmung der Muskeln
meist nur unvollkommen sei, und dass der Grund, warum diese
Lähmung so selten complet werde, nicht klar liege.

Kaninchen zeigen auf Gaben von 0,25 an anfänglich Unruhe,
der aber bald Lähmungserscheinungen folgen. Diese Lähmung ist
an den Hinterbeinen zuerst ausgebildet: die Vorderbeine machen
noch Bewegungen, während die Hinterbeine ruhig sind. Die Athmung
wird immer langsamer und schwächer und steht endlich ganz still.
Zuletzt kommen noch schwache Convulsionen (Erstickungskrämpfe).

Die genaue Untersuchung der Athembewegungen hat die merkwürdige Thatsache ergeben, dass die Zwerchfellbewegungen bald
gänzlich aufhören. Die Thiere athmen dann noch mit den Thorax-
muskeln; zuletzt kommen durch Contraktion der Bauchwand noch
aktive Exspirationen, während die Inspiration nach dem direkten
Ansehen nur durch die Schwere der Baucheingeweide erfolgt. Reizung

des freigelegten Phrenicus macht anfänglich richtigen Tetanus des Zwerchfells. Nach und nach wird bei Faradisation des Phrenicus der Tetanus immer kürzer dauernd, ist endlich so kurz wie eine Zuckung und zuletzt bleibt jede Contraktion aus. Bei diesem Stand sind die Beinmuskeln noch gut reizbar. — Ich referire diese Angaben ausführlicher, weil eine Lähmung der Athmungsmuskeln vor Lähmung der Extremitätenmuskeln eigentlich ohne alle Analogie ist.

Künstliche Respiration verzögert den Tod. Das Herz schlägt nach Stillstand der Athmung noch einige Zeit weiter. — Ganz ähnlich sind die Erscheinungen bei Katzen: selten kommt Erbrechen.

Von nervösen Wirkungen erwähnt Fick, das Spartein mache leichte Narkose. — Griffé, der 0,4 selbst nahm, gibt Eingenommensein und Schwere des Kopfes an. — Endlich wird dem Spartein noch örtlich anästhesirende Wirkung zugeschrieben: sie sei gering und stelle sich sehr langsam ein.

Eine für den Arzt besonders wichtige Frage ist die nach der Wirkung des Sparteins aufs Herz. Es haben zuerst Laborde und Légris (Archives Physiol. normale et p. 1886) vom Spartein eine Digitalis-ähnliche Wirkung aufs Herz behauptet: darnach wurde es von G. Sée für den therapeutischen Gebrauch empfohlen. Es ist seit der Zeit eine grosse Zahl von Beobachtungen über diesen Punkt mitgetheilt: die ersten Veröffentlichungen sind von Langgaard in Therap. M.-H. 1887, pag. 229 kritisch besprochen: von neueren klinischen Arbeiten seien noch: Kurloff in: Arbeiten klin. Instit. Münch. 1890, Nr. 15 und Cerna: (American Medico-Surgical Bulletin 1894) genannt: die letzten habe ich nicht einsehen können.

Zweifellos hat das Spartein eine ausgesprochene Herzwirkung: dieselbe ist aber ungleichmässig, nicht bestimmt kurz zu definiren und darum für therapeutische Anwendung wahrscheinlich nicht zu gebrauchen.

Am Froschherzen wird der Vagus sicher gelähmt und unwirksam. — Im Verlaufe der Einwirkung wird bald das Herz selbst angegriffen, die Zahl und Kraft der Schläge herabgesetzt, die Erweiterung in der Diastole übernormal. Atropin hat auf die ausgebildeten Spartein-Veränderungen keinen Einfluss.

Vom Säugethierherzen wird sehr Verschiedenes beschrieben. Die meisten Autoren stimmen darin überein, dass im späteren Verlauf der Sparteinwirkung periodenweise die Pulse verlangsamt und dabei sehr vergrössert sind. Im Anfang besteht meist Erhöhung der Pulsfrequenz und Steigerung des Drucks: beides geht rasch zurück. Cushny und Matthews beschreiben, dass unmittelbar auf die Injektion von 5 mgr Spartein Steigen des Drucks und Abnahme der Schlagzahl eintritt, die darnach beide bald absinken. Die Zahl der Pulse wechselt manchmal ganz unvermittelt: mit der Pulszahl steigt der Blutdruck. Pawlow (Dissert. Petersburg bei Botkin, 1888, referirt in Therap. M.-H. 1888, pag. 517) schiebt die Aenderungen des Rhythmus auf direkte Herzwirkung des Sparteins, die Druckänderungen aber auf Gefässwirkung. Als Therapeuticum ist das Spartein jetzt wieder vergessen.

Es sei hier kurz daran erinnert, dass Hürthle vom Oxyspartein eine deutlich verbessernde Wirkung auf den Blutdruck

angibt. Dieses Oxyspartein $C_{15}H_{24}N_2O$ (Ahrens: B. B. 25. 3607)
entsteht direkt durch Oxydation, ist eine starke Basis. Hürthle
hat das Präparat bei starker Blutdrucksenkung nach Curare, nach
Pepton-Injektion verwendet und allemal eine deutliche Hebung des
Blutdruckes (durch direkte Steigerung der Herzarbeit hervorgerufen)
beobachtet: Die Schlagfolge wird etwas verlangsamt (A. e. P. Ph. 30,
pag. 141).

Anhang: Scoparin. — Im Besenginster ist noch eine zweite
Substanz, der wahrscheinlich auch eine ausgesprochene physiologische
Wirksamkeit zukommt, das Scoparin. Aufgefunden ist es von
Stenhouse (Liebig's Ann. 78), näher untersucht von Hlasiwetz
(ibidem 138), nach dessen Angabe es beim Behandeln mit Aetzkali
in Phloroglucin und Protokatechusäure zerfällt: die empirische Formel
ist $C_{21}H_{22}O_{10}$. Aus der ammoniakalischen Lösung wird es durch
Salzsäure gallertig gefällt; es ist hellgelb, amorph, löslich in Alkohol
und kochendem Wasser. Nach den älteren Autoren wirkt es diuretisch: es galt als die wirksame Substanz der in England bei Wasser-
sucht gebräuchlichen Kuren mit Besenginser. — Nach Fronmüller
(Memorabilien 1878) ist es zu 0,5 ein Diureticum. Nach Schroff
hat es nur unangenehme Darmwirkung. — Oertliche Reizung macht
es nach Angaben verschiedener Beobachter. — Die nahe liegende
Vermuthung, dass es zu den Glukosiden mit Herzwirkung gehört,
ist neuerdings nicht geprüft.

§ 164. Gelseminin (Gelsemin). Gelsemium sempervirens.

In der in Nord-Amerika einheimischen Loganiacee Gelsemium
sempervirens (Dragendorff: Heilpflanzen, pag. 532) sind neben
einer nicht weiter interessirenden Säure (Gelseminsäure = Aesculin)
zwei Alkaloide enthalten, ein lähmendes (und ein tetanisirendes), von
denen das erste zu der Coniin-Gruppe gehört. Das lähmende Gift
ist das stärker wirksame und macht bei Vergiftungen mit der ganzen
Pflanze (Wurzel, Tinktur) das charakteristische Vergiftungsbild. —
Die Tinktur war gegen Intermittens auch als Antineuralgicum benützt.
— (In Amerika Fischgift.)

Früher hat man das Gemenge der beiden Alkaloide Gelsemin
genannt. Thompson hat neben krystallinischem Gelsemin ein
zweites Alkaloid aus der Rohsubstanz isolirt und Gelseminin genannt.
Dieses amorphe Alkaloid ist das stärker wirksame, lähmende. — In
deutschen Präparaten-Verzeichnissen werden die beiden Substanzen
als krystallisirtes Gelseminin (recte Gelsemin) und als amorphes
Gelseminin aufgeführt. Cushny (A. e. P. Ph. 31, pag. 49), von
dem eine experimentelle Prüfung der beiden Alkaloide vorliegt, benennt richtig mit den von dem Entdecker gegebenen Namen.

Die Trennung der beiden Alkaloide wird aus der gemeinsamen
Lösung der neutralen salzsauren Salze in verdünntem Alkohol mit
Aether ausgeführt. Dieser fällt nur das krystallinische salzsaure
Gelsemin: durch wiederholtes Abdampfen der filtrirten Lösung, Auf-
nehmen in wenig Alkohol und Fällen mit Aether wird das salzsaure
Gelsemin vollständig getrennt. In der ätherisch-alkoholigen Lösung
bleibt das Gelsemininsalz gelöst und wird als braune harzartige Masse
nach dem Abdampfen gewonnen. (Cushny; l. c. pag. 52 ff.)

Das Gelseminin bildet amorphe Salze, die mit Säuren gelbe Lösungen geben. — Kleine Gaben (von 1 mgr an) sind schon wirksam: sie machen bei Fröschen Lähmung, die bei 5 mgr eine vollständige wird, an der die Thiere auch zu Grunde gehen. Bei grossen Gaben ist die curareartige Lähmung der peripheren Nervenenden sehr deutlich ausgeprägt und sicher nachzuweisen. Das Herz wird durch kleine Gaben gar nicht angegriffen: erst durch äusserst starke Dosen werden die Herzschläge seltener und kleiner. — Cushny definirt die Wirkung auf den Frosch als Lähmung des Centralnervensystems und curareartige periphere Lähmung. Eigenartig ist beim Frosch in dem Stadium, in dem die Lähmung sich erst ausbildet, Zittern des Kopfes und des Rumpfes, das allemal bei Bewegungsanstrengungen des Thieres auftritt.

Auch auf Warmblüter wirkt das Gelseminin schwer giftig, so dass Kaninchen von 2 Kilo schon von 1 mgr sterben. Ganz langsam kommt erst Schwäche, dann immer deutlichere Lähmung. Auch bei diesen Thieren zeigte sich das eigenartige Zittern bei jeder Bewegungsanreizung. Die Athmung wird immer stärker dyspnoisch, endlich ganz langsam und schwach, hört dann auf und nun kommen noch schwache Erstickungskrämpfe. — Das eigenthümliche Zittern verbreitet sich nach und nach über den ganzen Körper und dauert bis gegen das Ende an. — Durch künstliche Athmung ist das Leben zu erhalten. — Bei Katzen ist das Vergiftungsbild dasselbe: doch sind diese Thiere widerstandskräftiger: das Zittern ist weniger stark ausgeprägt. — Die Athmung wird continuirlich langsamer und oberflächlicher: oder aber Cheyne-Stokes'sches Athmen stellt sich ein. — Das Zwerchfell ist vom Phrenicus aus nach Aufhören der spontanen Athembewegungen noch reizbar. Das Herz wird fast gar nicht beeinflusst. — Die Temperatur soll nach früheren Angaben sinken, was Cushny nicht bestätigen konnte.

Gelseminin hat eine kräftige Wirkung auf das Auge: es erweitert die Pupille und lähmt die Accommodation. Bei allgemeiner Vergiftung treten diese örtlichen Veränderungen sehr spät auf und werden darum leicht übersehen. Bei Instillation in den Bindehautsack kommen vorher starke Reizungserscheinungen. Die Mydriasis beginnt nach etwa 20 Minuten, ist in 6 bis 7 Stunden auf der Höhe und geht in 2 bis 3 Tagen wieder zurück. (Vorsicht bei Application wegen Allgemeinvergiftung!)

Die wesentlichen Wirkungen des Gelsemins seien hier kurz angegeben. Dieses Alkaloid ist wenig wirksam: erst von 10 mgr an sieht man bei Fröschen deutliche Erscheinungen und zwar erhöhte Reflexerregbarkeit, die 1 bis 2 Stunden nach der Vergiftung beginnt und bis 3 Tage lang andauern kann. Nach und nach nimmt die Reflexerregbarkeit wieder ab und das Thier erholt sich. Grosse Gaben des Giftes wirken lähmend und zwar auf die Nervenendigungen im Muskel. Das Gelsemin ist also dem Strychnin in seiner Wirkung sehr ähnlich. — Auf Säugethiere hat das Gelsemin fast gar keine Wirkung: 0,5 machten beim Kaninchen keine Störung.

***

Die Allgemeinvergiftung mit Gelsemium-Präparaten gleicht der durch Gelsemium: nur hat man nach dem Ablauf der Lähmungsperiode noch ein Stadium erhöhter Reflexerregbarkeit gesehen, was durch die Mitwirkung des Gelsemins erklärt ist.

§ 165. **Allgemeines. — Trigonellin. — Pilocarpin.**

I. Werden Pyridin-Derivate mit Seitenketten oxydirt (durch Chromsäure oder Kaliumpermanganat), so bleibt der Ring zunächst erhalten und nur die Seitenketten werden zu COOH umgewandelt; es entstehen die Pyridincarbonsäuren. Von solchen sind die Mono-, Di- bis Pentacarbonsäure möglich. So liefert das Nicotin die Nicotin-säure, β-Monopyridincarbonsäure, das Berberin die Berberonsäure, $\beta\gamma\alpha$-Tripyridincarbonsäure. Diese Säuren haben für die Toxikologie noch kein besonderes Interesse. Derivate · derselben aber kommen unter den natürlichen Alkaloiden vor.

II. Das Trigonellin ist das Methylbetain der Nicotinsäure: $C_5H_4 \begin{smallmatrix} NOHCH_3 \\ COOH \end{smallmatrix}$ gibt $C_5H_4 \begin{smallmatrix} NCH_3 \\ COO \end{smallmatrix} + H_2O$: vergleiche § 142. II. 4. Es ist von Hantzsch durch Addition von Jodmethyl an den Stickstoff der Nicotinsäure und nachfolgendes Behandeln mit Alkali künstlich dargestellt: B. B. 1886, pag. 31. Es ist in den Samen von Trigonella foenum graecum (Leguminose) enthalten. Letztere Pflanze im Orient heimisch wird in Thüringen als Arzneipflanze (griechisches Heu) angepflanzt und enthält noch Cumarin. Das Trigonellin ist jedenfalls sehr wenig oder gar nicht giftig, ist aber nicht näher geprüft.

III. Pilocarpin ist das Betain einer Pyridin-Milchsäure, in welch letzterer die Alkoholhydroxylgruppe durch Trimethylammon substituirt ist $C_5H_4N — C(CH_3) \begin{smallmatrix} COO \\ N(CH_3)_3 \end{smallmatrix} = C_{11}H_{16}N_2O_2$. Es ist der wichtigste Bestandtheil der Jaborandi-Blätter: die daneben noch vorkommenden Alkaloide sind im Anhange besprochen[1]).

Gewöhnlich wird Pilocarpus pinnatifolius, eine Diosmee des tropischen Amerika als die wichtigste Stammpflanze alkaloidreicher Blätter bezeichnet. Nach dem Handelsbericht von Gehe (Sept. 1894) sind die Blätter von Pilocarpus Jaborandi die alkaloidreichsten. Aermer sind Pilocarpus pinnatifolius, microphyllos, trachylophus. Ausserdem ist noch Pilocarpin in den Blättern verschiedener Piper-Arten (P. reticulatum u. a. — falsche Jab.-Blätter).

Das Pilocarpin ist in unreinem Zustande amorph, klebrig, ganz rein krystallinisch. Es ist wenig in Wasser, leicht in Alkohol und Aether löslich. Die wässerige Lösung reagirt alkalisch, ist rechts drehend. Von Alkalien wird Pilocarpin zu Salzen der Pilocarpinsäure gelöst: Säuren scheiden daraus das Alkaloid unverändert ab. Es bildet schwierig krystallisirende Salze, von denen einige an der Luft Wasser anziehen. Die Salze sind in Wasser und Alkohol gut löslich. Beim Erhitzen mit Salzsäure wird Pilocarpin in Jaborin und Pilocarpidin übergeführt. Andauerndes Kochen der wässerigen Lösung zerspaltet es in Pyridinmilchsäure und Trimethylamin. — Es gibt die gewöhnlichen Alkaloid-Reaktionen.

Das Pilocarpin hat ganz eigenartige Wirkungen, die physiologisch am nächsten denen des Nicotins vergleichbar sind. Es setzt gewisse Reizungs- und nachfolgend Lähmungszustände am Central-

---

[1]) Eben, bei Beginn der Drucklegung lese ich, dass nach Pinner und Kohlhammer die jetzt giltigen Anschauungen über die Constitution des Pilocarpins (von Hardy und Calmels in den C. R. entwickelt) unrichtig sind. Pilocarpin ist wahrscheinlich kein Pyridinderivat (B. B. 33, pag. 1424). —

nervensystem. Diese Symptome treten nach Pilocarpin nur wenig hervor. Dagegen werden eine grosse Anzahl von peripheren Apparaten in Erregungszustand versetzt: diese peripheren Wirkungen sind beim Pilocarpin hauptsächlich ausgebildet. Wichtig ist, dass diese lokalen Veränderungen auch durch örtliche Application hervorgebracht werden können: d. h. sie sind wirklich durch örtlichen Angriff des Pilocarpins zu erklären.

Kurz bezeichnet sind diese peripheren Wirkungen:

a) Krampfzustände an Organen mit glatter Muskulatur;
b) starke Erregung der Secretionen;
c) Erregung von Hemmungsapparaten.

Das Pilocarpin stimmt nach einer ersten oberflächlichen Analogisirung der Symptome in diesen Wirkungen überein mit dem Nicotin, Muscarin und Physostigmin, und steht in direktem Antagonismus mit dem Atropin und den zur Atropingruppe gehörigen Alkaloiden. — Indess sind die Angriffspunkte dieser Substanzen verschieden.

a) Am besten studirt ist die Pilocarpin-Wirkung aufs Auge. Tröpfelt man Pilocarpin-Lösung in den Bindehautsack, so erfolgt in 20 Minuten etwa eine starke Verengerung der Pupille und Accommodationskrampf. Diese Wirkung wird erklärt durch Krampf der Mm. sphincter iridis und ciliaris, ausgelöst von den Oculomotorius-Fasern dieser Muskeln. Durch Atropineinträufelung ist die Pilocarpin-Wirkung sofort zu beseitigen: am atropinisirten Auge stellt sie sich gar nicht ein. Durch Reizung des Hals-Sympathicus wird die Pupille beträchtlich erweitert. — Die Pilocarpin-Myosis dauert kurz, höchstens einige Stunden; nach deren Verschwinden zeigt sich eine mässige und kurz dauernde Erweiterung der Pupille, die von Galippe und Bochefontaine zuerst als durch Reizung des Sympathicus ausgelöst erklärt worden ist: sie bleibt auf Sympathicus-Durchschneidung aus. Harnack und Meyer (A. e. P. Ph. 12, pag. 381) haben sich dieser Erklärung angeschlossen und durch besondere Prüfung der Reinheit ihres Präparates nachgewiesen, dass die andere Erklärungsart — Verunreinigung durch ein später wirkendes mydriatisches Alkaloid — auszuschliessen ist.

Der Darm wird gleichfalls vom Pilocarpin erregt und zwar nimmt man wie vom Nicotin und Muscarin eine direkte Wirkung auf die Ganglienzellen des Darms (nicht auf mehr peripher gelegene Apparate, Muskulatur wie vom Physostigmin) an. Diese Annahme wird durch die Beobachtung unterstützt, dass Menschen und Säugethiere auf grössere Pilocarpin-Gaben Durchfälle haben. — Die Darm-Wirkung des Pilocarpins ist schwach. Atropin hebt sie glatt auf.

Auch der Uterus wird vom Pilocarpin nach Thierversuchen in Contraktionszustand versetzt (Harnack und Meyer: l. c. pag. 385).

Ueber andere Apparate mit glatter Muskulatur (Hautgefässe, Nierengefässe) existiren keine bestimmten Angaben.

b) Die auffallendste Wirkung des Pilocarpins ist die auf die Secretionen (Luchsinger: Pflüger's Archiv 15. 1877, pag. 482. Marmé: Göttinger Nachrichten 1878, Nr. 3. pag. 102. Nawrocki: Centralblatt medic. Wissensch. 1878, pag. 97 etc.). — Man kann sicher sagen, dass es sich hier wieder nur um direkte Wirkung auf nervöse Apparate, nicht etwa um vasomotorische Störungen, die erst sehr spät einsetzen, handeln kann: die Secretionssteigerung beginnt alsbald nach der Application des Giftes.

Die Wirkung auf die Schweisssecretion ist beim Pilocarpin wesentlich eine periphere, nur zum Theil ist sie eine centrale (cf. § 12): d. h. es werden die Nervenendapparate in den Drüsen zuerst, aber auch die im Rückenmark gelegenen Centra der Secretion gereizt. — Nach Luchsinger kann auch nach Atropin noch die diaphoretische Wirkung des Pilocarpins auftreten, was Harnack und Meyer durchaus verneinen.

Am Stärksten wird vom Pilocarpin die Schweiss- und die Speichelsecretion angeregt, dann folgt die Bronchial- und die Nasenschleimhaut: nur manchmal ist auffällig vermehrt die Thränenabsonderung. — Dasselbe ist wahrscheinlich — aber nicht sicher erwiesen — für die Magensaft- und Pankreas-Secretion.

c) Die Wirkung auf das Herz (Blutdruck und Gefässinnervation) wird sehr variirend beschrieben, woran nach Harnack und Meyer die verschiedene Reinheit des verwendeten Präparates Schuld sein soll. Reines Pilocarpin macht nach diesen Autoren zu $^1/_2$ bis 1 mgr am Froschherzen Verlangsamung des Herzschlages und bald steht das Herz ganz in Diastole still. Nach kurzer Zeit aber (1 Minute) kommen wieder Contraktionen, die sich rasch beschleunigen und in einigen Minuten schlägt das Herz wieder regelmässig. Vagus-Durchschneidung ändert hieran nichts. Erklärt wird diese Folge der Symptome so: zuerst Reizung der Vagus-Endigungen im Herzen, die bald in Lähmung übergeht. — Später wird der Herzmuskel selbst ergriffen, die Contraktionen werden immer schlechter und endlich das Herz gelähmt.

Bei Säugethieren kommt sofort nach einigen Milligramm Pilocarpin Verlangsamung des Herzschlages und Abfall des Druckes, der sich bald wieder zur Norm hebt. Vagus-Durchschneidung ändert nichts: dagegen verhindert Atropinisirung das Eintreten dieser Erscheinungen. — Grosse Gaben lähmen rasch die Vagi, d. h. deren Reizung bleibt ohne Erfolg. Dann schlägt das Herz immer langsamer, zunächst noch mit kräftigen Einzelcontraktionen, in kurzer Zeit aber wird auch der Herzmuskel gelähmt. Zuletzt tritt auch der vasomotorische Apparat ausser Funktion, es sinkt demgemäss der Druck immer weiter ab. Erstickung löst in diesem Stadium keine Drucksteigerung mehr aus.

Von weiteren Störungen, die das Pilocarpin macht, sind am auffälligsten die der Respiration. Die Athmung wird bald mühsam, beschleunigt, die Thiere werden sehr unruhig: man hört deutliches Rasseln auf der Brust. In einzelnen Fällen wird klarer, zäher Schleim ausgehustet. Der Lufthunger steigert sich bis zu heftigen Krampfanfällen. Mit Intermissionen kommen neue Anfälle von Dyspnoe und Krämpfen, worin die Thiere zu Grunde gehen. Man hat diese Störungen als Lungenödem aufgefasst: dies erscheint mir nicht richtig definirt. Man kann wohl annehmen, dass es sich um so starke Vermehrung der Bronchial-Secretion handelt, dass dadurch die Sauerstoffaufnahme unmöglich gemacht wird.

Ob neben den Respirationsstörungen noch besondere Wirkungen auf das Centralnervensystem der Säugethiere gesetzt werden, ist zweifelhaft. Unruhe, Zittern u. s. w. können wohl durch die Athmungsstörung erklärt werden.

Am Frosch kommen auf grosse Gaben eigenartige pikrotoxinartige Krämpfe: dann erst in Stunden allgemeine Lähmung und Tod. —

Die Pilocarpin-Wirkung am Menschen ist nach Kenntnissnahme der Thierversuche leicht zu verstehen. Das Pilocarpin ist ausserordentlich vielfach therapeutisch versucht worden: als schweiss- und speicheltreibendes Mittel, bei Nephritis, Hydrops, bei Affektionen des Rachens, der Bronchien und der Speicheldrüsen, bei akuten Exanthemen und sonstigen Hautkrankheiten etc. etc.: es ist sein Gebrauch aber jetzt so gut wie vollständig wieder aufgegeben. — Bei dieser ausgedehnten therapeutischen Verwendung sind häufig üble Nebenwirkungen beobachtet worden.

Am ausgesprochensten kommt (und schon von kleinen Gaben: 1 bis 2 cgr) die Vermehrung der Schweiss- und Speichelsecretion. Beides fliesst so reichlich, dass es eine schwere Unbequemlichkeit für die Befallenen darstellt. Das Schwitzen beginnt am Rumpf und dauert durch 2 bis 3 Stunden. Ein Kilogramm Schweiss und mehr ist eine häufige Leistung! Das Speicheln dauert kürzer, etwa 1 Stunde, ist aber auch schwer lästig.

Die schlimmsten Erscheinungen drohen vom Athmungsapparat und vom Herzen. Die Bronchial-Secretion wird so übermässig, dass Rasseln auf der Brust und sogar die Erscheinungen der beginnenden Erstickung sich einstellen. Durch schwere Hustenanfälle werden grosse Mengen schaumiger Sputa ausgeleert. Wo die Expektoration ganz unterdrückt ist, wie z. B. bei Bewusstlosen ist diese Complication besonders zu fürchten: es soll sogar tödtlicher Ausgang dadurch vorgekommen sein. (Durch Atropin ist diese Hypersecretion meist zu mildern!) — Am Herzen ist zuerst vermehrter Puls, später plötzlicher Herzcollaps mit Blässe, Kältegefühl etc. vorgekommen. Dieser Collaps kann während und nach der übermässigen Drüsenthätigkeit sich plötzlich einstellen: er ist mit Recht sehr gefürchtet. Auch die subjektiven Beschwerden des stenocardischen Anfalles sind dabei beschrieben.

Als Erscheinungen von Seiten des Magendarmtractus kommt Uebelkeit häufig, Erbrechen seltener vor (10 %): es ist aber dann anhaltend und führt zu schweren Schwächezuständen. — Koliken und Durchfälle sind selten.

Harndrang stellt sich fast in der Hälfte aller Fälle und häufig so plötzlich und gewaltthätig ein, dass er zu Incontinentia urinae führt. — Eigenartige Schmerzen in der Lendengegend deuten darauf hin, als ob krampfartige Verschliessungen im Ureter vorkommen. Ein sehr schlimmes Zeichen sind Reizungserscheinungen an den Nieren: es treten bei einem wesentlichen Prozentsatz der Pilocarpinbehandelten Eiweiss, Cylinder im Harn auf. Gerade deshalb haben die meisten Kliniker das gewaltthätige Diaphoreticum bei der Behandlung von Nephritikern wieder verlassen.

Auf den Uterus hat Pilocarpin zweifelsohne einen Einfluss: es wird sogar beschuldigt, die Schwangerschaft unterbrochen und Abortus gemacht zu haben. Die Wirkung kommt aber nur in vereinzelten Fällen: von der arzneilichen Verwendung als Emmenagogum kann nicht die Rede sein.

Am Auge werden neben der Myosis und Accommodationsstörung die verschiedensten subjektiven Störungen: Flimmern, Thränen berichtet. Manche Kranken geben an, wie durch einen Schleier zu sehen: objektiv ist beträchtliche Herabsetzung der Sehschärfe festgestellt worden. — Der schwerste Vorwurf auf diesem Gebiete ist der, dass Pilocarpin dauernde Linsentrübung erzeugen könne (cf. Landesberg: Monatsbl. für Augenheilk. 1882, pag. 48). Ob das auch an vorher gesunden Augen oder nur bei schon vorhandenen Störungen des Uvealtractus (Chorioideitis) eintritt, scheint noch eine offene Frage.

Allgemeine Erscheinungen wie Schwindel, Kopfschmerz etc. sind nach einem so gewaltthätigen Mittel nicht besonders auffallend.

Bei bestimmten Erkrankungen (besonders bei Scharlachnephritis, auch bei urämischen Anfällen) versagt zuweilen die diaphoretische Wirkung: es kommen dann Collaps-Symptome.

Pilocarpinlösungen werden beim Stehen an der Luft unwirksam. — Auf die Reinheit des Präparates ist oben schon verwiesen.

Literatur: Ueber die Beobachtungen am Menschen vergleiche man die medicinischen Zeitschriften von 1875 an. Siehe z. B.:

Lohrisch: Berlin. klin. Wochschr. 1875, Nr. 18.
Riegel: ibidem Nr. 46.
Bardenhewer: Dissertation, Bonn 1875.
Federschmidt: Dissertation, Erlangen 1877 etc.

Neben dem Pilocarpin kommt in den Jaborandi-Blättern noch ein zweites Alkaloid vor: Pilocarpidin von der Formel $C_{10}H_{14}N_2O_2$. Es ist von E. Merck zuerst aufgefunden und von Harnack untersucht (A. e. P. Ph. 20. 1885, pag. 439). Die von Hardy und Calmels aufgestellte Formel C_5H_4NC, CH_3, $COOH$, $N{<}^{CH_3}_{CH_3}$ (in C. R. 105. 1887, pag. 68) ist nach Beobachtungen von E. Merck unsicher. Die mit Jodmethyl aus dem Pilocarpidin erhaltene Basis ist dem Pilocarpin nur isomer, aber nicht identisch (E. Merck's Berichte über 1896 und 1897). Pilocarpidin hat fast genau dieselben Wirkungen wie Pilocarpin, nur wirkt es schwächer. Näheres bei Harnack l. c.

Wichtig ist weiterhin das Jaborin. Es ist in den Jaborandi-Blättern entweder gar nicht oder nur in sehr geringer Menge (E. Merck) vorgebildet, entsteht aber direkt aus Pilocarpin und zwar durch Erhitzen der salzsauren Lösung. Es unterscheidet sich hauptsächlich durch das Nichtkrystallisiren seiner Salze und Doppelsalze, durch leichtere Löslichkeit in Aether und geringere Löslichkeit in Wasser. Es hat durchaus die Atropin-Wirkung (Harnack und Meyer: Archiv e. P. Ph. 12. pag. 369). Praktisch ist es von Wichtigkeit, weil es im käuflichen Pilocarpin vorkommen und dessen Wirkungsart wesentlich alteriren kann. (Jaborin ist $C_{11}H_{16}N_2O_2$, dem Pilocarpin isomer. Praktisch benützen soll man nur ein solches käufliches Pilocarpin, das auch in grösseren Gaben den Muscarin-Herzstillstand nicht aufhebt!)

Genau wie das Jaborin aus Pilocarpin, entsteht das Jaboridin aus dem Pilocarpidin, durch Eindampfen der salzsauren Lösung. Die empirische Formel ist $C_{10}H_{12}N_2O_3$: es wirkt dem Atropin gleichartig, wie das Jaborin.

Weiter enthalten die Jaborandi-Blätter das sogen. Jaborandiöl, das hauptsächlich aus dem bei 178° C. siedenden Pilocarpen $C_{10}H_{16}$ besteht und mit Cinen identisch sein soll (siehe: ätherische Oele).

Ueber Literatur der Pilocarpin-Wirkung vergleiche man Harnack und H. Meyer: Archiv exp. P. Ph. 12. 1880, pag 366, — hier pag. 398.

§ 166. Die Alkaloide der Betelnuss. — Arecolin.

Die Areca-Nuss oder Betelnuss ist die Frucht der Areca-Palme (Areca Catechu), die ursprünglich auf den Sunda-Inseln heimisch jetzt auf den Philippinen und in Indien cultivirt wird. Die Nüsse dienen, mit den Blättern des Betelpfeffers und etwas Kalk gemischt, als Kaumittel. Ueber die culturhistorische Bedeutung dieses Gebrauches siehe die Monographie von L. Lewin: Ueber Areca Cat. etc. Stuttgart 1889.

Die wirksame Substanz dieser Betelnüsse ist ein Alkaloid Arecolin, das mit den Neben-Alkaloiden von Jahns isolirt und chemisch untersucht, von Marmé zuerst physiologisch geprüft ist.

Das freie Arecolin ist eine farblose ölige Flüssigkeit, in jedem Verhältniss in Wasser, Alkohol, Aether, Chloroform löslich. Die Salze sind leicht in Wasser löslich, zum Theil zerfliesslich. Charakteristisch ist der granatrothe Niederschlag, den sie mit Kaliumwismutjodid geben. — Gebraucht wird das bromwasserstoffsaure Salz. — Arecolin soll der Methylester der Methyltetrahydronicotinsäure sein, also
$$CH_3NC_5H_7COOCH_3 = C_8H_{13}NO_2.$$
Nach der physiologischen Wirkung steht es dem Muscarin, auch dem Pilocarpin und Nicotin nahe. Katzen sind besonders empfindlich: 0,01 ist die letale Dosis: Hunde und Kaninchen ertragen mehr. Die Herzthätigkeit wird verlangsamt und geschwächt, die Athmung anfangs dyspnoisch, später vermindert, Speichel- und Bronchialsecretion werden enorm stark vermehrt, die Darm-Peristaltik stark erregt, so dass bei der Sektion enorme Blutüberfüllung, blutiger Schleim im Darm wie bei Muscarin gefunden wird. Die Reflexerregbarkeit wird gesteigert, so dass es zu Krampfanfällen kommt: nach diesen ausgeprägte Lähmung. — (Am Froschmuskel soll der Zuckungsverlauf veratrinähnlich verändert sein.) — Sehr energisch ist die myotische Wirkung bei örtlicher Application: Auf einen Tropfen der einprocentigen Lösung kommt zunächst Accommodationskrampf, der aber schon in 6 bis 7 Minuten wieder abnimmt. Die Myosis beginnt in 5 Minuten, ist in 10 Minuten maximal und schon nach etwas über eine Stunde ist das Auge wieder im normalen Zustand. — Das Arecolin soll auch die Substanz sein, wegen deren die Betelnüsse zu Bandwurmkuren brauchbar sind.

In den Betelnüssen sind neben dem Arecolin noch folgende Alkaloide von Jahns aufgefunden: Arecain, Arecaidin, Cholin und Guvacin.

Das Arecain und Arecaidin sind isomer, von der Formel $C_7H_{11}NO_2$. Beide sind ungiftig. Aus dem Arecolin wird durch Kochen mit Barytwasser oder concentrirte Jodwasserstoffsäure das Arecain gebildet (statt OCH_3 wird OH). — Cholin ist nur in geringer Menge vorhanden. — Das Guvacin $C_6H_9NO_2$ ist nicht physiologisch geprüft.

Jahns: B. B. XXI. 2, 1888, pag. 3404. — XXIII, 2 (1890) pag. 2972. — XXIV. 2, 1891, pag. 2615.
Marmé: Göttinger Nachrichten 1889, pag 125.
L. Lewin: Monographie: Stuttgart 1889.
Leepin: Dorpater Dissertation (bei Kobert) 1891.
Merck's Berichte über 1894 (Referat über Fröhner's Angaben der Verwendbarkeit in Thierheilkunde).
Lavagna: Therap. M.-H. 1895, pag. 364 (ophthalmiatrische Brauchbarkeit).
Plesch: Dissertation, Kiel 1895 (bei Falck).

§ 167. Das Nigellin.

Aus dem Samen des Schwarzkümmels, Nigella sativa ist von Pellacani ein Alkaloid isolirt und physiologisch geprüft, das in gewissen Einwirkungen eine weitgehende Uebereinstimmung mit dem Pilocarpin zeigt. Siehe Archiv exp. P. Ph. 16. 1883, pag. 440, daselbst die frühere Literatur.

Die Nigella sativa, eine Ranunculacee, unserer Aquilegia nächst verwandt, ist in den Mittelmeerländern einheimisch, wird aber bei uns angebaut und soll deshalb manchmal verwildert vorkommen. Die Samen werden in Süd-Europa, wie bei uns der Kümmel unters Brod gebacken.

Grosse Gaben (bis 20 gr) sollen emmenagogisch und diuretisch wirken, noch höhere Gaben sollen als Abortivum gebraucht werden.

Das Alkaloid, das nur in geringer Menge in den schwarzen Samen enthalten ist, ist wasserlöslich: es ist durch verdünnten Alkohol aus den Samen ausziehbar. Zur Reindarstellung fällt Pellacani die schwefelsaure Lösung mit Phosphorwolframsäure: der Niederschlag wird mit Aetzbaryt zersetzt. Es war nicht krystallinisch zu gewinnen, von den Salzen nur das bromwasserstoffsaure.

Bei Fröschen sieht man nur langsam fortschreitende Lähmung, die bei näherer Prüfung sich als curare-artig erweist: bei noch guter Muskelerregbarkeit ist von den Nerven keine Zuckung mehr auszulösen. — Säugethiere zeigen (auf 0,1 bis 0,2 subcutan) profuse Secretion von Speichel, Thränenfluss, auch vermehrte Ausleerung von Harn und Fäces. Die Athmung wird beschleunigt, mühsam, weiterhin unregelmässig; die Erscheinungen gehen in kurzer Zeit ohne Folgen vorbei. Lähmung an Säugethieren (die auch curare-artig ist), sieht man nur nach sehr grossen intravenös applicirten Gaben. Ebenso wird das Herz nur von sehr grossen Gaben angegriffen (muskulär gelähmt). An der Pupille ist keine auffallende Veränderung constatirt. — Das Nigellin ist nach Allem nur ein schwach wirksames Gift. —

Aus dem Roh-Alkaloid konnte Pellacani durch Ausschütteln der alkalischen Lösung mit Essigäther ein zweites Alkaloid isoliren, das er Connigellin nennt; es hat einige physiologische Reaktionen gemeinsam mit dem Jaborin (Vagus-Lähmung, siehe voriger Paragraph).

In den Schwarzkümmelsamen ist weiterhin in reichlicher Menge ein ätherisches Oel enthalten, das keine besondere physiologische Wirksamkeit zeigte.

Nach einer Bemerkung von Greenish, die ich nur im Referat kenne, soll Pellacani zu seiner Untersuchung nicht die Samen von

Nigella sativa, sondern die von Nigella damascena verwendet haben, die wie erstere medicinisch gebraucht werden (Pharmaceut. Journ. and Transactions 1884, pag. 863).

Nigellin ist von Reinsch eine ganz andere Substanz genannt worden, die in Aether und Wasser löslich, aus der wässerigen Lösung durch essigsaures Blei zu fällen ist und sich durch starke Fluorescenz auszeichnet. Sie hat mit dem Alkaloid Pellacanis nichts gemein, ist wahrscheinlich N frei. Grosse Gaben machen bei Fröschen Lähmung; an Säugethieren zeigte sich keine Wirkung.

Die weiteren isolirten Substanzen sind toxikologisch ohne Interesse. —

§ 168. Das Nicotin.

Das Nicotin hat die Formel $C_{10}H_{14}N_2$. Seine Constitution ist noch nicht definitiv aufgeklärt. Nach Pinner ist es ein methylirtes Pyridyl-Pyrrolidin. Durch Salpetersäure, Chromsäure, Kaliumpermanganat wird es zu Nicotinsäure oxydirt. Aus den Zersetzungen ergibt sich, dass in ihm ein Pyridin-Ring enthalten sein muss.

Das Nicotin ist von ausserordentlich starker Giftigkeit: es wird zur Zeit als die einzig wirksame Substanz des Tabaks angesehen.

Nicotin ist eine farblose, stark lichtbrechende, wasseranziehende Flüssigkeit, die sich an der Luft unter Zersetzung bräunlich gelb bis braun färbt und allmählig verharzt: bei Luftabschluss ist es haltbar. Der Siedepunkt liegt bei 140 bis 145 ° C., die Dichte um 1,01. Es ist in jedem Verhältniss mit Wasser, Alkohol, Aether mischbar. Die Lösung in Wasser (unter Contraktion und Wärmeentwicklung) reagirt stark alkalisch. Auch in Amylalkohol, Chloroform, Petroläther löst es sich leicht. In Aether sind die Salze nicht löslich: man kann die Salzlösungen mit Aether waschen. — Aus der alkalischen wässerigen Lösung kann es mit Aether ausgeschüttelt werden. Aetzkali in Substanz scheidet es aus der wässerigen Lösung ab (zersetzt es aber auch, besonders rasch bei Luftzutritt). Es ist stark links drehend, — 161,5 ° nach Landolt, die Salze dagegen drehen nach rechts.

Das Nicotin ist eine zweisäurige Basis, seine Salze sind meist in Wasser und Alkohol leicht löslich, manche selbst zerfliesslich. Nur das Pikrat ist in kaltem Wasser sehr schwer löslich: Salzsäure löst es. — Für die Darstellung ist zu verwenden die Schwerlöslichkeit des sauren weinsauren Salzes (Dreser: Archiv Pharmacie N. F. 27): man versetzt die Lösung der freien Basis mit einer abgemessenen Menge alkoholiger Weinsäurelösung bis zur genauen Neutralisation, fügt dann die gleiche Menge der Weinsäurelösung zu, dampft zu kleinem Volumen ab und stellt zur Krystallisation in die Kälte. — Sehr empfindlich ist die Fällung des Nicotins mit Phosphormolybdänsäure — darnach mit Ka Bi- und Ka Hg-jodid, Gold-, Platin-, Quecksilberchlorid.

Die Methoden der quantitativen Nicotinbestimmung sind zusammengestellt von Popovici: Zeitschr. physiol. Chemie 13, pag. 445. Sie beruhen: auf dem Ausziehen mit verdünnten Säuren, Alkalisiren und Abdestilliren des freien Nicotins und Auffangen in verdünnten Säuren. Ausziehen der mit einem Alkali imprägnirten Blätter mit Aether. Das isolirte Nicotin wird mit Säure oder mit Kaliumquecksilberjodid

titrirt. Popovici hat zuerst zur quantitativen Bestimmung das
Drehungsvermögen der wässerigen Lösung benützt.

Nicotin kommt an Apfelsäure (nach Kissling auch an Harz-
säuren) gebunden in den Blättern und Samen der verschiedenen
Nicotiana-Arten vor (N. tabaccum, rustica, glutinosa, macrophylla .. ;
Solaneae). Weiterhin wird es angegeben in den Blättern von Cannabis
indica (?). Das aus den Blättern der australischen Solanee Duboisia
Hopwoodii isolirte Piturin soll mit Nicotin identisch sein.

Der Gehalt der Tabaksblätter an Nicotin wird sehr wechselnd
angegeben, von 2 bis 9 procent, von 0,6 bis 4,5, von 4 bis 6 %. —
So wird z. B. genannt:[1] für reinen Havanna-Tabak 2 %, für amerikanischen bis zu 6 %, Maryland (N. macrophylla) 2,3 procent, Elsässer
und französische Tabake 3,3 bis gegen 8 %, Pfälzer 1,5 bis 2,6. In
den früh gesammelten Blättern ist weniger als in den spät gesammelten. Der Gehalt soll um so geringer sein, je dichter, enger die
Pflanzung; es sollen darum in Frankreich, wo die Pflanzen weit gestellt sind, die Tabake bis zu 6 % Nicotin enthalten. — Als mittlere
Quantität kann man etwa 2 procent annehmen. — Im Schnupftabak
soll durch die Zubereitung der Gehalt an Nicotin bis auf etwa $1/3$ des
Anfangsgehaltes vermindert sein. Noch weniger ist im Kautabak.

Die Gelegenheiten zur Nicotin-Vergiftung sind folgende:

1. Benutzung des reinen Nicotins zu Mord und Selbstmord: eine
im ganzen seltene Gelegenheit. Bekannt ist der Fall des Grafen
Bocarmé, der seinen Schwager durch gewaltthätiges Eingiessen
reinen Nicotins getödtet hat. Husemann führt (in Maschka's
Handbuch) einige Selbstmorde an;

2. der medicinische Gebrauch der Tabaksblätter zu Klystieren
muss heutigen Tags geradezu als Vergiftung bezeichnet werden.
Welche therapeutische Erwartungen die Verfasser des neuesten deutschen Arzneibuches heute noch auf die Tabaksblätter setzen, darüber
ist schwer Auskunft zu geben;

3. zufällige oder absichtliche Vergiftung durch Tabakspräpara-
tionen (Schmergel aus den Pfeifen, Tabaksaufgüsse als Abortivum)
kommen selten vor;

4. die häufigste Gelegenheit zur Tabaksvergiftung gibt die Benutzung des Tabaks als Genussmittel (Rauch-, Kau-, Schnupftabak).

Kau- und Schnupftabak führen zuweilen zu Intoxikation. So
erzählt die englische Literatur absichtliche Vergiftungen durch Schnupftabak, der im Getränke gegeben wurde: 0,8 soll eine tödtliche Vergiftung hervorgebracht haben. Auch Kautabak wird als Gelegenheitsursache schwerer Vergiftung genannt. — Die Literatur berichtet jetzt
wenig mehr darüber: es scheint diese allerschlimmste Form des
Tabaksgebrauches jetzt abzukommen.

Die wichtigste Gelegenheitsursache, besonders der chronischen
Nicotinvergiftung, ist das Tabakrauchen und zwar jetzt das Rauchen

[1] Tiedemann: Geschichte des Tabaks. Frankfurt 1854.
Janke: Forschungsberichte über Nahrungsmittel 1897, Heft 3 (Compil).
J. Nessler: Der Tabak, seine Bestandtheile . . . Mannheim 1867.
Kissling: Dinglers polytechn. Journal 1882 und Zeitschrift analytische
Chemie 21, 1882, pag. 64 und 383.
Heut: Archiv Pharmacie 231, 1893, pag. 658.
Popovici: Zeitschr. physiol. Chemie 13, pag. 445.

von Cigarren. Die Frage, ob Nicotin unzersetzt in den Tabaksrauch
übergeht, ist mit aller Bestimmtheit positiv beantwortet: bei ihrer
grossen Wichtigkeit habe ich sie ausführlich behandelt. — Siehe
hiezu: Kissling in Dingler's polytechn. Journal 235, 1882, pag. 244.
Löwenthal, Dissertation, Würzburg 1892. Popovici: Zeitschrift
physiol. Chemie 13, pag. 445. Vas: Citat siehe unten.

Die Arbeit von Zeise (Annal. Chemie und Pharmacie 47, pag. 212)
ist nur historisch interessant. Zeise hat mittels eines Aspirators aus
einem Pfeifenkopf richtig „geraucht“, auch aus eisernen Flaschen
den Tabak trocken destillirt. — Dagegen ist schon völlig entscheidend
die Arbeit von Melsens (Annal.' Chemie Pharmacie 49, pag. 353).
Melsens hat Blätter des virginischen Tabaks durch einen Aspirator
aus einem grossen Pfeifenkopf rauchen lassen. Der durch verschiedene Flaschen gesaugte Rauch gab sein Nicotin an mittelstarke
Schwefelsäure ab. Melsens hat (nach der Barral'schen Methode)
aus 4,5 kgr verrauchtem Tabak 30 gr Nicotin isolirt und durch
Elementar-Analyse die richtige Formel, die damals noch gar nicht
feststand, gefunden. Immerhin ist nach dem analytischen Gang
die Anwesenheit von Pyridinbasen nicht sicher ausgeschlossen. —
Vohl und Eulenburg (Vierteljschr. gerichtl. Medicin N. F. 14,
pag. 249), deren Arbeit zumeist citirt wird, haben auffallender Weise
kein Nicotin gefunden, dagegen die Reihe der Pyridinbasen. Kissling schiebt diesen Misserfolg auf die viermal wiederholte Destillation
mit Aetzkali, wodurch das Nicotin zerstört worden sei. Heubel
(Centralbl. m. W. 1872, pag. 641) hat wieder Nicotin nachgewiesen und behauptet, dass ein beträchtlicher Theil des Nicotins in den Rauch
übergehe. Die Arbeit von le Bon (la fumée du tabac . . . Paris
1880 bei Asselin) ist durchaus unbrauchbar. — Die wichtige Arbeit
von Kissling ist schon citirt. Kissling prüft die Identität des
gefundenen Nicotins an dem Platingehalt des Doppelsalzes und nach
dem Siedepunkt. Er findet einmal aus 350 gr verrauchter Cigarren
mit 13,14 gr ursprünglichem Nicotingehalt 6,84 gr, also 52 procent
Nicotin im Rauch. In einem zweiten Versuch, bei dem die Cigarren
(216 gr) nur zu etwa zwei Drittel geraucht wurden, fand Kissling
nur 8,12 gr d. i. 27,8 procent des Nicotins im Rauch. Löwenthal
(Würzburger Dissertation 1892) verrauchte Cigarren, die für den Versuch besonders hergestellt waren, aus gläsernen Cigarrenspitzen mittels
einer Bunsen'schen Saugpumpe. Der Nicotingehalt des Tabaks
wurde zu 2,22 procent der lufttrocknen Cigarren festgestellt. Der
Rauch wurde durch gut gekühlte verdünnte Schwefelsäure (in Kugel-
röhren) geleitet. Nachdem die Nicotinlösung möglichst farblos hergestellt ist, wird sie mit salpetersaurer Phosphormolybdänsäure-Solution
gefällt, der Niederschlag mit Aetzbaryt zersetzt und in der gewonnenen
Lösung das Nicotin durch Circumpolarisation quantitativ bestimmt
(Methode von Popovici). In besonderen Versuchen war geprüft
und erwiesen, dass die sonstigen im Tabaksrauch vorhandenen basischen Substanzen optisch inaktiv sind. Löwenthal findet wieder,
dass beim Cigarrenrauchen 52 bis 53 procent des Nicotins unzersetzt
in den Rauch übergehen. Der von der ersten Hälfte der Cigarren
gelieferte Rauch enthält absolut und procentisch weniger Nicotin:
d. h. es reichert sich das hintere Ende der Cigarre immer mehr mit
Nicotin an: in den „Stummeln“ ist zuletzt das meiste enthalten. In
den letzten Jahren hat Vas (A. e. P. Ph. 33, 1894, pag. 144) wieder

in eiserner Pfeife Elsässer Tabak durch einen Aspirator geraucht und
aus den in Absorptionsflaschen gesammelten Verbrennungsprodukten
Nicotin als Platindoppelsalz erhalten, sowie auch als saures weinsaures Salz dargestellt. Die Platinbestimmung und die Elementar-
analyse bewiesen die Reinheit des Nicotins. — Die entgegen stehenden Angaben sind folgende: Witeczeck (Dissertation, Erlangen 1890)
findet nur wenig Nicotin im Cigarrenrauch, mehr beim Pfeifenrauchen.
Für die wesentlich schädigenden Substanzen hält er die Picolinbasen.
— Abeles und Paschkis (Archiv Hygiene 14, 1892, pag. 209)
geben an, aus dem Tabaksrauch eine Base isolirt zu haben, deren
chemische Zusammensetzung weder mit der des Nicotins noch des
Pyridins zusammen stimmte: in den Wirkungen haben sie grosse
Aehnlichkeit mit dem Nicotin. — A. Gautier endlich will im Tabaksrauch Basen von der Zusammensetzung $C_{11}H_{16}N$, C_7H_9N, C_6H_6N und
C_6H_9NO entdeckt haben. Die giftigsten Bestandtheile seien Hydro-
pyridine, die das Nicotin an Schadenwirkung noch übertreffen. C. R.
1892, Nr. 23 [1]).

Die Gegenwart grosser Mengen von Nicotin im Tabaksrauch
ist darnach sicher erwiesen. Eine mittelgrosse Cigarre von etwa
5 gr Gewicht enthält bei 2 procent Nicotin ungefähr 0,1 Nicotin,
wovon etwa 5 cgr in den Rauch eingehen. — Auch nach einfacher
aprioristischer Ueberlegung kann man ein anderes Ergebniss gar nicht
construiren. Zündet man eine Cigarre an, so entsteht bei der vollständigen Verbrennung der ersten Partien Ammoniak und Pyridin,
welche Basen nun in die kalten Theile der Cigarre eingesaugt werden
und sich dort mit Wasserdampf niederschlagen. Es muss dadurch
Nicotin aus der Verbindung mit Aepfelsäure frei gemacht werden;
da nun Nicotin mit Wasserdämpfen schon lange vor der Verbrenn-
ungstemperatur flüchtig ist, so müssen die nachfolgenden Züge heisser
Luft auch Nicotin mit sich führen. Der Cigarrenrauch reagirt alkalisch, um so stärker, je näher die Brandstelle ans Ende rückt. Nicotin
muss darum im Cigarrenrauch enthalten sein; hätte man es noch
nicht gefunden, so müsste man es theoretisch verlangen. In dem
Absatz der Tabakspfeifen, Schmergel, nimmt Jedermann Nicotin an,
das sich dort doch auch nur aus dem Rauch abgeschieden haben
kann. — Da in dem kalten Wassersack und langen Rohr der Pfeife
sich allemal ein Theil der Destillationsprodukte und Nicotin abscheiden muss, so kann man schon zuvor sagen, dass das Pfeifenrauchen weniger Nicotin in die Mundhöhle liefert als das Cigarren
rauchen. Ebenso werden feuchte Cigarren, bei denen die Verbrennung langsamer, unvollkommener geschieht als bei scharf ausgetrock-
neten, mehr Nicotin in den Rauch liefern. Allgemein gelten die
grünen, frischen Cigarren für stärker.

Weiterhin ist aber auch hervorzuheben, dass in dem Tabaksrauch neben Nicotin noch andere giftige Stoffe vorhanden sind: Das
Rauchen von Nussblättern und anderen Tabaks-Surrogaten führt
auch Uebelbefinden herbei. Von solchen weiteren Produkten der
trocknen Destillation des Tabaks sind erwiesen: Schwefelwasserstoff,
in kleinen Mengen, etwa 0,3 von 1000 des verrauchten Tabaks
A. Vogel: Dingler's polytechn. Journal 148. 1858, pag. 231):

---

[1]) Basen von der Zusammensetzung $C_{11}H_{16}N$ und C_6H_9N sind schon theoretisch
unmöglich, da die Summe der H + N-Atome allemal eine gerade Zahl sein muss.

Dann Blausäure, etwa das Doppelte des vorigen, 0,8 pro mille. Vohl und Eulenburg haben die ganze Reihe der Pyridinbasen, bis zum Rubidin und Viridin ($C_{11}H_{17}N$ und $C_{12}H_{19}N$) isolirt. Ueber die Menge der Pyridinbasen im Vergleich zum Nicotin findet sich eine kurze Notiz bei Vas (l. c. pag. 144), wornach in der Platinchloridfällung der gesammten Basen der krystallinische Antheil (Nicotin) den amorphen Antheil bedeutend überwog. Ebenso fiel die Krystallisation des sauren weinsauren Nicotins in dem Gemenge aller Alkaloide besonders reichlich aus: Das Nicotin überwiegt darnach die Summe aller anderen Basen. — Vohl und Eulenburg bestätigen weiterhin die Gegenwart kleiner Mengen von Blausäure und Schwefelwasserstoff; weiterhin sind isolirt die fetten Säuren von der Ameisensäure bis zur Baldriansäure, mehrere Kohlenwasserstoffe, — ferner Ammoniak (und Aethylamin), dann Carbolsäure, auch andere Phenole, endlich viel Kohlenoxyd. Dieses giftige Gas, das sicher oft die mitwirkende Ursache des Uebelbefindens nach dem Aufenthalt in rauchigen Zimmern ist, wurde schon auf Seite 326 unter g erwähnt. Auch Pyrrol, das eigentlich entstehen muss, ist von Kissling genannt. Von den Körpern, deren Constitution uns noch unbekannt ist, erwähnt Abeles und Paschkis einen amorphen braunrothen öligharzigen indifferenten Stoff von dem specifischen Geruch und Geschmack des Schmergels, der Frösche unter Lähmungserscheinungen in 6 bis 12 Stunden tödtete. — Vas gibt dagegen an (l. c. pag. 143), dass die reichlichen theerartigen unlöslichen Niederschläge des Rauches, nachdem sie mit heissem Wasser mehrfach ausgezogen waren, sich an Fröschen vollkommen unwirksam erwiesen.

Zu berichten ist noch (siehe oben pag. 41 VIII), dass das in Form von Dampf oder wahrscheinlich in kleinsten Rauchpartikeln eingeathmete Nicotin selbstverständlich nicht vollkommen in den Athmungswegen hängen bleibt: wir geben ja den Rauch sofort nach jedem Saugen wieder aus. Immerhin bleibt ein gewisser Antheil vom Nicotin zurück: das beweisen die Vergiftungssymptome, die Jeder beim ersten Rauchversuche durchzumachen hat. Die Menge des Resorbirten ist natürlich um so grösser, je länger der Rauch zurückgehalten wird. — Am Beklagenswerthesten beim Rauchen ist auf alle Fälle der Umstand, dass nicht nur der Raucher, sondern auch dessen Umgebung wider Willen einen Theil der Vergiftung mit aushalten muss.

Im Vergleich mit dem Rauchen sind die weiteren Gelegenheitsursachen zur Tabakvergiftung seltene Vorkommnisse. Zu medicinalen Vergiftungen haben früher öfter geführt die Tabaksklystiere: aus einigen Gramm geschnittenen Tabaks wurde durch Uebergiessen mit heissem Wasser und Ziehenlassen ein Auszug gemacht und dieser als Chlysma beigebracht. Es war dies bei der hohen Giftigkeit des Nicotins ein verbrecherischer Gebrauch, der auch vielen Menschen das Leben gekostet hat. Auch den Schmergel hat man zu Klystieren, ferner zur Behandlung von Hautkrankheiten benützt (wie Tabaksblätter und Infusa!), auch als Wurmmittel, als Abortivum ist er missbraucht worden. — Die Frage, ob Nicotin durch die äussere Haut hindurchgehe, ist entschieden bejaht auf Grund folgender Vorkommnisse. Das Aufbinden von Tabaksblättern auf die äussere Haut (Schmuggler, Hautkrankheit), das Bestreichen mit Schmergel, mit Tabaksinfus bei Rheumatismus haben zu Vergiftung geführt. Erwähnt sei noch das Einblasen von Tabaksrauch ins Rectum zur Behandlung Scheintodter, dann Vergiftung durch das Verwahren von Lebensmitteln in Gefässen, die vorher mit Tabak gefüllt waren.

Die letale Dosis des Nicotins ist schwer zu bestimmen, wahrscheinlich genügen für den nicht Gewöhnten schon einige Centigramme, für schwere, selbst tödtliche Intoxikation. Kinder und Frauen und ganz Ungewöhnte sind besonders empfindlich. In den bei Schroff angestellten Selbstversuchen haben einige Milligramme Nicotin sehr schwere Zufälle hervorgerufen. Die ältere Literatur enthält Beispiele, wornach Tabaksklystiere aus 2 gr, selbst aus 1 gr Tabaksblätter schwere, ja tödtliche Vergiftung gemacht haben. Die älteren Toxikologen haben auch 1 gr Tabak (also etwa 0,02 Nicotin) als eine sehr gefährliche Dosis bezeichnet.

Empfindlich für den Tabak ist Jedermann. Andrerseits ist es bekannt, wie leicht und wie schnell viele Menschen sich ans Nicotin gewöhnen. Auch unsere Hausthiere, und darunter die grossen Pflanzenfresser, sind sehr empfindlich.

Von den physiologischen Wirkungen des Nicotins seien zuerst die Thierversuche kurz besprochen.

Das Nicotin gehört physiologisch zur sogenannten Pilocarpin-Gruppe (siehe vorigen §): und zwar steht es in seinen Wirkungen dem Pilocarpin am nächsten.

Es kommen ihm darnach Wirkungen sowohl auf periphere Organe als auf die nervösen Centra zu, nur treten die letzteren bald und sehr ausgeprägt hervor und dadurch muss das ganze Vergiftungsbild viel rascher und viel schwerer verlaufen.

Die peripheren Wirkungen sind durch Atropin zu beseitigen und treten nach vorausgegangener Atropinisirung überhaupt nicht auf.

Die Literatur über Thierversuche ist von Harnack und Meyer in A. e. P. Ph. 12. 1880, pag. 399 kritisch besprochen. — Die Wirkung aufs Froschherz (Schmiedeberg: Berichte der sächs. Gesellschaft, Leipzig 1870) gleicht der des Pilocarpins: Verlangsamung und Stillstehung in Diastole durch Wirkung auf die peripheren Vagus-Endigungen. Es ist nur beim Nicotin die lähmende Wirkung auf das Herz selbst energischer und tritt früher auf als beim Pilocarpin.

Am Säugethierherzen sieht man nach der kurz dauernden anfänglichen Vagus-Wirkung (Drucksenkung und Verlangsamung) starke und anhaltende Drucksteigerung durch Reizung des vasomotorischen Apparates sich einstellen (Basch und Oser: Medicin. Jahrbuch 1872, pag. 13). Darnach stellen sich bald Lähmungszeichen, so des Gefäss-nerven-Centrums, starke Drucksenkung und dann wohl auch des Herzmuskels selbst ein. Wertheimer und Colas (Virchow's Jahresber. 1891, I. pag. 434) schieben die Beschleunigung der Herzaktion in der zweiten Phase auf Reizung der Accelerantes, aber auch auf direkte Reizung des Herzmuskels. — Blutdrucksteigerung kommt auch nach Rückenmarkszerstörung zu Stande; es muss also das Nicotin auf periphere gefässverengernde Apparate reizend einwirken, wie dies ja auch für die Erregung der Darmperistaltik angenommen wird. — Wenn man nun annähme, dass bei der akuten Nicotinvergiftung gleichzeitig periphere Gefässbezirke verengert und die Kraft des Herzmuskels geschwächt wird, dass also Veränderungen am Herzen ausgelöst werden, deren Schadenwirkung sich addirt, so erklärte sich leicht das schwere und häufige Ergriffensein des Herzens durch den Tabak. — Thatsächlich ist indess zu bemerken, dass bei der akuten Vergiftung das Herz zuletzt erst vollständig stirbt, d. h. die Athmung überdauert.

Die schweren Störungen am Centralnervensystem bei akuter Nicotinvergiftung werden als Folgezustände der schlechten Herz- und Athmungsfunktionirung, aber auch als direkte Wirkungen angesehen. Sie bestehen in Schwindel, dem Gefühl von Schwäche und schwerem Kranksein, wirklichen Ohnmachtsanfällen. Häufig stellen sich schwere klonische und tetanische Krämpfe ein, die sich nach Pausen wiederholen. Unter schwerster Lähmung, oft plötzlich, tritt der Tod ein.

Die Athmung ist immer verändert: anfänglich beschleunigt, deutlich dyspnoisch, dabei besteht das Gefühl des Lufthungers. Später wird sie verlangsamt: endlich Stillstand. — Nach Meyer (Dissert. Kiel 1891) kommt bei Tauben schon bei etwa 10 procent der letalen Dosis deutliche Dyspnoe. — Er unterscheidet bestimmt zwischen den selbständigen Anfangskrämpfen und den erst zuletzt durch die Erstickung ausgelösten Convulsionen.

Die peripheren Symptome sind qualitativ dieselben wie beim Pilocarpin: Krampf der Organe mit glatter Muskulatur und Hypersecretion der Drüsen.

Der Darm wird durch Nicotin zu kräftigen Contraktionen angeregt: die Zeichen davon sind Uebelkeit, Erbrechen, Koliken, starke Durchfälle. Tabaksklystiere sind ein ausserordentlich energisches, aber allemal auch ein lebensgefährliches Eröffnungsmittel. Nasse: Physiologie der Darmbewegung, Leipzig 1866, pag. 50. Basch und Oser l. c. — Auch Uterus-Contraktionen sind nach Nasse beobachtet. Der Tabaksaft wird als ein Abortivum benützt. Endlich werden auch Schmerzen und Störungen beim Harnlassen angegeben.

Die Wirkung aufs Auge und auf die Pupille ist ebenso vielfach studirt. Es kommt bei örtlicher Application und bei allgemeiner Vergiftung zur Verengerung der Pupille und Accommodationskrampf, welche Wirkung gewöhnlich auf Reizung der Oculomotorius-Endigungen im Sphincter iridis und Musc. ciliaris bezogen wird. Eine specielle Untersuchung hierüber haben Langley und Anderson im Journal of Physiol. vol. XIII. Nr. 5. 1892, pag. 560 mitgetheilt. Nicht selten sieht man, regelmässig bei Katzen, nach Nicotineinträufelung der eigentlichen Myosis eine kurzdauernde Erweiterung der Pupille vorausgehen. Grünhagen: Centralbl. med. Wissensch. 1863, pag. 577. — Die Nicotinwirkung wird durch Atropin glatt beseitigt.

Die Vermehrung der Secretionen kann man bei den ersten Rauchversuchen studiren. Diese Wirkung braucht grössere Nicotingaben, die schon schwere Allgemeinerscheinungen machen und ist darum nur bei besonderen Versuchsbedingungen zu sehen.

Beim Frosch ist der allgemeine Vergiftungsverlauf der folgende: Zuerst ist das Thier sehr unruhig, hüpft, springt, oft sieht man vermehrte Hautsecretion. Tritt dann Ruhe ein, so nimmt nun das Thier eine ganz eigenartige Zwangsstellung der Art an, dass die Vorderbeine am Körper entlang nach hinten liegen, während die Hinterbeine ganz charakteristisch nach oben gegen den Rücken in der Art gezogen werden, dass die Oberschenkel fast senkrecht zur Längsachse des Thieres stehen: die Unterschenkel sind ad maximum flektirt, so dass die Metatarsen sich auf dem Rücken berühren. Diese

physiologische Reaktion, die schon auf $^1/_4$ bis $^1/_2$ mgr sich in etwa
5 Minuten einstellt, ist so charakteristisch, dass sie zum Nachweis des
Nicotins benutzt werden kann. Die Athmung, anfangs beschleunigt,
wird in diesem Stadium verlangsamt, auch kommen jetzt flimmernde
Muskelzuckungen. Auf grosse Gaben, einige mgr, folgt sofort nach
kurzen Krämpfen, die „Nicotinstellung“, dann Verlangsamung und
Stillstand der Athmung. Darnach zeigt sich allgemeine Lähmung,
aus der die nicht zu schwer vergifteten Thiere noch nach 40 Stunden
sich erholen können unter merkwürdigen Zeichen der wiederkehrenden
Athmung — Maulaufsperren, Schnappen.

Ueber die Wirkung des Nicotins auf niedrige Thiere existirt
eine Studie von Greenwood: Journal of Physiolog. XI. Suppl.
pag. 572: Biolog. Centrabl. 11. 1891, pag. 534. — Darnach sind die
Intoxikationszeichen um so stärker, je höher die Entwicklung des
Nervensystems der Thiergattung. Amöben werden nicht stärker beeinflusst als von Kochsalz. Hydra geht in 0,5 procentiger Lösung
des Tartrates erst in 24 Stunden zu Grunde, während manche Cephalo-
poden rasch in 0,005 procent sterben.

Von den Säugethieren sind Katzen die empfindlichsten. Für
Kaninchen sind 5 mgr bis 1 cgr die letale Gabe: für Hunde 2 bis
10 cgr: zuerst Aufregung, Angst, bald Zittern, Abgehen von Harn
und Koth, Speicheln, Dyspnoe; dann Schwanken, Zusammenstürzen,
schwere Krämpfe. Die Pupille ist eng (wird gegen den letalen Ausgang, bei der Erstickung weit); nach den Krampfanfällen vollständige
Paralyse, in der der Tod sich einstellt. — Bei sehr grossen Gaben
Zusammenstürzen der Thiere mit einem Schrei, dann schwere klonische
und tonische Krämpfe, Tod in einigen Minuten. — Besonders empfindlich sind Vögel: auf ein kleines Tröpfchen stürzen die Thiere
plötzlich zusammen, bekommen tetanische Krämpfe und sind in etwa
1 Minute todt. — Es werden darum Vögel (Sperlinge, Tauben) zum
physiologischen Nachweis des Nicotins benützt. Man applicirt das
Gift ins Auge, um die auftretende Myosis zu beobachten, oder spritzt
mit dünn ausgezogenen Glasröhrchen das Gift in den Schnabel, oder
man bringt das Gift mit dem Glasstab nur in die Nähe des Schnabels.

Reines Nicotin unverdünnt auf Schleimhäute applicirt, wirkt
ätzend, wie der Sektionsbericht in dem Fall Bocarmé-Fougnies
ausweist: schwärzliche Flecken in der Mucosa bis in die Muscularis
reichend.

Die allgemeinen Erscheinungen beim Menschen sind nach der
Grösse der Gabe und der Empfindlichkeit verschieden schwer. In
leichten Fällen kommt vermehrtes Speicheln, Schwindel, Schwächegefühl, kalter Schweiss, Erbrechen, Durchfall, kleiner, unregelmässiger
Puls, meist verlangsamt, manchmal stark beschleunigt, erschwertes
Athmen, tiefes Krankheitsgefühl. In einigen Stunden, oder aber
wenn Erbrechen und Durchfälle sich einstellen, über Nacht ist Alles
wieder in Ordnung.

Bei schweren Fällen: Tabaks-Klystiere, sind die einleitenden
Symptome dieselben, verlaufen aber sehr rasch. Darnach folgt Bewusstlosigkeit, auch Verwirrung, Schreie, oder aber stuporöser Zustand mit
schlechter, röchelnder Athmung, sehr schwacher, verlangsamter Herzthätigkeit. Dann kommen Krämpfe und tonische Contrakturen, die zu
lösen äusserst schmerzhaft ist. Bei verzögertem Verlauf treten Erbrechen, Singultus, reichliche flüssige, zuletzt blutige Darmausleer-

ungen hinzu. Die Krämpfe und tonischen Contrakturen wiederholen sich; der Tod erfolgt in der andauernden Lähmung langsam, oder auch plötzlich synkoptisch. Die Athmung ist immer erschwert bis zu richtigen Erstickungsanfällen, der Puls verlangsamt, intermittirend. Die Wieder-herstellung kann sich durch Tage verzögern: Schlafsucht, Kälte-gefühl, Contrakturen einzelner Muskelgruppen, Stupor, schlechte Athmung, sind die noch vorhandenen Zeichen: — auch Verminder-ung der Sehschärfe und der Farbenempfindung sind berichtet, gehen aber auch in einigen Tagen zurück.

In den schwersten Fällen sind Menschen innerhalb weniger Minuten gestorben. Fougnies, das Opfer des Grafen Bocarmé, war wohl in einigen Minuten todt. Bei Taylor ist ein Selbstmord beschrieben; der Vergiftete stürzte nach dem Trinken eines Fläsch-chens Nicotins bewusstlos zusammen und starb, bis man ihn ins Zimmer brachte. — Auf ein Tabaks-Klystir aus etwa 10 gr Folia Nicotianae starb ein Mädchen in $1^{1}/_{2}$ Stunden.

Praktisch wichtiger als diese seltenen Fälle von akuter Erkrank-ung ist die chronische Tabaksvergiftung: Nicotinismus. Die wesent-lichste Ursache ist das Rauchen und zwar das Cigarren-Rauchen.

Die Entstehung der Veränderungen, die zusammen den Nico-tinismus ausmachen, ist noch nicht voll aufgeklärt. Unbestrittene Thatsache ist es, dass die meisten Menschen sich an das Nicotin gewöhnen und nach und nach sehr hohe Gaben ertragen. Fast jeder junge Mann muss seine ersten Rauchversuche mit Unwohlsein be-zahlen, d. h. es ist Jeder für das Nicotin sehr empfänglich. Wird nun weiter geraucht, so kommt alsbald Gewöhnung zu Stande, so dass in sehr kurzer Zeit hohe Gaben von Nicotin ertragen werden. Wodurch diese Toleranz für die hohen Nicotingaben gewonnen wird, wissen wir nicht. Ebenso sicher erwiesen ist die Thatsache, dass Leute, die lange Zeit ungestraft geraucht haben, oft sehr rasch die Zeichen des Nicotinismus erwerben, d. h. also die Giftfestigkeit wenigstens gewisser Organe verlieren. Der ursächliche Zusammenhang zwischen Tabak und Erkrankung wird auch dadurch sicher erwiesen, dass die letztere mit Aussetzen des Rauchens zurückgeht.

In den meisten Fällen kommen die Störungen erst nach jahre-langem Tabaksgebrauch: doch sind Nervöse, Schwächliche, Herz-kranke schwerer bedroht, zeigen häufiger und schneller die unange-nehmen Folgen, als ganz gesunde Menschen. Häufig soll Nicotinismus dann entstehen, wenn ein bisher an eine bestimmte Tabakssorte Gewöhnter plötzlich zum vermehrten Verbrauch einer starken Sorte übergeht. So wird mir von einem Collegen erzählt: Ein passionirter Raucher, der wegen kleiner Verhältnisse sich mit billigen Cigarren begnügen musste, gewann das grosse Loos und rauchte von jetzt ab viele und echte Havanna. Schon nach einigen Wochen zeigten sich Herzerscheinungen: Der Befallene musste definitiv dem Rauchen ent-sagen. — Auch Tabakskauen macht dieselben Erkrankungsformen. Ich glaube weiterhin gelesen zu haben, dass Matrosen, die selbst gar keine Form des Tabaksverbrauchs übten, aber stundenlang in den engen Schiffsräumen mit ihren qualmenden Kameraden zusammen-sitzen mussten, erkrankten.

Immerhin sind die schweren Fälle des Nicotinismus selten: viele Raucher, die nach und nach alle Formen der Steigerung des Sports durchmachen, werden dabei alte Leute.

Die schwersten Erscheinungen sind die vom Herzen. Es entwickelt sich anfallsweise Herzklopfen, fast allemal Beschleunigung des Herzschlages, seltener Aussetzen und Unregelmässigkeit des Pulses. Dazu kommen nach und nach die typischen unangenehmen Sensationen in der Herzgegend, ein Gefühl der Athmungsbehinderung, ausstrahlende Schmerzen in die linke Achsel, eine gewisse Empfindlichkeit am Herzen, stärkere Sensation bei Erschrecken, nachhaltigere Empfindungen bei unangenehmen Vorkommnissen; sehr häufig stellt sich plötzlich ein stenokardischer Anfall ein. Intensiver Schmerz in der Herzgegend, grosse Unruhe, Lufthunger, Gefühl des Sterbenmüssens, Schmerz in der Höhe des 3. Intercostalraums. Die Untersuchung weist zunächst ausser Beschleunigung des Herzschlages keine objektiv erkennbaren Veränderungen am Herzen auf. Doch sollen späterhin irreparable Veränderungen sich ausbilden: Dilatation und Hypertrophie des linken Ventrikels, Sklerose der Coronararterien, Destruktion des Herzmuskels.

Nächst dem Herzen werden an zweiter Stelle Sehstörungen als Theilerscheinungen des Nicotinismus genannt[1]). Es gibt erfahrene Aerzte, die den Zusammenhang von Tabaksgebrauch und Augenerkrankungen leugnen und die bei Rauchern vorkommenden Netzhautveränderungen vom chronischen Alkoholismus ableiten, der ganz gleichartige anatomische und funktionelle Störungen verursacht: die meisten Raucher seien auch Trinker. Dieser Behauptung gegenüber wird aber betont, dass auch bei Temperenzlern die Augenstörungen vorkommen; auch von Aerzten, deren diagnostisches Können Niemand bezweifelt, sind sie nach Selbstbeobachtung beschrieben (Filehne: Archiv Ophthalmol. 31. 2. pag. 1. Uhthoff: Archiv Ophthalmol. 32. 2. 1886, p. 95 u. 33. 1. 1887. p. 257. — Lehrbuch v. Michel: p.518 etc.). Es handelt sich um Herabsetzung der centralen Sehschärfe (auf $^1/_4$ bis $^1/_{10}$), die meist langsam, manchmal aber auch rasch sich entwickelt; dabei besteht central ein relatives Scotom für Roth und Grün, oft auch absoluter Ausfall des Farbensehens. Am Stärksten sind die subjektiven Störungen bei heller Tagesbeleuchtung. Ophthalmoskopisch ist die Papille im nasalen Drittel schmutzigroth, die temporalen Zweidrittel sind mehr weisslichgrau, die Gefässe verschleiert. Die Pupillar-Reaktion ist herabgesetzt, die Pupillen ungleich weit, meist verengert, auch von unregelmässiger Form; auch Nystagmus und Abducens-Lähmung ist constatirt. — Die Erscheinungen können bei absoluter Enthaltung von Tabak vollkommen zurückgehen, doch ist diese für günstige Wendung unerlässlich. Manchmal schreiten nach Beginn der Abstinenzkur die Störungen noch einige Wochen vorwärts, um sich dann erst zum Besseren zu wenden. Allemal geht die Wiederherstellung sehr langsam vorwärts und gebraucht mindestens Monate.

---

[1]) Eine hieher bezügliche Erkrankung bespricht Husemann in: Deutsche medicin. Wochschr. 1894, Nr. 34. In Neu-Süd-Wales im Gebiete des Darling-River ist Erblindung von Pferden zurückgeführt auf das Fressen einer dorthin importirten Pflanze Nicotiana suaveolens. Nach den Untersuchungen von Kendoll und Cameron in Melbourne handelt es sich um Degeneration und Atrophie des Sehnerven. In leichteren Fällen kommt es nur zur Ausbildung von Hemeralopie. Beim Ueberführen der erkrankten Thiere in andere Gegenden bleiben die Sehstörungen bestehen. — Allerdings ist gar nicht mitgetheilt, ob die beschuldigte Pflanze Nicotin enthält! —

Von weiteren Zeichen des Nicotinismus ist besonders anhaltende Schlaflosigkeit zu nennen: die Diagnose der richtigen Ursache wird oft erst ex juvantibus zu stellen sein. Weniger sicher sind Schwindel, allgemeines Unbehagen, Muskelzittern nach leichten Anstrengungen auf den Tabak zu beziehen. — Weiter wird ein Symptomenbild, ähnlich der Alkoholneuritis, vom Tabak beschrieben: Tabes-ähnliche Symptome, Anästhesie, Motilitätsstörungen in den Füssen, Zittern (Kjelberg: Internation. medicin. Congress Berlin, 1890). — Derselbe Autor beschreibt auch Tabaks-Psychosen (Hygiea 1891, pag. 327 — ref. Virchow's Jhrber. 1891, I. pag. 435), die am häufigsten nach Kauen, seltener nach Schnupfen und Rauchen vorkommen sollen. Verstimmung, Angst, Schlaflosigkeit, Unruhe; dann folge ein Stadium der Hallucinationen mit schwerer Verstimmung, Gewaltthätigkeit: weiterhin Aufregungszustände mit heiterer Verstimmung (Paranoia), Gedächtniss- und Intellekt-Defekte. Ich referire diese Angaben, weil sie mir sehr beachtenswerth erscheinen. Siehe unten Vas.

Was sonst dem Tabak noch zur Last gelegt wird, ist von geringerer Bedeutung: Mundhöhlen-Erscheinungen, Salivation, chronische Pharyngitis (granulosa)', Verschlechterung der Stimme, Verminderung des Appetites, Unregelmässigkeit der Darmfunktionirung: cf. Dornblüth: Volkmann's Sammlung klin. Vorträge, Nr. 122 etc.

Eine experimentelle Untersuchung von Vas, der Kaninchen längere Zeit fort mit steigenden Gaben von Nicotin fütterte, zuletzt bis 0,15 am Tage, ergab: der Hb-Gehalt des Blutes verminderte sich in 6 Wochen auf 40 $^0/_0$ der Ausgangsmenge. Entsprechend sank die Zahl der rothen Blutkörperchen, Körpergewicht und Blutalkalescenz nahmen ab. Histologisch wurden folgende Veränderungen an den Ganglienzellen der Vorderhörner, der Spinal- und der grossen sympathischen Ganglien nachgewiesen: Vertheilung der grossen Chromatinkörner in staubförmige Partikelchen, Schwellung der Zellen; das Stadium der Schrumpfung wurde nicht gesehen (Archiv exp. P. Ph. 33. pag. 145).

Chapmann (Philadelphia Report. Oktober 1891. Virchow's Jahresber. 1891, I. pag. 435) berichtet Erkrankung von Kindern, die den befeuchteten, warmen Tabak zu transportiren haben: bei manchen kommen schon in den ersten Tagen Erbrechen, Durchfall, Schwächeanfälle: in schweren Fällen entwickeln sich im Laufe von Wochen Abmagerung, hartnäckige Verstopfung, Koliken, irreguläre Athmung, Temperatursteigerung. — Bei Arbeiterinnen wird Neigung zu Abortus angegeben: Deutsche medic. Wochenschr. 1889, pag. 664. — Die richtige ätiologische Deutung dieser Erkrankungsformen erscheint mir ohne specielle Untersuchung nicht möglich.

Anhang: Metanicotin nennt Pinner eine dem Nicotin isomere, künstliche Basis, ein methylirtes Pyridyl-Butylenamin, in dem nach Pinner's Auffassung der Pyrrolidin-Ring des Nicotins aufgespalten ist (B. B. 27. 1884, pag. 1056 und 2862).

Es ist eine sekundäre Basis, optisch inaktiv, bei gewöhnlicher Temperatur ölig, Siedepunkt etwa 276° C. Es hat nach Ringhardtz (Dissertation, Kiel 1895, bei Falck) qualitativ die Nicotinwirkung, aber stark abgeschwächt, so dass etwa die zehnfache Gabe für Vergiftung von Thieren nothwendig ist.

§ 169. Anhang zu Nicotin: **Lobeliin und Quebracho-Alkaloide.**

Die **Herba Lobeliae**, in ihrer Heimath, Nordamerika, indian tobacco genannt, wird von den Toxikologen gewöhnlich zum Tabak gestellt, obwohl sie nach der physiologischen Wirkung eigentlich zu einer anderen Giftgruppe, zur Gruppe des Andromedotoxins gehört.

Die Lobeliaceae, zu den Campanulaceae gehörig, sind meist in Nordamerika heimisch und gelten nach der Volkserfahrung für giftig. Die Lobelia inflata, in Amerika viel als Heilmittel benützt, auch bei uns eingeführt, ohne aber richtig in Gebrauch gekommen zu sein, ist eine sehr giftige Pflanze, die in Amerika zahlreiche und schwere Arznei-Vergiftungen veranlasst hat. — Die wichtigsten Arbeiten sind von den Brüdern

Lloyd in: The Pharmaceut. Journal and Transact. III, ser. 17, 1886, pag. 566; und Dreser: Archiv exp. P. Ph. 26, 1890, pag. 237.

Die Lobelia inflata enthält nur eine giftige Substanz, das Alkaloid Lobeliin, das sich sehr leicht durch Erhitzen der Lösungen, besonders bei alkalischer Reaktion zersetzt. Es ist schwer rein darzustellen, gibt mit Platinchlorid ein krystallinisches Doppelsalz, das jedoch auch in amorpher Modification vorkommt. Hat man das Lobeliin nach Ausschütteln der alkalisirten Lösung mit Aether als farblose oder gelbliche honigartige Masse rein gewonnen, so gibt dieses nur mehr eine amorphe Platinfällung. Die physiologische Wirksamkeit des letzteren Präparates ist aber durchaus dieselbe. Glukosidisch ist Lobeliin nicht: die wahrscheinliche Formel ist: $C_{16}H_{25}NO$.

Beim Frosch macht das Gift langsam fortschreitende Lähmung der willkürlichen Bewegungen: eigenartig ist deutliche Erhöhung der Reflexerregbarkeit, die sich im Anfang des Lähmungsstadiums einstellt, dann wieder zurückgeht: zuletzt vollständige curare-artige Lähmung.

Bei Warmblütern ist die hervorstechendste Wirkung Aenderung der Respiration, wozu bei den brechfähigen Thieren starke Würg- und Brechanstrengungen hinzu kommen.

Schon 5 mgr machen bei der Katze starke Dyspnoe (mit wiederholtem Erbrechen und Harnentleerung): erst in 24^h ist das Thier erholt. Grosse Gaben tödten rasch durch Respirationslähmung: 0,1 eine Katze in 40 Minuten. — Am Herzen kommt nach kurz dauernder Vagus-Reizung Lähmung des Vagus, der aber bald Lähmung des Herzmuskels folgt: Die Contraktionen werden immer langsamer und unvollkommener. — Die bei örtlicher Application erfolgende Pupillenverengerung ist nicht hochgradig und kommt in etwa 20 Minuten. Bei allgemeiner Vergiftung entsteht allemal Pupillenerweiterung.

Sehr interessant, aber mehr für den Therapeuten als für den Toxikologen ist die mächtige Anregung der Respiration, die durch kleine Gaben Lobeliin sowohl der Frequenz als der Tiefe der Athemzüge nach sich einstellt.

Vergiftungen am Menschen sind in der amerikanischen Literatur öfter berichtet: verwendet sind die Blätter und die Tinktur. Meist läuft durch das im Anfang sich einstellende heftige Erbrechen die Sache gut ab. Bleibt Erbrechen aus, so treten starke Schmerzen im Unterleib, Schmerzen in der Brust, oft Bewusstlosigkeit, kleiner

schlechter Puls auf. Gegen Ende kommen Convulsionen. Die Sektion
hat starke Entzündung der Magen-Darmschleimhaut erwiesen. —
Merkwürdiger Weise wird in den Krankheitsberichten von dyspnoetischen Erscheinungen nichts Besonderes erwähnt.

Ueber das Alkaloid der Lobeliacee: Isotoma longiflora siehe
Plugge im Archiv exp. P. Ph- 32. pag. 286.

Anhang. Wahrscheinlich stehen in der physiologischen Wirksamkeit dem Lobeliin nahe die Alkaloide der Quebracho, von
Aspidosperma Quebracho, einer Apocynee.

Penzoldt: Berlin. klin. Wochschr. 1880, Nr. 40.
Harnack und Hoffmann: Zeitschr. klin. Medicin, Bd. 8. 1884. —

Die sämmtlichen Alkaloide: Aspidospermin, Quebrachin, Quebrachamin, Hypoquebrachin und Aspidosamin wirken lähmend auf
das Respirationscentrum nach vorheriger Erregung der Athmung,
die beim Aspidosamin und Quebrachamin ausbleibt. — Ebenso machen
alle eine gesteigerte Erregbarkeit der Muskeln, die nachfolgend in
Lähmung übergeht (dem Physostigmin ähnlich?): am ausgesprochensten
das Quebrachin und das Aspidosamin. — Zu eigentlicher Vergiftung
hat der Gebrauch dieser wenig benützten Arzneistoffe noch nicht
geführt.

§ 170. Physostigmin oder Eserin.

Physostigmin oder Eserin heisst das Alkaloid der in Westafrika
einheimischen Leguminosen: Physostigma venenosum und cylindrospermum (auch Mucuna cylindrospermum). Die Stammpflanze ist
ein grosser kletternder Strauch. Die Samen heissen Faba Calabarica,
bei den Eingeborenen Esere, auch die Bezeichnung n'Cogo wird genannt: sie sollen zur Ausführung von Gottesurtheilen benützt werden
(ordeal bean.). Sie haben die Form einer grossen Bohne: die Samen-
schale ist tief braunschwarz, dick, rauh: eine auffallende Bildung ist
eine an der Convexität (dem Rücken) der Bohne herablaufende Rinne,
in deren Tiefe ein leichter Grat emporragt. — Genaue Beschreibungen
von Fraser in Transactions of the medic. Society of Edinburgh 1867,
auch von Schauenstein in Maschka's Handbuch pag. 563
u. a. a. O.
Dasselbe Alkaloid soll in den sogen. Cali-Bohnen (nuces Cali)
vorhanden sein, das sind Samen von Staphilea (Mucuna?) diaclea. —
Das darin enthaltene Pseudophysostigmin soll mit dem Physostigmin
identisch sein. — Neben dem Physostigmin ist in den Calabarbohnen
noch das Alkaloid Eseridin und ein drittes Alkaloid Calabarin enthalten. Die Zusammensetzung der Calabarbohnen ist nach Teich
(Dissertation, Petersburg 1867): Alkaloid 0,1 procent, Stärcke 48,
Eiweiss 23 etc.
Das Physostigmin hat die Formel $C_{15}H_{21}N_3O_2$. Als freies Alkaloid bildet es rhombische Blättchen, die wenig in Wasser, leicht in
Alkohol, Aether, Schwefelkohlenstoff löslich sind. Es krystallisirt mit
$1H_2O$, das bei $100\,^0$ entweicht: es schmilzt wasserfrei bei $102\,^0$. Es
reagirt stark alkalisch, bildet Salze, die meist stark hygroskopisch

sind: nur das Salicylat ist ziemlich gut luftbeständig, bedarf aber auch guter Verwahrung: letzteres löst sich 1:85 in Wasser, 1:12 in Alkohol.

Das Physostigmin ist sehr leicht veränderlich: seine Darstellung soll darum möglichst bei niedriger Temperatur, bei neutraler Reaktion und bei Ausschluss von Licht erfolgen. In Berührung mit Licht und Luft färbt es sich roth, schnell besonders in alkalischer Lösung und beim Erhitzen der Lösungen. — Der entstehende Farbstoff ist in Aether unlöslich, löslich in Chloroform. — Er soll physiologisch völlig unwirksam sein. Physostigminlösung gibt mit Ammoniak oder mit Kalkwasser eingedampft einen blauen Rückstand, der in Alkohol blau löslich, mit Essigsäure übersättigt roth fluorescirend ist. Diese Farbstoffe haben ausgezeichnete Spektralreaktionen. In concentrirter Schwefelsäure löst sich Physostigmin gelb, welche Lösung rasch olivengrün wird. — Ueber die Veränderungen der Lösung durch Erwärmen siehe unten: und Eseridin.

Die chemische Struktur des Physostigmins ist nicht bekannt. Aus physiologischen Gründen aber wird es am besten mit dem Pilocarpin und Nicotin zusammen besprochen.

Das Physostigmin hat in einer Anzahl von Fällen Menschen schwer vergiftet. Die Gelegenheitsursache war der Genuss von Calabarbohnen, die aus Unachtsamkeit verzehrt wurden.

In der englischen Literatur sind verschiedene solcher Vorkommnisse berichtet, das wichtigste ist die Massenvergiftung in Liverpool, wo 46 Personen schwer, ein Kind tödtlich erkrankten. Selbstversuche mit 0,3 und mit 0,6 gr der Bohne haben Christison und Fraser angestellt.

Die Erscheinungen kommen in $^1/_4$ bis $^1/_2$ Stunde (auch zwei Stunden) nach der Aufnahme: sie bestehen in den leichtesten Fällen nur in Schwindel und allgemeiner Muskelschwäche, in etwas schwereren Fällen nebstdem in Magenerscheinungen: Schmerzen, Uebelkeit, Erbrechen (bei 38 von 46 Personen, die Uebrigen hatten nur Uebelkeit, bei 15 bestanden Diarrhöen). Das auffallendste ist neben starkem Schwindelgefühl die hochgradige bis zur Lähmung gehende Muskelschwäche, äusserster Kräfteverfall, schwacher langsamer Puls, Kälte, Schweiss, eingefallenes Gesicht: — Verengerung der Pupille war nicht in allen Fällen vorhanden. — In den Selbstversuchen ist noch vermehrtes Speicheln, Trübung des Sehvermögens, verminderte Herzaktion constatirt: nur Christison (3 Bohnen) gibt stürmisch beschleunigte Herzaktion an. — Der Tod erfolgte bei dem Kind in Liverpool ganz plötzlich (Athmung- oder Herzlähmung?).

Zwei Fälle von Selbstmordversuch mit je 0,05 gr Physostigmin. salicylic. (Leibholz: Vierteljahrschr. gerichtl. Medicin. 3. Folge 3. 1892, pag. 284) zeigten erst nach $^1/_2$ Stunde die ersten Erscheinungen: es erfolgte häufiges Erbrechen, aber keine Diarrhöen. Das Gesicht war geröthet, Bewusstlosigkeit stellte sich ein; die Pupillen waren reaktionslos, nicht verengert. — In einigen Tagen volle Wiederherstellung. — Dieser Symptomencomplex ist in wesentlichen Punkten verschieden von dem, der nach dem Genuss von Bohnen in England constatirt wurde. Das Ausbleiben von Bewusstlosigkeit und Krämpfen wird in den englischen Berichten ausdrücklich hervorgehoben. —

Auch die Mengenverhältnisse sind nicht vereinbar: 0,05 Physostigmin entsprechen 50 gr Bohnen, etwa 17 Stück. In den Selbstversuchen aber haben schon 0,6 gr Bohnen schwere Störungen gemacht. — Zum mindesten ist das in den zwei zuletzt berichteten Selbstmordfällen verwendete Alkaloid minderwirksam gewesen gegenüber dem genuinen Stoff in den Bohnen.

Die Angaben über die Wirkungen des Physostigmins am Thier sind in der Literatur schwankend, wenn auch jetzt wenigstens in den meisten wesentlichen Punkten übereinstimmend. Zum Theil sind abweichende Berichte aufgeklärt durch den Nachweis, dass neben dem Physostigmin noch das tetanisirende Alkaloid Calabarin in den Bohnen und den Roh-Extrakten vorkommt. So erwähnt Harnack ein von ihm geprüftes Extractum Calabar., das gar kein Physostigmin enthielt. Indess ist die hiedurch gewonnene Aufklärung nur theilweise ausreichend, um alle in der Literatur niedergelegten Widersprüche aufzuhellen: jedenfalls ist die Spontanzersetzung des Physostigmins in weniger, vielleicht auch anders wirksame Modificationen wesentlich betheiligt (siehe unten).

Die wichtigen Einzelwirkungen des Physostigmins sind nach den Thierversuchen: 1. starke Lähmung des Centralnervensystems, 2. starke Erregung an den Organen mit glatter Muskulatur, dabei wahrscheinlich auch Veränderung der willkürlichen Muskeln, 3. starke Erregung der Secretionen. Durch die unter 2. und 3. genannten peripheren Angriffe, die auch durch örtliche Application hervorzurufen sind, erscheint das Physostigmin dem Muscarin und Nicotin ganz nahe verwandt. Die Art der Wirkung ist aber, wie besonders das Studium der antogonistisch wirkenden Gift ergibt, eine andere. Die plausibelste Annahme ist die, dass das Physostigmin an mehr peripher gelegener Stelle angreift, als die vorhin genannten Substanzen, d. i. nach der bequemsten didaktischen Darstellung, an den Muskelfasern und an den Drüsenzellen selbst. Muscarin wie Physostigmin machen profuse Speichelsecretion, energische Darmcontraktionen, während aber Atropin die Muscarinwirkungen glatt beseitigt und während nach Atropinisirung überhaupt die charakteristischen lokalen Muscarin-Effekte gar nicht auftreten, hebt Atropin die Physostigmin-Wirkungen nur theilweise auf, ja nach vorheriger Atropinisirung macht Physostigminisirung noch alle örtlichen Folgen. — Verschiedene Zeichen deuten endlich darauf hin, dass Physostigmin auch die quergestreifte Muskulatur stark angreift; oft sieht man bei Warmblütern so starke fibrilläre Zuckungen, dass diese klonischen Krämpfen ähnlich sehen.

Die letale Dosis des reinen Physostigmins beträgt für Katzen 3 mgr pro Kilo, etwa 2,5 mgr für Hunde, 4 bis 5 mgr für Kaninchen: für die Taube ,nach Danneman 0,45 mgr. Nach letzterem Autor machen bei Tauben 40 procent der letalen Gabe vermehrtes Speicheln und Myosis, gegen 60 procent zuerst Unruhe dann Lähmungszeichen.

Frösche sind sehr wenig empfindlich: 1 mgr, das bei den gewöhnlich verwendeten Säugethieren schon deutliche Vergiftung macht, lässt Frösche fast unberührt, erst auf 2 bis 5 mgr kommen: zuerst langsam fortschreitende Lähmung des motorischen Gebietes, erst nach und nach auch der sensiblen Apparate, Athmung und Reflexe sind noch länger gut erhalten, werden aber auch vollständig aufgehoben. — Der Verlauf ist sehr lange gezogen, kann sich über Tage erstrecken. Eine curareartige Lähmung, die auch behauptet ist, wird von Harnack bestimmt in Abrede gestellt.

Bei Säugethieren tritt im allgemeinen Vergiftungsbilde zuerst die hochgradige Muskelschwäche und dann bald die lähmende Wirkung auf die Athmung hervor. In wenigen Minuten können oft die Thiere die Muskeln nicht mehr gebrauchen, schwanken beim Gehen oder können sich nicht mehr auf den Beinen halten: dabei häufig verbreitete fibrilläre Zuckungen. Manche Thiere zeigen im Anfange starke Aufregung und Unruhe, die aber bald der Lähmung weicht. Sehr bald folgt auf grosse Gaben deutlich frequentere Athmung (die nach Vagus-Durchschneidung ausbleibt und auf Reizung der Vagus-Lungen-Zweige bezogen wird), die dann bald unregelmässig und dyspnoisch wird, darnach aussetzende und bald völlig aufgehobene Respiration. In manchen Fällen schwere Erstickungskrämpfe, die aber ausbleiben können, wenn die allgemeine Lähmung schon weit vorgeschritten ist. Durch künstliche Respiration kann man die Thiere erhalten und kann dadurch auch mehremale letale Dosen überstehen lassen, ein Beweis für die Widerstandskraft des Herzens gegen Physostigmin. — Das Herz wird verlangsamt und macht sehr kräftige Zusammenziehungen. — Obwohl Physostigmin selbst den Vagus reizt, so wird doch der Muscarinstillstand des Froschherzens durch Physostigmin beseitigt, was im Zusammenhalt mit der Wirkung an anderen Organen durch die Annahme eines direkten Angriffes an der Muskulatur in sehr plausibler Weise erklärt wird. — Der Froschmuskel wird durch Physostigmin in dem Sinne reizbarer, dass schon schwächere Induktionsschläge ihn zur normalhohen Contraktion anregen. Auch das Säugethierherz schlägt verlangsamt aber sehr kräftig weiter. Auch wenn nach und nach der vasomotorische Apparat versagt oder z. B. durch Chloral gelähmt wird, arbeitet das Herz, im letzteren Falle sogar mit gesteigerter Frequenz weiter. —
Die Pupille wird durch örtliche Application sehr energisch verengert und dies kommt auch nach vorheriger Atropinisirung. Bei allgemeiner Vergiftung aber ist die Pupille nicht in allen Fällen verengert. Siehe hierzu die Fussnote auf pag. 594 (Muscarin). — Der Darm wird zu kräftiger Peristaltik angeregt, so dass man sogar blutige Ausleerung gesehen hat. Auch andere Organe mit glatter Muskulatur (Bronchien, Darmvenen) zeigen Contraktion. — Die Drüsen werden zu sehr ausgiebiger Thätigkeit angeregt: auch hiefür ist von Heidenhain (Pflüger's Archiv Bd. 5 und 9) erwiesen, dass nachfolgende Atropinisirung ohne Wirkung bleibt. .
Das allgemeine Vergiftungsbild ist durch die Analyse der Einzelsymptome im Grossen und Ganzen aufgeklärt — soweit man eine im Allgemeinen stimmende Gleichartigkeit in der Erscheinung eine Erklärung nennen kann — nur die rasch einsetzende hochgradige Muskelschwäche oder vielmehr Lähmung ist höchst auffallend, da doch sehr wahrscheinlich gemacht ist, dass (im Anfang wenigstens) die

Muskelsubstanz sogar in einem Zustand erhöhter Leistungsfähigkeit sich befindet. Dieser Punkt bedarf weiterer Untersuchung. Einstweilen kann man nur sagen, dass es sich um eine Lähmung irgend welcher motorischer Nerven-Centra handeln muss.

Beim Menschen ist vom Physostigmin, im Wesentlichen bei der ophthalmiatrischen Anwendung, eine Reihe von Unzuträglichkeiten gesehen worden. Dazu gehören örtliche Reizungen im Conjunctivalsack, Beissen, Schmerzen, vermehrte Secretion: weiter klagen die Kranken über unangenehme, spannende Empfindungen im Bulbus, auch lokalisirt am Ciliarkörper. Ob jede in der Literatur berichtete Reizung des Conjunctivalsackes nach Application von Physostigminlösung oder -Vaseline dem Physostigmin zukommt, erscheint zweifelhaft, da ja in vielen Fällen das Physostigmin sehr gut ertragen wird, andererseits sauer reagirende und zersetzte Lösungen oder schlechte Vaseline-Sorten für sich heftige Entzündungs-Symptome machen. Die weiteren Störungen: Lidkrampf, heftiger Accommodationskrampf sind selten. Die Beschuldigung, dass Iritis auf Physostigmin entstehe, wird wohl zu Unrecht erhoben: Die beobachteten Fälle werden als zufällige Complicationen mit einer Iritis aus anderer Ursache, die beim Physostigmingebrauch zum Ausbruch kam, betrachtet.

Für weitere therapeutische Versuche, die auch verschiedentlich angestellt wurden, ist das Physostigmin nicht brauchbar. Man hat es wegen der kräftigen Darmwirkung als Laxans benützen wollen (bei Pferden wird das Physostigmin sulfuricum jetzt noch so verwendet): doch ist es viel zu gefährlich. Die allgemeine Schwäche und die rasch drohende Athmungslähmung verbieten beim Menschen die Verwendung jeder grösseren Gabe. Es sind beim Menschen schon schwere Collaps-Zustände gesehen: unregelmässig verlangsamter Puls, blasses Gesicht, kalter Schweiss, Sinken der Temperatur, schwere Angstgefühle, Ohnmacht. Auch Anfälle von Dyspnoe sind vorgekommen. — Als Illustration zur Empfehlung des Physostigmins gegen Epilepsie erzählt Harnack, dass bei einem Epileptiker auf wenig Physostigmin enorme Steigerung der epileptischen Anfälle, hochgradige Schwäche und psychische Verwirrung sich einstellten. — Wichtig ist auch die Beobachtung, dass bei normalen Menschen schon auf die gewöhnlichen Gaben Schwindel, grosse Schwäche, Kopfschmerz gefolgt sind. — Man thut wohl gut, das Physostigmin vorderhand nur lokal in der Augenheilkunde zu gebrauchen. — Die bisher beobachteten zufälligen Vergiftungen sind alle in kurzer Zeit (bis 3 Tage) günstig ausgegangen.

Harnack und Witkowski: Archiv exp. P. Ph. 5, 1876, pag. 401 (vollständige Literatur!) — Harnack: ibidem 12, 1880, pag. 334.
Dannemann: Dissertation, Kiel 1891.
Lewin: Nebenwirkungen . . . .

Calabarin nennt Harnack-Witkowski ein Alkaloid, das vorgebildet in den Calabarbohnen sich finden soll. Es ist chemisch nicht näher untersucht. Zu trennen ist es vom Physostigmin durch die Unlöslichkeit in Aether, sowie durch die Unlöslichkeit des Ka Hg-jodid-Niederschlags in Alkohol. Es wirkt ausgesprochen tetanisirend wie Strychnin, macht auch nach dem tetanischen Stadium dieselbe schwere allgemeine Lähmung.

Ein weiteres Alkaloid der Calabarpräparate ist neben dem Physostigmin das Eseridin; es entsteht nach Eber durch Kochen der neutralen Lösungen der Physostigminsalze, soll aber auch schon präformirt in den Calabarbohnen vorhanden sein. Es hat die Formel $C_{15}H_{23}N_3O_3$ (also Physostigmin $+ H_2O$), ist schwerer als Physostigmin in Aether löslich, aus dem es krystallinisch sich abscheidet. (Eber: Pharmaceut. Zeitung 1888, Nr. 82, pag. 611. — Pharmac. Jber. 1888, pag. 360.)

Nach Schweder (Dissertation, Dorpat 1889) wirkt es qualitativ wie Physostigmin, aber mehrere Male schwächer. Schweder räth nach seinen Erfahrungen an Thieren zu vorsichtigem Gebrauch beim Menschen.

Ueber Rubreserin und Physostigminblau macht Eber genauere Mittheilungen (Pharmaceut. Zeitung 1888, Nr. 65, pag. 483). — Wichtig an dieser Untersuchung ist die Angabe, das Physostigmin gehe verändert als sogenanntes inaktives Physostigmin in den Harn von Kaninchen über, eine Modifikation des Physostigmins, die auch beim Kochen der neutralen Lösung des genuinen Alkaloides entstehe. — Das inaktive Physostigmin gibt die chemischen Physostigminreaktionen, ist aber auch durch Sublimat fällbar. Näheres im Original. — Die physiologische Unwirksamkeit ist meines Wissens nur bei Einträufelung ins Auge erwiesen.

Ueber das Rothwerden der Physostigminlösungen macht Hallauer Mittheilungen in Zeitschrift f. Augenheilkunde, Bd. I, pag 364.

Anhang zu Physostigmin: **Die Manaca-Präparate.**

Die Manaca-Wurzel und -Rinde stammt von Brunfelsia Hopeana oder Franciscea uniflora (Solaneac, Salpiglossidcae). Sie wird in ihrer Heimath, dem Gebiete des Amazonenstromes als Antisyphiliticum gebraucht. Chemisch und pharmakologisch untersucht ist sie von Brandl (Zeitschrift Biologie 31. 1895, pag. 253), der darin zwei Alkaloide, Manacin und Manacein, nachgewiesen hat ($C_{22}H_{82}N_2O_{10}$ und $C_{15}H_{24}N_2O_9$). Das Manacin wird bei höherer Temperatur gespalten in Manacein (und Aesculetin?). — Beide Alkaloide sind amorph. Ihre Wirkung ist gleichartig. Sie gehören darnach zur Gruppe des Pilocarpins und Physostigmins — bei Fröschen erregen sie starke fibrilläre Zuckungen, ähnlich wie Guanidin, die von Curare beseitigt werden. Weiterhin machen sie Speichel- und Thränenfluss und regen stark die Darmperistaltik an. Die vermehrte Drüsenaktion wird vom Atropin beseitigt, nicht aber die erhöhte Peristaltik. — Frösche zeigen nach anfänglicher Unruhe allgemeine Lähmung und schliesslichen Herzstillstand in Diastole. Bei Säugethieren sieht man schwere epileptiforme Krämpfe, Temperatursenkung, vasomotorische Lähmung (nach vorausgegangener Blutdrucksteigerung). — Im Darm ist starke Blutüberfüllung constatirt.

§ 171. Die Tropeine. Allgemeines über die Atropin-Gruppe.

Mit dem Namen Tropeine bezeichnet die Chemie Verbindungen, die aus einer Basis Tropin durch Verbindung mit (aromatischen) Säuren entstehen. — So ist z. B. das Atropin, nach der die ganze Gruppe benannt ist, eine Verbindung des Tropins mit der Tropasäure.

Das Tropin selbst scheint physiologisch fast indifferent: die Tropeine aber sind pharmakologisch und toxikologisch hochwichtige Substanzen. (Siehe § 173).

Das Tropin wird zur Zeit von den Chemikern noch mit verschiedenen Strukturformeln erklärt. Auf alle Fälle enthält es einen hydrirten und am N methylirten Pyridin-Ring und an demselben angelagert die CH_2 und die CHOH-Gruppe. Die empirische Formel ist $C_8H_{14}NOH$. Nach den chemischen Umsetzungen muss man annehmen, dass in dem Tropin (und ebenso in dem verwandten Scopolin und Ekgonin) eine Alkoholhydroxylgruppe enthalten ist, die sich durch ätherartige Bindung mit dem Säure-Molekul verbindet. Aus Tropin $+$ Säure minus H_2O wird Tropeïn. Die Tropeine werden demgemäss durch Kochen mit Barytwasser in ihre Componenten zerlegt: so zerfällt das Atropin in Tropin und Tropasäure: umgekehrt entsteht wieder, wenn man Tropin und Tropasäre in molekularen Mengen mit verdünnter Salzsäure auf $100^{\,0}$ C. erhitzt, das Atropin. Ganz in der gleichen Weise wird das Hyoscyamin in Tropin und Tropasäure gespalten. Bei der Synthese dieser beiden Spaltungsprodukte entsteht aber immer nur Atropin.

Ganz gleichartig sind die Scopoleine zusammengesetzt. Das Scopolamin, die Verbindung, von der die ganze Gruppe den Namen hat, zerfällt durch Kochen mit Barytwasser in Scopolin und Tropasäure. Das Scopolin ist dem Tropin chemisch sehr nahe verwandt, seine empirische Formel ist $C_8H_{13}NO_2$: d. i. Tropin $- H_2 + O$.

Auch die Cocaingruppe muss chemisch und physiologisch hieher gerechnet werden. Das Cocain liefert bei seiner Spaltung Ekgonin und Benzoesäure (und Methylalkohol).

Die zuerst behandelte Atropin-Gruppe umfasst die Alkaloide: Atropin, Hyoscyamin, Scopolamin. Sie finden sich nur in Pflanzen, die zur Familie der Solaneae gehören.

Die gleichartige physiologische Wirkung dieser Alkaloide besteht in Beeinflussung gewisser peripherer Apparate, die nach der einfachsten Darstellung gelähmt werden. Die Wirkung ist eine örtliche und ist durch örtliche Application lokalisirt zu erreichen. — Die gelähmten Funktionen und Apparate sind: die Secretionen, die Organe mit glatter Muskulatur, die Hemmungsapparate, wahrscheinlich auch die Endapparate (gewisser) sensibler Nerven. Die Atropin-Gruppe enthält hiernach die direkten Antagonisten der Pilocarpin-Gruppe. Weiter haben diese Alkaloide noch ausgesprochene centrale Wirkung, die aber nicht bei allen dieselbe, besonders vom Atropin sehr eigenartig ist.

Die Vertheilung der Alkaloide in den wichtigsten hieher gehörigen Pflanzen ist ungefähr die folgende:

Atropos Belladonna: Blätter, Früchte, Wurzel: enthält, hauptsächlich an Apfelsäure gebunden: Atropin, Hyoscyamin, Belladonnin. — Scopolamin und Atropamin sind nur in der Wurzel, und da nicht immer nachgewiesen.

Hyoscyamus niger: auch an Apfelsäure gebunden: Hyoscyamin und Scopolamin.

Datura Strammonium: das frühere Daturin gilt identisch mit Atropin (auch Hyoscyamin?). Die Stechapfelsamen enthalten wesentlich Hyoscyamin neben sehr wenig Atropin und Scopolamin.

Datura alba: in China und Japan einheimisch, in Amerika angebaut: untersucht von Skimoyama und Koshima: Mittheil. Universität Tokio I. Nr. 5. pag. 409: hauptsächlich Hyoscyamin neben wenig Atropin. — Die in Amerika cultivirten Blüthen sollen Scopolamin enthalten.

Atropos Mandragora, Mandragora offic., in Südeuropa und Asien einheimisch, enthält das Mandragorin. Dieses ist dem Atropin und Hyoscyamin isomer, auch physiologisch gleichartig wirksam, aber chemisch durch gewisse Reaktionen davon verschieden. Die Ueberführung in Atropin ist nicht gelungen. Ein zweites Alkaloid ist noch nicht näher studirt: Ahrens: Archiv Pharmacie 1889, pag. 655 und 1041.

Scopolia atropoides und japonica: Südeuropa, enthält Scopolamin, Hyoscyamin, Spuren von Atropin (auch Cholin und Betain).

Duboisia myriopoides: Neuholland, eine Salpiglossidee, enthält Scopolamin und Hyoscyamin, daneben noch ein Pseudo-Hyoscyamin, das bei der Spaltung nicht Tropin, sondern ein Isomeres davon liefert.

Anisodus luridus: auch Scopolia lurida, in Nepal einheimisch. Exemplare, die im Marburger botanischen Garten gezogen waren, sind von Siebert (Archiv Pharmacie 1890, pag. 145) und von Schütte (ibidem 1891, pag. 524) untersucht. Letzterer fand nur Hyoscyamin, der erstere noch spurenweise Atropin, das aber wohl erst bei der Darstellung entstanden sein kann. — Eine Vergiftung von acht Indiern mit der Pflanze ist in der Lancet vom 9. März 1895 beschrieben. Sie verlief ganz unter den Symptomen der Tollkirschenvergiftung — in einigen Tagen mit günstigem Ausgang.

Die drei wohl unterschiedenen Alkaloide: Atropin, Hyoscyamin und Scopolamin sind zunächst allgemein zu charakterisiren.

Atropin und reines Hyoscyamin $C_{17}H_{23}NO_3$ sind chemisch und physiologisch einander so nahestehend, dass von den Autoren, die das Hyoscyamin geprüft haben, geradezu angegeben wird, dass ein Unterschied in der Wirkung nicht erkennbar sei. — Auch die Vergiftung mit solchen Pflanzen-Materialien, die überwiegend Hyoscyamin enthalten, liefern ein dem Atropin ganz gleichartiges Vergiftungsbild.

Von dem heutigen Hyoscyamin sind dagegen scharf zu unterscheiden die Präparate, die bis zum Anfang der achtziger Jahre als Hyoscyamin verwendet worden sind. Diese früheren Hyoscyamine waren Gemenge, die zum Theil sehr reich an Scopolamin waren. Dementsprechend fielen die Wirkungen solcher Präparate auch wesentlich verschieden aus.

Das Extractum Hyoscyami wirkt, wie längst den Aerzten aufgefallen war, anders als das Extractum Belladonnae und wurde darum auch als Beruhigungsmittel therapeutisch verwendet. Das dann später in den Handel gebrachte sogenannte amorphe Hyoscyamin, eine extraktähnliche Masse, wirkte noch mehr vom Atropin (und reinen Hyoscyamin) abweichend und zwar wesentlich beruhigend. Dieses „amorphe Hyoscyamin" war aus den Mutterlaugen des Hyoscyamins durch einfaches Eindampfen gewonnen. Es bleibt nämlich nach dem

Auskrystallisiren des Hyoscyamins das Scopolamin (mit Hyoscyamin gemengt) unkrystallisirt zurück. Ladenburg (Liebig's Annalen 206. 1881, pag. 274) hat aus diesen Mutterlaugen vermittels des Goldsalzes zuerst das Scopolamin dargestellt.

Viele Angaben in der Literatur über Hyoscyamin sind nur verständlich, wenn man diese Verwirrung in der Nomenclatur und in der Zusammensetzung der benutzten Präparate kennt. Im 22. Bande des Archivs f. exper. Pathol. und Pharmak. pag. 416 hat Kobert (1887) eine Anzahl von Angaben über Hyoscyamin-Wirkung wiedergegeben. Da heisst es z. B. dass nach Berichten englischamerikanischer Aerzte aus den Jahren 1879—1882 das Hyoscyamin beruhigend wirke: doch wurde durch das amorphe Präparat die Wirkung besser erzielt als durch das krystallinische. Séguin stellte für die Verwendung fast genau die heutigen Indicationen auf. — Reinhard (Archiv f. Psychiatrie 11. 1880, pag. 391) spricht sich mehr empfehlend als abweisend über das amorphe Hyoscyamin (bei Geisteskranken) aus. Dagegen warnt Schüle vor dem Gebrauch des Hyoscyamins (Allgem. Zeitschr. Psychiatrie 40. 1882, pag. 276) und beschreibt als Nebenwirkungen die Zeichen der Atropin-Vergiftung.

All diese Widersprüche sind jetzt verständlich. Der eine Arzt hatte zufällig ein an Scopolamin reiches Präparat, der andere dagegen mehr oder weniger reines Hyoscyamin (Atropin!) bekommen. — Der Erste, der reines Scopolamin an Kranken therapeutisch gebrauchte, war Gnauck (Charité-Annalen 7. 1882, pag. 498).

Auch in wissenschaftlichen Untersuchungen ist früher diese Verwechslung begangen; dies ist für die kritische Verwerthung zu berücksichtigen! Wahrscheinlich sind so die abweichenden Versuchsergebnisse von Schroff u. a. zu erklären.

Das Scopolamin $C_{17}H_{21}NO_4$, das früher allgemein Hyoscin genannt wurde, ist durch sorgfältige Studien als ein physiologisch und chemisch vom Atropin wohl unterschiedenes Alkaloid erkannt. — Ueber seine toxische Wirksamkeit, die man für die therapeutische Anwendung wohl kennen muss, hat man jetzt ausreichende Erfahrung. Es wird in § 174 besonders behandelt.

Daturin gilt jetzt als identisch mit Atropin. — Von der Datura alba aber wird aus Japan ein anderes Vergiftungsbild berichtet als von unserer Tollkirsche. E. Schmidt (Archiv Pharmacie 222. 1884, pag. 329) macht darum den Vorschlag, zwischen Datura-Atropin und Belladonna-Atropin zu unterscheiden.

Duboisin ist das aus der Duboisia myriopoides gewonnene Alkaloid genannt worden. Es besteht hauptsächlich aus Scopolamin, daneben Hyoscyamin. Doch ist auch angegeben, dass zu Zeiten in den Blättern überwiegend Hyoscyamin gefunden wurde. Von Merck ist (Archiv Pharmacie 231. 1893, pag. 117 und Merck's Bericht über 1892, pag. 11 ff.) ein drittes Alkaloid, das dem Hyoscyamin isomer ist, aufgefunden, das Pseudohyoscyamin. Es ist aus der Chloroform-Lösung durch Aether abscheidbar, dreht nach links und unterscheidet sich durch die Schmelzpunkte seiner Verbindungen. — Bei der Zersetzung liefert es neben Tropasäure ein von allen Tropinen verschiedenes Spaltungsprodukt.

Ueber die Wirkungen des Duboisins, das eine Zeitlang therapeutisch verwendet wurde, lauten die Angaben widersprechend. Es
ist kaum zu bezweifeln, dass der wechselnde Gehalt von den wesentlichen Alkaloiden die Verschiedenheit der Reaktion hervorrief. So
rühmt z. B. Henycy (Wien. med. Presse 1894, Nr. 7, 8, 9) die vor-
züglichen Effekte bei Geisteskranken. Als Nebenwirkungen wurden
Durst, Mydriasis und Augenstörungen, ferner Mattigkeit, Verlangsamung des Ganges, Schwanken und Zittern, Benommenheit, Schwindel,
Gefühl der Trunkenheit beschrieben. In einem Falle kam es zu
Collaps, oberflächlicher Athmung, starker Pulsbeschleunigung, Gesichtszuckungen. — Bei einem Morphinisten traten Gesichts-Halluci-
nationen auf. — Im Gegensatz dazu beschreibt Marandon de
Montyel (Bulletin de Thérapeut. 25. Febr. 1894) eine Reihe von
unangenehmen Nebenwirkungen, worunter besonders Verdauungsstörungen, Schwächung der Herzthätigkeit, Abnahme des Ernährungs-
zustandes. Das letztere Symptom sei nicht durch ungenügende
Nahrungsaufnahme bedingt, trete besonders bei Melancholischen auf;
bei denen es manchmal sogar andauere. — Man solle deshalb —
auch wegen der leicht eintretenden Gewöhnung — immer mit dem
Mittel aussetzen.

Ueber das Pseudo-Hyoscyamin hat Buonarotti Versuche
angestellt (Annali di Chimica — August 1894 — Virchow: Jber.
1894. I. pag. 407). — Es wirkt wie Atropin mydriatisch und accom-
modationslähmend aufs Auge, hebt die Speichelsecretion auf, macht
aber keine Beschleunigung, sondern nur Verlangsamung des Pulses.
Die Wirkung auf die Athmung ist ungleich. Es soll weniger Nebenwirkungen verursachen als Atropin. Die Mydriasis kommt (auf 1:1000)
etwa in $^1/_2$ Stunde und dauert 24 Stunden an.

Atropamin und Apoatropin sind zwei zuerst aus der Bella-
donna-Wurzel dargestellte Alkaloide genannt worden, die von Merck
als identisch erkannt sind: diese Angabe ist darnach von Hesse
bestätigt (Merck's Bericht 1892, pag. 3 ff., weiter Archiv de Pharmacie 220 und 231. — Hesse in Annal. Chemie Pharmacie 271.
1892, pag. 125 und B. B. 25. 1882. Refer. pag. 784). — Die Verbindung wird jetzt Atropamin genannt. — Sie ist nur zu Zeiten
in der Belladonnawurzel enthalten, kann aber künstlich aus Atropin
und Hyoscyamin durch Wasserentziehung dargestellt werden. Sie
hat die Formel $C_{17}H_{21}NO_2$, ist also Atropin weniger H_2O. (Aus
Atropin durch Salpetersäure, aus Atropinsulfat durch Lösen in ge-
kühlter concentrirter Schwefelsäure und Eingiessen in Wasser, durch
Erwärmen mit Essigsäure-Anhydrid auf 85° C.)

Das Atropamin geht in Belladonnin über (durch Erhitzen
der salzsauren Lösung mit verdünnter Salzsäure auf 80° C. solange,
bis eine mit Wasser verdünnte Probe auf Zusatz von Kochsalz keine
krystallinische, sondern eine ölige Abscheidung gibt). Belladonnin
ist mit dem Atropamin isomer. Archiv Pharmacie 231, pag. 111.
Die Salze des Atropamins sind wenig beständig. — Bei der Verseifung mit Alkalien liefert Belladonnin Tropin (oder Pseudotropin)
und Atropasäure $C_9H_8O_2$, die von der Tropasäure sich durch Wenigergehalt von H_2O unterscheidet. Das Atropamin soll keine mydriatische
Wirkung äussern. Weiteres über die physiologische Wirkung ist von

Marcacci — mit Albertoni in: Giornale della Acad. di Medic. di Torino 1884 mitgetheilt.

Belladonnin ist ein besonderes Alkaloid genannt, das aus den Blättern von Atropos Belladonna dargestellt ist. Aus den darüber in der Literatur niedergelegten Angaben geht hervor, dass die verschiedenen Untersucher nicht immer denselben Körper in den Händen hatten. Nach den letzten Mittheilungen von Hesse (Annal. Chemie Pharmacie 277. 1894, pag. 290) ist Belladonnin isomer mit Atropamin $C_{17}H_{21}NO_2$. Es ist eine farblose, harzartige Masse, leicht in Alkohol, Aether, Chloroform, nur wenig in Wasser löslich. Die Verseifung gelingt nur durch lange dauerndes Kochen: es liefert Tropin und Atropasäure.

§ 172. Atropin (und Hyoscyamin).

Atropin ist für die Toxikologie wie für die Therapie das wichtigste der Solaneen-Alkaloide. Es entsteht aus dem Tropin durch Anlagerung der Tropasäure. — Letztere ist $C_6H_5 - CH\genfrac{}{}{0pt}{}{CH_2OH}{COOH}$, das Atropin ist also $C_8H_{14}NOH + C_9H_{10}O_3 - H_2O = C_{17}H_{23}NO_3$. Es wird durch Kochen mit Barytwasser in seine Componenten zerlegt. Umgekehrt wird durch Erwärmen molekularer Mengen der Componenten mit verdünnter Salzsäure bei 100° das Atropin restituirt.

Hyoscyamin hat dieselbe empirische Formel $C_{17}H_{23}NO_3$ und gibt genau die gleichen Spaltungsprodukte. — Es ist sehr leicht in Atropin überzuführen: man erhitzt Hyoscyamin durch 6 Stunden anhaltend auf seinen Schmelzpunkt (108 bis 109° C.) oder aber man versetzt die alkoholige Hyoscyaminlösung mit einem Tropfen alkoholiger Natronlauge: bei gewöhnlicher Temperatur geht das Hyoscyamin binnen einigen Stunden quantitativ in Atropin über. Auch Natriumcarbonat und Ammoniak (letzteres aber sehr langsam) bewirken diese Ueberführung. — Da nun bei der Darstellung des Alkaloids aus dem Pflanzen-Roh-Materiale das Alkalisiren der erwärmten Auszüge nothwendig wird, so muss selbstverständlich immer ein Antheil des präformirt vorhandenen Hyoscyamins in Atropin übergehen. Alle Erfahrungen stehen damit in Einklang. So gewinnt man aus dem Rohmaterial um so mehr Hyoscyamin, je sorgfältiger man bei der Darstellung verfährt. Nach gewissen Methoden erhält man nur Atropin.

In Uebereinstimmung hiermit haben nun Untersuchungen dargethan, dass in den einzelnen Theilen der Atropos Belladonna durchaus nicht, wie man bisher angenommen hatte, nur Atropin vorkommt, sondern dass Hyoscyamin darin in überwiegender Menge präformirt enthalten ist. Eine Untersuchung von Schütte (bei Schmidt in Marburg) ergibt Folgendes (Archiv der Pharmacie 229. 1891, pag. 492. Daselbst die Literatur. Vergleiche noch Schmidt: Archiv. d. Pharmacie 226, pag. 617. Will: B. B. 21, pag. 1717. Ladenburg: Annalen Chem. Pharm. 205, pag. 278. Siebert: Dissert., Erlangen 1889 [oder 1890?]).

Die Wurzel junger Pflanzen enthält im Frühjahr nur Hyoscyamin: solche älterer Pflanzen etwas Atropin neben überwiegendem Hyoscyamin. Dies Verhältniss bleibt im Wesentlichen für Sommer und Herbst bestehen: nur nimmt das Atropin etwas zu. Auch in den Blättern ist nur wenig Atropin, überwiegend Hyoscyamin. Die reifen wildgewachsenen Beeren enthalten nur Atropin, die unreifen dagegen fast nur Hyoscyamin. In den reifen Beeren von Culturpflanzen sind beide Alkaloide: in den reifen Früchten von Atropa Belladonna lutea neben Atropin noch Atropamin. — Die Stechapfelsamen enthalten wesentlich Hyoscyamin, sehr wenig Atropin und Scopolamin. — Vergleiche hierzu noch Guareschi-Kunz-Krause: pag. 529 und 530.

Der Unterschied in der chemischen Struktur der beiden nächstverwandten Alkaloide Atropin und Hyoscyamin ist noch nicht aufgeklärt. Das Atropin schmilzt bei 115,5⁰ (113 bis 116⁰ C.), das Hyoscyamin bei 108 bis 109⁰ C. — Das Atropin ist optisch inaktiv: siehe Gadamer: Archiv Pharmacie 234. 1896, pag. 543. Nach Hesse dagegen: Liebig's Ann. 271. 1892, pag. 101, dreht Atropin schwach nach links: $\alpha_D = -0,4^0$. — Das specifische Drehungsvermögen des Hyoscyamins beträgt $\alpha_D = -20,97$. — Die Versuche, Atropin in Hyoscyamin überzuführen, sind bisher nicht geglückt: auch die Annahme, das Atropin sei die optisch inaktive Modification des linksdrehenden Hyoscyamins und lasse sich vielleicht in einen rechts- und linksdrehenden Antheil aus einander legen, ist durch das Experiment nicht bestätigt worden.

Ueber die Darstellungsmethoden des Atropins aus Kraut und Wurzel vergleiche man Koppe: Dissertation, Dorpat 1866 (pag. 60, bei Dragendorff) — weiterhin die Angaben bei Guareschi-Kunz-Krause: pag. 256. — Das direkt aus den Blättern und Wurzeln dargestellte Präparat, naturelles Atropin, heisst „leichtes" Atropin, es enthält etwa ⁴/₅ Hyoscyamin, hat den Schmelzpunkt 106 bis 108⁰. — Das reine sogen. schwere Atropin hat den Schmelzpunkt 115 bis 115,5.

Atropin löst sich in 300 Theilen kalten, in 58 Theilen siedenden Wassers, am leichtesten löst es sich in Alkohol, sehr gut in Aether, leicht in Chloroform, Amylalkohol, Benzol, Toluol. Die wässerige Lösung reagirt alkalisch. Die Salze sind in Wasser und Alkohol schwer löslich.

Reaktionen des Atropins: Man gibt zu der Probe in Porzellanschälchen einige Tropfen starker Salpetersäure, erhitzt zum Sieden und dampft auf dem Wasserbade zur vollkommenen Trockne ein. Der gelbe Rückstand nimmt nach dem Erkalten beim Versetzen mit alkoholiger Kalilauge eine schöne Purpurfarbe an. — Die empfindlichsten Fällungsproben sind die mit Jodjodkalium und mit Phosphormolybdänsäure, dann mit Pikrinsäure, Platinchlorid, Goldchlorid, Ka-Hg-jodid und Phosphorwolframsäure. — Die früher viel gerühmte Reaktion von Guglielmo besteht im Auftreten von Blumengeruch beim Erhitzen mit concentrirter Schwefelsäure auf etwa 150⁰ C. — Der Geruch wird mit Spiraea Ulmaria, Jasmin, Orangenblüthen etc. verglichen: Man gibt zu einem Tropfen concentrirter Schwefelsäure ein Kryställchen von molybdänsaurem Ammon und erhitzt, fügt dann das Alkaloidsalz und darnach einen Tropfen Wasser zu.

Die empfindlichste Probe auf Atropin ist die physiologische: ein Tropfen einer Lösung von 1 : 100 000 macht noch dauernde Erweiterung der Pupille. (Zweckmässig verwendet man dazu eine Katze.)

Der Gehalt an Alkaloiden wird verschieden angegeben: in den trocknen Blättern von 0,15 bis 0,6, in den Wurzeln 0,3 bis 0,6, im Stengel 0,1, in den Früchten 0,3 bis 0,4 procent. — Aeltere Pflanzen sind reicher als jüngere: wildgewachsene ebenfalls als kultivirte. Ueber das Schwanken mit den Jahreszeiten lauten die Angaben verschieden: nach E. Schmidt ist im Sommer der Gehalt der höchste. (Frühjahr 0,13, Sommer $0,45\%$ in jungen Wurzeln.)

Der Gehalt an Alkaloid im Extract. Belladonnae beträgt etwa 1,8 procent. — In alkoholiger Lösung lässt sich das Alkaloid mit Hundertstel Normalsäure unter Benützung von Cochenille-Tinktur austitriren.

Für die Atropos Belladonna ist noch charakteristisch die Chrysatropasäure. Sie findet sich in verschiedenen Solaneen und ist nach ihrer Constitution eigentlich ein Lakton: $C_{10}H_8O_4$. Sie ist wenig in Wasser, leichter in Alkohol und Aether, reichlich in Chloroform löslich. Beim Alkalisiren tritt schöne blaue Fluorescenz ein, wodurch die Präparate der Belladonna kenntlich sind.

Das Hyoscyamin findet sich in den schon genannten Pflanzen: weiterhin soll es im Extractum Lactucae zu 0,02 procent enthalten sein (Dymond: Chemic. Societ. 1892). Die Unterschiede gegenüber dem Atropin liegen in der Krystallform, im Schmelzpunkt der reinen Alkaloide, im Aussehen und Schmelzpunkt der Chloraurate, der Chloroplatinate und der Pikrate.

Von der Datura Strammonium und vom Bilsenkraut sollen einzelne Zubereitungen als Zusatz zu Geheimmitteln (Liebestränken) verwendet werden. — Aus den Stechapfelblättern werden Cigarren hergestellt, die als Heilmittel bei Asthma-Anfällen geraucht werden. — Zu ernsthafter Vergiftung hat meines Wissens dieser Gebrauch nicht geführt.

Ueber die Tollkirschenbeeren ist folgendes zu bemerken: die reifen Beeren schmecken deutlich süss: der bittere Geschmack, von dem darin enthaltenen Alkaloid, kommt erst später deutlich zur Empfindung, so dass man es wohl verstehen kann, dass Kinder viele Beeren verschlucken. Der Schutz, den der bittere Geschmack gewähren könnte, ist darum absolut ungenügend. Kinder begehen beim Genusse von unreifem Obst und anderen Dingen noch viel stärkere Geschmacksverirrungen. Schauenstein (bei Maschka — pag. 634) berichtet, dass im Jahre 1813 eine über 150 Mann starke Abtheilung französischer Soldaten bei Pirna durch den Genuss von Tollkirschen sich vergiftet haben. — Nach Hasselt können 3 bis 10 Beeren bei Kindern schwere selbst tödtliche Intoxikation machen. Apoiger (citirt bei Koppe: Dissertation, Dorpat 1866, pag. 35) hatte schwere Zeichen nach dem Genuss von 4 Beeren. Zwei Beeren machen bei Erwachsenen schon Erscheinungen.

Der Mensch wird vom Atropin am schwersten ergriffen: speciell ist das Kindesalter besonders empfindlich. Von den Thieren sind die Katzen am leichtesten zu vergiften, während Kaninchen (und wahrscheinlich auch die übrigen Pflanzenfresser) sich so stumpf verhalten, dass sie das Kraut der grünen Pflanze als Futter annehmen. Auch Schnecken gehen die Pflanzen an. — Das Fleisch solcher Thiere soll giftig sein. — Ueber das Atropin ist (wie vom Morphin) die Behauptung aufgestellt, dass die Empfänglichkeit in der ganzen Thierreihe mit der höheren Entwickelung der nervösen Centra zunehme.

Die Besprechung der Thierversuche mit Atropin gebe ich nur in kurzem Referate. Die Literatur ist enorm umfangreich. Eine gute Zusammenstellung gibt Harnack in seinem Handbuch der Pharmakologie pag. 692 ff. — Im nächsten Paragraphen, auf den ich desshalb ausdrücklich verweise, ist das vom Scopolamin vorhandene experimentelle Materiale ausführlicher behandelt. Leider sind die Atropin-Vergiftungen am Menschen so zahlreich, dass man darnach die Toxikologie dieses Stoffes schreiben kann.

Am Herzen macht Atropin in sehr kleinen Gaben, die den Herzmuskel erkennbar gar nicht alteriren, eine Lähmung des Herzvagus. Beim Menschen und bei denjenigen Thieren, bei denen für gewöhnlich hoher Tonus des Vagus besteht, nimmt darum die Pulsfrequenz sehr deutlich zu, wenig dagegen z. B. bei Kaninchen und wohl bei Pflanzenfressern überhaupt. (Bezold und Blöbaum, Untersuch. physiol. Laboratorium Würzburg, I. Bd. 1867.) Weiter beseitigt das Atropin die Wirkung derjenigen Gifte, die starke Erregung des Herzvagus bis zu diastolischem Stillstand setzen (siehe § 142, 165, 168: Muscarin, Pilocarpin, Nicotin). — Dagegen hat das Atropin nicht dieselbe günstige Wirkung bei denjenigen Substanzen, die direkt den Herzmuskel angreifen: — doch ist auch bei diesen durch Atropin eine Beschleunigung und Verbesserung der Circulation zu beobachten. — Erst sehr hohe Gaben setzen bei akuter Vergiftung Schädigung und zuletzt Lähmung des Herzmuskels. — Dagegen scheint die Angabe Anrep's (Pflüger's Archiv 21, pag. 185) sehr der Beachtung werth, dass chronische Atropin-Vergiftung bald den Herzmuskel schädigt. — Der Blutdruck wird anfänglich etwas erhöht und bleibt dies auch nach allen Beobachtungen bei mittleren Gaben: erst mit der einsetzenden Schädigung des Herzmuskels selbst fällt er ab. Eine ausgesprochene, allgemeine vasomotorische Lähmung kann man auf keinen Fall annehmen. Dass eine Verengerung der peripheren Gefässe eintrete, ist behauptet, widerspricht aber Erfahrungen, die nachfolgend noch erwähnt werden.

Die Respiration wird vom Atropin stark angeregt. Manchmal sieht man anfangs eine geringe und rasch vorübergehende Verlangsamung, die auf Lähmung des Lungenvagus bezogen wird. Das Atropin wird als Antidot bei solchen akuten Intoxikationen verwendet, bei denen die Athmung durch fortschreitende centrale Lähmung insufficient zu werden droht (Morphium).

Sehr viel studirt ist die Einwirkung des Atropins auf die Secretionen. Es hemmt die normalen Secretionen und hebt die Hypersecretion, die die Gifte der Pilocarpin-Gruppe machen, sofort auf. Ueber Schweissabsonderung siehe Näheres bei Luchsinger in Pflüger's Archiv, Bd. 14. — Speciell ist für die Speichelsecretion (Heidenhain, Pflüger's Archiv 5) nachgewiesen, dass bei vollständiger Unterdrückung der Secretion eine überreiche Blutversorgung der Glandula submaxillaris statthat. — Auch die Secretion der Schleimdrüsen (am Respirationstractus) ist vollständig aufgehoben, ebenso die Secretion des Magensaftes. Interessant ist der folgende Nachweis. Eine Anzahl von fremdartigen Substanzen (Giften) werden nach subcutaner Application in den Magen ausgeschieden, so Morphin, Coffein, Toxine u. A. — siehe oben pag. 54, V, Atropin aber nicht! — Mehnert: Dissertation, Würzburg 1893. Es ist also auch diese specifische Abscheidung, wie die des Magensaftes und des

Schleimes suspendirt. — Die Gallenausscheidung hört, wie Ruther-
ford besonders ermittelt hat, nach Atropinisirung nicht auf.

Die Einwirkung des Atropins auf andere Secretionen ist
strittig: Prevost hatte eine Hemmung der Pankreas-Thätigkeit behauptet, die aber Gottlieb (Archiv exp. P. Ph. 33. 1894, pag. 261)
nicht beobachten konnte. — Die Angaben über die Nieren lauten
verschieden (Thompson in du Bois' Archiv 1894, pag. 117; Walti:
Archiv exp. P. Ph. 36. 1895, pag. 411). — Ebenso behauptet Spiro
(Archiv exp. P. Ph. 38. 1897, pag. 113), dass man sowohl beträchtliche Steigerung als Verminderung der Lymphsecretion beobachten könne.

Organe mit glatter Muskulatur werden durch direkte Application des Atropins gelähmt: Diese Formulirung der bekanntesten
und meist benützten Atropinwirkung ist wohl richtig, wogegen man
nicht sagen kann, dass bei allgemeiner Atropinisirung alle Organe
mit glatter Muskulatur gelähmt werden. — Sicher ist weiterhin die
glatte Beseitigung der starken Erregungszustände, die von Muscarin
und Pilocarpin am Darm z. B. gesetzt werden. — Deutlich tritt die
Atropinwirkung auf nach Instillation am Auge, Lähmung des Sphincter
iridis und des Ciliarmuskels (siehe unten). Auch am frisch enucleirten
Auge ist der Erfolg sicher. — Dagegen ist die Wirkung auf alle
übrigen Organe bei allgemeiner Atropinvergiftung entweder nur
stellenweise ausgebildet oder gar nicht vorhanden. So wird z. B.
die Muskulatur der Arterien sicher nicht allgemein gelähmt, wie direkt
aus Blutdruckversuchen gefolgert werden muss. Eine Erweiterung
der Arterien besteht in der Haut des Kopfes und Halses, eine weniger
stark ausgesprochene vielleicht noch auf der übrigen Haut. — Ebenso
kann man auch nicht von einer eigentlichen Darmlähmung sprechen:
man kann das, was man direkt sieht, am ehesten eine Stillstellung des
Darms nennen. — Die fast immer nach Atropin vorhandene Darmträgheit kann man auf verschiedene Ursachen beziehen: einmal auf
Aufhebung der Darmsecretionen, weiter auf eine Verminderung der
Sensibilität der Darmoberfläche, auch auf Ruhigstellung der Muskulatur. Umgekehrt könnte man nach Analogie der Herzvagus-Wirk-
ung an Lähmung des Darmhemmungsnerven, des Splanchnicus denken.
Thatsächlich haben die Aerzte das Atropin schon als Stopf- und als
Abführmittel gegeben. — Die starke Contraktion des Bleidarms wird
vom Atropin gemildert. — Deutlicher ist wieder die Wirkung auf
die Muskulatur der Blase: hier wirkt auch das ausgeschiedene Atropin
direkt ein. In seltenen Fällen sieht man schon nach mittleren Gaben
Harnträufeln, Incontinentia, also Lähmung des Sphincter vesicae.
Andererseits aber ist allemal bei schwerer Atropinvergiftung die Harnentleerung behindert, d. h. es ist eine Parese des Detrusor vorhanden,
so dass man an die künstliche Entleerung der Blase denken muss.
— Die Beeinflussung anderer Apparate mit glatter Muskulatur ist
noch nicht mit Bestimmtheit zu discutiren. — Die Verschiedenartigkeit der Wirkung auf die einzelnen Organe ist wohl nur so zu erklären: Die Ausscheidung des Atropins aus dem Blute ist in den
verschiedenen Apparaten verschieden, geschieht am einen Orte reichlich, am anderen wenig oder nicht.

Das Atropin hat weiterhin eine deutlich lähmende Einwirkung
auf die sensiblen Endapparate. Diese Wirkung ist aber nicht sehr

stark ausgesprochen, so dass der diesbezügliche therapeutische Gebrauch des Atropin jetzt verlassen ist (Cocain).

Wenig beachtet sind Funktionsstörungen an der quergestreiften Muskulatur, deren Besprechung folgt. — Die schwere Vergiftung des Centralnervensystems wird bei der Vergiftung des Menschen behandelt.

Die Atropin-Vergiftungen am Menschen sind leider ziemlich häufig. Gelegenheitsursachen sind die Verwendung zu Mord und Selbstmord, Unglücksfälle beim medicinischen Gebrauch des Atropins und solche durch den Genuss der Beeren sowie anderer Theile von atropinhaltigen Pflanzen.

Eine Zusammenstellung[1]) der mit Atropin-Präparaten vorgekommenen und in der Literatur beschriebenen Intoxikationen ergibt für die Jahre 1850 bis 1882 die grosse Zahl von 103 Vergifteten. Hierunter sind nur die mit reinem Atropin verursachten Fälle aufgenommen, Tollkirschenpräparate und Beeren sind ausgeschlossen. In der überwiegenden Zahl der Fälle handelt es sich um Augenwasser, nur in wenigen Einzelfällen um Pulver, Pillen, Salben. Von den 103 Vergiftungen waren 19 absichtliche, 9 Giftmord, 10 Selbstmord; 84 zufällige, 26 durch Versehen des Arztes, 2 durch den Apotheker, 43 ökonomische. Es starben 12, d. i. 11,7 procent von 103, von den 19 Mordversuchen erlagen 9, d. i. die Hälfte. Ein Todesfall ist durch Application einer Salbe (0,18 auf 8 Fett) auf eine durch ein Blasenpflaster entblösste Hautstelle verursacht. Bei einem Kinde trat der Tod auf 0,08, bei einer 34 jährigen Frau auf 0,19 in Pillen ein.

Die Atropin-Mengen, die beim Menschen erkennbare Störungen machen, sind ausserordentlich gering. Manchmal sieht man die ersten Veränderungen schon auf $^1/_4$ mgr. Ein mgr macht deutliche Angriffe auf die Ausscheidungen (Trockenheit); bei 2 mgr sieht man schon die typischen lokalen Einwirkungen an allen Organen und Funktionen ausgebildet. — Ein Centigramm Atropin auf einmal genommen macht an jedem Gesunden ein schweres Vergiftungsbild, das der nicht Erfahrene prognostisch sehr bedenklich ansehen wird. Doch führt diese Menge beim Erwachsenen kaum zu letalem Ausgang. Mit 0,05 beginnen ungefähr die lebensgefährlichen Gaben: 0,1 gilt allgemein als letale Dosis; doch sind schon höhere Mengen ($^1/_2$ Unze Belladonna-Extrakt mit etwa 0,15 gr Alkaloid) überstanden worden.

Zur Illustrirung des Verlaufs einer mittelschweren Vergiftung sei folgender Fall beschrieben:

Ein Mediciner hatte sich zur Anstellung von Riech-Prüfungen die Nase mit 0,08 Atropin. sulfuric. ausgepinselt. (Stasinski: Dissertation, Würzburg 1894, pag. 28.) In der zweiten viertel Stunde nach der Application kam als erstes auffallendes Zeichen: Steigerung der Pulsfrequenz auf 110 und in einigen Minuten noch weiter auf 120; ein Gefühl von Schwere in der supraorbitalen Gegend war das erste subjektive Zeichen. Die Pupille reagirte noch

---

[1]) Feddersen: Beitrag zur Atropinvergiftung: Dissertation, Berlin 1884. — Weitere Statistiken in Falck's Lehrbuch und in der schon citirten Dorpater Dissertation von Koppels.

gut. Nach 45 Minuten stellte sich ein gewisses Unbehagen, eine mässige
Müdigkeit ein, die Augenlider wurden schwerer, die Pupille etwas grösser,
reagirte aber noch leidlich, die Nasenschleimhaut wurde trocken. Der Gang
wurde etwas ataktisch, das Lesen war behindert. In der nächsten ½ Stunde
wird die Pupille noch etwas weiter, die Trockenheit in Nasen und Rachen
nimmt zu. Der Gang wird watschelnd, im Dunkeln besonders erschwert, auch
Lesen und Schreiben anstrengend; das Gedächtniss fängt an zu versagen:
Die Hände zittern, Essen und Trinken, Schreiben ist unmöglich. — Als der
Vergiftete nun ausging — auf ihm wohlbekannte Wege, in heller Sommer-
nacht 8½ Uhr — glaubt er jeden Augenblick zu stolpern, er hob die Beine
hoch, senkte sie langsam, betastete den Boden. In hellerer Gegend gelang
das Gehen sicherer. In einer beschatteten Stelle glaubte er Abgründe vor
sich zu sehen, in den Sträuchern sah er Menschen und Thiere, in der Luft
Insekten. Dabei war der Vergiftete bei voller Besinnung, wusste, dass Alles
nur Sinnes-Täuschung durch das Atropin war. Aber doch zuckte er vor
jeder Erscheinung zusammen. — Der Vergiftete konnte nun kaum mehr
gehen und stehen, drohte umzufallen. Das Gedächtniss war so geschwächt,
dass er sich nicht auf das Wort Atropin besinnen konnte: seinem Hauswirth
konnte er nur in abgebrochenen Sätzen Mittheilung machen: im Spital konnte
er eben nur herausbringen, dass er Atropin genommen hatte. Die darauf
vorgenommene Magensondirung gelang wegen der Trockenheit nur mit Mühe
und machte grossen Schmerz. Dann kam ein neues Symptom, grosser Harndrang. Die Blase war gefüllt, konnte aber nicht entleert werden. In den
Muskeln war ein äusserst schmerzhaftes Gefühl, wie nach forcirten langen
Märschen. In der Nacht kam hochgradige Erregung und Verwirrung mit
Hallucinationen. — Am andern Morgen konnte Patient noch keinen Satz
zu Stande bringen; der Harn ging nur ruckweise. Gegen Mittag besserte
sich der Zustand: Gedächtnissschwäche, eine gewisse Schwere der Zunge,
Schmerz in den Muskeln bestanden noch fort. Die Pupille war schon in 48ʰ
wieder normal. Ein Gefühl von Nervosität hielt aber noch Wochen lang an.

Die Erscheinungen kommen mässig schnell nach der Aufnahme:
beim Trinken von Lösungen in 15—20 Minuten, nach ½ Stunde
schon Trübung des Bewusstseins; nach dem Genuss von Beeren in
2—3 Stunden, durch den Blätteraufguss in ½—1 Stunde.

Als erstes Symptom stellt sich meist ein Gefühl von Trockenheit im Mund und Schlund ein. Das damit häufig verbundene
intensive Durstgefühl wird durch Wassertrinken nicht gestillt. Diese
örtlichen Beschwerden steigern sich, so dass bald das Schlingen erschwert, ja sogar völlig unmöglich wird. Auch die Sprache verfällt:
die Stimme wird heiser, rauh. Die Schleimhaut des Mundes und
Rachens erscheint geröthet, trocken (später soll reichlich ein zäher
glasiger Schleim im Kehlkopf und in den Bronchien abgesondert
werden?). Die Angabe, dass die Pharynxmuskulatur contrahirt gewesen sei, ist wohl nur eine aus der Erfahrung gezogene Folgerung,
dass das Einführen der Schlundsonde nur beschwerlich gelingt und
mit Schmerz verbunden ist. Die vollständig aufgehobene Secretion
der Speichel- und der Schleimabsonderung erklärt das hinlänglich. —
Bei Kindern hat man neben den Schlingbeschwerden Beisslust gesehen; wahrscheinlich ist darauf die Verwechselung mit Lyssa zurückzuführen. — Sonst ist vom Verdauungsschlauch nichts Besonderes
anzugeben. Uebelkeit und Erbrechen werden nur von ganz seltenen
Fällen berichtet.

Das Gesicht wird stark geröthet, Kopf und Hals subjektiv heiss, über den Hals greift diese Röthe nicht hinaus. Auch ein häufig auftretendes, scharlachartiges Exanthem bleibt immer auf Kopf, Hals und den oberen Teil der Brust beschränkt. Die Schweisssecretion ist vollständig unterdrückt. Nur diese letztere Erscheinung kommt regelmässig auch nach kleinen Gaben. Die intensive Röthe und das Exanthem zeigt sich gewöhnlich erst nach grösseren Dosen. — Die Hauttemperatur (und die Binnentemperatur) sinkt. Es stellt sich dementsprechend bald, nachdem anfänglich auf grosse Gaben subjektiv Hitzegefühl aufgetreten war, das Gefühl von Kälte ein.

Ganz typisch sind die Erscheinungen von Seiten des Central-nervensystems. Es gibt Fälle von Atropin-Vergiftung, bei denen eine eigenartige, psychische Verwirrung überhaupt das einzige, oder wenigstens das ausgesprochene Symptom bildet, besonders sieht man das bei alten Leuten. Auch da, wo die ganze Summe von peripheren Wirkungen ausgebildet ist (Haut, Mund-, Rachenhöhle, Herz, Auge etc.) sind die Gehirn-Symptome allemal das Hervorstechendste, so dass unser Volk die Pflanze mit Recht Tollkirsche nennt. Die Kranken klagen zuerst über Stirnkopfschmerz, Schwindel — und in leichten Fällen kann es dabei bleiben — oder es folgen bald deutliche Zeichen von Verwirrung, Hallucinationen und Illusionen der verschiedenen Sinnesgebiete, die von den Vergifteten zuerst noch ganz richtig als Sinnestäuschungen erkannt werden, die aber trotzdem das Urtheils-vermögen ausserordentlich stark trüben und dadurch zu schweren Angst- und Aufregungszuständen führen. Das Bewusstsein mittel-stark Vergifteter ist anfänglich nicht erheblich gestört; sie geben correcte Antworten, erkennen ihre Umgebung, führen auf Verlangen ganz richtige zweckentsprechende Bewegungen aus. Sobald man sich aber nicht mit ihnen beschäftigt, fangen sie an, verwirrtes Zeug zu reden, phantasiren, machen dabei fortgesetzt eigenartige Bewegungen mit den Händen und Fingern, ähnlich wie Alkoholiker. Auch diese Zwangsbewegungen werden nach Aufforderung für eine Zeit lang unterdrückt. Dabei können die sogen. „peripherischen Erscheinungen" der Vergiftung vollständig fehlen oder nur ganz schwach angedeutet sein. So war in einem derartigen Fall nur Schwäche in den Beinen, undeutliches Sprechen angegeben. Ausdrücklich wird hervorgehoben, dass die Mydriasis fehlte oder nur gering war, dass die Pupillen noch auf Lichteinfall reagirten und der Puls nur wenig beschleunigt war. — So lautet z. B. der Bericht über ein vergiftetes Kind: es bestand regelmässige Respiration, kühler Kopf, feuchte Zunge, keine Schling-erschwerniss; die mässig weite Pupille reagirte noch auf Lichteinfall, 80 Pulse; nur die Verwirrung dauerte durch etwa 24 Stunden: siehe z. B. Siegmund in Virchow's Archiv 48. 1869, pag. 170. Stokvis: eodem loco 49. 1870, pag. 450. — Man muss auch diese Fälle kennen, um nicht gelegentlich irriger Weise Atropin-Vergiftung auszuschliessen.

Bei schwerer Vergiftung ist die psychische Aufregung meistens ausserordentlich heftig. Die Kranken verlieren schon in 20 bis 30 Minuten das Bewusstsein, schreien, lachen, schlagen um sich, toben. Manchmal stellen sich Zwangsbewegungen ein, Rollen um die Längsachse, Drehen um einen Punkt. Dieses Toben kann viele Stunden, ja einige Tage lang anhalten. Häufig kommen dazu anfalls-weise klonische Zuckungen der Extremitäten, die durch Berührung ausgelöst werden, auch Trismus. — Kommt endlich Beruhigung, so

kann diese wiederholt von Rückfällen unterbrochen sein. — Bei
anderen Vergifteten treten die Aufregungszustände zurück: Die
Patienten liegen in halb comatösem Zustande mit andauerndem
Tetanus der Extremitäten oder Kieferklemme. Auch Cheyne-
Stokes'scher Athmungs-Rhythmus ist beobachtet worden.

Man kann versuchen, die schwere psychische Erregung als
Folge der andauernden Sinnestäuschungen aufzufassen. Wahrscheinlich ist aber die Annahme die richtige, die eine direkte Funktionsstörung auch der psychischen Centren durch das Atropin annimmt.
Es sieht aus, als ob durch das Atropin in den Mechanismus der
nervösen Leitungsbahnen eingegriffen würde, so dass die physiologische
Reizübertragung von einer Staffel auf die andere erschwert und gehindert ist.

Von den Sinnesstörungen sind die des Gesichtes immer am
deutlichsten ausgebildet. Die Vergifteten sehen Gestalten, die sie
verfolgen, Abgründe, in die sie stürzen können und andere schreckhafte Bilder. Man hat diese Verwirrung durch Blendungserschein-
ungen erklärt, die von der Pupillen-Erweiterung und Accommodations-
Lähmung herrühren. Dies trifft nicht zu: sonst müsste jeder Gesunde mit stark atropinisirten Augen dieselben Urtheilstäuschungen
an sich erfahren. Weiter sind Gehörsstörungen beschrieben, aber
noch wenig genau studirt. Schwerhörigkeit nach Atropinismus ist
angegeben: wahrscheinlich kommt sie auch schon im Beginne der
Vergiftung vor. Die Feinheit des Tastsinnes ist vermindert, manchmal fast aufgehoben: auch hierüber sind nur beiläufige Angaben
vorhanden.

Deutliche Besserung des Verlaufes ist erst anzunehmen, wenn
ruhiger Schlaf sich eingestellt hat. Daraus erwachen die Vergifteten
wesentlich gebessert. Doch zieht sich die volle Genesung noch Tage
lang hin. Der Vergiftete hat nach dem Erwachen von den überstandenen Gefahren keine Erinnerung.

Die inneren Augenmuskeln, Sphincter Iridis und Tensor chorioideae
werden gelähmt: es kommt zu maximaler Mydriasis und Accommodationslähmung. — Bei der allgemeinen Atropinvergiftung kommen
diese Augenstörungen oft erst ziemlich spät, nachdem die Trockenheit
der Mundhöhle, die Erschwerung der Sprache, die Verwirrung sich
schon lange ausgebildet haben. Ueber die Störungen bei nur örtlicher Atropinisirung siehe unten.

Das Herz schlägt anfangs verlangsamt, bald, nach einer Anzahl
von Einzelbeobachtungen, in 10 bis 15 Minuten wird der Puls beschleunigt und zwar meist beträchtlich und bleibt dabei voll und
kräftig. — Nach einer besonderen Studie von E. Müller (Dissertation, Dorpat 1891) über die Wirkung medicinaler Atropin-Gaben
auf das Menschenherz beginnt die Steigerung der Pulsfrequenz etwa
in 10 Minuten und erreicht in 15 Minuten die maximale Beschleunigung, die von 30 bis zu 40 Schlägen beträgt. Das jugendliche und
gesunde Herz reagirt am kräftigsten auf Atropin, während das Herz
von alten oder mit Klappenfehlern behafteten Menschen weniger
präcise Aenderungen zeigt. Es macht darnach den Eindruck, „als
ob das Atropin eine wirkliche Steigerung der Leistungen des Herzmuskels hervorbringt, die natürlich in solchen Fällen ausbleibt, wo
das schon geschwächte Herz einer vermehrten Arbeitsleistung nicht
mehr fähig ist." Besonders ist hervorgehoben, dass bei Sclerose der

Kranzarterien die Atropin-Wirkung nicht immer ausblieb. — Gegen
chronische Atropinvergiftung ist der Herzmuskel sehr empfindlich:
es ist plötzlicher Tod durch Herzlähmung beobachtet.

Die Respiration ist ebenso nur in den allerersten Minuten verlangsamt; dann wird sie beschleunigt und vertieft. Subjektiv besteht
das Gefühl der erschwerten Athmung.

Auch die quergestreifte Muskulatur wird ergriffen. Bei
Thieren sieht man ganz eigenartige Steifigkeit der Extremitäten,
ungeordnetes Zusammenwirken der Muskeln, so dass Gehversuche . . .
bald unmöglich werden. Bei Menschen sind diese Störungen bisher
wenig beachtet, weil man die Vergifteten bald zu Bette gebracht hat.
In der oben referirten Krankengeschichte ist dieser Punkt auch besonders erwähnt. — Beim Sprechen tritt dieses Unvermögen, die
Muskulatur zu beherrschen, fast allemal hervor. Die Vergifteten haben
klar die Absicht, einen bestimmten Satz auszusprechen, vermögen aber
nur einzelne Worte und Silben hervorzubringen. Gewiss sind hier
centrale Sprachstörungen mit im Spiel, aber nach den Beobachtungen
an Thieren, besonders an Katzen, muss man zu der Meinung kommen,
dass der Gebrauch der quergestreiften Muskulatur schwer gehemmt ist.

Die Störungen an der Blase sind schon erwähnt. Sie verlangen
genaue Beachtung bei einer schweren Vergiftung, da man oft den
Katheter anwenden muss. — Auch die Darmträgheit ist schon besprochen.

Bei der Verwendung des Atropins am Auge sind eine Reihe
von unangenehmen Nebenwirkungen beobachtet. So gibt es Individuen, bei denen auf Atropin-Instillation Reizungs-Erscheinungen
der Conjunctiva folgen: Brennen, Thränen, Röthung, auch Lid-Oedem
und Ekzem. Gewöhnlich sieht man diese Empfindlichkeit gegen
Atropin erst nach längerem Gebrauch sich einstellen: doch gibt es
Einzelne, die sofort das Atropin nicht ertragen. Die Annahme, dass
es sich um unreine, sauer reagirende Lösungen handle, ist nicht
immer richtig. Dieselbe Lösung, die von vielen Menschen gut ertragen wird, macht nur bei Einem die Reizungs-Symptome. Die
richtige Erklärungsart scheint mir die: es fällt die Thränensecretion
weg, die den Conjunctivalsack aseptisch erhält. — Ein wichtiger
Punkt ist der Einfluss des Atropins auf den intraocularen Druck: die
frühere Annahme, dass dieser herabgesetzt werde, ist lange widerlegt
und allgemein verlassen. Es kann anfänglich mit der manchmal
auftretenden Pupillenverengerung, die besonders häufig bei Reizungszeichen des Conjunctivalsackes sich einstellt, auch Herabsetzung des
intraocularen Druckes kommen. Sie dauert aber nur wenige Minuten:
mit dem Auftreten der Mydriasis verschwindet die Druckminderung.
— Die typische Drucksteigerung ist beim normalen Auge meistens
gering, soll auch gänzlich fehlen können. Sehr zu beachten ist sie
bei glaukomatösen Zuständen, bei denen die Verwendung des Atropins
ausgeschlossen ist. (Siehe z. B. Silex: Therapeut. M.-H. 1894,
pag. 10 u. A.).

Der Verlauf und Ausgang der Atropin-Vergiftung ist im Ganzen
wohl zu übersehen. In den schwersten Fällen kommt der Tod schon
in 6 bis 8, meistens in etwa 18 bis 20 Stunden. — Der Eintritt voller
Genesung ist immer verzögert. Die schweren furibunden Delirien
mit beständiger motorischer Unruhe dauern gewöhnlich zwei Tage
und noch länger continuirlich an. Dem Stadium der Ruhe können

dann nochmals Excitations-Symptome folgen. Erst nach tiefem ruhigen Schlaf kann man den Beginn der Reconvalescenz annehmen. Einzelne Symptome dauern noch lange nach: so z. B. die Lähmung der inneren Augenmuskeln nach allgemeiner und örtlicher Vergiftung oft 8 Tage und länger. Empfindlichkeit gegen grelles Licht, Doppelsehen hält bei Manchen Monate lang an. Bei Anderen bleibt Schwerhörigkeit zurück, wieder Andere behalten eine gewisse Schwierigkeit des Spre-chens, auch leichte psychische Störungen, Langsamkeit der Ideen-Verbindung z. B. sind beobachtet.

Die Ausscheidung des Atropins ist noch nicht durch abschliessende Untersuchungen klar gestellt. Die ersten Mengen im Harn erscheinen sehr bald. Kratter (Vierteljahrschr. gerichtl. Medicin 44, 1886, pag. 1) nimmt an, dass die Ausfuhr durch den Harn quantitativ sei. Wahrscheinlich ist sie gegenüber der Excretion anderer Alkaloide dadurch verzögert, dass alle Secretionen in gewisser Beziehung be-schädigt oder ganz suspendirt sind. — In den Magen wird Atropin nicht ausgeschieden (wahrscheinlich auch nicht in den Darm). — Dass es in die Milch übergehe wird von Fubini und Bonanni (Virchow: Jahresber. 1891, I. pag. 434) daraus erschlossen, dass die gesäugten Jungen atropin-vergifteter Hunde und Katzen gewisse Symptome darboten. — Das lange Nachdauern einzelner Organstör-ungen kann kaum auf gleichlanges Zurückhalten des Atropins be-zogen werden: man muss also wohl annehmen, dass das Atropin wirkliche Störungen, z. B. Läsionen in der Continuität centraler Nervenbahnen macht, die nur langsam wieder aufgehoben oder durch Einübung anderer Bahnen ausgeglichen werden.

Die Behandlung der Atropin-Vergiftung ist in sehr verschie-dener Weise versucht worden. In passenden Fällen muss man die Entleerung des Magens mit der Schlundsonde und die des Darms mit hohen Eingiessungen vornehmen. In der Literatur ist verschiedent-lich berichtet, dass Abführmittel ohne Erfolg waren[1]).

Von dynamischen Gegengiften ist am meisten das Pilocarpin und das Morphin versucht worden. Vom Pilocarpin hat man wohl kleine Erfolge in Besserung der Secretionen gesehen, aber gar keinen Erfolg gegen die schweren Erregungszustände. Gegen diese ist das zuverlässigste Mittel das Morphin. Ueber dessen Brauchbarkeit als Antidot gegen Atropin hat sich eine lebhafte Diskussion entsponnen, die hauptsächlich von Binz zu Gunsten des Morphins geführt worden ist.

Sticker: Centralblatt innere Medicin 1892, Nr. 5.
Vollmer: Archiv exp. P. Ph. 30, pag. 385.
Binz: Centralbl. innere Medicin 1891, Nr. 5 (siehe auch ibidem Nr. 51 und 1892 Nr. 2 und Nr. 11).
Orlowski: Dissertation, Bonn 1892.
Sauberzweig: Dissertation, Halle 1892.
Levison: Dissertation Bonn 1894 (wichtig!)

Das Resultat aller Beobachtungen ist, dass durch Morphin der Erregungszustand wesentlich gemildert und dessen Dauer abgekürzt

---

[1]) Interessant ist folgender Bericht von Kobrynski: (Virchow Jahrber. 1891. I. pag. 434). Bei drei Kindern, die sich durch den Genuss der Beeren von Belladonna schwer vergiftet hatten, kamen auf hohe Eingiessungen, die erst am Tage nach der Ver-giftung ausgeführt wurden, zu Tage: 28 und 27 und 39 ganze Beeren neben grossen Mengen von Schalen und Samen. Aus dem Magen war nichts mehr aus-zuspülen.

wird. Man soll es subcutan, bei Kindern zu einigen Milligramm, bei Erwachsenen zu etwa 2 Centigramm geben und diese Injektionen in Absätzen von 15 Minuten bis zu 1 Stunde nach Bedürfniss wiederholen, bis Beruhigung und Schlaf eingetreten ist. Besonders wird hervorgehoben, dass Atropin-Vergiftete grosse Mengen von Morphin ertragen. In der Regel erfolgt der Abfall der Unruhe erst nach der zweiten oder dritten Dosis. — Es wird auch Ausbleiben des Erfolges behauptet, dieser Misserfolg aber von anderen Autoren der zu kleinen Gabe zugeschrieben. Weiteres noch bei Morphin § 190.

Von weiteren Mitteln bei der akuten Atropin-Vergiftung ist der Kaffee zu nennen, den man in starken Aufgüssen in wiederholten Gaben gereicht hat. Binz hält diese Therapie für nicht richtig, da beim Atropin die Bekämpfung der starken Erregung die erste Indikation ist. — Ob das Coffein nach Atropin die Ausscheidungen anregt, ist zweifelhaft, bewiesen ist es nicht.

Vom Pilocarpin werden die Secretionen wohl etwas verbessert, aber erst nach grossen Gaben. Von diesen aber droht die Gefahr des Collapses, weshalb man durchaus das Pilocarpin zu Gunsten des Morphins verlassen soll.

Bei der Behandlung der Atropin-Vergiftung hat man die Excretionen zu berücksichtigen. Die Harnentleerung setzt oft durch mehrere Tage aus: man muss darum mit dem Katheter nachhelfen. Wo es angeht, soll man viel trinken lassen. Wahrscheinlich sind wiederholte Chlysmen von einprocentigem Salzwasser von vortheilhafter Wirkung.

Auch an das Atropin findet eine gewisse Gewöhnung statt. Nach Sabattini (Lo Sperimentale 1891, fasc. II, pag. 115) wird bei längerem Gebrauch die Wirkung auf die einzelnen Funktionen (Herzvagus, Salivation) abgeschwächt.

Die Wirkung des reinen Hyoscyamins (das frei ist von Scopolamin! siehe oben) ist der des Atropins sehr ähnlich, wahrscheinlich damit übereinstimmend. Es soll noch giftiger als Atropin, d. h. schon in kleineren Mengen schwer vergiftend sein. — Ueber eine Selbstbeobachtung wird folgendes angegeben. Sprattling (New York med. Record, 27. Jan. 1893, refer. Virchow's Jber. 1893, I. pag. 406) nahm 4 mgr des Sulfates subcutan. Es stellten. sich heitere, dann schreckhafte Hallucinationen und Delirien ein, mehrtägige Sehstörungen, Trockenheit der Schleimhäute, Kopfweh. — Ein Maniakalischer, der alle 12 Stunden 8 mgr Sulfat erhielt, starb am 16. Tage an Herzparalyse. (Siehe oben chronische Atropinwirkung.)

Vergiftungen von Kindern mit den Samen von Hyoscyamus niger weisen dieselben Symptome auf wie Atropin-Vergiftungen: nur sei die Somnolenz etwas stärker ausgebildet (Hyoscin!). (Siehe auch Gnauck: Centralblatt medic. Wissensch. 1881, pag. 801.)

§ 173. Anhang zu Atropin: **Homatropin. Tropin. Tropeïne mit aliphatischen Säuren.**
(Siehe Einleitung zu § 171 und 172.)

I. Homatropin ist ein künstlich dargestelltes Tropeïn, aus Tropin mit Mandelsäure (Phenylglykolsäure) ($C_6H_5CHOHCOOH$) gebildet: $C_{16}H_{21}NO_3$. Gleiche Moleküle Tropin und Phenylglykolsäure werden mit verdünnter Salzsäure auf 100° erhitzt: das Reaktionsprodukt mit Kaliumcarbonat versetzt und das Alkaloid mit Chloroform ausgezogen (Ladenburg: B. B. 13. 1880, pag. 107). Es wird als bromwasserstoffsaures Salz in der Augenheilkunde verwendet und hat bei dieser Anwendung zu gelinden Vergiftungen ganz nach Art des Atropins geführt.

Das Homatropin wirkt qualitativ ganz wie Atropin, nur ist die Wirkung schwächer und vor Allem schneller vorübergehend. — Die Mydriasis kommt bei örtlicher Application etwas schneller, geht aber schon in Stunden wieder zurück, ebenso die Accommodationslähmung: die Wirkung auf die Secretionen ist nicht so stark, so dass die Verwendung gegen Nachtschweisse versagen kann.

Bei Instillation in den Bindehautsack hat man geringe allgemeine Beschwerden, so Trockenheit und Kratzen in Mund und Rachen, Schlingerschwerniss, Störungen in der Herzthätigkeit gesehen. — Auch am Centralnervensystem sind unangenehme Nebenwirkungen aufgetreten, Schwindel, Aufregung, Unsicherheit des Ganges.

Am Auge ist Steigerung des intraocularen Druckes bis zu Glaukom-Anfall constatirt (Centralbl. Augenheilkunde 1884, pag. 271).

II. Das Tropin. Darüber sind Angaben von Buchheim, zuletzt von Gottlieb vorhanden, woraus kurz folgendes referirt sei: Buchheim: Archiv exp. P. Ph. 5, pag. 463; Hellmann: Dissert. Jena 1873; Gottlieb: Archiv. exp. P. Ph. 37. 1896, pag. 218; — Fraser ... Tropin wirkt allgemein sehr wenig vergiftend, so dass Katzen auf Gaben bis zu 0,8 innerlich keine besonderen Symptome aufweisen. Eigenartig ist, dass Tropin bei lokaler Application keine Mydriasis macht, während bei Allgemeinvergiftung mit einigen Decigrammen starke Pupillen-Erweiterung und Aufhebung der Lichtempfindlichkeit sich einstellt. — Diese Mydriasis wird von Physostigmin und von Muscarin aufgehoben. Am Herzen wird der Muscarinstillstand durch Tropin wohl beseitigt, aber in anderem Verlauf als durch Atropin (Cyklen von Pulsationen und erst durch hohe Gaben). — Tropin wirkt ausserdem erregend auf die Herzthätigkeit, so dass die Gegenwirkung gegen Muscarin etwa der Wirkung des Camphors analog betrachtet werden kann.

III. Tropeine mit aliphatischen Säuren als Paarling hat E. Merck hergestellt: Merck's Bericht über 1894, pag. 7 und 15; dort sind auch kurze Notizen über die physiologische Wirksamkeit enthalten. — Ausführlicher geprüft sind diese Stoffe von Gottlieb (siehe Citat im vorigen Passus), worüber kurz folgendes gesagt sei: Die Allgemeinwirkungen stimmen nicht überein: Acetyltropin ist ausgesprochenes Krampfgift; Succinyltropin wirkt dagegen lähmend; Hippuryltropin macht nach anfänglichen Lähmungszeichen starke Erregung der Reflexerregbarkeit, so dass strychnin-artige Krämpfe kommen: Lactyltropin wird bis zu 1 gr von der Katze ohne alle Störung ertragen. — Die typischen peripheren Wirkungen des Atropins haben von diesen Stoffen das Acetyl- und Succinyltropin gar nicht, während Lactyltropin schwach die Herzvagus- und die Pupillenwirkung aufweist. — Eigenarti gist bei allen die Erregung der Herzaktion, die auch vom Tropin beschrieben ist.

§ 174. Das Scopolamin (früher Hyoscin).

Ueber Vorkommen und allgemeine Eigenschaften vergleiche man den § 171 und § 172.

Das Scopolamin war früher Hyoscin genannt[1]) und ist mit diesem Namen von 1883 bis Anfang der 90er Jahre in allen Publikationen geführt. Es ist vom Atropin und Hyoscyamin schon in der elementaren Zusammensetzung verschieden: $C_{17}H_{21}NO_4$ gegen $C_{17}H_{23}NO_3$. Durch Verseifung zerfällt es in Scopolin und Tropasäure. — Das Golddoppelsalz ist krystallinisch. Die Salze sind schwer krystallinisch darzustellen: officinell ist jetzt das bromwasserstoffsaure. — Scopolamin hat dieselben Reaktionen wie Atropin (Vitali's Probe, Spiräen-Geruch). — Physiologisch ist es durch den Einfluss auf die Pupille und die Aufhebung des Muscarin-Stillstandes am Froschherzen nachzuweisen. — Aus der alkalischen Lösung kann man es mit Aether. Chloroform, Essigäther ausschütteln.

Scopolamin wird mit Recht für schwerer giftig angesehen als Atropin. Schon kleinere Mengen machen die typischen lokalen Veränderungen an der Pupille, dann Secretionen, und auch allgemeine Intoxikation. Andrerseits ist aber wichtig, dass die Wirkung viel weniger lang andauert. Es kommen darum zwar in kurzer Zeit sehr schwere Erscheinungen, dieselben gehen aber viel schneller wieder zurück und dies ist für den Endausgang einer schweren Intoxikation so entscheidend, dass trotzdem das Scopolamin das weniger lebensgefährliche Gift ist als das Atropin. — Thierversuche haben gezeigt, dass trotz der stärkeren Anfangswirkung viel grössere Mengen als das vom Atropin constatirt ist, den Tod noch nicht herbeiführen. Kobert gibt z. B. (l. c. pag. 421) an, tödtlich scheine Scopolamin auf Thiere kaum zu wirken. Eine Katze von 1250 gr ertrug 0,6 gr!

Die physiologischen Wirkungen des Scopolamin gleichen ganz denen des Atropins, so dass eine kurze Aufführung der einzelnen Punkte genügt. — (Claussen, Wood, Sohrt etc.)

Schweiss- und Speichelsecretion werden vom Scopolamin sehr stark vermindert und ganz aufgehoben: Die Schweisssecretion, wie es scheint, energischer als vom Atropin. Scopolamin ist darum gegen die Nachtschweisse der Phthisiker zu $1/3$ mgr benützt. Die Patienten sollen es lieber nehmen und besser ertragen als Atropin. Die Speichelsecretion wird gleichfalls vermindert und ganz unterdrückt, doch scheint eine so vollständige und vor Allem so anhaltende Trockenheit in Mund- und Rachenhöhle nicht zu entstehen, wie nach Atropin. In einem Versuche am Menschen (Sohrt) ging auf $1/2$ mgr nach 10 Minuten die Speichelsecretion zurück, war aber in etwa 6 Stunden wieder normal geworden. Von den anderen Secretionen ist nichts Näheres bekannt.

Von den Organen mit glatter Muskulatur ist zuerst die Wirkung aufs Auge sehr ausgesprochen. Eine Lösung von 1 auf 1000 Wasser wirkt schneller und stärker mydriatisch als eine halbprocentige Atropinlösung (Emmert: Archiv Augenheilk. 40. 1881, pag. 183). Pupillenweite und Accommodation werden gleich stark

---

1) Hyoscin war zuerst der Name für das basische Spaltungsprodukt des Hyoscyamins (also für Tropin): Scopolin wurde zuerst Pseudotropin genannt. — Der Name Sikeranin war von Buchheim für Scopolamin vorgeschlagen.

beeinflusst. Die Wirkung hält bei kleinen Gaben weniger lange an: auf starke Lösungen aber (½ procent) kommt dauernde und unbequeme Wirkung (Walter: Dissert., Dorpat 1887).

Der Darm wird vom Scopolamin ruhig gestellt, wie durch Atropin. Der durch Muscarin in die lebhafteste Peristaltik gebrachte Darm wird durch Scopolamin ebenso rasch und vollständig beruhigt.

Die peripheren Gefässe werden erweitert: nebst der Gesichtsröthung bei Menschen ist dies durch besondere Versuche von Sohrt, Durchströmung des Frosches und der Warmblüterniere erwiesen.

Die Wirkung aufs Herz gleicht ebenfalls ganz der des Atropins; das durch Muscarin zum diastolischen Stillstand gebrachte Froschherz wird von einem Tropfen der 1:1000 bereiteten Scopolamin-Lösung wieder zur Thätigkeit angeregt. — Die Herzverlangsamung oder auch die vollständige Stillstellung in Diastole, die durch Reizung der Medulla oblongata oder des Herzsinus (Vagus-Reizung) zu Stande kommt, bleibt aus noch Vergiftung mit Scopolamin.

Bei Warmblütern wird gleichfalls durch Scopolaminvergiftung die Vagus-Wirkung aufgehoben. Die an normalen Thieren auftretende Senkung des Blutdruckes durch Vagus-Reizung erfolgt nicht mehr beim Scopolamin-vergifteten Thier. Interessant ist die Beobachtung von Sohrt, dass bei einem Melancholiker mit schwachem Puls und schlechter Herzaktion (centrale Vagusreizung?) durch 1 mgr Scopolamin die Pulscurve deutlich, die Herztöne lauter und die Herzaktion besser wurde.

Von Wood ist auf hohe Gaben Scopolamin Sinken des Blutdruckes beobachtet, was Wood auf vasomotorische Lähmung bezieht. Sohrt kann dies nicht bestätigen. Der Blutdruck änderte sich bei einer Katze durch Injiciren bis zu 600 mgr so wenig, dass nach Sohrt's Angaben eine Lähmung des vasomotorischen Apparates weder am Centrum noch an der Peripherie anzunehmen ist. Anders ist das beim Atropin, bei dem hohe Gaben den Blutdruck erniedrigen.

Die Respirationsfrequenz wurde bei der Katze durch die Gabe bis zu 600 mgr Scopolamin nur wenig gesteigert: auch die Tiefe der Athemzüge nicht wesentlich geändert. — Eine ernsthafte Schädigung der Athmung durch das Scopolamin ist darnach nicht zu befürchten.

Nach Albertoni (Archiv exp. P. Ph. 15. 1882, pag. 258) wird durch Atropin die Reizbarkeit der motorischen Rindencentren erhöht. Nach Scopolamin war dies nicht nachzuweisen (Kobert-Sohrt: l. c. pag. 413).

Beim Hunde wurde im Harn das Scopolamin durch chemische und physiologische Reaktionen nachgewiesen. — Es ist wahrscheinlich, dass es quantitativ im Harn ausgeschieden wird.

Das Scopolamin ist vielfach schon beim Menschen zu therapeutischen Zwecken gebraucht worden. Bei dieser Anwendung ist es wiederholt zu Intoxikationen gekommen, theils durch abnorme Empfindlichkeit Einzelner, theils durch Anwendung etwas grosser Dosen, endlich aber durch Unglücksfall, indem durch Verwechselung mit anderen Arzneien, durch Selbstmordversuch hohe Mengen genommen wurden.

Zum Verständniss der vielfachen Literatur-Angaben über Scopolamin-Vergiftung ist es zweckmässig, voraus zu bemerken, dass der
Mensch überhaupt und dass im Einzelnen gewisse Individuen sehr
empfindlich gegen Scopolamin sind. Es treten manchmal rasch
ernsthafte Störungen ein, die an schwere Atropin-Vergiftung erinnern.
-- Das wesentlich Unterscheidende aber ist, dass die bedrohlichen
Zeichen nicht lange anhalten. Wahrscheinlich wird das Scopolamin rasch wieder ausgeschieden. Die schweren Lähmungs-
Symptome bleiben aus und so ist trotz vielfachen und auch sehr
kühnen Gebrauches noch kein Todesfall durch Scopolamin zu ver-
zeichnen.

Als Augentropfwasser ist Scopolamin nur benützt, wenn
Atropin versagt. Wegen gewisser Nebenwirkungen hat man es fast
ganz verlassen. — Die Wirkung kommt schneller, die Dauer der
Mydriasis ist kürzer, die Accommodationslähmung soll aber sehr lange
anhalten! — Richtige Conjunctivitis ist sehr selten: doch sieht man
zuweilen vorübergehend pericorneale Injektion. Leichte Allgemein-
Erscheinungen kommen oft. Benützt wird zur Instillation die Lösung
1 : 1000.

Beim innerlichen Gebrauch muss man besonders vorsichtig
sein: man soll mit sehr kleinen Mengen beginnen, $\frac{1}{3}$ mgr, und erst
nach deren guter Bekömmlichkeit vorsichtig steigen. Ein Milligramm
ist eine hohe Gabe. Vor Allem ist wichtig für die Verwendung die
richtige Indicationsstellung. Sohrt hat ganz correct das Scopolamin
nur bei psychischen Aufregungszuständen als Schlafmittel empfohlen
und sagt ausdrücklich, dass es bei Schlaflosigkeit durch körperliche
Schmerzen ein ungeeignetes Mittel sei, das geradezu motorische Unruhe hervorbringen kann.

An gesunden Menschen macht $\frac{1}{2}$ mgr bis 1 mgr Scopolamin
subcutan folgende Symptome. Schon in 8 Minuten werden die Lider
schwer, die Pupillen fangen in 10 Minuten an sich zu erweitern, der
Kopf sinkt um, Müdigkeit der Glieder, Trockenheit im Mund, Abgeschlagenheit stellt sich ein, Durstgefühl, der Gang wird schwankend,
der Puls fällt um einige Schläge. Darnach fester Schlaf, der weder
von Träumen noch von Delirien unterbrochen ist, tiefe gleichmässige
Respiration. Am anderen Morgen etwas benommener Kopf und weite
Pupillen, aber keine Sehstörungen. (Sohrt.)

Von anderen Selbstversuchen wird ein schlimmerer Symptomen-
complex berichtet. Die Vermuthung, dass an dieser Verschiedenheit
der Erscheinungen die Unreinheit des gebrauchten Präparates Schuld
ist (Atropin-Gehalt), klingt sehr plausibel. Die Mittheilungen aus der
Praxis weichen so stark von einander ab, dass man auf denselben
Erklärungsgrund kommen muss. Vor Allem wird starkes Schwindelgefühl, so dass die Vergifteten nicht mehr gehen konnten, dann aber
hochgradige motorische Unruhe mit Verwirrung beschrieben, die
allerdings meist in kurzer Zeit durch tiefen Schlaf günstig beendigt
wurde. — Aber auch unruhiger Schlaf, Alpdrücken u. A. wird angegeben.

Zur Kenntnissnahme des näheren Verlaufes seien einige Beispiele von Scopolamin-Vergiftung aus der Literatur kurz referirt:
Ein Chemiker trank Wasser aus einem Glase, an dessen Wänden

Reste von salzsaurem Scopolamin zurückgeblieben waren: nach ¼ Stunde kam Schwindel, weiter in einigen Minuten zunehmende Bewusstseinstrübung, nach 1¼ʰ Trismus und Krämpfe; Mydriasis, Trockenheit im Munde, Pulsbeschleunigung. Die Magenspülung lieferte kein Scopolamin mehr. — Auf Morphin liessen die Krämpfe nach. Auf mehrstündige Betäubung folgte ein mehr soporöser Zustand, der nach und nach in so hochgradige Unruhe überging, dass Chloroform-Narkose ausgeführt wurde. — Nach 12ʰ kehrte das Bewusstsein zurück; es kamen nochmals Delirien, dann volle Reconvalescenz. Die Pupillenerweiterung dauerte noch einige Tage. (Adler: Berl. klin. Wochenschr. 1891, Nr. 10.)

Ein Krankenwärter nimmt aus Versehen 5 mgr Scopolamin. Nach 10 Minuten fällt der Umgebung ein eigenartiger Zustand von Verwirrung und Unruhe auf: der Mann geht beständig wie ein Schwerbetrunkener ziellos umher, macht sich an Allem unnütz zu schaffen, gibt auf Fragen verworrene Antworten. Durch Anrufen wird die Unruhe nicht unterbrochen: wird er festgehalten, zum Sitzen gebracht, so springt er wieder auf und setzt sein Umherlaufen fort. Puls und Hauttemperatur sind nicht verändert. Die Pupille ist maximal weit, reaktionslos. Diese Unruhe dauert sogar mit Steigerung noch etwa 1½ Stunden an, dann tritt Nachlass und bald Schlaf ein, der die ganze Nacht über andauert. Am anderen Morgen noch Benommenheit, grosse Schwäche, Schwindel, Trockenheit ... welche Erscheinungen im Laufe des Tages vollständig zurückgehen. (Schäfer: Therap. M.-H. 1892, pag. 98.)

Ein Kranker, der an Lungenemphysem und Vitium cordis litt und dem wegen hinzugekommener Angstzustände mit Verfolgungswahn Scopolamin zu ½ mgr verordnet wurde, nahm die ganze Menge von 1 cgr auf einmal. Nach etwa 1 Stunde findet ihn der Arzt bewusstlos mit geröthetem Gesicht, erweiterten Pupillen, stertoröser Athmung; die Herzaktion war gut. — Auf 5 mgr Apomorphin erfolgt kein Erbrechen: nach 3 Stunden spontanes Erwachen. Trockenheit im Munde und Kopfschmerz sind bis zum nächsten Morgen vollständig verschwunden.

Literatur:

Ladenburg: Liebig's Annalen 206, pag. 274.
Claussen: Dissertation, Kiel 1883.
Wood: Therapeutic Gazette, Januar 1885, pag. 1.
Sohrt: Dissertation, Dorpat 1886: hieraus Bericht von
Kobert: Archiv exp. P. Ph. 22. pag. 396 und Schmidt's Jahrb. 200, pag. 18.
Ernst: Dissertation, Dorpat 1893.
   Therapeutisch:
Emmert (Bern): Schweiz. Corresp.-Blatt 1898, Nr. 3 ⎫
Hogrefe: Dissertation, Göttingen 1893. ⎬ Augen-Erscheinungen.
Illig: München. medicin. Wochenschr. 1893, Nr. 33. ⎭
Albertoni und Rabow: Therap. M.-H. 1893, pag. 409 und 410.
Gray: British medic. Journal 1892, 2. April. pag. 705.
Virchow's Jahresber. 1894, I. pag. 406 u. a. a. O.

Anhang.

Ueber Scopolin und Scopoleine liegt eine von Schiller unter Gottlieb's Leitung ausgeführte Experimentaluntersuchung vor, die neben Scopolin die von Merck hergestellten Präparate:

Acetyl-, Benzoyl- und Cinnamylscopolein behandelt. Weder das
Scopolin noch die genannten Scopoleine haben die specifischen örtlichen Wirkungen des Scopolamins auf die Pupillenweite, auf die
Secretionen und auf den Herzvagus. Das von Muscarin stillgestellte
Herz wird wohl theilweise wieder zur Aktion gebracht, aber in
anderem Verlauf und nach anderer Art wie vom Atropin. Man muss
nach der Beeinflussung, die das von Muskelgiften geschädigte Herz
von diesen Scopoleinen erfährt, vielmehr annehmen, dass diesen
Körpern eine erregende Wirkung auf den Herzmuskel zukommt,
wie sie z. B. vom Camphor und oben von den künstlichen Tropeinen
beschrieben ist. — Auch die Darmwirkung ist principiell verschieden:
nach kurzdauernder Verstärkung der peristaltischen Wellen tritt Ruhe
des Darms ein. Muscarin aber macht (z. B. nach dem stärkstwirken-
den Cinnamylscopolein applicirt) noch seine typische Darmerregung,
die dann durch Atropin glatt beseitigt wird.

Die lähmende Wirkung auf das Grosshirn fehlt bei Warmblütern vollständig; dagegen ist sie bei Fröschen (neben gesteigerter
Reflexerregbarkeit) angedeutet. (Arch. exp. P. Ph. 38. 1897, pag. 71.)

§ 175. Anhang zur Atropingruppe. Ephedrin und Pseudo-ephedrin.

I. In der Literatur sind eine Anzahl von Substanzen beschrieben,
die atropin-ähnliche Wirkung haben. Es ist damit nicht gemeint,
dass eine vollständige Uebereinstimmung in allen einzelnen physiologischen Wirkungen erwiesen ist: man nennt vielmehr einen Körper
schon atropin-artig, der nur ausgesprochene Mydriasis, oder Aufhebung der Drüsenthätigkeit, Trockenheit der Mundhöhle und Haut
oder die eigenartige psychische Erregung der Tollkirsche hervorbringt.

Von Schütte ist eine Anzahl von Solaneen daraufhin untersucht, ob sie mydriatische Alkaloide enthalten (Literaturnachweis bei
Atropin). Spuren eines solchen Alkaloides sind z. B. im Kartoffelkraut gefunden.

II. Das Ephedrin und Pseudoephedrin.
Aus der Ephedra vulgaris, einer in Südeuropa wachsenden
Gnetacee (Gymnospermae) sind von Nagai (Berlin. klin. Wochenschr.
1887, Nr. 38) und von E. Merck (dessen Bericht für 1893, pag. 13)
zwei isomere Alkaloide Ephedrin und Pseudoephedrin nach ziemlich
gleichem Verfahren isolirt, wovon das erstere von Ladenburg
und Oelschlägel näher chemisch studirt ist. (B. B. 1889, pag. 1823.
— Filehne: Virchow's Archiv 124, pag. 93). Die empirische Zusammensetzung ist $C_{10}H_{15}NO$.

Aus der Ephreda monostachya hat Spehr gleichfalls ein Ephedrin von der empirischen Formel $C_{13}H_{19}NO$ isolirt, das weniger giftig
als die vorigen, aber gleichartig wirksam sein soll.

Vom Pseudoephedrin wurde zuerst erwiesen, dass es mydriatisch
wirkt. Diese Wirkung ist dann des Genaueren von Günzburg
studirt (Virchow's Archiv 124. 1891, pag. 75). Günzburg erklärt sie
bedingt durch Sympathicus-Reizung (also aktive Dilatation). Nach Sympathicus-Durchschneidung ist die durch örtliche Application des Pseudo-
ephedrins erzielte Dilatation weniger umfänglich als bei unversehrtem
Sympathicus. Auch die Ohrgefässe des Kaninchens werden verengert:

ebenso entsteht Exophthalmus. Der Accommodationsapparat wird nur sehr wenig angegriffen.

Eine weitere Studie von Grahe (oder Grache) (polnisch, refer. in Virchow's Jahresber. 1894. I. pag. 435, auch in Therap. M.-H. 1895, pag. 556) gibt an, dass die Ephedra-Alkaloide alle gleichartig wirken. Kleine Mengen erhöhen den Blutdruck und vermindern die Zahl der Herzschläge, grosse Gaben aber setzen den Druck bald herab, vermindern die Spannung der Gefässwand und lähmen den Herzmuskel. — Die Erweiterung der Pupille lässt Grache durch Sympathicus- (Dilatator-) Reizung, aber auch durch Lähmung des Sphincter iridis zu Stande kommen.

Ephedrin. hydrochlor. 1 mit Homatropin. hydrochlor. 0,01 in 10 Wasser gelöst, geben die sogen. Mydrin-Lösung, wovon 2 bis 3 Tropfen in 25 bis 30 Minuten eine nur etwa 1 Stunde dauernde Mydriasis machen. Die Accommodation ist nicht dabei gestört. — Zu ernsthaften Giftwirkungen hat bisher das Mittel keine Veranlassung gegeben.

Die Ephedra monostachya soll in Südost-Europa als Infus bei Rheumatismus, Gicht etc. verwendet werden: auch davon wird nichts Besonderes berichtet.

Von anderen mydriatisch wirkenden Mitteln ist das Tetrahydro-naphthylamin in § 148, das Jaborin und Jaboridin am Schlusse des § 165 erwähnt. — Pilzatropin siehe bei Muscarin: Ptomatropin bei Fleischvergiftung.

§ 176. Das Cocain.

Das Cocain ist dem Atropin in der chemischen Struktur nahe verwandt. — Beim Erhitzen mit Salzsäure zerfällt es in das Alkaloid Ekgonin, in Benzoesäure und Methylalkohol.

Das Ekgonin wird betrachtet als n-Methyltetrahydropyridin-oxypropionsäure. Die Gruppe Methyltetrahydropyridin wird auch Cocayl benannt (siehe unten): darnach heisst das Ekgonin auch Coca-yloxypropionsäure. Wird in der Oxypropionsäure die Alkohol-Hydroxyl-Gruppe mit der Benzoesäure besetzt und die COOH-Gruppe mit Methylalkohol verestert, so entsteht der Cocayl-benzoyloxypropionsäure methylester, das Cocain. Es hat die Formel $C_{17}H_{21}NO_4$.

Das Cocain ist (neben anderen Alkaloiden) in den Blättern von Erythroxylon Coca enthalten, einem zu den Erythroxyleae gehörigen Strauche Südamerikas, der daselbst in Peru und in Bolivia schon lange seiner Blätter halber von den Eingeborenen cultivirt ist. Der Gehalt der Blätter an Alkaloid schwankt von 0,15 bis etwa 0,8 procent, gewöhnlich beträgt er 0,35 procent, nach anderen Untersuchern um 0,5 bis 0,6 procent. Von Blättern, die in Ostindien cultivirt sind, wird der mittlere Gehalt zu 0,5 procent angegeben: die jungen Blätter sollen am reichsten sein. Auch durch das Lagern werde der Alkaloidgehalt veringert.

Von den Cocainsalzen wird in der Therapie fast ausschliesslich das salzsaure benützt. Für die neuerdings versuchte Kataphorese wird das jodwasserstoffsaure empfohlen. Das salzsaure Cocain löst sich schon in weniger als 1 Theil Wasser, in verdünntem Alkohol

ist es leicht, in absolutem schwer löslich. Es löst sich weiter in
Aceton und Chloroform, nicht aber in Aether, Benzol, Petroläther
und Toluol. — Aus Wasser krystallisirt es mit $2 H_2O$, aus Alkohol
krystallwasserfrei: das Krystallwasser geht schon beim Liegen in
trockener Luft theilweise verloren. Das Präparat unseres Arzneibuches muss wasserfrei sein.

Die wässerige Lösung des Salzes wird durch Kalilauge milchig-
harzig getrübt: Diese Ausscheidung wird bald krystallinisch. Mit
Pikrinsäure, Goldchlorid, Platinchlorid und Sublimat, mit Jodtinktur
entstehen Fällungen. Kaliumpermanganat (0,3 procent. Lösung) gibt
mit 1 cgr salzsauren Cocains in 2 Tropfen Wasser einen violetten
Niederschlag. — Cocain oder seine trocknen Salze mit Schwefelsäure
von 1,84 erhitzt, entwickelt weisse Dämpfe von Benzoësäure. Das
Chlorhydrat mit alkoholiger Kalilauge erhitzt, entwickelt nach einiger
Zeit den Geruch von Benzoësäureester.

Von den Prüfungsmethoden der Pharmacopoe ist wichtig, dass
0,1 des Salzes sich mit 1 ccm Schwefelsäure nicht färben darf:
Zucker und Glukoside würden damit braun bis schwarz werden.
Auch mit Salpetersäure darf keine Färbung entstehen (Morphin,
Brucin etc.). Versetzt man die Lösung von 0,1 des Cocainhydro-
chlorates in 5 cm³ Wasser nach dem Ansäuern durch 3 Tropfen
verdünnter Schwefelsäure mit einigen Tropfen der 1 procentigen
Kaliumpermanganatlösung, so darf in ¹/₂ʰ keine Entfärbung eintreten
(Cinnamylcocain! jeder Tropfen der Permanganatlösung entspricht
etwa 0,4 procent fremden Alkaloides).

Bei der Prüfung von Mac Lagan (oder Merck) versetzt man
man 100 cm³ der 0,1 procentigen Lösung mit 3 Tropfen zehnprocen-
tigen Ammoniaks. In 15 Minuten muss das Cocain auskrystallisirt
und die überstehende Lösung hell sein. Milchige Trübung weist das
in Ammoniak schwer lösliche Isatropylcocain nach. — (Siehe später.)

Das Ekgonin und das Cocain sind links drehend. Es kommt
aber auch rechts drehendes Ekgonin vor, aus dem man synthetisch
rechts drehendes Cocain darstellen kann. Weiterhin soll durch Erhitzen mit Alkalien das Ekgonin wie seine sämmtlichen darauf untersuchten Derivate in eine rechts drehende Modification übergehen
(Einhorn und Marquardt: B. B. 23. 1890, pag. 468). Diese
Umänderung wirkt auch auf die physiologische Wirksamkeit des
Cocains ändernd in dem Sinne ein, dass diese zeitlich etwas anders
verläuft. Die örtliche Anästhesie komme schneller, sei intensiver,
verschwinde aber auch rascher wieder. (Poulsson: A. e. P. Ph. 27.
pag. 309.)

___

Es ist wichtig zu wissen, dass Cocain durch Kochen seiner
Lösungen zersetzt wird: die verdünntesten am schnellsten, doch
werden auch stärkere angegriffen. — Da Ekgonin die vom Cocain
beanspruchte anästhesirende Wirkung nicht hat, so werden solche
Lösungen minderwerthig oder ganz unwirksam.

Ueber das Ekgonin ist von Mussi die kurze Angabe gemacht,
dass es in Gaben von 1,25 gr auf Kaninchen tödtlich vergiftend
wirke. Es macht Muskellähmung (siehe Pharmaceut. Jber. für 1890,
pag. 671).

Literaturzusammenstellungen:
Kobert: Jbericht der Pharmakotherapie 1884.
Falk: Therap. M.-H. 1890. pag. 511, 564, 642.
Mannheim: Zeitschr. klin. Medicin 18, 1890, pag. 380.

Anrep: Pflüger's Archiv 21, pag. 47, Thierversuche.

Die Wirkungen des Cocains sind schwer zu beschreiben. Die auftretenden Erscheinungen sind so zahlreich, so verschiedenartig und zum Theil von geradezu entgegengesetzter physiologischer Dignität, dass man zunächst keinen Weg sieht, Alles aus einer Grundwirkung zu erklären oder auch nur nach äusseren Analogien zusammenzuordnen. — Das Nachfolgende kann nur der Versuch einer didaktischen Darstellung sein.

Das Cocain ist im Grossen und Ganzen ein lähmendes Gift. Die Anästhesirung der direkt von der Lösung getroffenen sensiblen Nervenendapparate steht über allem Zweifel fest. Weiter ist in der Mehrzahl der Fälle schwerer Intoxikation die rasche Funktionsstörung der verschiedensten Apparate die Regel, so Bewusstlosigkeit, Verlangsamung von Respiration und Herzaktion mit raschem, letalem Ausgang. —

Andererseits gibt es eine ganze Reihe von Symptomen, die man bei der ersten Betrachtung schwer als Lähmung deuten kann. So z. B. die starke motorische Unruhe zu Beginn der Vergiftung, die durchaus den Eindruck macht, dass sie aus somatischen Störungen, perversen Organempfindungen und davon abstammenden Zwangsvorstellungen entspringt: — dann die Hallucinationen, die in verschiedenen Stadien des Vergiftungsverlaufes beim Menschen gesehen sind; — endlich ist auch für die eigenartigen Empfindungen der Coca Esser die nächstliegende Erklärung die, dass aus gewissen angenehmen Organempfindungen, das ist aus somatischen Wirkungen die gehobene Stimmung, das Gefühl des Wohlbehagens, des Besitzes höherer Kräfte abzuleiten ist. Ich verweise hierzu auf die Ausführung, die ich auf pag. 411 für die Alkoholwirkung gegeben habe. In manchen Einzelzeichen des Cocainismus erkennt man gleichartige Symptome des Alkoholismus — so verschiedenartig auch wieder in anderen Stücken die Wirkung der beiden Gifte ist.

Trotzdem ist — vielleicht von dem letzterwähnten Punkte abgesehen — es wahrscheinlich, dass sich bei tieferer Einsicht die ganze Reihe der Cocainvergiftungszeichen als Ausfall-Erscheinungen, d. i. als Lähmung erweisen wird. Bei den Cocain-Vergifteten, die starke Unruhe zeigen, Laufen, Springen, Gestikuliren, Schwatzen, sieht man daneben immer Zeichen von Lähmung: die Vergifteten sind nicht voll besinnlich, geben auf Fragen keine Antwort, der Gang ist unsicher, schwankend: man hat den Eindruck wie von einem schwer Betrunkenen. In vielen Fällen besteht nach der Erholung vollständige Unbesinnlichkeit, d. h. die Symptomatologie weist im Zustande der sogenannten Erregung schon überwiegend Lähmungszeichen auf. Aber auch für die Wirkungen an den Coca-Essern, die allgemein als „Erregung" gedeutet werden, kann man den gleichen Erklärungsmodus benützen. Die Sensationen z. B., die nach Pinselung des Rachens mit Cocain auftreten, werden subjektiv als sehr unbequeme und beängstigende beschrieben. Der Betroffene glaubt nicht mehr

schlucken zu können, fühlt nicht, dass er geschluckt hat. — Wenn
man sich vorstellt, dass bei einem Coca-Kauer die ganze Mundhöhle,
Zunge, Rachen und Magen fortgesetzt unempfindlich gehalten werden,
dass alle Empfindungen, dazu die an diesen Orten entstehenden
Gemeingefühle des Hungers und Durstes ausfallen, so weist das
Gesammtgebiet der „Körpervorstellungen" so wesentliche Lücken auf,
dass daraus in der Psyche Verwirrungszustände folgen müssen. —
Verwirrung, nicht eigentlich Erregung, ist darnach die richtige Bezeichnung für den Zustand, der sich nach Cocain einstellen muss. —
Wenn so in weiterer Ausführung dieser Ueberlegungen bei schwerer
allgemeiner Cocain-Vergiftung die gewöhnlichen Organempfindungen
gestört werden, wenn also z. B. die in den Lungen entstehenden
sensiblen Reizungen, die den Ablauf der Respiration reguliren, oder
die von der Hautoberfläche kommenden Meldungen, die zum Wärme-
Centrum gehen, ganz ausbleiben oder von abnormem Inhalte erfüllt
sind, so muss in dem Central-Organ, das alle diese Organempfindungen
gewöhnlich zur einheitlichen Vorstellung über unseren Körperzustand
zusammenfasst und darnach ausgleichende, regulatorische Maassregeln
anordnet, schwere Verwirrung entstehen.

Auch am Grosshirn ist bei örtlicher Cocain-Application Lähmung
constatirt. Tumass hat bei Hunden nach gesetzter Trepanation die
Oerter der sogenannten Rinden-Centra mit Cocain-Lösung bepinselt.
Es zeigte sich auch hier Verminderung der Erregbarkeit, d. h. es
bedurfte stärkerer Reizung zur Auslösung einer bestimmten Bewegung.

Fasst man Alles zusammen, so kommt man zu dem Wahrschein-
lichkeitsschlusse, dass das Cocain nicht erregt, sondern lähmt, und
dass man auch die scheinbaren Erregungen durch Cocain nur als
Ausdruck kräftiger Gegenwirkung der noch leistungsfähigen Apparate
gegen die durch Ausfall anderer wichtiger Funktionen drohende
schwere Gefährdung des Gesammtbestandes des Lebens auffassen kann.

Von den vielfach angestellten Thierversuchen sind die wesentlichsten Ergebnisse zuerst zu referiren. Literatur:

Lossen: Liebig's Annalen 121, pag. 372.
von Schroff: Zeitschrift Gesellschaft Wiener Aerzte 1862.
Frohnmüller: Prager Vierteljschrift 1863 (Bd. 3).
Moreno et Maiz: Recherches . . . sur l'Erythroxylon Coca, Paris 1868.
Nikolski, Danini und Tarchanoff: (bei Anrep citirt) schreiben russisch.
von Anrep: Pflüger's Archiv 21 (1879) pag. 38.
Tumass: A. e. P. Ph. 22. 1887, pag. 107.
Mosso: ibidem 23, pag. 153 etc. Weiteres im Text.

Frösche sind für Cocain sehr empfindlich: 1 mgr ist eine kleine
Gabe, auf die anfänglich kurzdauernde starke Erregung, Springen . . .
sich einstellt. Bald kommt Ruhe mit beginnender Lähmung, worin
manchmal stark erhöhte Reflexerregbarkeit nachweisbar ist. Die
Lähmung wird nach grösseren Mengen vollständig, die Reflexe erlöschen, die Athmung hört auf, das Herz schlägt weiter. Das Thier
erholt sich auf mässige Giftmengen. Auf höhere Gaben sieht man
das Stadium der Erregung fast nicht mehr: die Lähmung ist bald
vollständig; sie dauert durch Stunden, bei höheren Gaben einen Tag
und länger an. Die motorischen Nervenendigungen werden nicht
gelähmt. Unter Krämpfen (am 2. bis 3. Tage) tritt Erholung ein.
10 mgr werden noch ertragen, 20 mgr wird als letale Gabe bezeichnet:
doch sind hierüber die Angaben von Anrep, Mosso . . abweichend.

Bei Warmblütern, besonders stark und deutlich ausgebildet beim Hunde, kommt anfänglich ein Stadium eigenartiger Erregung, in dem die Thiere wie unter dem Einfluss von starken Sinnestäuschungen zu handeln scheinen, laufen, springen, bellen etc. Das ganze Gebahren macht den Eindruck, als ob es abwechselnd aus beängstigenden und wieder heiteren Vorstellungen entspringt. — Die motorische Unruhe steigert sich nach stärkeren Gaben — 0,015 pro Kilo — zu wirklichen Zwangsbewegungen, der Kopf pendelt, über den Leib geht es wie schlangenähnliche Bewegung: dabei sind die Athemzüge stark beschleunigt, die Pupille erweitert, die Haut heiss. Diese Zwangsbewegungen werden plötzlich eingestellt und der Hund verfällt in den Zustand ausgelassener Freude. Aus diesem kehrt er in einigen Stunden unter allmähligem Nachlass aller Erscheinungen zur Norm zurück.

Bei noch höheren Gaben (0,02 pro Kilo) kommt fast sofort das Erregungs-Stadium: Springen immer an derselben Stelle, beschleunigtes Athmen, trockne Mundschleimhaut, erweiterte Pupille. Bald aber beginnt rasch zunehmende Muskelschwäche sich auszubilden, der zufolge der Hund bald mühsam athmend und unvermögend aufzustehen auf der Seite liegt. In diesem Stadium kommen nun heftige klonische Krämpfe, Schwimmbewegungen, auch Wälzen, Opisthotonus. Diese Bewegungen verlieren bald das regelmässige typische und arten in starke klonische Krämpfe aus, die über eine Stunde andauern können. Langsam erholt sich das Thier. Müdigkeit, Schwäche, Gleichgültigkeit bleiben noch länger zurück.

Einzelfunktionen: Das Athmen wird von kleinen Gaben wenig angegriffen. Grössere Gaben machen die Respiration zuerst beschleunigt, dann oberflächlich. Auf der höchsten Beschleunigung kommen kurze Pausen, nach denen die Athmung mit tiefen langsamen Zügen wieder neu einsetzt. Auf grosse Gaben kommt nach der Beschleunigung starke Athemnot bis zur endlichen Athmungslähmung.

Das Herz bleibt von kleinen Gaben unbeeinflusst: etwas grössere machen enorme Pulsbeschleunigung ohne sonst erkennbare Störung. Grosse Gaben verlangsamen das Herz, lähmen es aber nicht vollständig: auch nach Athmungsstillstand schlägt das Herz noch eine Zeit lang fort. — Die Herzfasern des Vagus werden schon durch kleine Gaben theilweise, durch etwas grössere vollständig gelähmt. — Der Blutdruck steigt anfangs sehr beträchtlich, fällt aber dann nach grossen Gaben continuirlich immer weiter ab. In diesem Stadium hat dann die vorher erfolgreiche Splanchnicus-Durchschneidung und Reizung keinen Einfluss mehr auf den Blutdruck (vasomotorische Lähmung).

Am Darm sieht man zuerst starke Verengerung der Blutgefässe mit kräftigen peristaltischen Bewegungen, dann Erweiterung mit fast vollständiger Ruhe. Das letztere ist die dauernde Folgeerscheinung grosser Gaben.

Die Pupille wird bei jedem Ort der Application (bei allgemeiner und örtlicher Vergiftung) erweitert. Die Erweiterung dauert lange (viele Stunden) nach [1]).

---

[1]) Sehr eigenartige Angaben über die Pupillenwirkung des Cocains (von Berthold im Centralblatt medic. Wissensch. 1885, Nr. 9) seien hier zusammen

Der Harn ist gewöhnlich normal: Eiweiss und Zucker erscheint nur nach langdauernden Krämpfen und nach schwerer Athemnoth. Siehe bei Curare § 187.

Die Temperatur der Haut ist anfänglich stark erhöht; dagegen fand Anrep die Temperatur im Rectum nicht gesteigert, vielmehr um ½ bis 1 Grad erniedrigt: im Krampfstadium stieg sie um denselben Betrag, im Lähmungsstadium fiel sie überall stark ab. — Abweichend von Anrep behauptet Reichert (in The University medic. Magaziner 1889, refer. in Centralblatt medic. Wissensch. 1889 pag. 444), dass schon mittlere Gaben, 3 mgr pro Kilo Hund, die Körpertemperatur des Thieres um einige Zehntel Grad, grössere und grosse, d. i. 1 bis 3 cgr pro Kilo um 2° C., selbst um 4° C. über die Norm steigern, und dass diese Temperatursteigerung bis gegen 8 Stunden bestehen bleiben könne. — Nach den Angaben des Referates ist die Wärmeproduktion anfänglich immer am meisten erhöht, dann soll die Abgabe die Produktion eine Zeit lang übertreffen, späterhin aber trete wieder das umgekehrte Verhältniss ein. — Curare soll die Cocain-Wirkung verändern, was mit anderen Beobachtungen über die Curare-Wirkung nicht gut übereinstimmt (siehe § 187). — Diese sehr merkwürdigen Angaben werden in der Literatur überall als vollgiltig erwiesene Thatsachen citirt, obwohl doch die Anrep'schen Berichte, welcher Autor die früher citirten russischen Autoren gut gekannt hat, direkt widersprechen. — Die weiteren in der Literatur beschriebenen Versuche scheinen mir eine deutliche Temperatursteigerung nach Cocain nur für den Hund sicher zu erweisen. Mosso hat im Archiv exp. P. Ph. 23 pag. 201 einen Versuch beschrieben: Ein Hund, dem das Rückenmark in Chloroform-Narkose durchschnitten war, hatte am Ende der Operation 40,4° C. Er bekommt 15 Minuten darnach Cocain und nun bleibt die Temperatur durch etwa 40 Minuten auf demselben Stande von 40,4 bis 40,5° C. — Leider ist bei diesem sehr interessanten Versuch, bei dem nach allen Erwartungen eine rasche Temperatursenkung sich einstellen musste, über die Temperatur des Versuchsraumes keine Angabe gemacht. — Ein reiches experimentelles Material bringt Harnack mit seinen Schülern gelegentlich der Untersuchungen über Temperaturänderung durch Krampfgifte. (Archiv exp. P. Ph. 37. 1897, pag. 397, 417 und 421; — ibidem Bd. 40. 1898, pag. 151 bis 168.) — Deutlich ist die Wirkung nur bei Hunden, von denen Harnack allgemein bemerkt, dass sie zu Temperatursteigerungen (von den gewöhnlichen Versuchsthieren) am meisten, zu Abnahme am wenigsten geneigt seien. Bei Kaninchen, bei denen immer grosse motorische Unruhe besteht, beträgt die Steigerung nur einige Zehntel Grad. — Auch Corin (siehe Literaturcitat am Ende des Paragraphen) gibt Erhöhung der Temperatureinstellung um 3 bis 5 Grad an und fügt bei, dass Antipyrin deren Zustandekommen verhindere. Keines der von Corin untersuchten Ekgonin-Derivate, auch nicht Benzoylekgonin, brachte diese Wärmeverschiebung zu Stande. Wichtig ist hiebei, dass die gefäss-

---

referirt. Am menschlichen Auge wird die durch Atropin ad maximum erweiterte Pupille vom Cocain noch weiter dilatirt, was bei Kaninchen, Katzen nicht beobachtet werden konnte. — Der isolirte glatte Sphincter des Rindsauges, wie auch dieselbe Musculatur der Katze und des Kaninchens wird durch örtliche Application von Cocain gelähmt.

verengernde Wirkung des Cocains auch dem Benzoylekgonin zukommt.

Erscheint es darnach unzweifelhaft, dass bei gewissen Versuchsthieren das Cocain störend in den Wärmehaushalt eingreift, so ist doch die nähere Art, wie dies geschieht, noch nicht voll aufgeklärt. Bei den vielfachen Beobachtungen am Menschen ist von solchen Störungen nichts Charakteristisches angegeben. Es heisst wohl einmal, dass nach schweren Krampfanfällen die Temperatur auf 38,2° gefunden wurde. Diese Temperatursteigerung ist aber eine nothwendige Folge der schweren Krämpfe und ist nur mittelbar auf das Cocain zu beziehen.

Die Angaben über die Harnabscheidung zeigen an, dass diese Funktion dem Blutdruck parallel steigt und fällt. Solange der Blutdruck stark erhöht ist, steigt die Harnmenge bis auf das Doppelte, nach grossen Cocainmengen dagegen stockt die Secretion vollständig. Von einer unmittelbaren Cocainwirkung ist dabei wohl nicht die Rede.

Die peripheren Nerven werden durch örtliche Cocain-Application gleichfalls funktionsuntüchtig gemacht, gelähmt. Fraglich ist noch der Punkt, ob nur die direkt betroffene Stelle (Tumass), oder aber der ganze Nerv funktionsuntüchtig wird (Alms). An Froschnerven habe ich nur örtliche Wirkung constatirt.

Ueber die Secretion der Schleimhäute wird angegeben, dass diese vermehrt sei. Dagegen bemerkt Anrep ausdrücklich, dass er die Oberflächen meist trocken gesehen habe.

Von der Cocain-Vergiftung des Menschen ist als praktisch wichtig im Einzelnen zu besprechen:

a) die Folgen des Kauens von Coca-Blättern;
b) die akute und
c) die chronische Intoxikation durch den Gebrauch des reinen Cocains.

Das Kauen der Coca-Blätter fand Pizarro schon 1532 als allgemein verbreiteten Missbrauch in Peru und Bolivien vor. Die Blätter werden von den Stengeln befreit, mit einem Zusatz, Clipta genannt, gekaut und endlich der zerkaute Zellstoff ausgespuckt. Die chemische Bedeutung dieses Zusatzes, als welcher gewöhnlich die Asche einer Chenopodium-Art oder auch gebrannter Kalk benützt wird, ist sehr verschieden interpretirt: ich glaube, es handelt sich dabei um eine Alkali-Wirkung; die Pflanzenasche reagirt ja stark alkalisch durch Ka_2CO_3. Das Alkaloid soll aus seiner Salzverbindung ausgefällt, d. h. es soll nur örtlich wirken, oder nur sehr langsam und verdünnt zur Resorption gelangen. — Die sehr merkwürdigen Angaben über den Erfolg des Coca-Kauens sind bekannt, wornach Leute grosse Strapazen ohne Nahrung nur durch den Gebrauch von Coca-Blättern viele Stunden lang aushalten können. Schon in der Jugend beginnen die Eingebornen mit dem Gebrauch und setzen ihn bis zum Tode fort. Leichter sollen die Indianer die Nahrung als die Coca entbehren. Tschudi erzählt, dass ein Indianer 5 Tage continuirlich ohne Nahrung fortgearbeitet und nur Coca-Blätter gekaut habe (?). Von der Wirkung auf Europäer lauten die Angaben nicht so übereinstimmend.

Moreno (siehe oben) erzählt Aehnliches aus eigener Beobachtung. Tschudi fühlte sich nach einem Coca-Aufguss so gesättigt,
dass das Nahrungsbedürfniss erst viel später auftrat. Andere berichten von grosser Kraft, die sie in sich gespürt, dass sie besonders
hohe Sprünge machen konnten; ein Arzt erzählt, dass er sehr ope-
rationslustig wurde! Die üblen Nebenwirkungen der Coca waren
aber auch allgemein bekannt. So wird erzählt, dass dem Botaniker
Haskarler im Jahre 1854 die Einführung der Pflanze auf Java
nicht gestattet wurde, weil der Chef der Medicinal-Abtheilung der
Regierung von Niederländisch-Indien die Coca als gefährlich für die
Colonie erklärte. Auch Schroff, der das Cocain an sich prüfte,
sah nur unangenehme Wirkungen und dies soll mit ein Grund gewesen sein, dass das Alkaloid, dessen örtlich anästhesirende Wirkung
schon von Lossen und den späteren Beobachtern, besonders bestimmt auch von Anrep erkannt worden war, nicht für den Arzneischatz empfohlen wurde. — Die Mengen, die von den Blättern gekaut werden, sollen zwischen 35 bis 55 gr im Tag betragen: das
macht bei etwa 0,4 procent mittlerem Gehalt an Cocain 0,14 bis 0,22
Cocain, eine hohe Dosis (unser Arzneibuch normirt, auf welcher
Grundlage weiss ich nicht, 0,15 als Maximalgabe für den Tag). —
Von akuten Vergiftungen durch das Coca-Kauen liest man nichts,
wohl aber von chronischen. Tschudi beschreibt an den von der
Coca-Sucht Befallenen: den unsicheren schwankenden Gang, die
schlaffe Haut von grau-gelber Färbung, die hohlen, glanzlosen, von
tiefen Kreisen umgebenen Augen, die zitternden Lippen, unzusammen-
hängenden Reden und das stumpfe, apathische Wesen; der Charakter
ist misstrauisch, falsch und heimtückisch; sie werden Greise, wenn
sie kaum in das Mannesalter treten, werden blödsinnig etc. — Thierversuche hat man zur Aufklärung der Frage angestellt, ob etwa das
Cocain ein Sparmittel sei, das eigenthümlich auf den Stoffwechsel
wirke. Davon hat sich nichts erweisen lassen. Kaninchen, die
Anrep mit und ohne Cocain verhungern liess, zeigten denselben
Verlauf in der Abnahme des Körpergewichtes; der Tod trat ungefähr zu derselben Zeit ein. — Auch die Auffassung über das Coca-
Kauen ist ausgesprochen worden, dass das Cocain nicht das einzig
Wirksame, vielleicht nicht das wesentlich Wirksame in den Blättern
sei. — Diese Frage ist schwer zu beantworten: ich glaube, dass die
uns bekannten Wirkungen des Cocains ausreichen, um Alles zu erklären. — Man hat auch chronische Cocain-Vergiftungen an Thieren
gemacht, aber nichts Besonderes gesehen: die Thiere boten in 30 Tagen
keine auffallenden Veränderungen; alle Funktionen blieben in normalen Grenzen.

Literatur: Pöppig: Reise in Chile, 1827 bis 1832, Leipzig 1836.
      Tschudi: Reiseskizzen aus Peru, 1838 u. 1842. — St. Gallen 1846.
      Moreno et Maiz: siehe oben.
      Nevinny: Das Cocablatt, Wien 1886[1]).

---

[1]) Hier sei kurz eine interessante Angabe von U. Mosso erwähnt. Unter
dem Namen Kath werden in Arabien und Abyssinien die Blätter von Celastrus
edulis (Frangulineae) als Genussmittel gebraucht. Sie enthalten nach Mosso ein
dem Cocain ähnlich wirkendes Alkaloid Celastrin, das bei Warmblütern anfangs
die Athemzahl und die Temperatur steigert: dann folgt Dyspnoe und zuletzt Athmungslähmung. (Rivista clin. Ital. Nr. 1, pag. 65 — refer. Virchow's Jber. 1891,
I., pag. 446.

Die akute Vergiftung mit grossen Cocainmengen ist erst seit der Einführung des Cocains als Heilmittel bekannt geworden. Die zahlreich vorhandene casuistische Literatur ist zusammengestellt von Falk: Therapeut. M.-H. 1890, pag. 511, ff. siehe oben. Mannheim: Zeitschrift klinische Medicin 18, 1891, pag. 380.

Grosse Mengen können in kurzer Zeit den Tod herbeiführen. Akut letal wirken nach den vorliegenden Erfahrungen ungefähr Gaben, die über 1,2 liegen. Von den 9 Fällen, die Falk aufzählt, war bei 5 das Vergiftungsbild das einer schweren centralen Lähmung: alsbald Empfindungslosigkeit, grosse Athemnoth, schlechter Puls. Durch Athmungstillstand tritt der Tod ein. In anderen Fällen sind das auffallendste Zeichen anhaltende Krämpfe, die direkt als epileptiforme von den Autoren benannt werden: klonische Krämpfe in den Beinen, Opisthotonus; auch nur auf einer Körperhälfte sind die Convulsionen aufgetreten. In einem Falle wiederholten sich die Krampfanfälle durch 7 bis 8 Stunden, dann rascher Athmungsstillstand. Auch psychische Verwirrung ist anfänglich gesehen, worauf dann bald die allgemeine Lähmung kam.

Ausserordentlich zahlreich sind die Angaben in der Literatur, dass auf kleine und mittlere Cocain-Gaben, die für gewöhnlich ohne alle unbequeme Folgen gebraucht werden können, akute Vergiftungszeichen, meist Collaps eingetreten ist. Hiezu ist zuerst zu bemerken, dass man nicht jeden Collaps-Anfall, der nach Cocain-Gebrauch folgt, in ursächliche Verbindung mit dem Cocain bringen darf. Einmal kommen Schwäche-Anfälle bei chirurgischen Operationen auch ohne Cocain vor. Andrerseits werden mittlere Gaben von so vielen Menschen gut ertragen, dass man in den seltenen Ausnahmefällen von besonderen prädisponirenden Ursachen wohl reden darf.

Die Vergiftung erscheint nach der Zusammenstellung von Falk verschieden leicht bei Application an verschiedenen Stellen: das wesentliche ist dabei die Schnelligkeit, mit der die betroffenen Stellen resorbiren, so dass man aus einer solchen topographischen Cocain-Statistik einen ersten Ueberblick über die aufsaugende Kraft der verschiedenen Oberflächen des thierischen Körpers gewinnen könnte. — Sehr wenig resorbirt die unversehrte Harnblase: man hat bis zu 1,0 dahin gebracht, ohne Erscheinungen zu sehen. Die Schleimhäute scheinen sämmtlich das Cocain rasch durchzulassen, noch schneller geht die Aufsaugung von verletzten Oberflächen, z. B. bei Mastdarmverletzungen, am raschesten endlich von dem Bindegewebe aus bei subcutaner und subepithelialer Injektion. Endlich scheint auch die allgemeine Wirkung um so stärker, je näher am Herzen das Cocain verwendet wird: um so concentrirter wird die applicirte Lösung in den allgemeinen Kreislauf kommen. — Wenn nun aber behauptet wird, dass nach Injektionen in die Nähe des Gehirns besonders häufig üble Folgen sich einstellen, so ist schwer zu verstehen, wie die Autoren sich das denken: denn eine Einspritzung in die Gingiva kann doch allemal nur auf dem Umwege durch das Herz in das Gehin gelangen.

Zu betrachten ist auch der Umstand, dass häufig das Cocain auf entzündete hyperämische Theile gebracht wird, in denen eine besonders lebhafte Circulation und darum schnelle Fortbewegung statthat.

47*

Die Mengen, die Erscheinungen machen, werden sehr verschieden angegeben: es sollen einige Milligramm schon Vergiftung gemacht haben. — Als mittlere Gabe soll man nicht über einige Centigramm hinaus gehen: die Dosis unseres Arzneibuches 0,05 ist noch eine mittlere.

Wichtig ist besonders die individuelle Empfänglichkeit: anämische, „nervöse" Personen soll man immer vorsichtig behandeln, horizontal lagern. Doch ist auch wieder besonders hervorgehoben, dass Leute von allen Altern und Constitutionen gleich häufig üble Zufälle aufweisen.

Die Erscheinungen selbst kann man als örtliche und allgemeine beschreiben. — Besonders unbequem sind oft die Sensationen nach dem örtlichen Gebrauche des Cocains in Mundhöhle und Rachen. Trockenheit, Pelzigsein, Taubsein der hinteren Zungenhälfte, des Rachens stellt sich ein, das Schlucken ist erschwert, wird nicht gefühlt. Von Manchen wird fortwährend geschluckt, um das Gefühl von Trockenheit zu verlieren, oder aber die Vergifteten glauben, es sitze eine Verengerung im Schlund, die das Schlucken hindere. Auch schwerer Spasmus glottidis soll vorgekommen sein. Diese Störungen sollen den Ausgangspunkt für allgemeine Erscheinungen, Beängstigung, Erstickungsgefühl bilden.

Das Cocain macht örtliche Verengerung der Blutgefässe, die an gefäss- und blutreichen Stellen besonders auffällt und bei chirurgischen Eingriffen die Blutung vermindert. Auf den Gefässkrampf folgt nach Wegspülen des Cocains durch den Kreislauf Gefässerweiterung, die an gewissen Stellen, so z. B. in der Nasenhöhle die Ursache schwerer Nachblutung werden kann. Man macht darum an geeigneten Stellen, wo man eine sehr lange Dauer der Cocain-Wirkung wünscht, die Injektion bei künstlicher Blutleere.

Am Auge macht das Cocain mittlere Erweiterung der Pupille und Verminderung des intraocularen Drucks. Dieser Dauerwirkung geht in vielen Fällen kurz dauernde Pupillenverengerung und Erhöhung des Binnendrucks voraus, die bedenklich werden soll bei glaucomatösen Zuständen. Durch die verminderte Thränensecretion und die Druckabnahme entsteht leicht Vertrocknung der Hornhaut und Epithelverlust an derselben. Die Cornea soll durch Wasserverlust geradezu dünner werden. Es ist deshalb geboten, bei Cocainisirung die Lider zu schliessen und mit einer feuchten Compresse zu bedecken. Auch oberflächliche Trübungen der Hornhaut, die Tage lang anhalten, hat man gesehen: weiter Einsenkung der Hornhaut nach Eröffnung der vorderen Kammer. Die Lidspalte wird oft etwas weiter: leichte Protrusion des Augapfels. Häufig kommt mit der Pupillenerweiterung eine theilweise Accommodationslähmung zu Stande. — Auch eine besondere Cocain-Conjunctivitis mit Röthung, Schwellung ist beschrieben und wohl als Infektion des Bindehautsackes aufzufassen.

Sehr oft sind bei den üblen Zufällen Magenerscheinungen vorhanden: Aufstossen, Uebelkeit, darnach auch Erbrechen schleimiger Massen, Schmerzen der Magengegend. Vom Darm wird als Cocain-Wirkung heftiger Durchfall, aber auch Verstopfung, beides nur in vereinzelten Fällen, besonders erwähnt. Es ist zweifelhaft, ob diese Wirkungen noch als örtliche aufzufassen sind.

Die Symptome der Allgemeinvergiftung kommen schnell, in 5 bis 10 Minuten, zuweilen aber auch wesentlich später. Das häufigste sind Zeichen der Lähmung: Schläfrigkeit, Mattigkeit, starkes Schwindelgefühl, ein leichter Anfall von Collaps. — Oft aber werden die Symptome viel bedenklicher: die Lähmungszeichen werden deutlicher, die Sprache wird erschwert, es kommt zu Bewusstlosigkeit, ohnmachtähnlicher Betäubung, sich steigernd bis zu tiefem Coma. Diese Anfälle werden manchmal so bedrohlich, dass man einen Sterbenden vor sich zu sehen glaubt. Besonders leidet die Athmung: sie wird kurz stossend oder aber stark verlangsamt, auch unregelmässig, so dass nach einigen Athemzügen eine längere Pause sich einstellt, in anderen Fällen stark beschleunigt, dabei mühsam, schnappend: es besteht schweres Erstickungsgefühl, in einzelnen Fällen kam der Tod durch Athmungslähmung. Die Herzaktion ist immer gestört, selten verlangsamt (bis 35 Schläge!), meist beschleunigt, oft sehr verstärkt; in schweren Fällen wird der Puls klein, flatterig, auch unregelmässig, nicht mehr fühlbar. Subjektiv besteht hochgradiges Angstgefühl, die verschiedensten abnormen Empfindungen am Herzen, „Herzkrämpfe", die sich öfter wiederholen. — Speciell wird gewarnt, Chloroform nach dem Cocain zu verwenden.

Als Einwirkung auf die Gefässe muss man wohl die Blässe des Gesichtes und der sichtbaren Schleimhäute deuten, die bei Combination mit Cyanose der Nase und der Lippen ein typisches Bild der Cocain-Intoxikation darbieten soll. — Die Haut ist meist kühl. Die Einwirkung auf die Harnsecretion ist schon besprochen. Vereinzelt ist Harnverhaltung durch mehrere Tage gesehen worden, die die Anwendung des Katheters nothwendig machte.

In manchen Fällen sieht das Vergiftungsbild ganz anders aus. Es kommt eine hochgradige psychische Erregung: die Vergifteten sind sehr unruhig, weinen, lachen, schwatzen fortwährend, gesticuliren lebhaft, dabei beständiger Wechsel der Körperhaltung, Stehen, Gehen, Sitzen: Der Gang ist unsicher, taumelnd, rauschähnlich, Zittern am ganzen Körper. Der Schlaf bleibt oft 1 und 2 Tage aus. Dabei sind die Patienten vollständig verwirrt, geben auf Fragen keine Antwort.

Auch lebhaftes Halluciniren, meist rasch vorübergehend, wird beschrieben. — Hie und da folgt der psychischen Erregung tiefe Depression, melancholische Verstimmung, Verfolgungsideen.

Sehr bedenklich sind Krampfzustände: bei vorher ganz gesunden Menschen sind epileptiforme Anfälle gesehen, die Stunden lang sich wiederholen, auch kataleptische Zustände sind beschrieben: — ferner tetanische Anfälle, in welchen die Vergifteten zu Grunde gingen. Weniger bedenklich sind Zuckungen an einzelnen oder auch gleichzeitig an vielen Muskeln, besonders im Gesicht: spastische Zustände einzelner Muskelgruppen, der Hände, Arme, Beine. Auch länger dauernde lähmungsartige Schwäche ist vorgekommen. — Zuweilen bestehen allgemein verbreitete Störungen des Hautsinnes: Kältegefühl, Verminderung, vollständige Aufhebung der Sensibilität oder Parästhesien, Kitzeln, Kriebeln, Druckgefühl an einzelnen Stellen. Auch an den anderen Sinnesapparaten sind vorübergehende funktionelle Störungen constatirt: so undeutliches Sehen, Nebel vor den Augen, selbst vollständige Aufhebung des Sehvermögens, Geruchs- und Geschmacksstörungen u. A.

Der längere Zeit fortgesetzte Gebrauch des Cocains wie er eine Zeit lang besonders zum Zweck der Entwöhnung von Morphium eingeführt war, hat ein schweres allgemeines Siechthum zur Folge, ähnlich wie es von den Coca-Kauern schon kurz erwähnt ist, das man Cocainsucht, Cocainismus genannt hat. Das Cocain wurde innerlich genommen, auch subcutan eingespritzt: bei der letzten Zuführungsart sind örtlich Knoten, Verhärtungen des Zellgewebes entstanden, die nichts Besonderes, Abweichendes darboten.

Als typisch für den Cocainismus wird beschrieben: rasch sich einstellender körperlicher Marasmus: Cocainisten können in wenigen Wochen stark abmagern, einen wesentlichen Theil ihres Körpergewichtes verlieren. Das Aussehen ist um Vieles elender, schlechter als das der Morphinisten, das Gesicht bleich, leichenfarbig, die Augen tief eingesunken, die Pupillen erweitert, die Haut welk, kühl, von kaltem Schweiss bedeckt. Der Appetit soll stark vermindert, die Verdauung gestört sein.

Weiter werden Störungen am Herzen angegeben: der Puls ist schwach, elend, die Frequenz gesteigert. Subjektiv bestehen Klagen über Herzklopfen und Athemnoth. — Anfallsweise kommen stärkere Zeichen von Herz-Insufficienz, Ohnmachtsanwandlungen etc.

Etwas später soll sich Schlaflosigkeit einstellen, die die Kranken zu Morphinisten macht, wenn sie das nicht zuvor schon waren.

Nur vereinzelt kommen Krämpfe vor, Muskelzuckungen, Gesichtszuckungen: endlich schwere, sich wiederholende epileptiforme Anfälle.

Als ein regelmässiges Zeichen aller schwer Befallenen werden psychische Störungen genannt. — Ein eigenartiges leichteres Symptom erwähnt Erlenmeyer, Weitschweifigkeit im Erzählen und Beschreiben. Das Grundleiden der schweren psychischen Störung sind Hallucinationen, die alle Sinnesgebiete befallen. Zuerst kommen solche des Hautsinnes. Die Kranken fühlen kleine Thiere, werden von ihnen gestochen, gebissen, fühlen fortwährendes Jucken, sie werden elektrisirt u. a. Die Gesichtshallucinationen haben als Inhalt: schwarze Männer, schwarze Thiere, von denen sich die Kranken verfolgt glauben. Auch Sehstörungen, die auf funktionelle Veränderungen in der Netzhaut schliessen lassen, sind constatirt: Mikropsie, Chromatopsie, Diplopie, Abnahme der Sehschärfe. Weiter haben die Cocainisten auch Gehörs-Hallucinationen, sie hören Glocken etc. — endlich ist dasselbe auch für den Geschmack und Geruch angegeben. — Aus diesem falschen Inhalt der Sinnesgebiete bilden sich Wahnideen: die Kranken glauben sich verfolgt; doch sollen die Aufregungszustände im ganzen Verlauf nicht besonders hervortreten: es kommt rasch zu psychischem Verfall, das Gedächtniss nimmt ab, die Kranken scheinen noch geschäftig, bringen aber nichts zu Stande. Auch melancholische Zustände in rascher Folge der Aufregung wird berichtet.

Die Kranken gewöhnen sich schnell an grosse Cocain-Gaben, doch wird auch von einzelnen Patienten berichtet, dass auf grosse Gaben akute Intoxikations-Erscheinungen aufgetreten sind.

Verschiedener Meinung sind die Psychiater über Abstinenz-Erscheinungen. Die einen geben an, dass vor Allem die psychische Veränderung mit dem Aussetzen des Mittels zurückgehe und dass eigentliche Abstinenz-Erscheinungen, d. i. Krankheitszeichen, die von dem Nichtgebrauch des Cocains herrühren vollständig fehlen. Allerdings sei der Rückfall, besonders die Wiederkehr der Psychose sicher, sowie wieder Cocain genommen werde. — Dem gegenüber betonen andere Autoren, dass Abstinenzerscheinungen bei plötzlicher Cocain-Entziehung sich einstellen, die allerdings nicht so schwer und nicht so lange nachhaltend zu sein scheinen, wie beim Morphium. — Als solche werden genannt: vasomotorische Störungen: Herzschwäche, Herzklopfen, Ohnmachtsanfälle: — weiter tiefe Depression und Willensschwäche: die Kranken klagen fortgesetzt über das Cocain und bleiben auch nach der gelungenen Entziehung demoralisirt. — Die Literatur bei Falk l. c. pag. 643. Von besonderer Behandlung der Cocain-Vergiftung ist nichts zu sagen. Es gibt kein specifisches Heilmittel bei der ausgesprochenen Vergiftung. Bei der akuten Vergiftung verfährt man nach allgemeinen Regeln. — Die chronische soll jetzt glücklicher Weise sehr selten geworden sein. Die einzig mögliche Behandlung ist die rasche Entwöhnung und sorgfältige Ueberwachung. Siehe: Erlenmeyer, Die Morphiumsucht, 3. Aufl., pag. 154 und Lewin, Nebenwirkungen.

Anhang.

Theoretisches über das Cocain. Durch Vergleichung der Wirkung chemisch nahe verwandter Körper, die gewisse Atomgruppirungen im Molekul mit dem Cocain gleichartig, andere aber abweisend besitzen, hat zuerst Filehne (Berlin. klin. Wochenschr. 1887, pag. 107) und darnach Poulsson (A. e. P. Ph. 27. 1890, pag. 301) die Frage discutirt, welcher eigenartigen Atomverknüpfung die lokal anästhesirende Wirkung des Cocains zukomme.

Filehne geht von folgender Ueberlegung aus. Das Atropin, in dem mit dem Tropin die Tropasäure, das ist eine Phenyllactylsäure verbunden ist, hat nur schwach anästhesirende Wirkung. Stärker ist diese vom Homatropin, das die einfachere Phenylglykolsäure (d. i. eine aromatische Säure von kleinerem Molekul) enthält. Filehne folgert nun, dass eine noch einfachere aromatische Säure, d. i. die Benzoesäure, durch Vereinigung mit dem Tropin eine noch stärker wirksame Substanz erzeugen müsse, und findet in der That vom Benzoyltropin starke lokal anästhesirende Wirkung. Er untersuchte darnach die Benzoylderivate verschiedener natürlich vorkommender Alkaloide (Morphin, ... Chinin, Cinchonin ...) und findet fast von Allen die gehoffte Wirkung. Aus diesen und einigen Zwischenschlüssen will Filehne „mit allem Vorbehalte auch beim Cocain die Verkuppelung des Ekgonins mit der Benzoesäure als das Wesentliche und Wirksame gelten lassen“.

Poulsson setzt diese Untersuchungen experimentell weiter fort und prüft die Filehne'sche Hypothese an künstlich dargestellten Verwandten des Cocains. — Er untersucht zuerst Basen, die dem Cocain ganz analog construirt sind, nur dass sie statt der Oxypropionsäure die Oxyessigsäure enthalten.

Führt man für den Kern des Ekgonins (das n-Methyltetrahydropyridin) die Bezeichnung Cocayl ein, so ist das Ekgonin eine Cocayl-oxypropionsäure: das Cocain der Cocayl-benzoyloxypropionsäure-methylester. Wird das Ekgonin mit Kaliumpermanganat oxydirt, so erhält man (Einhorn: B. B. 21. 1888, pag. 3029 u. 3441) die Cocayl-oxyessigsäure oder das Homoekgonin. Dieses mit Benzoesäure verbunden gibt Cocaylbenzoyloxyessigsäure oder Benzoylhomoekgonin.

Stellt man von dem letzteren die Ester mit Methyl-, Aethyl-, Propyl-alkohol her, so entstehen der Cocayl-benzoyloxyessigsäure-methylester oder -aethylester etc. Der Aethylester ist dem Cocain isomer und von Einhorn Isococain benannt (Poulsson nennt die Verbindungen Homomethincocain, Homoaethincocain = Isococain etc.).

Diese letztgenannten Ester der Homoekgonine (d. h. die 5procentigen Lösungen der salzsauren Salze) haben nach Poulsson exquisit die Cocain-Wirkung, so besonders das Isococain: die Abstumpfung der Sensibilität ist eher noch stärker und anhaltender als vom Cocain. Praktisch brauchbar aber sind die Verbindungen nicht wegen starker Reizungserscheinungen an den Applications-stellen (Thränen, Röthung, chemotische Schwellung, Schmerzhaftigkeit). Die allgemeine Wirkung auf Frösche (Lähmung, Spätkrämpfe) ist gleichfalls dieselbe wie vom Cocain.

Im Gegensatz dazu zeigen diejenigen Verbindungen, welche sonst ganz analog dem Cocain und seinen Homologen gebaut, aber an der COOH-Gruppe nicht mit einem Alkyl besetzt (verestert) sind, weder die lokal anästhesirende Wirkung, noch die eigenartige allgemeine Cocain-Wirkung auf Frösche.

Für das Benzoylekgonin (also Cocain ohne CH_3-Gruppe oder Cocayl-benzoyloxypropionsäure) ist das schon von Stockmann gezeigt (Pharmaceutical Journal and Transactions XVI, 1886, pag. 897), des genaueren aber von Poulsson am Benzoylhomekgonin (Cocayl-benzoyloxyesssigsäure) erwiesen: die Lähmung der sensiblen Nerven-endapparate nach örtlicher Application bleibt vollständig aus. Bei Fröschen zeigt sich Lähmung combinirt mit eigenartiger Muskelsteifig-keit (falscher Tetanus), die vom Rückenmark abhängt und mit Durch-schneidung der zugehörigen Nerven aufhört. Auf Säugethiere haben diese Körper nur geringe Wirkung: 1,4 Benzoylekgonin war für Kaninchen ohne Folgen. Eine Katze dagegen wurde durch die gleiche Gabe von Tetanus befallen und starb nach 6 Stunden.

Es ist sonach die Thatsache festgestellt, dass beim Cocain die Veresterung der COOH-Gruppe mit der physiologischen Wirkung in einem gewissen Zusammenhange steht. Der Benzoylgruppe allein kommt diese physiologische Aktion nicht zu. — Nun muss aber besonders hervorgehoben werden, dass nicht gefolgert werden darf, dass zur Cocainwirkung gerade die Aetherbildung an der COOH-Gruppe das ausschlaggebende sei. Denn Benzoyltropin und Tropacocain enthalten keinen Alkyl-Ester und wirken deutlich lokal anästhesirend. So wichtig die hier erörterten Beziehungen sind, das lehren sie vor Allem auch, dass verallgemeinernde Schlussfolgerungen von Consti-tution auf physiologische Wirkung mit der allergrössten Vorsicht zu ziehen sind. —

Aus Poulsson's Zusammenstellung sei noch erwähnt, dass auch die dem Cocain analog gebaute Aethylverbindung: Cocayl-benzoyloxypropionsäure-aethylester mit dem Cocain in der Wirkung fast völlig übereinstimmt (keine Mydriasis!). — Siehe W. Merck, Dissertation, Kiel 1886.

Ein Phthalyl-diekgonin-methylester wirkt cocainähnlich nach Einhorn und Klein (B. B. 21, pag. 3336).

Eine hieher gehörige Untersuchung habe ich im Original nicht erhalten können: Corin; Recherches sur les rapports existant entre la composition chimique et les propriétés physiologiques des poisons de la série de la cocaïne. Travaux du Laboratoire ... de Liège. 1894, pag. 165. — Es finden sich dort auch Angaben über Pyridin und Piperidin und deren Substitutionsprodukte. — Weiter sind zu vergleichen die Arbeiten von Vinci bei Eucain § 178.

§ 177. Die Neben-Alkaloide der Cocablätter.

Von den sogenannten amorphen Cocainbasen, die als Verunreinigungen des Cocainhydrochlorates praktische Bedeutung haben, sind zu nennen: Cinnamylcocain: es findet sich nach Merck häufig als salzsaures Salz im Cocainhydrochlorat des Handels (Bericht über 1897, pag. 43). Es ist ein Cocain, in dem statt der Benzoylgruppe der Zimmtsäurerest enthalten ist. Der letztere oxydirt sich leicht zu Benzaldehyd und Benzoesäure und dadurch sollen Schadenwirkungen der verwendeten Cocainlösungen entstehen. — Ueber die Wirkung des Cinnamylcocains ist nichts Näheres bekannt.

Truxillin oder Truxillcocain oder Isatropylcocain ist eine klebrige, stark bitterschmeckende Substanz, die die Hauptmasse der sogenannten amorphen Cocabasen ausmacht (Liebermann: B. B. 21. 1888, pag. 2342 und 22. 1889, pag. 680, auch Hesse: ibidem pag. 665). Durch Kochen mit verdünnter Schwefelsäure wird es in Ekgonin, Methylalkohol und Isatropasäure gespalten. Es ist in Alkohol, Aether, Benzol, Chloroform leicht, dagegen in Petroläther nur sehr wenig löslich (Unterschied von Cocain). Die Isatropasäure ist eine polymere Zimmtsäure $(C_9H_8O_2)_2$. Das Truxillin ist giftig: seine Wirkung ist von der des Atropins und des Cocains durchaus verschieden. Es anästhesirt weder bei lokaler Anwendung noch bei allgemeiner Vergiftung die Schleimhäute, es ist vielmehr ein starkes Herzgift (nach Liebreich in B. B. 21. 1888, pag. 2344). — Eine genaue Experimentaluntersuchung von Falkson (Dissertation, Berlin 1889) ergibt beim Frosch nach 0,01 bis 0,02 binnen 5 bis 10 Minuten zuerst Verminderung der Zahl der Ventrikelsystolen, wobei noch die Atrien normal schlagen. Auch im weiteren Verlauf leidet wesentlich der Ventrikel: er contrahirt und dilatirt sich ruckweise, immer langsamer und weniger regelmässig, und arhythmisch mit den Atrien. Endlich bleibt das Herz in Diastole stehen. — Beim Warmblüter folgt nach kurzer Pulsbeschleunigung deutliche Verlangsamung. Durchschneidung und Reizungsversuche der Nn. vagi zeigen, dass deren centrale und periphere Endigungen intakt funktioniren. Falkson folgert, dass die Acceleratoren zuerst gereizt, später gelähmt werden. — Nebst dieser eigenartigen Herzwirkung hat Falkson allgemeine Lähmung mit Convulsionen an Warmblütern beobachtet

Es ist nicht unwahrscheinlich, dass im Anfang des Cocaingebrauches mancher akute Vergiftungsfall durch die Beimischung dieses Giftes bedingt war. — Bestimmte Beweisstücke für den Einzelfall sind mir aber nicht bekannt.

§ 178. Die künstlichen Ersatzmittel des Cocains.

Von den eingeführten künstlichen Ersatzmitteln des Cocains müssen besprochen werden:

Eucain. Mit diesem Namen werden zwei Präparate belegt, die als Eucain A und B unterschieden werden. Die A-Verbindung, die am meisten untersuchte und schlechthin als Eucain benannte, ist Benzoyl- n- Methyl-tetramethyloxypiperidincarbonsäuremethylester: $C_6H_5COO \cdot C_5H_4(CH_3)_4(COOCH_3)NCH_3$. Als $C_{19}H_{27}NO_4 HCl + H_2O$, d. i. als salzsaures Salz wird es in den Handel gebracht und stellt farblose Krystalle vor, die sich in etwa 10 Theilen Wasser lösen. — Es wirkt kräftig anästhesirend, aber doch nicht so energisch wie das Cocain, so dass man vom Eucain fast die $1^{1}/_2$fache Gabe zu gleicher Wirkung braucht. Die Anästhesie kommt sehr schnell, am Auge z. B. durch 2 procentige Lösung in 2—3 Minuten, dauert aber hier auch nur 10 bis 15, an anderen Schleimhäuten bis gegen 25 Minuten. (Die Cocainwirkung dagegen bis zu 1 Stunde und länger.) Es ist von Merling construirt, zuerst von Vinci untersucht und in der Sitzung vom 16. April 1896 in der Hufeland'schen Sitzung (Berlin) besprochen: siehe Therap. M.-H. 1896, pag. 330. — Die umfängliche Literatur ist in den Zeitschriften 1896 und 1897 enthalten. Eine sehr vollständige Zusammenstellung findet sich in den Berichten von Merck über 1896, pag. 56. 1897, pag. 54 und 1898, pag. 60. Nebenwirkungen sind alsbald von verschiedenen berichtet worden. (Vollert: München. med. Wochenschr. 1896, Nr. 22 und 37. Zwillinger: Pester med. chirurg. Presse 1896, Nr. 44 und 45. Best: Deutsche med. Wochenschr. 1896, Nr. 36. Wüstefeld: München. med. Wochenschr. 1896, Nr. 51.) Das Eucain macht noch in 1 procentiger Lösung Schmerzgefühl und starkes Brennen, weiterhin verändert es eigenartig die Gewebe, indem es dieselben härtet, so dass das Anlegen von Nadeln erschwert ist; die Epithelien der Horn- und Bindehaut werden zerstört, eigenartig macerirt, ausserdem die Pupille erweitert und die Accommodation theilweise gelähmt (nicht so stark wie vom Cocain). — Sodann bewirkt es Gefässerweiterung, macht Gewebshyperämie und Blutung in die Wunden. (Reclus-Hernette: Nouveaux Remèdes 1897, pag. 172.) Auch allgemeine Erscheinungen, so Collaps-Zustände sind berichtet: doch soll hierin das Eucain weniger bedenklich sein als das Cocain. Wohlgemuth: Deutsch. Medic. Zeitung 1898, Nr. 33.

Das Eucain A wird, wie es scheint, nicht mehr gebraucht.

Eucain B, $C_{15}H_{21}NO_2$ (von der Constitutionsformel C_6H_5COO — $C_5H_6(CH_3)_3NH$) wird als salzsaures Salz benützt, das in Wasser sehr leicht löslich ist. Es ist von der Schering'schen Fabrik in den Handel gebracht und zeichnet sich vor Allem durch die Haltbarkeit und Sterilisirbarkeit der wässerigen Lösungen aus. Nach Schmitt (Nouv. Remèdes 1897, pag. 353) ist es weniger giftig wie Cocain. — Es war eine Zeit lang gegenüber dem Cocain und Tropacocain zurückgestellt, scheint aber ein brauchbares Präparat zu sein. Von Braun (27. Chirurgencongress April 1898) ist es für die Infiltrations-Anästhesie empfohlen. Es lähmt örtlich, ohne zu reizen und die Gewebe zu beschädigen, und macht auch in starker Verdünnung genügend lang dauernde Anästhesie. Zuerst geprüft ist es von Vinci im Berliner pharmakologischen Institut. — Von letzterem Autor liegt eine sorgfältige vergleichend-experimentelle Untersuchung der Eucain-Gruppe vor, die aus theoretischen Gründen hochwichtig ist, die aber hier nicht ausführlich referirt werden kann (Virchow's Archiv Bd. 154, pag. 549).

Tropacocain: ist Benzoyltropeïn $C_8H_{14}NO(C_6H_5CO)$. Das Tropin, der Paarling des Atropins von der Formel $C_8H_{14}NOH$ verestert sich mit der Benzoesäure zu Tropacocaïn.

Dieses Alkaloïd wurde zuerst von Giesel in den auf Java gezüchteten Cocablättern aufgefunden (Pharm. Zeitung 1891, pag. 419) und von Liebermann chemisch untersucht (B. B. 1891, pag. 2336 und 1892, pag. 927): es wird jetzt synthetisch dargestellt und ist dadurch auch billiger als Cocaïn. — Physiologisch geprüft ist es von Chadbourne (Therap. M.-H. 1892, pag. 471). — Die freie Basis ist sehr schwer in Wasser löslich: dagegen bildet sie sehr gut krystallisirende Salze, von denen das salzsaure Salz sehr leicht in Wasser löslich ist.

Oertlich auf Schleimhäute gebracht wirkt es viel rascher und schon in schwächerer Lösung anästhesirend. Es macht, besonders im nicht ganz reinen Zustande, leichte örtliche Reizerscheinungen, Brennen, Hyperämie, was aber vermindert werden kann, wenn man das Mittel in physiologischer Kochsalz-Lösung löst. Es fehlt die verengernde Wirkung auf Blutgefässe: dadurch ist einigemale bei Verwendung in der Nasenhöhle stärkere Blutung entstanden. Mydriasis wird nur in einzelnen Fällen beobachtet.

Die Vergiftungs-Erscheinungen (Kaninchen, Hund) beginnen mit allgemeiner Unruhe; wird dann das Thier ruhiger, so sitzt es wie betäubt, halb gelähmt, dabei ist die Reflexerregbarkeit deutlich gesteigert und bald beginnen heftige klonische und tonische Krämpfe (die nach Durchschneidung des Halsmarkes ausbleiben). Nach sehr grossen Gaben treten die Krämpfe zurück, sind kürzer dauernd, bald erscheint allgemeine Lähmung, worin die Thiere zu Grunde gehen. Ist die Dosis nicht letal, so folgen den lange dauernden Krampfanfällen nach und nach Lähmungszeichen (auch Aufheben der Reflexerregbarkeit), wovon sich die Thiere erholen. Die Respiration ist beschleunigt, während der Krampfanfälle erschwert und unregelmässig; in dem Lähmungszustand nimmt sie an Zahl und Tiefe immer mehr ab. — Die Herzaktion ist beschleunigt, später wird sie verlangsamt, bleibt aber kräftig: der Blutdruck sinkt durch Lähmung des vasomotorischen Apparates stark ab. Der Vagus verhält sich verschieden, scheint aber meistens auch bald gelähmt zu werden. — Der Tod erfolgt durch Respirationslähmung und ist darum durch künstliche Athmung hinauszuschieben; doch tödten grosse Gaben auch das Herz. — Ein wesentlicher Unterschied gegenüber dem Cocaïn besteht darin, dass es viel grösserer Gaben zur Giftwirkung bedarf: es ist nach messenden Versuchen nur halb so giftig (nach anderen Angaben nur ein viertel so giftig) wie das Cocaïn. — Die praktische Anwendung des Tropacocaïns nimmt zu. Das Mittel hat jetzt eine sehr umfängliche Literatur aufzuweisen. Es wird besonders für die Infiltrationsanästhesie nach Schleich empfohlen (Custer: München. med. Wochenschr. 1898, Nr. 22) und auch für Kataphorese verwendet (siehe Braun: Sammlung klin. Vorträge 1898, Nr. 228). — Zusammenstellung der klinischen Literatur von Zoltan Vamossy in Therap. Wochenschr. 1896, Nr. 9 und in Merck's Jahresberichten für 1892, 1893, 1896, 1897, 1898.

Holocain: ein seit 1897 in die Augenheilkunde als lokales Anästheticum eingeführtes Präparat ist Diaethoxydiphenylaminaethenyl

$$CH_3C\begin{cases} NC_6H_4OC_2H_5 \\ NHC_6H_4OC_2H_5 \end{cases}.$$ Das salzsaure Salz, zu etwa zwei Procent in

Wasser löslich, wird gewöhnlich als 1 procentige Lösung verwendet.
Davon machen 2 bis 4 Tropfen in einer Minute völlige Anästhesie
der Hornhaut: — es hat keine Wirkung auf die Iris, ändert nicht
den intraocularen Druck, macht auch keine Vertrocknung des Horn-
hautepithels, wohl aber in einzelnen Fällen leichte örtliche Reizerscheinungen, Brennen, Injektion. Obwohl es allgemein als schweres
Gift wirksam ist, sind doch bisher vom Auge aus keine Allgemeinerscheinungen zu Stande gekommen. Es wirkt antiseptisch, die Lösungen brauchen also keinen conservirenden Zusatz. — Allgemein
soll es strychninartig wirksam sein. — Siehe Centralbl. für pr. Augenheilkunde 1897: Täuber, Heinz, Hirschfeld.

Orthoform: $C_6H_3NH_2$, OH, $COOCH_3$. — Unter diesem Namen
werden zwei synthetisch dargestellte isomere Modificationen des Amido-
oxybenzoësäuremethylesters therapeutisch empfohlen, die zur Anästhesirung von schmerzhaften geschwürigen Stellen bestimmt sind. Das
Mittel wirkt nur auf blossliegende Nervenendigungen, also nicht
durch die Epidermis oder die Epithelien hindurch, kann darum nur
an epithelentblössten Stellen, also bei Magengeschwüren, Kehlkopf-,
Rachengeschwüren, cariösen Zähnen, bei Verbrennungen zweiten und
dritten Grades etc. in Anwendung kommen. Die Wirkung beginnt
nach 3 bis 5 Minuten und dauert gegen 30 Stunden an. Immer ist
dabei Secretionsbeschränkung nachweisbar. — Für gewöhnlich kommt
das Orthoform. basicum zur Verwendung, das als sehr schwer löslich
örtlich lange nachwirkt. Neuerdings verwendet man auch das leicht
lösliche salzsaure Salz, dessen Lösung aber beschuldigt wird, starke
Schmerzen zu machen.

Einborn und Heinz: Münchener medic. Wochschr. 1897, Nr. 34.
Neumaier: ibidem Nr. 44, Klaussner ibidem Nr. 46 und 1898 Nr. 42.

Es wurde angegeben, das Orthoform erweise sich bei der Resorption vollkommen ungiftig: neuerdings aber wird dessen Giftigkeit
behauptet (Repertoire de Pharmacie 1898, pag. 420 [Hund 1 gr pro
1 Kilo!]).

Das erste Präparat war der p-Amido-m-oxy-, das Orthoform neu
ist m-Amido-p-oxybenzoesäuremethylester.

Nirvanin ist der Diaethylglykokoll p-Amido o-Oxybenzoesäure-
methylester $(C_2H_5)_2NCH_2CONH — C_6H_3OHCOOCH_3$: gebraucht wird
das salzsaure Salz, das als gelegentlicher Ersatz des Orthoforms verwendet werden soll. Es ist von Einhorn und Heinz empfohlen
(München. med. Wochschr. 1898, Nr. 49) und zur Infiltrationsanästhesie
in etwa 0,2 procentiger Lösung gebraucht. Es soll weniger allgemein
giftig sein als das Orthoform, aber örtlich ziemlich stark reizen.

§ 179. Temulin. — Der Taumellolch.

Nach den physiologischen Wirkungen und wahrscheinlich auch
nach der chemischen Constitution gehört zur Atropingruppe das Gift
des Taumellolchs.

Der Taumellolch, Lolium temulentum, eine Grasart, die
als Unkraut überall wächst, führt dadurch gelegentlich zur Vergiftung, dass seine Samen unter das Getreide kommen und dann ver-
mahlen in Mehl, Brod etc. genossen werden. Am Häufigsten waren
Zubereitungen aus Hafer, unter dem der Lolch in nassen Jahren

reichlich vorkommt, Vergiftungsursache; aber auch durch Weizen-
mehl und durch absichtliche Verfälschung der Brodfrucht mit Lolch-
samen sind schon Unglücksfälle vorgekommen. — Die Diagnose ist
aus der Kleie mit dem Mikroskop zu stellen, nach dem Aussehen
der Spelzen (siehe bei Möller): die Stärkekörner sind sehr klein.

Die Symptomatologie der sehr charakteristischen Vergiftung
beim Menschen wird so geschildert: Es kommt Stirnkopfschmerz,
Schwindel, eine Art von Trunkenheit, Taumeln mit Schlafsucht;
Schwächung und Verwirrung der Sinnesgebiete, Pupillenerweiterung,
undeutliches Sehen, Dunkelheit vor den Augen; Klingen in den
Ohren; Verfall der Sprache, Trockenheit der Mundhöhle, Unmöglich-
keit zu schlingen; starkes Angstgefühl; zusammenschnürender Schmerz
in der Magengegend, Brechreiz, langes Würgen, dann Erbrechen, nur
in einzelnen Fällen auch Diarrhoen: profuse kalte Schweisse, Kälte
der Extremitäten; Harndrang, häufiges Uriniren; Zittern der Extremitäten ist fast regelmässig und sehr ausgesprochen vorhanden; allgemeine Mattigkeit. Einige Stunden nach dem Anfall starkes Schlafbedürfniss.

In schweren Fällen entsteht volle Betäubung. Die Pupillen sind
stark erweitert: das Sehvermögen vollständig aufgehoben. Auch
gänzliche Taubheit ist beobachtet. Manchmal kommt Muskelzucken,
in vereinzelten Fällen allgemeine, sich wiederholende Krampfanfälle,
auf die schwere Erschöpfung folgt. Auch Verwirrungszustände mit
starker psychischer Erregung sind berichtet. Der tödtliche Ausgang
ist selten: er erfolgt nicht plötzlich, erst nach einigen Tagen.

Als Nachkrankheiten bleiben Schwindel und Schwere des Kopfes,
Appetitlosigkeit, Mattigkeit, Stuhlverhaltung, Harnzwang für einige
Tage zurück.

In Selbstversuchen (Antze) sind Veränderungen der Pulsfrequenz, Verminderung der Speichelsecretion, Appetitlosigkeit, Unregelmässigkeit der Darm- und Blasenentleerung beschrieben.

J. F. Gmelin: Geschichte der Pflanzengifte, Nürnberg 1777.
Ludwig und Stahl: Archiv Pharmacie Bd. 119, 1864, pag. 55.
Antze: Archiv exp. P. Ph. 26, pag. 126.
Hofmeister: eodem loco Bd. 30, pag. 202. (Uebersicht der Casuistik).

Bei Beschreibung der aus den Samen von Lolium temulentum
isolirten Bestandtheile folge ich ganz den Angaben von Hofmeister.
Bezüglich der von Antze isolirten Substanzen vergleiche man dessen
Originalarbeit und die Kritik von Hofmeister.

Temulin: ein Alkaloid, ist der wichtigste Bestandtheil der
Samen. — Die freie Basis ist sehr leicht in Wasser löslich, sirupös,
stark alkalisch. Das salzsaure Salz ist in Wasser leicht, gar nicht
in wasserfreiem Alkohol, in Aether und Chloroform löslich.

Es gibt mit vielen Alkaloidreagentien (nicht mit Gerbsäure und
Bi-jodkalium) krystallinische Niederschläge. — Temulin gibt beim
Erhitzen Pyridingeruch, ausserdem die sogen. Anderson'sche
Reaktion, d. h. beim Erhitzen der wässerigen Lösung der Chlorplatin-
Doppelverbindung geht diese in die --- unlösliche — Platinoverbind-
ung über: $C_7H_{12}N_2OPtCl_6H_2$ wird $C_7H_{12}N_2OPtCl_4$. — Hofmeister
hält darnach das Temulin für ein Pyridinderivat: seine Formel ist
$C_7H_{12}N_2O$.

Zwei weitere N-haltige Substanzen sind im Phosphorwolfram-
säure-Niederschlag enthalten, aber daraus noch nicht isolirt.

Weiter sind aus den Taumellolch-Samen dargestellt: ein in Aether und Chloroform lösliches, bitterscharf schmeckendes harziges Glukosid, viel von einem Huminkörper, Fett und freie Fettsäuren, Wachs, etwas Gerbstoff, Zucker etc.

Nach Thierversuchen wirkt Temulin vor Allem lähmend auf das Grosshirn: die Reflexe sind dabei anfänglich noch gut erhalten, sie können sogar gesteigert sein: erst später kommt auch Lähmung der Reflexerregbarkeit. Die direkte Muskel- und Nervenreizbarkeit bleibt lange erhalten. — Bei örtlicher Application auf die Organe mit glatter Muskulatur werden diese gelähmt. — Der Herzmuskel und das Vasomotorengebiet werden nur mässig angegriffen: dagegen ist merkwürdiger Weise bei ausgebildeter Wirkung der Einfluss der Reizung sensibler Nerven und der Erstickung auf den Blutdruck aufgehoben.

Nach diesen physiologischen Reaktionen gehört das Temulin etwa der Gruppe des Scopolamins an. — Hofmeister leitet die nervösen Wirkungen im Vergiftungsbild vom Temulin ab. Für die Magen- und Darmwirkung dagegen ist ein anderer Bestandtheil verantwortlich zu machen. Hofmeister schiebt diese dem zu 3 procent in den Samen vorhandenen Fett und den Fettsäuren zu: das Glukosid sei dafür in zu geringer Menge in dem Samen enthalten.

§ 180. Chinolin. Kairin. Thallin. Analgen. Orexin.

I. Das Chinolin ist schon im § 156 bei der allgemeinen Darstellung der physiologischen Wirkung der Basen mit ringförmig gebundenem N genannt und besprochen. — Da Chinolinsalze eine Zeit lang beim Menschen als Antipyretica, auch als örtliche Antiseptica vorgeschlagen und verwendet waren, so sind wir von daher auch über die Giftwirkung auf den Menschen unterrichtet.

Chinolin ist eine farblose, ölige, stark lichtbrechende Flüssigkeit, die in Berührung mit Luft sich bräunt. Der Geschmack ist bitter, brennend, ätzend. Der Siedepunkt liegt um 235° C. Es ist sehr hygroskopisch, seine Lösung reagirt alkalisch, mit 1 Aequivalent Säure bildet es krystallisirende Salze: von diesen ist das salzsaure zerfliesslich, das weinsaure dagegen luftbeständig, krystallinisch, leicht löslich. Dieses war darum zu den therapeutischen Versuchen benützt (cf. B. B. 1881, pag. 2805). Chinolin gibt mit den meisten Alkaloidreagentien Niederschläge; charakteristisch ist das schwerlösliche, schön krystallisirende Dichromat.

Donath hat an Warmblütern und an schematischen Versuchsanordnungen experimentirt. Fast direkt nach subcutaner Injektion von 0,24 des salzsauren Salzes beim Kaninchen beginnt die Temperatur zu fallen, erreicht nach etwa 50 Minuten den niedersten Stand (von 39,0 auf 38,0°), auf dem sie gegen 2 Stunden verweilt, um dann ebenso jäh wieder anzusteigen (B B. 1881, pag. 178). — Auch die Athmung fällt stark ab: 0,35 machen beim Kaninchen schon bedenkliche Zeichen der Athmungslähmung. — Pilzwucherung jeder Art wird durch Chinolinzusatz stark verzögert oder ganz unterdrückt. Eiweisslösungen werden getrübt und schon durch geringen Zusatz die Gerinnungstemperatur erniedrigt. — Die Mittheilungen von Bach und Loimann (Virchow's Archiv 86, pag. 456) lauten damit übereinstimmend. Von 0,3 ab beginnt für Kaninchen schon die tödtliche Gabe. Grosse Dosen machen Betäubung, Reflexlähmung, Tod im Collaps.

Die darnach am Menschen geprüfte therapeutische Brauchbarkeit der Chinolinsalze hatte das Ergebniss, dass sehr bald das Chinolin wieder verlassen wurde: man vergleiche R. v. Jaksch: Prager medic. Wochschr. 1881, Nr. 24 und 25.

Bei Typhus hatte Chinolin. hydrochlor. in Gaben von 2,0 bis 3,0 wohl einige Wirkung, doch viel unzuverlässiger als das Chinin. In der Mehrzahl der Fälle trat Erbrechen ein. (Nach einer Notiz von Hager soll dieses durch Mitdispensiren von etwas Salzsäure vermieden werden; ich habe darüber weiter nichts erfahren.) Die unangenehmen Nebenwirkungen des Chinins werden ausdrücklich in Abrede gestellt. — Löwy (Wien. medic. Presse 1881) gibt bei Behandlung von Intermittens nicht gerade Ungünstiges an: es ist aber viel weniger sicher als Chinin. — Auch Löwy tadelt die starke Magenreizung des Präparates. — Auffallend ist, dass bei der raschen (brüsken) Wirkung des Chinolins nicht öfter Collaps-Erscheinungen berichtet werden: — von Jaksch deutet zwar solche an. — Am abfälligsten urtheilt über die therapeutische Brauchbarkeit Brieger: Zeitschrift klin. Medicin 1882. IV. pag. 296.

Das Chinolin ist als solches im Harn nicht aufgefunden. Donat (Prager med. Wochenschr. 1881, Nr. 28) gibt an, es werde in eine Pyridincarbonsäure umgewandelt.

Das Chinolin ist mit der Einführung des Kairins ganz aus dem Arzneischatz verschwunden.

II. Kurz sei erwähnt, dass die manchmal in kleinen Quantitäten im Hundeharn vorkommende Kynurensäure Oxychinolincarbonsäure und das durch Erhitzen daraus gewonnene Kynurin ein Oxychinolin ist.

III. Als Kairin wurden zwei Chinolinderivate, das sogenannte Methyl- und das Aethyl-Kairin oder Kairin M und Kairin A, letzteres auch Kairin schlechthin genannt, eine Zeit lang als Antipyretica benützt.

Sie leiten sich beide von einem Oxychinolin ab, das zuerst durch Behandeln mit Zinn und Salzsäure hydrirt wird: durch Behandeln mit Jodmethyl oder Jodaethyl wird dann am N eine CH_3- oder C_2H_5-Gruppe angefügt. Das Methylderivat, das zu brüsk wirkte und neben starken Schweissen besonders häufig Schüttelfröste hervorrief, wurde auf Filehne's Rath bald wieder verlassen und als Kairin eine Zeit lang nur das Aethyl-Kairin benützt. (Filehne: Berlin. klin. Wochenschr. 1882 Nr. 45 und 1883 Nr. 6.) — Das Kairin hat darnach eine sehr eingehende Besprechung gefunden. Ich erwähne: Guttmann: Berlin. klin. Wochenschr. 1883 Nr. 31 — Ewald: ibidem Nr. 24 — Ries: ibidem Nr. 53 — Merkel: Deutsch. Archiv klin. Medicin 34. 1883, pag. 100 — Maragliano: Centralblatt medic. Wissensch. 1884, Nr. 39 u. 40. — Das Mittel ist der kurz dauernden Wirkung, der häufig auftretenden Collapse, besonders der Frostanfälle wegen bald wieder verlassen. Die unangenehmen Nebenwirkungen waren bei Mengen, die bis in die 20 gr an Einem Tage gingen, gering; immerhin wurden constatirt: eigenartige Empfindungen im Gesicht (Nase); Schweiss, Schüttelfrost, Collapse; selten Erbrechen und Verdauungsstörungen; auch Kopfschmerz und Benommenheit

waren nur bei wenigen Fällen. — Blut und Nieren wurden nicht
gestört. Der Harn war eigenartig grün. — v. Mering (Zeitschrift
klin. Medicin VII, Supplheft pag. 149) gibt an, das Kairin werde mit
Schwefelsäure gepaart im Harn ausgeschieden. Vielleicht ist ein
Theil an Glykuronsäure gebunden, weil der Harn linksdrehend wird
und reducirt.

IV. Thallin — ist gleichfalls ein fast gänzlich aufgegebenes
Antipyreticum. Es leitet sich von einem Tetrahydrooxychinolin ab,
dessen Methyläther es ist (Tetrahydrochinanisol: C_9H_9, OCH_3, NH).
Es ist eine starke Basis, von der verschiedene Salze gebräuchlich
sind: officinell ist das schwefelsaure. Die Lösung reagirt sauer,
bräunt sich beim Stehen am Licht. Charakteristisch ist der Geruch
und die tiefe Grünfärbung, die die wässerige Lösung eines Thallin-
salzes auf Zusatz von Eisenchlorid annimmt.

Die örtliche Verwendung, zu Einspritzungen in die Harnröhre
bei gonorrhoischer Infektion, hat meines Wissens keine Schadenwirkungen zur Folge gehabt.

Anders aber steht es mit dem innerlichen Gebrauch. Besonders
zur Behandlung des Typhus ist die sogenannte continuirliche Thalli-
nisation viel versucht worden. Da die Thallinwirkung sehr rasch
einsetzt und bald wieder verschwindet, hat man die auch bei anderen
Antipyreticis gesehenen Nebenwirkungen, profuse Schweisssecretion
und starken Schüttelfrost, Cyanose, Collapserscheinungen beobachtet.
Das Thallin hat aber nebst diesen Schädigungen, die es mit den
anderen Antipyreticis theilt, noch einen besonderen deletären Einfluss,
der wahrscheinlich aus der Veränderung des Blutes (und noch anderer
Organe?) entspringt. Ehrlich hat an Hunden vermehrten Eiweiss-
zerfall nach grossen Thallinmengen constatirt (Deutsche med. Wochenschrift 1886 Nr. 48 u. 50). Brouardel und Robin (Académie de
Médecine, Paris, Sitzung 15. und 22. Oktober 1889) behaupten direkt
die Zerstörung von Blutkörperchen: in welcher Weise aber der Blutfarbstoff im lebenden Menschen verändert wird, das ist nicht im
Einzelnen festgestellt. Typisch ist der Befund von Ehrlich (Therap.
M.-H. 1887, pag. 53), der in den Papillen der stark vergrösserten
Nieren (Typhus) Hämoglobin-Infarkt constatirte. Weiter ist Abnahme
des Blutsauerstoffs nachgewiesen. Im überlebenden Blut kann man
auf Thallinsulfat-Zusatz Met-Hb entstehen sehen: ob das aber auch
intra vitam stattfindet, ist noch nicht sicher erwiesen, wenn auch
wahrscheinlich genug. Schwere Blaufärbung an Wangen, Schleimhäuten, Nägeln ist von Demme bei Kindern beschrieben (23. Jahresbericht Kinderhospital Bern, 1885).

Weiterhin hat man Störungen an den Nieren beobachtet, in
einzelnen Fällen Polyurie: seltener Eiweiss und Cylinder. Die Harnfarbe ist immer geändert, dunkler bis grünlich schwarz (cf. von
Jaksch: Zeitschrift klin. Medicin 8, pag. 61 und Penzoldt: Münch.
med. Wochenschr. 1886, Nr. 39).

Am Herzen sind gleichfalls schwere Störungen vorgekommen,
Herzklopfen, Abnahme des arteriellen Druckes, dauernde Zeichen von
Herzschwäche. Endlich hat man auch auf den Stoffwechsel der Ge-
webe dem Thallin einen üblen Einfluss, erkennbar an vermehrter
Schwefelsäure- und Phosphorsäure-Ausfuhr zugeschrieben.

In Uebereinstimmung damit steht, dass nach Thallin-Gebrauch
verzögerte Reconvalescenz, Zustände von Anämie, langsamere Re-

sorption von Exsudaten, Oedeme, schlechtes Aussehen, subjektives Schwächegefühl berichtet worden sind. — Dass man diese üblen Neben- und Nachwirkungen nur in einzelnen Fällen constatiren konnte, spricht nicht gegen deren ursächlichen Zusammenhang mit dem Thallin, da ja auch bei anderen Blutgiften eine besondere Empfindlichkeit einzelner Individuen zum Auftreten manifester Symptome gehört.

Ueber die Literatur cf. **Falk**: Therap. M.-H. 1890, pag. 211.

Analgen ist ein dem Phenacetin analog gebautes Chinolin-Derivat genannt worden. Es leitet sich ab von einem Amidooxychinolin, in dem ein H der Amid-Gruppe durch Acetyl, der H der Hydroxylgruppe durch Aethyl ersetzt ist: also aus C_9NH_6OH wird zuerst $C_9NH_5OHNH_2$ und daraus $C_9NH_5OC_2H_5NHCOCH_3$. In einem später construirten und fast ausschliesslich als Analgen therapeutisch benützten Präparat ist statt der Essigsäure die Benzoesäure in die Amidgruppe eingeführt, also: $C_9NH_5OC_2H_5NHCOC_6H_5$. Es wurde als Antipyreticum, besonders als Antirheumaticum empfohlen und auch verwendet. Seine Giftwirkung ist jedenfalls gering: aus der Poliklinik in Freiburg werden nur in wenigen Fällen Uebelkeit, Erbrechen, Darmerscheinungen, Ohrensausen berichtet. Siehe Therapeut. M.-H. 1892, pag. 666; 1893, pag. 285 u. 363; 1894, pag. 78; 1897, pag. 501 etc.

Orexin ist ein Derivat eines Chinazolins; letzteres hat zwei N-Atome im Ring. In einem dihydrirten Chinazolin ist an einem N die C_6H_5-Gruppe angelagert: Phenyldihydrochinazolin, $C_6H_4 \genfrac{}{}{0pt}{}{NCH}{CH_2N(C_6H_5)}$. Das salzsaure Salz war als appetitverbesserndes Mittel zu etwa 0,3 pro dosi therapeutisch vorgeschlagen. Es wirkt auf Schleimhäute leicht ätzend, macht Schmerzen in der Mundhöhle, Brennen im Magen, Erbrechen, selbst Durchfälle.

Ueber einige theoretisch interessante Chinolin-Derivate vergleiche § 182.

§ 181. Chinin und die China-Alkaloide.

Von den verschiedenen Alkaloiden, die aus den Rinden der Cinchoncen und der Remija-Arten isolirt sind, hat nur das Chinin besonderes Interesse für den Toxikologen. Die Mutterpflanzen, zur Familie der Rubiaceae gehörig, sind im tropischen Amerika heimisch, jetzt auch an anderen Stellen in den Tropen angepflanzt. — Die Rinden sind nur noch für den Kaufmann und den Pharmakognosten Gegenstand besonderen Studiums. — Die wichtigsten Nebenalkaloide werden im Anhang besprochen.

I. Das Chinin $C_{20}H_{24}N_2O_2$ ist nach seiner chemischen Constitution noch nicht ganz aufgeklärt. Chinin und das damit isomere Chinidin enthalten auf alle Fälle einen Chinolinkern und zwar wahrscheinlich den Methoxylepidin-Rest, während die beiden unter sich isomeren Basen Cinchonin und Cinchonidin den Lepidin-Rest enthalten. Die allen vier Alkaloiden gemeinsame Gruppe hat, abgespalten, den Namen Merochinen erhalten. Vergleiche § 182. I.

Das Chinin ist eine zweisäurige bitertiäre Base, von der es einsäurige und zweisäurige Salze gibt. Gewöhnlich benutzt man die einsäurigen Salze, von denen das salzsaure mit $2H_2O$, das schwefelsaure mit $8\,H_2O$ krystallisirt, Früher war auch das bisulfuricum officinell.

Die wässerigen Lösungen der Chininsalze werden durch alle Alkalien gefällt. Das ausfallende amorphe Chinin wird mit $3\,H_2O$ bald krystallinisch (unter bestimmten Bedingungen entstehen Hydrate mit 1 und mit $2\,H_2O$). Die freie Basis ist in Natronlauge gar nicht, in Kalilauge und Ammoniak nur sehr wenig löslich. — Das Hydrat mit $3\,H_2O$ schmilzt bei 57^0 C. und wird bei 120^0 C. wasserfrei; bei gewöhnlicher Temperatur löst es sich etwa in 1700 Theilen Wasser. — Chinin wird von Aether, Chloroform, Schwefelkohlenstoff, auch von verdünntem Alkohol sehr leicht gelöst: unlöslich ist es in Petroläther. — Die Chininsalze sind in Wasser meist gut löslich: die Lösungen mit sauerstoffhaltigen Säuren fluoresciren schön blau, nicht aber die Lösungen mit sauerstofffreien Säuren. — Die Chininsalze geben mit allen Alkaloid-Reagentien Niederschläge. — Charakteristisch ist die Thalleiochinreaktion: eine minimale Quantität Chinin mit Chlorwasser im Ueberschuss versetzt und einige Sekunden umgeschüttelt gibt mit Ammoniak smaragdgrüne Färbung. — Setzt man nach dem Chlorwasser etwas Ferrocyankaliumlösung und dann erst Ammoniak zu, so entsteht dunkelrothe Färbung.

II. Die Vergiftungen durch Chinin entstehen immer gelegentlich des therapeutischen Gebrauchs. Selten werden durch übergrosse Gaben für therapeutische Zwecke Beschädigungen gesetzt[1]). Meist geschehen die schweren akuten Vergiftungen durch Unglücksfall (Verwechselung mit einem anderen Arzneistoff etc.). Wichtig aber ist es für den Arzt, auch die vorübergehenden Störungen, die schon bei mittleren Gaben oder unter gewissen Einzelbedingungen sich einstellen, zu kennen. — Das Chinin unterliegt endlich in ausgedehntestem Maasse der Fälschung: davon werde ich nur kurz sprechen, da für Deutschland dieser Missstand gar nicht mehr besteht.

III. Die akute schwere Chinin-Vergiftung.

Fälle der schwersten Art sind von Husemann zur Entscheidung der Frage zusammengestellt worden, ob Chinin überhaupt schon tödtliche Vergiftung gemacht habe (Therap. M.-H. 1888, pag. 7). Ein Soldat und ein Lazarethgehülfe nehmen aus Versehen jeder 12 gr Chininsulfat in 5 procentiger Lösung. Binnen einer halben Stunde das Bild schwerer Erkrankung: grosse Apathie, ausgesprochene Herzschwäche. Der eine Vergiftete, bei dem spontan Erbrechen eingetreten war, erholt sich, der andere geht in der vierten Stunde in einem Anfall von Herzschwäche zu Grunde.

Ein weiterer Unglücksfall ist Husemann von Dr. Marcuse berichtet. Ein 10 jähriges Kind, das schon länger an Febris intermittens gelitten hatte, bekam nach dem Essen zwischen 5,0 bis 10,0 Chinoidin (amorphes Chinin): sofort kam Erbrechen, in einer halben Stunde schon der letale Ausgang. Husemann citirt an derselben Stelle

---

noch mehrere Fälle tödtlicher Vergiftung von Kindern. — Die Mittheilungen in der älteren Literatur (cf. Husemann und Hilger: Pflanzenstoffe, pag. 1450 ff.) sind wohl kritischer aufzunehmen, da man früher mit dem Fehlschluss des post hoc ergo propter hoc noch schneller zur Hand war als heutigen Tags. — In einem Gutachten über die Frage, ob 1,2 Chinin + 0,35 Cinchonin die Ursache des binnen vier Stunden erfolgten Todes gewesen sei, spricht sich Frerichs verneinend aus (Vierteljahrschrift gerichtl. Medicin 30. 1862). Magenschmerzen, Ohnmacht, Krämpfe waren die wesentlichsten Symptome gewesen.

Wichtiger ist die Beobachtung, dass auch nach sehr grossen Gaben und sehr schweren Erscheinungen gewöhnlich Wiederherstellung eintritt. So erzählt z. B. Roberts (Lancet 9. März 1895), dass er eine 35 jährige Frau eine Stunde nach der Aufnahme von etwa 20 gr Chininsulfat bewusstlos angetroffen habe. Die Temperatur betrug 35° C., die Körperoberfläche war kalt und cyanotisch verfärbt, die Respiration langsam, kaum bemerkbar, die 45 Pulse in der Minute klein, schwach, die Pupillen erweitert, reaktionslos. Selbst starke Reize konnten die Bewusstlosigkeit nicht beseitigen. Nach einigen Stunden kam Erbrechen. Erst am nächsten Tage kehrte das Bewusstsein wieder: nun zeigte sich, dass die Frau fast taub und vollständig blind war. Das Gehör war binnen einer Woche wieder normal. Erst nach zwei Wochen aber stellte sich geringe Lichtempfindlichkeit ein. Diese besserte sich langsam, auch nach Monaten war die volle Sehschärfe nicht wieder erlangt.

Einen ganz gleichartigen Fall erzählt Grosskopf (Therap. M.-H. 1892, pag. 561). Ein Malaria-Kranker nahm zur Beschleunigung der Kur 2,5 Chinin morgens früh auf einmal. Nach 1 Stunde brach er bewusstlos zusammen: das Gesicht war blass, der Körper kalt, Puls klein, Athmung oberflächlich. Nach einer Stunde kam auf energisches Frottiren, Camphor-Injektionen das Bewusstsein wieder: dann tiefer Schlaf. Die constatirte Erblindung war schon Abends zurückgegangen: Gehörstörungen waren nicht vorhanden.

Binz (Vorlesungen, pag. 710) referirt über folgenden Fall. Durch Verwechselung nahm ein Mann 10 bis 11 gr Chinin. sulfuricum. Binnen einer Stunde stellte sich Kopfschmerz, Schwindel, Nachlass der Kräfte und Bewusstlosigkeit ein. Das Gesicht war blass, die Lippen bleich, wie die Haut kühl, der Puls gleichförmig, verlangsamt, schwer zu fühlen, die Athmung träge, Pupille sehr erweitert. Langsame Erholung.

Bei den Gaben, wie sie für Heilzwecke gebraucht werden, fehlen leichte Nebenwirkungen niemals gänzlich und in den Tropen sind solche nach den dort nothwendigen grossen Dosen sehr stark ausgebildet. — Das sehr häufige Vergiftungsbild des sogenannten Chinin-Rausches hat folgende Symptome: Schwerhörigkeit, Sausen und sonstige subjektive Geräusche im Ohr, Uebelkeit, Brechneigung (häufig bis zu Erbrechen sich steigernd); Schwindelgefühl, eigenartiges Benommensein im Kopf, das die Kranken als Umneblung der Sinne, Behinderung des freien Denkvermögens wie beim Rausch fühlen — starkes Schlafbedürfniss.

IV. Eine Einsicht in die Grundwirkung des Chinins zur Erklärung der beobachteten Störungen besitzen wir nicht. Eine grosse Anzahl wichtiger Einzelbeobachtungen aber beweist, dass schon durch

sehr geringe Chinin-Mengen die vitalen Leistungen aller lebenden
Elementar-Theile schwer geschädigt werden. Binz (Centralblatt
medic. Wissensch. 1867, pag. 308) hat zuerst solche grundlegenden
Versuche mit Infusorien der Heujauche angestellt. Noch bei einer
Verdünnung von 1 zu 20000 zeigt ein Wimper-Infusorium, Paramecium,
in 5 Minuten schon beginnende Lähmung, später Bewegungslosigkeit
und endlich Zerfall zu Detritus.

Wenn nun auch diese Wirkung nicht so allgemein und nicht
so stark ist wie z. B. die des Sublimates, so können wir doch mit
Recht das Chinin ein Protoplasma-Gift nennen (Binz: Centralbl.
medic. Wissensch. 1867, pag. 308, und: Experiment. Untersuchungen
über das Wesen der Chininwirkung, Berlin 1868, — weiter: Das
Chinin, Berlin 1875. — Bucholtz: A. e. P. Ph. 4, pag. 53. Brown:
ibidem 9, pag. 145 etc.). Auch auf Bakterien wirkt Chinin ausserordentlich energisch ein, so dass es für manche Zwecke der örtlichen
Antiseptik in therapeutischen Gebrauch genommen worden war[1]. —
Für diese allgemein ertödtende Wirkung selbst wieder wird die Fähigkeit des Chinins in Anspruch genommen, die Sauerstoff-Uebertragung
auf das Protoplasma zu hindern oder zu hemmen. Wenn auch dieser
Erklärungsgrund sicher nicht der einzig und ausreichend zutreffende
ist, so sind die hierher bezüglichen Beobachtungen doch von hohem
Interesse. Das Leuchten von Leuchtbakterien wird schon durch
Zusatz von 1 : 14000 Chinin sofort stark geschwächt und in etwa
30 Minuten gänzlich ausgelöscht. — Blut, das in dem Gemenge von
Terpentinöl und Guajac-Harz rasch die Bläuung des letzteren zu
Stande bringt, verliert durch geringen Chininzusatz 1 : 20000 fast
gänzlich diese Wirkung. — Dieselbe Concentration des Chinins macht
schwere Störungen an den Leukocyten, hemmt deren amöboide Bewegungen, verhindert die Auswanderung an künstlich in Entzündung
versetzten Theilen. — Die Synthese von Hippursäure, die man in
der überlebenden Niere durch Durchleiten von Blut und Benzoesäure
und Glykokoll zu Stande bringen kann, wird durch wenig Chinin
sofort enorm verzögert.

V. Die lokalen Störungen, die Chinin gelegentlich hervorbringt, sind nicht schwerer Art. Chinin-Arbeiter sollen durch Ver-
stauben manchmal Hauterscheinungen bekommen; wahrscheinlich ist
dazu die Mithilfe begünstigender Nebenumstände, leicht vulnerable
Haut, starkes Schwitzen, Unreinlichkeit etc. nothwendig. Erythem
und Papeln sind die meist beobachteten typischen Dermatosen; weiter
ist diffuse Schwellung des Gesichtes, der Augenlider beschrieben. —
Im Munde ist besonders störend der intensive und nachhaltige bittere
Geschmack, der nach 1 : 10000 deutlich ist. Das Chinin übertrifft
hierin die anderen Cinchona-Alkaloide. — Das Chinin wird durch
die Speicheldrüsen ausgeschieden: es kann darum auch bei subcutaner
Anwendung der bittere Geschmack entstehen. Die Verdauungs-
vorgänge (Speichel, Magensaft) werden durch kleine Chinin-Gaben
nicht merklich gestört. — Das häufig folgende Erbrechen hat wohl
verschiedene Ursachen (örtliche Wirkung, bitterer Geschmack, Auto-
Suggestion): in der Regel ist es durch fortgesetztes Darreichen von

---

[1] Die Koch'schen Komma-Bacillen wachsen nicht mehr bei Zusatz von
Alkohol 1 : 10, Alaun 1 : 100, Eisenvitriol 1 : 200, Camphor 1 : 300, Phenol 1 : 400,
Chininsulfat 1 : 5000, Sublimat 1 : 100000.

Chinin zu überwinden. Das Rectum ist als Resorptionsort sehr gut
zu benutzen. — Die subcutane Injektion hatte immer, auch als die
Lösung des Chinoidin. hydrochloric. benutzt wurde, grosse Unbequemlichkeit im Gefolge und ist deshalb jetzt ganz verlassen.

VI. Von Untersuchungen einzelner Funktionen des Menschen
und der warmblütigen Thiere unter Chinin-Einfluss sei zuerst besprochen Stoffwechsel und Wärmeproduktion. — Ueber den
respiratorischen Stoffwechsel hat zuerst Buss (Das Fieber, 1874,
pag. 74) die Angabe gemacht, die CO_2-Produktion werde bei Typhösen
durch Chinin vermindert. Strassburg (A. e. P. Ph. 2, pag. 334)
experimentirte an Kaninchen: er findet nach Gaben, welche die
Temperatur schon deutlich herabsetzen, bei fieberfreien Thieren keine
Abnahme der ausgegebenen Kohlensäure. Bei fiebernden Thieren
war eine Abnahme wohl nachzuweisen, aber wegen gewisser opera-
tiver Eingriffe (Tracheotomie vermindert den O-Gebrauch!) nicht
sicher auf Chinin zu beziehen. Der Verbrauch des Sauerstoffs wurde
durch das Chinin nicht in constanter Weise verändert. — von Böck
und Bauer (Zeitschrift Biologie 10. 1875, pag. 336) finden nach
kleinen Gaben Chinin bei einer Katze CO_2-Ausgabe und O-Aufnahme
etwas vermindert, bei grösseren etwas vermehrt. Diese bei Hunden
noch viel stärkere Vermehrung wird von den Autoren mit Recht auf
die motorische Unruhe der vergifteten Thiere bezogen (bei Hunden
wirkliche Krampfanfälle!). Arntz (Pflüger's Archiv 31, pag. 531, hier
pag. 572 f. — Literatur!) hat darnach bei septisch inficirten Thieren eine
Verminderung des Sauerstoffverbrauches constatirt, dasselbe bei gesunden
Thieren aber nicht beobachtet — Neuere Selbstversuche (Irisawa,
von Noorden, Zuntz: Verhandlungen Berlin. physiolog. Gesellschaft 26. Januar 1894) haben dasselbe ergeben, dass der respiratorische Gaswechsel keine wesentlichen Veränderungen erfährt. Die
Athmungsgrösse war gesteigert. — Alle Untersucher stimmen aber
darin überein, dass durch Chinin der Eiweiss-Umsatz vermindert
wird (Harnstoff-Schwefelsäure-Ausscheidung). Kerner: Pflüger's
Archiv 3, pag. 100. — Prior: Pflüger's Archiv 34, pag. 237 (für
den normalen und für den fiebernden Menschen). Sassetzki:
Virchow's Archiv 93, pag. 485. Venediger: Dissertation, Halle
1893. — von Noorden-Zuntz l. c. — Die Verminderung der
N-Ausfuhr macht sich nicht sofort am 1. Tage, sondern erst nachfolgend und nachhaltig geltend.

Die Temperatur sinkt durch Chinin ab. Von Jürgensen
(Die Körperwärme des gesunden Menschen, Leipzig 1873, pag. 40)
ist für den Gesunden der Verlauf der Temperatur-Einstellung nach
Chinin-Gebrauch so gefunden, dass eine Aenderung (Abfall) durch
Gaben, die beim Fiebernden sicher diese Wirkung haben, nicht erfolgt: die täglichen Schwankungen aber bleiben aus. die Temperatur-
Curve verläuft geradlinig. Grosse Gaben natürlich machen auch
beim Gesunden mit der allgemeinen Lähmung Temperaturabfall.
Siehe oben III. — Auf mechanische Wärme-Stauung beim Gesunden
hat Chininisation den Einfluss, dass der Anstieg der Temperatur
nicht so hoch wird und der Abfall zur Norm rascher geschieht. Die
Schweissbildung ist vermindert. — Den Verlauf des Temperatur-
abfalles bei Fiebernden schildere ich hier nicht. — Die postmortale
Temperatursteigerung ist so gut wie ganz aufgehoben (Binz: Virchow's
Archiv 51. 1870, pag. 6).

Betreffs der theoretischen Vorstellungen, die über die Wirkungs-art des Chinins aufgestellt sind, vergleiche man die letztcitirte Arbeit von Binz, dann Arntz l. c. etc.

Die Wärmeproduktion (aus Wärmeabgabe und Temperatur-einstellung) nach Chiningaben hat Gottlieb mit dem Rubner'schen Calorimeter gemessen: er findet sie durch 0,1 bis 0,2 Chinin beim normalen Kaninchen um 8 bis 18 procent, bei durch Gehirnstich gesteigerter Körperwärme bis gegen 40 procent herabgesetzt. Die Wärmeabgabe ist gleichzeitig vermindert (A. e. P. Ph. 26, pag. 167).

VII. Die Wirkung aufs Herz ist ausserordentlich vielfältig be-sprochen (Literatur: Santesson: A. e. P. Ph. 30, pag. 412). Bei Säugethieren kommt auf mittlere Gaben kurz dauernde Beschleu-nigung, worauf bald Abfall der Pulszahl und des Druckes folgt. Es ist daran die langsam fortschreitende Abnahme der Leistung des Herzmuskels und gleichzeitig die Lähmung der Gefässmuskulatur betheiligt. Da man beim Säugethierherzen in den Anfangsstadien einer Vergiftung immer an reflektorischen Ausgleich der erstgesetzten Beschädigungen denken muss, so sind die Erfahrungen am ausge-schnittenen Froschherzen für die Erkenntniss der Anfangswirkungen besonders interessant. Die entsprechenden Beobachtungen von San-tesson (A. e. P. Ph. 32, pag. 321) ergeben, dass das isolirte Frosch-herz für Zumischung von Chinin zur Durchströmungsflüssigkeit un-gefähr ebenso empfindlich ist, wie dies die oben referirten Elementar-versuche ausgewiesen haben. Eine Concentration 1 : 5000 tödtet das Herz in wenigen Minuten: 1 : 50000 setzt nach einiger Zeit und fort-schreitend die Herzkraft deutlich herunter. — Die specielle Beobach-tung der Herzfunktion beim Menschen unter Chinin-Gebrauch ist ganz in Uebereinstimmung mit den ausgesprochenen Sätzen. Die retardirende Wirkung auf den Puls ist immer vorhanden, auch wenn bei Fiebernden die Temperatur nicht absinkt; sie dauert länger an, als die Temperatursenkung: d. h. auch beim Menschen zeigt sich die Wirkung auf das Herz als eine direkte Wirkung, die nicht nur von den Temperaturveränderungen abhängig ist.

Eigenartig ist das Ergebniss von Versuchen, die die Wirkung des Chinins auf die Skelettmuskeln studiren. Es ist nämlich einige Zeit nach der Vergiftung die Muskelarbeit bei Einzelzuckungen deut-lich gesteigert. Etwa 1 Stunde nach der Vergiftung ist diese Steige-rung zuerst nachweisbar, nach 3 bis 4 Stunden ist sie am grössten. Auch nach Curare ist sie nachweisbar. Dafür tritt die Ermüdung bei den chininvergifteten Muskeln um so früher auf. — Die Form der Zuckungscurve ist nicht verändert. — Ueber die Einzelheiten der interessanten Frage vergl. man die Originalangaben von Santesson in A. e. P. Ph. 30, pag. 412.

VIII. Das Centralnervensystem wird fortschreitend in allen Theilen gelähmt. Bei einer schweren akuten Vergiftung tritt der Tod durch Athmungslähmung ein. Es ist darum durch künstliche Respiration das Leben eine Zeit lang zu verlängern, bis zum Ein-treten der Herzlähmung. Von Heubach ist eine anfängliche geringe Steigerung der Reflexerregbarkeit bei Thieren constatirt (A. e. P. Ph. 5, pag. 1 ff.). Ueber starke Beeinträchtigung der Reflexerregbarkeit bei Fröschen siehe Chaperon (Pflüger's Archiv 2, pag. 295). Diese ist eine Folge der allgemeinen Lähmung. Ob die bei einzelnen Ver-giftungsfällen geschenen (seltenen) Krampfanfälle als Steigerung der

Reflexerregbarkeit, oder aber als Folge combinirter Erkrankung (Heubach l. c. pag. 29 u. 30) zu deuten sind, ist zur Zeit nicht zu entscheiden. Es sind beim Menschen nach der subcutanen Application Anfälle von Tetanus angegeben. (Es sollen solche auch nach innerlicher Anwendung vorgekommen sein.) Es ist schwer, diese auf eine sichere Ursache zu beziehen. Man hat an die Wirkung der Nebenalkaloide gedacht, die früher (bis gegen 1887) in hohen procentischen Mengen dem Chinin zugemischt waren. Indess macht das Cinchonin erwiesenermaassen nur bei Thieren, nicht beim Menschen Krampfanfälle. (Dagegen sieht man bei Hunden gelegentlich auch vom Chinin Krämpfe.) Vielleicht ist doch die Applicationsart (subcutane Injektion) mitzubeschuldigen. — Die Krämpfe sind — wenigstens nach Aussage unserer Literatur — ein äusserst seltenes Vorkommniss[1]).

IX. Eine wichtige Theilerscheinung der allgemeinen Chinin-Vergiftung sind gewisse Erkrankungen der Sinnesapparate. — Sehstörungen sind so häufig und von so eigenartigem, übereinstimmendem Verlauf beschrieben, dass man den ursächlichen Zusammenhang dieser Erkrankung mit dem Chinin kaum mehr abweisen kann (siehe z. B. Gräfe, Archiv Augenheilk. 1857. 3. Bd. pag. 396; Knapp, ibidem 11. 1881, pag. 151). Nach einer grossen Chinin-Dosis erwachen die Vergifteten aus der tiefen Betäubung oder dem tiefen Schlaf mit vollständiger, fast immer doppelseitiger Erblindung. — Diese Sehstörung dauert dann meistens längere Zeit. Sie ist, wie man per exclusionem beweisen kann, nur durch Ernährungsstörungen in der Netzhaut bedingt, die Augenmedien sind vollständig klar: die ophthalmoskopisch erkennbaren Veränderungen sind an der Papilla nervi optici und an den Netzhautgefässen vorhanden. Da auch bei Malaria-Infektion Sehstörungen vorkommen, erörtert Demicheri die Frage der differentiellen Diagnose (Annales d'Oculist. Bd. 115, pag. 32). Bei der Malaria-Amaurose findet man Retino-chorioideitis und Arteriitis, seltener Neuritis, Blutungen und Trübungen um die Papille; die Verengerung der Gefässe dauert nur kurze Zeit, die Venen sind erweitert. — Bei der Chinin-Amaurose sind alle Gefässe verengert, an der Gefässwand keine Veränderung, der Sehnerv ist blass. Eigenartig und abweichend beschrieben ist der anfänglich erhobene Befund bei Roberts (Therap. M.-H. 1895, pag. 633); an den folgenden Tagen wird derselbe Befund wie von den anderen Autoren angegeben. Alljährlich sind solche Fälle in den Jahresberichten beschrieben (siehe z. B. Michel's Jber. 1896 pag. 145 und 1897 pag. 280). Eigentlich muss man bei jeder schweren Vergiftung, die zu Bewusstlosigkeit führt, auf diesen üblen Zufall rechnen. In einzelnen Fällen geht die Störung in wenigen Stunden glatt zurück. In den meisten schweren Fällen aber ist der Verlauf ein sehr langwieriger. Erst in Tagen kommt die Lichtperception wieder; langsam, in Monaten erst wird die centrale Sehschärfe wieder normal: das periphere Sehen bleibt oft dauernd vermindert: concentrische Gesichtsfeldbeschränkung scheint

---

[1]) Marcuse (Dissert. Berlin 1890) beschreibt, dass nach einer grossen Chinoidingabe (4 mal 1,5 Chinoidin am vorangehenden und 5 mal am nächstfolgenden Tag) bei einem Manne schwere epileptiforme Krämpfe aufgetreten seien, woran sich am folgenden Morgen ein Anfall von hallucinatorischem Irresein anschloss. In einigen Wochen war die Genesung vollständig. — Der Fall ist vereinzelt. — Die Form der Erkrankung ist hier wohl auf primäre Belastung zu schieben.

als die typische dauernde Störung nach dieser Vergiftung zurückzubleiben.

Von therapeutischen Maassregeln sind Amylnitrit, Strychnin, Elektricität ohne Erfolg versucht. Anfänglich Ruhe, später allgemeine roborirende Behandlung geben die besten Erfolge.

X. Störungen am Gehörapparat sind ganz regelmässig schon bei mittleren Gaben als Sausen, Brausen, Schwerhörigkeit angegeben: zweckmässig macht der Arzt auf diese Nebenwirkungen zuvor aufmerksam. In schweren Vergiftungsfällen kommt es häufig zu vollständiger Taubheit; doch ist hiebei das vollständig normale Funktioniren des Hörens auch ausdrücklich hervorgehoben. Meist gehen die Störungen in einigen Tagen vollständig zurück. Nur in ganz seltenen Fällen ist einseitige Schwerhörigkeit durch Monate, in einem Falle dauernde Schwerhörigkeit behauptet. — Bei Thieren hat man nach grossen Chiningaben Blutergüsse im inneren Ohr constatirt. — Guder: Dissertation, Berlin 1880; Kirchner: Berl. klin. Wochenschr. 1881, pag. 49; Centralbl. med. Wissensch. 1883, pag. 665.

XI. Eine wichtige Frage ist die, ob durch den Gebrauch von Chinin Blutungen vorkommen, oder vielmehr, ob die gelegentlich nach Chinin auftretenden Blutungen in ursächliche Verbindung mit dem Chinin gebracht werden dürfen.

Zu unterscheiden ist bei dieser Untersuchung zwischen wirklichem Blutaustritt — durch Gefässzerreissung — auf freie Oberflächen, und zwischen den Folgen der innerhalb der Blutbahn geschehenen Blutkörperchenlösung: Milzschwellung, Icterus, Hämoglobinurie etc. — wie sie oben pag. 26 geschildert sind.

Der zweite interessantere Theil der Frage hat dadurch neuerdings praktisches Interesse gewonnen, dass gelegentlich der Discussion über Pathogenese und Therapie des „Schwarzwasserfiebers" das Chinin beschuldigt worden ist, die Anfälle dieses Fiebers geradezu auszulösen.

Das Schwarzwasserfieber ist eine in den Tropen, besonders schwer im tropischen Afrika auftretende Erkrankung, die direkt mit der Malaria-Infektion insofern zusammenhängt, als sie nur an solchen Menschen, die mit dem Malaria-Virus inficirt sind, zum Ausbruch kommt. In der Regel sind die Befallenen schon von verschiedenen echten Fieberausbrüchen heimgesucht und sind nun scheinbar gesund oder leiden an leichten Folgezuständen der „Malaria-Dyskrasie".

Die Erscheinungen eines Anfalls von Schwarzwasserfieber beginnen immer mit einem starken und lange dauernden Schüttelfrost: dazu kommt schwere Uebelkeit, unstillbares Erbrechen gallig gefärbter Massen, Durchfälle. Die Kranken machen sofort den Eindruck schwerster Erkrankung — getrübtes Sensorium, Unruhe, hochgradige Atemnoth, unregelmässiger Fieberverlauf — ähnlich wie bei septischen Infektionen. Charakteristisch sind die jetzt folgenden Zeichen schwerer Blutdissolution. Der Harn wird dunkelschwarzroth mit grünlichem Schimmer: er enthält Pigmentkörnchen und -Schollen, Nierenepithelien, Cylinder, aber keine Erythrocyten; weiter besteht Druckempfindlichkeit des Unterleibs, Milz- und leichte Leberschwellung, Icterus, dessen Ausprägung aber schwankt: im Harn ist (meist) kein Gallenfarbstoff nachweisbar. Immer bestehen die Zeichen der akuten Nephritis, was auch bei den schwersten Fällen der nicht komplicirten Febris intermittens nicht oder nur selten der Fall ist. Die Prognose ist sehr schlimm. Der Tod erfolgt unter dem Zeichen der Herzschwäche, oder des urämischen Anfalls (verbreiteter Hb-Infarct und entzündliche Veränderungen der Nieren). In günstig verlaufenden Fällen bleiben Nierenstörungen (Schrumpfniere ..) zurück. Die Zahl der Blutkörperchen und die Menge des Hämoglobins ist nach dem Anfall enorm vermindert.

Nun ist zunächst an folgende sicher erwiesene Thatsachen zu erinnern. Im Verlaufe der Malaria-Erkrankung kommen (ohne Darreichung von Chinin) Anfälle von Hämoglobinurie vor. Es scheint bei übersichtlicher Betrachtung der Malaria-Literatur, dass diese Blutungen eine um so häufigere und um so schwerere Complication des Wechselfiebers sind, je höher dessen örtliche Perniciosität ist. In den Fiebergegenden Deutschlands ist davon kaum einmal die Rede: in Italien und Griechenland dagegen treten diese Zufälle schon häufiger auf. In Indien wird die Complication nicht viel angegeben. Dagegen ist sehr schwer belastet das tropische Afrika[1]).

Andrerseits aber ist ebenso sicher erwiesen, dass durch Darreichung von kleinen Gaben von Chinin an solche Menschen, die wohl mit dem Malaria-Virus inficirt sind, zur Zeit aber ganz gesund erscheinen oder aber doch nur wegen eines geringen Unwohlseins Chinin genommen haben, plötzlich Blutharnen auftritt... So gibt z. B. Plehn an, dass die Zahl solcher Malariafälle, in denen ein gewöhnliches Fieber im Anschluss an die Verabreichung von Chinin ein hämoglobinurisches werde, in Kamerun sehr gross sei. — Sehr klar beweisend ist der folgende von Murri (Bologna) beschriebene Krankheitsfall. (Deutsche medic. Wochenschrift 1896, Nr. 8 und 9.) Eine jugendliche Patientin, die vor 2 Jahren Malaria erworben und inzwischen mehrere Rückfälle überstanden hatte, tritt ins Spital ein und bekommt dort ohne Chiningebrauch in Pausen drei Anfälle von „postinfektiöser Malaria-Hämoglobinurie": Schüttelfrost, Temperatursteigerung bis 39,9 ° C., Erbrechen, rothbrauner Harn, Icterus, Schmerzen in Leber und Milzgegend sind die wesentlichen Zeichen. Im Harn ist Eiweiss, Blutfarbstoff, kein Gallenfarbstoff, aber Urobilin, einige Epithelien und Cylinder. Nach einer längeren freien Zwischenzeit wurde 0,5 Chinin gegeben: schon nach einer Stunde begannen subjektive Beschwerden, dann Temperatursteigerung, Empfindlichkeit des Unterleibs, Icterus. Der alkalische Harn enthielt Eiweiss und Blut. Das Aderlassblut, etwa 2[h] nach Einnehmen des Chinins entzogen, setzte ganz klares Serum ab, ein Aderlass aber nach 6 Stunden ergab röthliches Serum. Der Zusammenhang zwischen Chinin und Blutharnen wurde mit aller Bestimmtheit dadurch erwiesen, dass

---

[1]) Von deutschen Militär-Aerzten liegen verschiedene sehr gründliche Bearbeitungen aus der neuesten Zeit über das Schwarzwasserfieber vor:
Stendel: Die perniciöse Malaria in Deutsch-Ost-Afrika: Leipzig 1894.
Plehn: Deutsche medicin. Wochschr. 1895, Nr. 25 bis 27. — Dann Nr. 30 (hiezu vergl. Nr. 28).
Stendel: Deutsche medic. Wochenschr. 1895, Nr. 40.
Döring: Deutsche medic. Wochschr. 1895, Nr. 46.
Kohlstock: ibidem Nr. 46.
Eine gewisse Auswahl in der zur Beweisführung benutzten Literatur ist schon deshalb geboten, weil das früher therapeutisch gebrauchte Chinin gelegentlich mit allen möglichen Dingen verfälscht war. Das ist bei den von unsern deutschen Militärärzten beobachteten Krankheitsfällen sicher nicht der Fall.

allemal nach Gebrauch von 0,1 Chinin derselbe Anfall wieder kam [1]).
Dasselbe Vorkommniss wird öfter in der Literatur erzählt: Murri
selbst erwähnt die Angaben von Tomaselli (Catania 1874 und 1877).
Lewin (Nebenwirkungen pag. 481) behauptet mit aller Bestimmtheit
den Zusammenhang von Chinin-Aufnahme und Blutharnen und citirt
eine Anzahl von Stellen aus der französischen Literatur (z. B. Semaine
medicale 1888, pag. 405). Das Wesentliche ist immer, dass bei
einzelnen Menschen nach der Durchseuchung mit Malaria die
Blutkörperchen für Chinin ausserordentlich empfindlich und zum
Zerfallen disponirt geworden sind. — Die naheliegende Folgerung,
ob Menschen nach Ueberstehen der Malaria auch für andere Blutgifte (chlorsaures Kali ...) empfindlicher geworden sind, ist noch nicht
näher diskutirt.

Ist es darnach zweifellos, dass das Chinin bei Malaria-Kranken
fieberhafte, mit Blutharnen verbundene Anfälle hervorbringen kann,
so ist es doch zur Zeit entschieden unrichtig, das Schwarzwasserfieber
nur als eine Folge des Chinin-Gebrauches anzusprechen. Schon die
Thatsache, dass bei denselben Kranken auch ohne Chinin solche
Anfälle vorkommen, widerspricht der Auffassung. Höchstens könnte
man für gewisse Fälle das Chinin als die auslösende Gelegenheitsursache des Fieberanfalles betrachten. Diese Auffassung wird auch
von Stendel (und Küchel) besonders ausgesprochen. Stendel
sagt, kleine Gaben von Chinin sind nur ein Reagens, nicht aber ein
Heilmittel für Malaria.

Auf kleine Chinin-Mengen wird eine latente Malaria wieder
manifest: Fieber, Blutzersetzung, sind dann die Zeichen der wieder
angefachten Malaria-Erkrankung. — Das Sumpffieber der Tropen ist
nur mit grossen Chinin-Mengen zu heilen und diese dreisten Gaben
(4,0) sind darum auch das richtige Heilmittel des Schwarzwasserfiebers. — Ueber diese Frage, die Behandlung des Schwarzwasserfiebers
sind indess die Meinungen der Aerzte sehr getheilt. Viele halten ganz
bestimmt das Chinin für die auslösende Ursache der Anfälle von Hämoglobinurie und zwar wie schon angedeutet in dem Zusammenhange,
dass bei den einmal Disponirten immer kleinere Chininmengen genügen, um den Anfall auszulösen. — Dazu wird von einzelnen Aerzten
(so von Plehn) ausdrücklich betont, dass die mit Hämoglobinurie
complicirten Fieber ausgeprägte Neigung zur Spontanheilung haben.

---

[1]) Sehr merkwürdig klingt folgender Bericht: Eine Frau hatte in ihrer Jugend
lange Jahre an Malaria gelitten und viel Chinin verzehrt. Sie nahm später (41 Jahre
alt) wegen Kopfschmerz Chinin (0,5) und bekam neben Halsschmerzen einen Haut-
ausschlag. Nach einem Jahre nahm sie wegen eines Rückfalls wieder 0,5 Chinin
und wieder stellte sich eine ähnliche, schwere allgemeine Erkrankung ein. (Aus
dem Polnischen refer. in Virchow's Jber. 1891, I., pag. 438). — Lewin erzählt
folgende Fälle: (Nebenwirk. pag. 482). Ein Student, der früher an Malaria gelitten,
bekam jedesmal, wenn er des Versuches halber 0,18 Chininsulfat nahm, Schwere und
Schmerzen in der Lumbargegend, Frostschauer und 4 Stunden anhaltendes Fieber,
während dessen ein blutiger Harn entleert wurde (Beobachter nicht citirt). — Ein
mit Intermittens behafteter Soldat bat den Arzt, ihm kein Chinin zu geben, weil
jedesmal darnach Blutharnen zu Stande komme. Er erhielt in 4 Pillen 1,2 Chinin.
tannicum. Dreiviertel Stunden nach der 2. Pille kam Lendenschmerz . . . und Blutharnen. Die Hb-Urie dauerte 8 Stunden, in einem späteren Anfalle 36 Stunden. —
Alle diese Beobachtungen sprechen dafür, dass bei einzelnen Menschen, die mit
Malaria inficirt sind, das Blut oder die Blutkörperchen eine gewisse Verletzlichkeit
gegenüber dem Chinin dauernd davon getragen haben.

Nur kurz seien einige Aeusserungen englischer und holländischer Aerzte berichtet. — Nach Smith (Lancet, 19. März 1898) ist das Chinin nicht die Ursache des Schwarzwasserfiebers: letzteres ist vielmehr nur eine Theilerscheinung schwerer Malaria-Infektion. Smith betont aber gleichfalls, dass Chinin Nierenblutung machen könne und hält darum das Chinin für die Verwendung nicht geeignet. Smith erwähnt, dass das Schwarzwasserfieber auch in Westindien und Centralamerika vorkommt, aber nur sehr selten in Indien, obwohl dort viel Malaria herrscht und allgemein mit Chinin bekämpft wird.

Bense (Nederl. Tijdschr. vor Geneeskunde 1896. I. pag. 126) hebt gleichfalls hervor, dass durch kleine Chinin-Gaben bei Malaria-Kranken paroxysmale Hämoglobinurie hervorgebracht werden könne. Die Mehrzahl der niederländisch-ostindischen Aerzte halte die Chinin-Behandlung des Schwarzwasserfiebers für ungünstig.

Baccelli fasst das Ergebniss einer hierüber auf dem ersten italienischen (Okt. 1888) Internisten-Congress gepflogenen Diskussion (Tomaselli-Catania, Candarelli-Neapel, Baccelli-Rom) so zusammen: Es gibt Malariaformen mit Icterus und Hämaturie, welche nach Chinin-Gebrauch verschwinden. Ebenso sicher ist es aber auch, dass ausnahmsweise Fälle vorkommen, in denen die Erscheinungen der Blutzersetzung erst beim Chiningebrauch auftreten und bei weiterer Anwendung desselben eine Verschlimmerung erfahren.

Nur kurzer Erwähnung bedarf es, dass als seltene Folgen des Chiningebrauches Nasenbluten, Blutungen aus dem Zahnfleisch, aus den Lungen, in den Darm beschrieben worden sind. Sie sollen mit Recht auf das Chinin als Ursache bezogen werden, weil bei Wiederholung der Chiningabe die Blutung wiederkehrt. — Auf überlebendes gesundes Blut hat Chinin, in den oben sub IV angegebenen Mengen zugesetzt, keine anderen als die dort geschilderten Wirkungen[1]). Die Blutkörperchenlösung im Malaria-Blut ist also eine specifische Reaktion der durch die Malaria-Plasmodien angegriffenen Erythrocyten[2]).

XII. Eine schwierige Frage ist weiterhin die, ob Chinin direkt die Nieren schädige, also zur Abscheidung von Cylindern, Epithelien, Albumen führt. Viele Autoren leugnen diese Wirkung der gewöhnlichen Gaben und schieben die gelegentlich gesehenen Zeichen von Nierenreizung auf die Krankheitsursache, gegen die das Chinin als Heilmittel gegeben wird. Indess wird von sehr unterrichteten Berichterstattern diese Wirkung behauptet (Prior, Binz). — Arbeiter in Chininfabriken sollen Nierenerscheinungen bekommen! — Andrerseits wird dagegen geltend gemacht, dass die vielfachen klinischen Erfahrungen über Chiningebrauch bei Typhus, weiterhin die neuer-

---

[1]) Es sind eine Reihe von Blutveränderungen durch Chinin bekannt, aber nicht von der Art und dem Grade, dass das Chinin den specifischen Blutgiften beigezählt werden könnte. Nach Schulte (Dissertation Bonn 1871, mit Zuntz) wird die Säuerung des überlebenden Blutes verzögert: auch bleibt das Blut länger hell (Binz: A. e. P. Ph. I. pag. 18): d. h. gewisse mit Oxydationen verbundene Umsetzungen im Blute werden durch das Chinin verzögert. — Die Blutkörperchen sind sehr genau beobachtet unter Chinin-Einfluss (Manassein: Monographie, Berlin 1872), von einer besonderen Schädigung aber ist nichts gesehen. (Die durch das Fieber verursachte Vergrösserung gehe durch Chinin zurück.)

[2]) Eine Erklärung für den Blutaustritt in Darm etc. ist natürlich mit dem letzten zusammenfassenden Satze nicht gegeben. Diese Wirkung ist noch durchaus räthselhaft und unbestimmt. Vergl. z. B. Köbner: Deutsche medic. Wochenschr. 1890, Nr. 15.

dings verschiedentlich geübte prophylaktische Chininisation in Fieber-Gegenden nichts von Nieren-Störungen zu berichten wissen.

XIII. Auch eine Einwirkung auf den Uterus ist vom Chinin behauptet worden; es soll bei Schwangeren Abortus erzeugen. Die Beweisstücke für diese Behauptung stammen fast ausschliesslich aus der fremden Literatur. Es ist schwer aus dem Widerstreit der vielen Angaben zu einer bestimmten Meinung zu kommen: die Angaben über kranke Frauen, die mit Chinin behandelt wurden, sind nicht beweiskräftig. Bedenklich klingen die Mittheilungen, dass Arbeiterinnen in Chininfabriken häufig Abort bekommen: sowie dass in China das Chinin geradezu als Abortivmittel genommen werde. — Schröder leugnet in seinem Lehrbuch der Geburtshilfe geradezu diese Wirkung der bei uns gebräuchlichen Gaben.

XIV. Ganz bestimmt erwiesen ist dagegen vom Chinin die üble Nebenwirkung, dass es gelegentlich Hautausschläge macht. Es kommt das nicht so häufig vor, wie z. B. beim Antipyrin: doch soll der Arzt diese Wirkung kennen. Es sind die verschiedensten Formen von Exanthem gesehen, wie bei anderen Antipyreticis auch. Am häufigsten wird berichtet ein scharlachähnlicher Ausschlag: am meisten zu beachten ist wohl die Purpura, Hautblutungen. Wiederholt ist erzählt, dass gleichzeitig Mundhöhlen-, Rachen- und Darm-blutungen aufgetreten sind. Auch Wiederholung derselben Aus-schlagsform durch eine zweite Chinin-Dosis, die in langem Intervall genommen wurde, kommt vor. — Die Erscheinungen gehen in einigen Tagen zurück. Auch diese Nebenwirkung hat man sehr bald (1 bis 2 Stunden) nach der Chinin-Aufnahme sich ausbilden sehen.

XV. Die sogenannte conträre Wirkung — Auftreten von deutlichem Fieberanfall in der fieberfreien Zeit im unmittelbaren Anschluss an ein gegebenes Antipyreticum — hat man vom Chinin wie von anderen Fiebermitteln beobachtet. Sie kommt wie die anderen Störungen sehr bald nach der Chininaufnahme. — Es erhält z. B. ein mit Malaria inficirter Kranker vier Stunden vor dem Anfall eine Dosis Chinin. Nach einer Stunde kommt ein richtiger Fieber-paroxysmus mit Frost, Hitze, Schweiss, der in etwa einer Stunde vorübergeht; darnach tritt zur typischen Zeit der Wechselfieberanfall auf. — Die ganze unter XI gegebene Ausführung gehört in gewissem Sinne hierher. Es ist wichtig zu bemerken, dass nicht nur bei Malaria-Kranken diese conträre Wirkung vom Chinin vorgekommen ist. Leichtenstern hat sie z. B. nach 2,0 Chinin unter 1200 Typhus-Kranken zweimal constatirt (vide oben pag. 90). — Weitere Beispiele in den „Vorlesungen" von Binz.

XVI. Ueber das Schicksal des Chinins im thierischen und menschlichen Organismus hat Kerner die sorgfältigsten Untersuch-ungen angestellt (Pflüger's Archiv 2, pag. 200 und besonders 3. 1870, pag. 93, hier pag. 113 bis 115 — daselbst auch die früheren Arbeiten von Th1an). Das salzsaure Chinin geht schneller durch den Organismus als das schwefelsaure: von ersterem kommen schon nach 15 Minuten die ersten Spuren im Harn; in der 12. Stunde ist die Ausscheidung die grösste (etwa 30 procent), noch in der 48. Stunde erscheint ein gewisser Antheil (vom schwefelsauren in der 60. Stunde). Die Ausscheidung, die fast quantitativ ist (bis 96°/o nachgewiesen im Harn) erfolgt nur zum Theil als das gewöhnliche Chinin, ein grosser Theil ist in die amorphe, nicht krystallisirende Modifikation des Chinins, Chinoidin, übergegangen. Eine weitere kleine Menge ist in einen neuen Körper umgewandelt, Dihydroxylchinin (nach Kerner, Chitenin nach Skraup), der die Thalleiochin-Reaktion noch gibt, auch stark fluorescirt, und mit Alkaloid-Reagentien gefällt wird, der aber nicht mehr bitter schmeckt und physiologisch unwirksam ist. Nur ein kleiner Antheil (mehr bei hohen Gaben) geht in die Fäces über.

Die im Darm entstehenden gallensauren Salze des Chinins sind zwar schwer löslich, aber noch löslich genug, um die Resorption der gewöhnlichen Chiningaben nicht wesentlich zu beeinträchtigen. — Nach einem von Binz (Vorlesungen. pag. 715) gegebenen Bericht über eine Untersuchung von Welitschowski hat auch dieser Autor das gesammte Chinin in den Ausscheidungen wiedergefunden. Nur bei Typhösen verschwinde für unsere jetzigen Nachweismethoden ein gewisser Antheil, bis zu 25 procent.

Aehnliches haben Dragendorff (und Johannson: Disser-tation Dorpat 1870) vom Cinchonin erwiesen. Auch dieses wird in der Blutbahn in ein nicht mehr bitter schmeckendes Alkaloid, das leicht in Wasser löslich ist, umgewandelt: in Säuren sei es schwerer löslich als in Wasser.

Hartze (Dissertation, Dorpat 1884) hat in gleicher Hinsicht das Chinidin (Conchinin) untersucht. Es werde sehr langsam im Harn wieder ausgeschieden, zum wesentlichen Theil, über 50 procent im Körper zersetzt; nur Spuren erscheinen in den Fäces. Von einer einmaligen Gabe zu 2,0 war 7 Tage lang im Harn Alkaloid nach-weisbar. — Der ausgeschiedene Antheil schmeckt nicht bitter, ist aus saurer Lösung durch Chloroform auszuschütteln, gibt aber die Reaktionen des Chinidins (Fluorescenz und Thalleiochin). Nur spuren-weise erscheint unverändertes Chinidin.

Cinchonidin verhält sich nach Thielick (Dissert., Dorpat 1884) dem Cinchonin ähnlich. Es wird sehr langsam resorbirt, sehr lang-sam wieder ausgeschieden: im Harn sind nur 11% unverändert er-halten worden. Der Rest wird zersetzt oder in Verbindungen über-geführt, die bisher nicht nachweisbar waren.

Diese Angaben sind hier vorausgenommen, weil sie den Ver-gleich der Wirkung des Chinins mit den anderen Neben-Alkaloiden erleichtern. Dem Chinin steht nach Verlauf der Resorption und der Ausscheidung am nächsten das Cinchonin. Dieses letztere aber ist stärker physiologisch wirksam (Johannson). Chinidin und Cincho-nidin aber verhalten sich anders: sie werden sehr langsam resorbirt und ausgeschieden, auch in anderer Weise im Organismus umgesetzt.

Anhang zu § 181. Die übrigen China-Alkaloide.

Von den übrigen China-Alkaloiden haben die schon am Schluss des vorigen Paragraphen genannten: Chinidin, Cinchonin und Cincho-nidin die grösste praktische Bedeutung. Sie kommen in manchen China-Rinden in grösserer procentischer Menge als Chinin vor. Sie sind, wenn auch verschieden gut, alle zu antipyretischen Zwecken und als Specifica gegen Malaria brauchbar: doch hat sich trotz des billigen Preises keines neben dem Chinin einbürgern können. — Für ihre Brauchbarkeit und geringe Schadenwirkung sprechen nebst den noch folgenden Gründen die Thatsachen, dass man früher die ganzen

Rinden als Fiebermittel geben musste, weiter, dass die englische Regierung in Ostindien aus den selbstgebauten Rinden die Gesammt-Alkaloide auszieht und diese therapeutisch verwendet.

Das Chinidin — dem Chinin isomer und von diesem auffällig dadurch unterschieden, dass die Lösung rechts drehend ist — ist vielfach als Antipyreticum praktisch versucht, so in Indien: weiter vergl. Strümpell: Berlin. klin. Wochschr. 1878, Nr. 46 (Leipziger Klinik); Freudenberger: Deutsches Archiv klin. Medicin 26. 1880, pag. 577 (Münchener Klinik). Es ist gegen Malaria, Typhus ungefähr in derselben Art und in den gleichen Dosen wirksam wie das Chinin, macht auch im Grossen und Ganzen dieselben Nebenwirkungen. Auffallend häufig wird von ihm berichtet Erbrechen (das spät eintritt und den Verlauf der Wirkung nicht stört), weiter Durchfall.

Das Cinchonin: $C_{19}H_{22}N_2O$ ist als freie Base im Wasser noch schwerer löslich als Chinin: es löst sich gut in Weingeist und Chloroform, aber fast gar nicht in Aether; es ist rechts drehend. — Die krampferregende Wirkung an Thieren, die ja auch das Chinin in schwachem Grade besitzt, hat das Cinchonin und das Chinchonidin in viel ausgesprochenerer Weise. Auf das Herz wirkt es schädlicher als Chinin, dabei ist es weniger gegen Fieber wirksam, muss etwa in der $2^1/_2$fachen Dosis gegeben werden. Es ist deshalb verlassen.

Vom Cinchonin sind durch verschiedenartige Eingriffe (Behandeln mit Schwefelsäure, Salzsäure etc.) eine grosse Zahl von Isomeren dargestellt (vergl. die Darstellung von Hesse: Liebig's Ann. 276, pag. 88 ff.). Diese sind von Langlois physiologisch untersucht: Archives de Physiologie 1893, pag. 377. Es sind Krampfgifte, die aber nicht, wie Laborde meint, durch Steigerung der Reflexerregbarkeit, also analog dem Strychnin, sondern durch direkten Eingriff auf Krampfcentra (verlängertes Mark und Kleinhirn) wirksam sein sollen. Die Toxicität (nach der Menge, die intravenös bei Hunden Krämpfe erregt) ist verschieden: Cinchonin ist giftiger als Cinchonidin, auch als die beiden untersuchten Oxycinchonine.

Das Cinchonidin, dem Cinchonin isomer, links drehend, ist gleichfalls auf seine antipyretische Wirkung geprüft: es wirkt langsamer, auch nur in etwas grösseren Gaben, macht aber viel häufiger als das Chinin Erbrechen. — Seine krampferregende Wirkung bei Thieren ist sehr ausgesprochen. (Albertoni: A. e. P. Ph. 15. 1882, pag. 272; von letzterem Autor auch an Epileptikern constatirt! dort frühere Literatur.) Es ist dasjenige Alkaloid, das bis 1886 in wesentlichen Mengen als Verunreinigung dem Chinin zugemischt war (bis zu 15 procent, siehe Pharmaceut. Jber. für 1886, pag. 252).

Chinoidin, eine schwarzbraune Masse, ist amorphes Chinin. Es ist in Wasser wenig löslich, bildet aber sehr gut lösliche Salze. Es ist ein billiges Ersatzmittel des Chinins, das es auch vollständig zu ersetzen vermag. Wegen der vielfachen Verfälschungen wird es nicht gerne mehr gebraucht.

Anhang: Eine wissenschaftlich interessante Untersuchung über die Homologen des Chinins ist von Grimaux, Laborde und

Bourru in C. R. Band 118, Nr. 24, pag. 1303 mitgetheilt. Gibt man dem Cuprein[1]) die Formel $C_{19}H_{21}N_2O$, OH, so ist Chinin $C_{19}H_{21}N_2O$, OCH_3: bekannt ist noch das Aethyl- und das Propyl-cuprein $C_{19}H_{21}NOOC_2H_5$ und — OC_3H_7. In dieser Reihe nimmt die physiologische Wirksamkeit mit steigendem Moleculargewicht zu: Cuprein ist halb so giftig wie Chinin; — Chinopropylin viermal giftiger als Chinin. Das Chinäthylin soll ein sehr brauchbares Antipyreticum und Antitypicum sein, während das Chinopropylin unbrauchbar ist wegen zu starker Giftigkeit und zu heftiger Nebenwirkungen (Schwindel, Ohrensausen, Nausea, allgemeines Krankheitsgefühl).

Verunreinigungen und Verfälschungen des Chinins.

Die jetzt meist vorkommende Verunreinigung der Handelswaare ist die mit den anderen China-Basen: Chinidin, Cinchonin und Cinchonidin, Hydrochinin; am meisten soll Cinchonidin vorkommen. Die Gegenwart grösserer Mengen von diesen Nebenalkaloiden erkennt man durch folgende Proben:

Liebig'sche Probe: Nur das Chinin ist leicht in Aether löslich. Versetzt man darum eine Probe des Chininsulfates mit bestimmten Mengen von Aether und Ammoniak, so wird das gefällte Chinin vollständig vom Aether gelöst, grössere Mengen von den anderen Alkaloiden bleiben als Trübungen zurück. (Ist sehr ungenau.)

Kerner'sche Probe: Sie beruht darauf, dass das Chininsulfat das schwerstlösliche von den Sulfaten der 4 Basen ist. Schüttelt man darum ein Gemenge der 4 Basen mit einer bestimmten kleinen Menge Wasser, so geht in dieses mehr von den Sulfaten ein als unter sonst gleichen Bedingungen von reinem Chininsulfat. Die wässerige filtrirte Lösung wird mit Ammoniak versetzt bis zur Wiederlösung der anfänglich gefällten Alkaloide. Man wird um so mehr Ammoniak brauchen, je mehr Alkaloid in Lösung gegangen ist. (Die Probe ist unzuverlässig.)

Die Oxalat- und die Chromatprobe beruhen darauf, dass das oxalsaure und das chromsaure Chinin viel schwerer löslich sind als die entsprechenden Salze der anderen Alkaloide. — Die Lösung des Chininsulfates wird mit oxalsaurem oder chromsaurem Kali versetzt und filtrirt. Im Filtrat darf durch Zusatz von Natronlauge in kurzer Zeit keine Fällung entstehen (gelöst bleibende Alkaloidmengen!).

Als wirkliche Verfälschungen hat man die verschiedenartigsten Zusätze im Chinin erkannt. So Gips und andere anorganische Salze (Glühprobe), Ammonsulfat, Zucker, Salicin, Phlorrhizin. Auch Morphin und Strychnin ist käuflichem Chinin zugemischt gewesen und soll zu tödtlicher Vergiftung geführt haben. Diese Einzelheiten sind in den guten Commentaren zu unserem Arzneibuch zusammengestellt.

------

1) Cuprein kommt neben Chinin in der Rinde von Remija pedunculata vor, einer den Cinchoneen ähnlichen Rubiacee. Die Rinde ist unter dem Namen China cuprea bekannt (Flückiger).

§ 182. Die Chinin - Componenten. Chinaldin. Lepidin. Merochinen. Acridin. Chrysanilin. Phosphine. Propyl-chinolin.

I. Ueber die Wirkungsart der beiden das Chinin zusammensetzenden Atomcomplexe[1] (vide § 181. I) und über eine grössere Anzahl künstlich hergestellter Chinolin-Derivate verschiedener Struktur hat Grethe (bei II. von Tappeiner) orientirende Versuche an Infusorien (Paramecium caudatum) angestellt: Deutsches Archiv klin. Medicin Bd. 56. 1895, pag. 189. Das Merochinen ist inactiv: die Wirkung geht von der Chinolingruppe aus. — Chinolin tödtet Paramecien bei der Concentration 1 : 1000 in 30, Lepidin in 25, Chinaldin erst in etwa 100, Paramethoxychinolin in 20, Cinchonin in 12 bis 15, Chinin schon in 1 bis 3 Minuten. Viel giftiger sind Phenyl-methoxychinaldin, Phenyl-chinaldin und -chinolin. Der letzten Verbindungen Schädlichkeit wieder wird abgeschwächt durch Einführen der Amido-Gruppe: Amido-phenylchinaldin etc. — In einer weiteren Studie (von Tappeiner: Deutsches Archiv klin. Medicin Bd. 56, pag. 369) zeigt T., dass von den drei Phenylchinolinen die β-Verbindung die stärkste, die α-Verbindung die schwächstwirksame ist. — Weit stärker deletär aber sind für niedere Thiere die Phosphine (Acridin-Derivate)[1], die noch in Verdünnungen von 1 : 200000 eine Wirkung zeigen, Methylphosphine sogar 1 : 500000. Siehe weiter unter III.

II. Verschiedene dieser Substanzen sind an Säugethieren von Jodlbauer und Fürbringer geprüft (Archiv klin. Medicin 59, pag. 158), und zwar das Phenylchinaldin, das Mono- und Dimethylphosphin. Alle drei schädigen die Athmung, während Herzaktion und Blutcirculation wenig gestört werden. Die Phosphine erregen schon zu Dreiviertel der letalen Gabe starke Krämpfe, deren Entstehung die Autoren in das Rückenmark verlegen; das Phenylchinaldin erst in der letalen Gabe. Diese beträgt etwa 1,0 pro Kilo, von den Phosphinen bei verschiedenen Thierklassen nur 0,2 bis 0,5.

III. Die interessanteste Thatsache, die über die Wirkung hieher gehöriger Gifte auf Paramecien im Laboratorium von Tappeiner eruirt worden ist, hat zuerst Oscar Raab in der Zeitschrift für

---

[1] Chinaldin ist Ortho-methylchinolin; Lepidin p. Methylchinolin. — Wird Cinchoninchlorid mit alkoholigem Kali längere Zeit gekocht, so spaltet sich HCl ab und es bleibt eine Basis zurück Cinchen (von Königs). Das gleichartig erhaltene Cinchoniden ist damit identisch. — Cinchen wird durch Erhitzen mit 25-procentiger Phosphorsäure auf 180° C gespalten in Lepidin $C_9 H_6 CH_3 N$ und Merochinen $C_9 H_{15} NO_2$. — Ganz gleichartig erhält man aus Chininchlorid das Chinen, und dieses zerfällt mit Phosphorsäure erhitzt in p. Methoxylepidin und Merochinen. — Letzteres gilt als Piperidinderivat, dem in β-Stellung die Vinylgruppe, in γ-Stellung die CH_2COOH-Gruppe angelagert ist. —

Acridin ist eine dem Chinolin verwandte krystallinische, tertiäre Basis von der Formel $C_6H_4\genfrac{}{}{0pt}{}{N}{CH}{>}C_6H_4$. Durch Vertretung des hier mittelständig angegebenen H entsteht Methylacridin . . . Es ist die Muttersubstanz verschiedener Farbstoffe, das Chrysanilins (Phosphins). — Das Acridin bildet neutrale Salze, deren Lösung durch grünblaue Fluorescenz ausgezeichnet ist. — Acridin ist für Schleimhäute und die äussere Haut eine sehr stark reizende Substanz. —

Chrysanilin: $C_6H_4\genfrac{}{}{0pt}{}{NC_6H_3NH_2}{CC_6H_4NH_2}$ Amidophenylamido-acridin; das technisch verwendete salpetersaure Salz bildet das Phosphin: davon ist das Methyl-, Dimethylphosphin untersucht.

Biologie Bd. 39. N. F. 21, pag. 524, beschrieben. — Es hatte sich nämlich herausgestellt, dass das salzsaure Acridin auf die Infusorien ganz verschieden rasch abtödtend wirkt, je nachdem der Versuch bei guter Belichtung oder im Dunkeln ausgeführt wird. — Concentrationen der Acridinlösung, worin die Thiere bei Dunkelheit Tage lang leben können, tödten bei Belichtung in kurzer Zeit. — Die genauere Prüfung ergab, dass alle fluorescirenden Substanzen diese Wirkung haben (Eosin, Chinin) und dass es speciell nur der physikalische Vorgang der Erregung von Fluorescenz, d. i. also die Umwandlung einer Strahlenart in Fluorescenzlicht ist, der die starke Einwirkung auf die Paramecien zukommt. Auch andere niedrige Organismen erwiesen sich im gleichen Sinne empfindlich. — Diejenigen Strahlungen waren die wirksamsten, die am stärksten Fluorescenz erregen. — Die näheren Einzelheiten siehe im Original.

IV. Kurz erwähnt sei die folgende interessante Untersuchung. Tonella hat die Giftwirkung des dem Coniin homologen α-Tetrahydropropylchinolins geprüft und gefunden, dass es für niedrige Thiere sehr stark, für Säugethiere aber viel weniger giftig ist als das Coniin. Arch. intern. Pharmacodyn. III. Bd. pag. 324.

§ 183. Allgemeines über Veratrum-, Aconitum-, Delphinium-Alkaloide.

Die Alkaloide der in der Ueberschrift genannten Pflanzen haben in ihren physiologischen Wirkungen wie im chemischen Verhalten so vieles Gemeinsame, dass man sie für die übersichtliche didaktische Darstellung zusammenfassend betrachten kann. Auffallend ist, dass so gleichartig wirksame Verbindungen in Pflanzen vorkommen, die nach der botanischen Verwandtschaft so weit von einander entfernt stehen. Die Veratrum-Arten gehören zu den Melanthaceae (Liliaceae), Aconitum und Delphinium zu den Ranunculaceen. — Die Constitution der hieher gehörigen Alkaloide ist noch nicht aufgeklärt: wahrscheinlich enthalten sie alle als Kern den Chinolin-Ring.

Von gemeinsamen Wirkungen ist hervorzuheben: örtliche Reizung an den Schleimhäuten und unter gewissen Bedingungen auch an der äusseren Haut. Es wird intensives Niesen, Speichelfluss, Erbrechen berichtet, darnach soll die Erregbarkeit der sensiblen peripheren Nerven herabgesetzt und sogar vollständig aufgehoben werden. Weiterhin ist specifische Einwirkung auf die quergestreiften Muskeln ein auffallendes Theil-Symptom. Die merkwürdigste Veränderung macht das Veratrin der Sabadillsamen: die Verlängerung der Zuckungscurve; aber auch vom Protoveratrin ist Muskellähmung erwiesen, vom Aconitin wird curare-artige Wirkung behauptet. — Besonders bedroht sind Herz und Athmung. Die Analyse der einzelnen Vergiftungsbilder durch den Thierversuch hat sicher erwiesen, dass allen hieher gehörigen Alkaloiden schwere Herzwirkung zukommt, die des Näheren als Störung des Vagus, als Angriff auf den vasomotorischen Apparat, vor Allem aber als Lähmung des Herzmuskels aufgeklärt ist. — Die Athmungs-Veränderung hat man als Folge der Muskellähmung betrachtet: doch weist der eigenartige Respirationstypus darauf hin, dass alle Alkaloide der Gruppe durch direkten Angriff an der Medulla oblongata das Respirations-Centrum lähmen. Die gleichzeitig beobachteten vasomotorischen Störungen, die eigenartigen Krampfformen sprechen dafür, dass den Giften eine specifische Aktion auf das verlängerte Mark und wohl auch auf höher gelegene (Coordinations-) Centra zukommt. Die Grosshirnapparate scheinen von den . . Giften nicht besonders zu leiden. Die Bewusstseinsvorgänge bleiben so lange intakt, dass man die gegen das Ende sich einstellenden Lähmungen als Folge der ungenügenden Herz- und Athmungs-Funktion auffassen kann. — Die starke Temperatursenkung, von der man therapeutisch für die Antipyrese Gebrauch gemacht hat, ist kaum für etwas anderes, denn als Collaps-Erscheinung zu nehmen. — Eine besondere Eigenthümlichkeit sind endlich noch die bei allgemeiner Vergiftung auftretenden Störungen der Sensibilität (vielleicht auch noch anderer Sinnesgebiete).

§ 184. Die Veratrin-Gruppe.

Die Veratrum-Arten, die zu den Liliaceae (Melanthaceae) gehören, enthalten eine Anzahl interessanter Alkaloide. Genau studirt ist besonders Veratrum Sabadilla oder Sabadilla officinalis und unser einheimisches Veratrum album. — Im Anhang sind die anderen Arten kurz erwähnt.

I. Man hat früher die wirksamen Substanzen dieser Pflanzen wegen der Uebereinstimmung in manchen physiologischen Wirkungen für identisch gehalten und schlechthin unter dem Namen Veratrin zusammengefasst. Neuere Untersuchungen haben aber die Verschiedenheit sowohl im chemischen wie im physiologischen Verhalten dargethan. — Gewisse auffallende Wirkungen allerdings sind dieselben, so örtliche Reizung der Schleimhäute: Erregen von Niesen[1]), starke Speichelung, Erbrechen und Durchfall, allgemeine Lähmung; Tod durch Respirationsstillstand.

II. Die zur Zeit wichtigste Pflanze dieser Gruppe ist Veratrum Sabadilla oder Cevadilla, auch Veratrum officinale, Cevadilla oder Sabadilla officinarum, Schoenocaulon officinale, Asagraia officinarum genannt. Sie wächst am Ostabhang der Cordilleren in Mexiko, Guatemala, Venezuela. Gebräuchlich sind davon die Semina Sabadillae, für gewöhnlich als Läusesamen[2]) bezeichnet. — Das zuerst aus den Sabadillsamen dargestellte .amorphe Alkaloid wurde Veratrin genannt (Meissner, Pelletier und Caventou), wozu dann das Sabadillin von Couerbe kam. Im Jahre 1855 stellte Merck aus dem Gemisch der amorphen Basen zuerst das krystallinische Veratrin dar. — Die

---

[1]) Der Wurzelstock heisst darum Nieswurz. Dieser Name wird auch für den Wurzelstock von Helleborus niger, einer Ranunculacee, gebraucht, der gleichfalls einen zum Niesen reizenden Stoff enthält. Diese Verwechselung zwischen den in jeder Hinsicht verschiedenen Pflanzenfamilien Veratrum und Helleborus kommt jetzt noch, besonders in den Aufführungen der Drogisten vor: der Wurzelstock von Veratrum album heisst geradezu Radix Hellebori albi. — Diese Verwendung des Namens Helleborus für ganz verschiedene Pflanzen sollte durchaus vermieden werden. — Ueber die Giftstoffe der Helleborus-Arten vergleiche § 209, VI.

[2]) Die gewöhnliche Läusesalbe wird aus 1 Theil Sabadill-Samen und 3 Theilen Fett bereitet.

jetzt giltigen Anschauungen über die Alkaloide der Sabadillsamen sind hauptsächlich von Wright und Luff entwickelt[1]).

Das jetzt in den Arzneibüchern officinelle Veratrin wird nur aus diesen Sabadillsamen hergestellt (Auskochen mit HCl-haltigem Wasser, Fällen mit Kalk, Lösen in Alkohol etc.). Es ist ein lockeres weisses Pulver, ein Gemenge verschiedener Alkaloide. Das interessanteste darin vorhandene Alkaloid ist das von Wright und Luff isolirte Cevadin (oder auch krystallisirtes Veratrin genannt). Dieses Alkaloid ist aus der Handelswaare Veratrin durch Lösen in Alkohol und Zusatz von Wasser, so lange als sich die Trübung eben noch löst, darstellbar: in 8 bis 14 Tagen krystallisirt es aus. Es ist in Wasser fast unlöslich, leicht löst es sich in Aether, etwas schwerer in Weingeist. — Aus dem Samen wird das Cevadin direkt gewonnen durch Auskochen mit weinsaurem Alkohol (1 : 100): durch Verdünnen des alkoholigen Auszugs mit Wasser fällt man die Harze, dann wird alkalisirt und mit Aether ausgeschüttelt. Dem Aether entzieht man das Alkaloid mit weinsäurehaltigem Wasser — endlich versetzt man die ätherische Lösung mit Benzol: dadurch wird die Hauptmasse der Gesammtalkaloide als klebrige Masse ausgefällt — erst nach deren Abscheidung krystallisirt das Cevadin. — Die klebrige Masse ist Sabadillin (Cevadillin) und amorphes Veratrin.

Das krystallisirte Cevadin ist krystallwasserhaltig; es schmilzt bei 205° C., krystallwasserfrei bei 202° C. Es löst sich weder in kaltem noch in siedendem Wasser, dagegen leicht in Aether und heissem Alkohol, in zwölf Theilen kalten Alkohols. — Die Lösung des Cevadins in rauchender Salzsäure wird beim Erwärmen violett, welche Färbung durch Kochen in dunkel-purpurroth übergeht. — Von concentrirter Schwefelsäure wird Cevadin gelb gelöst, welche Lösung durch Erwärmen dunkel-violettroth wird. Die Verreibung von Cevadin mit der 2 bis 4 fachen Zuckermenge wird mit concentrirter Schwefelsäure nach einiger Zeit grün, dann rein blau.

Durch Erwärmen mit alkoholiger Kalilauge wird das Cevadin gespalten in ein neues Alkaloid Cevin $C_{27}H_{43}NO_8$ und in Cevadinsäure, die (als Methlycrotonsäure $C_5H_8O_2$ später) als Angelicasäure erkannt worden ist.

Das Veratrin oder auch amorphe Veratrin ist das in dem officinellen Veratrin hauptsächlich wirksame Alkaloid. Es ist in der bei der Cevadin-Gewinnung ausfallenden harzigen Masse enthalten. Aus der ätherischen Lösung bleibt es nach dem Verdunsten als gelber Firniss zurück. Es ist leicht in Aether, Chloroform, Weingeist löslich und wird aus der sauren wässerigen Lösung durch Ammoniak gefällt. — Durch Verseifen wird es in Veratrumsäure (Dimethylprotokatechusäure) und in Verin gespalten.

Cevadillin oder Sabadillin, ist in dem in Aether unlöslichen Antheil des genannten harzigen Niederschlags enthalten. Es ist wie

---

[1]) Wright und Luff: Journal Chim. Soc. 33, 1878, pag. 338 und 35, 1879, pag. 387. B. B. 1878, 11. Bd., I., pag. 1267. — Zuerst isolirt ist dieses krystallisirte Veratrin von G. Merck (Annal. Chem. Pharm. 95, 1855, pag. 200). — Die letzten Arbeiten sind von Ahrens und von Freund und Schwarz (B. B. 1890, 23, 2. Theil, pag. 2700 und B. B. 1890, 32, 1. Theil, pag. 800: Daselbst pag. 805 physiologische Untersuchungen von Falk). — Die Veratrin-Alkaloide habe ich, entsprechend der geringen praktischen Bedeutung kürzer behandelt.

seine Salze amorph. — Es löst sich leicht in Weingeist und Chloroform, sehr schwer in Aether.

Sabadin und Sabadinin sind zwei neuerdings von Merck (dessen Bericht über 1890, herausgegeben Januar 1891) dargestellte Alkaloide. Charakteristisch ist für beide, dass die durch Alkalien oder kohlensaure Alkalien in Freiheit gesetzten Basen gelöst bleiben und erst beim Erwärmen sich in Flocken abscheiden. Sie sind darum in dem officinellen Veratrin nur in geringer Menge enthalten. Sabadin lässt sich gut aus der alkoholigen Lösung krystallinisch darstellen, Sabadinin aus Aether und Chloroform. Sabadin hat noch in geringem Grade, Sabadinin gar nicht mehr die örtlich reizende Wirkung (niesenerregend), beide bilden krystallinische Salze. — Sabadin ist nach Merck $C_{29}H_{51}NO_8$ — Sabadinin $C_{27}H_{45}NO_8$.

Die neueste physiologische Prüfung des Cevadins (oder krystallinischen Veratins) ist von Lissauer im Böhm'schen Institut (A. e. P. Ph. 23. 1887, pag. 36) ausgeführt. Wesentlich ist die eingangs der Lissauer'schen Abhandlung gemachte Angabe, dass eine vergleichende (bei Fröschen quantitativ durchgeführte) Untersuchung des officinellen Veratrins und des reinen Cevadins deren vollständige physiologische Uebereinstimmung ergeben hat.

III. Die physiologischen Wirkungen des Cevadins auf Frösche sind sehr ausgesprochen. Ein halb bis 1 mgr ist die tödtliche Dosis. Anfänglich zeigen die Thiere auf die Injektion kleinerer Gaben deutliche motorische Unruhe, die aber in wenigen Minuten dem Zustand von Halblähmung Platz macht: Die Thiere werden ruhig, träge; die Lähmung wird immer deutlicher. Bald aber bekommen im Zustande der Halblähmung die Bewegungen der Frösche etwas eigenartig steifes: beim Schreiten ist der einzelne Schritt gravitätisch abgemessen: beim Versuch zu springen bleibt der Frosch mit gespreizten Beinen unbehilflich liegen. Die Beinmuskulatur erscheint wie tetanisch contrahirt, darnach folgen fibrilläre Zuckungen. Dieser merkwürdige Zustand in den Bewegungen ist durch die unten noch näher beschriebene Veränderung des Verlaufs der Muskelcontraktionen bedingt. — Bei tödtlicher Gabe nimmt die Lähmung immer mehr zu: bald wird die Rückenlage ertragen, die Athmung wird aussetzend, abgeschwächt, die Reflexe sind aber nicht gänzlich aufgehoben; manchmal kommen eigenartig krampfhafte Schluckbewegungen. — Ist die Gabe so gewählt, dass das Thier sich erholt, so ist schon am 2. Tage entschiedene Besserung der meisten Symptome eingetreten (leichte Parese, Steifigkeit der Muskulatur): nur der eigenartig tetanische Bewegungs-Typus hält Tage lang an.

Das eigenartigste Einzelstück in der Wirkung des Veratrins, Cevadins, ist die merkwürdige Verlängerung der Zuckungscurve des Muskels, die hier nur kurz besprochen sei. Stadium der latenten Reizung, sowie der Akt der Zusammenziehung ist nicht oder nur sehr wenig verlängert. Dagegen ist die Wiederausdehnung des Muskels (absteigender Theil der Zuckungscurve) enorm (um das 50fache) verzögert, so dass ein solcher Muskel auf den ersten Anblick durch einen Reizanstoss in Dauer-Contraktion überzugehen scheint. Führt der Muskel in direkter Folge eine Reihe von Zuckungen aus, so nähert sich die Form der Zuckungscurve dem normalen Verlauf. Lässt man dann den Muskel ruhen, so kommt wieder der volle Veratrinzustand zur Ausbildung. Die merkwürdige Aenderung zeigt sich bei der Reizung vom Nerven aus, wie nach direkter Muskelreizung, auch nach vorausgegangener Curaresirung, ist also nur durch eine Zustandsänderung der Muskelsubstanz bedingt. Auch beim Warmblüter zeigt sich — erst nach gewissen Veratringaben — dieselbe Form der Zuckungscurve: auch ist bei diesem (viel ausgesprochener als beim Kaltblüter) die Zuckungshöhe auf das Doppelte oder dreifache gegenüber der Norm bei gleicher Reizstärke gesteigert. Ebenso wird der durch viele Einzelzuckungen ermüdete Warmblütermuskel durch eine kleine Veratrinmenge deutlich erholt, so dass er günstigen Falls mehremal stärkere Zuckungen ausführt als vorher. Die Erklärung dieses merkwürdigen Zustandes ist zur Zeit noch ganz auf Hypothesen beruhend: man vergleiche darüber die Autoren (Bezold und Hirt: Untersuch. aus d. Würzburger physiolog. Laborat. I. 1869. — Prévost: Gazette medic. de Paris 1867, Nr. 5. — Fick und Böhm: Verhandl. Würzburg.... Gesellschaft N. F. III. pag. 198. — Rossbach [Clostermeyer und Harteneck]: Rossbach pharmak. Untersuch. Bd. III und Pflüger's Archiv 13. pag. 615 und 15. pag. 1).

Das Froschherz wird ganz eigenartig in seiner Funktion alterirt: zuerst ändert sich das zeitliche Zusammenwirken des ganzen Ventrikels: es bleibt gleichsam die Herzspitze im Eintreten der Contraktion zurück, so dass die neue Systole schon an der Basis wieder beginnt, während die vorige an der Herzspitze noch nicht beendigt ist. Mit einem Schlag verschwindet nach einer gewissen Dauer diese Peristaltik des Ventrikels, der Ventrikel contrahirt sich in allen Theilen wieder gleichzeitig. aber die Zahl der Systolen ist jetzt nur mehr die Hälfte, während die Vorhöfe noch gleichmässig im alten Rythmus weiter schlagen (Lissauer: l. c. pag. 44 und Böhm: Studien über Herzgifte, Würzburg 1871). — Die Füllung des Ventrikels nimmt immer mehr ab, schliesslich auch die der Vorhöfe, so dass das Herz nur sehr kleine Blutmengen empfängt und weiterpumpt. — Diese Herzstörungen kommen erst von 2 mgr Veratrin ab zu Stande. Der Vagus wird bald, zuletzt auch das ganze Herz gelähmt.

Für Warmblüter sind schon kleine Mengen tödtlich — Kaninchen 2,5 mgr; Katzen etwa 5 mgr. Sehr bald, in einigen Minuten, kommt hochgradige Unruhe, Laufen, Schreien, die rasch vorübergeht. Die Thiere werden dann ruhig, ängstlich. Es kommt Speicheln, bei Katzen Erbrechen, auch Durchfall; letztere Zeichen auch nach subcutaner Einspritzung. Die Ausleerungen wiederholen sich und sind von schwerem Tenesmus und Würgen begleitet. — Ebenso schnell treten Störungen der Motilität auf, eigenartig spastisch-ataktische Bewegungen, die von den Störungen im Ablauf der Muskelcontraktion abgeleitet werden. Dieser Periode, die nur kurz (15 bis 20 Minuten) dauert, folgen dann meist ein oder mehrere Anfälle von schweren Krämpfen: die Thiere überschlagen sich, werden herumgeworfen und bleiben endlich deutlich gelähmt liegen. Auch Beisskrämpfe, Tetanus, Zähneknirschen, Trismus, Gesichtszucken kommt zwischen der langsam weiter schreitenden Parese vor, manchmal sehr spät im ganzen Vergiftungsbild, wenn die Thiere schon bewusstlos scheinen und keine Reflexe mehr zeigen.

Die Athmung wird mit Eintritt der Lähmung flach und langsam. Durch rasche Verschlechterung kann dann schnell der Tod (mit Krämpfen!) eintreten. Es kann aber auch bei schwerer Vergiftung

die Athmung gleichmässig und langsam weiter gehen und das Thier
die Vergiftung überstehen.

Von den zur Blutcirculation beitragenden Apparaten wird das
vasomotorische Gebiet besonders stark beeinflusst, wahrscheinlich
durch Lähmung des Centrums; doch sprechen einzelne Versuchsanordnungen auch dafür, dass die periphere Gefässmuskulatur gelähmt werde. Der Blutdruck sinkt von grossen Gaben sehr bald und
sehr tief ab. Verlangsamung des Pulses ist das gewöhnliche, aber
nicht constante Symptom; die Herzaktion scheint sehr wenig ergriffen
zu werden. — Die Athmungsverschlechterung ist wohl ebenso auf
centrale Lähmung zu beziehen.

Die Auffassung des Vergiftungsbildes ist eine verschiedene. Es
wird der wesentlichste Theil aller Symptome auf die Muskelwirkung
geschoben: durch das Eintreten der eigenartigen, lange andauernden
Muskelcontraktionen entstehe die schwere, zu Krämpfen, abnormen
Innervationsanstrengungen führende centrale Verwirrung. Mehr Anklang findet die Erklärung, dass es sich im Wesentlichen beim Veratrin um centrale Lähmung handelt, mit der, wie auch bei anderen
lähmenden Giften, durch einen uns noch nicht genauer bekannten
causalen Zusammenhang das Auftreten von Krämpfen verbunden ist.

IV. Die wirksamen Substanzen von Veratrum album.
Die chemische Literatur über Veratrum album ist vollständig besprochen von Salzberger (Archiv der Pharmacie Bd. 228. 1890,
pag. 462), von dem die neueste erfolgreiche Untersuchung des Rhizoma Veratri albi vorliegt. — Salzberger bestätigt die schon von
anderen Chemikern hervorgehobene Thatsache, dass das ganze Rhizom
mit den Nebenwurzeln (cum fibrillis) mehr Alkaloid liefert als das
von den Nebenwurzeln befreite, d. h. dass in den letzteren das wirksame Alkaloid hauptsächlich enthalten ist. Auch die Art des Trock-
nens sei nicht ohne Einfluss auf den Alkaloid-Gehalt, so dass Salzberger vorschlägt, das Rhizom in Querscheiben zerschnitten trocknen
zu lassen.

Zur Gewinnung des wirksamen Alkaloides benützte Salzberger
das Metaphosphorsäure-Verfahren. Zuerst wird die Rohdroge durch
Ausziehen mit Aether oder Petrolbenzin entfettet. — Das mit Aether
erschöpfte Pulver wird dann mit 80 procentigem Weingeist extrahirt
und der Weingeist im Vacuum entfernt; der dünnflüssige Rückstand
mit grossen Mengen essigsauren Wassers verdünnt und vom ausfallenden rasch abfiltrirt, darnach die Flüssigkeit so lange mit fester
Metaphosphorsäure behandelt, bis kein Niederschlag mehr entsteht.
Es werden durch diese Vorbereitungen ein grosser Theil der Verunreinigungen, auch das Jervin und Rubijervin entfernt. — Nach dem
Filtriren wird mit Ammoniak versetzt und mit Aether ausgeschüttelt,
in den das wirksame Alkaloid eingeht. Beim Verdunsten (Abdestilliren) des Aethers scheidet sich das Protoveratrin aus und kann dann
leicht aus starkem Alkohol umkrystallisirt werden.

Protoveratrin nennt Salzberger das erhaltene stark giftige
Alkaloid, das nur auf diesem Wege isolirt werden konnte. Es geht
wohl aus der gepulverten Droge in reines kaltes Wasser über, war
aber daraus nicht rein darzustellen. Stärkere Mineralsäuren und
hohe Temperaturen zersetzen es: nur Robbins scheint es (als Vera-

tridin) schon isolirt zu haben (Pharmac. Journal and Transactions Ser. III. vol. 8. 1878).

Weiter sind aus dem Rhizom noch Jervin, Rubijervin und Pseudojervin als reine Substanzen dargestellt. Daneben aber sind in dem Extrakt noch andere amorphe und in kleinen Mengen auch krystallinische Alkaloide enthalten, deren Trennung auch Salzberger noch nicht gelungen ist. — Giftig sind nur das Protoveratrin und das Jervin.

Das Protoveratrin schmilzt bei 245 bis 250° C. Es ist in allen Lösungsmitteln schwer löslich, in Wasser, Benzol, Petroläther fast unlöslich; am besten wird es von Chloroform und kochendem Alkohol aufgenommen. Verreibt man es mit Zucker, so entsteht auf Zusatz von Schwefelsäure die Farbenfolge: grünlich, oliv und zuletzt dunkelbraun. In concentr. Schwefelsäure löst es sich mit grünlicher Farbe, die in blau und nach und nach in violett übergeht. Beim Erwärmen mit concentr. Schwefelsäure und Salzsäure färbt es sich hell- bis dunkelkirschroth. — Es ist in seinen sauer reagirenden Salzlösungen sehr wenig beständig und zersetzt sich unter Abspaltung von Isobuttersäure.

Das Protoveratrin ist von Thomas Watts Eden im Leipziger Institut pharmakologisch untersucht (A. e. P. Ph. 29. 1892, pag. 440). Für Frösche ist schon 0,2 mgr die minimal letale Dosis. Häufig zeigt sich anfangs die schaumige Hypersecretion der Haut, wie sie auch bei anderen Giften auftritt; die Athmung wird seltener und hört bald ganz auf. — Erst später wird allgemein die Motilität gestört, doch geht deren Ausbreitung sehr langsam vorwärts, erst nach etwa 24 Stunden erfolgt mit Stillstand des Herzens der Tod. Schon lange vorher ist vollständige Lähmung eingetreten, wobei auch die Reflexthätigkeit erloschen ist. Dazwischen sind Remissionen zu beobachten, in denen wieder kraftvolle reflektorische Bewegungen ausgeführt werden (manchmal auch reflektorischer Tetanus); auf diese Bewegungen folgen oft fibrilläre Zuckungen der Muskulatur.

Günstiger Ausgang der Vergiftung wird durch langsame Wiederkehr der Respiration eingeleitet: doch bestehen noch Tage lang Unregelmässigkeit der Athmung und leichte Erschöpfbarkeit der Reflexe fort.

Die Lähmung am Frosch ist im Wesentlichen central. Doch ist auch bei einzelnen Thieren schon bald deutlicher Nachlass der Erregbarkeit des Nervmuskelpräparates nachweisbar. Im späteren Versuchsverlauf sind die Muskeln bestimmt gelähmt und niemals mehr direkt reizbar, wenn die Reizung vom Nerven aus versagt: d. h. das Protoveratrin lähmt direkt die Muskelfaser. — Die Einzeluntersuchung der Veränderungen des Froschmuskels hat folgendes ergeben. Die eigenartige Muskelwirkung des Cevadins ist nach Protoveratrin gar nicht angedeutet. Die ersten Wirkungen bestehen in geringer Verlängerung des Latenz-Stadiums und des ansteigenden Theiles der Zuckungscurve. Dagegen tritt meist (aber nicht immer!) sehr rasche Ermüdung ein. Die Prüfung der Arbeitsleistung ergab, dass nach kleinen Veratrin-Gaben diese anfänglich deutlich gesteigert ist, bald aber fällt sie beträchtlich unter die Norm ab.

Auch am Herzen ist die muskellähmende Wirkung zu sehen: Peristaltik am Ventrikel und halbe Zahl der Systolen.

Bei Warmblütern besteht auf subcutane und intravenöse Application ganz enorme Empfindlichkeit; schon 0,5 mgr wirken auf Katzen und kleine Hunde tödtlich. — Bei allen Thieren kommt, auch bei subcutaner Application, alsbald Speichelfluss, bei Hunden und Katzen schweres Erbrechen und Darmentleerung. Charakteristisch ist die eigenthümliche Aenderung des Athmungs-Typus beim Kaninchen: die Zahl der Respirationen sinkt plötzlich auf die Hälfte, die Inspirationen werden lang gezogen, auf's Aeusserste erschwert und angestrengt durchgeführt, während die Exspirationen ganz kurz sind; die Pausen zwischen den Respirationen werden länger, manchmal schliessen sich dieser Störung heftige Krampfanfälle an, allgemeiner Streck-Tetanus, auch Rollkrämpfe, Ueberstürzen kommt vor. Der eigenartige Anfall erschwerter Respiration (asthmatischer Anfall) kann nach dem Krampf zurücktreten; es folgt regelmässige, etwas beschleunigte Respiration und darnach wieder ein neuer Anfall. Oft tritt schon in dem ersten Anfall der Tod ein. — Gleichmässig geht vom Beginne der Vergiftung weiter fort die allgemeine Lähmung. — Die Körpertemperatur sinkt. Zucker erscheint im Harn, aber nur bei schwerer Vergiftung: Respirationshemmung! Die Herzthätigkeit wird verlangsamt und geschwächt. — Bei Katzen und Hunden ist Erbrechen sehr anhaltend, so dass die Athmungsstörungen nicht so deutlich hervortreten. Immerhin ist auch hier anfänglich enorme Beschleunigung (wie bei Wärme-Dyspnoe) und dann schwere Verzögerung mit Athmungsstillstand und Vorwiegen der Exspiration gesehen. — Auffallend ist, dass ausdrücklich als Sektionsbefund das Fehlen aller pathologischen Veränderungen im Magen und Darm angegeben ist.

Ganz eigenartig ist die Wirkung kleinerer wiederholter Gaben auf das Warmblüterherz: zuerst kommt Sinken des Blutdrucks, das nach durchschnittenen Vagis zunächst ausbleibt. Im Verlauf der Vergiftung hat Reizung des peripheren Vagus-Stumpfes in der Regel eine Pulsbeschleunigung zur Folge! — Weitere Zeichen sind Arythmie des Pulses und zeitweises Aussetzen der Herzthätigkeit (bis 30 Secunden). Gewöhnlich kommt das Herz unter langsamem weiteren Absinken des Blutdrucks zum Stillstand. — Nach grösseren Gaben ist die Vagus-Wirkung ganz aufgehoben. — Ein Einfluss auf die Körpertemperatur des Kaninchens zeigte sich nur, wenn allgemeine Vergiftungssymptome sich eingestellt hatten; die Temperatur fiel ungefähr in gleichem Schritt mit der Intensität der übrigen Vergiftungs-Symptome, bis um mehrere Grade ab.

Eine bemerkenswerthe Wirkung des Protoveratrins ist endlich noch die auf die peripheren sensiblen Nerven: diese werden bei örtlicher Application des Giftes gelähmt. 0,2 mgr Protoveratrin, in etwas Wasser gelöst, in den Bindehautsack instillirt, macht zunächst leichte Reizerscheinungen. Nach 15 Minuten ist die Hornhaut so unempfindlich, dass auf Berührung der reflektorische Lidschluss ausbleibt. Etwas später kommt starke Myosis. Letztere schwindet schon nach 24 Stunden, die Anästhesie erst nach 48 Stunden. — Auch an dem bis auf den N. ischiadicus abgebundenen Froschhinterbein wurde nach örtlicher Application des Giftes Aufhebung der vorher noch guten Reflexe beobachtet.

Von den sonstigen Alkaloiden des Veratrum album ist nach übereinstimmenden Angaben nur noch das Jervin giftig.

Das Jervin (oder Viridin) ist von Wood untersucht, gelegentlich der Prüfung der Bestandtheile von Veratrum viride (Philadelphia medical Times Jahr 1874. V. 4. Nr. 147 bis Nr. 150, refer.: Pharmaceut. Jber. für 1874, pag. 514). Es wirke energischer auf die Circulation als Veratroidin (das Hauptalkaloid des Veratrum viride), bewirke Pulsverlangsamung und Nachlass des arteriellen Drucks, durch direkte Aktion auf den Herzmuskel und die vasomotorischen Apparate. Ob das Jervin des Veratrum album und des Veratrum viride identisch sind, lässt Wood offen: Watts Eden macht (l. c. pag. 440) über das Jervin des Veratrum album die kurze Bemerkung, es sei wenig giftig.

Aus dem Extrakt der Samen von Veratrum album konnte Salzberger kein Protoveratrin und kein Pseudojervin gewinnen: dagegen war Rubijervin und Spuren von Jervin vorhanden. Mit Aether konnte aus dem Filtrat der Ammoniakfällung eine geringe Menge eines Alkaloides ausgeschüttelt werden, das eine ähnliche, aber schwächere Wirkung wie Protoveratrin äusserte.

V. Die am Menschen durch Sabadillpräparate beobachteten Vergiftungen sind fast ausschliesslich beim therapeutischen Gebrauch vorgekommen.

An den Schleimhäuten entsteht durch die örtliche Wirkung der staubförmigen Präparate ein heftiger Reizungszustand, so z. B. auch bei vorsichtigem Abwiegen des Veratrins Niesen, das lange anhalten und schwere Folgeerscheinungen, Nasenbluten, Kopfschmerzen, Husten, Brennen im Hals verursachen kann. Auch Conjunctivitis ist bei Anwendung der Salben gesehen und zweifelsohne auf örtliche Reizung der Conjunctiva zu schieben. Die Verwendung der gepulverten Sabadilla-Samen zu Läuse-Pomade ist glücklicher Weise abgekommen. Nach früheren Beobachtungen sind dadurch vereinzelte Vergiftungen, so nach Plenk Delirien, gewiss auch häufig Hitze, Prickeln, Röthung, Hautausschläge vorgekommen. Ein überall citirter Fall von Lentien, ein halbjähriges Kind sei an Convulsionen gestorben, weil dessen Amme Läusesamen gebraucht, ist gewiss sehr kritisch aufzunehmen. — Die häufige Verwendung von Salben oder spirituöser Lösung des Veratrins auf der äusseren Haut bei Neuralgien, Gesichtsschmerz, Ischias, Rheumatismus hat selten zur Vergiftung geführt. Zuerst entstehen Parästhesien: Wärmegefühl, Prickeln, Pelzigsein, darnach deutliche Abnahme der Sensibilität (Taubsein). Selten sind schwerere Reizungszustände wie Röthung und Schwellung; doch sind Ausschläge, auch erypsipel-artige diffuse Entzündungen von verschiedenartiger Ausbildung beschrieben. — Hervorzuheben ist die Angabe, dass nach örtlichem Veratringebrauch an entfernten Stellen (Fingern, Zehen) Parästhesien auftreten sollen.

Viel schwerer sind dagegen die Erscheinungen gewesen, die von der innerlichen Anwendung des Veratrins gemeldet wurden. Nach Einnehmen der Tinctur, die früher einmal gegen Eingeweidewürmer gebräuchlich war, entsteht Kratzen im Hals, Brennen und Durstgefühl, Speichelfluss. — Neuer sind die Beobachtungen, die beim Gebrauche des Veratrins als methodisches Antipyreticum bei Pneu-

monie gewonnen wurden. Man gab es milligrammweise in Pillen.
Sicher war dabei Herabgehen des Pulses, weniger regelmässig der
Athmungsfrequenz, noch unsicherer war der Temperaturabfall: doch
kam besonders nach Weitergebrauch des Mittels Entfieberung bis zur
Norm vor. Meist folgte schon auf kleine Gaben Erbrechen und
Durchfall, oft wurde schwerer Collaps gesehen, der sogar in einzelnen
Fällen tödtlich endigte: die Entfieberung ist eine Folge des allge-
meinen Collapses. — Nach der heutigen Auffassung der Veratrin-
Wirkung darf dieses Mittel innerlich nicht mehr gegeben werden.

VI. Häufiger sind Berichte in der Literatur über Untersuchungen und gelegentliche Vergiftungen mit dem Rhizom von Veratrum album. Die ältere Literatur ist in der viel citirten Dissertation von Schabel (Tübingen 1817) zusammengestellt. Weiter sind
zu nennen Leonidas von Praag: Virchow's Archiv 7. Bd., Koelliker in Virchow's Archiv 10. Bd. und Schroff in Prager Vierteljahrschr. 64. 106. — Nach Koelliker erregt das Veratrin anfänglich
die Medulla oblongata und spinalis: daher der spontan und reflektorisch auftretende Tetanus: Auf die motorischen Nerven sei es ohne
Wirkung, dagegen lähme es rasch die quergestreiften Muskeln und
das Herz. — Von Schroff's Angaben interessirt besonders der Befund, dass die Wurzeln und das Rhizom qualitativ verschieden wirken,
wozu ähnlich lautende Bemerkungen anderer Autoren stimmen. Es
ist darauf (verschiedene Vertheilung der wirksamen Alkaloide) bei
den neueren Untersuchungen nicht Rücksicht genommen. — Ueber
die Vergiftungsgelegenheiten erzählt Schauenstein (bei Maschka
II. pag. 702 ff.), dass das Pulver in böswilliger Absicht dem Futter
von Thieren zugemischt werde. Das Rhizoma Veratri albi, bei Kühen
als Haarseil verwendet, führte zu schwerer Vergiftung, der auch einzelne Thiere erlagen. Fleisch und Milch dieser Thiere war schädlich.
Nach Hasselt vergifteten sich mit dem Pulver Militärpflichtige, um
durch die eintretenden Herzerscheinungen militärfrei zu werden. —
Eine Frau vergiftete (wiederholt mit kleinen Gaben) ihre Mutter und
zwei Brüder, welch letztere nach 9 und 11 Wochen erlagen (Nivet
et Giraud: Gazette hebdomad. 1861). Auch Verwechslungen mit
gepulvertem Pfeffer, mit Rhizoma Galangae etc. sollen vorgekommen
sein. —

Die Erscheinungen beim Menschen kommen rasch nach der
Aufnahme: heftiges Brennen in der Mundhöhle, sich bis in den
Magen fortsetzend, vermehrtes Speicheln, auch Schlingbeschwerden
und Parästhesien, dann folgen Erbrechen, Durchfall, heftige Unter-
leibsschmerzen. Weiter kommen Schwindel, Angstgefühl: der Puls
wird schwach, verlangsamt, die Athmung erschwert, manchmal Abnahme der Körperwärme. Auch Parästhesien der Haut, Pelzigsein,
Ameisenkriechen, Jucken wird geklagt. Eigentliche Krampfanfälle
sind selten, öfter wird Gesichtszucken, Sehnenhüpfen und ähnliches
angegeben. — Nach Steigerung der Herz- und Athmungsstörungen
tritt der Tod unter Collaps-Erscheinungen auf. — Die Dauer bis zum
letalen Ausgang soll 6 bis 12 Stunden betragen. — Ausdrücklich
wird von den früheren Toxikologen hervorgehoben, dass bei Thieren
die Krämpfe viel stärker ausgeprägt sind als beim Menschen. — Bei
einzelnen schweren Vergiftungsfällen haben gewisse Störungen länger
nachgedauert, so Hautanästhesien, Hautjucken, einzelne krampfhafte

Bewegungen: gewöhnlich ist bei günstigem Verlauf die Reconvalescenz sehr bald eine vollständige.

Das Veratrin wird offenbar sehr rasch resorbirt und auch schnell wieder durch den Harn als solches ausgeschieden. Dragendorff hat es in den von Katzen erbrochenen Massen aufgefunden, bei denen das Erbrechen erst mehrere Stunden nach der Aufnahme auftrat. Daraus wird auf sehr verlangsamte Resorption geschlossen: doch ist dieser Befund auch so zu erklären, dass es sich um wieder in den Magen ausgeschiedenes Veratrin gehandelt hat (siehe pag. 54. V). Nachgewiesen ist es von Dragendorff (und Masing) im Harn, im Blut: in den Fäces war es nicht zu finden; dagegen im Magen, in den erbrochenen Massen und im Dünndarm: der untere Dünndarm enthielt nichts mehr; auch der Nachweis in Leber und Niere fällt meist negativ aus. — Die Massen werden mit schwefelsaurem Wasser ausgezogen, dieser Auszug durch Ausschütteln mit Petroläther gereinigt, dann der ammoniakalischen Lösung mit Benzin das Alkaloid entzogen; dieses durch nochmaliges Lösen in schwefelsaurem Wasser und Extrahiren der ammoniakalischen Flüssigkeit mit Petroläther gereinigt.

Die Behandlung der Veratrin - Vergiftung ist nach der Symptomatologie kurz darzustellen. — Wo es irgend angeht, wird man die Magenspülung machen; bei schlechter Athmung ist die künstliche Respiration angezeigt, die auch in Thierversuchen zu gutem Ausgang geführt hat. Weiter hat man Atropin und Strychnin zur Anregung der Herzaktion empfohlen: ersteres zu 1 mgr, letzteres zu 2 bis 3 mgr pro dosi in wiederholter subcutaner Application. — Sonst ist nur symptomatisch zu verfahren.

VII. Von Veratrum viride, in Nordamerika einheimisch, wird gleichfalls das Rhizom benützt. Nach Wright soll darin Cevadin, Jervin neben kleinen Mengen von Veratrin (und Veratralbin) enthalten sein. Robbins (Pharm. Journal and Transact. [3] 8. 1878) beschreibt als Veratridin ein krystallisirtes Alkaloid, das in seinem Verhalten mit dem krystallisirten Protoveratrin von Salzberger übereinstimmen soll. — Das Rhizom ist schwer giftig: die Präparationen sollen wie das Veratrum album wirksam sein. — Dagegen ist das südeuropäische Veratrum nigrum nach allen Angaben wenig wirksam.

§ 185. **Aconitin.**

Die Alkaloide, die in den verschiedenen Arten von Aconitum (Eisenhut, Sturmhut, Ranunculaceae) enthalten sind, gehören zu den schwersten uns bekannten Giften. Zum Tödten von Raubthieren sind die giftreichen Theile dieser Pflanzen überall im Gebrauch gewesen: darauf deutet schon der Name mancher Species, so Acon. lycoctonum, wolfstödtend. In Indien soll man die dortigen Arten zum Vergiften der Tiger benützen. Plinius erzählt, man halte diese Pflanze für das schnellst wirkende Gift. — Als Alkaloid wurde die wirksame Substanz des Aconitum zuerst von Peschier erkannt. Darnach haben Geiger und Hesse 1833 zuerst aus den Blättern von Acon. napellus, Bley aus den Knollen das Aconitin isolirt und dargestellt: dieses Aconitin nach Geiger ist dann bis in die 80er

Jahre als deutsches Aconitin im Handel geblieben: es war, wie wir
jetzt wissen wohl ein Alkaloid (meist Aconin), aber nicht das in der
Pflanze präformirt vorkommende stark giftige Aconitin, sondern ein
Zersetzungsprodukt desselben, das durch die Darstellungsmethode
erst gebildet ist. -- Der wesentlichste Fortschritt in der Gewinnung
eines reinen Präparates ist durch Duquesnel geschehen, der durch
seine schonende Darstellungsmethode (Weinsäure und Bicarbonat)
ausserordentlich wirksame Präparate erhielt. Darnach folgten besonders die Arbeiten von Wright und Luff, die Untersuchungen von
Jürgens, die von Ehrenberg und Purfürst, dann von Dunstan
und seinen Schülern, endlich die von Freund und Beck.

Duquesnel: C. R. 1872, pag. 207.
Laborde et Duquesnel: Des aconits etc. Monographie. Paris 1882.
Wright und Luff: Pharmaceutical Journal and Transactions: vol. 8, No. 375,
　　　pag. 164. No. 416, pag. 1012. vol. 9, No. 426, pag 150 (1876 u. 77). ref. Pharmaceut. Jber. 1877, pag. 434 und 1878, pag. 491.
Jürgens: Pharmaceut. Zeitung für Russland 1885, Nr. 46 bis 50, pag. 745 ff. ref.
　　　Pharmaceut. Jber. 1885, pag. 343.
Mandelin: Archiv der Pharmacie 1885, 23. Bd., pag. 97 ff.
Ehrenberg und Purfürst: Journal f. prakt. Chemie 45, 1892, pag. 604.
Dunstan und seine Schüler (Carr, Jowett) in Chemical News, besonders in
　　　Pharmaceutical Journal and Transactions Jahr 1892, 1893 und 1894.
Freund und Beck, B. B. 1894, pag. 720.

Zuerst sei bemerkt, dass eine Zeit lang im Handel verschiedene
Aconitin Sorten nach dem Herstellungsort und zwar als deutsches,
französisches und englisches Aconitin unterschieden wurden. Man
hatte diese Abweichungen auf das verschiedene Rohmaterial für die
Alkaloid-Gewinnung schieben wollen. Diese Annahme aber ist durchaus irrthümlich: das Wesentliche war nur die Herstellungsart. — Das
wenigst wirksame war das deutsche, nach der Geiger'schen Methode
hergestellte Präparat: es bestand wohl überwiegend aus einem Zersetzungsprodukt Aconin. Die reinen Aconitinsorten des Handels, zuerst in Frankreich dargestellt, übertreffen das alte deutsche um das
300 bis 400fache an Wirksamkeit.

Die meisten Arten von Aconitum sind dadurch ausgezeichnet,
dass sie im Sommer neben dem treibenden Wurzelstock eine Reserve-
Knolle anlegen, aus der in der nächsten Vegetations-Periode die neue
Pflanze sich entwickelt. Diese Knollen (tubera Aconiti) bilden das
Hauptdarstellungs-Material für das Aconitin, das übrigens auch in
den übrigen Theilen der Pflanze enthalten ist.. — Acon. lycoctonum
hat keine Knollen, sondern ein ausdauerndes Rhizom.

Die Aconitum-Arten sind ausschliesslich Bewohner der hohen
Gebirge: die europäischen Arten finden sich besonders in den Alpen,
auch in den Pyrenäen, dann in den Vogesen und zerstreut in den
deutschen Mittelgebirgen. Es gehören dazu Aconitum Napellus, weitaus die wichtigste Art. Aconitum paniculatum, dunkelblau blühend
und an fast denselben, aber mehr feuchten Standorten wachsend,
soll nach Cliver und Williams (Pharmaceutische Zeitung 1882,
pag. 253) gar kein Aconitin enthalten (sondern ein davon verschiedenes
Alkaloid; anders Laborde und Duquesnell) — Aconitum Störkeanum gehört zu paniculatum als Varietät: dagegen wird Acon. variegatum nach seiner Giftigkeit zu Napellus gestellt.

Von den Arten des Himalaya ist die wichtigste Aconitum ferox,
das die sogenannten Bish- oder Bikh-Knollen liefert: es steht dem Ac.

Napellus nahe, ist aber eine stärkere, höhere Pflanze und liefert auch stärkere Knollen. Als Stammpflanzen dieser indischen Knollen werden noch Ac. uncinatum, auch luridum, palmatum und Napellus genannt: es ist dies aber fraglich, da die letztgenannten Arten schwächlicher und kleiner als Acon. ferox und darum kaum die Stammpflanzen so grosser starker Knollen sind. (Siehe Hooker und Thomson, Flora indica 1855. I; dagegen bezieht A. Meyer die Bish-Knollen der Strassburger pharmaceutischen Sammlung nur auf Acon. ferox.)

Die japanischen Knollen, die im Anfang der 80er Jahre vielfach auf den englischen Markt gekommen sind, stammen von Ac. uncinatum und Fischeri. Nach der Grösse werden 2 Sorten unterschieden: die kleineren sind etwas kleiner als die von Acon. Napellus, die grösseren sollen von cultivirten Exemplaren des Acon. Fischeri stammen. — Acon. uncinatum kommt auch in Nord-Amerika und Nord-China vor.

Von Acon. lycoctonum ist nach Schroff das Kraut wenig giftig, das Rhizom dagegen stark gifthaltig. — Acon. septentrionale gilt nur als nordische Varietät von Ac. lycoctonum (siehe unten!).

Acon. anthora, selten in Süd-Europa, blüht gelb; Knollen giftig. — Aconitum heterophyllum enthält ein unwirksames Alkaloid.

Beschreibung der Aconit-Knollen von Arthur Meyer im Archiv d. Pharmacie 1881, Bd. 19. pag. 171 und 241. — Al. Langgaard bespricht japanische und chinesische Arten in Archiv der Pharmacie 1881, 18. Bd. pag. 161. — Ueber die Arten in den Pyrenäen siehe Pharmaceut. Zeitung 1881, pag. 108.

Die früher als Aconitin im Handel erhältlichen Präparate waren sehr verschieden in der Wirksamkeit. Der Grund hiefür hat sich so aufgeklärt: Das reine Aconitin ist eine sehr zersetzliche Substanz. Verfährt man zu seiner Isolirung nach den Angaben des sonst für Isolirung der Alkaloide üblichen Stas-Otto'schen Verfahrens, so wird fast alles Aconitin zersetzt und man erhält ein Gemenge der Zersetzungsprodukte mit sehr wechselndem Gehalt an reinem Alkaloid. Sowohl Mineralsäuren, als besonders rasch ätzende Alkalien, zersetzen das Aconitin. Duquesnel hat zuerst diese Fehler aufgedeckt: er zieht mit sehr dünner Weinsäure aus und alkalisirt mit doppeltkohlensaurem Natron. — Seit der Zeit erst kennt man das stark wirksame krystallinische Aconitin.

Von den chemischen Arbeiten über Aconitin sei zum Verständniss der physiologischen Angaben Folgendes erwähnt. Wright und Luff gaben an, dass das Aconitin aus Aconitum Napellus schon durch Erhitzen mit Wasser auf 130 bis 140° C. zerspalten werde in Benzoesäure und ein neues Alkaloid Aconin. Sie geben dafür die Formelgleichung $C_{33}H_{43}NO_{12} + H_2O = C_6H_5COOH + C_{26}H_{39}NO_{11}$. Diese Zersetzung geht durch Ammoniak und verdünnte Alkalien besonders schnell vor sich, verdünnte Mineralsäuren wirken in der Kälte langsam, schneller beim Erwärmen: verdünnte Weinsäure ist unwirksam. Wright und Luff glauben, dass das von Hübschmann Acolyctin genannte Alkaloid, sowie dessen Napellin im Wesentlichen Aconin sind. — Anders ist nach Wright und Luff das Pseudaconitin oder Nepalin genannte Alkaloid von Aconitum ferox zusammengesetzt. Dieses zerfällt unter gleichen Bedingungen in Dimethylprotocatechusäure, Veratrumsäure, und Pseudaconin

$(C_{27}H_{41}NO_8)$. — Jürgens gibt die Formel $C_{33}H_{47}NO_{12}$ für das Aconitin. Ausgezeichnete Farben-Reactionen des reinen Aconitins hat er nicht constatiren können (Phosphorsäure, Schwefelsäure und Zucker). Solche kommen auch nicht den Zersetzungsprodukten zu: sie sind bei den Handelssorten bedingt durch die Gegenwart eines braunschwarzen, harzähnlichen Körpers, der die Reindarstellung so sehr erschwert. Er empfiehlt zur Nachweisung die Darstellung des jodwasserstoffsauren Salzes, das sehr leicht krystallisirt und bei Gegenwart von Jodkalium in Wasser sehr schwer löslich ist.

Die Angaben Mandelins sind nicht in kurzem Auszug wieder-zugeben. — Das aus den japanischen Knollen gewonnene Japaconitin ist nach ihm identisch mit dem aus Napellus-Knollen gewonnenen Aconitin; ebenso ist das aus dem Pseudaconitin abgespaltene Aconin mit demselben Spaltungsprodukt des anderen Aconitins identisch. Es gibt also nach Mandelin nur zwei Aconitine, die er Benzoylaconin und Veratroylaconin genannt wissen will. — Pseudaconin ist gar nicht in den Napellus-Knollen und ebensowenig Benzoylaconin in Aconitum ferox enthalten. — Die Aconitine werden rasch resorbirt und gehen unzersetzt in die Ausscheidungen über.

Nach den Mittheilungen von Ehrenberg und Purfürst zer-fällt das Aconitin von Acon. Napellus durch Verseifen mit Kalilauge in Benzoesäure und das neue Alkaloid Pikroaconitin, letzteres sofort weiter unter Abspaltung von Methylalkohol in Napellin, das letztere endlich in Essigsäure und Aconin. Das Aconin soll bei der trocknen Destillation mit Aetzbaryt Chinolin liefern: darnach wäre das Aconitin als ein Abkömmling des Chinolins aufzufassen. — Die abweichenden Angaben von Wright und Luff sind erwähnt.

In dem Handelsbericht von Gehe 1884 sind neben physiologi-schen Prüfungen von verschiedenen Aconitin-Präparaten auch die Resultate von quantitativen Zerlegungsanalysen angegeben; es wurden genau die verlangten Mengen von Benzoesäure und Aconin gefunden. — Die Formeln von Ehrenberg und Purfürst lauten: $C_{32}H_{43}NO_{11}$ Aconitin, $C_{25}H_{39}NO_{11}$ Pikroaconitin, $C_{24}H_{37}NO_{10}$ Napellin, $C_{22}H_{35}NO_9$ Aconin.

Die letzten und, wie es scheint, abschliessenden Untersuchungen sind die von Dunstan und seinen Schülern und endlich von Freund und Beck. Ausführliche Referate über die Arbeiten der englischen Chemiker sind in den Jahren 1892 mit 1895 der Pharmaceutischen Jahresberichte von Beckurts enthalten. — Freund und Beck schreiben die Formel des Aconitins $C_{34}H_{47}NO_{11}$: sie stimmen im Wesentlichen mit Ehrenberg und Purfürst überein. Die erste wesentliche Spaltung ist die (unter Wasseraufnahme) in Essigsäure und einen neuen Körper Pikroaconitin (oder Isaconitin): letzteres liefert durch Hydrolyse Benzoesäure und Aconin. — Das Aconitin ist also Acetyl-benzoyl-aconin. — Die wesentliche toxische Wirksamkeit er-fährt beim Aufbau das Alkaloid durch den Eintritt der Acetylgruppe. Nach den von Cash angestellten physiologischen Prüfungen ist das Pikroaconitin von wesentlich anderer Wirkung (soll als Herzmittel therapeutisch brauchbar sein). — Die erste Abspaltung der Essigsäure geschieht durch Erhitzen der 3—5 procentigen wässerigen Lösung eines Salzes auf 120 bis 130° C. Mit der geschehenen Spaltung ist die charakteristische Wirkung in der Mundhöhle sofort aufgehoben.

Weiterhin ist von verschiedenen Beobachtern übereinstimmend angegeben, dass neben dem krystallinischen Aconitin bei der Herstellung ein wesentlicher Antheil des Aconitins als amorphe Modification gewonnen werde. In dem citirten Handelsbericht von Gehe ist von Kobert die Uebereinstimmung in der physiologischen Wirksamkeit nachgewiesen. Die Spaltung der amorphen Base hat die theoretisch verlangten Mengen von Benzoesäure und Aconin geliefert (Jürgens). — Immerhin wird man annehmen müssen, dass gewöhnlich die amorphen Präparate Gemenge aus amorphem Aconitin mit den Zersetzungsprodukten (Pikroaconitin, Aconin) sind und dass man bei wichtigen Versuchen nur das krystallinische Präparat gebrauchen darf.

Ich habe im Vorstehenden aus den chemischen Arbeiten der letzten zwei Decennien das, was mir als wichtig und neu in denselben erschienen ist, excerpirt, um bei der grossen Verwirrung im chemischen Theil der Frage die am meisten citirten Autoren mit ihren wesentlichsten Versuchsergebnissen zu Worte kommen zu lassen.

Die Aconitinfrage ist seit dem Anfang der achtziger Jahre sehr intensiv bearbeitet, einmal aus der Anregung, die der Unglücksfall von Winschoten gegeben hat; sodann durch den Streit, welche Präparate und mit welchen Anforderungen dieselben in die Arzneibücher aufgenommen werden sollten. Zur Orientirung über die damaligen Schwierigkeiten der Frage vergleiche man die orientirenden Aufsätze von Husemann in: Pharmaceutische Zeitung 1883, 1884 und 1885.

Es war unvermeidlich, dass in der Uebergangszeit, in der neben den alten kaum wirksamen Aconitinsorten die neuen nach der Duquesnel'schen Methode hergestellten Präparate therapeutisch verwendet wurden, schwere Verwirrung und Unglücksfälle entstehen mussten. — Es sind aus dieser Zeit (Ende der 70er und Anfang der 80er Jahre) eine Anzahl von Vergiftungen gemeldet, von denen die auffallendste die des Dr. Meyer in Winschoten in Holland war. Dieser Arzt verschrieb nach gewohntem Recept 0,2 Aconitin auf 100 indifferenter Tinktur. Da der Kranke auf 20 Tropfen wiederholt schwere Anfälle bekam, nahm der Arzt zur Probe selbst 50 Tropfen. Nach etwa fünf Stunden war er unter typischen Symptomen gestorben; genommen waren etwa 4 mgr Aconitin, das von Petit in Paris stammte und noch nicht einmal die stärkste der damaligen Sorten war. (Nederlandische Tijdschrift vor Geneeskunde 1880.) — Ganz ähnliche Fälle sind in Paris vorgekommen: Journal de Thérapie, Paris 1880, Nr. 22 . . .

Diese grobe Verwechselung ist jetzt nicht mehr möglich, da nur noch die reinen Präparate von Aconitin im Handel vorkommen. Trotzdem haben mit Recht die neueren Arzneibücher das Aconitin gar nicht unter die officinellen Präparate aufgenommen, da auch bei Befolgung der Duquesnel'schen Methode verschiedenes Ausgangsmaterial verschiedene Präparate liefert. Duquesnel und Laborde haben in ihrer Monographie ausführlich angegeben, dass sie aus Napellus-Knollen verschiedener Provenienz sehr verschieden stark wirksame krystallisirte Aconitine gewonnen haben. Schweizer Knollen lieferten das stärkste Präparat, dann folgten die Dauphiné-, darnach die Vogesen-Knollen. Spätere Autoren (Mandelin) schieben die beobachteten Versuchs-Differenzen auf verschiedene Empfindlichkeit der benutzten Thiere. Diesen Einwand kann man aber nach Laborde-Duquesnel nicht gelten lassen. Letztere haben bei ihrem krystallisirten Aconitin neben der physiologischen Verschiedenheit auch Unterschiede in der chemischen Zusammensetzung gefunden und diese sehr bestimmten Angaben, die durch eine Anzahl sehr unangenehmer Erfahrungen am Menschen gelegentlich des therapeutischen Gebrauches bestätigt worden sind, kann man nicht einfach stillschweigend übergehen. So erzählt z. B. Husemann in Pharmaceut. Zeitung 1884, Nr. 97 folgendes ihm von Plugge mitgetheilte Vorkommniss (aus Winschoten in Holland). Aus 0,9 Aconitin. nitricum waren mit Succus Liquiritiae 150 Pillen bereitet worden, die vom Patienten gut vertragen waren. Als nun das Recept wiederholt wurde, stellten sich schon von zwei Pillen schwere Vergiftungszeichen ein, eine Pille machte deutlich das charakteristische Gefühl im Schlunde. Die beiden Präparate stammten aus derselben Bezugsquelle, Petit in Paris. Solche Fälle sind öfter vorgekommen.

Diese Angaben sind ausserordentlich merkwürdig und mahnen zur Vorsicht gegenüber der Bequemlichkeitsannahme, die letzten chemischen Untersuchungen für abschliessend und das jetzt käufliche krystallinische Aconitin immer für denselben Körper zu halten. Bekanntlich gilt der Erfahrungssatz als ausreichend sicher bewiesen, dass in derselben Pflanzen-Species immer dieselben chemischen Substanzen, wenn auch in wechselnden Mengen enthalten sind (Satz von de Candolle). Nachdem so gründliche Beobachter wie Laborde und Duquesnel[1]) bestimmt angeben, dass sie aus Napellus-Knollen verschiedener Herkunft verschieden wirksame Alkaloide dargestellt haben, bleibt — die Giltigkeit des de Candolle'schen Satzes vorausgesetzt — nur übrig, entweder die Species: Aconitum Napellus in verschiedene Arten auseinander zu legen (was meines Wissens Reichenbach schon gethan haben soll): oder aber anzunehmen, dass der jetzt von uns Aconitin genannte Körper doch ein Gemenge von vielleicht isomeren Substanzen ist, die in wechselndem procentischen Verhältniss das Aconitin von verschiedener Herkunft zusammensetzen. So hoch auch die Bedeutung der neuesten Untersuchungen anzuschlagen ist, so habe ich es doch für Pflicht einer möglichst sorgfältigen Darstellung der Sachlage gehalten, auch die älteren Autoren noch zu Wort kommen zu lassen.

Die englischen Fabrikanten (Morson) sollen ihr Aconitin aus Cultur-Exemplaren von Aconitum Napellus herstellen. Den höchsten Alkaloid-Gehalt haben die Knollen kurz vor der Blüthe.

Während einzelne Autoren die aus den Aconitum-Arten dargestellten Aconitine, wenigstens die Alkaloide mancher Arten, für identisch halten, werden von Anderen sichere Unterschiede angenommen. Ueber Aconitum Napellus und Aconitum ferox siehe oben: Benzoyl-Aconin und Veratroyl-Aconin. — Nach Mandelins Darstellung ist Aconitin (ex Aconito Napello) und Japaconitin gleichwirkend, Pseudaconitin steht an Toxicität etwas nach. — Eine physiologische

---

[1]) Duquesnel leitet sein wirksamstes Präparat von Acon. paniculatum ab!

Prüfung der Handelspräparate haben auch Harnack und Mennicke (Berlin. klin. Wochensch. 1884) durchgeführt. Sie finden Japaconitin (Merck!) etwas stärker und rascher wirksam als die anderen Präparate, im Grossen und Ganzen aber die Wirkung nahezu gleich.

Bei der nachfolgenden Darstellung ist als Aconitin-Wirkung die des Alkaloides von Aconitum Napellus gemeint.

Aconitin krystallisirt aus Aether in sechsseitigen Tafeln, die bei 188 bis 190° (193° C.) schmelzen. In Wasser ist es fast unlöslich, leicht löst es sich in Alkohol, Aether, Benzol, besonders in Chloroform: es ist links drehend. Es soll in der Pflanze an Aconitsäure $(C_3H_3)(COOH)_3$ gebunden sein. Mit sehr verdünnter Weinsäure wird es den Knollen entzogen. Es kann durch neutrales Kalium-Mercurijodid gefällt werden: der Niederschlag wird mit Natrium bicarbonic. zersetzt und darnach das Alkaloid ausgeschüttelt. — Als das zweckmässigste Salz wird das salpetersaure bezeichnet.

Ueber den Nachweis der einzelnen Alkaloide siehe bei Dragendorff: Ermittelung, pag. 215 ff. Es ist wohl zu unterscheiden zwischen den Reaktionen des reinen Aconitins und denen der Handelspräparate, des Extraktes und der Tinktur.

Experimentelle Untersuchungen: Literatur:

L. van Praag: Virchow's Archiv 7, pag. 438.
Achscharumow: Archiv Anatomie und Physiologie 1865, pag. 255.
Weyland: Veratrin, Sabadillin, Delphinin, Emetin, Sanguinarin...: Eckhards Beiträge zur Anatomie und Physiologie Bd. V, pag. 40 und pag. 69.
Böhm und Wartmann: Verhandl. physikalisch-medicin. Gesellschaft. Würzburg 1872. N. F. 3. pag. 62.
Böhm: A. e. P. Ph. 1. 1873, pag. 385 auch
Ewers: Dissertation, Dorpat 1873.
Lewin: Dissert., Berlin 1875.
Giulini: Dissert., Erlangen 1876.
Gréhant und Duquesnel: C. R. 1873, pag. 209.
Laborde et Duquesnel: Des aconits etc. Monographie. Paris 1883.
Anrep: Archiv Anat. und Physiologie. — Supplem. bd. zur physiol. Abth. 1880, pag. 161.
Wagner: Beitrag z. K. des A. und seiner Zersetzungsprodukte: Dissertation, Dorpat 1887.
Steckhan: Dissertation, Kiel 1891.
Siehe auch die Arbeit von Rosendahl in Arbeiten von Kobert. Bd. XI—XII.

Thierversuche mit reinem Aconitin sind ausserordentlich vielfach angestellt. Die dabei streitig gewesenen Einzelpunkte sind grösstentheils eindeutig entschieden, doch besitzen wir noch keinen Einblick in die eigentliche Grundwirkung dieser merkwürdigen Substanz. Es handelt sich auch hier nur um Beschreibung der Störungen an den einzelnen Organen.

Die Wirkung des Aconitins ist im Allgemeinen eine lähmende: sie geht sowohl auf die nervösen Centra als auch auf periphere Nervenendausbreitungen und erscheint im Einzelnen als kurzdauernde Erregung, der alsbald die Lähmung folgt.

Bei Fröschen sieht man — je nach der Gabe und vielleicht auch nach der Empfänglichkeit schwankend — zuerst Aufregungszeichen: die Thiere springen, quaken, haben vermehrtes Hautsecret, das alkalisch reagirt. Diese Hypersecretion dauert auch im folgenden Stadium noch an. Sehr bald beginnen die Zeichen der Lähmung: Das Thier wird ruhig, sitzt wie betäubt, die Reflexe sind aber noch erhalten. Bald lässt die Athmung nach und hört in kurzer Zeit ganz auf, dazu allgemeine Hinfälligkeit, Unvermögen des Thieres, sich zu halten: die Reflexe werden geschwächt: es kommen noch einzelne aber unzweckmässige Bewegungen. Manchmal sind kurz vor dem Tode kurz dauernde Streckkrämpfe, auch Tetanus angedeutet. Ein **häufiges** Zeichen sind fibrilläre Muskelzuckungen, am Rumpf beginnend und auf den ganzen Körper weiterschreitend. Die Auslösungsstelle für diese fibrillären Zuckungen wird verschieden angegeben: nach **Anrep** bleiben sie aus, wenn die Nerven durchschnitten sind. **Giulini** gibt hiervon das Gegentheil an. — Die Herzerscheinungen sind sehr wechselnd: Uebereinstimmung besteht darin, dass bald Abnahme und Stillstand des Herzens eintritt. Zuerst zeigt sich kurzdauernde Beschleunigung, diese kann rasch zurück- und direkt in bleibende Lähmung übergehen: es kann aber auch auf die erste Verlangsamung des Herzschlages wieder eine Beschleunigung und so ein mehrmaliger Wechsel folgen. Auch Unregelmässigkeit der Ventrikel-Systole, sogen. Herzperistaltik ist beschrieben. — Sehr verschieden lauten weiterhin die Angaben über die Aconitinwirkung auf das Nerv-Muskel-Präparat. — Uebereinstimmend wird angegeben, dass die Erregbarkeit der peripheren Theile, also des Nerven und des Muskels noch erhalten ist, wenn schon allgemeine Lähmung sich eingestellt hat. In diesem Zeitpunkte muss also die Lähmung mindestens im Rückenmark, oder aber in höher gelegenen Abschnitten des Centralnervensystems vollständig sein. Bald aber erlischt auch die Erregbarkeit der motorischen Nerven, während die Muskelsubstanz direkt noch sehr gut reizbar ist. Nach der für diese Erscheinung jetzt giltigen Erklärungsweise handelt es sich um Lähmung der intramuskulären Nervenendapparate. Diese curare-artige Wirkung ist von allen Beobachtern bestätigt. Bei der Nachprüfung machte **Böhm** die merkwürdige Beobachtung, dass sein deutsches Aconitin nur bei Rana temporaria, nicht bei R. esculenta diese Lähmung der Nervenendapparate hervorbrachte. Das Aconitin aus Aconitum ferox wirkte so, wie es die früheren Beobachter übereinstimmend angegeben. Von **Weyland** ist die Form des Zuckungsverlaufes untersucht: nach den Originalcurven dieses Autors ist schon der ansteigende Theil sehr verlängert und eigenartig treppenförmig eingeknickt. Die Wiederausdehnung des Muskels sei so lange gezogen wie beim Veratrin. — **Böhm** konnte beim deutschen und beim Pseudo-Aconitin das nicht finden.

In der Recapitulation seiner Froschversuche hebt **Anrep** hervor, dass die Reihenfolge, in der die wichtigsten Abschnitte des Centralnervensystems gelähmt werden, so wiederzugeben ist: zuerst das Athmungscentrum, dann Grosshirn, verlängertes Mark, Herz, Rückenmark, sensible Nerven, zuletzt die motorischen Nerven, gar nicht (direkt) die Muskulatur. Sehr spät erst tritt Lähmung der Harnblase auf: auch Wasseransammlung in den Lymphsäcken sieht man bei langdauernden Vergiftungen (Lymphherzen und Herz).

Die Erscheinungen, speciell deren Ablauf bei verschieden starker Vergiftung, sind so vielgestaltig, dass die vorstehende Schilderung nur ein kurzer Auszug von dem ist, was ich nach meiner jetzigen Auffassung der Literatur und nach eigenen Versuchen für das Wissenswertheste halte.

Die Versuche an Warmblütern haben ausserordentlich differente Resultate ergeben. Ich beschreibe nur solche, die mit reinen, stark wirksamen Präparaten ausgeführt sind.

Sehr häufig folgen (erst einige Minuten nach der subcutanen Einspritzung) Unruhe, Schmerzensäusserungen, dann plötzliches Einhalten des Thieres wie in Betäubung, Schliessen der Augen, Senken des Kopfes, bis wieder ein neuer Anfall von Unruhe sich einstellt. Das erste schwere Zeichen ist Athmungsveränderung: die Athmung ist erst kurze Zeit beschleunigt, oberflächlich, wird dann selten und sehr schwere Dyspnoe von ganz eigenartigem Charakter stellt sich ein. — Häufig kommt dabei Abgang von Urin und Koth. Nach grosser Giftdosis kann in wenigen Minuten der Tod eingetreten sein. — Die enorme Athmungsverlangsamung ist das hervorstechendste Symptom: daneben ist noch Speichelfluss, Harnentleerung, deutliche Muskelschwäche auffallend, die sich in eigenartigen ataktischen, uncoordinirten Bewegungen äussert. Die Lähmung steigt nach Wagner bei den Thieren immer von unten nach oben. Das Thier liegt auf dem Boden, es zittert, hat klonische und tonische Krämpfe: die Sensibilität ist stark vermindert: zuletzt kommen Erstickungskrämpfe, die bei sehr grossen Gaben vollständig fehlen: nach solchen kommt unter vollständiger Lähmung ohne weitere Zeichen der Tod. — Sehr eigenartig ist das folgende Versuchsergebniss: Werden die Vagi gleich zu Beginn der Vergiftung durchschnitten, so verschwindet die Dyspnoe und die Athmung wird von normaler Frequenz! Nach einiger Zeit kommt dann doch wieder Verschlechterung der Athmung und endlich Tod durch Erstickung: diese ist aber wesentlich (um 30 Minuten bis 2 und 3 Stunden) hinausgeschoben. Den gleichen Effekt wie Vagusdurchschneidung hat Atropinisirung! (Atropin ist daher als Gegengift empfohlen.) Die Nervi laryngei sind bei der Dyspnoe nicht betheiligt: deren Durchschneidung ändert an dem Vergiftungsbilde nichts (anders Wagner!). Die meist gegebene Erklärungsart für diese schwere Athmungsstörung nimmt Lähmung des Athmungscentrums im verlängerten Mark an. Es ist aber mit Recht darauf hingewiesen, dass das Ergebniss der Vagus-Resektion dafür spricht, dass die Endausbreitungen der Vagus-Aeste in den Lungen gewisse reflektorische Erregungs-Impulse zum verlängerten Mark schicken, die an der Dyspnoe sich wesentlich mit betheiligen. — Dass die Dyspnoe aus der Athmungsstörung direkt und nicht aus der Herzbeschädigung abzuleiten ist, scheint mir nach Allem sicher.

Das Herz zeigt gleich nach der Giftapplication Veränderungen, die als Reizung der Herz-Vagus-Aeste zu deuten sind: Verminderung der Pulsfrequenz und Absinken des Blutdruckes. Beides bleibt aus nach Durchschneidung der Vagi: es handelt sich demnach um centrale Reizung. Dieses Stadium ist kurz: bald folgt grosse Unregelmässigkeit in den Pulszahlen und Blutdruckwerthen. Diese regellosen Auf- und Abwärtsschwankungen lassen aber bald erkennen, dass die Lähmung aller Apparate der Blutbewegung rasch fortschreitet. Der Vagus ist in Kurzem vollständig gelähmt; dasselbe ergibt die Prüfung der reflektorischen Anreizstellen für die Vasomotoren. Der Blutdruck sinkt rasch bis auf Null, womit der Tod des Thieres vollendet ist.

Erbrechen ist nicht immer gleich zu Anfang vorhanden: es kommt bei Katzen und Hunden manchmal noch sehr spät, zusammen mit Convulsionen. Eigentliche Durchfälle werden bei den Thieren nicht gesehen. Der Kothabgang im Anfang des dyspnoetischen Anfalls kann als Theilsymptom der Erstickung gedeutet werden. — Verschieden lauten die Angaben über den Sektionsbefund. Während in einzelnen Fällen deutliche anatomische Läsionen in Mundhöhle, Magen und Darm angegeben werden, wird besonders wieder der unversehrte Zustand des Darms bei solchen Thieren beschrieben, bei denen intra vitam Erbrechen etc. bestanden hat. Von Wagner wird die sehr plausible Angabe gemacht, er habe Veränderungen gesehen, wie sie sich bei Erstickung einzustellen pflegen: dunkles, flüssiges Blut im rechten Herzen, den grossen Venen, in der Leber und in den Darmgefässen. An Pleura, Pericard, Endocard und Darmserosa sind zahlreiche Ekchymosen. Der Magen ist meist intakt, am ganzen Darm dagegen unter der Serosa zahlreiche grössere und kleinere Blutaustritte: die Follikel meist stark geschwellt. Am Herzen noch frische fibrinöse Auflagerungen und Trübungen an den Klappen.

Von Einzelpunkten verlangt besondere Besprechung die Lähmung der sensiblen Nerven. Reibt man eine Hautstelle mit der alkoholigen Lösung des Aconitins ein, so folgt zuerst ein Stadium, in dem verschiedene Parästhesien: Brennen, Gefühl des Anschwellens auftreten; dann kommt ein deutlicher Nachlass der Feinheit des Tastsinnes: Ortssinn und Empfindlichkeit für Temperaturunterschiede nimmt stark ab: die Wirkung kann nach örtlicher Application einige Tage andauern. Auch bei allgemeiner Vergiftung treten diese Zeichen auf an Schleimhäuten und an der äusseren Haut. Besonders in den Armen ist in den Vergiftungsfällen oft Kriebeln, Pelzigsein, selbst vollständige Anästhesie berichtet. Von anderen Autoren ist angegeben, dass besonders im Trigeminus-Gebiet die Sensibilitätsstörungen auftreten. Von den Schleimhautoberflächen werden ähnliche Störungen nur von der Mund- und Rachenhöhle beschrieben.

Ueber die Muskelwirkung bei Warmblütern existirt eine kurze Angabe von Gréhant und Duquesnel, dass die curare-artige Wirkung deutlich bei Kaninchen nachweisbar sei (bei Anrep).

Die Nieren waren, wenn Wagner mit nicht letalen Mengen vergiftete und die Vergiftung durch 8 bis 10 Tage unterhielt, immer angegriffen, die Harnmenge vermindert, das specifische Gewicht des Harns erhöht und dieser eiweisshaltig. — Verminderung oder gänzliche Aufhebung der Harnabgabe wird noch von anderen Autoren referirt.

Bei allen Thieren und auch beim Menschen stellt sich auf der Höhe der Aconitinvergiftung eine maximale Mydriasis ein. (Instillirt man eine Aconitinlösung direkt in den Bindehautsack, so zeigen sich starke Reizungserscheinungen und in deren Verlauf anfänglich Pupillenverengerung: dies hat mit der Allgemeingiltigkeit der vorigen Behauptung nichts zu thun.) Diese Mydriasis verschwindet, wenn der Sympathicus durchschnitten wird: sie bleibt ganz aus, wenn vor der Vergiftung die Durchschneidung schon ausgeführt war. — Diese Mydriasis nennt Wagner, bei dem weitere Versuchseinzelheiten nachzulesen sind, eine Mydriasis spastica centralis: es handelt sich um eine Reizung des Erweiterungs-Centrums der Pupille, das, in dem Grau der Rautengrube gelegen, seine Fasern schliesslich durch den Sympathicus (Ganglion cervicale supremum, Plexus caroticus, Nervi ciliares) zu der Iris schickt.

Ueber die absoluten Mengen des reinen Aconitins, die letal wirken, gibt Wagner nach eigenen Versuchen eine übersichtliche Tabelle, die die schwere Giftigkeit des Aconitins erweist. Am empfindlichsten sind Säugethiere: ein junges Pferd von 50 Kilo starb von 3 mgr (subcutan) also 0,06 mgr pro Kilo; es ist darnach glaublich, dass einige mgr auch auf den Menschen tödtlich wirken: in einem concreten Fall sollen 4 mgr den Tod verursacht haben. — Hunde sind fast ebenso empfindlich: 0,1 mgr pro Kilo, Tauben und Hühner 0,12 mgr, Katzen 0,25, Kaninchen 0,35, Frosch 0,3 bis 0,4 mgr pro Kilo. Die Zahlen stimmen im Grossen und Ganzen zu anderen Angaben.

Interessant ist, dass gewisse Darmschmarotzer — Opalinen des Frosches und Taenia serrata des Katzendarms, endlich auch Flimmerepithel des Froschrachens von reinem Aconitin so gut wie gar nicht angegriffen wurden. — Der Angriff des Aconitins geht auf die nervösen Apparate. — Grosse Thiere sind deshalb besonders empfindlich.

Ueber das Pikroaconitin, Napellin und Aconin hat Wagner (bei Kobert) Untersuchungen angestellt. Das Pikroaconitin soll noch die Aconitin-Wirkung, aber in sehr abgeschwächtem Grade äussern (Verunreinigung mit Aconitin!), wogegen das Aconin vom Magen aus so gut wie unwirksam sein, intravenös dagegen Blutdrucksenkung und curare-artige Lähmung der Nervenendapparate verursachen soll. Die Angaben von Cash sind in den Veröffentlichungen von Dunstan enthalten.

Ueber Aconitum lycoctonum waren einige unter Dragendorff gearbeitete Dorpater Dissertationen vorgelegen, wesentlich chemischen Inhaltes (Jacobowski 1884, Salmonowitz 1885, Einherz 1887. Dohrmann 1888). Jetzt ist darüber eine sehr sorgfältige monographische Darstellung vorhanden, von H. V. Rosendahl in Arbeiten des pharmakol. Instituts Dorpat: edit. Kobert: Bd. XI—XII, pag. 1 bis 118. — Eine genaue Wiedergabe der Versuchs-Ergebnisse ist hier unmöglich, hat auch für uns nicht unmittelbar praktisches Interesse.

Zunächst theilt der Autor die unter Ac. lycoctonum zusammengefassten Pflanzen in zwei wirklich verschiedene Arten: das Ac. lycoctonum Willdenow und Ac. septentrionale Kölle. Beide Pflanzen haben einen ausdauernden Wurzelstock. Aus dem Rhizom von Ac. Lycoctonum sind die amorphen Alkaloide Lycaconitin und Myoctonin isolirt, die beim Spalten sich in ein krystallinisches Alkaloid Lycoctonin und eine stickstoffhaltige Säure zersetzen. Die Alkaloide stimmen in ihrer Giftwirkung überein: nach kurzem Reizungsstadium folgt ohne Sensibilitätsstörung eine periphere Lähmung der motorischen Nerven.

Bei Acon. septentrionale sind die Alkaloide in der ganzen Pflanze, überwiegend aber im Rhizom enthalten. Rosendahl hat ein leicht krystallisirbares, sowie zwei amorphe Alkaloide isolirt, bei deren Zersetzung mit Alkali kein krystallinisches Alkaloid abgespalten wird. — Lappaconitin: $C_{34}H_{48}N_2O_8$ ist ein schweres Krampfgift, das schliesslich durch Respirationslähmung tödtet, auch Herz und vasomotorischen Apparat lähmt. — Septentrionalin: $C_{31}H_{48}N_2O_9$ hat lokal anästhesirende Wirkung: bei Einführung per os macht es keine allgemeine Wirkung, intravenös eine eigenartig verlaufende periphere Lähmung. Es wird als Ersatzmittel für das Curare vorgeschlagen. — Cynoctonin: $C_{36}H_{51}N_2O_{13}$, das zweite amorphe Alkaloid, leicht zersetzlich, ist ein noch stärker wirksames Krampfgift als das Lappaconitin. Respirationsstillstand, der Todesursache werden kann, ist nicht durch Lähmung, sondern durch Krampf der Respirationsmuskeln bedingt. — Näheres im Original. — Die beschriebenen Gifte sind chemisch wie physiologisch von dem Aconitin aus Aconitum Napellus und ferox durchaus verschieden.

Ueber das Japaconitin vergleiche man die Dissertationen von Lezzius und Lubbe: beide Dorpat 1890.

Atisin ist das unwirksame Alkaloid von Aconitum heterophyllum (Aconin?) genannt.

Von den Aconitinvergiftungen beim Menschen sind wissenschaftlich die die interessantesten, die mit bekannten Mengen von reinem Aconitin vorgekommen sind.

Schon sehr kleine Mengen, 0,1 mgr, erregen zunächst die Empfindung mässiger Bitterkeit in der Mundhöhle, wornach bald ein eigenartiges Brennen und Taubsein folgt, das sich über alle Theile der Mundhöhle ausbreitet und durch 6 bis 8 Stunden anhält. Noch von 0,03 mgr wird diese Empfindung, die für eines der charakteristischsten Zeichen des Aconitins gilt, hervorgerufen. Von 0,2 mgr kann man schon allgemeine Störungen am Herzen sehen. Der von Dr. Meyer in Winschoten behandelte Patient, der zuerst das stark giftige Präparat nahm, hatte auf 5 Tropfen (etwa 0,3 mgr) das eigenartige Gefühl in der Mund- und Rachenhöhle und wurde darnach so kalt, dass er das Bett aufsuchen musste. Auf 20 Tropfen kam dieselbe Empfindung viel stärker, der Körper war mit klebrigem Schweiss bedeckt, Druck und Angstgefühl in der Herzgegend, Schwindelgefühl, mühsames, röchelndes Athmen. Bald kam stürmisches Erbrechen, wornach sich der Kranke wohler fühlte. Noch viermal nimmt der Patient dieselbe Giftmenge. Zu den Herz- und Athmungsbeschwerden kommen nun heftige Krämpfe, der Patient fühlt sich immer matter, wie gelähmt. Auf Erbrechen folgt allemal Nachlass der lebensbedrohlichen Erscheinungen. — Dr. Meyer starb in wenigen Stunden von nicht ganz 4 mgr desselben Aconitins. — Ein anderer tödtlicher Vergiftungsfall, ein Giftmord, ist im Jahre 1881 in England vorgekommen (Husemann: in Pharmaceut. Zeitung 1884, Nr. 22, Vierteljschr. für gerichtl. Medic. 41, pag. 157. Pharmaceut. Jahrber. 1883 u. 1884, pag. 1110). Der Vergiftete starb an 0,12 gr englischen Aconitins nach 4 Stunden. Zuerst Mundhöhlenstörungen, Magenschmerzen, Würgen, Erbrechen, Gefühl von Hautspannung, Erstickungsgefühl. Eine Viertelstunde vor dem Tode Phantasiren,

Bewusstlosigkeit, schwaches Athmen, aussetzende Herzthätigkeit. —
Die Sektion ergab nur starke Magenentzündung.

Die sonstigen Gelegenheiten zur Aconitin-Vergiftung sind wenig
wichtig. Durch den Genuss der Blätter ist tödtliche Vergiftung von
Kindern vorgekommen. Die Wurzeln sind mit Meerrettig verwechselt
worden (?). Häufig sind Unglücksfälle, besonders in England, durch
irrthümliche Benützung von Tinctura Aconiti, von Linimenten entstanden. — Ueberall referirt wird der in Constantinopel vorgekommene Unglücksfall. In Calcutta war Jalappenwurzel mit Tubera
Aconiti ferocis verwechselt worden: die Verwechselung kostete einigen
Menschen das Leben. — Schauenstein führt einen Selbstmord
und zwei Giftmorde auf.

Die Darstellung der Anfangs-Symptome beim Menschen ist be-
sonders nach sorgfältig beschriebenen Selbstversuchen möglich. Zu-
erst kommen die schon erwähnten abnormen Empfindungen in der
Mundhöhle und ausstrahlend auf den Magen: darnach abnorme
Sensationen, Wärme, Ameisenkriechen, Pelzigsein in der Haut, weiter
Muskelschwäche, Müdigkeit, Verminderung der Pulszahl und der
Respirationen. Diese allgemeinen Zeichen kommen und vergehen
schnell.

Nach grösseren Gaben ist die Puls- und Respirationsverminder-
ung noch ausgeprägter; Kälte der Extremitäten, auch Schwindel und
Ohnmachtsanwandlungen kommen vor. Der Puls wird immer stark
verzögert, auf 40 und einige 30 Schläge, die Respiration wechselt,
entweder rasch und oberflächlich oder selten, tief, eigenartig krampfhaft. Dabei besteht hochgradiges Angstgefühl, Schwäche der Stimme
und aller Bewegungen. — Bei den schweren Vergiftungsfällen kommen
die Lähmungszeichen schneller, die Sprache ist sehr erschwert, das
Schlingen schmerzhaft. Im Magen Druckgefühl, Schmerz, Aufstossen,
Uebelkeit und in der überwiegenden Mehrzahl der Fälle auch Erbrechen. Dagegen besteht meistens Verstopfung, nur selten sind
Koliken und Durchfälle angegeben. Die Herzschläge sind verlangsamt,
sehr schwach, gegen das Ende auch unregelmässig. In günstig verlaufenden Fällen dauern die Herzstörungen noch mehrere Tage nach.
Die Respiration ist nur in leichten Fällen wenig gestört, etwas beschleunigt, sonst ist sie stark verlangsamt und wird immer schwächer.
Die Körpertemperatur sinkt, kalter Schweiss bedeckt die Haut. Die
starke Muskelschwäche ist schon erwähnt, manchmal besteht Muskelzucken. In einzelnen Fällen sind tetanische Anfälle, die mit Bewusstlosigkeit einhergingen, vorhanden. Gegen den letalen Ausgang zu
sind öfter Krämpfe beschrieben, die man als Erstickungskrämpfe
deutet. Das Bewusstsein ist meist nicht oder nur wenig gestört;
doch ist auch psychische Verwirrung beobachtet. Immer besteht
starker Kopfschmerz. Regelmässig sind weiterhin Störungen des
Hautsinnes angegeben: Kriebeln, Pelzigsein, Unempfindlichkeit. Besonders genannt wird ein Gefühl von Spannung, Druck in der Kopf-
haut und zuckende Schmerzen in den Trigeminusästen, die sich bis
zu Prosopalgie steigern können. Auch Störungen auf dem Sehgebiet
sind constatirt, so Nebelsehen, Halbblindheit, selbst vollständiges
vorübergehendes Aufheben des Sehvermögens. Die Pupillen sind
erweitert.

Die Erscheinungen beginnen in der Mundhöhle und im Magen schon in den ersten Minuten; Allgemeinerscheinungen kommen nach etwa 20 Minuten: der Tod kann in einigen Stunden eintreten. Die Erholung ist nach einigen Tagen vollständig: doch sind einzelne Erscheinungen länger zurückgeblieben.

Der Leichenbefund wird sehr verschieden beschrieben: etwas für Aconit Besonderes bietet er nie. Der wesentlichste Differenzpunkt ist der, dass in einzelnen Fällen deutliche Entzündungserscheinungen im Magen-Darmkanal angegeben werden, in anderen Fällen aber wieder besonders das Fehlen solcher Zeichen constatirt wird.

Der Nachweis des Aconitins ist bei grösseren Mengen des verwendeten Giftes gelungen: so in dem referirten Giftmord mit 2 gran englischen Aconitins. Dagegen war es in ganz klaren Fällen von Aconitinvergiftung nicht möglich, das Gift in der Leiche zu finden, so z. B. in dem Fall des Dr. Meyer in Winschoten. In dem Punkt besteht bei den Kundigen wohl Uebereinstimmung, dass es kaum gelingen wird, aus einer menschlichen Leiche die wenigen Milligramm Aconitin, die zur tödtlichen Vergiftung ausreichen, wieder zu isoliren. Durch den menschlichen Körper scheint Aconitin wohl unzersetzt hindurch zu gehen. Die Isolirung aber muss in der schonendsten Weise versucht werden: für die Identificirung ist, beim Mangel aller specifischen Farbenreaktionen, vor Allem die physiologische Prüfung an Fröschen zu versuchen. — Die bestimmten Angaben von Dragendorff (in dessen Ermittelung . .), dass der Nachweis des Aconitin leicht gelinge, sind darum mit grosser Einschränkung anzunehmen.

Ueber specifische Behandlung ist nichts bekannt geworden. Wo es angeht, wird man die Magenspülung vornehmen: sonst ist vor Allem der Brechakt hervorzurufen. — Künstliche Athmung hat bei Thieren als das Leben verlängernd gewirkt: man wird sie darum in schweren Fällen versuchen, ebenso das oben schon genannte Atropin. — Gegen die Verschlechterung der Herzaktion ist Strychnin genannt worden, das man gleichfalls in verzweifelten Fällen versuchen wird: etwa 2 mgr in wiederholten Gaben. — Das Ergebniss von Thierversuchen macht einen sehr trostlosen Eindruck. — Ob Aconitin in den Magen wieder abgeschieden wird, ist einstweilen nicht festgestellt. Dafür spricht die Angabe, dass der eingetretene Brechakt immer erleichternd gewirkt hat.

§ 186. Delphinin und Staphisagrin.

Die Delphinium-Arten, zu den Ranunculaceen gehörig, enthalten sämmtlich giftige Alkaloide, die aber wegen ihrer leichten Zersetzlichkeit noch nicht genau untersucht sind. — Delphinium consolida, das bei uns einheimische Unkraut, der unter dem Getreide vorkommende Feldrittersporn, ist von Masing untersucht (Pharmac. Zeitschr. f. Russland, Jahrg. 22. 1883, pag. 33; ref. Pharmac. Jbr. 1883 und 1884, pag. 351 und 1127). Das Alkaloid ist nur in sehr geringen Mengen in Kraut und Blüthen enthalten: aus 5 kg getrocknetem Kraut 1 gr Ausbeute. Masing nennt es Calcatripin, da früher die Blüthen als Flores Calcatripae officinell waren. Schon 1 mgr subcutan wirkte auf Frösche deutlich lähmend: Respiration sehr verlangsamt, zeitweise aussetzend, Motilität und Sensibilität geschwächt, aber nicht aufgehoben, Herzthätigkeit stark verlangsamt. — Delphinium Ajacis, aus dem Orient stammend, wird in verschiedenen Spielarten in unseren Gärten cultivirt: über die Giftigkeit der Blüthen macht Benvenuti Mittheilungen (Archiv d. Pharmacie 1883, pag. 472): sie wirken örtlich reizend und dann anästhesirend, auch antizymotisch(?), der Aufguss soll ein brauchbares Mittel gegen Insekten sein. — Delphinium Staphisagria, der scharfe Rittersporn, toxikologisch die wichtigste Art, ist in Südeuropa einheimisch. Die Samen sind als Stefanskörner oder Läusekörner in der Medicin bekannt gewesen (Semina Staphisagriae). Diese Samen sind am meisten chemisch untersucht worden: zuerst wurden die gesammten wirksamen Substanzen als ein Alkaloid isolirt, das man Delphinin nannte und das auch in Delphinium Consolida und Ajacis vorkommen sollte. Es war eine amorphe, harzartige, weisse Masse, welche sehr scharf schmeckte und alkalisch reagirte, wenig in Wasser, gut in den übrigen Lösungsmitteln löslich war: daraus wurde ein zweites Alkaloid abgetrennt und Staphisagrin benannt. — Durch die Untersuchungen von Dragendorff und Marquis (Archiv exp. P. und Ph. 7. 1877, pag. 55) wurden aus den Stefanskörnern 4 Alkaloide isolirt: Delphinin, amorphes Staphisagrin, Delphinoidin und Delphisin. — Eine neuere bei Dragendorff bearbeitete Nachprüfung der in den Stefanskörnern vorkommenden Alkaloide bestätigt die vorgenannten 4 Körper, gibt ihnen aber andere Formeln (Charalampi Kara-Stojanow: Inaugur.-Dissertation, Dorpat (1889 oder?) 1890. — Referat in Pharmaceut. Jber. für 1890, pag. 437, daselbst auch die Darstellungsart und die Reaktionen beschrieben).

Das Delphinin krystallisirt aus der ätherischen Ausschüttelung beim langsamen Verdunsten des Aethers aus: nach der Analyse des Gold- und des Platin-Doppelsalzes ist seine Formel $C_{31}H_{49}NO_7$. Das Nitrat und Sulfat sind krystallinisch. Delphinin ist in Wasser und Alkohol schwer, leicht in saurem Wasser löslich. Mit den Alkaloidreagentien gibt es Niederschläge (nicht mit Gerbsäure und Platinchlorid).

Delphisin krystallisirt in anderer Krystallform nach dem Auskrystallisiren des Delphinins aus der ätherischen Lösung: es soll dem Delphinin isomer sein.

Das Delphinoidin wird aus der Mutterlauge des Delphisins durch Petroläther niedergeschlagen, es ist harzartig amorph: $C_{25}H_{41}NO_4$.

Das Staphisagrin der früheren Autoren ist nach Kara-Stojanow ein Gemenge von mehreren amorphen Basen. Es lässt sich der für die Gewinnung der vorigen Alkaloide mit Aether erschöpften wässerigen Lösung mit Benzin und Chloroform entziehen. — Die Staphisagrin-Basen sind in ihrem Verhalten dem Delphinoidin ähnlich.

Praktische Bedeutung für die Toxikologie haben die Delphinium-Alkaloide nicht. Van Hasselt erzählt einen Vergiftungsfall am Menschen, der durch Einnehmen der gepulverten Stefanskörner statt Wurmpulver entstanden ist. Sonst enthält die Literatur nichts von vorgekommenen Intoxikationen. — Die Studien über die physiologischen Wirkungen des Delphinins sind sehr zahlreich und gründlich:

aus der älteren Literatur, die von Böck im Handbuch der Intox.,
pag. 453 zusammenstellt hat, erwähne ich hier nur:

Leonidas van Praag in Virchow's Archiv, Band 6.
Marbel: Thèse Montpellier 1864.
Böhm und Serk in Arch. exp. Path. Pharm. 5. 1874, pag. 311.
Dragendorff und Marquis: eodem loco 7, pag. 55 (chemisch).

In der schon genannten Arbeit von Kara-Stojanow sind kurze
pharmakologische Notizen von Kobert.

Das Delphinin hat zunächst örtlich reizende Wirkungen auf
Schleimhäute: auf der Zunge macht es Brennen, im Schlunde Würge-
gefühl, Speichelfluss, Ekel und Erbrechen: in der Nase Niesen, akuten
Schnupfen, am Auge heftige Reizerscheinungen. Auch auf der äusseren Haut soll darnach Jucken, Brennen, Röthung entstehen.

Von allgemeinen Wirkungen ist besonders die auf das Herz
hervorstechend, das manchmal nach kurzdauernder Steigerung der
Contraktionszahl in all seinen Theilen gelähmt wird. Auch der vasomotorische Apparat wird (im Gegensatz zu dem sonst gleichartig
wirksamen Aconitin) bald ergriffen. Die Dyspnoe soll theilweise
durch die schwere Herzstörung bedingt sein: daneben wirkt aber das
Delphinin direkt lähmend auf die Athmungs-Apparate und zwar
wahrscheinlich auf deren nervöse Centra: Tod durch Asphyxie. Die
Reflexe werden bald gelähmt (Rückenmark), erst später werden auch
die Muskeln direkt ergriffen. Nicht von allen Autoren werden intensive fibrilläre Zuckungen berichtet.

Das Vergiftungsbild bei Fröschen entspricht dem des Aconitins.
Es erfolgt schon auf sehr kleine Mengen allgemeine Paralyse. Die von
Weyland beobachtete enorme Verlängerung der Zuckungscurve des
Froschmuskels hat Böhm-Serk mit seinem krystallisirten Delphinin
nicht erhalten.

Bei Säugethieren zeigt sich (einige Minuten bis ½ Stunde) zuerst
Abnahme der Munterkeit, Zeichen von Angst, dann kommt Speichel-
fluss und bald Würgen und Erbrechen, das oft unter Stöhnen und
Schreien der Thiere geschieht, auch wiederholte Darmausleerungen.
Die willkürlichen Bewegungen werden immer matter und unsicherer.
Noch bevor dies deutlich ist, ist die Sensibilität und Reflexerregbar-
keit stark herabgesetzt. Die Athmung wird verzögert und mühsam,
kurze Einathmung, keuchende verlängerte Ausathmung. Wenn die
Lähmung schon weit vorgeschritten, kommen heftige klonische Krampf-
anfälle, zwischen denen die Thiere soporös sind: endlich Tod durch
Athmungslähmung. — An der Pupille keine Veränderung. Auch
Kobert betont besonders, dass die eigenartige Mydriasis des Aconitins vom Delphinin nicht hervorgebracht wird.

Das Staphisagrin wirkt nach Böhm-Serk wesentlich anders:
bei Fröschen fast typisch wie Curare: keine fibrillären Zuckungen
und keine Herzwirkung! — Bei Säugethieren zeigt sich erst nach
viel grösseren Gaben reine Lähmung. Der Tod erfolgt durch Athmungsstillstand, ist darum durch künstliche Respiration hinauszuschieben. Die Krämpfe des Delphinins fehlen vollständig. Auch das
Herz scheint nicht ergriffen zu werden.

Delphinoidin (amorphes Delphinin) und Delphisin (warzenförmiges
Delphinin) wirken physiologisch durchaus gleichartig und gleich stark.

§ 187. **Curare.** — **Curarin.**

I. Curare oder südamerikanisches Pfeilgift ist der allgemein eingebürgerte Name für eine feste, braune, extraktähnliche Masse, die von den Eingeborenen Südamerikas nach uns unbekanntem Recept bereitet, in charakteristischer Verpackung auf den europäischen Markt kommt.

Wir kennen nicht sicher die Stammpflanzen, die das Curare liefern: nur soviel ist bekannt, dass es gewisse Strychnos-Arten sind, die im tropischen Südamerika vorkommen. Auch von der Bereitungs-weise wissen wir im Grossen und Ganzen nur soviel, dass es sich um wässerige Auszüge der verholzten Rinden des Stammes und der Wurzeln handelt, die mit gewissen Zusätzen eingekocht und dann in besonderen Behältern verwahrt werden. Da bis auf die neueste Zeit die toxikologischen Untersuchungen mit wässerigen Auszügen des Curare gemacht wurden und da wir wahrscheinlich noch auf Jahre hin nur in dieser Form die giftige Substanz erhalten können, so ist das nothwendige vom Curare selbst zu beschreiben. Seit einigen Jahren sind wir durch die mühevollen Untersuchungen Böhm's über die wirksamen Substanzen der im Handel vorkommenden Curare-Sorten aufgeklärt.

Ich folge in meiner Darstellung den Angaben der Böhm'schen Schule, da durch die Anwendung reiner Substanzen eine viel grössere Sicherheit der physiologischen Erfahrungen gewährleistet ist.

Eine sehr umfängliche Literaturzusammenstellung mit kurzem Referate der wichtigsten Einzelangaben über Curare hat Flückiger im Archiv Pharmacie 1890, pag. 78 veröffentlicht.

II. Chemisches. Literatur: Böhm: Beiträge zur Physiologie: C. Ludwig zu seinem 70. Geburtstage, Leipzig 1886, pag. 173[1]). — Abhandlungen der K. sächs. Gesellschaft der Wissensch. 37. Bd., der mathemat. physik. Klasse 22. Bd. 1895, pag. 199 und ibidem 42. (24.) Bd. 1898, pag. 1.

Das Curare kommt nach Böhm in drei verschiedenen Verpackungsarten in den Handel. Die Untersuchung hat ergeben, dass auch der Inhalt typisch verschieden ist, so dass man wohl auf Bereitung aus verschiedenen Pflanzen schliessen muss. — Auch Böhm hat den schon von den früheren Untersuchern aufgestellten Satz festgehalten, und ausdrücklich bestätigt gefunden, dass es basische, alkaloidische Substanzen sind, die die typische Curare-Wirkung, Nervenendlähmung hervorbringen. — Für dieses Alkaloid hat Böhm den Namen Curarin gewählt. Die Curarine der verschiedenen Curare-Sorten sind chemisch nicht identisch, sie haben aber gewisse physikalische und chemische Reaktionen mit einander gemeinsam, so dass es berechtigt erscheint, sie zusammenfassend zu betrachten. — Für die Reindarstellung ist besonders die Eigenheit

---

[1]) Ich übergehe aus Gründen der Raumersparniss alle historischen, geographischen, ethnographischen, botanischen .. Notizen und bringe nur das, was zum Verständniss der chemischen und physiologischen Einzelheiten für den Mediciner jetzt zu wissen nothwendig ist. Für das übrige sei auf die oben citirten Aufsätze von Böhm, auf Steiner: Das .. Pfeilgift Curare, Leipzig 1877 etc. — Harnack: A. e. P. Ph. 7, pag. 144, auf die Reisewerke von Martius und Spix, von Humboldt u. A. verwiesen.

praktisch wichtig, dass jede Fällung, die in einer Curarin-Lösung ausgeführt wird, einen Theil der wirksamen Substanz mit sich niederreisst, trotzdem das Curarin in dem gerade benützten Lösungsmittel gut löslich ist. — Fällungen von schwefelsaurem und phosphorsaurem Baryt enthielten viel von der Basis. Durch Schütteln mit Thierkohle kann man eine wässerige Lösung ganz frei von Curarin- machen. Es waren deshalb für die Isolirung des Curarins besondere analytische Wege nothwendig.

Nach der Art der Verpackung unterscheidet Böhm: Tubo-Curare: Das Gift ist in Bambusröhren gefüllt von etwa 25 cm Länge und 4 bis 4,5 cm lichter Weite: den Boden bildet die natürliche Querscheibe eines Knotens. Es soll aus der brasilianischen Provinz Amazonas stammen. — Calabassen-Curare: Das Gift ist in Flaschen-Kürbissen eingeschlossen, die von 70 bis 140 Gramm enthalten. Diese Sorte war bis vor 15 Jahren die meist exportirte. Seit 10 Jahren sei sie aber ganz aus dem Handel verschwunden. Die Waare dieser Verpackungsart wird vom oberen Orinoko (Humboldt), von British Guiana (Schomburgk und Appun), auch aus dem Quellengebiet des Rio negro angegeben. — Die Stammpflanze ist wohl Strychnos toxifera. — Das Alkaloid dieser Sorte ist von Böhm am genauesten untersucht: es ist das wirksamste und ist desshalb für die folgende Beschreibung der physiologischen Wirkungen benützt. — Topf-Curare: Das Gift ist in kleinen niedrigen Töpfchen aus ungebranntem (oder nur schwach gebranntem) Thon enthalten, in Mengen von 25 bis 40 Gramm. Es ist nach Aussehen und chemischer Zusammensetzung typisch von den anderen Sorten verschieden. Strychnos Castalnea zusammen mit Cocculus toxifer sollen dazu verwendet werden: die Heimath soll das Gebiet des Iça, des Yahuas, des Unterlaufes des Yapura sein. — Näheres bei Böhm und bei Planchon (C. R. 19 Janvier 1880, pag. 133).

Die Curarine sind sämmtlich löslich in Wasser und in Alkohol, dagegen unlöslich in Aether. Mit Alkaloidreagentien geben sie sofort Fällungen. Alle bisher dargestellten festen Verbindungen sind amorph.

Aus dem Calabassen-Curare isolirt Böhm nach folgendem Verfahren: Die gepulverte Substanz wird mit der 25 fachen Wassermenge im Kolben durch 8 Tage unter Umschütteln digerirt. Die so dreimal bereiteten Auszüge (das letzte Mal unter Zusatz von etwas verdünnter Schwefelsäure) reagiren immer sauer. Sie bleiben nach der Filtration nur kurze Zeit klar, trüben sich durch Abscheidung amorpher brauner Massen. — Die Filtrate werden sofort mit wässeriger Lösung von Platinchlorid so lange versetzt, bis eine abfiltrirte Probe nicht mehr durch weiteren Zusatz getrübt wird. Der Niederschlag wird auf Hartfiltern gesammelt, gut abgesaugt, mit Alkohol gewaschen, dann sofort vom Filter genommen, in Alkohol, der auf dem Dampfbad erhitzt ist, suspendirt und durch einen lebhaften Strom von Schwefelwasserstoff zersetzt; von Zeit zu Zeit wird durch Zusatz einiger Tropfen von weingeistigem Ammoniak die freie Salzsäure neutralisirt. Die Zersetzung durch H_2S in der Kälte geht zu langsam vor sich und ist mit Verlusten verbunden. Man filtrirt, wäscht mit etwas Alkohol nach und fällt sofort durch das fünffache Volumen Aether. Der fleischfarbene Niederschlag wird abfiltrirt, mit Aether gewaschen und rasch mit dem Filter in einen Schwefelsäureexsiccator gebracht. Zur Reinigung löst man in einem Gemisch von 4 Vol. Chloroform + 1 Vol. Alkohol und lässt verdunsten. — Das Lösen in Alkohol und Fällen mit Aether muss zur Reinigung wiederholt werden. — Als Probe für die Reinheit benutzt Böhm die physiologische Wirkung: es muss 0,34 mgr bei subcutaner Application für 1 Kilo Kaninchen die tödtliche Gabe sein. — Die Ausbeute von Curarin (nach der Giftigkeit des Rohpräparates berechnet) betrug bei dieser Methode gegen 50 bis 75 procent von der im Curare vorhandenen Menge.

Das Curarin ist eine in dünnen Lamellen röthlichgelbe, in dickeren Massen granatrothe, glänzende, sehr harte Substanz. Es löst sich leicht und völlig klar in Wasser, in Alkohol und Methylalkohol, auch in alkoholigem Chloroform. Die wässerige Lösung ist hellgelbröthlich und hat grünliche Fluorescenz. Dagegen ist es in Aether, Petroläther, Benzol, Aceton, reinem Chloroform unlöslich. Es ist geruchlos und schmeckt intensiv bitter. Es hat keinen scharfen Schmelzpunkt, zersetzt sich über 150° C. — Erhitzt bläht es sich, die entweichenden Dämpfe riechen nach Chinolin.

Das so isolirte Präparat ist nicht die freie Basis, sondern deren Chlorid. Zersetzt man dasselbe durch Silberoxyd, so wird das Alkaloid oxydirt, zerstört.

Das Chlorid gibt folgende Reaktionen: Befeuchtet man auf dem Porzellandeckel eine Spur mit Alkohol und lässt wieder antrocknen, so gibt concentrirte Schwefelsäure eine prachtvoll blauviolette Berührungszone, Vanadinschwefelsäure eine dunkelveilchenblaue Färbung. — Unterschichtet man vorsichtig die wässerige Lösung mit concentrirter Schwefelsäure, so entsteht an der Grenzfläche eine purpurviolette Färbung. Die wässerige Lösung mit viel Salpetersäure versetzt wird hellroth; durch Erwärmen geht die Farbe in dunkelpurpurroth über. — Goldchlorid zur wässerigen Lösung gesetzt wird sofort reducirt. — Beim Erwärmen mit verdünnten Mineralsäuren zersetzt sich das Curarin rasch: auch beim langsamen Eintrocknen der wässerigen Lösung im Vacuum, noch mehr beim Eindampfen der wässerigen Lösung nimmt die Giftigkeit rasch ab.

Versetzt man die concentrirte Lösung des Chlorides mit Jodkaliumlösung im Ueberschuss, so fällt das schwer wasserlösliche Jodid. Dasselbe ist in Methylalkohol löslich und wird daraus durch Aether gefällt.

Durch einfache Extraktion mit Alkohol und Fällung mit Aether erhielt Böhm aus dem Rohmaterial gleichfalls bei Wiederholung des Verfahrens fast reines Curarin, ebenfalls zum Theil an HCl gebunden: daneben wurde Bernsteinsäure nachgewiesen. Böhm schliesst daraus, dass das Curarin im Curare zum Theil an HCl, zum Theil an Bernsteinsäure gebunden ist.

Die Elementar-Analyse verschiedener Curarin-Verbindungen ergab die Formel $C_{19}H_{26}N_2O$.

Im Tubo-Curare ist neben der specifisch wirksamen Basis noch ein Alkaloid enthalten, das zuerst entfernt sein muss, bevor die Reindarstellung des Curarins gelingt. Böhm nennt dieses Neben-Alkaloid Curin. — Dieses Curin wird aus der zuerst hergestellten wässerigen Lösung des Roh-Curare durch Zusetzen von Ammoniak gefällt. Man wiederholt nach Abfiltriren des erst entstandenen Niederschlags den Ak-Zusatz und fällt so nach und nach (nicht mit Einem

Mal durch Zusatz von überschüssigem Akl) das Curin aus. Man lässt abtropfen, presst zwischen Papier aus und löst das Curin in Aether (wobei Curarin ungelöst zurückbleibt).

Das curinfreie Filtrat wird auf dem Dampfbad eingeengt und zur Auskrystallisation von anorganischen Salzen einige Tage bei Seite gesetzt. Man versetzt die Mutterlaugen mit Alkohol und wiederholt das Eindampfen. — Endlich wird das Curarin mit weingeistiger Sublimatlösung in grossem Ueberschuss versetzt, der hellgelbe Niederschlag gesammelt, mit absolutem Alkohol gewaschen, abgepresst, dann in 96procentigen Alkohol vertheilt und mit Schwefelwasserstoff zersetzt; das ausgeschiedene Schwefelquecksilber wird sofort abfiltrirt und das Curarin durch Zusatz von 3 Vol. Aether gefällt.

Das Curin hat keine Nervenendwirkung. Es wird aus heissem Benzol umkrystallisirt. Es löst sich leicht in Säuren. Die Lösung schmeckt erst süss, dann bitter. Seine Formel ist $C_{18}H_{19}NO_3$. Es ist eine tertiäre Basis, die direkt Methyljodid addirt und damit eine Ammoniumbasis gibt, der nun exquisit die Curarinwirkung zukommt (siehe § 142). Curarin gibt mit Zinkstaub erhitzt Chinolingeruch: die Produkte der trocknen Destillation geben die Thalleiochinchlorreaktion (Grünfärbung mit Chlorwasser und Ammoniak).

Das Tubocurarin ist mit dem Calabassen-Curarin nicht identisch und darum gesondert zu beschreiben. Es bildet ein hellröthlich gelbes, lockeres Pulver, löst sich (als salzsaures Salz) leicht in Wasser zu einer hellrothgelben, etwas grünlich fluorescirenden Lösung, auch in Alkohol und Methylalkohol ist es löslich, nicht aber in Aether, Benzol, reinem Chloroform, Petroläther. Die Lösung reagirt sauer und schmeckt intensiv bitter. Die physiologische Wirksamkeit ist geringer: die letale Dosis beträgt 1 mgr für 1 Kilo Kaninchen. — Mit concentrirter Schwefelsäure gibt es nur schmutzigbraune Farbentöne, mit Vanadinschwefelsäure reagirt es wie Curin: zuerst entsteht eine kohlschwarze Färbung, die nach einigen Minuten in zwiebelroth übergeht. Mit Silberoxyd behandelt, zersetzt es sich. — Als elementare Zusammensetzung wurde $C_{19}H_{21}NO_4$ ermittelt. Da das Curin $C_{18}H_{19}NO_3$ ist, so ist das Tubocurarin von letzterem nur um CH_2O verschieden.

Das Topfcurare konnte bei dem geringen Material-Vorrath nicht in derselben gründlichen Weise untersucht werden. Auffällige Unterschiede sind: die Fällbarkeit der wässerigen Rohlösung durch Metaphosphorsäure und die sofort eintretende Reduktion beim Versetzen mit Platinchlorid. Das Topfcurare enthält beträchtliche Mengen von curinähnlichen Substanzen, die durch Ausschütteln der alkalisch gemachten Lösung mit Aether abgeschieden werden. In den wässerigen Flüssigkeiten bleibt das Curarin. — Weiter ist im Topfcurare eine Basis, die als freie Basis fast in allen Lösungsmitteln unlöslich ist: Protocuridin; sie ist ungiftig.

Ein Topfcurarin konnte Böhm nur aus einem Präparat isoliren, durch Fällen mit Sublimatlösung: der Inhalt der anderen Töpfchen gab nach der gleichen Isolirungsmethode Präparate, die nach der Ungleichmässigkeit der Wirkung als Gemenge angesehen werden mussten. Das isolirte Topfcurarin nennt Böhm Protocurarin, weil es von allen Curarinsorten die stärksten physiologischen Wirkungen äussert:

es wirkt schon zu 0,24 mgr auf 1 Kilo Kaninchen tödtlich. Es ist
ein amorphes, mattrothes Pulver, die HCl-Verbindung eines Alkaloids,
das wieder frei nicht hergestellt werden kann, von den gleichen Löslichkeitsbeziehungen. — Mit concentrirter Schwefelsäure färbt es sich
braun und diese Farbe geht auf Zusatz einer Spur Kaliumbichromat
in Violett über. Venadinschwefelsäure färbt rothviolett, concentrirte
Salpetersäure löst kirschroth. — Die wahrscheinlichste Formel ist
$C_{19}H_{25}NO_2$.

Die Qualität der Wirkung stimmt mit den anderen Curarinen
überein. Auch bei dieser Curare-Sorte sind Salzsäure und Bernsteinsäure die Säuren, an die das Curarin gebunden ist.

Von den Untersuchungen einzelner Rindenstücke, die Böhm
als Rohmateriale der Curare-Bereitung zur Verfügung standen, sei
noch Folgendes berichtet. Aus kleinen Stückchen Rinde, die nur
aus Kork bestanden, konnte Böhm fast reines Curarin extrahiren.
Am reichsten (7 %) war ein kleines Stückchen, das von Strychnos
toxifera stammte. Auch eine zweite nur aus Kork bestehende Probe
enthielt nur Curarin, kein Curin. — Eine dritte Probe bestand neben
Kork noch aus primärer und secundärer Rinde. Aus dieser Probe
wurde neben Curarin ein curinartiges Alkaloid abgeschieden. Auch
dieses Curin war eine tertiäre Basis und konnte mit Jodmethyl in
eine Ammoniumbase umgewandelt werden. Das so gebildete neue
Alkaloid zeigte exquisit die Curarin-Wirkung und zwar von solcher
Intensität, dass sogar 0,31 mgr für ein Kilo Kaninchen tödtlich wurde,
d. h. es war ein vollgiltig wirksames Curarin entstanden. Es ist
deshalb naheliegend auszusprechen, dass in den tieferen Rinden-
schichten sich tertiäre Basen, Curine bilden: aus diesen werden durch
chemische Umwandlung die im Kork allein deponirten Ammoniumbasen. — Das nur Curarin führende Calabassen-Curare ist also
wahrscheinlich nur aus Kork bereitet, das Tubocurare aus der ganzen
Rinde — siehe hierüber Böhm: l. c. pag. 36 ff.

Physiologisches. — Das Pfeilgift hat die allgemein bekannte, rein lähmende Wirkung. Ohne sonst sichtbare Veränderung
stellt sich bei den vergifteten Thieren zunehmende Schwäche der
Muskulatur ein, diese steigert sich bei ausreichender Gabe bis zum
vollen Unvermögen des Thieres, seine Muskeln zu gebrauchen. Bei
Fröschen kommt dieser Zustand ohne sonstige Störungen in ganz
stetigem Verlauf zu voller Ausbildung. Die Thiere erscheinen wie
todt: das Herz arbeitet aber noch kräftig und gleichmässig weiter.
Bei Säugethieren verlaufen die Erscheinungen genau gleich: nur wird
mit fortschreitender Lähmung die Athmungsbehinderung unter dem
Zeichen der erschwerten Respiration — Dyspnoë — deutlich.

Das Wesentliche an der Curare-Wirkung ist periphere Lähmung
der Endapparate der motorischen Nerven in den quergestreiften Muskeln.
Es wird dadurch jede Reizübertragung auf die Muskulatur unmöglich. Bewiesen ist dies durch Unterbindungsversuche am Frosch.
Diejenigen Theile der Muskulatur, die durch Unterbindung der zuführenden Blutgefässe von dem Gifte nicht direkt betroffen werden,
sind nach wie vor durch Reizung der Nerven, also vom Centralnervensystem her erregbar.

Das Curare hat eine sehr umfängliche physiologische Literatur.
Einzelne Punkte waren immer nicht entscheidbar, weil man ja nicht

mit einer chemisch reinen Substanz arbeiten, darum nicht behaupten konnte, ob man wirklich nur ein Gift applicirt habe. Das von Böhm hergestellte Curarin erlaubt jetzt diese Einwendungen auszuschliessen; es ist von Tillie (Arch. e. P. Ph. 27. 1890, pag. 1) geprüft, dessen Ausführungen ich im Nachfolgenden hauptsächlich benütze.

Frösche sind ausserordentlich empfindlich gegen Curarin. Rechnet man die wirksamen Mengen auf 1 Kilo Frosch, so zeigt der Versuch, dass bei subcutaner Application des salzsauren Curarins in wässeriger Lösung 0,02 mgr noch ohne Wirkung sind. 0,04 mgr machen in 15 bis 40 Minuten deutliche Muskelschwäche, die Reflexe sind noch prompt, die Respiration gut, die willkürlichen Bewegungen aber schwach. Spontane Erholung zur Norm in $1^1/_2$ bis 5 Stunden. Die an 36 Tagen wiederholte Vergiftung desselben Thieres machte immer dieselben Erscheinungen. Im Sommer ist die Wirkung schwächer und von kürzerer Dauer. — Auf 0,2 mgr sind in $^1/_2$ bis 1 Stunde alle Bewegungen aufgehoben mit Ausnahme der respiratorischen Bewegungen an der Kehle. Nach 0,28 mgr sind in 30 Minuten alle willkürlichen Bewegungen, binnen einer Stunde alle Spuren eines Reflexes gelähmt. Die Kehlbewegungen sistiren ganz in etwa 2 Stunden. Die Spontanerholung ist in 1 bis 3 Tagen (Winter) vollständig. Diese Dosis, 0,28 mgr Curarin für 1 Kilo Frosch nennt Tillie die Normaldosis. — Nach der achtfachen Normaldosis erfolgt die Erholung erst in 7 Tagen. Gaben über der 30fachen Normaldosis wirken definitiv tödtlich. Das Herz hört am 2. bis 3. Tage zu schlagen auf; es wird kein Harn mehr abgesondert. — Temperaturen über 15° C. beschleunigen das Absterben, ebenso ist es wichtig für das Fortleben der Thiere, die Harnblase auszudrücken: curaresirte Frösche entleeren den Harn nicht spontan.

Prüft man nach eingetretener completer Lähmung die elektrische (oder mechanische) Erregbarkeit des N. ischiadicus, so zeigen sich die Muskeln vom Nerven aus durch die stärksten Ströme unerregbar. Die Muskeln selbst aber sind bei direkter Reizung von normaler Erregbarkeit. — Unterbindet man vor Application des Giftes die Arteria ischiadica, so zeigen sich diejenigen Muskeln noch vom Nerv aus normal erregbar, zu denen das Gift nicht hat gelangen können. Die Unterbindung der Hauptarterie genügt nicht zur vollen Sistirung des Kreislaufs: durch kleine collaterale Bahnen, besonders Hautarterien gelangt langsam doch das Gift in die peripheren Gebiete. Um deshalb den principiellen Satz, dass das Curare nur auf die Nervenendapparate der quergestreiften Musculatur wirkt, sicher zu erweisen, hat man die collateralen Bahnen in der Haut (innerer Umfang) mit dem Glüheisen zerstört oder aber nach Cl. Bernard die gesammten Weichtheile am oberen Umfang des Oberschenkels mit Ausnahme des Nerven unterbunden. Es bleibt darnach die Reizbarkeit der Muskeln vom Nerven aus dauernd erhalten, ein bestimmter Beweis für den peripheren Angriff der Lähmung.

Auch die Vergiftung eines Frosches mit einer übergrossen Curarindosis (20 000 fache der Normaldosis) ergab ganz den gewöhnlichen Verlauf, d. h. die Muskelsubstanz selbst war auch von dieser Menge gar nicht beeinflusst. (Böhm — siehe hierüber Harnack und Witkowski: A. e. P. Ph. 5, pag. 440. Es sind an der letzten Stelle alle Literaturangaben über die Frage, inwieweit das Curare die Muskelfaser selbst verändert, zusammengestellt!)

Es hat zuerst Steiner[1]) Versuche der Art angestellt, dass er vom Momente der Vergiftung an in Intervallen von Minuten Reizstösse am Froschnerven applicirte, um gleichsam den Verlauf der Nervenendlähmung festzustellen. Dabei wurde eine stetige Abnahme der Zuckungshöhe beobachtet: die Hindernisse, die die Uebertragung des Reizes vom Nerven auf den Muskel nach Curare-Vergiftung erfährt, nehmen nicht sprungweise, sondern ganz continuirlich zu. — Böhm hat einen ähnlichen Versuch in der Weise durchgeführt, dass er beim vergifteten Frosch kurz vor dem Eintritt der maximalen Nervenendwirkung das Nervmuskelpräparat (Gastrocnemius + Ischiadicus) herauspräparirte und nun den Effekt von Reizen beobachtete, die er dem Nerven nach jeder zweiten Sekunde in gleicher Stärke zuführte. Dabei zeigte sich, dass die Höhe der Zuckungen continuirlich bis Null abnimmt: die Abnahme erfolgt regelmässig, aber um so rascher, je weiter die Vergiftung ist. Gönnt man dem scheinbar erschöpften Präparat eine Ruhepause, so erhält man beim Wiedereinsetzen der Reize von Neuem eine Zuckungsserie, die dann aber immer kürzer wird. Nach einigen solchen Serien ist der Nerv gegen die stärksten Ströme dauernd unerregbar geworden. Um eine Ermüdung des Muskels handelt es sich dabei nicht: denn das für Nervenreizung erschöpfte Präparat zeigt bei direkter Muskelreizung intakte Erregbarkeit und Leistungsfähigkeit. Es zeigt also unter dem Einflusse des Curarins der Nervenendapparat die Veränderungen, die man als Ermüdbarkeit und Erholungsfähigkeit bisher nur vom Muskel kannte.

Sehr interessante Versuchsergebnisse erhielt Tillie bei experimenteller Prüfung der Frage, ob Curarin die sensiblen Nervenendapparate lähmt. Die Frage konnte definitiv verneint werden, auf Grund der Prüfung der Reflexerregbarkeit.

Bei Unterbindung der gesammten Weichtheile des Oberschenkels bis auf den Nerven, zeigte sich starke Herabsetzung der Reflexempfindlichkeit und grosse Unregelmässigkeit im Eintreten der Reflexe. Schneidet man nun aber unterhalb der Medulla oblongata das Rückenmark durch, so ist diese Unregelmässigkeit beseitigt und die Reflexerregbarkeit zeigt sich vollständig erhalten. Geschieht die Durchschneidung einen Tag vor der Vergiftung, so ist keinerlei Unregelmässigkeit der Reflexe mehr zu beobachten: sie erfolgen gleich gut von vergifteten und unvergifteten Hautstellen aus.

Nach sehr grossen Curarindosen schwindet auch bei intaktem Centralnervensystem die anfängliche Reflexhemmung spontan wieder nach etwa einer Stunde. Es stellt sich dann bei einer Anzahl der vergifteten Thiere gesteigerte Reflexerregbarkeit mit wirklichen tetanischen Anfällen ein. (Die gelegentliche Beobachtung einzelner Beobachter von strychninähnlicher Wirkung des Curare ist also für bestimmte Versuchsanordnung richtig: cf. Tillie l. c. pag. 1.) Diese Phase dauert einige Stunden, dann folgt allgemeine Paralyse. Den Grund, warum dieses Stadium der Reflexsteigerung nicht bei allen Thieren sich einstellt, klärt Tillie dahin auf: grosse Gaben Curarin verschlechtern bald den Kreislauf. Es tritt darum nicht mehr genügend von dem Gift ins Rückenmark ein. Tillie hat darum nach Eröffnung des Rückenmarkkanales die Curarinlösung direkt

---

1) Literatur-Citate am Ende dieses Paragraphen.

örtlich applicirt und darnach deutlich das tetanische Stadium eintreten
sehen. — Nach einigen Stunden Dauer folgt allgemeine Paralyse.

Bei **Säugethieren** ist der Verlauf der Curare-Vergiftung
und die Empfindlichkeit ungefähr die gleiche. Für das Kaninchen
ist 0,34 mgr Curarin subcutan pro 1 Kilo die kleinste tödtliche Gabe.
Für Katzen und Hunde ist sie ungefähr gleich. Kleinere Gaben
machen Lähmungszustände von 10 bis 30 Minuten Dauer, die ohne
Störung zurückgehen, da die Athmung spontan weiterläuft. Durch
vorsichtig nach einander injicirte nicht tödtliche Mengen konnte
Tillie ein gelähmtes Kaninchen mehrere Stunden lang ohne künstliche Respiration am Leben erhalten. Athmung und Herzaktion
waren zeitweilig stark verlangsamt, auch peristaltische Bewegungen
durch die Bauchwand zu sehen. Gelegentlich ist bei den verlängerten
Vergiftungen Thränen- und Speichelsecretion deutlich vermehrt. Nachkrankheiten bleiben nach solchen spontan überstandenen Vergiftungen
keinerlei zurück. — Ein Kaninchen wurde 16 Tage lang täglich mit
einer unter der letalen Dosis liegenden Curarin-Menge vergiftet. Es
zeigte sich im Wesentlichen immer dasselbe Bild, weder Zunahme
noch Abnahme der Wirkung (Cumulation — Gewöhnung). — Bei tödtlicher Vergiftung kommt langsam (in 7 bis 8 Minuten beginnend)
die Lähmung, das Thier liegt erschwert athmend auf der Erde,
macht hie und da schwache Versuche zu spontanen Bewegungen:
nach und nach wird die Athmung immer langsamer und flacher:
ohne Erstickungskrämpfe tritt bei vollständiger Lähmung der Tod
ein. — Die Reihenfolge, in der beim Kaninchen die einzelnen Muskeln
gelähmt werden, ist diese: zuerst die kurzen Körpermuskeln (Ohren,
Zehen, Nacken), dann die Extremitätenmuskeln, zuletzt das Zwerchfell (**Böhm**: l. c. pag. 19). Die vorderen Extremitäten werden oft
vor den hinteren gelähmt, und darin liegt eine Abweichung von
anderen, central lähmenden Giften. Das Facialis-Gebiet scheint besonders lange intakt zu bleiben. — Die Pupille verengert sich, um
erst ganz in der Agone sich zu erweitern. Vermehrte Peristaltik
(Erstickungswirkung) kann man gegen das Ende durch die Bauch-
decken immer sehen. — Durch künstliche Respiration gelingt es auch
nach übernormalen Mengen die Thiere am Leben zu erhalten.

Die **Herzwirkung** des Curare ist vielfach untersucht. In
kurzer Zusammenfassung ist all das, was man an Thieren sieht, etwa
so auszusprechen: Der Herzmuskel selbst wird auch durch hohe
Gaben von Curarin sozusagen gar nicht angegriffen, arbeitet immer
weiter. Dagegen wirkt das Curarin wahrscheinlich sehr energisch
lähmend auf die peripheren Endigungen der Gefässnerven, in gleicher
Weise wie auf die Nerven-Endigungen der quergestreiften Muskeln.
Durch diese Erweiterung gewisser Gefässgebiete bilden sich schwere
Kreislaufstörungen und auch örtliche Organveränderungen aus.

Tillie beschreibt bei Warmblütern auf jede intravenöse Application von Curarin-Lösung eine sofortige Senkung des Blutdruckes.
Diese Senkung ist nach kleinen Gaben in kurzer Zeit wieder ausgeglichen (wird manchmal sogar übercompensirt). Nur bei sehr grossen
Gaben (50—100 fache Normaldosis) ist die anfängliche Drucksenkung
bedeutender und geht nicht wieder bis zum ersten Normalstand hin-
auf. Diese initiale Drucksenkung ist von jedem Eingriff am Vagus,
am Halsmark, an den übrigen Herznerven unabhängig. Durch Ausschliessung bleibt als wahrscheinlichster Erklärungsmodus nur der

übrig, dass eine vorübergehende oder bleibende Wirkung auf die peripheren Gefässe diese Schwankungen hervorbringt.

Die Zahl der Pulsationen geht beim Hund auf die erste Injektion sofort in die Höhe — Vaguslähmung. Bei Kaninchen und Katzen fällt die Pulszahl.

Bei Kaninchen ist die auf die initiale Senkung folgende Steigerung des Blutdruckes sehr unregelmässig. Es zeigt sich nämlich bei diesen Thieren auf kleine Curarin-Gaben schon in wenigen Minuten die reflektorische Erregbarkeit des Gefässsystems enorm gesteigert. Berührungen, Erschütterungen solcher Thiere haben plötzliche starke Drucksteigerung, um 30 bis 80 mm Hg zur Folge, welche durch einige Minuten anhalten. Halsmarkdurchschneidung, Anwendung von Narcoticis verhindert diese vasomotorischen Reflexkrämpfe; auch nach sehr hohen Curarin-Gaben kommen sie nicht.

Der Vagus wird durch Curarin bei allen Thieren gelähmt, am schnellsten bei Katzen, am langsamsten bei Kaninchen. Bei günstigem Verlauf der Vergiftung erholt sich der Vagus wieder, früher als die Muskeln.

Reizung des Ischiadicus und Erstickung wirken blutdrucksteigernd nur bei mässiger Vergiftung. Ebenso ist Reizung des peripheren Splanchnicus-Endes nur nach kleinen Gaben von normaler Wirkung.

Bei Fröschen sieht man nach länger andauernder Curare-Wirkung den gleichmässig weiter arbeitenden Ventrikel fast leer. Durch die periphere Gefässlähmung ist das Blut hauptsächlich im Darm angehäuft. Auch bei Säugethieren ist im Verlaufe der durch künstliche Respiration unterhaltenen längeren Vergiftung das arterielle Gebiet leer, das venöse überfüllt. Die immer weiter gehende Blutdrucksenkung führt trotz künstlicher Respiration sicher zum Tode.

Ob noch andere Organe mit glatter Muskulatur vom Curarin gelähmt werden, ist nicht so sicher ermittelt. Die Blasenlähmung beim Frosch ist erwähnt. Vom Darm wird eine Lähmung geradezu bestritten, weil man ja gegen den letalen Ausgang die Peristaltik vermehrt sieht. Diese vermehrte Peristaltik kann man indess auch aus der Erstickung erklären, deren Wirkung direkt an der Darmmuskulatur angreift. — Die Pupille erweitert sich auf Sympathicus-Reizung nicht mehr.

Die Wirkung auf die Secretionen erscheint mir noch nicht klar. Bei Warmblütern, die durch künstliche Respiration am Leben erhalten werden, ist Speichel- und Thränenabsonderung vermehrt. Bernard sah nach direkter Injektion in die Speicheldrüse sogenannte „paralytische", continuirliche Secretion.

Von der Körper-Temperatur ist durch viele übereinstimmende Versuche im Stadium der Muskellähmung Sinken festgestellt, das ja auch mit allen sonstigen Erfahrungen übereinstimmt. Dagegen ist sehr merkwürdig die am Menschen bei Selbstversuchen im Anfange der Wirkung beobachtete Steigerung der Körpertemperatur (Preyer: Berlin. klin. Wochenschr. 1865, Nr. 40; siehe unten: Vergiftung am Menschen ...). — Zuntz hat (Centralbl. f. d. med. Wissensch. 1882, Nr. 32) die künstliche Fiebererregung bei curarisirten Thieren verändert gefunden. — Eine Aufklärung dieser merkwürdigen Thatsachen ist noch nicht gegeben.

Eine viel studirte Frage ist der sogenannte Curare-Diabetes: Auftreten von Zucker in den späteren Stadien der Curare-Vergiftung. Schiff (Journal anatomie et physiol. 1866, pag. 354) bezieht ihn auf Circulationsstörungen durch vasomotorische Lähmung. Penzoldt und Fleischer (Virchow's Archiv 87, pag. 210) haben zuerst erwiesen, dass dieser Diabetes ausbleibt, wenn die Thiere während der Curare-Narkose in vollständiger Apnoë erhalten werden. Auch Zuntz führt die Glykosurie nicht eigentlich auf das Curare, sondern auf accessorische Störungen zurück: dementsprechend hat sein Schüler Sauer (Pflüger's Archiv 49. 1891, pag. 423) nachgewiesen, dass hauptsächlich ungenügende Ventilation an der Curare-Glykosurie Schuld sei.

Eine viel discutirte Beobachtung ist die, dass vom Magen aus viel grössere Gaben Curare zur Vergiftung nothwendig sind als von jedem anderen Applicationsort. Man hat diese Erscheinung durch langsame Resorption des gefüllten Magens, durch rasche Wiederausscheidung in den Nieren bei sehr verzögerter Magenresorption, durch Zurückhaltung des Giftes in der Leber erklären wollen. — Den grössten und allgemeinsten Beifall hatte die von L. Hermann und Cl. Bernard aufgestellte Hypothese gefunden, die von folgender Erwägung ausging. Eine Substanz müsse, um wirksam zu werden, bis zu einer gewissen absoluten Menge im Blute angehäuft sein. Es könne darum ein sehr giftiger Körper unwirksam bleiben, wenn die Wiederausscheidung des resorbirten in den Nieren so schnell geschehe, dass jener „Schwellenwerth" im Blute nicht erreicht werde. Zum Beweise dieser Ansicht nephrotomirte Hermann Kaninchen: diese sollen dann bei Vergiftung mit Curare vom Magen aus in kurzer Zeit die typischen Störungen dargeboten haben. — Diesen Versuch hat Schiffer mit entgegengesetztem Erfolg ausgeführt. Nephrotomirte Kaninchen bekamen von ihm von einer 1,25 procent. Curare-Lösung ausreichende Mengen ohne Vergiftungszeichen. Die Thiere gingen nach einigen Tagen an urämischen Erscheinungen zu Grunde. (Schiffer: Sitzung des Vereins für innere Medicin, Berlin vom 17. April 1882: refer. Zeitschrift klin. Medicin. 5. 1882, pag. 301). Es haben darnach Zuntz und seine Schüler Sauer und Jess (Pflüger's Archiv 49, pag. 423 und pag. 437) die Frage kritisch besprochen: sie weisen die anderen Erklärungs-Modi zurück, und nehmen mit guten Gründen ein Zerstörtwerden von Curarin im Magen an. Sie finden, dass ihre Curarelösung durch längeres Digeriren in Magensaft eine fortschreitende Abschwächung erfährt. Der 24stündige Harn eines Kaninchens, das 250 mgr Curare in den Magen bekommen hatte, war für Frösche bedeutend weniger wirksam als der nach subcutaner Einführung von 30 mgr in 4 Stunden secernirte Harn. — Es stimmt zu dieser Auffassung, dass Böhm beim Eindampfen einer sauren Curarin-Lösung rasche Abnahme der Wirksamkeit constatirt hat. Curarin zersetzt sich rasch bei höherer Temperatur in saurer Lösung.

Vom Tubocurarin hat Böhm dieselbe Grundwirkung wie vom Calebassen-Curarin constatirt. Es ist etwas weniger stark giftig (Frösche 0,4 mgr, Kaninchen 1,0 mgr), der zeitliche Verlauf nicht direkt letaler Dosen ist bei Kaninchen etwas anders. Das Tubocurarin lähmt nämlich energisch die Gefässe und führt deshalb durch Abnahme der arteriellen Füllung trotz künstlicher Respiration zum Tode. Siehe auch Jakabazy: Citat unten.

--- ---

Das im Tubocurare in grossen Mengen enthaltene zweite Alkaloid Curin hat nicht die charakteristische Curare-Wirkung auf die Endigungen der peripheren Nerven. Am Froschherzen zeigen sich bald peristaltische Bewegungen des Ventrikels, der Ventrikel setzt dann einzelne Schläge aus, schlägt nur halb so oft als die Vorhöfe und wird darnach bald ganz gelähmt. — Auch auf Säugethiere wirkt es ähnlich. Von Bedeutung ist der Ort der Application. Subcutan machen 0,2 gar keine Störungen, dagegen wirken 0,08 intravenös unter raschem Absinken des Drucks und Herzstillstand tödtlich. — Neuere Untersuchungen von Jakabazy (Archiv exp. P. Ph. 42, pag. 10, hier pag. 26) zeigen, dass auch der Froschmuskel verändert, sehr rasch in seiner Arbeitsleistung erschöpft wird.

Literatur:

1. Cl. Bernard: Leçons sur les effets substances toxiques — Paris 1857.
2. Koelliker: Virchow's Archiv. 10. 1856.
3. Steiner: Das amerikanische Pfeilgift C. — Leipzig 1877.
4. Böhm: A. e. P. Ph. 35. 1895, pag. 20.

Die früheren Versuche über Isolirung des Curarins sind in den unter „Chemisches" aufgeführten Böhm'schen Arbeiten ausführlich besprochen.

Eine sehr sorgfältige kritische Darstellung der älteren Literatur findet sich in der experimentellen Toxikologie von L. Hermann: pag. 299.

Ueber die Curare-Vergiftung von Menschen haben wir keine bestimmten Nachrichten. — In den Reisebeschreibungen von Schomburgk, Humboldt... ist angegeben, dass Curare als Fiebermittel gebraucht werde. Intermittens-Kranke sollen nur Fleisch von Thieren essen, die mit Curare getödtet sind. Die Bitterkeit des Curare sei eine eigenartig angenehme, so dass Humboldt und Boupland oft kleine Mengen davon genossen. Charakteristisch soll ein besonderer Kopfschmerz nach Curare-Genuss sein. — Voisin et Lionville: C. R. Bd. 64, 3. pag. 131, refer.: in Centralbl. für medic. Wissensch. 1867, pag. 414, beschreiben von der therapeutischen Anwendung: Puls-Beschleunigung mit Dicrotismus, Temperatursteigerung (1—2° C.), Urinvermehrung. Bei grösseren Gaben kommt ein richtiger Fieberanfall: initialer Frost, Zähneklappern, kleiner beschleunigter Puls, Temperatursteigerung. Rasch folgt die motorische Schwäche der Unterextremitäten — darnach kommt Durst, heftiger Kopfschmerz, intensives Schlafbedürfniss; darauf Erhöhung der Hauttemperatur, endlich Schweiss. In einzelnen Fällen dauerte das Fieber durch 5—6 Tage, so dass die Verfasser glauben, mit dem Curare willkürlich Fieber hervorbringen zu können. Es wurden bis 18 cgr subcutan, bis 40 cgr innerlich gegeben. Bei der subcutanen Anwendung wurden starke örtliche Reiz-Symptome gesehen, die bei Anwendung der filtrirten

Lösung wesentlich geringer waren. Diese örtlichen Wirkungen sind nach aller Wahrscheinlichkeit durch die Zusätze, die beim Curare-Kochen zu dem wässerigen Auszug der Strychnos-Rinden gemacht werden, verursacht.

§ 188. Curareartig wirkende Gifte.

Die curare-artige oder Nervenendwirkung ist vielen basischen Giften eigen. Die § 142 und 143 enthalten eine Aufzählung der hiezu gehörigen Alkaloide. [Das Curarin ist wahrscheinlich nur ein Einzelfall der in § 142 erörterten allgemeinen Regel, wonach den Ammoniumbasen diese Wirkung als charakteristisch zukommt.

Die Nervenendwirkung ist weiterhin noch von einer Anzahl von Pflanzengiften, deren chemische Struktur uns unbekannt ist, nachgewiesen worden. Hieher gehört:

I. Das Extrakt verschiedener einheimischer Boragineen, Asperifolien. — Eine kurze Notiz von Setschenow, der das ihm von Diedülin überschickte Extrakt von Cynoglossum officinale geprüft hat, bestätigt durch Froschversuche die charakteristische Nervenendwirkung. Setschenow erwähnt dabei, dass er das von Diedülin angegebene Intaktbleiben des vasomotorischen Apparates bei Säugethieren wegen Material-Mangels nicht habe nachprüfen können (Centralbl. medic. Wissensch. 1868, pag. 211). — Marmé und Creite (Göttinger Nachrichten 1870, Nr. 2) widersprechen auf Grund eigener Versuche den Angaben von Diedülin und Setschenow: sie haben den durch Extraktion mit heissem Alkohol selbst dargestellten Auszug an den verschiedenartigsten Thieren gegeprüft und eine rein narkotische Wirkung gefunden: die Lähmung ist eine centrale. Als längst allgemeine Lähmung eingetreten war, kam auf Reizung des N. ischiadicus noch Muskelcontraktion zu Stande. Dies widerlegt völlig die Angabe der curare-artigen Wirkung. — Auch Schlagdenhauffen und Reeb (Journal der Pharmacie von Elsass-Lothringen 1891, pag. 285, refer.: Jahresber. Pharmacie 1891, pag. 46), die ein Alkaloid, Cynoglossin, dargestellt haben, sprechen von einer anfänglich excitirenden, dann narkotischen Wirkung. Buchheim und Loos (Ueber die Gruppe des Curarins: Eckhard's Beiträge z. Anat. und Physiologie V. 1870, pag. 179—251) haben dagegen die Wirkung ihres Cynoglossins, das ein sehr leicht zersetzbares Alkaloid darstelle, schwach curare-artig gefunden: erst 0,1 lähmt einen Frosch vollständig. — Vergleiche noch Dragendorff: Ermittelungen pag. 186.

Die Extrakte von Echium vulgare und Anchusa officinalis sind nach Buchheim und Loos curare-artig wirksam, allerdings seien grosse Gaben nothwendig. — Ein aus dem Echium-Extrakt gewonnenes Alkaloid, dem Cynoglossin im Verhalten ähnlich, hat schwache Strychnin-Wirkung.

Aufklärend ist endlich eine aus dem Giessener Institut stammende Experimental-Untersuchung von Greiner (Archiv exp. P. Ph. 40. 1898, pag. 287). Darnach sind in den Boragineen Alkaloide von gewissermassen entgegengesetzter, central und peripher lähmender Wirkung enthalten. Curare-artig wirkende Alkaloide sind mit Sublimat aus der alkoholigen Lösung von Cynoglossum, Anchusa, Echium zu fällen: Greimer nennt sie Cynoglossin. — Ein glukosidisches Alkaloid: Consolidin (im Filtrat der Platinchloridfällung des Cynoglossins) wirkt central lähmend.

Cynoglossum soll schon beim Menschen zu Vergiftung geführt haben, die unter Betäubungs-Symptomen verlief. Von den anderen Boragineen ist solches in der Literatur nicht berichtet.

II. Ditain: ist der wirksame Stoff der sogenannten Dita-Rinde, die von einem auf Java, den Philippinnen etc. heimischen Baum stammt, Alstonia scholaris Br. oder Echites scholaris L., Apocyneae. — Diese Rinde, in ihrer Heimath vielfach medicinisch gebraucht, ist chemisch untersucht von Gorup-Besanez (Liebig's Ann. Bd. 176. 1875, pag. 88), von Jobst und Hesse (Liebig's Ann. Bd. 176, pag. 326 und 178, pag. 49), die ein daraus gewonnenes Alkaloid Ditamin nannten: weiter von Merck, dessen Präparat von Harnack (A. e. P. Ph. 7, pag. 127) physiologisch untersucht ist. Harnack erklärt auf Grund vergleichender Prüfung das Merck'sche Ditain für identisch mit dem Ditamin von Jobst und Hesse und für die einzige alkaloidische Substanz der Dita-Rinde.

Das Ditain ist ein Gluko-Alkaloid: beim anhaltenden Kochen mit Salzsäure wird ein Körper abgespalten, der alkalische Kupferoxydlösung reducirt. Da nach der Elementaranalyse dem Ditain die Formel $C_{22}H_{30}N_2O_4$ zukommt, so muss die Abspaltung von Zucker $C_6H_{12}O_6$ mindestens unter Addition von O_2, also von $2\,H_2O$ stattfinden. Die übrig bleibende Atomgruppe $2\,(C_8H_{11}N)$ entspricht der Formel des Dimethylanilins, dessen Geruch auch wahrgenommen, dessen Entstehung bei der Ditain-Zersetzung aber nicht sicher nachgewiesen werden konnte. Die näheren chemischen Eigenschaften des Ditains sind sehr merkwürdig, besonders im Zusammenhalt mit denen des Curarins: Darüber vergleiche man Harnack l. c.

Die physiologischen Wirkungen des Ditains gleichen sehr weitgehend denen des Curarins. Es werden die Nervenendapparate der Muskeln gelähmt, bei Fröschen sowohl als bei Säugethieren, sodann wird der Vagus ausser Aktion gesetzt (periphere Lähmung), der Blutdruck sinkt durch Erweiterung der peripheren Gefässe, das Herz selbst bleibt auffallend lange völlig intakt, so dass nach schwerer Vergiftung durch künstliche Respiration die Thiere am Leben erhalten werden können. Eigenartig ist, dass es sehr grosser Gaben von Ditain auch bei intravenöser Injektion an Säugethieren bedarf (Kaninchen von 0,1 an), um völlige Lähmung zu erzielen, während Frösche schon auf kleine Gaben typisch vergiftet werden.

III. Von Preyer (Berlin. Klin. Wochenschr. 1865, Nr. 40) sind die Früchte einer Pflanze untersucht worden, die nach den Angaben von Humboldt am Orinoko für die Bereitung von Pfeilgift benutzt werden: es ist eine Sapindacee, Paullinia Cururu (Virey). Das Extrakt soll wie Curare wirksam sein. — Die neuere Literatur enthält von diesen Angaben keine weitere Bestätigung und Ergänzung.

IV. Hieher gehört fernerhin die Besprechung des Guachamaca-Giftes. Erwähnt ist dasselbe von Sachs in seinen Reisebriefen aus Centralamerika (Archiv für Physiologie 1877, pag. 91), ausführlich untersucht und beschrieben von Schiffer (Zeitschrift für klinische Medicin 5. 1882, pag. 301.) Das Präparat wird von einem zu den Apocyneae gehörigen Baum geliefert, der in Centralamerika, in den

Apure-Ländern einheimisch ist. Das Gift sitzt in der Rinde und in den benachbarten Cambiumschichten und wird einfach durch Wasser ausgezogen. Beim Eindampfen des Extraktes bleibt eine glänzende, wie Curare aussehende Masse, die leicht in Wasser löslich ist. Die Lösung gibt allgemeine Alkaloid-Reaktionen, besonders wird sie durch Tannin, wie das Curarin, fast vollständig gefällt.

Für Frösche sind 10 mgr dieses Extraktes die vergiftende Dosis. Die Thiere werden träge, die Lähmung wird immer vollständiger, dasselbe Bild wie bei Curare: nur die Athmung hält noch längere Zeit an. Das Herz schlägt wie bei Curare in unverminderter Kraft fort. Die Reizungsversuche am Nerven und Muskel, die Unterbindungsversuche einer Arteria ischiadica gelingen wie bei Curare, von dem das Guachamaca-Gift sich nur darin verschieden erweist, dass sich die Wirkung langsamer entwickelt und die Respiration länger dauert. — Bei Kaninchen rufen 20 bis 25 mgr des Extraktes gleichfalls den erwarteten Zustand hervor: nur kommt auch hier die Wirkung langsamer als vom Curare: ferner besteht der wichtige Unterschied, dass die Athmung weitergeht. Sie wird schon im Einleitungsstadium etwas gesteigert, wird dann im Lähmungszustand deutlich dyspnoetisch, hält aber Stunden und selbst Tage im Lähmungsstadium aus, nach welcher Zeit sich das Thier wieder vollständig erholt. — Speichelfluss und vermehrte Darmperistaltik sieht man wie beim Curare. Dagegen scheint das Gift auch auf das Centralnervensystem leicht narkotisch zu wirken. — Auch darin trifft die Analogie mit dem Curare zu, dass vom Magen aus viel grössere Gaben zur Vergiftung nothwendig sind.

Ein Versuch mit einer grösseren Gabe (10 mgr subcutan am Rücken) beim Menschen hatte folgende Wirkung: Das Latenzstadium dauerte durch $^{3}/_{4}$ Stunden, dann stellte sich ein 3 stündiger ungestörter Schlaf ein, in dem Herzaktion und Respiration normal weiter gingen. Spastische Muskelcontraktionen, wegen deren das Mittel versucht wurde, hörten im Schlafe auf. Die Reflexerregbarkeit aber war richtig erhalten. Zwei Injektionen kleinerer Gaben an anderen Personen hatten gar keinen Erfolg.

V. Von Joubert wird in Semaine medicale 1895, Nr. 41 berichtet, dass Strychnos Pseudochina, in Südamerika einheimisch, ein curare-artig wirkendes Alkaloid enthält.

Nach Plugge (Archiv exp. P. Ph. 32, pag. 266) hat das Alkaloid des in niederländisch Indien vorkommenden Cocculus laurifolius (einer Menispermee), Coclaurin genannt, fast reine Curare-Wirkung.

§ 189. Die Opium-Gruppe.

I. Das Opium (Laudanum, Meconium) wird aus dem Milchsaft der unreifen Samenkapseln von Papaver somniferum gewonnen. Der aus feinen längsverlaufenden Einschnitten austretende weisse Milchsaft vertrocknet an der Luft zu bräunlichen Massen, die als Lacrimae papaveris gesammelt und zu den Opium-Broden zusammengeknetet werden.

In Kleinasien wird hauptsächlich die Varietät Papaver somniferum var. glabrum, in Persien und Indien die Varietät γ album oder Pap. officinale cultivirt.

Im Opium sind eine grosse Zahl von Alkaloiden enthalten, die hauptsächlich an Schwefelsäure, Milchsäure und Meconsäure gebunden sind. Letztere ist Oxypyrondicarbonsäure. Ausserdem ist Harz, Gummi, Zucker, Kautschuk, Eiweiss, Pektin, von ausgezeichneten Stoffen noch Meconin im Opium enthalten. Meconin $C_{10}H_{10}O_4$ oder Opianyl ist Dimethoxyphthalid: es wird von Alkalien zu Meconinsäure gelöst.

II. Das wichtigste der Opium-Alkaloide ist das Morphin. Nach einer Zusammenstellung von Th. und H. Smith ist die mittlere procentische Menge der wichtigsten Opium-Bestandtheile folgende:

Morphin	. . .	10,0 procent	Thebain	. .	0,15 procent
Narcotin	. . .	6,0 (1,5 bis 10)	Meconin	. .	0,01 ,,
Papaverin	. .	1,0	Meconsäure	.	4,0 ,,
Codein	. . .	0,3 (bis 2,0)	Milchsäure	.	1,25 ,,
Narcein	. . .	0,2			

III. Zusammenstellung der aus dem Opium isolirten Alkaloide:

Morphin 8 bis 10 procent. (von 2 bis zu 20 %)	$C_{17}H_{19}NO_3$
Oxydimorphin, Pseudomorphin	$C_{34}H_{36}N_2O_6 + 3H_2O$
Codein 0,2 bis 0,8 %	$C_{18}H_{21}NO_3$
Thebain 0,2 bis 0,3 % (bis 1,0?)	$C_{19}H_{21}NO_3$
(Thebenin)	
Laudanin (Laudanidin)	$C_{20}H_{25}NO_4$
Codamin	$C_{20}H_{25}NO_4$
Protopin	$C_{20}H_{19}NO_5$
Papaverin 0,5 bis 1,0	$C_{21}H_{21}NO_4$
Cryptopin	$C_{21}H_{23}NO_5$
Meconidin	$C_{21}H_{23}NO_4$
Laudanosin	$C_{21}H_{27}NO_4$
Rhöadin	$C_{21}H_{21}NO_6$
Rhöagonin	
Narcotin (4 bis 10 %, 1 bis 1,5, aber auch 5 bis 6 %)	$C_{22}H_{23}NO_7$
Narcein 0,1 bis 0,4 %	$C_{23}H_{29}NO_9$
Lanthopin	$C_{23}H_{25}NO_4$
Gnoscopin	$C_{22}H_{23}NO_7$
Xanthalin	$C_{37}H_{36}N_2O_9$
Hydrocotarnin	$C_{12}H_{15}NO_3$
Tritopin	$C_{42}H_{54}N_2O_7$

IV. Zur Constitution der wichtigsten Opium-Alkaloide sei zu kurzer Orientirung Folgendes bemerkt[1]).

Das Morphin wird als Oxazin aufgefasst, für welche Verbindungsgruppe Knorr den Namen Morpholin vorgeschlagen hat. Als wesentlich gilt der Ring:

$$\begin{matrix} NCH_2 & CH_2O \\ | & | \\ C & C \end{matrix}$$

der im Morphin und Codein an die Phenanthren-Gruppe angelagert ist. Dieser vierfach hydrirte

---

[1]) Die gesammte chemische Morphin-Literatur hier zu citiren, ist nicht möglich. Ich verweise besonders auf das soeben erschienene Buch: Die Pflanzen-Alkaloide von Brühl, Hjelt und Aschan, Braunschweig 1900. —

Phenanthren-Rest trägt zwei Hydroxylgruppen. Das eine OH, das leicht mit Alkoholradikalen besetzt werden kann und z. B. im Codein mit Methyl besetzt ist, gibt dem Morphin den Charakter eines Phenols. Die andere OH-Gruppe, die sehr feste Säure-Substitutions-Produkte gibt, sitzt wohl an einem hydrirten C-Atom. Aus der Art der Oxydationsprodukte schliesst Vongerichten, dass die beiden Hydroxyle an demselben Benzolring angelagert sind. Der N des Oxazinringes ist methylirt.

Codein ist Methylmorphin: man kann es darstellen als $\begin{smallmatrix} CH_3O \\ HO \end{smallmatrix} C_{14}H_{10} \begin{smallmatrix} O \\ N(CH_3) \end{smallmatrix} \begin{smallmatrix} CH_2 \\ CH_2 \end{smallmatrix}$. Codein ist aus Morphin durch Behandeln mit Kaliummethylsulfat dargestellt.

Thebain wird von Freund (B. B. 30. 1897, pag. 1357) von einem dihydrirten Phenanthren abgeleitet, das mit zwei Methylgruppen besetzt und wie beim Morphin und Codein mit dem n-Methyloxazin-Ring verbunden ist: $\begin{smallmatrix} CH_3O \\ CH_3O \end{smallmatrix} C_{11}H_8 < \begin{smallmatrix} OCH_2 \\ NCH_3CH_2 \end{smallmatrix}$. Thebain ist leicht in Alkohol und Aether, schwer in Wasser löslich; wirkt strychninartig.

Papaverin, $C_{20}H_{21}NO_4$, ist von Goldschmidt aufgeklärt: es enthält nach diesem Autor eine Dimethoxyisochinolingruppe und ein Dimethylbrenzkatechin, die durch den Rest CH_2 verbunden sind: also $C_9NH_4(OCH_3)_2 - CH_2 - C_6H_3(OCH_3)_2$. Aus dem Papaverin entsteht durch Behandeln mit JH das Papaverolin, indem die vier Methoxy- durch vier Hydroxy-Gruppen ersetzt sind. — Papaverin ist nicht in Wasser, leicht in heissem Alkohol löslich; wirkt lähmend.

Narcotin, $C_{22}H_{23}NO_7$, steht dem Papaverin nahe. Bei der Oxydation zerfällt es in Cotarnin und Opiansäure. Das Cotarnin $C_{12}H_{13}NO_3$ ist ein Derivat des Isochinolins, das im Narcotin durch Kohlenstoffbindung mit der Opiansäure $(C_6H_2(OCH_3)_2COOH CHO)$ verbunden ist. Narcotin ist in kaltem Wasser fast gar nicht, sehr wenig in warmem Wasser, sehr gut in Chloroform, auch in Alkohol, Aether, Benzol, Amylalkohol löslich: es hat sehr schwache lähmende Wirkung, wie Morphin.

Das Narcein, $C_{23}H_{27}NO_8 + 3 H_2O$, ist dem Narcotin nahe verwandt und aus demselben darstellbar (Liebig's Annalen 247. 1888, pag. 167). Narcotin addirt direkt Methyljodid: die so gewonnene Basis ist mit dem Narcein identisch.

Die Meconsäure gehört zu den Pyronverbindungen, ist wahrscheinlich nach dem Schema $OC < \begin{smallmatrix} C & C \\ C & C \end{smallmatrix} > O$ gebaut als Oxypyrondicarbonsäure $C_5O_2(COOH)_2 H, OH$. — Die ganz analoge Chelidonsäure ist $C_5O_2(COOH)_2 H_2$.

Meconin ist Dimethoxyphthalid, $C_{10}H_{10}O_4$ oder $C_6H_2(OCH_3)_2 \begin{smallmatrix} COO \\ CH_2 \end{smallmatrix}$.

Die Opiansäure hat die Strukturformel $C_6H_2(OCH_3)_2$, COOH, CHO $= C_{10}H_{10}O_5$.

— — —

V. Das Opium kommt mit ausserordentlich verschiedenem Morphin-Gehalt im Handel vor: man hat nur einige, 2 bis 4 procent, aber auch in gewissen Sorten bis einige 20 procent nachgewiesen. — Da wir noch immer für gewisse therapeutische Zwecke die galenischen

Opium-Präparate benutzen, hat unser deutsches Arzneibuch bestimmt, dass Opium mindestens 10 procent (10 bis 12 sagt das neueste Arzneibuch) Morphin enthalten müsse. — Das Extractum Opii enthält 17 bis 18 Morphin. Die Tinctura Opii simplex und die T. O. crocata sind im Verhältniss 1 zu 10 hergestellt, d. h. sie enthalten 1 procent Morphin. Die Tinctura Opii benzoica endlich, das Elixir paregoricum 1 zu 200 aus Opium bereitet, enthält $^1/_2$ pro mille Morphin.

§ 190. Morphin. Die akute Morphiumvergiftung.

I. Morphin ist historisch deshalb von besonderer Bedeutung, weil es von Joh. Adam Serturner als das erste Alkaloid dargestellt worden ist. — Es findet sich in allen Theilen von Papaver somniferum, vor Allem im Milchsaft (Opium), dann in den Capita Papaveris zu 0,03 bis 0,15 procent, in den Semina zu 0,005 procent. Auch in Papaver orientale und Rhoeas ist es gefunden. Dagegen ist die Angabe von dem Vorkommen in Eschscholtzia californica unrichtig: darin ist nach E. Schmidt Chelidonin.

II. Morphin $C_{17}H_{19}NO_3$ krystallisirt mit $1 H_2O$, das bei 100^0 C. entweicht. Es beginnt schon gegen 200^0 C. sich zu bräunen und schmilzt bei 230^0 unter Zersetzung. In Wasser löst es sich sehr wenig, etwas mehr in siedendem, gut ist es in Alkohol (abnehmend mit dessen Wassergehalt) und Methylalkohol, auch in Essigäther, weniger in Chloroform und Amylalkohol, fast gar nicht in Aether und Benzol löslich. Es ist eine einsäurige und tertiäre Basis, die beiden Hydroxylgruppen verleihen ihm den Charakter eines Phenols und eines Alkohols. Es bildet gut krystallisirende Salze, wird aber auch von Kali- und Natronlauge, von Kalkwasser gelöst; in Ammoniak ist es wenig löslich. — Es reducirt Metalloxyde, Gold- und Silbersalze schon bei gewöhnlicher Temperatur; manche der charakteristischen Farbenreaktionen beruhen auf Reduktionsprocessen. In alkalischer Lösung wird es langsam oxydirt: dabei entsteht das Dehydromorphin oder Oxydimorphin, das als Pseudomorphin in Opium präformirt vorkommt $(C_{17}H_{19}NO_3)_2 + O = H_2O + C_{34}H_{36}N_2O_6$. Durch Erhitzen mit 20 Theilen 25procentiger Salzsäure im Autoklaven bei 140^0 C. durch 3 Stunden wird es in Apomorphin verwandelt $(C_{17}H_{17}NO_2)$.

Die Salzlösungen werden von Kali- und Natronlauge gefällt, welche Fällungen im Ueberschuss der Laugen löslich sind. Kalte concentrirte Schwefelsäure löst Morphin farblos: durch längeres Erhitzen auf 100^0 färbt sich die Lösung violett. Fügt man nach dem Erkalten eine Spur Salpeter zu, so wird die Lösung blutroth. — Sehr verdünntes Eisenchlorid färbt blau (Ueberschuss grün).

Fröhde's Reagenz löst Morphin und die Salze purpurviolett, welche Farbe nach und nach durch Grün in Gelb übergeht (mit einem Tropfen Wasser sofort gelb!). Jodsäure zu Morphin gesetzt, wird zu Jod reducirt, das man mit Chloroform ausschütteln kann. — Als weiteres empfindlichstes Reagenz auf Morphin und Codein beschreibt Marquis (siehe § 191 Morphin-Nachweis) eine Lösung von Formaldehyd in concentrirter Schwefelsäure: 2 Tropfen des käuflichen Formalins zu 3 cm³ Schwefelsäure. Ist in 1 bis 2 Wochen das Reagenz unwirksam geworden, so kann man es durch Zusatz von Formalin wieder brauchbar machen. Das Reagenz färbt roth-

violett (gibt aber mit vielen anderen Substanzen auch Farbenreak-
tionen!). — Fällungen des Morphins gelingen quantitativ mit Mayer's
Reagenz, das ist Quecksilberjodidjodkalium (1,355 $HgCl_2$ + 5 KaJ
+ 100 Wasser), doch geben Lösungen, die auf 2 cm^3 nur 1 mgr
Morphin enthalten, keine Fällung mehr! Unlöslicher noch ist der
Niederschlag mit Kaliumcadmiumjodid, doch entsteht er nicht so rasch
und setzt sich nicht so gut ab. Ueber Weiteres bei Dragendorff,
Ermittelung, und besonders bei Marquis etc.

Die wichtigsten Salze des Morphins sind das Chlorhydrat
$C_{17}H_{19}NO_3HCl + 3H_2O$: es löst sich in 24 Theilen Wasser, in 50 Alkohol, 24 Glycerin. Es reagirt neutral, verliert bei 100° C. sein
Krystallwasser (14,5 procent).

Das schwefelsaure Salz $(C_{17}H_{19}NO_3)_2H_2SO_4 + 3H_2O$ gleichfalls mit $3H_2O$ krystallisirend, die es bei 100° C. verliert, neutral:
es hat ungefähr dieselbe Löslichkeit wie das vorige. Es ist noch
das Meconat und das Tartrat therapeutisch empfohlen, das essigsaure
Salz aber, da es nicht luftbeständig ist, mit Recht allgemein verlassen (es verliert Essigsäure, enthält dann freies Morphin und wird
dadurch unvollständig wasserlöslich).

III. Die Wirkungen des Morphins treten am deutlichsten beim
Menschen auf, der die höchste Empfindlichkeit gegen Morphin besitzt.
Dieselbe Menge, die einen Menschen schwer vergiftet, braucht man
auch, um bei einem Frosch die Erscheinungen des akuten Morphi-
nismus hervorzubringen. Trotzdem ist es aufklärend, auch von den
Ergebnissen der Thierversuche Kenntniss zu nehmen.

Literatur: Eine Zusammenstellung der Thierexperimente von Witkowski
in A. e. P. Ph. 7, 1877, pag. 269: — Davon sei besonders erwähnt: Witkowski
l. c. pag. 247. — Cl. Bernard: Leçons sur les anésthesiques . . Paris 1875. —
Baxt: Archiv Anat. und Physiol. 1869. — Gscheidlen in Arbeiten physiol.
Institut Würzburg 1869. — Leichtenstern: Zeitschrift Biologie 7 (Athmung).
— von Boeck und von Boeck und Bauer: Zeitschr. Biologie, Bde. 7 u. 10.

IV. Die für den Frosch nothwendige Dosis beträgt 2 bis 5 cgr.
Langsam werden vom Grosshirn beginnend die Funktionen der einzelnen Hirntheile eingestellt. Der Frosch verliert zuerst die Lebendig-
keit, dann die Eigenwilligkeit: es verschwinden die Impulse zu
spontanen Bewegungen, so z. B. zu Fluchtversuchen, wobei zunächst
die auf äussere Reize eintretenden Bewegungen gut geordnet und
kräftig ausgeführt sind. Nach und nach wird die Coordination com-
plicirter Bewegungsvorgänge leicht gestört; typische Muskelaktionen,
so das Springen, das Sitzen auf einer Unterlage zeigen gewisse
Defekte, werden immer unvollkommener und endlich unmöglich.
Bringt man das Thier in die Rückenlage, so erfolgt die Rückkehr in
die Normalstellung langsam und unbeholfen und endlich erträgt das
Thier die Rückenlage dauernd. Die Reflexe in den Bahnen der
Gehirnnerven erlöschen zuerst, so der Lidschluss bei Berührung der
Hornhaut, während auf den Rückenmarksbahnen zunächst noch
schwache Reflexe erfolgen: doch ist im Anfangs-Stadium der Morphium-
Vergiftung die Reflexerregbarkeit allgemein stark heruntergesetzt.

Witkowski vergleicht das allmählige Erlöschen der einzelnen
Leistungen beim akuten Morphinismus des Frosches den von Goltz
festgestellten Funktionsstörungen, die sich nach successivem Abtragen
der einzelnen Hirntheile (Grosshirn, Vierhügel, Kleinhirn, verlängertes
Mark) einstellen und schliesst darum so: durch das Morphin werden

nach und nach die verschiedenen Theile des Nervensystems vom Grosshirn beginnend ausgeschaltet.

Beim Frosch ist besonders deutlich ein zweites Stadium der Morphium-Wirkung zu beobachten, das der gesteigerten Reflexerregbarkeit. In dem Lähmungsstadium werden die Reflexe stark abgeschwächt: weiterhin — bei fortdauernder Lähmung — sieht man dieselben nach und nach wieder an Stärke zunehmen und dann beträchtlich über die Norm ansteigen. Zuerst erkennbar ist dies an der Athmung. In den — durch die Lähmung bedingten — langen Athmungspausen kommen auf einen äusseren Reizanstoss einige hastige, abgestossene, tiefe Athemzüge. Nach und nach wird die Reflexerregbarkeit so erhöht, dass bei jeder Berührung, Erschütterung Streckkrampf der (hinteren) Extremitäten sich einstellt, genau wie beim Strychnin. In ausgeprägten Fällen erfolgen spontane Krampfanfälle. Diese Erhöhung der Reflexerregbarkeit fällt zusammen mit rascher Erschöpfbarkeit des Rückenmarks, so dass nach jedem Krampfanfall für einige Zeit die Auslösung von Reflexen erloschen ist: erst nach einer gewissen Pause lösen dann Reize wieder einen Streckkrampfanfall aus.

Dieser merkwürdige Zustand kann bei sehr kleinen und bei sehr grossen Gaben von Morphium vollständig fehlen.

Der Verlauf dieser Veränderungen kann sich in Minuten, aber auch erst in vielen Stunden abspielen. Wiederherstellung ist auch nach hohen Gaben möglich: sie geschieht in ganz regelmässiger Folge der Erscheinungen so, dass die zuerst aufgetretenen Störungen sich am spätesten wieder ausgleichen. Nach erschöpfenden Krämpfen sind zuletzt die motorischen Nerven nicht mehr erregbar. Man hat dieses Ausfall-Symptom als curare-artige Lähmung gedeutet: doch gibt Gscheidlen an, dass zuletzt die obersten Partien des abgeschnittenen Ischiadicus weniger leicht erregbar sind als die dem Muskel näher gelegenen Partien. — Das Froschherz wird vom Morphium so gut wie gar nicht angegriffen.

V. Bei Säugethieren verlaufen die Erscheinungen im Grossen und Ganzen ebenso: nur wird bei rascher Vergiftung durch die eintretende Athmungslähmung und den dadurch bedingten Tod die Ausbildung einzelner Spätsymptome abgeschnitten. Es ist darum die Steigerung der Reflexerregbarkeit nicht immer zu sehen: bei kleinen Gaben tritt sie überhaupt nicht ein, grosse Gaben aber wirken rasch tödtlich. Bei künstlicher Athmung sind höhere Gaben zu verwenden und dadurch die Reflexsteigerung zu constatiren. Gerade bei Hunden und Katzen ist das Krampfstadium von sehr zuverlässigen Beobachtern gesehen.

Wohl zu trennen von diesen Reflexkrämpfen sind die Erstickungskrämpfe, die sich bei schnell auftretender Athmungslähmung einstellen.

Die Einzelbesprechung aller Symptome ist im nächsten Passus gegeben. Erwähnt sei hier nur kurz Folgendes: Die Athmung wird immer und bei grösseren Gaben stark angegriffen: zuerst nimmt die Zahl, bald auch die Tiefe der Athmungszüge ab: der Tod bei Säugethieren erfolgt regelmässig durch Respirationslähmung. — Die Herzthätigkeit leidet sehr wenig, nach einzelnen Autoren so gut wie gar nicht. Die Verminderung der Zahl der Systolen zeigt sich wie bei jedem Narcoticum, unabhängig vom Vagus. Auf jede Injektion erfolgt ein kurzdauerndes Absinken des Blutdrucks, das auf central verursachte Gefässerweiterung bezogen wird. Erst nach sehr grossen Gaben tritt eine deutliche und dauernde Senkung des Blutdrucks ein, die aus der Athmungsbeschädigung und aus der Lähmung des vasomotorischen Apparates erklärt werden kann.

VI. Ein sehr auffallender Punkt ist die ausgesprochene Toleranz vieler warmblütiger Thiere gegenüber dem Morphium, doch sind auch hierüber die Angaben der Autoren nicht übereinstimmend. Im Allgemeinen gelten Pflanzenfresser für widerstandsfähiger als Fleischfresser. Eine neue Untersuchung von Joffroy und Servaux (Archives de méd. experim. X. (1898) Nr. 4, pag. 485; Virchow's Jber. 1898. I., pag. 394) findet Hunde empfindlicher als Kaninchen, viel empfindlicher aber sind Kühe. Die minimal letalen Dosen werden angegeben zu 0,32 für 1 Kilo Kaninchen, 0,21 für Hunde, 0,06 für Kühe. In einzelnen Fällen haben diese Autoren Darmblutungen als besonders auffälliges Symptom beobachtet, wofür sich bei der Sektion starke Blutüberfüllung des Verdauungsschlauches, besonders des Duodenums, des oberen Jejunums, des Coecums und des Magens (obere Curvatur) als veranlassende Ursache ergab. — Katzen zeigen häufig starke Erregung und im späteren Verlauf Krämpfe. — Ganz besonders resistent sollen Ziegen sein. Dasselbe wird von Vögeln (Tauben) angegeben: über den letzteren Punkt vergleiche die Dissertationen Brüning, Grimm, Jessen: Kiel 1891. — Hunde erbrechen sehr leicht (nach Guinard 60%, Katzen 37%).

VII. Die Morphium-Vergiftung des Menschen ist eine der wichtigsten Einzelfragen der praktischen Toxikologie: Man unterscheidet zwischen der akuten und der chronischen Vergiftung, die getrennt behandelt werden müssen.

Die Gelegenheiten zur akuten Morphium-Vergiftung sind Folgende. Selten ist Morphium zu Giftmord benützt worden: der viel erwähnte, aber jetzt nicht mehr wissenschaftlich lehrreiche Fall Castaing ist ausführlich referirt von Husemann in Maschka's Handbuch, pag. 435. Morphium ist dagegen ein viel von Selbstmördern benütztes Mittel. Die englische und amerikanische Literatur ist viel reicher an solchen Mittheilungen als die deutsche. — Sodann geschehen vielfach Morphium-Vergiftungen durch Unglücksfall: so durch Verwechselung von Arzneisubstanzen (Morphin statt Chinin) oder durch Abgabe der für Erwachsene bestimmten Arzneien an Kinder, weiter durch Kauen der Blätter und Samen des Mohns (auch von Papaver Rhoeas); endlich besonders häufig wieder in England und Amerika durch den Gebrauch von Geheimmitteln.

Chlorodyne ist ein solches Gemisch, das Chloroform, Aether, Alkohol, Morphin und kleine Mengen von Blausäure enthält.

Das Morphin wird von allen Schleimhäuten sehr rasch aufgenommen: es sind darum auch von allen Schleimhäuten aus (Mastdarm, Vagina . .) schon Vergiftungen vorgekommen. Noch schneller geschieht die Ueberführung in den allgemeinen Kreislauf vom subcutanen Zellgewebe aus, so dass bei dieser Applicationsart kleinere Mengen ($^2/_3$) als innerlich gegeben werden sollen. — Die Morphinsalze schmecken sehr deutlich bitter. — Nach der Meinung der Aerzte werden Morphinlösungen nicht durch die äussere Haut hindurch resorbirt. Die englische Literatur erzählt den Fall, dass durch Gebrauch eines Opium-Linimentes auf die äussere Haut bei Erysipel schwere Vergiftung entstanden sei; hiebei hat es sich um kranke und wahrscheinlich auch um verletzte Haut gehandelt.

VIII. Die wirksamen Mengen von Morphin sind nach vielfältigen Erfahrungen die folgenden. Kleine Gaben gehen bis 0,01, die gewöhnlich therapeutisch verwendeten; mittlere bis 0,02, grosse bis 0,03. Von 0,05 ab beginnen die Dosen, die ernsthafte Vergiftung machen. Von 0,09 ab rechnet man die minimal letale Gabe, die indess etwas niedrig gegriffen ist und nur unter ungünstigen Bedingungen zum schlimmsten Ausgang führt. Gewöhnlich wird 0,1 genannt. Dass sehr viel höhere Gaben, über 1,0, überstanden sind, ist auf besonders glückliche Umstände zurückzuführen. Gaben, die über 0,25 etwa liegen, bieten immer eine ungünstige Voraussage.

Stark abweichende Berichte, wie solche besonders aus der älteren Literatur vorliegen und verschiedentlich citirt werden, sind mit Kritik aufzunehmen. So sollen nach Taylor 0,25 Opium (also 0,025 Morphin) letal gewirkt haben, was durchaus unwahrscheinlich ist. Auch die Einschränkung, dass früher für Opium kein bestimmter Morphin-Gehalt normirt war, erklärt all den Widerspruch der verschiedenen casuistischen Mittheilungen nicht. Wenn aber berichtet wird, ein Apotheker habe 75 gran (also über 4,5 gr) Morphin. acetic. genommen, sei darnach noch 1¹/₂ Stunden spazieren gegangen und doch davongekommen, so muss man einen groben Irrthum in diesen Angaben voraussetzen. — Ich citire nicht mehrere von diesen Beispielen, da der praktisch wichtigste Punkt, über verschiedene Empfindlichkeit gegen Morphin, noch besonders behandelt werden muss.

IX. Auf kleine Gaben Morphin kommt nach 10 bis 20 Minuten zuerst eine leichte Röthe des Gesichtes mit dem subjektiven Gefühl von Wärme und Behaglichkeit; auch andere Hautempfindungen, Prickeln . . wird oft angegeben; sehr häufig besteht leichtes Schwitzen. Bald wird die Haut wieder blass, Athmung und Puls, die anfänglich etwas vermehrt sein können, gehen langsam unter die Normalzahl, Müdigkeit und Schlafbedürfniss stellen sich ein, selten kommt beim Menschen Uebelkeit oder gar Erbrechen. Die Feinheit des Hautsinnes nimmt deutlich ab, wahrscheinlich auch die Empfindlichkeit auf anderen Sinnesgebieten. Bald kommt ein 6 bis 8 und mehr Stunden dauernder Schlaf, nach dem aber gewöhnlich Nachwehen zurückbleiben: Uebelkeit, Appetitmangel, Eingenommensein des Kopfes, fast immer Stuhlverstopfung.

X. Grössere Gaben machen anfänglich dieselben Symptome: Schlafbedürfniss und Schlaf. Dieser wird aber bald immer tiefer und geht nach und nach in volle Bewusstlosigkeit über. Anfänglich sind die Vergifteten durch Anrufen, Hautreize noch vorübergehend zu erwecken, bald aber wird die Betäubung vollständig: die Reflexe erlöschen alle; die Muskeln sind gelähmt, auch der Unterkiefer sinkt herab, die Pupille ist stark verengt, die Haut ist blass, mit kaltem Schweiss bedeckt, später wird das Gesicht gedunsen, cyanotisch. Die Temperatur fällt anfänglich rascher, später langsamer. Athmung und Puls werden stark herabgesetzt. Während der Puls noch längere Zeit kräftig bleibt, wird die verlangsamte Athmung bald auch flach, die Athmungsgrösse absolut vermindert, darnach unregelmässig; bei Einzelnen tritt ausgesprochen Cheyne-Stokes'sches Athmen auf.

Die Entleerung von Harn und Darminhalt ist aufgehoben. Zuweilen kommen Zuckungen, oft parallel mit dem Ansteigen der periodischen Athmung. Selten (bei Erwachsenen, häufiger bei Kindern) kommt es im späteren Verlauf zu Reflexkrämpfen, Trismus und Opisthotonus. Der Tod erfolgt unter stetigem Nachlass der Respiration und Herzaktion, meist sehr langsam und unmerklich in tiefstem Coma, die Respiration erlöscht vor der Herzaktion. — Der Tod stellt sich nach 10 bis 24 Stunden ein.

Bei günstigem Verlauf hebt sich langsam die Athmung und der Puls: die tiefe Betäubung lässt nach: doch liegen die Kranken noch ein und zwei Tage in soporösem Zustand. Erst in zwei bis drei Tagen volle Reconvalescenz. Manchmal kommen deutliche Rückfälle, sogar noch mit spätem ungünstigen Ausgang, die man (wohl mit Recht) auf nachträgliche Resorption der im Darm liegenden Giftmengen bezieht. Die Literatur erzählt einzelne Fälle von ganz eigenartigem Verlauf: so z. B. Taylor, dass der Vergiftete am 6. Tage nach der Vergiftung eine Reise angetreten habe und erst am 11. Tage gestorben sei. Das ist nicht mehr als akute Morphium-Vergiftung zu deuten, wenn man auch mit Recht annehmen kann, dass das Morphium bei schwerer Erkrankung des Herzens, der Nieren die nächste Ursache des vorzeitig eingetretenen Todes gewesen ist.

Manchmal kommt bei schwerer Vergiftung nicht Schlaf, sondern anfänglich ein halbwacher Zustand zur Ausbildung, der nach und nach in Schlafsucht und endlich in tiefes Coma übergeht.

XI. Wichtig ist die Einzelbesprechung folgender Punkte:

1. Für die Erklärung der Morphium-Wirkung aus nachweisbaren anatomischen Veränderungen hat Binz folgende Beobachtungen erbracht (Archiv c. P. u. Ph. 6, pag. 310 und 13, pag. 157). Ganglienzellen aus der Gehirnrinde zeigen nach der Behandlung mit verdünnter neutraler Lösung von schwefelsaurem Morphin Trübung des Protoplasmas, schärfere Contouren, Dunkelung der Zwischensubstanz. Andere Alkaloide setzen diese Veränderung nicht. Binz erwähnt weiter, dass die leichte Oxydirbarkeit des Morphins mit der gesehenen Veränderung der Ganglienzellen in Verbindung gebracht werden könne. — Näheres im Original. Sarytschow (russische Dissertation, Dorpat 1895: refer. Virchow's Jahrber. 1895. I. pag. 390) hat bei akut vergifteten Hunden Veränderungen der Elemente des Centralnervensystems beschrieben (Schwellung, Vacuolen-Bildung). In chronischen Fällen granuläre Degeneration der Zellen.

2. Vielfach ventilirt ist die Frage, ob es eine primäre Morphium-Erregung gibt. — Dies wird besonders behauptet auf Grund der Beobachtungen in warmen Klimaten, wo ja der Opium-Gebrauch wegen des lebhafteren leichteren Gedankenflusses, der damit verbundenen erotischen Aufregung allgemein als Genussmittel eingeführt ist. Es ist schon oben auf pag. 81 die Frage der primären Erregung durch lähmende Gifte erörtert. Die Meinung der meisten Autoren geht dahin, dass es sich bei der Morphiumwirkung immer um Lähmung handelt. Einmal fehlt bei sehr vielen, eigentlich hierzulande bei den meisten Menschen das Erregungsstadium vollständig: eine inconstante Erscheinung kann aber nicht als wesentliche Wirkung einer Substanz angesprochen werden. Weiter ist oben entwickelt, dass durch theilweise Lähmung in den Associations-Gebieten, durch

Intaktbleiben der Reflexe bei Verschleierung des Bewusstseins Verwirrung auf dem psychischen Gebiete entstehen muss, die fälschlich als Erregung gedeutet wird. Endlich hat das Morphin gewisse somatische Wirkungen, die die Stimmung heben, verbessern, das Gefühl des Wohlbehagens hervorbringen; hieher wird die anfängliche Gefässlähmung mit einbezogen, die von der Haut aus das angenehme allgemeine Wärmegefühl verursacht (vide pag. 411); sodann wirkt das Morphium stärker wie jedes andere Mittel lähmend auf das Centrum der Schmerzempfindungen, räumt also, besonders bei kranken Menschen, mit einem Schlage alle Schmerzempfindungen und unangenehmen Gemeingefühle hinweg. Alle diese Punkte sind bei der sogen. Erregung mit zu berücksichtigen. Indess sei erwähnt, dass eine Anzahl Autoren eine Morphium-Erregung annehmen, so Gscheidlen für verschiedene somatische Gebiete (Arbeit. physiolog. Institut Würzburg 1869) und besonders Harley (The old vegetable Neurotics, London 1869).

3. Eine Anzahl auffallender peripherer Symptome, bei denen es sich zum Theil um „Erregungszustände muskulöser Apparate" handelt, lässt sich zweckmässig aus einer gemeinsamen Betrachtung als sog. centrale Reflexe oder Schlaf-Reflexe auffassen.

Im Schlaf sind die Pupillen verengert, die Augen nach oben und innen gerollt, die Lider geschlossen, die Darmbewegungen ruhig gestellt, die Blase fest geschlossen, die Reizempfänglichkeit aller Sinnesgebiete heruntergesetzt. Alle diese Einrichtungen und noch viele andere, uns gar nicht im Einzelnen bekannte, sind zweckmässig in dem Sinne, dass sie die Ruhe und Festigkeit des Schlafes gewährleisten. — Man kann diese Einrichtungen centrale Reflexe nennen, insofern gewisse Zustände des Centralnervensystems mit der Auslösung dieser Einstellungen an den genannten peripheren Apparaten ursächlich verknüpft sind: es sind also sogenannte Lähmungszustände wie der Schlaf mit Dauercontraktionen gewisser Muskelgruppen wie beim Lidschluss verbunden.

Alle Schlafmittel haben diese Wirkungen, am ausgesprochensten allerdings das Morphin, das sich damit als das kräftigste Schlafmittel (kleinste Dosis) erweist. — Nach Gräfe soll mit der starken Myosis auch Accommodationskrampf verbunden sein.

In diesem Sinne fasst man am besten die Pupillen-Verengerung nach Morphin auf. Oertliche Morphin-Instillation hat keine Wirkung. Die örtlich wirkenden Pupillen-Mittel (Atropin, Physostigmin . . .) werden durch den vom Morphium bedingten Zustand in ihrer Wirksamkeit gar nicht beeinflusst. — Nun ist allerdings zu bemerken, dass die Autoren in ihren Angaben über die Pupillenweite bei Morphium durchaus nicht übereinstimmen: eine umfängliche Zusammenstellung der Literatur-Berichte hat Witkowski gegeben: A. e. P. Ph. 7, pag. 265. Es ist darnach von vielen Autoren eine erweiterte Pupille gesehen: die neueren Beschreibungen allerdings bestehen viel bestimmter auf der Pupillenenge. Zu erklären ist diese differente Aktion auf zweierlei Weise. Einmal kommt mit der Erstickung, d. i. also gegen den letalen Ausgang der akuten Morphinvergiftung immer Pupillenerweiterung. Zweitens machen alle Krampfgifte Mydriasis Da nun auch das Morphin, wie oben schon dargelegt, ein solches ist, so muss mit dem Eintritt des Krampfstadiums die Pupille weit werden. Damit stimmen alle Angaben der Autoren, in denen sich bestimmte Beschreibung der Einzelheiten findet, überein. So ist bei Kindern in gewissen Stadien der Morphinvergiftung Mydriasis häufig beobachtet, bei diesen treten auch Krämpfe viel häufiger auf als bei Erwachsenen. Von Versuchsthieren haben Katzen wohl am häufigsten Krämpfe nach Morphin: von diesen wird auch oft Mydriasis berichtet.

Häufig ist bei Morphinvergifteten Harndrang, ohne dass Harn entleert werden kann. In Anwendung des oben entwickelten Gedankens handelt es sich um Krampf des Schliessmuskels. Die Harnabsonderung in den Nieren wird wohl nur in den späteren Stadien der Vergiftung (Blutdrucksenkung) vermindert sein: doch sind zuverlässige Angaben darüber nicht bekannt. — Die Darmwirkung des Morphins wird noch ausführlich behandelt. Die Herabsetzung der Sinnesempfindlichkeit ist nicht weiter zu besprechen: erwiesen als Folgezustand des Morphins ist sie besonders für den Hautsinn.

4. Die Wirkung auf den Verdauungsschlauch ist sehr vielfältig behandelt, wegen der therapeutischen Benützung des Opiums als Darmstopfmittel. — Erbrechen ist nach kleinen Gaben ein sehr seltenes Vorkommniss: wo es sich regelmässig einstellt, soll man es durch Zusatz von wenig Atropin verhindern können. Dagegen ist Erbrechen nach grossen Morphingaben etwas häufiges und zwar sowohl bei stomachaler wie bei subcutaner Application: die Annahme, dass bei letzterer Zufuhrart das Erbrechen durch Ausscheidung des Morphins in den Magen erfolge, wird unten besprochen. So sicher folgt Erbrechen auf grosse Morphingaben nicht, dass man etwa deshalb die Entleerung des Magens unterlassen könnte. Ein seltenes Spät-Symptom grösserer Gaben ist länger andauernde Nausea mit wiederholtem Erbrechen. — Die Darmbewegungen[1]) werden durch Morphin ruhig gestellt: dies ist zunächst eine centrale Wirkung, die auf verstärkte Hemmung durch den Splanchnicus bezogen wird (siehe 3). Dazu aber kommt eine deutlich örtliche Wirkung (eigene Geflechte des Darms). Die Verminderung der Empfindlichkeit des Darms für lokal applicirte Reize ist schon zu einer Zeit ausgesprochen, wo die Hautreflexe noch normal sind. — Auch nach Splanchnicus-Durchschneidung, bei Fröschen nach Zerstörung des Rückenmarks kommt durch Opium sehr ausgesprochene Herabsetzung der Peristaltik. Die durch Erstickung auslösbare Steigerung der Peristaltik bleibt nach Opium aus. — Die bei direkter Application in den Darm stärker hervortretende Wirkung soll bedingt sein durch verzögerte Resorption und Retention im Darm (siehe unten).

Wichtiger für den Toxikologen sind die Darmzustände, die sich bei schwerer Morphinvergiftung einstellen. Ueber den chronischen Morphinismus später. — Hier ist zu erwähnen, dass manchmal im späteren Verlauf schwerer Vergiftung Darmblutungen, blutige Diarrhöen vorkommen. Sie werden erklärt durch die starke Erweiterung der Darmgefässe. — Nothnagel hat nachgewiesen, dass auf kleine Morphiumgaben die örtliche Darmreizung nur geringe, ganz be-

---

1) Nasse: Physiologie der Darmbewegungen. Leipzig 1866.
Fubini: Centralbl. medicin. Wissenschaften 1882, Nr. 33.
Nothnagel: Virchow's Archiv, Bd. 88 und 89.
Spitzer: Virchow's Archiv, Bd. 123, pag. 593.
(Hier auch Darmwirkung anderer Opium-Basen.)

schränkte Peristaltik auslöst, dass dagegen nach grossen Gaben auf die örtliche Reizung wieder weit sich ausbreitende Peristaltik folgt. Er erklärt dies mit der Annahme, dass grosse Gaben den Hemmungs- (und vasomotorischen) Nerv Splanchnicus lähmen. Diese maximale Erweiterung der gesammten Darmgefässe ist bei Versuchsthieren (Hunden und besonders Katzen) nach Morphin in der That häufig zu sehen, so dass die Darmwand von reichlichen Extravasationen durchsetzt und die Ausleerungen stark blutig sind. — Erwähnt sei hier eine Angabe von Puschmann (Dissertation Göttingen 1895), dass Oxydimorphin (siehe dieses unten) bei intravenöser Application starke Blutungen auf den serösen und mucösen Häuten mache. Man könnte darnach an eine örtliche Wirkung eines Umsetzungsproduktes des Morphins denken. — Warum bei Menschen nur in seltenen Ausnahmefällen diese schweren Darmerscheinungen kommen, während für gewöhnlich der Darm bei der Sektion blass, normal befunden wird, dafür ist kein bestimmter Grund anzugeben.

5. Ueber die **Athmungsstörung** ist das Wesentlichste schon gesagt. Wo Hypersecretion des Speichels und der Trachealschleimhaut besteht, kommt es zu sehr ausgeprägten Rasselgeräuschen. Auch Pneumonien, die wohl durch eingedrungenen Speichel zu erklären sind, sind als Nachkrankheiten angegeben. — Ueber Einzelheiten siehe Filehne: A. e. P. Ph. X, pag. 442 und XI, pag. 45.

6. Die **Herzaktion** wird auch beim Menschen anfänglich wenig angegriffen. Unmittelbar auf die Morphin-Einspritzung erfolgt fast immer eine mässige Pulsbeschleunigung, die aus der Schmerzwirkung, dann aber auch durch die immer sich einstellende Gefässerweiterung und den darnach folgenden reflektorischen Nachlass des Vagus-Tonus erklärt werden kann. Alsbald aber sinkt die Pulszahl auch nach Durchschneidung der Vagi, wie dies bei jedem Schlafmittel sich einstellt. In den späteren Stadien der schweren Morphium-Wirkung wird aber allemal die Herzaktion stark geschädigt. Es kommt zu dauernder vasomotorischer Lähmung und dadurch zu immer schlechterer Füllung des arteriellen Systems. Zugleich wird die Athmung schlecht und damit die Sauerstoffversorgung des Herzmuskels ungenügend. Nach und nach wird dadurch die Zahl der Pulse immer mehr, zuletzt auf sehr niedrige Werthe, etwa die Hälfte des Normalen herabgesetzt; doch ist das Herz das ultimum moriens. — Ueber die vasomotorischen Apparate sei noch besonders angegeben: sie reagiren prompt bei niedrigen Graden der Vergiftung auf jeden sensiblen Reiz. Bei fortgeschrittener Vergiftung aber lässt die Reaktion nach und gegen Ende einer schweren Vergiftung gelingt es weder durch sensible Reizung noch durch Respirationsstillstand, die Vasomotoren zu einer Contraktion zu bringen. — Entsprechend dem richtigen Erfolg der reflektorischen Reizung der Vasomotoren ist für die Anfangsstadien auch erwiesen, dass der Sympathicus seine Reizbarkeit bewahrt hat.

7. Die **Secretionen** sind meistens heruntergesetzt, so auch die Speichelsecretion; doch besteht ausnahmsweise Salivation. — Häufig dagegen kommt es zu Schweissausbruch, so dass man das Morphin in der Richtung sogar therapeutisch gegeben hat. — Manchmal folgen dem Morphium-Gebrauch Hauterscheinungen, starkes Jucken, Erythem, etc. Fast immer handelt es sich um Nachwirkungen, die nach der Narkose sich einstellen.

Ueber die Nieren ist nichts Besonderes zu sagen. Bei schweren Vergiftungen ist wiederholt Glykosurie geschen, die wohl auf die Athmungsstörung zu beziehen ist (siehe z. B. Curare § 187).

8. Krämpfe sind beim Menschen selten: am häufigsten sind sie bei Kindern beobachtet. Hier kommen zuerst Krämpfe der Gesichtsmuskeln, dann Trismus und Opisthotonus. — Bei Erwachsenen sind wirkliche Streckkrämpfe ganz ausserordentlich selten.

9. Ueber den Stoffwechsel sind neuere Untersuchungen von von Boeck angestellt (Zeitschrift für Biologie 1871, dortselbst Literatur). Diese haben ergeben, dass bei Stickstoffgleichgewicht die Zersetzung der stickstoffhaltigen Substanzen nur wenig vermindert wird. — Eine weitere Untersuchung über die Ausscheidung der Kohlensäure von Bauer und von Boeck hat ergeben, dass nur durch die Muskelruhe die Kohlensäureausscheidung vermindert ist. Wo bei Thieren (Hunden und Katzen) vermehrte Muskelbewegung oder gar Krämpfe ausgelöst wurden, war die Kohlensäureausscheidung sogar über die Norm gesteigert.

10. Die Körpertemperatur ist bei einer schweren Morphium-Vergiftung zuletzt deutlich erniedrigt. Doch lauten die Einzelangaben über den Verlauf der Temperaturschwankungen durchaus nicht übereinstimmend. Der Abfall soll sogleich mit Beginn des Lähmungsstadiums am stärksten einsetzen und dann langsam weiter gehen. Man bezieht ihn am einfachsten auf die absolute Muskelruhe und die damit parallel gehende Verminderung des Stoffwechsels (vergleiche auch: Harnack und Schwegmann: Archiv exp. P. Ph. 40, pag. 153). — In vivisektorischen Versuchen ist die Frage sehr vielfach studirt: ich verweise auf die Arbeiten von Rückert (München 1882) und von Gottlieb (A. e. P. Ph. 26, pag. 419), wo die weitere Literatur zu finden ist. Es hat sich dabei herausgestellt, dass der gerade angeführte einfachste Erklärungsmodus nicht ausreicht, sondern dass eine direkte Einwirkung auf die wärmeregulirenden Apparate angenommen werden muss. Während nämlich die mit kleinen Morphium-Gaben vergifteten Thiere in den Wärmekasten gebracht noch reguliren, d. h. durch vermehrte Wasserabgabe aus den Lungen, fliegendes Athmen, ausgestreckte Lage genau wie gesunde Thiere der Wärmestauung entgegen arbeiten und ihre normale Temperatur Stunden lang festhalten können, ist dies bei hohen Gaben nicht mehr möglich: nach solchen erfolgt dann unter denselben Bedingungen Temperaturanstieg, der bei gesunden Thieren in der gleichen Lage sich nicht einstellt. (Gewiss ist diese Wirkung zunächst eine centrale: indess ist denkbar, dass sie doch eine reflektorische in dem Sinne ist, dass zuerst die centralen Sinnesgebiete, in denen die von der Haut gemeldeten Wärmezustände in Empfindungen und Reflexe umgesetzt werden, gelähmt sind; und nun können von diesen Stellen aus die wärmeregulirenden Apparate nicht mehr angesprochen werden.)

8. Oertliche Wirkungen auf periphere Theile hat Morphin nicht: dies ist durch vielfache Versuche bewiesen. Man hat wegen mancher Erscheinung nach subcutanen Injektionen an örtliche Herabsetzung der Hautsensibilität gedacht. Diese Annahme beruht aber, wie wir jetzt wissen, auf irriger Auslegung von Versuchen (cf. Hilsmann: Dissertation, Strassburg 1874).

9. Von Bedingungen besonderer Empfindlichkeit gegenüber dem Morphium ist zuerst zu nennen das Kindesalter. Die

Nichtbeachtung dieses Punktes hat zu vielen Unglücksfällen geführt. Man rechnet die schlimme Zeit etwa bis zum 5. Jahre. — Die Tabellen über Maximaldosen für Kinder nennen als höchste Gabe 1 mgr Morphin. Es sind aber Fälle bekannt gemacht worden, wo solche Mengen (2 Tropfen Opiumtinktur) schon tödtlich vergiftend gewirkt haben sollen. Einige Centigramme sind eine fast sichere letale Dosis. — Kinder neigen zu Krämpfen!

Von somatischen Störungen, die die gewöhnliche Morphium-wirkung beeinflussen, sind besonders zu erwähnen das Fieber. Manchmal (aber durchaus nicht regelmässig) macht Morphin unangenehme Aufregung und Verwirrung. — Auch manche Hysterische, Neurastheniker, häufiger Frauen, ertragen Morphin nicht, d. h. sie reagiren darauf mit Schlaflosigkeit, Delirien .. Man thut darum gut daran, solchen Leuten, die aus früheren Erfahrungen ihre Intoleranz gegen Morphin kennen, das auf's Wort zu glauben.

Gut wird Morphin ertragen von Diabetikern. Auch psychisch Gestörte, Melancholische, Maniakalische, Fälle von Delirium tremens behandelt man mit grossen Gaben: doch ist hievon referirt, dass darnach gelegentlich keine Beruhigung, wohl aber plötzlich tödtlicher Collaps eingetreten sei.

Der wichtigste Punkt, die Gewöhnung an das Morphin, wird unten besonders besprochen.

10. Schwere Nachkrankheiten der Morphin-Vergiftung sind im Grossen und Ganzen selten. Kopfweh, Schwindel, Müdigkeitsgefühl, Unsicherheit der Bewegung, auch Pupillenverengerung und Obstipation bleiben nach etwas grösseren Gaben mindestens für den ersten Tag, selten einige Tage lang zurück. Erwähnt ist schon das Späterbrechen. — In manchen Fällen wird jetzt erst der Harndrang deutlich und verlangt sogar den Gebrauch des Katheters. Auch die Hautausschläge, die immer stark jucken, kommen fast regelmässig erst in der Reconvalescenz. — Sehr selten und darum nicht typische Wirkungen des Morphins sind Störungen der Sinnesgebiete, Kriebeln und Taubsein in den Fingern, Verminderung des Sehvermögens, Stumpfsein des Geschmackes. Die hie und da beobachteten Blutungen in lebenswichtige Organe (Gehirnblutungen, Sprachstörungen etc. etc.) kommen wohl durch schon bestehende Gefässveränderungen zu Stande. Die schwere Morphium-Vergiftung ist nur die Gelegenheitsursache für eintretende Gefässzerreissung. — Transitorische Albuminurie ist, wie es scheint, öfter beobachtet und aus der tiefen Blutdrucksenkung auch erklärlich. — Die Pneumonien sind oben schon genannt. — Die Frage des Morphinfiebers wird jetzt nicht mehr erwähnt: vielleicht sind die in seltenen Fällen beobachteten Temperatursteigerungen durch Schluck-Pneumonien oder sonstige accidentelle Entzündungs-Krankheiten bedingt gewesen.

11. Der Sektionsbefund ist wenig charakteristisch. Am meisten betont wird die enorme Ueberfüllung der venösen Blutgefässe des Gehirnes und seiner Häute, was zuweilen mit serösem Erguss in die Ventrikel, zwischen und auf die Gehirnhäute verbunden ist. Wirklicher Blutaustritt geschieht selten. Auch die Lungen werden als stark hyperämisch, in einzelnen Fällen als ödematös angegeben. Ebenso venöse Hyperämie der anderen grossen Drüsen. — Die Harnblase ist meistens gefüllt. Die Pupille ist eigentlich ausnahmslos erweitert: andauernde Myosis nach dem Tode ist aber in ganz ver-

einzelten Fällen beschrieben, siehe z. B. bei Maschka, pag. 439 und bei Hofmann (Gerichtl. Medicin, pag. 690). — Als seltene Ausnahmen sind Blutungen im Darmtractus, in den Lungen, auch im Gehirn gesehen: davon ist oben schon einzelnes erwähnt.

Aehnliche Vergiftungsbilder und Sektionsbefunde machen Alkohol, Chloral und andere Betäubungsmittel. Die differentielle Diagnose wird gelegentlich sehr schwierig sein: sicher wird sie natürlich nur durch den chemischen Nachweis. Besprochen ist sie von Husemann bei Maschka: pag. 430 ff.

Für die Behandlung der akuten Morphium-Vergiftung sind bisher folgende Vorschläge gemacht. Möglichst baldige Ausspülung des Magens ist eine selbstverständliche Massregel. Da Brechmittel bald versagen wegen der eingetretenen centralen Lähmung, so ist der beste Rath der, diese bei ausgesprochener Lähmung gar nicht mehr zu versuchen. So erwähnt z. B. von Boeck, dass bei einem von ihm behandelten Morphiumvergifteten durch Apomorphin kein Erbrechen mehr erzielt werden konnte, wohl aber wurde der Collaps nach der Injektion noch stärker als zuvor. — Da ohnedies allemal auf Brechmittel Collaps sich einstellt, so sollte man sie schon aus dem Grunde vermeiden, um nicht den Morphin-Collaps zu steigern. Auch das Einschütten warmer Getränke zur Unterhaltung des Brechaktes ist eine sehr zweifelhafte Therapie. Man hat bei der Sektion die Bronchien mit Milch erfüllt gefunden, d. h. die Vergifteten waren gewaltthätig erstickt worden. Erfahrene Aerzte rathen dazu, auch noch Stunden nach der Morphinaufnahme den Magen gründlich auszuspülen.

Von chemischen Gegengiften war früher die Gerbsäure gebraucht: es sollte sich schwerlösliches gerbsaures Morphin bilden, doch ist dieses noch immer so gut löslich, dass mit diesem Mittel sehr wenig gedient ist. Viel mehr Anklang hat der von Moor in New-York (1894) gemachte Vorschlag gefunden, übermangansaures Kalium zu geben, weil das letztere Mittel in saurer Lösung auf Morphin rasch oxydirend wirkt. In Amerika ist das Verfahren viel verwendet und auch von England aus empfohlen; siehe z. B. Walker, Luff, Maynard: British medical Journal 1896, 11. Jan., 16. Mai etc. Es wird eine Lösung von 0,4 zu 100 in der Gabe von etwa 25 cm^3 auf einmal (zweckmässiger Weise noch weiter verdünnt) gegeben und der Magen noch mit einer dünneren Lösung 0,4 : 1000 ausgespült. — Auch die subcutane Application wird empfohlen, doch erscheint deren Wirksamkeit sehr zweifelhaft und sogar sehr bedenklich: es ist Abscedirung an der Einstichstelle schon gesehen.

Ein weiterer Modus der Behandlung besteht darin, durch kräftige Anreizung die Herzaktion und Athmung zu heben. Bekannt ist die ambulatorische Behandlung: der Vergiftete wird von zwei kräftigen Gehilfen unter den Armen gepackt und gewaltthätig auf- und abgeführt. Ich habe in keiner Krankengeschichte gelesen, dass man Athmung und Herzaktion richtig beobachtet und dann Besserung durch die eingeführte Behandlung constatirt hat. Es wird sogar ernsthaft davor gewarnt, wenn einmal Betäubung eingetreten ist, das ambulatory treatment noch weiter zu treiben, weil man der baldigen Erschöpfung der Respirations- und Herzaktion Vorschub leiste. — Neuerdings sind andere mechanische Mittel für den gleichen Zweck vorgeschlagen. Es wird von Zeit zu Zeit kaltes Wasser in Gesicht,

Mund und Nase gespritzt — oder durch periodisches Faradisiren der Vergiftete geweckt. — Auch besondere Apparate für künstliche Respiration sind angegeben und schon gebraucht, ein Vorschlag, der wohl zu beherzigen ist, da in der That die alten Methoden (Sylvester, Marschall, Hall etc.) sehr unvollkommenes leisten. — Endlich ist Sauerstoff-Athmung empfohlen und schon mit gutem Erfolg angewandt.

Ein weiteres Stück der Behandlung endlich besteht in der Anwendung dynamischer Gegengifte: als solches ist seit langem das Atropin in Gebrauch.

Die schwierige Frage des Antagonismus zwischen Morphin und Atropin kann hier nur zusammenfassend behandelt werden, soweit ihre Kenntnissnahme für das Verständniss der Behandlung der Morphinwirkung nothwendig ist. Sie ist als Antagonismus zwischen Opium und Belladonna schon vor mehr als 100 Jahren aufgeworfen und etwa seit der Mitte unseres Jahrhunderts vielfach experimentell behandelt worden. Eine gute und kurze Zusammenfassung dieser Literatur hat von Boeck im Handbuch der Intoxikationen pag. 567 ff. gegeben: ausführliche Referate sind von Husemann in Cannstatt's Jahresbericht 1865, pag. 122 ff. — von Frommhold: Dissertation, Leipzig 1869 und Fröhlich in Rossbach's Untersuchungen: Würzburg 1874, I. Bd. pag. 186 geliefert.

Man hat früher nach einem wirklichen Antagonismus beider Gifte gesucht in dem Sinne, dass jedes die Wirkung des vorausgegangenen aufheben solle. Ein solcher allgemeiner Antagonismus existirt nicht, auch nicht speciell in der Anwendung auf einzelne Funktionen. Eine Zeit lang wurde die Wirkung auf die Pupille so gedeutet, weil Atropin sowohl die Myosis als den von Gräfe behaupteten Accommodationskrampf des Morphins aufheben kann. Gegenseitig aber ist der Antagonismus nicht: das Morphin hebt die Atropin-Mydriasis nicht auf, was ja eigentlich die genaue Betrachtung über den Ort des Angriffes beider Substanzen von selbst ergibt.

Interessant ist immerhin, was als Ergebniss zahlreicher besonders angestellter Vesuche am Menschen von guten Beobachtern zusammengetragen ist. S. Weir Mitchell, W. Keen und G. R. Moorehouse (Hay's American Journal, Juli 1865, pag. 67, citirt nach Boeck) kommen zu dem Resultat, dass in Bezug auf Herzbewegung und Wirkung auf den Verdauungskanal ein Antagonismus nicht existire, dass aber ein solcher vorhanden sei in Bezug auf die Pupille und in gewissem Sinn auf das Gehirn: die Erscheinungen von Seiten der Blase (Dysurie) werden durch beide Mittel schlimmer. Erlenmeyer (Berlin. Klin. Wochenschr. 1866, Nr. 2) gibt an, die Pulsfrequenz entspreche der Atropin- und nicht der Morphinwirkung, in Bezug auf die Athmung existire vielleicht ein Gegensatz etc.

Dieselbe Frage ist auch in der letzten Zeit wieder Gegenstand lebhafter Diskussion gewesen; man hat ihr bei dieser Diskussion eine viel engere Umfassung in dem Sinne gegeben, ob Atropin die gesunkene verminderte Athmung wieder zu heben vermag. Da von der Respirations-Lähmung die nächste Gefahr bei der schweren Morphinvergiftung droht, so ist diese Frage praktisch die wichtigste. Sie ist besonders von Binz und seinen Schülern behandelt worden.

Literatur: Heubach: A. e. Ph. 8, 1877, pag. 31.
Vollmer: ibidem 30, 1892, pag. 385.

Binz: Deutsche medic. Wochenschrift 1887, Nr. 2.
Deutsch. Archiv klin. Medicin, 41, 1887, pag. 174.
Berlin. klin. Wochenschr. 1896, Nr. 40.
Levison: Berlin. klin. Wochenschr. 1894, Nr. 89.
oppon. Lenhartz: Deutsche med. Wochenschr. 1886, pag. 96.
Unverricht: (Orlowski: Dissert., Dorpat 1881).
Centralblatt klin. Medic. 1892, pag. 147.
Berlin. klin. Wochenschr. 1896, Nr. 25.

Es scheint darnach durch Thierversuche erwiesen zu sein, dass durch richtige (nicht zu grosse und nicht zu kleine) Atropin-Gaben bei bedenklichem Nachlass der Athmung während schwerer Morphinvergiftung die Respiration der Thiere wesentlich verbessert und damit die schwerste und bedenklichste Störung ausgeglichen wird. Es haben dementsprechend sich die Mehrzahl der Aerzte für den Gebrauch des Atropins in den Fällen starker Athmungsverschlechterung ausgesprochen und berichten günstige Resultate. Boeck gibt im Handbuch pag. 572 und 573 eine solche Zusammenstellung. Binz hat gleichartige Fälle aus der neueren Literatur zusammengestellt. (Speciell vergleiche man die Antikritik der Lenhartz'schen Kritik und Statistik.) — Man kann bei Opium-Vergifteten dreiste Gaben von Atropin reichen: subcutan pro dosi 1 bis 1,5 und selbst 2 mgr. Die Injektion wird wiederholt, wenn wieder bedrohliche Athmungs-Verschlechterung sich einstellt. Meist sollen mehrere Injektionen nothwendig sein, selbst bis 12 sind applicirt worden. Auch der Sopor gehe schneller auf Atropin zurück und das Bewusstsein stelle sich früher wieder her. Die Atropin-Mydriasis kommt nach etwa 20 bis 30 Minuten, nur selten später.

Von einzelnen Aerzten ist als Mittel gegen die Verschlechterung der Herzaktion Strychnin genannt: so z. B. von Lépine: Semaine médicale 1897, Nr. 2.

Von weiteren Erregungsmitteln ist der Kaffee-Aufguss verwendet, innerlich und als Chlysma applicirt. Weiterhin ist Camphor und Aether subcutan empfohlen, doch sollen letztere Mittel wenig leisten. — Venäsektion kann natürlich nur schädlich sein, auch von der Transfusion wird jetzt Niemand mehr Gebrauch machen.

Die symptomatische Behandlung einzelner schlimmer Zeichen ist selbstverständlich, so Erwärmen bei der Temperatursenkung, Behebung der Harnverhaltung u. s. w.

§ 191. Das Schicksal des Morphins im thierischen Stoffwechsel.

I. Das Schicksal des Morphins im thierischen Stoffwechsel und dessen Nachweis im Thierkörper sind zwei mit einander zusammenhängende Fragen, die darum gemeinsam besprochen werden müssen.

Das Morphin ist unter schematischen Versuchsbedingungen am lebenden Thier nicht immer wieder gefunden worden. Ebenso gelingt es auch beim Menschen nicht, das Morphin an den physiologischen Oertern, wo man es nach der Analogie anderer Alkaloide erwarten sollte, nachzuweisen. Es ist desshalb eine bei allen Autoren feststehende Annahme, dass das Morphium zum wesentlichsten Theil im

thierischen Stoffwechsel solche Umsetzungen erfährt, die sein Wieder-
auffinden erschweren oder unmöglich machen. — Die wichtigste Literatur über diesen Punkt ist:

Kauzmann: Dissertation, Dorpat 1868 und Dragendorff, Ermittelung. — Lands-
berg: Pflüger's Archiv 23, pag. 413; Eliassow: Dissertation, Königsberg
1882. Marmé: Deutsche medicin. Wochenschr. 1883, Nr 14 und Leineweber:
Dissertat., Göttingen 1883. — Tauber: A. e. P. Ph. 27, 1890, pag. 336. Neumann: Dissertat., Königsberg 1893. Marquis: Arbeiten Dorpat. Institut edit.
Kobert. 14, 1896, pag. 118.

II. Zunächst ist der Nachweis des Morphins im Harn versucht
— mit verschiedenem Erfolg. Aus der grossen Zahl der Untersuchungen ergibt sich als wahrscheinlichstes Resultat, dass Morphin mit
Sicherheit nur nach Einverleibung grosser Mengen und auch dann
immer nur in kleinen Quantitäten im Harn erscheint.

III. Der Nachweis im Magen hat desshalb ein besonderes
Interesse, weil Marmé und Leineweber zuerst die Ausscheidung
subcutan injicirten Morphins in den Magen nachgewiesen haben.
Alt hat darnach (Berlin. klin. Wochenschr. 1889, Nr. 25) in quantitativen Versuchen einen wesentlichen Antheil (bis 50 %) des gesammten
subcutan applicirten Morphins im Magen wiedergefunden: doch ist
einer so umfänglichen Ausscheidung von späteren Autoren widersprochen.

IV. Für die Darmausscheidung hat Tauber die merkwürdige Angabe gemacht, er habe beim Hund von dem subcutan
beigebrachten Morphin fast die Hälfte in den Fäces aufgefunden:
es sollte das Morphin, das im Harn immer nur in Spuren oder gar
nicht nachweisbar ist, auf diesem Wege den Körper verlassen. Neumann hat diese Angaben Tauber's geprüft und nicht bestätigt.
Der von Tauber durch Fällen mit doppeltkohlensaurem Natron
erhaltene, für Morphin genommene Niederschlag ist stark verunreinigt.
Neumann kann nur eben qualitativ nachweisbare Morphinmengen in
den Fäces finden.

V. Marquis, der zu seinen Versuchen Katzen verwendet hat,
macht über seine Resultate folgende neue Angaben.

Das Morphin kommt nach Aufnahme in den thierischen Stoffwechsel in drei Formen im Thierkörper vor: als unverändertes, als
gepaartes und als umgewandeltes. — Das gepaarte Morphin, dessen
Paarling nach seiner näheren chemischen Natur noch unbekannt ist,
wird durch längeres Erhitzen, am besten durch Eindampfen mit
Salzsäure zersetzt, das Morphin nun frei und als solches nachweisbar. — Das umgewandelte Morphin ist bräunlich bis braun: es lässt
sich, wie auch das gepaarte, nach denselben Abscheidungsmethoden
gewinnen wie das reine Morphin und hat auch manche Farbenreaktionen mit demselben gemein.

Unverändertes Morphin kommt im Blute und zwar im Serum,
aber nur kurze Zeit, bis etwa 15 Minuten nach der Injektion vor.
Weiter findet es sich in Leber, Nieren, Darmtractus, in den Fäces
und im Speichel, aber nie im Centralnervensystem und in der Milz.

In den letztgenannten Organen, sowie in späterer Zeit im Blute
findet sich das Morphin nur als gepaartes. Dieses ist farblos und
amorph, gibt die Farbenreaktionen des Morphins nicht, dagegen wohl,
wenn es mit Salzsäure zerspalten ist. — Manche widersprechende
Angaben in der Literatur über das Vorkommen von Morphin sind

jetzt in der Art erklärlich, dass die einen Autoren mit Salzsäure erhitzt und so Morphin abgespalten, die anderen dagegen bei gewöhnlicher Temperatur die Isolirung versucht haben. — Blut, Gehirn und Rückenmark, Milz enthalten nach kurzer Zeit das Morphin nur in dieser Form.

In der Leber wird in den ersten 15 Minuten gegen 30 procent unverändertes Morphin deponirt, ein anderer Antheil geht als solches in Nieren, Lungen, Speichel, Magen über. In der Leber nimmt das unveränderte Morphin rasch ab: dafür tritt umgewandeltes in grosser Menge auf. Das gepaarte nimmt langsam im Gehirn, das umgewandelte aber stark in Leber und Nieren zu: dieses ist auch nach einiger Zeit im Dünndarm, schon früher im Dickdarm nachzuweisen. — In den Nieren wird anfänglich Morphin aufgespeichert und geht nur langsam in den Harn über, in welchem bis $2^{1}/_{2}{}^{h}$ nach der Injektion gegen 5 procent zu finden sind. Wird sehr wenig Harn secernirt, so kann in diesem das Morphin gänzlich fehlen: es wird dann in den Nieren aufgespeichert, in welchem es in wichtigeren Fällen zu suchen ist! — Auch der Speichel enthält nach übereinstimmenden Angaben nicht geringe Morphinmengen, so dass man bei Vergifteten darin nach Morphin suchen darf. Dagegen ist nach Marquis aus der Magenschleimhaut nur wenig zu isoliren und dieses muss wohl zum Theil auf den verschluckten Speichel bezogen werden. — Wichtig ist noch das Resultat, dass das Morphin rasch aus dem Blut in die Gewebe hinauswandert und von diesen darnach mit grosser Intensität zurückgehalten wird, so dass es nicht gelingt, durch Ausspülen mit Zucker-Kochsalzlösung es auszuwaschen, zu entfernen.

Von der ganzen Frage über das Schicksal des Morphins sind hier nur die physiologisch interessirenden Punkte besprochen. Betreffs der chemischen Methodik verweise ich auf die citirte Literatur.

VI. Ueber die Ausscheidung durch den Harn ist von verschiedenen Autoren angegeben, das Morphin verlasse, in ungiftiges Oxydimorphin umgewandelt den Organismus. Hiezu bemerke ich referirend: Die Bezeichnungen Pseudomorphin, Oxydimorphin, Dehydromorphin werden synonym für denselben Körper angewendet. Dies scheint nicht richtig zu sein.

VII. Als Oxymorphin oder Pseudomorphin hat zuerst Pelletier einen aus levantinischem Opium hergestellten Körper bezeichnet, der nach Magendie physiologisch unwirksam sein soll. Hesse gab ihm die Formel $C_{17}H_{19}NO_4$. (Siehe hierüber A. e. P. Ph. 17, pag. 139.) — Ein von Schützenberger aus salzsaurem Morphin durch Behandeln mit salpetrigsaurem Silber hergestellter Körper sollte damit identisch sein. Dies ist nach Polstorff nicht richtig: bei der letzteren Reaktion wird H_2 abgespalten: es entsteht aus $2 C_{17}H_{19}NO_3 - H_2 = C_{34}H_{36}N_2O_6$. Dieser Körper heisst Oxydimorphin, vielleicht besser Dehydromorphin. Auch dieser Körper, der durch Stehen ammoniakalischer Morphin-Lösung an der Luft entstehen soll, ist im Opium angeblich schon vorgebildet enthalten.

VIII. Dieses Oxydimorphin ist von Polstorff (Archiv Pharmacie 217. Bd. 1880, pag. 401) beschrieben. Es ist in Wasser, Alkohol, Aether, Chloroform fast vollständig unlöslich, bildet wasserlösliche, aber leicht zersetzliche Salze. Aus diesen wird die Base durch ätzende und kohlensaure Alkalien gefällt, in geringem Ueberschusse aber ist sie wieder löslich. Das Alkaloid gibt ausgezeichnete Farbenreaktionen, die mit denen des Morphins fast vollständig übereinstimmen.

IX. Die Angaben der Autoren über die physiologischen Wirkungen dieses Alkaloids sind insofern nicht ganz bestimmt, weil die beiden genannten Oxydationsprodukte nicht scharf auseinander gehalten werden. So wird in der experimentellen Toxikologie von L. Hermann (pag. 381) über Versuche berichtet, die Dr. Kreis mit Oxymorphin $C_{17}H_{19}NO_4$ angestellt hat. Das Präparat äusserte in Selbstversuchen zu 0,4 auf einmal innerlich genommen gar keine Wirkung. Hunde verfallen auf 0,06 intravenös in schwache, schnell vorübergehende Betäubung.

X. Mit diesen Versuchen werden direkt solche verglichen, die mit dem Dehydromorphin ausgeführt sind. Die Autoren sind: Diederich: Dissertation 1883, Toth (Ungarisch, refer. Schmidt's Jahrb. 1891, Bd. 229) und Puschmann: Dissertation, Göttingen 1895 unter Marmé. — Toth gibt an, das Alkaloid sei an sich ungiftig: er hat nur Erscheinungen gesehen bei direkt intravenöser Einspritzung der Salzlösungen. Die Symptome bestanden in den Folgen von Gefässverstopfungen: das Oxydimorphinsalz wird zersetzt, das Alkaloid fällt aus und macht mechanisch Gefässverlegung. Das Alkaloid ist als weisse Auflagerung an den Herzklappen gesehen.

XI. Puschmann hat darum ein von Polstorff bereitetes Oxydimorphin in 0,2 procentiger Natronlauge gelöst bei den Versuchsthieren verwendet. Auch bei seinen Versuchen war die subcutane Application ohne Folgeerscheinungen. Bei intravenöser Einspritzung dagegen war 0,06 pro Kilo bei Hunden eine tödtliche Gabe. Es folgte angestrengtes Erbrechen, lebhafte Peristaltik, Darmentleerungen, die blutig waren. Den Tod schiebt Puschmann auf Respirationslähmung. — Es sind gegen die Versuchsanstellung und die Schlussfolgerungen allerlei Einwendungen möglich. Die Natronlauge von 0,2 procent ist subcutan und intravenös nicht indifferent, wenn sie auch in den Controllversuchen bis zu 40 cm^3 ohne sichtbare Folgen blieb. Dann aber sieht das Vergiftungsbild deutlich nach einer schweren vasomotorischen Lähmung, besonders der Darmgefässe aus.

XII. Wichtig sind die folgenden Angaben Puschmann's: bei der Untersuchung der Thiere wurde niemals eine Gefässverlegung gesehen. — Die Erklärung von Toth, wornach das Oxydimorphin nur mechanisch durch Gefässverstopfung schädigend wirke, gibt sonach Puschmann nicht zu: aber auch er findet neben den blutigen Darmentleerungen Blutaustritte an den serösen Häuten. Das Oxydimorphin zersetzt sich in alkalischer Lösung rasch: auch im thierischen Stoffwechsel scheint es zu Grunde zu gehen, da man es nur in sehr kleinen Mengen in den Ausscheidungen findet. — Die Angabe, dass seine Anhäufung im Körper die Erscheinungen des Morphinismus bedinge, ist vorderhand als durchaus unwahrscheinlich zurückzuweisen.

XIII. Eine Anzahl Autoren, die im Harn und an anderen Orten nach Morphinaufnahme ein verändertes Morphin gefunden haben, hat an dieses Oxydimorphin gedacht. In den Harn geht ja unverändertes Morphin in deutlich nachweisbaren Mengen nur nach hohen Gaben über: wohl aber erscheint auch nach kleineren Mengen ein Umwandlungsprodukt, als welches eben dieses Dehydromorphin angesehen wurde. — Marquis (l. c. pag. 157) führt aus, dass die von den Autoren isolirten und als Dehydromorphin bezeichneten chemischen Körper gar nicht die Reaktionen dieser Substanz zeigten (siehe diese bei Dragendorff). — Nach Marquis ist es also sein umgewandeltes Morphin und nicht Dehydromorphin, das von Eliassow. Marmé u. A. im Harn und an anderen Orten im Thierkörper aufgefunden ist.

Da das Morphin ein Phenol-artiges Hydroxyl trägt, so ist endlich noch die Möglichkeit zu besprechen, ob es nicht wie so viele andere Phenole im thierischen Stoffwechsel in Aetherschwefelsäure übergeführt und als solche im Harn ausgeschieden wird. Diese Frage ist von Stolnikow (Zeitschr. physiolog. Chemie 8, pag. 235, hier pag. 238) experimentell geprüft und mit aller Sicherheit verneint (l. c. pag. 265). Dagegen ist von Stolnikow die merkwürdige That·sache festgestellt, dass nach Darreichen von Morphin die gepaarte Schwefelsäure im Harn zunimmt. Es wird dies vorderhand so erklärt, dass die Zersetzung des Morphins solche Stoffe liefert, die sich mit Schwefelsäure zu Aethersäure paaren. — Sehr merkwürdig ist die Thatsache, dass künstlich dargestellte Morphinätherschwefelsäure sehr wenig giftig und gar nicht wie Morphin wirksam ist. Erst grosse Gaben wirken auf Frösche und zwar die Reflexerregbarkeit steigernd. Auf Hunde hatten Gaben von 4,9 gr und 2 gr fast gar keine Wirkung. Die Morphinätherschwefelsäure, die frischem Harn zugesetzt, sehr leicht aus demselben wieder zu gewinnen ist, verschwindet vollständig im thierischen Stoffwechsel. Weder als solche noch als Morphin ist sie im Harn zu finden. Marquis (l. c. pag. 166) hat bei Katzen nach Darreichen der Säure Morphin in den Nieren und in der Darmschleimhaut nachgewiesen.

Interessant sind noch von den Angaben Marquis die folgenden zwei Punkte:

Morphin Fäulnissgemischen zugesetzt war — in Uebereinstimmung mit den Angaben von Orfila und von Kauzmann — darin nach längerer Zeit nachweisbar.

Bei einer trächtigen Katze, die 25 Minuten nach Injektion von 0,06 Morphin durch Verbluten getödtet wurde, war sowohl in den Placenten, als auch in den Embryonen, nicht aber im Fruchtwasser Morphin nachweisbar.

§ 192. Die übrigen Opium-Alkaloide.

Die neben dem Morphin in dem Opium noch enthaltenen zahlreichen Alkaloide haben geringes praktisches Interesse. Das Morphin überwiegt nach seiner absoluten Menge und durch die Intensität der physiologischen Wirkung so sehr, dass man in der Praxis im Wesentlichen die Opium-Wirkung gleich der Morphinwirkung setzen kann.

Bei der übersichtlichen Darstellung der Wirkung aller Opium-Alkaloide ist es gebräuchlich geworden, diese in zwei Gruppen zu theilen, deren einer hauptsächlich betäubende, deren anderer dagegen tetanisirende Wirkung zukomme. Die Repräsentanten sind einerseits das Morphin, andererseits das Thebain. Da man nach gewissen Alkaloiden beide Wirkungen sich folgen sah, so hat man die Opiumbasen in eine Reihe geordnet, je nachdem die betäubende oder tetanisirende Wirkung überwiege. Von Cl. Bernard ist die Reihe aufgestellt: Narcein, Morphin, Codein, Narcotin, Papaverin, Thebain, welche Baxt in: Papaverin, Narcein, Morphin etc. . . bis Thebain umgeändert hat.

Diese Classificirung ist als didaktisches Hilfsmittel zweckmässig. — Würdigt man aber alle Einzelheiten, so sieht man einerseits, dass gerade zwischen Morphin und Thebain die Unterschiede in der physiologischen Aktion nicht scharf trennende, sondern nur gleichsam quantitativer Art sind, andererseits sieht man doch auch bei den einzelnen Opiumbasen specifische eigenartige Aktionen: d. h. auch hier ist Einzelbeschreibung nothwendig.

Literatur: Cl. Bernard: C. R. 59 etc. Baxt: Archiv f. Anatomie und Physiologie 1869. — W. von Schröder: Archiv exp. P. Ph. 17. 1883, pag. 96: hier eine historisch-kritische Besprechung der Literatur der wichtigsten Opium-Basen. — Stockmann und Dott: British medic. Journal 1891, 24. Januar etc.

Nach der Constitution gehören, soweit wir jetzt unterrichtet sind, am nächsten zusammen Morphin, Codein und Thebain. Diese seien darum zuerst besprochen.

Das Codein ist Methylmorphin. Seine wahrscheinliche Formel und der Zusammenhang mit Morphin ist im § 189 dargelegt.

Nach dem Referate von Schröder's über die Angaben der älteren Autoren weichen deren Versuchsergebnisse ausserordentlich weit von einander ab, so dass man an Unreinheit der verwendeten Präparate denken muss.

Immerhin ist die Zahl derer die wesentlich geringere, die das Codein als Schlaf- und Beruhigungsmittel rühmen; nach den meisten Autoren ist die hypnotische Wirkung unsicher, dagegen sind Eingenommensein, unerquicklicher Schlaf, Nausea, Kopfweh häufig berichtet. Wachs und Falck (Marburger Dissertation 1868 und Deutsche Klinik 1869 und 1870) leugnen nach zahlreichen Thierversuchen die hypnotischen Wirkungen, halten Codein vielmehr für ein ausgesprochenes Krampfgift. Auch von Schröder, der sich des Gebrauches eines reinen Codeins vorher versichert hat, ist im Grossen und Ganzen derselben Ansicht. Das Betäubungs-Stadium ist nur von kurzer Dauer, nur wenig ausgebildet und ist überhaupt nur deutlich bei kleinen Gaben. Ueberwiegend sieht man an den Thieren die gesteigerte Reflexerregbarkeit. Die Krämpfe treten als reine Reflexkrämpfe des Rückenmarks auf, gehen nicht vom Krampfcentrum aus: Das Codein ist mehr dem Strychnin, nicht dem Pikrotoxin vergleichbar. Vergleiche § 212.

Bei Kaninchen ist nur nach kleinen Gaben anfänglich die Betäubung deutlich zu sehen. Nach grösseren Gaben ist sofort die Reflexerregbarkeit gesteigert, es treten aber nicht reine Strecktetani, sondern zuerst Schwimmbewegungen auf: alsbald nach dem Tode kommt Muskelstarre. Ganz ebenso verlaufen die Erscheinungen bei Hunden: es scheint sogar bei diesen Thieren das Betäubungsstadium noch kürzer dauernd und noch weniger deutlich ausgesprochen.

Abweichend von dem Bilde des Morphins ist erstens die fast immer eintretende Pupillenerweiterung, die deutlich das Krampfgift anzeigt (siehe oben); zweitens die Wirkung auf den Darm. Es tritt bei Hunden regelmässig nach Codein Kothentleerung ein, bei einzelnen Thieren sogar Durchfälle, die mehrere Tage anhalten.

Vielfache therapeutische Versuche am Menschen haben gezeigt, dass Codein weniger leicht krampferregend und stärker betäubend wirkt als bei den Thieren. Dagegen ist es durchaus nicht als ein dem Morphin gleichwerthiges Narcoticum zu gebrauchen: es gilt als unwirksam bei schmerzhaften Leiden, auch bei psychischen Erregungszuständen (Alkoholdelirien, Abstinenz bei Morphinisten . . .), dagegen wird es als brauchbar erklärt bei Erkrankung der Respirationsorgane (Beschwerden bei Emphysem, chronische Bronchitis, Phthise), auch bei Magen- und manchen Darmerkrankungen. — Von üblen Zufällen sind (sehr vereinzelt) Hauterscheinungen gesehen, die aber sehr verbreitet, subjektiv beschwerlich waren und bei Wiedergebrauch des Mittels wieder kamen (siehe bei Preininger und weiter in Therap. Monatshefte 1895, pag. 445). — Sodann sind Benommensein, starkes Schwindelgefühl, Aufregung, Pupillenerweiterung beobachtet, Zeichen, die sich schon nach 0,06 einstellten! — Kobler: Wien. med. Wochschr. 1891, Nr. 12. Preininger: Therap. M.-H. 1893, pag. 498. Pollak: Therap. M.-H. 1893, pag. 545 und 599 etc.

Beim Codein seien gleich dessen chemische Verwandte mit besprochen. Codein ist Methylmorphin, d. h. aus einer OH-Gruppe wird durch Substitution OCH_3. Aus Morphinnatrium und Jodmethyl ist von Grimaux Codein synthetisch dargestellt. In derselben Weise wurde von Grimaux ein Aethylmorphin gewonnen, das mit dem Namen Codäthylin belegt ist (Grimaux: C. R. Band 92, pag. 1140 und 1228 und 93, pag. 67, 217, 591). Dieses ist physiologisch geprüft von Bochefontaine (Journal Anat. et Physiol. V. pag. 329) und als ausgesprochenes Krampfgift befunden. — Fortgesetzt sind diese Untersuchungen von Dott und Stockmann (Proceedings R. Society, Edinburgh 17. 1890 und British med. Journal 1890. II. pag. 189). Auch sie bestätigen, dass Codäthylin und das analog gebaute Amylmorphin schwach narkotisch und deutlich ausgesprochen krampferregend wirken. Acetyl-, Diacetyl-, Benzoylmorphin wirkten ähnlich, aber schon in kleineren Mengen: kleine Gaben narkotisirend, grosse krampferregend. Nach Dott und Stockmann sind die einfach und doppelt substituirten Verbindungen gleichartig wirksam. Ein Mono- und ein Trichlormorphin sollen neben der Morphin-Wirkung noch ausgesprochene Muskel-Lähmung hervorbringen.

Weitere Untersuchungen nach der gleichen Richtung stammen von von Mering (in Merck's Jahresbericht für 1898, pag. 5).

Von den Kohlensäure-Alkylestern wurde besonders der Morphinkohlensäure-Aethylester geprüft, der auf Thiere stärker als Morphin betäubend wirkt, aber wegen seiner leichten Zersetzlichkeit praktisch nicht brauchbar ist. — Haltbarer ist der Acethyl-Morphinkohlensäureäthylester, der sich auch am Menschen wirksam erwies. Der Kohlensäuremorphinester gleicht dem Morphin. Die mit zwei Säureradikalen besetzten Morphine, so das Diacetyl-, Dipropionyl-, Diisobutyl-Morphin wirkten deutlich tetanisirend, aber schwächer als Codein: sie gleichen in ihren Wirkungen auf den Menschen dem Codein (Uebereinstimmung mit Dott und Stockmann: siehe oben).

Von den Alkylderivaten, die dem Codein analog gebaut und auch gleichartig in der Wirkung sind, hat von Mering das Aethyl-,

Propyl-, Isobutyl- und Amyl-Morphin studirt. Nur das Aethylmorphin (für das der Name Dionin eingeführt ist) ist von stärkerer und länger andauernder Wirkung als das Codein und wird darum statt dessen therapeutisch empfohlen. — Das Benzylmorphin $C_{17}H_{18}NO_2 . O . CH_2C_6H_5$ hat den Namen Peronin. Die von ihm angegebene örtlich anästhesirende Wirkung ist wegen starker Reizungserscheinungen praktisch nicht zu verwenden.

Das Diacetylmorphin ist unter dem Namen Heroin von Dreser (Therap. M.-H. 1898, pag. 509) therapeutisch empfohlen, hat aber auch abfällige Beurtheilung erfahren: Harnack in Münch. medic. Wochenschrift 1899, Nr. 27 und 31; Dreser: ibidem Nr. 30; Santesson: ibidem Nr. 42 und 52. — Eulenburg: Deutsche medic. Wochenschrift 1899, Nr. 12, empfiehlt seine Anwendung als Ersatzmittel des Morphins, da es viel länger dauernde Euphorie erzeuge, räth aber auch zu grosser Vorsicht, nicht über 0,01; schon von 0,02 ist allgemeines Unbehagen, rauschartiger Zustand, Schwindelgefühl, Müdigkeit, Collapszeichen gesehen. — Einen Fall schwerer Vergiftung hat Carbonell y Soles beobachtet. Auf 0,167, die durch Versehen von einer an Asthma leidenden Frau genommen wurden, kam ein hochgradiger Schwächezustand, starke Myosis und Sehstörung, Pulsverlangsamung, Sinken der Temperatur, Krämpfe der Extremitäten.

Das Thebain $C_{17}H_{15}NO . \begin{matrix} OCH_3 \\ OCH_3 \end{matrix}$ ist nach den oben gegebenen Notizen ein dimethylirtes Phenantrenoxazin. — Von Grimaux wurde seine Verwandtschaft mit dem Codein schon erkannt, es wurde aber als Vinylmorphin angesehen $C_{17}H_{18}NO_2O . C_2H_3$. Angaben über seine physiologischen Wirkungen lauten sehr übereinstimmend dahin, dass es ein ausgesprochenes Krampfgift ist. (Orfila, Magendie, Cl. Bernard, Baxt, Müller in Dissertationen Marburg 1868, Falck: Deutsche Klinik 1870.) Das narkotische Stadium ist sehr gering entwickelt und sehr kurz dauernd. Schon 1 mgr genügt beim Frosch, um in etwa 20 Minuten deutlich die gesteigerte Reflexerregbarkeit zur Erscheinung zu bringen. Die Krämpfe entstehen beim Frosch auch nach Abtrennung des Gehirns vom Rückenmark. Nach Baxt braucht man zu gleichstarker Vergiftung die zwölffache Dosis Thebain gegenüber der des Strychnins. Beim Säugethier haben die Krämpfe überwiegend den tetanischen Charakter, doch kommen auch Schwimmbewegungen vor. Die Pupille ist natürlich immer erweitert. — Ueber die Einwirkung auf die Körpertemperatur hat Zutz gelegentlich der über Krampfgifte angestellten Untersuchungen festgestellt, dass es diese nicht specifisch, sondern nur durch Auslösung der allgemeinen Krämpfe beeinflusst (Archiv exp. P. Ph. 38, pag. 401).

Thebaicin und Thebenin sind künstlich aus Thebain hergestellte Alkaloide. Thebaicin ist nach Hesse dem Thebain isomer und entsteht daraus durch Erhitzen mit überschüssiger Salzsäure. Eckhard (Beiträge zur Anatomie und Physiologie 8. Bd.) gibt an, dass es allgemeine Lähmung macht. — Thebenin, das durch Kochen mit concentrirten Säuren entsteht, soll dem Thebaicin gleichartig wirken.

Papaverin $C_{20}H_{21}NO_4$. Ueber dieses Alkaloid sind in den früheren Untersuchungen sehr widersprechende Angaben gemacht. Bernard hält es für ein rein tetanisirendes Gift, Schroff erklärt es für unwirksam. Baxt dagegen für ein sehr gutes Betäubungsmittel, das mit Erfolg bei Strychninkrämpfen gegeben werden könne. — Nach den Versuchen von Schröder steht die Wirkung des Papaverins etwa in der Mitte zwischen Morphin und Codein, im Ganzen gleicht es mehr dem Morphin. Die Narkose ist deutlich ausgesprochen, aber nicht so tief und rein wie vom Morphin. Kaninchen zeigen auf 0,5 deutliche Erscheinungen, auf 1,0 kommen diese zur vollen Ausbildung: zuerst Lähmung, dann ein eigenartiger kataleptischer Zustand der Muskulatur, worin die Thiere jede Lage ertragen. Erst nach grösseren Gaben kommen die Krämpfe: dann erscheint gar kein Lähmungsstadium, sondern sogleich gesteigerte Reflexerregbarkeit, in der aber nicht die typischen Streckkrämpfe, sondern Roll- und Schwimmbewegungen auftreten. Die Pupillen sind erweitert, fast immer bestehen Durchfälle. — Leubuscher (Deutsche medic. Wochenschr. 1892, Nr. 9) dagegen erklärt das Papaverin nächst dem Morphin für das am meisten die Peristaltik beruhigende Mittel . . Nach all diesen widersprechenden Angaben ist die wahrscheinlichste Folgerung die, dass das, was man als Papaverin bisher verwendet hat, immer noch ein wechselndes Gemenge verschiedener chemischer Körper ist. (Siehe auch unten bei Laudanosin.)

Narcotin. Die Angaben von Orfila, Magendie, Bailly, Cl. Bernard sind bei Schröder referirt. — Narcotin hat sehr geringe basische Eigenschaften, die Lösungen der Salze reagiren sauer. — Es wirkt dem Morphium gleichartig. Bei Fröschen kommt zuerst ein Stadium der Narkose, das aber rascher verläuft als beim Morphium, dann folgt ein Zustand erhöhter Reflexerregbarkeit. — Eigenartig ist die Herzwirkung: die Zahl der Systolen wird zuerst — durch direkte Herzwirkung — stark vermindert, dann kommen eigenartige Pausen in der Schlagfolge, nach denen wieder eine Periode richtiger rythmischer Herzthätigkeit folgt.

Beim Säugethier ist das Betäubungs-Stadium viel weniger deutlich ausgeprägt: bald beginnen Zwangsbewegungen, die aber nicht als charakteristische Streckkrämpfe, sondern als Schwimm- und Rollbewegungen auftreten. Die Athmung ist gesteigert.

Die letzte Prüfung von Roberts (Lancet 3. August 1895) ergibt sehr geringe Wirksamkeit.

Es scheint, dass Narcotinsalze im Thierkörper sofort zersetzt werden, und dass das ausfallende Narcotin mechanische Schädigungen in der Blutbahn hervorbringt, die vielleicht einen Theil der geschilderten abnormen Reaktionen verursachen.

In neuerer Zeit ist das Narcotin als Arzneimittel gegen Malaria, besonders gegen die Migräne von Malaria-Kranken empfohlen. Es wird in Gaben von 0,12 bis zu 0,8 im Tage genommen. Es ist als unangenehme Nebenwirkung beunruhigendes Schwachwerden des Pulses angegeben (Semaine medicale 1896, Nr. 41).

Hydrocotarnin $C_{12}H_{15}NO_3$ ist ein Spaltungsprodukt des Narcotins, das wahrscheinlich präformirt im Opium gar nicht vorkommt. Nach den Untersuchungen von Falck ist es hauptsächlich ein Krampfgift (Dissertation, Marburg 1872). Die Thiere fangen bald an zu zittern, die Athmung wird frequent, dann kommen Kaukrämpfe, endlich Opisthotonus. Auf die Krämpfe folgt ein Lähmungsstadium. — Nach Stockmann und Dott (British medical Journal 24. Jan.

1891) wirkt es den übrigen Opium-Alkaloiden ähnlich, bei Fröschen zuerst lähmend, dann die Reflexe steigernd (0,0025). Dieselbe Wirkungsart zeigte sich bei Kaninchen.

Cotarnin: $C_{12}H_{15}NO_4$ (oder $C_{12}H_{13}NO_3 + H_2O$). — Narcotin wird durch Behandlung mit oxydirenden Agentien in Opiansäure und Cotarnin gespalten. Das salzsaure Salz $C_{12}H_{13}NO_3$ HCl ist gelb, krystallinisch, in Wasser und Weingeist leicht löslich. Nach Stockmann und Dott (siehe vorigen Passus) wirkt es auf Frösche und Kaninchen ganz ähnlich wie Hydrocotarnin. — Curareartige Wirkung, die Buchheim angegeben hatte, konnte Falk nicht bestätigen (siehe auch H. Meyer: A. e. P. Ph. 29, pag. 437).

Dieses Alkaloid ist von Freund wegen der nahen chemischen Beziehungen zum Hydrastinin wie dieses zu therapeutischer Benutzung vorgeschlagen und hat jetzt unter dem Namen Stypticin zur Behandlung von Uterus-Blutungen Aufnahme in den Arzneischatz gefunden: Gottschalk: Therap. M.-H. 1895, pag. 646. Es ist darnach von Falk: Therap. M.-H. 1896, pag. 28 physiologisch geprüft. Auf Frösche wirkt es schon zu 5 mgr central lähmend. Steigerung der Reflexe besteht nicht. Unterbindet man die eine Art. iliaca, so tritt die Lähmung auf beiden Seiten gleichzeitig ein: die Reizbarkeit der peripheren Theile ist noch erhalten. Die Herzaktion wird nach Falk deutlich vermindert, nach der Zahl, aber auch nach der Kraft der einzelnen Systolen. — Bei Warmblütern macht es leicht narkotische Wirkungen, nicht Betäubung oder Schlaf, sondern nur Verminderung der Lebhaftigkeit der Thiere. Die Peristaltik wird deutlich gesteigert: es erfolgen einige Ausleerungen aber keine wirklicken Durchfälle. Auf grosse Gaben (0,4 pro Kilo) kommt allgemeine Lähmung: unter Dyspnoe, Athmungslähmung und Erstickungskrämpfen tritt der Tod ein. Kaninchen konnten durch künstliche Athmung gerettet werden. — Bei Warmblütern wird die Herzaktion so gut wie gar nicht geschwächt: erst nach dem Athmungsstillstand zeigt sich starke Verminderung und baldiger Stillstand der Contraktionen. Auch das Gefässsystem wird nach Falk nicht ergriffen. Der Blutdruck bleibt unverändert und erst mit Eintritt der Erstickungserscheinungen kommt eine geringe Steigerung, die dann bald zurückgeht. In dieser Beziehung unterscheidet sich nach Falk das Cotarnin wesentlich von dem ihm sonst auch in der physiologischen Wirkung nahe stehenden Hydrastinin, welch letzteres ausgesprochene und andauernde Gefäss-Contraktion hervorbringt. — Es ist nach diesen Beobachtungen die blutstillende Wirkung auf den Uterus, die von vielen Autoren jetzt bestätigt ist, nicht auf die Gefäss-Contraktion zu beziehen. — Auch eine besondere Wirkung auf das Blut (etwa die Gerinnung befördernd) ist vom Cotarnin nicht erwiesen. (Siehe Hydrastinin § 198.)

Das Narcein $C_{23}H_{29}NO_9$ wurde früher von französischen Physiologen als ein vortreffliches Narcoticum gepriesen, welche Wirkung aber von späteren Autoren immer bestimmter abgesprochen, von Schröder endlich vollständig in Abrede gestellt wurde. Cl. Bernard gab später zu, dass es ihm nicht mehr gelinge, ein Narcein von der Wirkung seiner ersten Präparate zu erhalten. Es ist nicht aufgeklärt, welche Verunreinigung des jetzt für unwirksam gehaltenen Narceins den früheren Irrthum veranlasst hat: Baxt glaubt an Papaverin, andere an Morphin.

Narcein-Natrium (1 Molec.) + Natriumsalicylat (3 Molec.) geben das als **Antispasmin** für die Kinderpraxis besonders bei Keuchhusten etc. empfohlene Beruhigungsmittel: — es scheint schon wieder vergessen zu sein.

Aponarcein ein Derivat des Narceins, das durch Wasseraustritt aus demselben entsteht, soll gleichfalls unwirksam sein.

Cryptopin, von J. Munck untersucht, ist für Frösche ein allgemein lähmendes Gift. Bei Kaninchen macht es vor der Lähmung schwere Krämpfe (J. Munck, Dissertation, Berlin 1873).

Tritopin wirkt nach Merck und Kobert tetanisirend (Merck's Bericht über das Jahr 1891).

Laudanin, verschiedentlich im Thierversuch geprüft, so von Dose: bei Falck: Dissertation, Kiel 1890, von Brandt, ebenfalls Dissertation, Kiel 1894, Fubini und Benedicenti (Annali di Chim. 1891, pag. 335), ist darnach ein ausgesprochenes Krampfgift, macht starke Blutdrucksteigerung durch Constriktion der Vasomotoren. Es ist vom Laudanin etwa die 5 fache Dosis wie vom Thebain nothwendig.

Laudanosin ist nach Falck (Dissertation, Marburg 1874 und Ludwig's Arbeiten des Leipziger physiologischen Instituts 1876) ein Krampfgift. — Neue Untersuchungen von Babel: Révue medic. de la Suisse Romande 1899, Nr. 11, pag. 657, sind mit einem von Aimé Pictet künstlich hergestellten Laudanosin durchgeführt (unter Vergleichung mit dem chemisch nahe verwandten Papaverin. Beiden Alkaloiden liege ein Isochinolcinkern zu Grunde: das Laudanosin unterscheide sich durch ein plus von $3 H + CH_3$. — Das Laudanosin ist ein Krampfgift, von sehr starker Wirkung, dem Thebain nahe stehend. — Näheres im Original und Virchow's Jber. 1899. I. pag. 395.

Protopin, $C_{20}H_{19}NO_5$, zuerst von Hesse 1870 im Opium aufgefunden, ist darin in äusserst geringer Menge enthalten (etwa 1 gr Protopin auf 50 gr Cryptopin): weiter ist es in der Wurzel von Macleya cordata, in der Wurzel von Chelidonium majus nachgewiesen, und in der Wurzel von Stylophoron diphyllum und Sanguinaria canadensis wahrscheinlich gemacht. Physiologisch geprüft ist es in H. Meyer's Institut von R. von Engel.

Literatur: Hesse: Liebig's Annalen, Suqplem. Bd. VIII.
    Selle: Dissertation, Erlangen 1889.
    Merck's Bericht: Januar 1890, pag. 54 (Stylophoron und Chelidonium.
    R. von Engel: Archiv exp. P. Ph. 27, 1890, pag. 419.

Auf Frösche wirken kleine Mengen (2 mgr) schon narkotisirend, etwas grössere aber deutlich lähmend. Diese Lähmung ist wesentlich eine periphere und betrifft in eigenartiger Weise die Muskelsubstanz. Reizung mit Induktions-Strömen ergibt keinen Tetanus, sondern nur eine Reihe von stossweise erfolgenden Einzelcontraktionen. Auch die Erregbarkeit der Nervenendapparate ist herabgesetzt, kann selbst erloschen sein, so dass vom motorischen Nerven aus keine Contraktion des Muskels mehr erfolgt. — Die Reflexthätigkeit erlischt bald vollständig. Das Herz wird stark verlangsamt und nach und nach die Form der Contraktionen verändert in der Art, dass der Ventrikel sich nicht vollständig ausdehnt, die Contraktion nicht an allen Theilen gleichzeitig, sondern wurmförmig erfolgt.

Bei Warmblütern sieht man gar keine Lähmungszeichen. Rasch kommen auf die Einverleibung des Giftes Zeichen von Unruhe und Angst. Nach stärkeren Gaben (4 cgr Meerschweinchen, 9 Katze) bald stürmische Krämpfe: diese sind nicht durch äussere Anstösse auszulösen, kommen in bestimmten Pausen wieder, sind besonders durch Lauf- und Sprungbewegungen der vorderen Extremitäten charakterisirt, die mit Trismus und Opisthotonus abschliessen. Grössere Gaben rufen die heftigsten unregelmässigen epileptiformen Krämpfe hervor, die mit den Wirkungen des Camphors verglichen werden. — Der Tod kann in einem Anfall oder nach langer Dauer der Krämpfe durch Erschöpfung eintreten. — Das Herz wird langsam gelähmt, ebenso das Gefässnervencentrum: die peripheren Gefässnerven dagegen behalten noch längere Zeit ihre Wirksamkeit. — An der Respiration, den Secretionen und dem Verdauungsapparat ist nichts besonders Auffälliges constatirt.

§ 193. Alkaloide aus anderen Papaveraceae.

I. Neben den Mohnarten sind bei uns nur wenige Papaveraceae heimisch, das Schöllkraut, Chelidonium majus, die Hornmohn-Arten Glaucium luteum und corniculatum. — Die Eschscholtzia californica wird als Gartenzierpflanze gezogen. Die Sanguinaria canadensis wird wegen des rothen Farbstoffes technisch, in Amerika auch medicinisch benützt. Auch die Argemone mexicana wird in ihrer Heimath verschiedentlich als sogen. scharfes Narcoticum gebraucht. Die Bocconia cordata oder· Macleya cordata aus Japan und China ist nach den darin enthaltenen Substanzen hier zu erwähnen.

Die genannten Pflanzen werden geradezu als ein Beweis des von de Candolle aufgestellten Satzes citirt, dass morphologisch nahe verwandte Pflanzen auch gleichartige chemische Bestandtheile enthalten. Die Angabe, dass Argemone mexicana Morphium enthalte, ist wohl unrichtig; es handelt sich um Protopin. Dagegen ist dieses Protopin auch in der Eschscholtzia calif. und in Macleya erwiesen: weitere Uebereinstimmungen sind im Nachfolgenden besonders erwähnt.

Die älteren Untersuchungen der Bestandtheile dieser Pflanzen sind ungenau. Vergleiche die Literatur bei Ley: Dissertation, Marburg 1890. Die nachfolgende Darstellung ist nach den Untersuchungen von Hans Meyer gegeben, der die von E. Schmidt und seinen Schülern rein dargestellten Alkaloide auf ihre physiologische Wirkung geprüft hat. — Das Protopin siehe bei Opium.

II. Alkaloide aus Chelidonium majus. — Das Schöllkraut, Chelidonium majus, zu den Papaveraceen gehörig, überall in Deutschland gemein, an dem gelben Milchsaft kenntlich, war verschiedentlich in der Medicin, so z. B. im Succus herbarum expressus, verwendet. In neuerer Zeit sind die wirksamen Bestandtheile chemisch isolirt und einzeln pharmakologisch untersucht.

Hans Meyer: A. e. P. Ph. 29. 1892, pag. 397. — Ley: Marburger Dissertation 1890. Henschke: Dissertation, Erlangen 1886 und Selle 1889. — Marburger Dissertationen von König 1890 und Tietz 1891.

Die isolirten Alkaloide sind: Chelidonin, α- und β-Homochelidonin, Chelerythrin und Protopin. Das Chelidonin ist ausserdem noch in Stylophoron diphyllum, einer Papaveracee Japans (Chelidonium japon.?) neben Chelerythrin und Sanguinarin (und Protopin) nachgewiesen. — Die drei letzten Alkaloide endlich sind neben β-Homochelidonin in Sanguinaria canadensis enthalten. Protopin ist in der Eschscholtzia californica, im Opium und noch in anderen Papaveraceen gefunden.

Chelidonin, $C_{20}H_{19}NO_5$, wirkt energisch lähmend auf Frösche: 3 bis 5 mgr genügen zur Narkose, 5 bis 10 zur Tödtung. Die Reflexsteigerung, die nach Morphin kommt, fehlt nach Chelidonin gänzlich. — Auch Warmblüter werden wie von Morphin betäubt — doch ist die Empfindlichkeit geringer wie für Morphin. — Weitere Unterschiede gegenüber dem Morphin bestehen darin, dass Hunde und Katzen nicht erbrechen, und dass das Chelidonin sehr deutlich gewisse periphere Wirkungen äussert. So lähmt es die sensiblen Nervenendapparate, deutlich beim Frosch, weniger deutlich an Säugethieren und beim Menschen (Hornhaut), die Herzthätigkeit wird geschwächt, durch direkte Herzlähmung und durch Vagus-Hemmungs-Wirkung: endlich die Muskeln gelähmt.

Das α-Homochelidonin, $C_{21}H_{21}NO_5$, bewirkt fast in derselben Weise morphiumartige Narkose, Analgesie, absteigende Lähmung der motorischen Apparate und örtliche Lähmung der sensiblen Endapparate. Das Herz scheint weniger ergriffen zu werden.

Das β-Homochelidonin, $C_{21}H_{21}NO_5$, wirkt im Grossen und Ganzen gleichfalls narkotisirend, doch tritt beim Warmblüter die Erregung von Krämpfen deutlich hervor (bei Meerschweinchen starke epileptiforme Krämpfe). Die herzlähmende Wirkung ist schwächer, dagegen die Lähmung der sensiblen Nervenendapparate viel deutlicher als vom vorigen, so dass das letztere Alkaloid vielleicht hiefür therapeutisch brauchbar ist. Die Ischämie der Schleimhäute fehlt.

Das Chelerythrin, $C_{21}H_{17}NO_4$, bildet blassrosa gefärbte Krystalle, die in Aether, Alkohol, Chloroform blau fluorescirende Lösungen, mit Säuren dottergelbe Salze bilden. Aus den Lösungen der letzteren fällt es mit Alkalien in weissen Flocken. Es ist am reichlichsten in der Wurzel von Sanguinaria, weniger in der von Chelidonium enthalten.

Dieses Alkaloid wirkt nach den Untersuchungen von H. Meyer wesentlich anders als die drei zuerst besprochenen Alkaloide: es macht nicht reine Gehirn-Narkose, sondern absteigende motorische Lähmung. Warmblüter sterben an Respirationslähmung, Frösche an Lähmung des Herzens. Das Froschherz verliert die Fähigkeit sich auszudehnen, bis endlich der Ventrikel in unregelmässig zusammengezogener Form stehen bleibt. — Das Säugethierherz wird verlangsamt, der vasomotorische Apparat gelähmt. Bei direkter Application dringt Chelerythrin in die quergestreiften Muskeln ein, diese werden hart, starr, von dem gelben Farbstoff durchtränkt und unter dem Mikroskop erscheinen die Muskelfasern körnig getrübt. Aehnlich, nur schwächer, wirkt Chelidonin direkt auf die Muskeln ein. Oertlich macht das Chelerythrin heftige Reizung: im Munde entsteht zuerst bitterer, dann kratzender Geschmack, der trockene Staub erregt Thränenfliessen und heftiges Niesen: subcutane Injektionen sind schmerzhaft.

Aus der Wurzel von Xanthoxylon senegalense (Atar root), einer Rutacee, ist ein Alkaloid isolirt, das in seinem äusseren Habitus dem Chelerythrin ähnlich ist, als freie Base röthlich, die Salze gelb.

— Es macht centrale Lähmung, momentane Starre und Gelbfärbung der betroffenen Muskeln, innerlich bei Kaninchen aber nur geringe Darmwirkung. — Es wird von Giacosa dem Berberin, von H. Meyer dem Chelerythrin verglichen. (Monau und Soave: Pharm. Journal and Tr. 1887 und 1890. Giacosa: Archiv. ital. de Biologie 13. — H. Meyer: A. e. P. Ph. 29, pag. 433.)

Das Sanguinarin gleicht in seinen physiologischen Aktionen den drei erstgenannten Alkaloiden, hat aber dabei sehr ausgesprochen die reflexsteigernde Wirkung (strychnin-artig) auf das Rückenmark. Im Anfang der Vergiftung kommt Speichelfluss, dann Koth- und Urinentleerung aber kein Erbrechen. Die Athemfrequenz ist anfangs erhöht und steht beim letalen Ausgang plötzlich still. Die Reflexkrämpfe gleichen den Strychninkrämpfen, dauern aber kürzer, machen bald der Lähmung Platz. Die Krämpfe kommen erst spät, vorher sieht man an Hunden und Katzen eigenartige Angstzustände. Das Herz wie das vasomotorische Centrum werden durch grosse Gaben direkt gelähmt: die Vagi bleiben intakt. Die peripheren Muskeln werden beim Frosch erst sehr spät, wenn bereits das Rückenmark schon völlig gelähmt ist, direkt angegriffen, sie werden leicht erschöpfbar, statt des Tetanus kommen bei Reizung mit Induktionsströmen nur vereinzelte unregelmässige Zuckungen, die endlich völlig ausbleiben. — Bei direkter Benetzung mit einer halbprocentigen Sanguinarinlösung werden Muskel und Nerven sofort getödtet, hart und starr wie vom Chelidonin.

Der Milchsaft von Chelidonium majus (und wahrscheinlich ebenso der der übrigen Papaveraceae) wirkt auf Schleimhäute sehr scharf, auf der Zunge brennend, entzündungserregend. Hieran sind die Alkaloide nicht Schuld, die an sich nur in sehr geringen Mengen vorkommen und nicht so scharfe örtliche Wirkung haben. Diese Wirkung kommt vielmehr harzartigen Körpern zu, die in Wasser unlöslich, beim Eintrocknen des Krautes an der Luft zersetzt, unwirksam werden. — Die Natur dieser Harze ist uns nicht näher bekannt.

§ 194. Die chronische Morphiumvergiftung und die Morphiumsucht[1].

I. Der tägliche Gebrauch von Morphium bringt bei jedem Men· schen nach einiger Zeit gewisse Störungen des Wohlbefindens, typische funktionelle Veränderungen an bestimmten Organen hervor, die man zusammen als chronische Morphium-Vergiftung bezeichnet. — Diese Arzneierkrankung hat besondere Bedeutung aus folgenden Gründen. Das Morphium ist unser wichtigstes schmerzstillendes Mittel, das wir deshalb täglich in der ärztichen Praxis gebrauchen. Da nun viele Kranke von schmerzhaften Leiden Jahre lang gequält werden, so müssen wir in jedem Falle den Gewinn durchs Morphium gegenüber

---

[1] Der Inhalt der § 190 und 191 wird als bekannt vorausgesetzt. — Die chronische Morphiumvergiftung hat eine ausserordentlich umfängliche Literatur, aus der ich die beiden Monographien: Levinstein, Ed.: Die Morphiumsucht. Berlin 1877 und Erlenmeyer, Albr.: Die Morphiumsucht, 3. Aufl., Neuwied 1887: Literatur daselbst pag. 402, hervorhebe. — Die nachfolgende Darstellung ist wesent· lich nach diesen beiden Autoren gegeben.

dem möglichen Schaden sorgfältig abwägen. Weiter gehört das Morphium zu denjenigen Mitteln, an die sich der Mensch bald gewöhnt, d. h. zur Hervorbringung derselben Wirkung werden bald höhere Gaben nothwendig. Je höher aber die Gaben werden, und je länger deren Gebrauch dauert, um so grösser die Gefahr der chronischen Vergiftung. Doch sei gleich gesagt, dass die Widerstandskraft der einzelnen Menschen sehr verschieden gross ist.

II. Zur Erklärung der chronischen Morphium-Vergiftung (und der Morphiumsucht!) hat man die Annahme gemacht, das aus dem Morphium im Stoffwechsel entstehende Oxydimorphin häufe sich im Körper an und verursache dann als Gift sui generis die auftretenden Krankheitszeichen. — Es sind schon im § 191, Schluss des Passus XII, aus den experimentellen Erfahrungen Gegengründe gegen diese Hypothese vorgebracht worden. — Einfacher erscheint es mir, den Morphinismus aus rein funktionellen Störungen der verschiedenen Organe abzuleiten. — Wir benutzen das Morphin nur symptomatisch zur Schmerzstillung. Neben dieser am Grosshirn gesetzten Veränderung greift aber das Morphin an den verschiedensten anderen Stellen an, von denen hier beispielsweise die Darmwirkung genannt sei. Der Darm wird vom Morphin ruhig gestellt, verstopft. Der Organismus muss sich bei fortgesetztem Gebrauch auf die veränderten Bedingungen einrichten. Es kommt, wahrscheinlich durch Steigerung der Reizempfänglichkeit der Darmwand, zu genügender Peristaltik und so wieder zu normaler Darmfunktionirung. — Bedenkt man, dass schon 1 bis 2 cgr Morphium eine deutliche Darmwirkung machen, dass dagegen der Darm eines Morphinisten Jahre lang die täglichen Gaben von 1 und 2 gr Morphium ertragen und deren Wirkung ausgleichen muss, so kann man wohl verstehen, dass der plötzliche Entzug von Morphium profuse Durchfälle hervorruft.

Allgemein muss man wohl so folgern: die fortgesetzte Anwesenheit grosser Mengen von Morphium im Stoffwechsel, hat nothwendiger Weise einen mächtigen Einfluss auf den Ablauf der verschiedensten Funktionen. Der Organismus mit seiner ausserordentlichen Anpassungskraft, gleicht durch zweckmässige Gegeneinrichtungen die Funktionsbeschädigungen möglichst aus, so dass der ganze Betrieb der Maschine noch leidlich gut weiter geht. Dieser Betrieb ist aber jetzt aufs Morphium gestellt: fällt es plötzlich aus, so müssen wieder Störungen auftreten; diese nennen wir Abstinenzerscheinungen. Der ans Morphium gewöhnte Organismus braucht das Gift: es ist wie ein neues Rad, das in den Antrieb der Maschine eingesetzt ist. Wird es plötzlich entzogen, so verlangt es der Körper instinktiv mit leidenschaftlicher Heftigkeit. Gerade die Abstinenzerscheinungen beweisen, wie tief das Morphium nach und nach in die Funktionirung aller Apparate eingreift.

Auch für die sogenannten Abstinenzerscheinungen ist die Disposition sehr verschieden. Manche Menschen können Jahre lang Morphium nehmen und zeigen bei der plötzlichen Enthaltung fast gar keine Erscheinungen. Ziemlich bestimmt entscheidend ist hiefür allerdings die Grösse der Gabe. Sind einmal hohe Tagesdosen, etwa 0,5 und mehr erreicht, so wird die plötzliche vollständige Entziehung allemal die typischen Symptome der Enthaltung zur Folge haben.

III. Der wichtigste Punkt aber ist der: Jedermann empfindet den Uebergang von Schmerz zur vollständigen Schmerzlosigkeit als das Gefühl besonderen Wohlbehagens. Anfänglich ist der Gebrauch des Morphiums mit gewissen Unbequemlichkeiten, Uebelkeit u. a. Sensationen verbunden. Diese Zeichen treten bei fortgesetztem Gebrauch nach und nach zurück und nur die angenehmen Folgen sind in den nächsten Stunden nach der Morphiumaufnahme ausgebildet. Dazu kommt noch, dass bei vielen Menschen (eben den für die „Sucht" Disponirten) der Morphiumgebrauch mit eigenartigen, „die Stimmung" verbessernden Organempfindungen verknüpft ist. Ein gesunder Mensch hat kein Verlangen nach Morphium: derjenige aber, der gewisse körperliche Defekte in sich trägt und die merkwürdige Wirkung des Morphiums, die diese Defekte gleichsam ausgleicht, einmal an sich verspürt hat, der ist in Gefahr, ein Morphium-Esser zu werden. — Der auf das Morphium folgende charakteristische Stimmungswechsel wird verschieden beschrieben. Bei den Opiumrauchern im Orient soll ein eigenartig traumhafter Zustand auftreten: Das Gefühl des Befreitseins von der Körperlichkeit, ein Versunkensein in ein unbeschreibliches beglückendes Gefühl des sich selbst und die Welt Vergessens. — Anders bei den Europäern: hier liegt die Morphium-Erregung nicht auf dem Gebiete der Phantasie, sondern mehr auf dem des Willens. Ein erhöhtes Kraftgefühl, Steigerung des Selbstbewusstseins stellt sich ein. Missbehagen, Verstimmung im Körper verschwindet. Der vorher Bedrückte wird heiter, der Schweigsame mittheilsam, der Schwächling fühlt sich energisch und unternehmungstüchtig. Es ist verzeihlich, dass dieser Zustand immer wieder angestrebt wird. — Kräftige gesunde Menschen haben diese Reaktion nach Morphium nicht. Es gehört eine gewisse Willensschwäche, ein Zustand von Hypochondrie, körperlicher Verstimmung, Grübeln und Besorgtsein um die Gesundheit u. s. w. dazu, um den Betrug mit Morphium als eine Wohlthat zu empfinden. Dass aber auch ein vorher ganz gesunder Mensch durch körperliche Leiden und durch den lange fortgesetzten Missbrauch von einem Gramm Morphium täglich zerbrochen und geschwächt werden muss, ist von vornherein klar. — Bei all diesen Menschen kommt es zur Morphiumsucht. — Darnach ist diese zu definiren als das leidenschaftliche Verlangen nach Morphium als Genuss- und Erregungsmittel.

Gewiss hält es in vielen Krankheitsfällen schwer zu sagen, wann die Morphiumsucht begonnen hat, wann diese letzte und schwerste Störung zu dem chronischen Morphinismus hinzugetreten ist. Aber es gibt bei den Menschen, die Opium gebrauchen so typische Fälle, so scharfe Unterschiede, dass es nicht nur für die didaktische Darstellung, sondern auch für die individuelle Auffassung des Krankheitsfalls, Behandlung und Prognose bedeutsam ist, den Unterschied festzuhalten.

Es gibt nach Angabe erfahrener Aerzte Menschen, die sehr rasch morphiumsüchtig werden, d. h. es gibt eine gewisse Disposition dafür. Solche schwache, gedrückte, oder aber auch exaltirte Menschen, die mit besonderen Erwartungen nach überspannten Schilderungen zur Morphiumspritze greifen, können nach wenigen Injektionen süchtig geworden sein. — Andererseits sagt z. B. Erlenmeyer: Ein Kranker, der gegen seine Schmerzen noch Morphium zu Hilfe nehmen muss, .. der zur Bekämpfung von Herzangstanfällen das Morphium dringend bedarf, der wird niemals morphiumsüchtig, so lange diese Indicationen fortbestehen." — „Die gleiche Erfahrung wird in der psychiatrischen

Praxis gemacht. Manie, Melancholie werden oft . . . . mit Opium-präparaten behandelt. Diese Behandlung dauert monatelang und wenn auch die hier zur Anwendung kommenden Morphiumgaben nicht die bedenkliche Höhe erreichen . . ., so gehen sie doch fast immer über das gewöhnliche Maass weit hinaus. Und doch hat wohl noch kein Psychiater einen so behandelten Kranken morphiumsüchtig werden sehen. Abstinenzsymptome, namentlich wenn die lange fort-gesetzte Kur plötzlich unterbrochen wird — kommen gewöhnlich vor, so z. B. Diarrhoe, aber die verlieren sich in 24 Stunden, und damit ist die Sache abgethan. Zur Sucht kommt es nicht."

Wer also z. B. wegen eines schmerzhaften akuten Leidens Monate lang Morphium eingespritzt, auch die eigenartigen Symptome der Morphiumvergiftung deutlich ausgebildet hat, der braucht nicht morphiumsüchtig zu werden: er hat mit Ablauf seiner Krankheit kein Bedürfniss mehr nach Morphium. Umgekehrt kann Jemand Jahre lang schon morphiumsüchtig sein und hat keine Zeichen des chronischen Morphinismus. — Nach den oben citirten Sätzen aus dem Erlenmeyer'schen Buch liegt es eigentlich zwischen den Zeilen, dass die Morphiumsucht selbst nach länger gegebenen grösseren Gaben ausbleibt, wenn schwere körperliche Störungen, Schmerz- und Krampfanfälle die Darreichung nothwendig gemacht haben und die Ursache dann völlig wegfällt. Auch Psychosen gehören hierzu. — Dagegen scheinen Defekte im Willensgebiet besonders zur Sucht zu disponiren.

Als der wichtigste Erfahrungssatz auf diesem Gebiet muss aber wohl der ausgesprochen werden, dass jeder Mensch, wie er auch organisirt sei, zur Morphiumsucht disponirt ist und ihr verfallen wird, wenn er wegen körperlicher Leiden und damit verbundener Schlaflosigkeit zum Morphium greift und es sich selbst applicirt. Die schwere Verstimmung, die Menschen mit andauernden schmerz-haften Leiden befällt, die Angst vor Rückfällen und schlaflosen Nächten, das einfache Hilfsmittel der Morphiumspritze, der grosse Unterschied des subjektiven Wohlbefindens in den Perioden mit und ohne Morphium, vor Allem auch die merkwürdige Thatsache, dass die Euphorie durch Morphium nach den Schilderungen der Befallenen in einer gewissen Periode immer reiner hervortritt, treibt die nach und nach geschwächten, von den körperlichen Leiden zerbrochenen Menschen dem Morphium zu: d. h. der Hang zum Morphium wird unüberwindbar. In dem Sinne ist die Disposition allgemein. Sie ist auch verbreiteter und stärker, als es nach den oben aus dem Zu-sammenhang herausgenommenen Sätzen von Erlenmeyer scheinen mag. —

IV. Die Symptome der chronischen Morphiumvergiftung.

Deutliche Zeichen kommen frühestens nach 4 bis 5 Monate dauerndem continuirlichem Gebrauch, bei vielen Menschen erst nach Jahren. In kurzer Zusammenfassung sind die Zeichen des Morphi-nismus die folgenden: Verminderung aller Secretionen, deutliche Verschlechterung der Darmfunktionirung und damit der gesammten Ernährung, gewisse Störungen auf nervösem und psychischem Ge-biete, die im Allgemeinen als Zeichen von Schwäche bezeichnet werden können.

Die Haut wird spröde, trocken, verliert den normalen Glanz und Turgor; erklärt wird dies durch Abnahme der normalen Drüsensecretionen. — Das Gesicht wird bleich, fahl, eingefallen, die Augen liegen tief in den Höhlen: Verlust des Fettpolsters. Doch kann all das fehlen und nach Jahre langem Morphium-Gebrauch das Aussehen blühend frisch bleiben. — Während gewöhnlich die Haut sehr trocken ist, kommt schon bei geringen Anstrengungen übermässige Schweisssekretion.

Erlenmeyer macht darauf aufmerksam, dass in dem Morphiumgebrauch oft rasches vorzeitiges Grauwerden der Haare eintritt.

Hautausschläge, die bei Morphinisten vorkommen, hat man als eigenartige Ernährungsstörung, aber auch als Folge der Secretionsstörungen gedeutet.

Die Mundhöhle ist meist trocken, die Kranken klagen über vermehrten Durst, manche werden zu Alkoholikern. Von Bernard ist an Hunden erwiesen, dass nach längerer Morphium-Darreichung die Secretion der Glandula submaxillaris ganz ausbleibt. — Oft besteht Uebelkeit, bei Einzelnen Erbrechen. Der Appetit ist deutlich vermindert. — Der Stuhl ist immer angehalten, oft durch 5 und 6 Tage. — Alle Darmsecretionen nehmen ab. — Auch an den Zähnen sind Ernährungsstörungen nachgewiesen: Wackeligwerden und Ausfallen ganz gesunder Zähne. Das Email springt ab und ist mit dem Finger weiter abzubröckeln. Caries. — Durch Morphium-Entwöhnung sollen dann die Zähne wieder fest und gesund werden.

Die auffälligste Veränderung zeigt sich an der Funktion der Geschlechtsdrüsen, die gleichfalls eingestellt wird: Männer werden impotent, Frauen steril. Erlenmeyer gibt an, dass bei den Männern zuerst die Libido sexualis erlischt, dass dann die Erektionen und endlich die Sperma-Absonderung (Pollutionen) ganz aufhört. — Bei Frauen kommt zuerst Amenorrhoe und dann Sterilität. — Auch bestehender Fluor albus verschwindet. — Es gibt Ausnahmen von der Regel. Ehegatten, die seit Jahren morphiumsüchtig waren, sollen Kinder gezeugt haben: — doch sind solche Fälle wohl extrem selten. — Degeneration der Brustdrüsen kommt nicht vor.

Am Auge ist die auffallendste Veränderung die hochgradige Pupillenverengerung. Auch davon gibt es Ausnahmen in dem Sinne, dass die Pupillen ungleich weit oder gar nicht verändert sind [1]). — Auch am Accommodationsapparat sind funktionelle Störungen: meist ist die Accommodationsbreite vermindert. Auftreten von Doppelbildern, durch Augenmuskellähmungen veranlasst, wird angegeben, gehört aber wahrscheinlich zu den Abstinenzerscheinungen. — Von funktionellen Störungen des Sehsinnes wird eine gewisse Lichtscheu erwähnt, sonst aber von Gesichtsfeldbeschränkung, Abnahme der Sehschärfe, des Farbensinnes nichts berichtet.

Respiration und Herzaktion zeigen keine auffälligen Störungen: subjektiv soll manchmal über Herzklopfen, Beengung geklagt werden.

Eiweissgehalt des Harns soll nach Levinstein oft, nach Erlenmeyer aber selten nachweisbar und kann dann nicht nur Folge des Morphiums, sondern Zeichen einer besonderen Nierenerkrankung sein. Anders wieder bei dem Delirium in der Abstinenzperiode, wobei aber das Eiweiss dieser Erkrankung, nicht dem Morphium zugehört. — Dieselbe Meinungsverschiedenheit besteht über

---

[1]) Es soll Morphinisten geben, die zur Verdeckung ihrer Leidenschaft Atropin gebrauchen. — Die Morphiumpupille reagirt ganz prompt auf Atropin.

das Auftreten von reducirenden Substanzen im Harn, die Erlenmeyer nicht als Folge des Morphiums, sondern als eine Störung sui generis ansieht.

Auch das Auftreten von typischen Fieberanfällen, die Levinstein als Febris intermittens beschrieben hat, gibt Erlenmeyer nicht zu: Die intercurrenten Fieberanfälle sind durch Infektion der Einstichverletzungen, gelegentlich auch durch direktes Einspritzen zersetzter Morphium-Lösungen in eine Vene u. A. veranlasst.

Von Störungen auf dem motorischen Gebiet kommt als auffallendes Zeichen Tremor vor: besonders des Morgens an den Händen. Wahrscheinlich gehört der Tremor zu den Abstinenzerscheinungen, da er nach einer Injektion verschwindet. — Andere gelegentlich gesehene „Lähmungszeichen" sind vereinzelte, nicht typische Störungen. Die Reflexe (Patellar-) sind normal.

Von besonderen Veränderungen auf psychischem Gebiete sind erwähnt: eine krankhafte Schlafsucht. — Angstzustände, durch Sinnestäuschungen ausgelöst, gehören wahrscheinlich auch zu den Abstinenzerscheinungen. — Ueber die Abnahme der Intelligenz sind die Meinungen getheilt. Darüber sind alle Beobachter einig, dass eine besondere Intelligenzminderung nicht auffällt. Dass aber bei dem allgemeinen Zusammenbruch die Intelligenz unberührt bleiben soll, ist höchst zweifelhaft. Die Veränderung ist schwer festzustellen, weil zum gesellschaftlichen Verkehr und zu den Durchschnitts-Tagesleistungen ein sehr mässiger Aufwand von Verstand gehört und eine tiefere Prüfung gewöhnlich nicht angestellt wird. — Darin aber stimmen alle Beobachter zusammen, dass der Charakter der Morphinisten schwer verschlechtert wird. Das Motiv, das den ganzen Menschen vollständig beherrscht, ist die fortwährende Sorge um das Morphium: darum begeht der Süchtige Diebstähle, Betrügereien, er ruinirt die Familie, belügt die ganze Umgebung. Doch ist es nur dieser Beweggrund, aus dem die Morphinisten schlecht werden. Sie sind ja sonst gleichgiltig gegen ihre Pflichten, vernachlässigen Kinder und Haus; ob man aber daraus eine allgemeine Moral insanity construiren kann, ist mir als Nicht-Psychiater bestimmt zu definiren unmöglich.

Endlich kommen wirkliche Geisteskrankheiten als Folge des Morphinismus vor: Verfolgungswahn, fortgesetztes Misstrauen gegen die Umgebung, Halluciniren, woraus nach und nach fortschreitender Verfall, Verrücktheit sich entwickelt. — Wichtig sei prognostisch das zeitliche Auftreten: dasselbe Symptomenbild komme im Morphinismus und als Abstinenzerscheinung vor und nur die letztere Form biete eine günstige Voraussage.

V. Die Abstinenzerscheinungen[1]. — Wird dem Morphiumsüchtigen plötzlich das Morphium voll oder grösstentheils entzogen, so kommt eine Anzahl charakteristischer Störungen, die Abstinenzerscheinungen. — Schon 8 bis 10, längstens bis 12 Stunden nach der letzten Morphiumgabe stellt sich ein Gefühl von Unbehaglichkeit, von zunehmender Angst und Unruhe ein, die Stimmung wird trübe,

---

[1] Ich schildere hier nur die schweren Fälle. Bei den leichten Graden des Morphinismus, auch in einzelnen Fällen schwerer Vergiftung ist mit geringen Beschwerden (Durchfälle, Verstimmung, schlechter Schlaf) in ein bis zwei Tagen Alles überstanden.

die Kranken werden bei voller Entziehung vollständig schlaflos. Tremor, der immer vorher schon angedeutet war, kommt sehr stark, auch die Sprache wird stotternd, anstossend. Sehstörungen, durch Versagen des Accommodationsapparates und der Convergenzmuskeln, Undeutlichkeit und Doppelbilder treten auf. Die Secretionen werden übermässig vermehrt zu Thränenlaufen, Schnupfen; weiter kommt Uebelkeit und Erbrechen und nach voller Entziehung fast bei Jedem schwere oft profuse Durchfälle. Das Gefühl der Schwäche nimmt so zu, dass die Kranken ständig im Bett gehalten werden müssen. — Die ersten Tage der Entwöhnung sind bei schweren Fällen sehr hart und stellen an den Kranken, den Arzt und das Wartepersonal hohe Anforderungen. — In dieser Zeit suchen sich die Kranken mit allen Mitteln das Morphium wieder zu verschaffen.

Die Erscheinungen werden von verschiedener Intensität, je nachdem die Entziehung mit einem Schlage vollständig oder aber in grossen Absätzen oder endlich ganz langsam geschieht. Die Erscheinungen der vollen Abstinenz sind von denjenigen Aerzten gesehen und beschrieben, die die Entwöhnung mit plötzlicher, vollständiger Entziehung durchgeführt haben (Levinstein). — Zu den schon geschilderten Störungen kommt als schwerstes Zeichen der Collaps. Am 2. oder 3. Tage tritt ein zunehmender Schwächezustand ein, das Gesicht verfällt, Respiration und Puls werden unregelmässig, letzterer klein. Wenn das Verlangen nach Nahrung schon um diese Zeit sich deutlich regt, so geht der Collaps spontan zurück: sonst steigert er sich zum schweren Collaps; die Kranken werden heiser, die Sprache verfällt, wird lallend, der Tremor nimmt zu, die Gesichtsmuskeln beginnen zu zucken, Zittern der Extremitäten. Plötzlich sinken die Kranken bewusstlos im Bette zurück; das Gesicht wird todtenbleich, die Bulbi sind nach oben innen gerollt, die Respiration mühsam, keuchend, verlangsamt, die peripheren Arterien pulsleer, die Herzaktion auf 40 und 30 verlangsamt. Solch ein Anfall dauert $^1/_4$ bis 1 Stunde, wiederholt sich öfter im Tage: er ist direkt lebensbedrohlich. — Auch später noch, am 5. bis 7. Tage, wenn Erbrechen und Durchfälle schon überstanden sind, kann der Collaps-Anfall noch kommen: er kann allemal zum tödtlichen Ende führen. Das sicherste Mittel ihn zu coupiren besteht in einer ausreichenden Dosis Morphium, die im Bedürfnissfall, wenn die schweren Zeichen nicht zurückgehen, wiederholt werden muss: etwa je 0,03.

Ein anderes Zeichen, das in schwerer Form auch nur bei rascher vollständiger Entziehung gesehen wird, ist das akute (maniakalische) Delirium tremens. Das Verlangen nach Morphium wird immer wilder, die Unruhe, Angst, Aufregung steigern sich, die Kranken schreien, weinen, schluchzen nach Morphium, sie fangen an zu zerstören. Beständig werden sie von beängstigenden Sinnestäuschungen beunruhigt. Das maniakalische Stadium dauert kaum über 48 Stunden: durch Morphiumdarreichung wird es sicher abgekürzt, oder auch rasch ganz beseitigt. Die Hallucinationen aber und Wahnvorstellungen dauern auch nach dem Zurückgehen der schweren Aufregung an und haben immer einen die Kranken ängstigenden verstimmenden Inhalt. Der Tremor nimmt in diesem ruhigeren Stadium deutlich zu: er wird allgemein, Tremor artuum, auch Nystagmus ist beschrieben. — Bei Frauen kommen manchmal statt des Delirium tremens hystero-epileptische Anfälle mit deutlicher Bewusstseinstrübung. — Das Auf-

regungsstadium ist manchmal mit Temperatursteigerung und Albuminurie verbunden.

Bei langsamerer Entziehung fehlen die schwersten Erscheinungen
des Collapses. — Manche Patienten verbringen in einem schlafsüchtigen Zustande die ersten Tage; andere ertragen mit Ruhe und Er-
gebung die Leiden der Entwöhnung. Doch kommen auch Aufregungszustände mit Hallucinationen und Wahnvorstellungen vor, der Complex
des beschriebenen Delirium. Auch hier nimmt der Tremor nach den
ersten Tagen noch zu, ebenso die Schwäche und Mattigkeit. — Von
motorischen Störungen werden ataktische Zeichen beim Gehen;
Schielen, Accommodationslähmung, Doppeltsehen, Pupillendifferenz;
Blasenlähmung; Niesen; Wadenkrämpfe; Singultus beobachtet. Ebenso
verschiedenartig sind die des sensiblen Gebietes: Neuralgien (N. supra-
orbitalis, Occipitalis major), Kopfschmerz, Parästhesien aller Art, bald
Hitze, bald Kälte, beides an verschiedenen Stellen auch gleichzeitig.
Weiter zeigen sich vasomotorische Störungen, besonders ist wohl eine
grosse Zahl von Collaps-Symptomen auf Erweiterung der peripheren
Gefässe zu beziehen, die auch auf dreiste Morphiumgaben zurückgeht.
Die starke Erregung der Secretionen ist erwähnt: die Durchfälle
wiederholen sich bei Manchem 15 und mehrmale im Tag: das
Schwitzen verhält sich gerade entgegengesetzt wie während des Mor-
phiumgebrauches. — Auch Pollutionen und Menstrualblutung kommen
bald wieder.

Psychische Symptome sind: Unruhe, Angst, Schlaflosigkeit,
Hallucinationen und Delirien, die schon geschildert sind: in einzelnen
Fällen steigert sich die Sucht, der Hunger nach Morphium, die Angst
vor der Abstinenz zu einem solchen Grade, dass Handlungen begangen werden, wie Gewaltthat, Diebstahl, Selbstmord, die man als
Ausfluss von Geistesstörung, Unzurechnungsfähigkeit bezeichnen muss.
Eine andere Form von Abstinenzpsychose entwickelt sich erst nach
der Entziehung auf Grund fortdauernder Hallucinationen (Gesicht
und Gehör, selten Geruch und Geschmack) und Wahnideen mit de-
pressivem Charakter: sie geht in Genesung über.

Nach der Entziehung bleibt vor Allem grosse Schwäche noch
eine Zeit lang zurück. Eine Entziehungskur ist meist mit starkem
Verlust an Körpergewicht verbunden. Diejenigen Patienten, bei
denen rasch guter Appetit (der sich manchmal bis zur Gefrässigkeit
steigert) kommt, erholen sich rasch. Leider bleibt meist der Appetit schlecht
und der Ernährungszustand hebt sich langsam. Ebenso ist Schlaf,
der durch künstliche Nachhilfe herbeigeführt wird, für die rasche
Erholung nothwendig. Die Kranken brauchen noch längere Zeit
sorgfältige Ueberwachung. Vor Allem sind sie körperlich wenig
leistungsfähig: übermässige Anstrengungen können Rückfall herbeiführen. Schon längeres Spazierengehen ist meistens nicht möglich.
Ebenso bleibt moralische Schwäche zurück. Ist z. B. wegen eines
intercurrenten körperlichen Leidens ein Narcoticum nothwendig, so
kann eine einzige Spritze Morphium einen vollen Rückfall herbeiführen.

Weiterhin sind die Patienten in den ersten Wochen nach einer
gelungenen Entziehungskur noch immer körperlich und psychisch
schwer verstimmt und verlangen Abhilfe gegen die verschiedensten
rückkehrenden Leiden (Diarrhoe, Schlaflosigkeit, Aufregungszustände,

Frieren und Frösteln u. a.). In dieser Zeit kommt oft Missbrauch der Alcoholica vor, der dann wieder die Patienten in Gefahr bringt.

Auch in viel längeren Zwischenräumen nach der Entziehung kommen Rückfälle von Krankheitszeichen, die den Abstinenzerscheinungen gleichen, 1 bis 2 Tage lang anhalten und für die Patienten die grosse Gefahr haben, wieder in den Morphinismus zu gerathen.

VI. Die Behandlung des chronischen Morphinismus hat die folgenden Indicationen zu erfüllen: das Morphium abzugewöhnen, in der Entwöhnungskur die Kranken vor Schaden zu bewahren und die Rückfälle zu verhüten. — Diese Aufgaben sind nicht leicht zu erfüllen. Die Abstinenzerscheinungen können in einzelnen Fällen sich zu lebensbedrohlichen Anfällen steigern, die nur durch rasches und zielbewusstes Eingreifen glücklich umgangen werden. Sodann sind Morphinisten von einer unglaublichen Raffinirtheit in dem Bestreben, sich heimlicher Weise wieder Morphium zu verschaffen. Die Entziehung wird darum am Besten in einer darauf eingerichteten Kranken-Anstalt vorgenommen. — Die nachfolgende Darstellung ist nach Erlenmeyer's Erfahrungen gegeben.

Als Methoden der Abgewöhnung hat man die plötzliche, die schnelle, die langsame Entziehung durchgeführt. Die plötzliche Entziehung bringt gewisse Gefahren: man wird sie also nur in leichteren Fällen wählen. Die langsame Entziehung verlängert die Leiden der Kranken und führt wegen der leichten Täuschung durch die Patienten häufig zu keinem Resultat; man benützt darum jetzt meistens die schnelle Entziehung. Sie soll nach Erlenmeyer in sechs bis zwölf Tagen durchgeführt werden. Die erste Entziehung geht auf die Hälfte (auch noch weniger) zurück, wovon die grösste Menge Abends gegeben wird; darnach allemal, so lange es nach dem Befinden möglich, reichliche Nahrungsaufnahme. — Am zweiten Tage wird wieder auf die Hälfte der vorigen Dosis zurückgegangen u. s. w. — Ein wichtiges Unterstützungsmittel der Kur sind warme Bäder. Wesentlich ist die Ueberwachung der gefahrbringenden Complicationen. — Collaps verlangt sofort bei den ersten deutlichen Zeichen eine dreiste Morphium-Injektion (0,025). Ist in 10 bis 12 Minuten nicht Besserung, vielleicht sogar Verschlimmerung eingetreten, so wiederhole man die Injektion. Andere Analeptica kommen nur als Unterstützungsmittel neben dem Morphium in Anwendung, so heisser Kaffe, Thee, künstliche Erwärmung, starke Alcoholica. — Bei Stillstand der Athmung ausreichende künstliche Respiration! — Gegen das Delirium empfiehlt Erlenmeyer etwas stärkere Alkoholzufuhr, daneben Opium, Chloral in grossen Gaben: bei maniakalischer Steigerung dreiste Morphiuminjektion. — Gegen Erbrechen die gewöhnlichen Massregeln, Nahrungsentziehung für einige Stunden, Eispillen, gekühlten Champagner: in schweren Fällen wieder die Morphiuminjektion. — Die Diarrhoen kommen mit dem Abbruch der Morphiumdarreichung, also mit den letzten kleinen Gaben oder nach denselben. Bleiben sie bei grosser psychischer Unruhe ganz aus, so gibt Erlenmeyer ein Abführmittel. — Bei mässigem Umfang werden sie mit Salep-, Hafer-, Gerstenschleim behandelt: in schweren Fällen mit Opium. Ob Blei, Wismuth, die Gerbstoffpräparate etwas rechtes nützen, ist zweifelhaft. Mattison (Brooklyn: in New-York Record. 23. Decbr. 1893. — Virchow's Jber. 1894. I. pag. 416) empfiehlt als Beruhigungsmittel in der Abstinenzperiode die schon von Erlenmeyer regelmässig verwendeten Bromalkalien. Mattison gibt Bromkalium, zweimal täglich 2,0, und täglich die Gaben um 0,5 steigernd, so dass am 8. Tage zweimal 6,0 genommen wird. Auch Codein empfiehlt er. — Als brauchbares Hypnoticum bezeichnet er Trional (nicht Sulfonal!), das anfänglich bei Männern zu 2,5, bei Frauen zu 2,0 und täglich abnehmend des Abends gegeben wird. — Ob Trional bei dem schlechten Ernährungszustand von den Morphinisten gut ertragen wird, darüber ist Näheres nicht bekannt geworden. — Ueber das Atropin, das nach theoretischen Ueberlegungen von Kochs versucht wurde, urtheilt Erlenmeyer durchaus abfällig. (Kochs: Therap. M.-H. 1893, pag. 539 und Erlenmeyer: ibidem 1894, pag. 14.) Dagegen sind die Bromalkalien von verschiedenen Aerzten übereinstimmend empfohlen (siehe z. B. Macleod: in British medic. Journal 15. April 1899; Sollier: in Semaine medicale 1894, Nr. 19). — Immerhin scheint ein während der Entziehungskur brauchbares, sicher wirkendes Schlafmittel noch nicht gefunden. Erfahrene Specialisten warnen vor Chloral und den verwandten Hypnoticis, die nur dis Aufregung vermehren sollen. — Lang dauernde warme Bäder werden nicht ertragen.

Die Nothwendigkeit guter Ernährung ist schon betont. Alcoholica soll man in der Abstinenzperiode wohl geben, aber in streng abgemessener Quantität, zu bestimmten Terminen, wie eine Arznei. Rausch während der Entziehung soll doppelt schweren Katzenjammer machen. Andererseits wird angegeben, dass Morphinisten nach gelungener Entziehung zu Alkoholikern geworden sind. — Cocain darf innerlich nicht gegeben, also bei Morphinisten nicht verwendet werden. Der rasch entstandene Cocaïnismus ist eine viel schlimmere Intoxication als der Morphinismus.

§ 195. Peyotl. — Indischer Hanf. — Lactucarium.

Im Anhange zum Morphin werden herkömmlich einige Substanzen besprochen, die nach gewissen hervorstechenden Wirkungen einstweilen am besten der Morphingruppe angereiht werden.

I. Peyotl oder Pellote. Mescal Buttons. Alkaloide der Cacteen. (Literatur am Schluss.)

Unter dem Namen Peyotl, auch Pellote, sind in den Nord-Provinzen Mexikos Theile eines Cactus als Berauschungs- und Aufregungsmittel in Gebrauch. Nach den botanischen und chemischen Untersuchungen, über die Heffter in dem zweiten Aufsatze referirt, ist nur die Species Anhalonium Lewinii die Stammpflanze des echten Peyotl. Das nahe verwandte Anhalonium Williamsi ist zwar nach der äusseren Erscheinung der anderen Art sehr ähnlich: die chemische Untersuchung aber ergibt einen scharfen Unterschied, da Anh. Williamsi nur ein Alkaloid, das Pellotin enthält, während in der anderen Art vier verschiedene und auch mit dem Pellotin chemisch und physiologisch nicht verwandte Alkaloide enthalten sind. — Chromolithographische Abbildungen der Anhalonium-Arten gibt die 1. Tafel des 34. Bandes des Archiv für exp. P. Ph.

Der kleine niedrige Cactus Anhalonium Lewinii, der nur wenig über den Erdboden hervorragt und schwer zu suchen ist, wird in Scheiben geschnitten, die einige Millimeter Dicke und 3 bis 4 Centimeter im Durchmesser haben. Diese röthlichen Scheiben werden frisch zerkaut und geschluckt oder vergährenden Getränken zugesetzt, auch auf Schnüre gereiht und getrocknet, und dann zu Infusen (innerlich, gegen Fieber, als Abortivum, als Aphrodisiacum) und zu Kataplasmen verwendet. — Die Benützung zur Hervorbringung des Mescal-Rausches geschieht so, dass des Abends die Männer am Feuer sitzend 4 Mescals und nach einigen Stunden nochmals 10 bis 12 (auch bis 30) verzehren: dabei wird zu Klapper und Trommel gesungen. Des andern Morgens soll das Befinden wieder ganz normal sein.

Die frische Pflanze Anhalonium Lewinii enthält 72 procent Wasser und 6,7 procent Asche. Die oberirdischen Theile der Pflanze geben in Querscheiben zerschnitten die Mescal Buttons; diese sind reicher an Alkaloid als die unterirdischen Theile (3,1 gegen 0,5 procent). — Die Alkaloide sind benannt: Mescalin (das Alkaloid A von Heffter), Anhalonidin, Anhalonin und Lophopherin. — Das Anhalonium Williamsi enthält zu etwa 0,8 procent des frischen Pflanzengewichtes das Alkaloid Pellotin.

Die Mescal Buttons machen, zu 3 bis 7 Stück genossen, den eigenartigen Zustand beim Menschen, den man Mescal-Rausch nennt. — Zuerst zeigt sich eine deutliche Pulsverlangsamung mit Uebelkeit, Unfähigkeit zu geistiger Arbeit; auch Brustbeklemmung, das Gefühl der Athmungserschwerung, stellt sich ein. Schlaf erfolgt nicht, das Bewusstsein bleibt klarer und schärfer als beim Alkoholrausch. Charakteristisch sind Hallucinationen des Gesichtssinnes: erst Sehen von Farben (wobei manchmal blau fehlt), dann von verschiedenartigen rasch wechselnden Mustern und Gegenständen: Tapeten, Architekturen, Landschaften, Sternen, Kreiseln u. s. w. Rhythmische Geräusche, wie Trommeln oder Musik, erhöhe die Schönheit und Mannigfaltigkeit der Bilder: oder letztere bewegen sich mit dem Takte zugleich. Der Wille hat auf den Inhalt der Bilder keinen Einfluss. Die Visionen erscheinen nur bei geschlossenen Lidern und verschwinden mit dem Oeffnen derselben. Sie beginnen etwa nach der dritten Stunde von dem Einnehmen der Cactus-Scheiben und dauern gegen vier Stunden an: die Farben werden dann matter, es erscheinen nur undeutlich begrenzte farbige Flecke, die bald vollends verschwinden. — Die Pupillendilatation, die etwa in der zweiten Stunde nach dem Einnehmen beginnt und dann stärker wird, überdauert die Visionen; dagegen gehen die anderen Begleiterscheinungen, Hinterkopfschmerz, starkes Schwindelgefühl, in einigen Stunden deutlich zurück. — Auffallend ist auf der Höhe der Wirkung die Täuschung des Zeitsinnes: einige Minuten werden auf eine halbe Stunde geschätzt. — Von den Sinnesapparaten wird noch der Hautsinn als theilweise gelähmt angegeben.

Bei der Prüfung der Einzelalkaloide ergab sich, dass das Mescalin in der Gabe von 0,15 ab gleichfalls Visionen erzeugt, so dass dieses Alkaloid von Heffter als die Substanz angesehen wird, die die charakteristischen Visionen der Mescal buttons hervorbringt. Auf kleinere Dosen folgen nur die unangenehmen Nebenwirkungen: Hinterkopfschmerz, Pulsverlangsamung, Gefühl des Abgeschlagenseins, aber nur in schwachen Anfängen die Visionen. — Anhalonidin machte in

Gaben bis zu 0,25 etwas Schläfrigkeit und dumpfes Gefühl im Kopfe, Anhalonin zu 0,1 nur etwas Schläfrigkeit ohne andere Erscheinungen, Lophophorin zu 0,02 geringe Pulsverlangsamung, Hitze im Gesicht, Kopfschmerz, alle aber keine Andeutung von den merkwürdigen Visionen.

— —

Zur Charakterisirung der einzelnen Alkaloide sei noch bemerkt:

Mescalin, zuerst von Heffter Alkaloid A genannt, ist eine tertiäre Basis von der Formel $C_{11}H_{17}NO_3$, die direkt JCH_3 addirt. — Aufgeklärt ist daran, dass drei Methoxy-Gruppen und am N die Gruppe CH_3 vorhanden sind: also $C_7H_5(OCH_3)_3NCH_3$. Bei Fröschen macht es Lähmung: Morphinartig. Die Wirkung auf Säugethiere ist nicht auffallend: es erscheinen Trägheit, Mattigkeit der Bewegung, auch Erbrechen und Durchfälle.

Anhalonidin, von der Formel $C_{12}H_{15}NO_3$ ist gleichfalls eine tertiäre Basis, die zwei Methoxygruppen enthält. Es wirkt auf Frösche dem Pellotin ähnlich. Anfänglich sieht man deutliche Lähmung: nach 40 bis 50 Minuten wird die gesteigerte Reflexerregbarkeit erkenntlich und es kommen nun ausgeprägte Anfälle von Tetanus. Etwas höhere Gaben, von 0,03 ab, lassen das tetanische Stadium nicht mehr hervortreten: es zeigt sich alsbald curareartige Lähmung. Bei Warmblütern ist keine besondere Veränderung erkennbar.

Anhalonin $C_{12}H_{15}NO_3$ ist eine secundäre Basis. — Es wirkt auf Thiere deutlich tetanisirend: Heffter gibt an, dass man auch bei diesem Gifte vor dem Erregungsstadium eine Zeit lang deutliche Lähmungszeichen beobachten könne.

Lophophorin $C_{13}H_{17}NO_3$ ist dagegen ein reines Krampfgift.

Nach Dixon wirken kleine Gaben aller Alkaloide verlangsamend und verstärkend auf die Herzaktion, durch direkte Vermehrung der Energie des Herzmuskels. — Grosse Gaben machen Störungen am gesammten Verdauungstractus, Erbrechen, Diarrhoen, selbst blutige Stühle (durch vasomotorische Störungen?). Der Tod erfolgt durch Respirationslähmung. — Die eigenartigen Störungen der Sinnesgebiete erstrecken sich nach Dixon auch auf den Geruchssinn: — nach Ellis auch auf den Gehörssinn.

———

Pellotin ist in Anhalonium Williamsi das einzige, darin zu 0,75 bis 0,9 procent der frischen Pflanze enthaltene Alkaloid. Es hat die Formel $C_{13}H_{19}NO_3$. Es ist eine tertiäre Base, die sich direkt mit Jodmethyl zur Ammoniumbasis vereinigt. Es enthält zwei Methoxy- und eine OH-Gruppe, in welch' letztere leicht der Benzoyl- oder Methylrest eingeführt werden kann. — Wahrscheinlich ist in der Pflanze das Pellotin an Apfelsäure gebunden.

Es wirkt auf Frösche, Kaninchen und Katzen nach einem kurzen Stadium mässiger Lähmungszeichen deutlich reflexsteigernd, so dass schwere tetanische Krämpfe zu Stande kommen. Beim Hunde sind dagegen auch hohe Gaben ohne erkennbare Folgen. — Das Pellotin ist beim Menschen in Gaben von einigen Centigrammen als Schlafmittel versucht: seine Wirkung ist nicht sehr sicher, aber ohne unangenehme Nachwirkungen. Ungünstig wird es nur von Langstein und Nagy beurtheilt. Letzterer hat von 0,08 gar keinen Erfolg gesehen: erst ererbeschreibt von 0,01 einen schweren Collaps bei einem Tabiker. — Fraglich bleibt nach den zahlreichen günstigen Zeugnissen, ob dieser Collaps mit Recht dem Pellotin zugeschoben wird.

Auch in einer Anzahl weiterer Cacteen hat Heffter Alkaloide aufgefunden, die zum Theil ausgezeichnete physiologische Wirkungen besitzen. — Vergl. Archiv exp. P. Ph. 40, pag. 425; ferner die citirten Arbeiten von Lewin.

Literatur: Allgemeines: Lewin: Archiv exp. P. Ph. 24. 1888, pag. 401 und 34.
1894, pag. 374.
Heffter: eodem loco 34. 1894, pag. 65 und 40, 1898, pag. 384.
Dixon: Journal of Physiologie. 25. 1899, pag. 19.

Ueber Pellotin als Schlafmittel:
Jolly und Heffter· Therapeut. M.-H. 1896, pag. 327, 328.
Pilcz: Wien. klin. Wochenschr. 1896, Nr. 48.
Langstein: Prager med. Wochenschr. 1896, Nr. 40.
Nagy: Ungar. medic. Pr. 1897, Nr. 8.

Ueber die Wirkung der Pellote auf den Menschen handeln neben den drei erstgenannten Autoren:
Prentiss und Morgan: Therapeutic Gazette 1895, pag. 577 und
New-York med. Record 22. August 1896.
Weir Mitchell und Eshner: British medic. Journal 5. Dez. 1896,
pag. 1625.
Ellis: Lancet 5. Juni 1897, pag. 1540.

Wahrscheinlich ist nach der physiologischen Wirkung hieher zu stellen ein Alkaloid: Daphniphyllin, das Plugge aus der niederländisch-indischen Euphorbiacee: Daphniphyllum bancanum dargestellt hat. Es wirkt lähmend auf die nervösen Centra und tödtet zuletzt durch Athmungslähmung. Archiv exp. P. Ph. 32, pag. 277.

II. Indischer Hanf. — Haschisch.

Literatur: Martins, G., Monographie, Erlangen 1855.
von Bibra: Die narkotischen Genussmittel, 1855.
Schroff: Lehrbuch der Pharmakologie, 1869.
Fronmüller: Klinische Studien über die .. der narkotischen Arznei-
mittel: Erlangen 1869.
Lapin, Leib: Beiträge zur .. Cannabis ind. Dissertation, Dorpat 1894.
— Literatur!
Dixon: British med. Journal 1899 11. Novbr. (Thierversuche!)
Ueber die Hanf-Kultur in Indien siehe Handelsbericht von Gehe: April 1895.

Von der in den Tropen gezogenen Hanfpflanze Cannabis indica (Urticaceae, Cannabineae) werden die beblätterten oberen Theile der Zweige mit den weiblichen Blütenständen während oder erst nach dem Blühen als Herba Cannabis indicae gesammelt. Die an allen Blattorganen vorhandenen, mit der Lupe erkennbaren Drüsen sondern reichliches Harz ab, das bis zu 20 procent des Präparates ausmacht und die ganze Droge, Blätter, Blättchen, Früchte, Blüthenstände zu einer braungrünen Masse zusammenklebt. — Früher war ein alkoholiges Extrakt und eine daraus (5 Theile mit 95 Spiritus) hergestellte Tinktur officinell. Jetzt sind die Cannabis-Präparate aus unserem Arzneibuch weggelassen, wesentlich wegen des schnellen Verderbens, der geringen Haltbarkeit und der daraus folgenden Unsicherheit der Wirkung.

Der Hanf ist in Indien, China, jetzt auch schon in einem grossen Theile Afrikas als Erregungs- und Berauschungsmittel benützt, das dort auch zahlreiche Fälle von Siechthum veranlasst. Gebraucht werden verschiedenartige Präparate, aus dem Kraut unter Zusatz von Honig, Gewürzen etc. hergestellt, die allgemein unter dem Namen Haschisch gehen. — Auch das durch Ablesen, Abkratzen gewonnene, reine gelblich-grüne Harz — Churus — wird benützt.

Die typische Haschisch-Wirkung, wie sie von den Orientalen geschildert wird, hat nur das ganze Präparat. Die Angaben über die eigenartigen Erregungszustände, die nach dem Haschisch auftreten, lauten verschieden. — Schroff beschreibt nach 6 cgr trockenen ägyptischen Haschisch folgendes: Erst nach einer Stunde trat ziemlich plötzlich merkwürdiges Brausen im Kopfe auf: ein eigenartiger Lichtglanz umfloss und durchleuchtete den ganzen Körper, fortgesetzt wechselten neue herrliche Vorstellungen, deren Grundcharakter Erheiterung, Hebung des Selbstgefühls war. Am andern Morgen beim Erwachen war alle Einzelerinnerung verschwunden. Sexuelle Erregung wird von Schroff und seinen Schülern ausdrücklich in Abrede gestellt. Von den Orientalen wird solche aber angegeben.

Nach den Schilderungen aus dem Orient muss man als das Wesentliche an der Haschisch-Wirkung eine enorme Hebung des Selbstgefühles und Verbesserung der Stimmung bezeichnen: dazu kommt Verwirrung, Parese der peripheren Sinnesgebiete. Alle die unvollständigen, undeutlichen Meldungen, die in die Bewusstseins-Centren einlaufen, werden dort zu erheiternden, erfreuenden Phantasiegebilden umgewandelt. Jedes Geräusch wird zu einer angenehmen Harmonie, das Gesichtsfeld ist mit Alles erleuchtenden Sonnen, mit herrlichen Landschaften erfüllt, das Gefühl der Körperlichkeit ist verloren gegangen, ungeheuere Räume werden durchflogen: — all das im raschesten Wechsel, wobei alte Erinnerungsbilder mit den neuen Phantasmagorien in den mannichfaltigsten Combinationen verbunden sind. — Auch hier besteht wie beim Mescal-Rausch vollständige Verwirrung des Zeitsinnes. — Das Bewusstsein ist natürlich nicht aufgehoben; sonst hätte die ganze „Berauschung" keinen Sinn: aber die Bewusstseinsvorgänge stehen unter dem Zwang der körperlichen Veränderung, Verstimmung, die eben die Grundwirkung des Haschisch ist. — Die Störungen an den einzelnen Organen und Funktionirungen sind unvollständig studirt. Die Pupille wird als erweitert, starr beschrieben.

Wahrscheinlich besteht Verminderung der Erregbarkeit der verschiedenen Sinnesgebiete: Gesichtssinn, Hautsinn. — Nicht immer sind die Folgen des Haschischgebrauches die geschilderten angenehmen. — Es wird berichtet, dass darnach Zwang zu bestimmten, ganz ungewohnten Bewegungen, z. B. Kriechen, oder zu lautem sinnlosen Reden, — auch dass Uebelkeit, Erbrechen, Angstgefühl, Herzklopfen, Zeichen von Herzschwäche, Kopfschmerz eingetreten sei: auch deutlichere Störungen der Sinnesgebiete, Pupillenstarre, Doppeltsehen, Parästhesien an den Extremitäten kommen vor. Ob dieser Kreis von unangenehmen Reaktionen auf eine Aenderung des Präparates, oder auf veränderte Disposition des Haschischessers bezogen werden muss, ist aus den Beschreibungen nicht zu ersehen.

Von Einzelbestandtheilen des indischen Hanfs sind isolirt ein ätherisches Oel, zu den Terpenen gehörig, von dessen Wirkung man nichts Genaueres weiss. — Nach Alkaloiden ist verschiedentlich gesucht: das einzig sicher erwiesene ist das Cholin. Die Alkaloid-Frage ist vollständig besprochen von Jahns im Archiv Pharmacie 225. 1887, pag. 479.

Das Cannabin, das eine Zeit lang therapeutisch als Cannabinum tannicum benützt war, ist ein bitterschmeckendes Glukosid. Es erzeugt nur Schlaf, keine Sinnestäuschungen. Die Gaben, die man verwendet hat, betrugen einige Decigramme (bis 1,0). Nur die Hälfte der Fälle reagirte günstig: bei einigen 40 procent war der Erfolg gering oder blieb ganz aus. — In wenigen Fällen nur trat Erbrechen ein, öfter kam Unruhe und Schlaflosigkeit, auch Eingenommensein des Kopfes und Schwindelgefühl nach dem Gebrauch. — Als Cannabinon war eine braune, harzartige, nicht in Wasser, aber gut in Alkohol lösliche Masse eine Zeit lang in Anwendung, die aber wegen sehr ungleichmässiger Wirksamkeit wieder verlassen wurde (siehe z. B. Gnauck: Berlin. klin. Wochschr. 1885, pag. 651. — Pusinelli: Deutsche med. Wochschr. 1886, pag. 46). Es sind verschiedentlich sehr schwere Vergiftungen darnach zu Stande gekommen: so z. B. starkes Ohrensausen, eigenartige Parästhesien, Zwangsbewegungen, vor Allem ausgeprägtes Angstgefühl, sehr schlechter und verminderter Puls, starre und weite Pupillen, grosse Unruhe mit Schwächeanfällen abwechselnd: plötzlicher Umschlag in unmotivirte Heiterkeit, endlich Müdigkeit und Schlaf. Nach dem Erwachen ist Polyurie und Doppelsehen vorgekommen. — Aehnliche unangenehme Nebenwirkungen (Parästhesien, Schwindel, Kopfschmerz, Uebelkeit, Herzschwäche, Ohnmachtsgefühl, Halluciniren) sind von verschiedenen Beobachtern nach dem Präparat beschrieben, das Balsamum Cannabis indicae genannt und zu 0,1 bis 0,2 als Schlafmittel verwendet wurde (Rabow: Therap. M.-H. 1887, pag. 35; Seifert: München medic. Wochschr. 1886, Nr. 20).

Ueber das Cannabindon, das nach Lapin die wirksame Substanz des Hanfextraktes ist, berichtet Lapin in seiner Dissertation (auch Kobert in der Chemik.-Ztg. 1894, pag. 741. Siehe Pharmaceut. Jahresber. für 1894, pag. 78). Es ist vor Allem ausserordentlich rasch zersetzlich: die empirische Formel wird als $C_9H_{12}O_6$ angegeben. Auf 0,03 sind bei einer Frau Schwindel, Uebelkeit, Bewusstlosigkeit, Anästhesie, Starrkrampf . . . beobachtet worden.

Der chronische Missbrauch von Cannabis-Präparaten — Cannabinismus — soll in Asien und Afrika sehr verbreitet sein. Er führt zu dauernden schweren Störungen des Gesammt-Organismus, worunter besonders Geistesstörungen — Tobsuchtsanfälle und nachfolgende Schwächezustände — genannt werden. — Er ist in Europa nicht beobachtet: von indischen Aerzten werden dagegen häufige Fälle dieser Erkrankung berichtet.

III. Lactucarium ist der eingetrocknete Milchsaft von Lactuca-Arten. In Deutschland und England wird dazu die Lactuca virosa, in Frankreich die L. sativa (Scariola?) benützt: die weichen Stengel der Pflanzen werden um die Blüthezeit durch feine Schnitte verletzt und der austretende Milchsaft gesammelt. Das französische Präparat

wird nach dem alten Namen Thridax für Lattich Thridace genannt.
— Die Isolirung verschiedener Stoffe (Lactucin, Lactucopikrin, Lactu-
cerin) ist von Ludwig und Kromeyer ausgeführt: Archiv der
Pharmacie 1862, pag. 111; das Lactucerin von Hesse (Liebig's
Annal. Bd. 234, pag. 243) als Essigester eines Alkohols Lactucrol
($C_{18}H_{30}O$) erkannt. Die Angabe, dass Hyoscyamin im Milchsaft des
Giftlattichs enthalten sei, hat Dymonds gemacht (Phamac. Journal
and Transact. 1891, refer. Pharmaceut. Jber. 1891, pag. 64): sie ist
inzwischen in der Literatur nicht weiter berührt. — Fronmüller
(Klinische Untersuchungen etc., Erlangen 1869) hat die gangbaren
Lactucarium-Sorten als Schlafmittel geprüft: er findet mit $50^0/_0$ Fehl-
fällen die besten Ergebnisse von allen Klinikern. Als Nachwirkungen beschreibt er: Eingenommensein des Kopfes, Schwindel, auch
Pupillenerweiterung.

§ 196. Apomorphin.

Das Apomorphin wird aus dem Morphin durch Erhitzen mit Salz-
säure bei 140^0 C. im zugeschmolzenen Rohr dargestellt. $C_{17}H_{19}NO_3 - H_2O$
gibt $C_{17}H_{17}NO_2$. (Mathiessen und Wright: Liebig's Annalen
Suppl. Bd. VII. pag. 172.) Das Apomorphin ist gut in Aether und
Chloroform löslich und dadurch vom Morphin zu trennen. Auch in
Alkohol und Benzol löst es sich leicht, sehr wenig aber in Wasser.
Es ist amorph, farblos, färbt sich an der Luft grün. Auch die
Lösung der Salze färbt sich grün, welche Veränderung auf Alkali-
lösung aus dem Glase bezogen wird: durch eine Spur freier Salzsäure
bleibt die Lösung farblos. Die Lösungen der Salze wirken, besonders
rasch in der Wärme, auf Metallsalze, z. B. auf Goldlösung reducirend.
Sie reagiren mit fast allen AlkaloidFällungs-Reagenzien. Mit Spuren
salpetriger Säure in schwefelsaurer Lösung entsteht schön rothe Färbung.

Beim Menschen rufen die kleinen therapeutisch-gebräuchlichen
Gaben den Brechakt hervor. Da dieser bei subcutaner Application
schon nach wesentlich kleineren Dosen eintritt als beim Darreichen
in den Magen, nennt man das Apomorphin ein centrales, direkt in
der Medulla oblongata angreifendes Brechmittel.

Beim Menschen sind Nebenerscheinungen beim Gebrauch der
gewöhnlichen Mengen selten. Die Empfindlichkeit ist allerdings sehr
verschieden. So gibt Loeb an (Berlin. klin. Wochschr. 1872, pag. 400),
dass in einem Einzelfall selbst nach 30 mgr kein Erbrechen gekommen sei, während dies sonst auf 8 bis 10 mgr subcutan glatt sich
einstellt. In solchen refraktären Fällen soll man das Mittel nicht
weitergeben. Gerade da, wo Erbrechen auf die gewöhnlichen Gaben
nicht erfolgt, hat man lebensgefährliche Collapse eintreten sehen.
So erzählt Loeb nach 8 mgr einen schweren Collaps, der aber mit
dem endlich kommenden Erbrechen sich hob. Binz beschreibt in
seinen Vorlesungen über Pharmakologie, dass nach $4^1/_2$ mgr bei einem
Skoliotischen binnen 7 Minuten tödtlich endigender Collaps auftrat.
Die Sektion war negativ. — Ueberall berichtet wird ein von Wertner
beschriebener Fall (Pester medic. chirurg. Presse 1882). Ein Arzt
hatte irrthümlich 2 dgr anstatt 2 cgr Apomorphin verschrieben. Der
Vergiftete bekam fortdauernd sich wiederholende schwere Ohnmachten, schlechte Athmung, Erstickungs- und höchstes Angstgefühl. Mit

eintretendem starkem Erbrechen war volle Reconvalescenz eingetreten.
— Bei Kindern hat Loeb schon nach 2 mgr Collaps-Zeichen auftreten sehen. Immerhin sind solche Erscheinungen selten gesehen.
Nach der beschriebenen Symptomatologie handelt es sich um Störungen an der Athmung und an der Herzaktion.

Bei allgemein lähmenden Giften, so nach Morphin und nach
Carbolsäure, wirkt Apomorphin nicht mehr brechenerregend. So
warnt z. B. Johnson (Americ. med. News 20. März 1897: Virchow's
Jahrber. 1897. I. pag. 395) vor der Verwendung des Apomorphins
bei akuter Morphium- und Opium-Vergiftung, wenn bereits die Betäubung eingetreten ist: dann vertieft es die Narkose. Das Apomorphin hat weiter die sonstigen mit dem Brechakt verbundenen
Nebenwirkungen im Gefolge. Die nach allen Brechmitteln folgende
Muskelschwäche und schlechte Herzaktion ist nach Apomorphin selten
in auffallendem Grade ausgebildet. — Ganz allgemein kommt in dem
Uebelkeitszustand vor dem Brechakt Pulsbeschleunigung ohne Druckerhöhung. — Wegen der in der Nausea auftretenden Secretions-Vermehrung der Schleimhäute ist Apomorphin als Expectorans therapeutisch verwendet. — Ein bei diesem Gebrauch schon öfter
beobachteter übler Zufall entsteht bei Phthisikern dadurch, dass
von zu hohen Gaben Brechbewegungen und darnach Gefässzerreissungen in Cavernen, Anfälle von Hämoptoë auftreten.

Mittlere Gaben machen bei Kaninchen, die nicht brechen
können, starke Erregung und Unruhe, bei Fröschen aber kein Erbrechen. Hohe Gaben verursachen bei allen Thieren heftige epileptiforme Krämpfe, die tödtlich endigen. Kaninchen brauchen dazu
einige Centigramme, Hunde Decigramme. — Das Apomorphin ist
darnach ein Gift, das hauptsächlich auf die in der Medulla oblongata
gelegenen Centra erregend wirken soll.

Bei örtlicher Application soll Apomorphin die direkt betroffenen
Theile lähmen, so die Muskeln. Im Bindehautsack entstehen starke
Reizungserscheinungen und darnach Pupillenerweiterung.

Siebert: Dissertation, Dorpat 1871.
Riegel und Böhm: Deutsch. Archiv klin. Medicin, 9, pag. 211.
Quehl: Dissertation, Halle 1872.
Reichert: Philadelphia medical Times 1879 und 1880.
Jurasz: Deutsch. Archiv klin. Medicin, 16, pag. 41.
Rossbach: Berlin. klin. Wochenschr. 1882, Nr. 19.

Apocodein — dem Apomorphin analog gebildet — wirkt nach
Guinard nicht brechenerregend. Widersprechende Angaben sind
durch schlechte, Apomorphin-haltige Präparate bedingt. Apocodein
gleicht in den Wirkungen dem Codein, wirkt mehr narkotisirend,
weniger tetanisch.

Guinard: Lyon medic. — ref. Virchow's Jahresber. 1893, I, pag. 426. — Bestätigend sind die Angaben von Toy: Semaine med. 1895.

§ 197. Emetin. Radix Ipecacuanha.

Das Emetin kommt zu 3 bis 4 procent in der Wurzel von
Cephaëlis Ipecacuanha, einer Rubiacee Brasiliens (Neu-Granada) neben
Cholein, Cephaëlin, viel Gerbsäure etc. vor. — Es ist für die prak-

tische Toxikologie wenig wichtig. Eine zusammenfassende Untersuchung gibt:

Podwyssotzki: Archiv exp. P. Ph. 11, pag. 231. (Literatur!)
Meyer (und Williams): ibidem 13, pag. 80 und 14, pag. 332. (Blut-Veränderung.)
Kobert: ibidem 15, pag. 22. (Muskelwirkung.)
Chemisches bei Podwyssotzki: Pharmac. Zeitschr. Russland 1880, pag. 1.
Pander: Dissertation, Dorpat 1871.
Zinoffski: Dissertation, Dorpat 1872.
Kunz: Archiv der Pharmacie 1887, pag. 461 und
Dragendorff: Ermittelung .. pag. 204. — Weitere Literatur im Text.

Das Emetin, im Handel als ein weisses Pulver vorkommend,
das nach Podwyssotzki mit einer Gerbsäure und deren Zersetzungsprodukten verunreinigt ist, ist in kaltem Wasser fast gar nicht,
wenig in warmem Wasser, leicht in Alkohol und Aether löslich: die
Lösung reagirt alkalisch und schmeckt stark kratzend. Von Alkalien
wird es aus den Lösungen der Salze fast vollständig gefällt.

Von der Wirkung des Cephaëlins ist nur wenig bekannt (siehe
unten). — Nach den vorliegenden Untersuchungen kann man die
Wirkung des Emetins der der ganzen Brechwurzel gleich setzen.

Das Emetin hat stark örtlich reizende Wirkung, die sich bei
Verarbeitung der Brechwurzel, so beim Stampfen, Sieben etc. sehr
unangenehm geltend macht: es kommt zu schweren Reizungen der
sichtbaren Schleimhäute, so der Augen, die schon bis zur Bildung
von Cornealgeschwüren geführt hat: sodann der Mundhöhle und der
Athmungswege. Speichelfluss, Brennen in Mund und Rachen, Oppressionsgefühl auf der Brust, mühsames Athmen, Husten sind die
leichteren Zeichen, die sich unter ungünstigen Bedingungen noch
weiter steigern können. Auch auf der Haut machen Salben aus
Emetin oder Ipecacuanha-Pulver Reizungserscheinungen, deren Grad
mit der Dauer und anderen Umständen zunimmt: Hyperämie, Papeln,
zuletzt selbst Pustelbildung. Bei besonders empfindlichen Menschen
soll schon das Pulver Hautstörungen machen. — Selbstverständlich
kommen örtliche Erscheinungen nach der subcutanen Injektion:
Schmerz, Schwellung, Eiterung etc.

Die Ipecacuanha wird als Brechmittel (0,2 bis 0,5) benützt: doch
ist diese Wirkung nicht immer sicher hervorzurufen. — Das Erbrechen
ist ein sogen. reflektorisches, d. h. es wird durch die starke örtliche
Reizung der Magenschleimhaut ausgelöst. — Die Begleiterscheinungen, die nach den anderen Brechmitteln sich einstellen, folgen
auch auf die Darreichung der Ipecacuanha, als Speicheln, Collaps-
erscheinungen, (seltene) Durchfälle. Wo das Erbrechen ausbleibt,
können die Darmerscheinungen, auch der Collaps schwerer werden.

Wahrscheinlich wird Emetin nur in geringen Mengen vom Darm
aus resorbirt: denn die Allgemeinerscheinungen sind bei Thieren
nach intravenöser Injektion sehr schwere. Von den Einzelwirkungen
auf Warmblüter ist vor Allem wichtig die von H. Meyer constatirte
Blutveränderung: die Kohlensäure nimmt ab, d. h. es vermindert
sich wohl die Alkalescenz, durch Anhäufung saurer Produkte des
intermediären Stoffwechsels (siehe oben pag. 20). Weiter erfolgt
starke Senkung des Blutdruckes (wie bei Antimon), von der die gelegentlichen schweren Darmstörungen mit abhängig sind (siehe oben
pag. 31 unten und 32 ff.). Die Herzaktion ist anfänglich noch gut
in Ordnung und erst im weiteren Verlauf wird das Herz selbst er-

griffen und gelähmt. Man hat in einzelnen Fällen, in denen auf grössere Gaben das Erbrechen ausgeblieben ist, starke Durchfälle eintreten sehen, die zuletzt sogar blutig wurden. Dies ist wohl neben der örtlichen Reizung auch auf die starke Erweiterung der Darmgefässe zu schieben. Entsprechend hat man bei intravenöser Injektion des Emetins bei Thieren die Schleimhaut, besonders des Dünndarms, stark geschwellt und dunkelroth injicirt gefunden: auch Geschwüre sind in einzelnen Fällen beschrieben. — Man hat früher der innerlichen Darreichung der Ipecacuanha eine specifisch anämisirende Wirkung auf die Lungen zugeschrieben und daher deren Anwendung gegen Hämoptoë empfohlen! Vielleicht ist diese Meinung aus Thierversuchen entstanden, bei denen die Lungen blutleer gefunden wurden, weil das Blut in den maximal erweiterten Unterleibsgefässen sich angehäuft hatte!

Bei allgemeiner Vergiftung (Hund und Katze etwa 0,05 bis 0,1 pro Kilo) erfolgt unter beginnender Schwäche und rasch zunehmender Lähmung fast ohne alle weiteren Zeichen in 20 bis 30 Minuten der Tod. Auf alle Fälle muss dabei centrale Lähmung mit im Spiele sein; denn auch Frösche werden schnell und allgemein ohne auffallende örtliche Störungen gelähmt. Die genauere Analyse ergibt, dass das Emetin alle Organe und Apparate ausser Funktion setzt: die Respiration erlischt vor der Herzaktion, so dass künstliche Athmung das Leben um etwas verlängert. Aber auch der Herzmuskel wird bald darnach geschwächt und in Diastole still gestellt. Weiter werden die quergestreiften Muskeln vom Emetin ergriffen und gelähmt. All das ist direkte Emetinwirkung, nicht durch die primäre Blutveränderung ausgelöst, weil auch beim Frosch mit grosser Schnelligkeit die Lähmungszeichen sich einstellen.

Das Cephaëlin ist von Paul und Cownley dargestellt und von R. B. Wild physiologisch untersucht (Pharmac. Journ. and Transactions 1894, pag. 112. 1895, pag. 691 ibidem pag. 435 [Wild]; siehe auch Merck's Bericht über 1894, pag. 50 und 1895, pag. 73). Es wirkt im Allgemeinen wie das Emetin, ruft den Brechakt schon in kleineren Gaben, aber auch erst nach längerer Zeit (bis 10 mgr erst in 1^h) hervor. Die Secretionen regt es bei allgemeiner Darreichung weniger an als Emetin. Der Collaps soll nach Emetin schwerer sein. — Die ungünstige Einwirkung auf's Herz ist gleich: die Muskellähmung vom Cephaëlin stärker (siehe auch Lancet 23. Novbr. 1895, pag. 1274). (Cephaëlin ist $C_{14}H_{20}NO_2$; Emetin gilt als Methylcephaëlin $C_{15}H_{22}NO_2$.)

Anhang zu Emetin: Ueber die Alkaloide der Lycoris radiata (Morishima in Archiv exp. P. Ph. 40, pag. 221):

Die in Japan vorkommenden Lycoris-Arten (Amaryllideae) gelten dort als giftig. Sie enthalten zwei Alkaloide, von denen nur das eine, Lycorin $C_{32}H_{32}N_2O_8$ physiologisch wirksam ist. Es wirkt dem Emetin ähnlich, bei Fröschen allgemein lähmend, bei Säugethieren macht es starke Reizungszustände an Magen und Darm, Erbrechen und Durchfälle, neben denen sich die Zeichen allgemeiner centraler Lähmung entwickeln; an letzterer gehen die Thiere zu Grunde.

§ 198. Rhizoma Hydrastis. — Hydrastin und Hydrastinin.

Von der Hydrastis canadensis, einer nordamerikanischen Ranunculacee, ist das bewurzelte Rhizom in Amerika seit lange arzneilich, auch technisch als Farbstoff benützt. Das aus dem Rhizom hergestellte Fluid-Extrakt ist bei uns durch Schatz (1883) als Heilmittel empfohlen und seitdem in unsere Arzneibücher aufgenommen (Archiv Gynäkologie 22. 1883, pag. 135). Eine ausführliche monographische Darstellung ist von Kuno von Bunge als Dorpater Dissertation 1893 in den Arbeiten des pharmakol. Instituts Dorpat, edit. Kobert Bd. XI—XII. 1895, pag. 119 (Literatur pag. 245) veröffentlicht.

Als die wirksamen Bestandtheile des Rhizoma Hydrastis sind 3 Alkaloide isolirt: Berberin (siehe nächsten Paragraph); Hydrastin, gegen 1,5 procent, wovon ein Drittel frei, zwei Drittel an Säure gebunden sein sollen; Canadin, oder Xanthopuccin.

Hydrastin und Berberin sind seit 1862 bekannt. Canadin ist erst von E. Schmidt: Archiv Pharmacie 232. 1894, pag. 136, isolirt.

Hydrastin, $C_{21}H_{21}NO_6$, im Wasser fast unlöslich, sehr leicht in Chloroform, gut in Benzol, ziemlich in Aether und Alkohol löslich, zerfällt beim Kochen mit verdünnter Salpetersäure in Opiansäure und Hydrastinin. Es ist dem Papaverin und besonders dem Narcotin chemisch nahe verwandt. Aus $C_{21}H_{21}NO_6 + O + H_2O$ wird $C_{10}H_{10}O_5 + C_{11}H_{13}NO_3$ (Freund und Will: B. B. 1886, pag. 2797, und 1887, pag. 89). — Von den Salzen des Hydrastins wird das mit HCl benützt; es ist links drehend.

Hydrastinin: $C_{11}H_{13}NO_3$, in Alkohol, Aether, Chloroform sehr leicht, schwerer in heissem Wasser löslich, gibt mit HCl ein gut lösliches Salz, das citronengelb gefärbt, leicht in Wasser löslich ist: die stark verdünnte Lösung fluorescirt blau. — Es ist optisch inaktiv. — Es ist der Struktur nach ein Methylenäther des Brenzkatechins, an welchem noch die Seitengruppen CHO (Aldehyd) und CH_2—CH_2NHCH_3 angelagert sind: also $C_6H_2 \! {O \atop O} \! CH_2$, CHO, $C_2H_4NHCH_3$.

Das Hydrastin ist physiologisch untersucht von Marfori (A. e. P. Ph. 27, pag. 166), von E. Falk (Therap. M.-H. 1890, pag. 319, und Virchow's Archiv 190, pag. 399), von Philipps und Pembrey (Proceedings of the physiological Society, 16. Jan. 1897), u. A. — Es erregt bei Fröschen zuerst Reflexsteigerung und Tetanus, worauf vollständige Lähmung folgt. Nach Falk wirkt es lokal lähmend auf die Muskulatur, nach anderen Autoren nicht. — Weiter ist es ein ausgesprochenes Herzgift, das anfänglich die Herzthätigkeit steigert, darnach aber schwer schädigt, so dass die Thiere an Herzlähmung sterben. — Der vasomotorische Apparat wird zuerst erregt und dadurch kommt es zu reflektorischer Pulsverlangsamung (Vagus): bald aber gelähmt und daher erfolgt späterhin Absinken des Druckes. — Bei Säugethieren kommen gewöhnlich gleich Anfangs Lähmungserscheinungen und später erst ein tetanisches Stadium. — Direkter Einfluss auf den Uterus konnte von Philipps und Pembrey nicht constatirt werden.

Das Hydrastinin erregt bei Fröschen sofort centrale Lähmung. Auch die vom Kreislauf ausgeschalteten Theile sind gelähmt, bleiben aber örtlich gut reizbar. Lokale Wirkung auf periphere

Theile ist nicht nachweisbar. Das Herz wird nicht geschädigt: es schlägt etwas langsamer, aber kräftiger (Verlängerung der Diastolen). — Kaninchen werden von 0,15 pro Kilo deutlich gelähmt: die Athmung ist dabei leicht dyspnoisch. Die tödtliche Gabe beträgt 0,25 pro Kilo; die Dyspnoe nimmt stetig zu: der Tod erfolgt unter (Erstickungs-)Krämpfen. Durch künstliche Respiration ist das Leben solcher Thiere zu erhalten.

Hydrastinin macht starke und anhaltende Gefässcontraktion und dadurch Erhöhung des Blutdruckes. Reflektorisch stellt sich Verlangsamung des Pulses ein, die nach Durchschneidung der Vagi ausbleibt. — Falk in Therapeut. M.-H. 1890, pag. 19, und Virchow's Archiv 190, pag. 399.

Das Hydrastinin ist dem Cotarnin chemisch nahe verwandt. Aus $C_{11}H_{12}NO_3$ wird durch Ersetzen eines H durch OCH_3: $C_{12}H_{15}NO_4$. Es wurde darum das Cotarnin therapeutisch statt des Hydrastinin vorgeschlagen (siehe § 192): doch hat die physiologische Prüfung von Falk gezeigt, dass dem Cotarnin die gefässverengernde Wirkung des Hydrastinin nicht zukommt.

Eine neuere vergleichende Prüfung der Wirkung von Hydrastinin und Cotarnin stammt von Ronsse (Archiv internation. de Pharmakodyn. 4. Bd., pag. 207, und 5. Bd., pag. 21). Aus den zahlreichen Einzelheiten dieser Untersuchung, die im Wesentlichen mit den früheren Angaben zusammentrifft, sei kurz Folgendes hervorgehoben: Cotarnin lähmt rascher in grossen Gaben als Hydrastinin. Die Peristaltik wird von beiden Substanzen angeregt. Die Gefässverengerung, die das Hydrastinin macht, ist direkt an den Organen der Bauchhöhle zu sehen: Cotarnin hat diese Wirkung nicht. Dagegen wird beiden Alkaloiden direkte Erregung von Uterus-Contraktionen zugeschrieben.

Bei der vielfachen therapeutischen Anwendung des Hydrastinins sind bisher besondere Schadenwirkungen nicht beobachtet worden. Ronsse gibt an, dass nach grossen Gaben (0,4 l) leichte Lähmungs-Symptome, Ermüdung, Schwäche der Unter-Extremitäten, auch Haut-Hyperästhesie vorgekommen seien. — Ueber die therapeutische Brauchbarkeit siehe z. B. Kallmorgen in Zeitschrift für Geburtshilfe und Gynäk. 29. 1894.

Beim Kochen mit Kalilauge zerfällt das Hydrastinin in Hydrohydrastin und Oxyhydrastinin. Das erstere ist von Kramm (Dissert. Berlin 1893) untersucht. — Auffallend ist seine krampferregende Wirkung. Warmblüter sterben auf der Höhe eines Krampfanfalls oder nach diesem durch Athmungslähmung.

Ueber das Canadin findet sich die Literatur bei K. von Bunge auf pag. 131 ff. und 206 ff. der citirten Stelle. Nach schwankenden Angaben amerikanischer Chemiker — zuerst aufgefunden von Hale in Michigan — ist es neuerdings besonders von E. Schmidt und seinen Schülern Wilhelm und Deichmann chemisch näher studirt (Archiv Pharmacie 25. 1887; 26. 1888; 32. 1894 etc.). Von den Salzen sind das salzsaure und schwefelsaure benützt: sie sind hellgelb und leicht wasserlöslich zu sauren Lösungen. Die Base wird durch Alkalien aus den Salzlösungen als weisse Flocken und Klumpen gefällt:

sie ist durch Aether, Chloroform, Petroläther auszuschütteln. — Canadinlösungen werden durch die meisten Alkaloid-Reagentien gefällt.

Beim Frosch macht das Canadin anfängliche Reizerscheinungen, die dann in allgemeine Lähmung übergehen. Das Froschherz wird durch kleine Gaben nur verlangsamt, seine Arbeitsleistung aber nicht vermindert: grosse Gaben lähmen das Herz. — Bei Säugethieren machen kleine Gaben leichte Depressionserscheinungen, nach deren Verschwinden wieder Alles in Ordnung ist. Mittlere Gaben rufen schwere Somnolenz hervor: grosse Gaben endlich erzeugen anfänglich tonisch-klonische Krämpfe, nach deren Cessiren schwere Lähmung besteht. Auf Uterus und Gefässsystem hat Canadin keinen Einfluss. — Der Tod erfolgt durch Athmungslähmung.

§ 199. Berberin. Oxyacanthin.

Das Berberin ist eines der wenigen Alkaloide, die in sehr verschiedenen Pflanzenfamilien verbreitet vorkommen. Am reichlichsten findet es sich in den Berberis-Arten, speciell in deren Wurzel, und wird aus der Wurzelrinde unserer Berberis vulgaris fabrikmässig dargestellt (1,3 proc.). In dem Rhizom von Hydrastis canadensis wird die Menge zu 4 bis 0,2 procent angegeben: im Mittel 1,6 procent. Endlich ist es sehr reichlich in dem falschen oder Ceylon-Columbo-Holz von Menispermum oder Coscinium fenestratum. — Erwiesen ist es noch neben Columbin in der Colombo-Wurzel von Jatrorhiza Calumba (Cocculus palmatus); aus der Rinde der Leguminose Geoffroya jamaicensis wurde es zuerst unter dem Namen Jamaicin isolirt. Ebenso ist das Xanthopikrit aus der Rinde von Xanthoxylon clava Herculis mit Berberin identisch. Auch in den Knollen von Corydalis-Arten ist Berberin nachgewiesen. — Am einfachsten gewinnt man es als schwefelsaures Salz, wenn man das käufliche Fluidextrakt der Hydrastis canadensis mit überschüssiger verdünnter Schwefelsäure versetzt zur Krystallisation in die Kälte stellt.

Berberin $C_{20}H_{17}NO_4 + 4H_2O$, leicht in heissem, schwer in kaltem Wasser, gut in Alkohol, nicht aber in Aether und Chloroform löslich, gelb krystallinisch, von ausgesprochen bitterem Geschmack, optisch inaktiv. Es verbindet sich mit Alkohol, Aceton, Chloroform ... zu krystallinischen Molecularverbindungen. Seine Salze sind schwer löslich, gelbgefärbt. Charakteristisch ist das Perjodid $C_{20}H_{17}NO_4HJ, J_2$. — Chlorwasser färbt die Lösung blutroth. Mit nascirendem Wasserstoff entsteht farbloses Hydroberberin $C_{20}H_{21}NO_4$. Kalium-permanganat bildet eine Reihe von Oxydationsprodukten (bis zu $C_{20}H_{17}NO_9$ Berberilsäure). — Berberin ist wahrscheinlich ein Derivat des Isochinolins, dem Papaverin, Hydrastin, Narcotin chemisch verwandt.

Das Berberin ist in der älteren Literatur ausserordentlich gründlich behandelt (siehe z. B. Guibert-Hagen, 2. Aufl., pag. 186). Nach Selbstversuchen von Buchner vermehrt es zu 0,18 bis 0,3 nur den Appetit: zu 0,9 bis 1,25 wirke es gelind abführend. Die letztere Wirkung grosser Gaben wird von verschiedenen Autoren bestätigt. Die Thierversuche haben nichts besonders erwiesen: interessant erscheint mir nur die Angabe, dass allemal bei der Sektion der Thier auffallende Contraktion des Magens und des Darms constatirt wurde.

Neuere Untersuchungen sind: von Hirschhausen: Dissert., Dorpat 1884. Darnach soll es vom Magen-Darmtractus nicht oder nicht unzersetzt resorbirt werden. Auch bei subcutaner Application werde es durch die Galle in den Darm transportirt. — Shurinoff (Dissert., Petersburg 1885) und Curci (refer. in B. B. 1887, 20. 3. Theil, pag. 290) geben an, dass es die Körpertemperatur heruntersetzt, die Peristaltik vermehrt und schliesslich durch centrale Lähmung tödtet.

Eine neuere Untersuchung von Philipp (British medic. Journal 1895. 21. Dezbr.) gibt im Wesentlichen an, dass es ungünstig auf Herz und erregend auf den vasomotorischen Apparat wirkt. — Auch Verkleinerung der Milz ist von anderen Autoren behauptet.

Ein ausführlicheres Referat der Arbeiten über Berberin findet sich bei K. von Bunge im XI.—XII. Bande der Arbeiten des pharmakol. Institutes Dorpat, herausgegeben von Kobert; pag. 125, 135, 167 und 248.

Oxyacanthin $C_{19}H_{21}NO_3$: ein zweites Alkaloid der Berberis vulgaris ist in der im vorausgegangenen Passus citirten Dissertation von Hirschhausen's erwähnt.

§ 200. Cytisin. — Ulexin. — Sophorin. — Baptitoxin.

Mit dem Namen Cytisin wurde von Husemann und Marmé zuerst eine Basis bezeichnet, die sie aus dem Goldregen, Cytisus Laburnum, isolirten. (Das von denselben Autoren gleichzeitig dargestellte Laburnin erwies sich später als unreines Cytisin.) Hauptsächlich ist es in den reifen Früchten und in den unreifen Schoten und Blüthen, nur spurenweise in den Blättern enthalten. Weiterhin wurde es noch in verschiedenen Cytisus-Arten gefunden. Gar nicht, nach anderen Angaben nur in ganz geringen Mengen soll es in Cytisus nigricans enthalten sein (siehe unten).

Von verschiedenen Autoren wurde dann nachgewiesen, dass dasselbe Alkaloid in der Pflanzenfamilie der Papilionaceae weit verbreitet ist: so ist das Ulexin aus Ulex europaeus mit Cytisin identisch, ebenso das Sophorin der Sophora speciosa, das Baptitoxin aus Baptisia tinctoria.

Literatur: Husemann und Marmé: Zeitschrift für Chemie 1865, pag. 161. — A. Husemann: ibidem 1869. — Marmé: Göttinger gelehrte Anzeigen 1871, Nr. 14, 15.

Die weitere Literatur vollständig bei

Radziwillowicz: Arbeiten pharmakol. Institut Dorpat, herausgegeben Kobert, 2 Band, 1888, pag. 56 ff.

Kobert: Deutsche medic. Wochenschr. 1890. 8. Mai, pag. 406.

Partheil: B. B. 23, 1890, h. pag. 3201.

J. C. Plugge: J. van de Moer's Untersuchung über Cytisin und über die Identität von Ulexin und Cytisin: Archiv der Pharmacie 229, 1891, pag. 48 (auch van de M. Dissertation. Groningen 1890).

Plugge: Archiv Pharmacie 232 (1894), pag. 444 und 233, 1895, pag. 294 und 430.

Am letzt citirten Orte gibt Plugge das Vorkommen von Cytisin in folgenden Pflanzen an: Cytisus (Laburnum, alpinus, supinus, elongatus, Weldenii, sessilifolius. hirsutus, biflorus, Alschingeri, nigricans, proliferus, Adami, ratisbonensis, polytrichus) — Genista (Cytisus) racemosa, ramosissima, spicata, Ulex europaeus, Sophora speciosa, tomentosa, secundiflora, Baptisia tinctoria, australis,

Euchresta Horsfieldii, Anagyris. — Zum Nachweis wird das in
Alkohol schwer lösliche Nitrat benützt: das Rohmaterial wird zer-
kleinert mit frisch gelöschtem Kalk gemischt und das Gemenge in
einem Extraktions-Apparat mit Chloroform erschöpft, aus dem Rückstand nach Abdestilliren des Chloroforms das Alkaloid mit Wasser
ausgezogen: der wässerige Auszug filtrirt und auf dem Wasserbade
zur Trockne gebracht, dann in absolutem Alkohol aufgenommen und
mit concentrirter Salpetersäure versetzt.

Das Cytisin ist leicht löslich in Wasser, Alkohol, Chloroform,
Essigäther, schwer löslich in Benzol, Amylalkohol, Aceton, wasser-
haltigem Aether, unlöslich in reinem Aether, Petroläther, Schwefelkohlenstoff. — Der Schmelzpunkt liegt bei 152 bis 153° C. Es ist
links drehend (etwa $\alpha_D = -120°$ für die freie Basis, $-82°\,40'$ für
das Nitrat). Es ist eine zweisäurige Base, bildet zwei Reihen von
Salzen, die meist gut krystallisiren. — Von den gewöhnlichen Alkaloid-
fällungsmitteln wirken die meisten fällend (Goldchlorid, die Kalium-
doppeljodide des Cd, Bi, Hg, die Phosphorwolframsäure und Pikrinsäure, Jodjodkalium...

Platinchlorid fällt nur concentrirte Lösungen. Wichtig ist für
den Analytiker, dass Cytisin zwei Reihen von Platindoppelsalzen bildet
$CytH_2PtCl_6$ und $Cyt_2H_2PtCl_6$. — Als charakteristische Reaktion
wird folgende angegeben: Man übergiesst das trockne Salz vorsichtig
mit starker Eisenoxyd-Ammoniak-Alaun-Lösung: es entsteht Rothfärbung, die (beim Verdünnen mit Wasser verschwindet) auf Zusatz
einiger Tropfen Wasserstoffsuperoxyd verschwindet: durch Erwärmen
auf dem Wasserbad entsteht Blaufärbung, die durch Kalilauge definitiv verschwindet, durch Ammoniak in Purpur übergeht.

Zu untersuchen hat man in gerichtlichen Fällen besonders das
Erbrochene und den Harn. Die Ausscheidung ist in 24 Stunden
vollendet.

Ueber die Constitution ist aufgeklärt, dass das eine N secundär,
das andere tertiär (oder quaternär?) gebunden ist; durch Destillation
mit Natronkalk ist ein basisches Oel $C_9H_{13}N$ erhalten, das eine Pyridin-
base sein soll. — Die empirische Formel ist $C_{11}H_{14}N_2O$.

Ueber die physiologischen Wirkungen vergleiche man besonders
die oben erstcitirten Arbeiten von Husemann und Marmé und
Radziwillowicz, dann Prevost und Binet in Revue medicale
de la Suisse romande 1887. Streng: Therap. M.-H. 1888, pag. 465.

Die Vergiftungen beim Menschen sind bisher ausnahmslos durch
irrthümlichen Gebrauch der verschiedenen Theile von Cytisus Laburnum zu Stande gekommen: Kinder haben die Schoten, die Samen
zerkaut oder die Wurzel für Süssholz gehalten: auch der Gebrauch
der Blüthen zum Aromatisiren für Backwerk, statt der Blüthen von
Akazien hat zu Vergiftungen geführt. Nach Rosenthal (Heilpflanzen aller Länder, Erlangen 1862, pag. 987, citirt bei Radziwillowicz, pag. 94) soll die Milch von Ziegen giftig sein, die in Dal-
matien den dort einheimischen Cytisus Weldeni abgeweidet haben (?).
— Marmé hat aus der Literatur 52 Fälle, Radziwillowicz 131 zusammengestellt: — ob allerdings alle Fälle richtig diagnosticirt sind, ist
von Radziwillowicz selbst zuweilen durch Fragezeichen angezweifelt.

Die Erscheinungen bestehen vor Allem in bald auftretender
Nausea und Erbrechen: die dabei bestehenden Schmerzen im Magen
und Darm überdauern manchmal Tage lang die sonst rasch vorüber-

gehenden Erscheinungen. — Gleichzeitig mit den Brechanfällen kommen Mattigkeit, Angstgefühl, Schwindel, Blässe der Haut, Cyanose der Lippen; sehr häufig sind Zuckungen im Gesicht, Verdrehen der Augen: nur in einzelnen schweren Fällen sind tonische Krämpfe berichtet: kühle Haut, kalte Schweisse, Neigung zu Schlaf, Somnolenz; auch Zusammensinken, Bewusstlosigkeit ist beobachtet. Diarrhoe besteht nicht immer, aber in vielen Fällen: einzeln wird schwere Gastroenteritis angegeben. — Das Verhalten der Pupille ist inconstant, meist ist sie erweitert.

Im Grossen und Ganzen erscheint bei Durchmusterung der Krankengeschichten die Symptomatologie nicht so übereinstimmend und gleichartig, wie man das von einem Gifte erwarten sollte. — Der Ausgang ist beim Menschen meist ein günstiger, woran wohl wesentlich das von dem Gifte ausgelöste Erbrechen mit betheiligt ist. Es werden in der Zusammenstellung von Radziwillowicz vier Todesanfälle angeführt, wovon indess zwei — ein Kind starb am 9. Tage, ein anderes zeigte bei der Sektion eine Magenruptur — nicht mit Sicherheit auf das verschluckte Gift bezogen werden können.

Die Analyse der Einzelerscheinungen hat Folgendes ergeben: bei subcutaner Application zeigen Säugethiere hauptsächlich Störungen der Athmung, die zuerst kurzdauernd beschleunigt, dann aber bald deutlich vermindert und endlich gelähmt wird; der Tod erfolgt durch Respirationsstillstand und ist darum durch künstliche Athmung zu verzögern.

Weiter erfolgt bei Thieren durch subcutane Application anfänglich eine starke Erhöhung des Blutdruckes, die durch centrale Reizung des vasomotorischen Apparates bedingt ist. Rückenmarksdurchschneidung, sowie grosse Gaben von Chloral heben diese Wirkung auf. — Peripherisch scheint das Cytisin auf die Gefässweite keinen Einfluss zu haben. — Das Herz selbst wird bei Thieren so gut wie gar nicht angegriffen.

Das Erbrechen hält Radziwillowicz für ein centrales, d. h. für direkt in der Medulla oblongata ausgelöst. Für diese Annahme spricht die sonst constatirte Wirkung des Cytisins auf die Medulla oblongata, dagegen die von Radziwillowicz selbst constatirte Thatsache, dass nach Durchschneidung des Rückenmarks in der Höhe des 3. Brustwirbels auch noch Erbrechen eintritt. (Nach Knaut: Dissert., Dorpat 1885 werden durch diesen Schnitt die Bahnen vom Brechcentrum zum Magen durchtrennt.) Auch die Höhe der Gaben, die bei allgemeiner und stomachaler Verabreichung brechenerregend wirken, spricht — verglichen mit dem Apomorphin — nicht gerade für diese Annahme.

Eine Wirkung auf den Darm hat Radziwillowicz vom reinen Cytisin nicht gesehen (Diarrhoen, Entzündung). Es sind darum die bei Menschen gesehenen Darmerscheinungen nach diesem Autor auf einen anderen Bestandtheil des Goldregens zurückzuführen. Mir erscheint diese Annahme nicht zwingend. Hält man das Erbrechen nach Cytisin für ein peripherisches, so kann man auch von den in den Magen aufgenommenen Rohstoffen Darmreizung annehmen. — Die Secretionen scheinen durch das Cytisin vermehrt zu werden: für die Speichelung ist das immer zu constatiren.

Eine ganz eigenartige Wirkung hat Cytisin auf das Blut: verdünnt man eine Probe 1:100 mit Wasser und theilt dieselbe in zwei

Hälften, deren eine man mit einem Cytisinkrystall versetzt, so findet man, dass diese letztere Probe viel später reducirt (Oxyhämoglobin zu reducirtem Hämoglobin verwandelt) wird, als die normale Blutprobe: das Cytisin verzögert die Reduktion des Sauerstoffhämoglobins. Näher geprüft oder physiologisch verwerthet ist diese Angabe von Radziwillowicz nicht. — (Siehe auch bei Strychnin.)

Das Cytisin wird sehr schnell durch den Harn ausgeschieden. Im Magen ist bei subcutaner Application von Radziwillowicz nichts nachgewiesen.

Das Cytisin ist schon verschiedentlich therapeutisch empfohlen. Als Brechmittel wird man es nicht weiter versuchen. Aber auch die Prüfung des Cytisins als ein Mittel, das die peripherischen Gefässe verengern soll (Kräpelin: Neurol. Centralblatt 1888, Januar), hat keine therapeutisch brauchbaren Ergebnisse geliefert. Nach Streng (Therap. M.-H. 1888 pag. 465) kommt dem Cytisin in Milligrammdosen diese Wirkung beim Menschen gar nicht zu.

Von einer Behandlung der Cytisin-Vergiftung ist nicht viel zu sagen. Wenn Erbrechen nicht bald eintritt, so ist dasselbe rasch in der unschuldigsten Form einzuleiten: eventuell der Magen auszuspülen. Gegen die drohenden Lähmungserscheinungen kann man die künstliche Respiration versuchen.

§ 201. Strychnin-Gruppe. Strychnin. Brucin.

I. Strychnin und Brucin finden sich in verschiedenen Arten des Genus Strychnos, die im tropischen Asien und Afrika einheimisch sind. — Es ist sehr interessant, dass die in Südamerika einheimischen Arten derselben Gattung Strychnos weder Strychnin noch Brucin, dagegen die merkwürdigen Curare Alkaloide enthalten. — Die Strychnos-Arten gehören zur Familie der Loganiaceen. — Am reichsten an den beiden Alkaloiden sind die Brechnüsse und die Ignatiusbohnen d. s. die Samen von Strychnos nux vomica und Str. Ignatii.

II. Strychnos nux vomica ist ein Baum mittlerer Grösse, in Vorder- und Hinterindien einheimisch. Er enthält Strychnin im Holz, in der Rinde und in den Samen. — Die Früchte haben die Form einer Pfirsich, in deren Fruchtfleisch 4 bis 6 Stück Samen liegen, grau, etwa von der Grösse eines Zweipfennigstückes, etwas unregelmässig geformt, häufig von der Gestalt eines flachen Schälchens. Charakteristisch ist die leicht filzige Oberfläche (Haare). Sie heissen Krähenaugen und dienen gepulvert zum Vertilgen von Raubzeug.

Sie enthalten 0,5 bis 1,1 procent Strychnin, 0,1 bis 1,1 procent Brucin. Aus ihnen wird eine Tinktur, 1 zu 10 und ein festes Extrakt bereitet.

Die Rinde von Strychnos nux vomica soll gegen 2,4 procent Brucin, nur wenig Strychnin enthalten. Sie wurde mit der sogen. Angostura-Rinde, der Rinde von Galipea officinalis. die als Tonicum und Febrifugum dient, verwechselt und als falsche Angostura-Rinde auch Ursache tödtlicher Vergiftung. — Das Holz endlich soll als sogen. Schlangenholz im Handel vorkommen. Für gewöhnlich aber wird als Schlangenholz die Wurzel von Strychnos colubrina bezeichnet.

Strychnos Sancti Ignatia, oder Str. amara, ein Strauch auf den Philippinen, liefert die Fabae Ignatii, Ignatiusbohnen, die neben viel Strychnin (gegen 1,5 procent) nur geringe Mengen von Brucin enthalten.

Die Samen von Strychnos Tieuté auf Java haben fast nur Strychnin; ebenso sollen alle Theile von Strychnos Icaya nur Strychnin liefern. — Dagegen ist in manchen Strychneen nur Brucin enthalten, so in dem Ipoo-Pfeilgifte (Malakka). Manche Strychnos-Arten sind giftfrei.

Ueber weitere strychnin-haltige Pfeilgifte berichten H. und C. G. Santesson (Archiv d. Pharmacie 1893, pag. 593 ff.): Blay-Hitam ist die malayische Bezeichnung für eine schlingende Strychnos, woraus das Ipoo-Pfeilgift bereitet wird. — Ralph. Stockman (Pharmac. Journal and Transactions 1894, Nr. 1229. 561) beschreibt malayische Pfeilgifte (aus Strychnos-Arten), die wie Digitalis und Curare wirksam sind.

III. Strychnin, $C_{21}H_{22}N_2O_2$, sehr schwer in Wasser löslich (2500 kochend, 6600 kalt), nicht in absolutem, aber ziemlich in wässerigem Alkohol, gut in Chloroform, wenig in anderen Lösungsmitteln löslich, bildet gut krystallisirende Salze, deren wässerige Lösungen durch ätzende und kohlensaure Alkalien gefällt werden. Es lässt sich aus den alkalisch gemachten Lösungen durch Chloroform oder Benzin ausziehen, auch auf Thierkohle durch Schütteln festhalten, der man es dann durch kochenden, 80—90 procentigen Spiritus entziehen kann. Von den meisten Alkaloid-Reagentien wird es gefällt. — Concentrirte Schwefelsäure löst es farblos: diese Lösung gibt mit einer Spur Kaliumbichromat eine blauviolette Farbe, die nach und nach in blau und grün übergeht. Dieselbe Reaktion geben auch andere O-abgebende Stoffe, so MnO_2, PbO_2, übermangansaures Kali, Ceroxyd etc.

Das Brucin, $C_{23}H_{26}N_2O_4$, ist in Wasser viel besser als Strychnin, aber immer noch schwer löslich, leicht löst es sich in absolutem und verdünntem Weingeist, auch in Chloroform. — Die Angabe von Sonnenschein (B. B. 8, pag. 212), Brucin gehe durch Behandeln mit Salpetersäure unter Abspalten von H_2O und CO_2 in Strychnin über, ist durch ein Versehen (strychnin-haltiges Brucin) entstanden und unrichtig.

Brucin löst sich in concentrirter Schwefelsäure farblos: Salpetersäure macht diese Lösung roth, die Farbe geht durch viel Salpetersäure schnell in gelb über: Zinnchlorür (und andere Reduktionsmittel) ändern diese Lösung in purpurroth. Durch Chlorwasser wird Brucinlösung rosenroth.

Ferrocyankalium fällt aus einer stark salzsauren Lösung das Strychnin quantitativ aus, während Brucin in Lösung bleibt. — Letzteres wird durch Salpetersäure vom specifischen Gewicht 1,05 durch kurzes Erwärmen zerstört, Strychnin aber nicht (Gerock: Archiv Pharmacie 27. 1889, pag. 158).

IV. Die Constitution des Strychnins ist trotz vieler darauf gerichteter Untersuchungen noch nicht vollständig aufgeklärt. — Nach gewissen Reaktionen ist es wahrscheinlich, dass im Strychnin die Gruppe $N—C=O$ als Glied eines Ringes enthalten ist. Wird Strychnin (durch Einwirkung von Natriumalkoholat) hydrirt zu $C_{21}H_{24}N_2O_3$, so geht die genannte Gruppe in HNCOOH über, es entsteht die Strychninsäure, die ungiftig ist. Man hat darum dem Atomcomplex

NC=O die charakteristische Strychninwirkung zugeschrieben, welche Annahme noch durch gewisse Analogien unterstützt wurde[1]). Weitere Untersuchungen haben aber gezeigt, dass trotz dieser Beweisstücke der gezogene Schluss von Constitution auf physiologische Wirkung nicht zutreffend ist. Durch elektrolytische Reduktion geht das Strychnin in Strychnidin (und Tetrahydrostrychnidin) über. Das erstere $C_{21}H_{24}N_2O$ enthält die Atomgruppe N—CO wahrscheinlich nicht mehr, ist aber ein sehr ausgesprochenes Krampfgift, dessen Wirkung die des Desoxystrychnins $C_{21}H_{26}N_2O$ sehr deutlich übertrifft. Diese letzte Verbindung hat aber die NCO·Gruppe noch. — Dagegen ist das durch elektrolytische Reduktion in stark schwefelsaurer Lösung erhaltene Dihydrostrychnolin $C_{21}H_{28}N_2$ kein Krampfgift mehr von der Art des Strychnins. — Eine zusammenfassende Darstellung der sehr umfänglichen chemischen Literatur über Strychnin siehe z. B. in dem Buch von Brühl-Hjelt-Aschan: pag. 241 bis 282.

Strychnin und Brucin sind einsäurige, tertiäre Basen. Das Brucin enthält zwei Methoxygruppen, das Strychnin keine; — beide sind linksdrehend. — Den auffallend bitteren Geschmack soll das Brucin noch stärker besitzen als das Strychnin.

V. Die Gelegenheiten zur Strychnin-Vergiftung sind mannichfaltig. Gar nicht selten wird Strychnin von Mördern verwendet: Schauenstein erzählt einen solchen Fall bei Maschka (pag. 624[2]). Auch zu Kindsmord ist es gebraucht. Selbstmorde stellt derselbe Autor 50 und insgesammt gegen 260 bekannt gewordene Vergiftungsfälle mit Strychnin bis zum Jahre 1880 zusammen, so dass Schauenstein mit Recht den Ausspruch, Strychnin könne wegen der Bitterkeit nicht zu Vergiftungen verwendet werden, als durch die Erfahrung widerlegt bezeichnet. — Strychnin dient vielfach zum Vergiften von Raubzeug (Füchse, Marder, Krähen, auch Ratten ...): Dadurch ist es einmal den Verbrechern zugängig, zum andern passiren Unglücksfälle durch Versehen, Verwechselung u. s. w. Auch medicinale Vergiftungen sind häufig vorgekommen, besonders wieder durch Verwechselung mit anderen Arzneimitteln (Chinin, Santonin, Seydlitzpulver etc.), auch durch zu hohe Gaben und zu lange fortgesetzte Darreichung (cumulative Wirkung des Strychnins).

VI. Die auffallendste Störung, die das Strychnin macht, sind die schweren allgemeinen Streckkrämpfe. Das Vergiftungsbild ist so charakteristisch, dass man geradezu die Wirkung anderer Gifte strychninartig nennt. — Zuerst stellen sich gewisse Prodromi ein, Angstgefühl, Zittern, Empfindlichkeit gegen grelles Licht, dann kommt bald ein

---

[1]) Die in der Strychnin-Literatur hieher bezogenen Thatsachen sind folgende: Während das Piperidin HNC_5H_{10} im wesentlichen lähmend wirkt, ist nach Schotten (B. B. XXI. 2, 1888, pag. 2243 und 44) das Oxypiperidin oder Piperidon von der Formel $HN{CO\ CH_2CH_2 \atop CH_2CH_2}$ ein deutliches Krampfgift. — Dasselbe ist von dem analog gebauten Pyrrolidon $HN{CO\ CH_2 \atop CH_2CH_2}$ erwiesen, während das Pyrrolidin C_4NH_9 diese Wirkung gar nicht besitzt. (Gabriel: B. B. XXIII. 1, 1890, pag. 1773.) — Beide Verbindungen enthalten die NCO Gruppe in einem Ring! — Weitere analoge Verbindungen sind auf gleichartige physiologische Wirkung nicht geprüft.

[2]) Siehe weitere berühmte Giftmorde bei Taylor: Die Gifte, übersetzt von Seydeler, III. Bd., pag. 316.

eigenartiges Gefühl von Ziehen, Steifigkeit, meist vom Nacken ausgehend und rasch über den ganzen Körper sich verbreitend: auch
Schlingbeschwerden, Sprechstörungen sind beschrieben. Diese Vorboten können ganz unbeachtet bleiben. Plötzlich kommt, meist durch
einen äusseren Anstoss ausgelöst, wie etwa eine rasche Bewegung,
eine rauhe Berührung der erste Krampfanfall in Form eines ausgeprägten Opisthotonus. Der Kopf ist nach hinten gezogen, der Rücken
gehöhlt, Beine und Arme gestreckt, Brust und Bauch bretthart. Der
Anfall dauert von 30 bis etwa 80 Secunden, manchmal auch mehrere
Minuten; das Bewusstsein ist bei den ersten Anfällen nicht gestört:
diese sind darum sehr schmerzhaft und schwer beängstigend für die
Vergifteten. Nach dem Anfall besteht Müdigkeit und starke Muskelschmerzen. — Trismus (Kieferklemme) kommt gar nicht oder erst
sehr spät vor. Selten sind Schreikrämpfe. Immer sind im Anfall
die Augäpfel vorgetrieben, die Pupillen erweitert, das Gesicht meist
blau, der Puls beschleunigt (um 120) und klein. — Die Anfälle wiederholen sich in Pausen von einer oder wenigen bis zu vielen Minuten.
Manchmal haben die Kranken das Vorgefühl des wiederkommenden
Anfalls. Sie verlangen festgehalten oder stark gerieben zu werden:
dies löst keinen Anfall aus, wohl aber kann ein solcher auf eine viel
leisere Berührung kommen. Erst nach mehreren starken Anfällen
schwindet das Bewusstsein. Der Tod kann auf der Höhe eines Anfalls, (etwa der dritten bis zehnten) durch Athmungsstillstand eintreten: dies ist bei ungünstigem Ausgang das häufigere Vorkommniss:
seltener stellt sich nach einer Reihe von schweren Krampfanfällen
ein Lähmungszustand ein, in dem die Reflexerregbarkeit vollständig
erloschen, die Respiration aufgehoben ist, die Herzthätigkeit aber zunächst noch weiter geht. In diesem Stadium ist durch künstliche
Respiration das Leben zu verlängern.

Selten — aber sicher beobachtet — ist Emprosthotonus, auch
Pleurotonus, Vorwärts- oder Seitwärtsstellung des Rumpfes im Krampfanfall.

1. Die Erscheinungen kommen nach Aufnahme des Giftes in
wenigen Minuten, drei, fünf, aber auch 30 Minuten bis 1 Stunde ist
angegeben: selten später. Der Tod erfolgt in 1 Stunde (25 procent
der tödtlich Vergifteten), in 2 bis 3 Stunden (50 procent), selten erst
nach 6 bis 7 Stunden und nur ausnahmsweise noch später. Wendet
sich die Vergiftung günstig, so werden die Intervalle zwischen den
Krampfanfällen länger, letztere selbst kürzer und weniger intensiv:
in wenigen Stunden ist die Gefahr beseitigt. Die Kranken erholen
sich rasch: Müdigkeit, Schmerzen, eine gewisse Steifigkeit in den
Muskeln bleiben noch einige Tage zurück.

2. Von Einzelwirkungen ist zuerst der bittere Geschmack hervorzuheben, der bei Verdünnung 1:10000 sehr intensiv, noch bei
1:100000 merklich ist und selbst bei noch höherer Verdünnung erkannt werden kann. Auch im Magen soll Strychnin die Secretion
steigern und eigenartige Empfindungen auslösen, die man als Hunger-
gefühl gedeutet hat. Das Strychnin ist sogar als appetit-verbessern-
des Mittel gegeben worden. — Am Darm soll es die Peristaltik vermehren. — Brechmittel versagen bei Strychnin meistens den Dienst:
doch ist, besonders nach pulverförmig verschlucktem Strychnin, spontanes Erbrechen vorgekommen. — Selten besteht Speichelfluss.

3. Die Athmung wird schon vor den Krämpfen vertieft und beschleunigt. Auf der Höhe eines schweren Tetanus sistirt sie ganz: langsam setzt sie dann wieder ein und wird nach und nach wieder weit über die Norm tiefer und rascher, so dass die Kohlensäureausgabe dadurch auf das Dreifache des Normalen ansteigen kann.

4. Eigenartig sind die Angaben über den Gasgehalt des Blutes. Es ist nämlich unmittelbar nach einem Krampfanfall das Blut für kurze Zeit auffallend sauerstoffarm, welche Veränderung nach einigen Minuten wieder aufgehoben ist. Kionka nimmt darum die schon von George Harley ausgesprochene Hypothese an: Brucin und Strychnin sollen bei direktem Contakt die Fähigkeit der Hbs., Sauerstoff zu binden, verringern: auch das den Thieren nach dem Krampfanfall entnommene Blut soll sich erst nach längerem Schütteln wieder deutlich arterialisiren. — Eine weiter hierher gehörige Wirkung aufs Blut (die auch vom Cytisin erwiesen ist) ist die folgende: Versetzt man das mit Wasser 100:1 verdünnte Blut mit einem Strychnin-Krystall, so wird solches Blut viel langsamer reducirt als das nicht mit Strychnin versetzte normale Blut. (Harley: Lancet 1856 Juni und Radziwillowicz in Arbeiten pharmakolog. Instituts zu Dorpat II. 1888, pag. 71). — Diese höchst merkwürdigen Angaben verdienen weitere experimentelle Bearbeitung.

5. Die Herzthätigkeit ist im Anfang verlangsamt, durch centrale Vagus-Wirkung (Sigm. Mayer: Wiener Akad. Ber. 1871. 64. Bd., pag. 663). Das Herz selbst wird vom Strychnin nicht gelähmt (Steiner: Archiv Anatomie u. Physiol. 1874, pag. 482), sondern erregt (Maragliano: Centralblatt medic. Wissensch. 1882, Nr. 41). Während des Anfalls ist der Puls klein und frequent und bleibt so in den Intervallen. — Das vasomotorische Centrum ist schon vor Eintritt der Krämpfe erregt und darum der Blutdruck erhöht. Diese Blutdruckerhöhung bleibt nach hoher Rückenmarkdurchschneidung aus, ist also centralen Ursprungs: auch an curaresirten Thieren tritt sie auf. Bei jedem Krampfanfall steigt der Blutdruck, um rasch wieder zu fallen. Bei hohem Blutdruck ausgeführte Reizung eines sensiblen Nerven bedingt vorübergehend weitere Erhöhung. — Auch grosse Gaben lähmen das vasomotorische Centrum nicht (Mayer). Nach Kionka dagegen fällt bei Kaninchen der Blutdruck bald ab und bleibt niedrig durch Lähmung der Vasomotoren.

6. Die Frage, wo die Krämpfe ausgelöst werden, ist bestimmt dahin zu beantworten, dass überall im Rückenmark die Reflexapparate verändert, leichter erregbar werden. Freusberg (A. c. P. Ph. 3, pag. 204) hat bei Hunden mit durchschnittenem Rückenmark die Krämpfe nach Strychnin auch an den hinter der Schnittstelle gelegenen Theilen auftreten sehen: dasselbe ist an Fröschen nach der Decapitation beobachtet. — Die Frage, ob es sich um Steigerung der Erregbarkeit oder um wirkliche Erregung durch Strychnin handle, kann hier nicht eingehend discutirt werden. Sowohl das vorhandene Versuchsmaterial sowie allgemeine Ueberlegungen sprechen dafür, dass es sich nur um Erhöhung der Erregbarkeit handelt. Nach Durchschneidung der hinteren Rückenmarkswurzeln bleiben die Krämpfe aus (Mayer: Zeitschr. rationelle Medicin 5, pag. 257): ebenso wenn man einen Strychnin-Frosch absolut erschütterungsfrei auf einem besonderen Träger unter einer Glasglocke verwahrt. — Die „physiologische" Besprechung des Strychnins von Eckhard siehe in

Handbuch der Physiologie II. a, pag. 40 ff. Von neueren Besprechungen: Houghton und Muirhead: American medical News, Juni 1895.

7. Sehr merkwürdig ist die Angabe von Meihuizen, dass bei Fröschen, deren Rückenmark vom Gehirn getrennt ist, nach Strychnin-Vergiftung die Reflexerregbarkeit für den chemischen Reiz normal bleibt (einfaches Zurückziehen der in halbprocentige Schwefelsäure eingetauchten Pfote), während auf taktile Reize das Thier in Tetanus verfällt. Im weiteren Verlauf nimmt sogar die Erregbarkeit für den chemischen Reiz ab (Pflüger's Archiv 7, pag. 201). — Dasselbe ist für Codein durch Schröder bewiesen (Arch. exp. P. Ph. 17, pag. 122), gilt also wohl allgemein für die Krampfgifte, bei denen es sich um Steigerung der Reflexerregbarkeit handelt.

8. Die Körpertemperatur steigt. Die zahlreichen Angaben hierüber sind von Högyes (A. e. P. Ph. 14, pag. 122) zusammengestellt. Schon einige Minuten nach der Injektion, vor Beginn der Krämpfe hebt sich bei Thieren die Temperatur und erreicht in wenigen Minuten den Stand, um welchen herum sie nun längere Zeit schwankt. Merkwürdiger Weise wird angegeben, dass während des Tetanus die Temperatur stehen bleibt oder nur um wenig weiter steigt, ja bei Falk sind sogar Versuche citirt, in denen die Temperatur fiel. Diese Angaben sind bestätigt von Kionka (Archives internat. de Pharmacodyn. vol. V. 1898, pag. 112). Das erste Stadium des Ansteigens erreicht nach Kionka sein Maximum nach 15 bis 50 Minuten, worauf dann die langsame Temperatursenkung folgt. Diese kann schon während der Krämpfe und sogar schon vor denselben sich einstellen. Schon im ersten Stadium ist die Wärmeabgabe (calorimetrisch gemessen) beträchtlich gesteigert, noch mehr natürlich die Produktion, im zweiten Stadium überwiegt die Wärmeabgabe.

9. Auch noch auf anderen centralen Gebieten erfolgt Erhöhung der Reizempfindlichkeit. Dies ist z. B. für den Geruchssinn angegeben (siehe pag. 85). — Von Lichtenfels wird Steigerung des Tastsinnes beschrieben. — Für den Lichtsinn ist dasselbe schon lange behauptet und sogar therapeutisch zur Besserung von krankhafter Verminderung der Sehschärfe verwendet (Nagel, Tübingen 1871). In neuerer Zeit hat Dreser in Selbstversuchen im gleichen Sinne festgestellt, dass die Unterschiedsempfindlichkeit für verschiedene Intensitäten homogenen Lichtes nach Strychnin verschärft wird und zwar besonders für die schwachen Lichtreize (A. e. P. Ph. 33, pag. 251). Vergl. auch: Filehne: Pflüger's Archiv 83. pag. 369.

10. Ueber den Schwund des Glykogenbestandes durch die Strychninkrämpfe hat zuerst Rosenbaum (Dissertation, Dorpat 1871: unter Böhm) Versuche angestellt, die dann später von verschiedenen Seiten bestätigt worden sind (siehe pag. 57). Führt die Vergiftung in kurzer Zeit zum Tode, so kann man in den Muskeln noch Glykogen finden. Dauern aber heftige Krämpfe einige Zeit an, so ist nicht nur das Leberglykogen, sondern auch das Muskelglykogen vollständig verschwunden. Zucker ist dann in der Leber und im Blute noch nachzuweisen.

11. Zahlreiche Angaben in der Literatur behaupten übereinstimmend, dass nach den Strychnin-Krämpfen Lähmung sich einstellt. Eine ausführliche kritische Besprechung dieser Frage gibt Poulsson im Archiv exp. P. Ph. 26, pag. 22. — Zunächst ist er-

wiesen, dass die beiden Froscharten sich verschieden verhalten. Bei Beiden kommt auf etwas höhere Gaben (von 1 mgr an) zuerst ein Krampfstadium und dann Lähmung. Bei Temporaria stellen sich sehr bald heftige und sehr lange andauernde Tetanus-Anfälle ein, denen erst nach 1 bis 2 Stunden Lähmungszustand folgt. Der vorher durchschnittene Ischiadicus zeigt sich jetzt noch von derselben Stromstärke reizbar wie vor der Vergiftung. Aber er ist leicht zu erschöpfen, zu ermüden, so dass nach wenigen Reizungen der Erfolg ausbleibt. — Bei Esculenta dagegen kommt vor dem Tetanus ein Vorstadium erhöhter Unruhe, Erregbarkeit, dann folgt das Stadium der tetanischen Anfälle, das aber um so kürzer ist, um so geringere Zahl von Anfällen aufweist, je höher die Gabe: schon nach 10 bis 20 Minuten und selbst schneller kommt Lähmung. Jetzt ist, wenn erst die den Krämpfen folgenden Muskelzuckungen ganz vorüber sind, kein motorischer Nerv, auch wenn derselbe vor der Vergiftung durchschnitten war, noch erregbar. Das Strychnin wirkt also deutlich curare-artig, d. h. direkt lähmend auf die motorischen Nervenendapparate. — Die geschilderten Erscheinungen sind regelmässiger bei Esculenta als bei Temporaria, bei welch letzterer Froschart grosse Strychnin-Gaben nicht allemal die Curare-Wirkung hervorbringen.

Betreffs der Ergebnisse von Versuchen, die Santesson über die Ermüdbarkeit der Nervenendapparate durch lange Zuckungsreihen nach Strychnin und Brucin erhalten hat, verweise ich auf Archiv exp. P. Ph. 35, pag. 57.

Auch bei Säugethieren ist die Lähmung nach dem tetanischen Stadium erwiesen. Es ist nämlich bei energischer und fortgesetzter künstlicher Respiration möglich, den Säugethieren sehr grosse Mengen von Strychnin zuzuführen, ohne dass der Tod sofort eintritt (Richter: Zeitschr. ration. Medicin 18. 1863, pag. 76; Leube und Rosenthal: Archiv Anatomie u. Physiol. 1867, pag. 629 ...; Richet: C. R. 91. 1880, pag. 131; Vulpian: C. R. 94. 1882, pag. 555). — Vulpian hat bis zu 0,09 Strychnin pro Kilo eingeführt: die Krampfanfälle werden kurz und lassen bald ganz nach. Die Herzaktion wird dann regelmässig und geht — schwach — weiter. Die Erregbarkeit der motorischen Nerven ist bald vollkommen erloschen, bei schwächeren Dosen nur stark vermindert: die Muskeln aber noch direkt erregbar (Curare-Wirkung).

Des Näheren ist über die Art dieser allgemeinen Lähmung im Spätstadium der Strychnin-Wirkung anzugeben, dass sie als Curare-Wirkung allein nicht erklärt werden kann. Auch Rana temporaria ist gelähmt, obwohl deren Nervenendapparate nicht funktionslos sind, während beim Säugethier die Lähmung schon vollständig ist, wenn die motorischen Nerven noch reizbar sind. Auch um einfache Erschöpfung kann es sich nicht handeln, weil man beim Frosch durch Einsetzen in strychnin-haltiges Wasser den Tetanus Tage lang unterhalten kann (Archiv Anatomie u. Physiol. 1884, pag. 331). Vergiftet man einen Frosch mit schwacher Strychnin-Dosis, 0,05 mgr, so dass langdauernder Tetanus folgen muss, und lähmt alsbald nach Ausbruch der Krämpfe die Hautsensibilität durch Cocain-Pinselung, so zeigt sich sofort Lähmung: ein gesunder Frosch, gleichartig mit Cocainlösung behandelt, hat keine Lähmungszeichen. (Siehe über diese Spätlähmung auch die Ansichten von M. Verworn: Archiv Anatomie u. Physiologie, Physiol. Abth. 1900, pag. 385.)

12. Erwähnt sei endlich noch, dass nicht von allen Stellen Tetanus ausgelöst werden kann: Reizung der Eingeweide macht beim Strychnin-Frosch keine Krämpfe (die Empfindungsnerven der Eingeweide gehen nicht durch's Rückenmark).

13. Periphere Apparate werden nach allen Erfahrungen vom Strychnin nicht erregt. Speciell sind die Muskel-Nerv-Endapparate im Anfange der Strychnin-Wirkung nicht erhöht reizbar. Bindet man in die Aorta descendens des Frosches eine Kanüle ein und spritzt nach Zuklemmen der einen Art. iliaca das eine Hinterbein mit dünner Strychnin-Kochsalzlösung aus, so zeigt bei gleichartiger Reizung der beiden N. n. ischiadici das Strychnin-Bein die geringere Erregbarkeit, die continuirlich weiter abfällt. — Auch die sensiblen Endapparate werden vom Strychnin direkt nicht angegriffen.

VII. Die Empfindlichkeit für das Strychnin ist ganz allgemein: es scheint alle Lebewesen schädlich zu beeinflussen, aber nicht so stark wie Chinin. Frösche zeigen sich besonders empfindlich, schon auf einige Hundertel Milligramm kommen die Krämpfe. — Bei Menschen werden die minimal letalen Dosen etwa von 0,03 an gerechnet: d. h. es können darnach tödtlich endigende Krämpfe sich einstellen. Viel grössere Gaben sind aber überstanden worden, so bei dem von Atlee (Boston medic. Journal 15. Dezbr. 1870) beschriebenen Fall, wobei über 1 gr Strychnin genommen war: der Magen war gefüllt und ein Brechmittel war kräftig wirksam. Um etwa 0,2 herum liegen die fast sicher letal wirkenden Gaben. Kinder sind schon von einigen Milligrammen tödtlich vergiftet worden. — Neugeborne Thiere sind nach übereinstimmenden Angaben für Strychnin sehr wenig empfindlich, siehe z. B. Zeitschrift für Biologie 10, pag. 447. — Als tödtliche Dosis wird bei subcutaner Application angegeben pro Kilo Thier: für Kaninchen 0,6 mgr, für Hunde und Katzen 0,75 mgr, für Füchse 1 mgr, für Frösche 2,0 mgr, Fische 12, Schlangen 20, Fledermäuse 40 mgr. — Schnecken sollen vom Strychnin gar nicht ergriffen werden.

VIII. Der Sektionsbefund bietet nichts charakteristisches. Am auffallendsten ist die stark entwickelte Todtenstarre, die Tage lang andauern soll. Ja es findet sich die Angabe, dass an einer nach 2 Monaten exhumirten Strychnin-Leiche (J. Parsons Cook, bei Taylor-Seydeler l. c.) die Extremitäten starr und steif gefunden wurden.

Das Blut soll meist noch flüssig sein. In den Lungen sind häufig Blutextravasationen (Ekchymosen) constatirt: ob man sie als Infarkte auffassen kann, ist zweifelhaft (siehe pag. 45 und 46). Am Centralnervensystem ist nichts besonderes erwiesen: es wird venöse Ueberfüllung des Gehirns und seiner Häute angegeben, ein Befund, der wie der Lungenbefund zu dem Gesammtbilde der Erstickung gehört. Ob in der grauen Substanz des Rückenmarks, die vom Strychnin besonders ergriffen werden soll, etwas auszeichnendes gesehen worden ist, ist mir nicht bekannt. Siehe X. unten.

IX. Der sichere Nachweis der Strychnin-Vergiftung ist natürlich neben der klinischen Symptomatologie durch den Nachweis des Giftes in der Leiche oder im Erbrochenen zu erbringen. — Bei dem ersten Punkte, Verwechselung der Strychnin-Vergiftung mit anderen krankhaften Zuständen ist Folgendes kurz zu bemerken: ähnlich wie eine Strychnin-Intoxikation sieht ein Anfall von Tetanus traumaticus (oder idiopathischem Tetanus) aus. Doch verläuft der letztere Tetanus viel langsamer, erstreckt sich auf Tage, ja auf viele Tage. Beim Wundstarrkrampf besteht vor Allem Trismus, der Stunden lang dauern kann, darnach sind die Nacken- und Extremitätenmuskeln stark ergriffen. während die Brustmuskeln nur wenig verändert, die Respirationen nicht gänzlich behindert sind. Der Anfall dauert länger und die Pausen zwischen zwei Anfällen sind grösser als beim Strychnin-Tetanus, bei dem der Trismus ganz fehlt oder erst bei den späteren Anfällen kommt und nur so lange wie der Tonus der übrigen Muskeln dauert. — Bei epileptischen Krämpfen fehlt das Bewusstsein: auch deren Verlauf ist anders, sie wiederholen sich nicht so typisch. Hysterische Krämpfe sind fast nur klonischer, selten tetanischer Art. Die seltenen Fälle von Vergiftung mit Cicutoxin, Pikrotoxin und anderen Krampfgiften, sowie die noch möglichen Verwechselungen mit Krampfzuständen bei Gehirnblutung, bei Entzündungszuständen der Gehirn- und Rückenmarkshäute können nicht eingehend besprochen werden. — Nur in sehr seltenen Fällen wird die klinische Diagnose dem Kundigen Schwierigkeiten machen.

X. Ueber das Schicksal des Strychnins wird angegeben, dass es vom Magen aus unverhältnissmässig stärker wirke als bei subcutaner Application (Jochelsohn-Rossbach). Dagegen haben Seelheim und Knoke (Dissertationen, Kiel 1898 bei Falck) Einsprache erhoben. Sie behaupten nach zahlreichen Kaninchenversuchen, dass die stärkste Wirkung bei intravenöser Application eintritt. Die Gaben, die zu gleicher Wirkung subcutan nothwendig sind, sind anderthalb bis zweimal so gross — vom Magen aus aber ist die zwölf- und noch mehrfache Dosis nothwendig. Sie erklären die abweichenden Angaben durch Eindringen des Giftes in die Luftwege. — Ueber die Vertheilung des resorbirten Strychnins liegen Versuche vor von Masing (Dissertation Dorpat 1868), von Dragendorff (Beiträge zur gerichtl. Chemie 1872, pag. 185 ff) und von Ipsen (Vierteljschr. gerichtl. Medicin 3. F., Bd. IV). Die Ersten finden im Blute immer sehr wenig, die grösste Menge von Strychnin aber in der Leber. Ipsen dagegen findet viel Strychnin im Blute, und in der Leber nur ungefähr die Menge, die dem Blutgehalt entspricht. In den Nieren ist häufig, aber nicht immer, die Strychninmenge sehr hoch. Im Gehirn findet Dragendorff-Masing nichts. Im Erbrochenen ist Strychnin noch nach 10 Stunden nachgewiesen, ebenso spät im Magen und im oberen Dünndarm. — In den Harn geht Strychnin erst sehr spät über: wurden Thiere täglich mit kleinen Mengen vergiftet, so erschien erst am 3. oder 4. Tage im Harne Strychnin und dauerte nach aufgehobener Zufuhr auch solange im Harne nach. Das Strychnin wird also sehr lange im Körper zurückgehalten, was mit den klinischen Erfahrungen über seine cumulative Wirkung übereinstimmt. In den Fäces ist kein Strychnin gefunden. Das Strychnin wird durch den Speichel ausgeschieden (Gay, Centralbl. medic. Wissensch. 1867, pag. 49) und auf diese Ausscheidung ist vielleicht die lange Auffindbarkeit im Magen zu beziehen. — Ob diese ansehnliche Ausscheidung etwas auch therapeutisch zu benutzen ist, wurde bisher nicht diskutirt. Gay findet Strychnin in der grauen Masse der Medulla spinalis, oblongata und im Pons varolii, nicht aber in den übrigen Gehirntheilen. — An eine Zersetzung im Thierkörper glaubt Dragendorff nicht.

XI. Zum Nachweise soll mit verdünnter Schwefelsäure oder Salpetersäure ausgezogen und die neutralisirte Flüssigkeit eingedampft werden. Nach dem Alkalisiren wird mit Benzin oder Chloroform ausgezogen. — Neben den chemischen Nachweismethoden benutzt man besonders auch die physiologische Prüfung des isolirten Alkaloides an Fröschen und an Katzen. — Das Strychnin soll bei der Fäulniss nicht zerstört werden. Indess ist die Isolirung aus verwesenden Hundekadavern nicht gelungen, wenn auch ein Extrakt gewonnen wurde, das Frösche tetanisirte. In den berühmten Giftmordprozessen Palmer-Cook und Demme-Trümpy ist Strychnin nicht gefunden. (Siehe auch Ranke in Virchow's Archiv 75, pag. 1.) Die Strychnin-Isolirung aus thierischen Flüssigkeiten und Leichentheilen ist eine schwierige Aufgabe, die aber nach Dragendorff's Angaben allemal gelingen soll.

XII. Die Behandlung der Strychnin-Vergiftung weist eine aussergewöhnlich umfangreiche Literatur auf, die von Boeck im Handbuch der Intoxikationen pag. 488 zusammengetragen hat. Die Entfernung des Giftes ist möglichst rasch anzustreben. Man kann dies durch Brechmittel oder durch die Schlundsonde. Die ersteren sind nicht immer wirksam: Apomorphin ist subcutan schon mit Erfolg gegeben. Von der Einführung der Schlundsonde wird mit Recht gefürchtet, dass dadurch die Krämpfe zum Ausbruch kommen können. Von chemischen Gegengiften ist keines sicher wirksam. Gerbsäure, das meist empfohlene Mittel, gibt nur eine schwer lösliche Verbindung: man soll es in der 20 bis 30 fachen Menge des gebrauchten Strychnins geben. Es sind keine Beweisstücke in der Literatur dafür vorhanden, dass das Tannin einen sicheren Erfolg gehabt habe. — Mehr wird das Jod empfohlen, das mit Strychnin einen Niederschlag gibt: letzterer soll aber in Säuren und in der Wärme sich wieder auflösen. Die Dosis ist 10 bis 30 Tropfen in Wasser, alle 10 Minuten. Zu den älteren Empfehlungen kommt neuerdings eine solche aus Zürich (Habel in München. medic. Wochenschr. 1898, pag. 7), wo Jodtinktur und Bromkalium nebst der späten Magenspülung verwendet wurde. — Es kam nach einigen Tagen zu Hb-Urie und Harnverhaltung: beides nur die Folgen des Jodes. — Thierkohle wurde gegeben: sie sollte mechanisch das Strychnin an sich binden, doch ist neuerdings nicht mehr davon die Rede. Das Chlor endlich, das das Strychnin zerstören soll, hat in Thierversuchen keine entscheidenden Ergebnisse geliefert.

Von dynamischen Gegengiften ist das Curare früher vorgeschlagen und gebraucht, wird aber jetzt nicht mehr verwendet. Es wirkt nur in grossen lähmenden Gaben, die schliesslich vollständige Paralyse und dadurch den Tod bedingen. (Schroff: Wien. medic. Jbüch. 1872, pag. 420.)

Wichtiger und jetzt noch hauptsächlich gebraucht sind die Betäubungsmittel: Opium, Chloroform und Chloral.

Das Opium macht nach übereinstimmenden Berichten in mittleren Gaben (Dosen von etwa 0.05) einen raschen Nachlass der schweren Erscheinungen: auch von diesem Mittel ist neuerdings wenig mehr die Rede.

Die jetzt meist verwendeten Antidota sind Chloroform und Chlorhydrat. — Das erstere ist schon gleich nach seiner Verwendung

als Betäubungsmittel auch bei der Strychninvergiftung gebraucht
worden: es liegen zahlreiche Berichte in der Literatur vor, dass
schwere Vergiftungen rasch und glücklich beendigt wurden. Vor
Allem ist es in der Narkose möglich, die Schlundsonde einzuführen
und den Magen gründlich auszuspülen, was bei Vergiftungen in London
auch mit Erfolg ausgeführt ist. — Natürlich ist das Chloroform für
sich selbst wieder ein bedenkliches Gift: so endigte der von Weyrich
berichtete Fall (St. Petersburg. med. Zeitschr. 1869, pag. 125) tödtlich
durch Herzlähmung. -- Man wird wohl in geeigneten Fällen das
Chloroform anwenden, besonders auch deshalb, weil es die schweren
subjektiven Zeichen der Strychninvergiftung mildert.

Das Chloralhydrat, das gleichfalls schon mit gutem Erfolg in ernsthaften Fällen verwendet ist, wurde in Thierversuchen von Liebreich,
dann von Schroff (Wien. med. Jbüch. 1872, pag. 420) und von
Husemann (A. e. P. Ph. 6, pag. 426) geprüft. Letzterer gibt an,
dass die mehrfache letale Dosis von Strychnin durch Chloral über-
wunden werden kann. Gegeben wurde 2,0 anfangs und allemal
1,0 nachfolgend, wenn die Krämpfe es nothwendig machten.

Das Bromkalium, von Husemann empfohlen, ist gleichfalls
schon mit Erfolg verwendet: an Sicherheit der Wirkung steht es den
beiden vorausgenannten nach. Es ist mit Chloralhydrat zusammen
gegeben und auch hiervon Günstiges berichtet worden, doch ist auch
wieder die Meinung ausgesprochen, Bromkali verzögere die Ausscheidung des Strychnins und bewirke das Auftreten von Spätkrämpfen
(Hessling: Dissertation Göttingen 1877, bei Husemann).

Vom Atropin, Hyoscyamin, Aconitin, Physostigmin wird jetzt
Niemand mehr Gebrauch machen. Ebenso werden Präparate des
Tabaks oder des indischen Hanfs gegenüber dem Chloroform und
Chloral zurückstehen.

Endlich ist noch von der künstlichen Respiration angegeben,
dass sie lebensrettend bei Strychninvergiftung wirke. Ein Theil der
Literatur ist oben (Lähmung nach Strychnin) angegeben: dazu noch
Rossbach-Jochelsohn: Pharmak. Untersuch. Würzburg I. Bd. 1873,
pag. 92. Pauschinger: Archiv (Anatomie und) Physiologie 1878,
pag. 401. Die Schlussfolgerungen der verschiedenen Autoren stimmen
nicht überein. Sicher ist, dass künstliche Athmung das Leben verlängert, sehr wahrscheinlich, dass es den Eintritt der Krämpfe verzögert, diese selbst milder auftreten lässt und darum wirklich bei
schwächeren Giftdosen lebensrettend wirkt. Dagegen soll damit bei
schweren Intoxikationen gegen die eintretenden Lähmungssymptome
nichts gedient sein. Gegen diese Folgerung ist wohl nichts einzu-
wenden, da ja in der That das Strychnin sehr lange im Körper zurückgehalten wird. Aber es ist dann auch nicht einzusehen, inwiefern
das Chloroformiren oder das Chloralhydrat lebensrettend wirksam sein
kann. — Interessant ist die Angabe von J. Ranke, dass die Strychninkrämpfe aufhören sollen, wenn man einen constanten galvanischen
Strom absteigend durch das Rückenmark schickt. — Therapeutisch ist
diese Angabe meines Wissens nach nicht versucht worden.

Ueber chronische Strychninvergiftung macht Förster (Dissertation Greifswald 1898 bei Schulz) eigenartige Angaben. Es traten
bei den Versuchspersonen (Studirenden) auf: Kopfschmerz, Unlust

und Unfähigkeit zu geistiger Arbeit, Zerstreutheit, Vergesslichkeit,
Schmerzen in den Armmuskeln, auch klonische Contraktionen; unregelmässige Darmfunktion, Conjunctivitis. Näheres im Original.

Das Methylstrychnin, das als quaternäre Base schon im § 142
genannt ist, hat eine specielle Bearbeitung durch J. Faure im Böhm'-
schen Institut erfahren (Dissertation, Dorpat 1880). Diese Untersuchung
hat darum ein besonderes Interesse, weil die Meinung ausgesprochen
war, das Curarin könne Methylstrychnin sein. — Die Untersuchung
hat sehr deutlich die curareartige Wirkung im Allgemeinen erwiesen,
doch ist diese viel schwächer als vom Curarin und bei Säugethieren
überhaupt nur von grossen Gaben. — und rasch vorübergehend — zu
sehen. Bei einem Hunde war 0,08 subcutan ohne alle Wirkung: 0,05
intravenös machte fast momentan Lähmung, von der aber in wenigen
Minuten wieder vollständige Erholung eintrat: 0,08 intravenös tödtete
sehr rasch. — Die Flüchtigkeit der Wirkung hängt wohl mit der raschen
Wiederausscheidung zusammen. — Am Frosch, besonders auch am
Herzen sieht man die Curarinwirkung. Die specifische Alteration der
Schlagfolge durch Muscarin wird vom Methylstrychnin nicht verändert.
Sehr merkwürdige Angaben über die combinirte Wirkung beider Gifte
auf's Froschherz und den Herzvagus siehe im Original und Archiv
exp. P. Ph. 15, pag. 453.

Brucin.

Literatur: Falck: Vierteljschr. ger. Medicin 1875, pag. 78.
      Husemann: Archiv exp. P. Ph. 9, pag. 429.
      Santesson: Arch. exp. P. Ph. 35, pag. 57 (Literatur!)
      Reichert: American med. News 1893, 8. April.

Brucin ist ein Gift, dessen Wirkungsweise im Grossen und
Ganzen der des Strychnins gleicht, nur ist die tetanisirende Aktion
des Brucins wesentlich schwächer (40 bis 50 mal), die lähmende Wirkung dagegen viel entschiedener und deutlicher ausgebildet. Auch
die verschiedenen Thierklassen verhalten sich gegen Brucin verschieden: es entstehen deshalb etwas andere Reaktionsbilder als vom
Strychnin.

Bei Rana tempor. macht Brucin nur in grossen Gaben Krämpfe,
bei Esculenta bringt es solche nie hervor: manchmal sieht man primäre Steigerung der Reflexe. Kleine Gaben machen auch bei Temporaria keinen Tetanus. Bei Esculenta kommt durch Brucin rasch
maximale Lähmung der Nervenendapparate und damit allgemeine
Lähmung zu Stande, was bei der Temporaria erst später nach dem
tetanischen Stadium sich einstellt. Gaben unter 1 mgr wirken auf
Temporaria überhaupt nicht: 1 bis 3 mgr erhöhen die Reflexerregbarkeit: dann folgt nach etwa 30 Minuten das tetanische Stadium.
Auf Gaben über 5 mgr folgt die vollständige Lähmung bald auf die
Krämpfe. — Bei Säugethieren wirkt Brucin tetanisirend, aber wesentlich schwächer als Strychnin. — Auch das Lähmungsstadium nach
dem Tetanus ist erwiesen. — Es hat sehr geringe praktische Bedeutung: Näheres bei den von Santesson citirten Autoren

------

Strychninhydrür: Trägt man Natrium in eine siedende
alkoholige Lösung von Strychnin, so entsteht eine kleine Menge eines
neuen Alkaloides, dem der obige Namen gegeben ist. Es wirkt aus-

gesprochen lähmend und führt durch Athmungsstillstand bald zum
Tode. — Dreser im Tageblatt der Braunschweiger Naturforscher-
Versammlung 1897.

§ 202. Colchicin.

Colchicin ist bisher nur in Colchicum-Arten nachgewiesen
(von denen verschiedene in den Mittelmeerländern einheimisch sind).
Am meisten Interesse hat für uns das Vorkommen in der Herbstzeitlose, Colchicum autumnale, die auf allen etwas feuchten Wiesen
als lästiges Unkraut wächst und ausgezeichnet ist durch die eigenartige zeitliche Anordnung der Generationsvorgänge: im Spätsommer
erscheint aus der tief im Boden sitzenden Knolle die lilafarbige Blüthe,
im folgenden Frühjahr treiben dann die Blätter aus, die die viel-
samige, dreifächerige Kapselfrucht umschliessen. Die im Juni reifen
Samen sind kugelig-eiförmig, dunkelbraun, haben etwa 2 mm Durchmesser. Die Zwiebeln sollen kurz vor der Blüthe, im August am
giftreichsten sein: auch die Blüthen enthalten viel Colchicin, 0,6 procent, ebenso die Blätter; am häufigsten führen zu Vergiftung die
reifen Samen, mit 0,2 bis 0,3 procent. — Seit dem vorigen Jahrhundert wird die Herbstzeitlose als Arzneimittel gebraucht. Während
früher die Knollen orientalischer Arten als bulbi Hermodactyli (von
Colchicum variegatum?) in Verwendung waren, sind jetzt fast nur
noch die Samen in Gebrauch — in Frankreich auch die Knollen.
Gebräuchlich ist ein weingeistiges und ein mit Essig hergestelltes Extractum. Tinktur, Vinum und Acetum sind 1 : 10 bereitet.

In der Herbstzeitlose sind zwei Alkaloide enthalten, das ungiftige
Colchicein und das wirksame Colchicin. Letzteres ist jetzt rein dar-
gestellt (von Houdé und von Zeisel), es wird aus der Chloroform-
Lösung mit Petroläther oder mit Aether ausgefüllt.

Colchicein ist Acetotrimethylcolchicinsäure: Colchicinsäure hat
die Formel $C_{15}H_9NH_2(OH)_3COOH$ und wird aus einem Theil Cholchicin durch Erhitzen mit drei Theilen dreissigprocentiger Salzsäure hergestellt. Colchicein ist darnach $C_{21}H_{23}NO_6$ und das Colchicin als
Methylester des Colchiceins hat die Formel $C_{22}H_{25}NO_6$. Die Constitution des Colchicins ist noch nicht aufgeklärt: wahrscheinlich ist
der N nicht in einem (Pyridin- oder Chinolin-) Ring, sondern in einer
offenen Seitenkette enthalten. Irgend welcher Gruppe von Alkaloiden
lässt es sich weder physiologisch noch chemisch anreihen.

Das Colchicin krystallisirt zusammen mit Chloroform, 2 Cholchicin + 3 Chloroform: aus dieser Verbindung kann das Chloroform
durch Erwärmen entfernt werden: es hinterbleibt dann eine hellgelbe,
rissige Masse. Wahrscheinlich ist das im Handel vorkommende krystallinische Colchicin nach der Darstellungsweise diese Chloroform-
Verbindung. Es löst sich langsam aber reichlich in kaltem und
heissem Wasser zu einer schön gelben, stark färbenden Lösung. Sehr
leicht löslich ist es in Chloroform, Alkohol und Holzgeist, schwer löslich in Aether und Amylalkohol, fast unlöslich in Petroläther und
Essigäther.

Reines Cholchicin schmilzt etwa bei 145° C.; es schmeckt sehr
bitter, ist links drehend. Starke Mineralsäuren färben die Lösung
gelb: fügt man zur Lösung in concentrirter Schwefelsäure einen
Tropfen Salpetersäure, so wird die Lösung grün, blau, violett, wein-

roth, gelb. — In concentrirter Salpetersäure löst sich Colchicin violett.
— Mit verdünnter Schwefelsäure erwärmt zerfällt Cholchicin in Methylalkohol und Colchiccin. — Es wird nicht durch Platinchlorid, wohl
aber durch Goldchlorid gefällt. Sehr empfindlich sind saure Lösungen
gegen Phosphormolybdänsäure, Jodjodkalium, Kaliumwismutjodid,
Goldchlorid, Gerbsäure. Chlorwasser gibt in der wässerigen Lösung
einen gelben Niederschlag, der sich in Ammoniak orangefarben löst.
Gegen Fäulniss, wie gegen saure Gährung ist Colchicin sehr wider-
standsfähig und noch nach Monaten nachgewiesen. — Als Lösungs-
mittel ist besonders Chloroform empfehlenswerth, in das Colchicin
schon aus der sauren Lösung übergeht: vorher reinigt man durch
Ausschütteln mit Petroläther. — Näheres in den Büchern von Dragendorff, Otto etc.

Die tödtliche Gabe wird verschieden angegeben. Nach Jacobi
beträgt sie für Kaninchen 0,007, für Hunde 0,001 pro Kilo, für
Katzen nur ½ bis 1 mgr. Für den Menschen soll sie um etwa 1 mgr
pro Kilo liegen. Doch ist angegeben, dass Menschen von 0,66 Extractum seminum gestorben sind, woraus sich bei etwa 3 procent
Colchicin eine wesentlich höhere Empfindlichkeit ergäbe: es wären
dann schon etwa 2 ctgr Colchicin tödtlich gewesen. Dies scheint mir
auch die richtigere Annahme; schon einige mgr machen bei therapeutischen Versuchen Darmwirkung. Auf alle Fälle muss man mit
der stark giftigen Substanz äusserst vorsichtig sein!

Die Vergiftungen des Menschen geschehen durch unvorsichtige
arzneiliche Verwendung. Bekannt ist der in Strassburg 1887 vorgekommene Fall Flocken: berichtet in: Neuer Pitaval 1890 Bd. 23.
Weiter sind durch Verwechselung der officinellen Colchicum-Präparate
mit anderen Arzneistoffen (Vinum chinae . . .) und besonders auch
durch den Genuss der Samen und der Blätter von Kindern Unglücksfälle vorgekommen. Auch zu Selbstmord ist die Tinktur schon benützt: siehe Husemann's Toxikologie, Casper's gerichtliche Medicin.
Endlich ist behauptet worden, dass die Milch von Ziegen und Kühen,
die Herbstzeitlosenblätter fressen, colchicinhaltig werde und schwere
Vergiftung erzeuge (?). Siehe hierzu Pharmaceut. Jahrb. 1875) 10. Jahrgang) pag. 487. — Colchicin soll früher als verfälschender Zusatz im
Bier vorgekommen sein. Es ist über diesen Punkt eine sehr umfängliche Literatur vorhanden, auf die ich aber, da die Frage jetzt nur
mehr akademisches Interesse hat, nicht näher eingehe. Siehe: Dragendorff: Herbstzeitlose im Bier, Frankfurt 1877.

Verschiedene Unklarheiten, die in den Angaben über die Giftwirkung des Colchicins vorhanden waren, sind jetzt durch die Erkenntniss aufgeklärt, dass aus dem reinen Colchicin durch Stehen an
der Luft und durch die Oxydations-Wirkung des lebenden Organismus ein Oxydationsprodukt entsteht: Oxydicolchicin, das die eigentlich physiologisch wirksame Substanz ist. — Wahrscheinlich sind die
früheren Versuche mit einem solchen, verunreinigten Präparate angestellt. Dadurch wird die grosse Differenz in den Angaben über
die letale Dosis verständlich, die nach älteren Autoren (Dragendorff, Rossbach) zu 5 bis 15 mgr für den Frosch normirt ist,
während nach Jacobi der Frosch von reinem Colchicin noch 0.1
tolerirt. — Dieses Oxydicolchicin löst sich in Chloroform und wird
daraus durch Petroläther vor dem Colchicin als brauner harziger, an
der Gefässwand anklebender Niederschlag gefällt.

Die Ergebnisse der Thierversuche mit Colchicin liefern ein gut übereinstimmendes Resultat.

Kaltblüter (Frösche) zeigen sich gegen ganz reines Colchicin ausserordentlich unempfindlich: bis zu 40 mgr subcutan, auf einmal injicirt, rufen fast keine Erscheinungen hervor. Nach 50 mgr werden die Thiere etwas schlaff, wohl auch gelähmt, erholen sich aber wieder. — Anders nach Oxydicolchicin oder einem Präparat, das dieses enthält. Zuerst kommt (in etwa ½ Stunde) gesteigerte Reflexerregbarkeit, nach etwa 1 bis 1½ Stunden ist ein Zustand der Muskulatur ausgebildet, wie nach Veratrin: sehr verlängerter Zuckungsverlauf, § 184: gleichzeitig kommen fibrilläre Zuckungen. In späteren Stadien treten Reflexkrämpfe auf, die Anfangs kurz dauernd und klonisch, später tonisch sind. Erst im Laufe eines Tages bildet sich vollständig sensible und motorische Lähmung aus. Zuletzt stirbt das Herz. Oertliche Application auf die äussere Haut hat keine Aufhebung der Sensibilität zur Folge. Siehe unten.

Bei Warmblütern sind Colchicin und Oxydicolchicin etwa gleich wirksam. Auffallend ist das späte Eintreten der Erscheinungen, die erst 2 bis 2½ Stunden und später nach der Application beginnen. Höher stehende Thiere (Katzen) zeigen deutlich lebhafte Schmerzausbrüche, Heulen, Krümmen des Rückens: dann kommt bei Hunden und Katzen starkes Erbrechen und wiederholte Kothentleerung, bei Kaninchen Unruhe und Speichelfluss. All diese Zeichen können erst bis 5 Stunden nach Beibringung des Giftes sich einstellen und kommen in gleicher Weise, ob subcutan oder per os die Application erfolgt. Die Defäcation ist anfangs fest (und bleibt so beim Kaninchen), wird aber später immer dünner. Diese Darmerscheinungen können gleichmässig durch Stunden anhalten und sich steigern. — Bei allen Thieren bildet sich allmählig, gleichgiltig, ob anfänglich Unruhe sich geäussert hat oder nicht, im Laufe einiger Stunden ein Zustand vollständiger Empfindungslosigkeit und Lähmung aus. Die Thiere liegen wie im tiefsten Schlaf, ertragen jede passive Lage, reagiren nicht auf die schmerzhaftesten Eingriffe; erhobene Extremitäten fallen wie die eines tief Chloroformirten herab. Dieses Stadium tiefer Narkose dauert Stunden lang an bis zum Tode. Im Durchschnitt sterben Kaninchen nach 5 bis 12, Hunde nach 12 bis 15, Katzen nach 6 bis 7 Stunden. Die letzte Thierklasse zeigt sich also, wie in der minimal-letalen Gabe, so auch im zeitlichen Verlauf am empfindlichsten gegen das Gift.

Ueber die Wirkung auf die einzelnen Organe ist festgestellt: Herz, Blutdruck und Herzinnervation werden so gut wie gar nicht alterirt; nur gegen das Ende sinkt etwas die Pulsfrequenz. Die Athmung ist anfangs ungestört, sinkt im Stadium der vollen Betäubung allmählig an Zahl herab. Dyspnoe erscheint nicht. Die Erscheinungen machen den Eindruck, als ob auch das respiratorische Centrum gleichmässig mit der allgemeinen Lähmung des Centralnervensystems ausser Funktion gesetzt wird. Bei Katzen kommt gegen das Ende stossweise eine Besserung der Athmung zu Stande, die aber bald wieder in den langsamen flachen Respirationstypus zurückfällt. Die Athmung wird immer seichter und flacher, steht endlich still: das sichtbare erste Zeichen des eingetretenen Todes. Mit dem Unregelmässigwerden und Aussetzen der Athmung kommen bei manchen Thieren, besonders Katzen, anfallsweise klonische Krämpfe, die nach mehreren Minuten sich wiederholen. Der Tod erfolgt in einem Krampfanfall. Diese Convulsionen machen ganz unmittelbar den Eindruck von Erstickungskrämpfen. — Die Wirkungen auf das Centralnervensystem sind die stärksten und offenbar die Todesursache. Zuerst verlieren die hinteren Extremitäten die Kraft, mit dem Weiterschreiten der Lähmung nach vorne wird auch die Respiration schwer ergriffen, zuletzt ist die Lähmung vollständig und allgemein. Auch die Anästhesie ist zuletzt eine vollkommene.

Eine noch zweifelhafte Frage ist die, ob örtlich durch Appliciren von Colchicin Lähmung der sensiblen Nervenendapparate sich einstellt. Dies ist z. B. behauptet in Rossbach's Pharmakologischen Untersuchungen II, pag. 26. — Auch vom Taubwerden der Finger nach Berühren der Blüthen ist in der Literatur gesprochen. Dieser Punkt verdient noch weitere Untersuchung.

Die Magen- und Darmerscheinungen sind besonders schwer: sie sind aber trotzdem nicht die Todesursache, da sie bei Thieren vollständig fehlen können, die der Vergiftung in kurzer Zeit erliegen. — Im Leben bestehen: Erbrechen und häufig sich wiederholende Durchfälle. Bei der Sektion sind die Veränderungen am deutlichsten bei Katzen, wenig bei Kaninchen. Am schwersten sind die anatomischen Läsionen im Dünndarm, geringer im Magen und Dickdarm. Man findet die Schleimhaut stark geschwellt, intensiv geröthet, alle Gefässe stark injicirt, stellenweise Blutaustritt, den Darm leer, die Mucosa mit zähem blutigem Schleim bedeckt (abgestossene Epithelien, Blutkörperchen). — Die Beobachtungen des Darms (im warmen Kochsalzbad) zeigten, dass die ersten Störungen vom Duodenum beginnen und von da zunächst auf Jejunum, dann Ileum übergreifen. Die Erscheinungen verlaufen also anders wie beim Muscarin, das mit Einem Schlage und mit gleicher Heftigkeit den ganzen Darm in Contraktion versetzt (Erregung der Darmganglien). Atropin hebt für einige Zeit die lebhaften Darmbewegungen auf: es kann demnach, den jetzigen Schulanschauungen entsprechend, Colchicin nicht direkt an der Darmmuskulatur angreifen. Splanchnicus und Darmvagus werden vom Colchicin nicht in ihrer Funktion alterirt. — Die zur Zeit plausibelste Erklärungsart der Colchicin-Darmwirkung nimmt an, dass sich in den Darmbewegungsapparaten eine erhöhte Erregbarkeit ausbilde, so dass jeder auf die Schleimhaut gesetzte Reizanstoss sehr kräftige Peristaltik auslöst. Ob dabei eine Blut- oder Blutgefäss-Theilwirkung noch mitspielt, ist zur Zeit nicht erwiesen. Es sind mit dieser Annahme die in wenigen Stunden ausgebildeten Entzündungserscheinungen allerdings nicht ausreichend erklärt, aber beim Muscarin ist genau das Gleiche gesehen und vor Allem constatirt, dass Atropin alle Störungen, auch die schwere Blutüberfüllung des Darmes glatt beseitigt. — Der Angabe von Paschkis, dass Colchicin Darmlähmung mache, widersprechen alle Erfahrungen; die Frage allerdings, wie es mit der Gefässmuskulatur steht, scheint mir noch eine offene. — Oertliche Application von Colchicin-Lösung auf die Magenschleimhaut verändert dieselbe nicht. Dazu stimmt auch die Erfahrung, dass die Erscheinungen am Darmtraktus gleich stark auftreten, wenn Colchicin in den Magen oder subcutan applicirt wird. — Die Nieren sind stark hyperämisch: im Anfange der Colchicin-Vergiftung und nach kleinen Gaben wird Harnvermehrung angegeben: doch ist von Thierversuchen auch das Gegentheil berichtet.

In der Corticalis finden sich deutliche Zeichen der parenchymatösen
Nephritis: trübe Schwellung der Epithelien in den gewundenen Harnkanälchen. Der Harn enthält Eiweiss (und viel harnsaures Salz?). —
Ueber den Einfluss des Colchicins auf die Harnbildung überhaupt
und auf die Harnsäure-Ausscheidung im Einzelnen beim Menschen
liegen sehr merkwürdige Angaben vor, die zur therapeutischen Anwendung des Colchicins bei echter Gicht geführt haben. Die Besprechung dieser Angelegenheit gehört nicht hieher. (Siehe z. B.
Krahmer im Journal f. prakt. Chemie Bd. 41; die Untersuchungen
von Mairet et Combemale, Houdé et Laborde siehe im Litera-
turverzeichniss und im Pharmaceut. Jahresber. für 1887. 22. Jahrg.,
pag. 647 und 650 etc.) — Ueber Veränderungen des Blutes durch
Colchicin ist Sicheres nicht bekannt, wahrscheinlich aber sind solche
eine der Grundwirkungen des Colchicins. Das Blut in der Leiche
wird als dickflüssig, dunkelkirschroth, ähnlich wie nach Schwefel-
säurevergiftung (Casper) geschildert. Andere behaupten ausdrücklich,
nichts Besonderes gesehen zu haben.

Von Mairet und Combemale (C. R. 104, pag. 515—517) ist
beschrieben, dass sie bei colchicin-vergifteten Thieren eine „Con-
gestion“ der Gelenkflächen und des Knochenmarks constatiren konnten.
Eine Nachprüfung durch Granow (Dissertation, Greifswald 1887, bei
H. Schulz) kann den Befund nicht bestätigen.

Die Erscheinungen der Colchicin-Vergiftung am Menschen
sind von denen am Thier insofern unterschieden, als die ausgeprägten
Lähmungserscheinungen nicht vorhanden sind: das Bewusstsein bleibt
meist bis zum Tode erhalten. Die Erscheinungen beginnen ebenfalls
erst 2 bis 6 Stunden nach Aufnahme des Giftes, z. B. bei Houdé
5 Stunden nach Verschlucken der wässerigen Lösung und bestehen
in: heftigem Kopfschmerz, starken Schmerzen im Magen, Uebelkeit
bis zu völliger Nausea, heftiges Würgen und Erbrechen, das sich oft
wiederholt und zuletzt massenhaft galligen Schleim entleert, brennen-
dem Durst. Bald folgen Darmentleerungen, anfangs fäkulent, nach
und nach immer wässeriger, manchmal blutig, begleitet von starkem
Tenesmus. Das Gesicht wird blass, eingefallen, allgemeine Schwäche
und Hinfälligkeit, Kälte der Extremitäten stellt sich ein; der Puls
kann verlangsamt, später beschleunigt sein, — es ist scharlachähnliches
Exanthem beschrieben. Die Harnsecretion wird manchmal anfänglich als vermehrt, meistens aber durch den ganzen Verlauf, ausnahmslos durch die späteren Stadien als vermindert angegeben: Harndrang
ist wiederholt beschrieben. Die Erscheinungen von Seiten des Nervensystems sind sehr wechselnd. Es wird z. B. nur Schwäche der unteren
Extremitäten, in anderen Fällen temporärer Verlust des Sehvermögens,
dann wieder Kopfschmerz, Schwindel berichtet. Häufig sind Zuckungen einzelner Muskelgruppen: in manchen Fällen treten wirkliche
(klonische und tonische) Convulsionen auf. Selten sind Delirien, noch
seltener Sopor vorhanden: meist ist das Bewusstsein ungetrübt bis
kurz vor dem Tode, der schon nach 20 bis 30 Stunden eintreten
kann, gewöhnlich am 2. Tage erfolgt.

Die Sterblichkeit ist eine sehr hohe (wird zu 90 % angegeben):
eine schwere Colchicin-Vergiftung, deren Symptome zu voller Höhe
entwickelt sind, ist aussichtslos. — Die Besserung zeigt sich in Verminderung der Erscheinungen: nur der Durchfall und quälender
Durst dauert in der Regel noch mehrere Tage fort. Es ist schon

beobachtet worden, dass nach deutlicher Besserung Rückfall und unter ruhrähnlichen Erscheinungen der Tod eingetreten ist.

Bei der Sektion wird angegeben: starke Füllung des venösen Gebietes mit dickflüssigem Blut; Darmerscheinungen meist gering, in einzelnen Fällen ganz fehlend, starke Nierenhyperämie.

Nach Houdé-Laborde ist in der Leiche das Gift am meisten enthalten in: Magen und Darm, dann Leber, Pankreas, Lungen, Umgebung der Gelenke (Muskelansätze), in den diarrhoischen Massen, endlich im Harn. — Das Blut ist bald ganz frei von Colchicin.

Von einer specifischen Behandlung ist nicht die Rede. Stillen des Erbrechens, des Durstes, Linderung der Schmerzen, Erwärmen des Unterleibs etc. sind selbstverständliche Maassregeln. Ist natürlich noch eine Entleerung des Giftes möglich, so geschieht diese in gewöhnlicher Weise durch Magenausspülung. — Ich habe nichts davon erfahren, dass man einmal gegen die Durchfälle Atropin gebraucht hat. Mir scheint das nur in extremen Fällen rationell, da ja durch den Darm ein wesentlicher Theil des Giftes entleert wird.

Literatur:

Schroff: Zeitschrift der Ges. der Aerzte 1851.
Schaitanoff: russisch: Dissertation, Petersburg 1890; im Auszug bei: Rossbach, pag. 6—9.
Rossbach: Pharmakol. Untersuchungen. II. Bd., pag. 1.
Zeisel (chemisch): Wien. Akad. Sitz.-Ber. in: Monatshefte, Chemie IV. 1883. VII. 1886 und IX. 1888 (die letzte Stelle die wichtigste).
Houdé-Laborde: Le colchique et la Colchicine, Paris 1887.
Paschkis: Wiener medic. Jahrb. 1888, pag. 570.
Mairet et Combemale: Semaine medicale 1887, Nr. 8, und C. R. 104. pag. 515.
Jacobi: Archiv exp. P. Ph. 27. 119.

———

Ueber den Nachweis:

Obolonski: Vierteljschr. gerichtl. Med. 1888, Bd. 1; Pharmac. Zeitung 1889, pag. 500.
Ogier: Annales d'Hygiène publ. et de la méd. leg. 3. série, t. 15, pag. 445 (Nachweis leicht!)
Vulpian et Schützenberger: Journal de Pharmacie et de Chimie 1886.
Werner: Würtemberg. med. Corresp.-Bl. 1884. Okt., pag. 269 (Casuistik).
Rompel: Mittheil. aus der thierärztl. Praxis im preuss. Staat (von Roloff und Schütz) 1878—1879. — Vergiftung von Kühen.

§ 203. Das Solanin und die solaninhaltigen Pflanzen: Kartoffel, Nachtschatten, Bittersüss.

Literatur:

Husemann (und Balmanya): A. e. P. Ph. 4. 1875, pag. 309; auch Balmanya: Dissert., Göttingen 1874.
Perles (bei Tappeiner): A. e. P. Ph. 26. 1890, pag. 88. (Dabei sorgfältige Literaturzusammenstellung.)
G. Meyer und Schmiedeberg: A. e. P. Ph. 36. pag. 361 und pag. 373.

Als die vergiftende Substanz der in der Ueberschrift genannten zu den Solaneen gehörigen Pflanzen darf man mit gutem Grunde das Solanin ansehen. Die noch nicht völlig aufgeklärten Einzelheiten werden unten genauer besprochen.

Vom Solanin ist die chemische Struktur noch nicht bekannt. Auch nach den physiologischen Wirkungen ist es schwer in das toxikologische System einzureihen: die meiste Aehnlichkeit hat es darnach mit den Saponin-Substanzen.

Das Solanin wird ein Glyko-Alkaloid genannt, weil es Glykosid wie Alkaloid ist. Es zerfällt sehr leicht durch Säuren in eine alkaloidische Substanz Solanidin und eine Zuckerart, die von Otto (Anleitung zur Ausmittelung ...) als Traubenzucker, von anderen Autoren aber als von Dextrose und Lävulose verschieden bezeichnet wird. Neben dem Solanin gibt Firbas (Monatsh. Chemie 10. 1889, pag. 541) in den etiolirten Kartoffelkeimen noch ein zweites Alkaloid Solanein an, das bei der Spaltung gleichfalls Solanidin und Zucker liefere und sich vom Solanin wesentlich durch das Vermögen zu krystallisiren unterscheide. Die physiologischen Versuche sind bisher mit dem Solanin älterer Definition, also mit dem Gemenge von Solanin und Solanein angestellt.

Die Formel des Solanins ist noch durchaus unsicher; sie wird von Hilger und Martin (Liebig's Annalen 195. 1879, pag. 317) zu $C_{42}H_{75}NO_{15}$, von Firbas zu $C_{52}H_{93}NO_{18}$, die des Solanidins zu $C_{26}H_{41}NO_2$ angegeben: der letzteren Formel stimmen auch Perles und Brandl zu.

Das Solanin ist fast unlöslich in kaltem Wasser und in Aether, schwer löslich in kaltem, leichter in heissem Alkohol. In siedendem Wasser soll es sich 1:8000 lösen. Die amorphen Salze sind leicht löslich in Alkohol und Wasser, sie reagiren sauer, sind sehr unbeständig, werden schon durch Kochen der Lösung unter Abscheidung von Solanin zersetzt. Das freie Solanin wird aus der alkalischen Lösung durch Fuselöl, nicht aber durch Chloroform, Aether, Benzol, Ligroin aufgenommen. Es zerfällt schon bei gewöhnlicher Temperatur langsam durch verdünnte Salzsäure und Schwefelsäure, auch durch Oxalsäure; Kochen mit dünnen Alkalien erträgt es dagegen unzersetzt. Durch Fermente (Speichel, Pankreassaft) wird es wahrscheinlich nicht gespalten. Es geht zum Theil unzersetzt in die Fäces über. Concentrirte Salzsäure verwandelt es in Solanicin. Aus der wässerigen Lösung der Salze fällt es durch Alkalien als gelatinöser Niederschlag, ebenso beim raschen Abkühlen der gesättigten alkoholigen Lösung: nur aus der kalten alkoholigen Lösung ist es krystallinisch zu gewinnen. Die dünnflüssige warme Lösung in Amylalkohol gelatinirt beim Erkalten. Schmelzpunkt bei 235^0 C. Die wässerige Lösung reagirt schwach alkalisch und schäumt beim Schütteln. Solanin schmeckt bitter kratzend, brennend.

Der Nachweis und die Isolirung des Solanins ist nach diesen Eigenschaften gut möglich. Für die Identificirung benutzt man die Selenschwefelsäureprobe (8 cm³ Wasser, 6 cm³ reine concentr. Schwefelsäure, 0,3 gr selensaures Natron): man löst etwas der Substanz darin und erwärmt vorsichtig, bis eben blassröthliche Färbung entsteht. Diese geht dann bei Zimmertemperatur allmählig in eine schön rothe Färbung über. Solanidin gibt dieselbe Probe. — In ähnlicher Weise gibt Alkoholschwefelsäure (9 cm³ Alkohol, 6 cm³ concentr. Schwefelsäure) johannisbeerrothe Färbung. (Ebenso Solanidin). — Weiteres hierüber bei Dragendorff etc.

Solanidin entsteht sehr leicht aus dem Solanin durch Behandeln mit verdünnten Säuren. Es ist sehr schwer in kochendem Wasser löslich, leicht in starkem Alkohol, sehr leicht in Aether. Durch die letzte Reaktion kann man es vollständig vom Solanin trennen, das in Aether unlöslich ist. Unlöslich ist Solanidin in concentrirter Salz-

säure. — Es geht schon aus der sauren Lösung in Chloroform über.
Beim Kochen mit Alkalien bleibt es unverändert. Aus der wässerigen
Salzlösung wird es durch Alkalien ebenfalls gelatinös gefällt. Während
Solanin Silberlösung (nicht aber alkalische Kupferlösung) reducirt,
wirkt Solanidin nicht reducirend. — Es ist eine starke Base, deren
krystallisirende Salze nicht gut wasserlöslich sind. — Durch Vitriolöl
wird es roth gefärbt und löst sich darin langsam mit dunkelrother
Farbe auf (zu Solanicin! — Dieses letztere Alkaloid $C_{26}H_{39}NO$ entsteht bei mehrtägigem Stehenlassen von Solanin mit concentrirter
Salzsäure in der Kälte: es ist eine hellgelbe amorphe Masse, fast
unlöslich in Wasser und Alkohol. Die herzartigen, gelbgefärbten
Salze sind gut in Wasser, noch besser in Alkohol löslich. — Physiologisch ist es noch nicht untersucht).

Das reine Solanin und Solanidin ist vielfältig physiologisch geprüft: Die letzten experimentellen Untersuchungen, unter
denen die von Perles die erschöpfendste ist, sind oben genannt.

Das Solanin wirkt örtlich sehr deletär auf alle protoplasmati-
schen Gebilde, mit denen es direkt in Berührung kommt, tödtet
darum in 0,1 bis 0,5 procentiger Lösung niedrige Thiere und Pflanzen
in kurzer Zeit ab. Auch Bakterienentwickelung hemmt es: Blut, mit
etwa 0,3 procent Solanin versetzt, fault nicht. Schimmelpilze sind
resistenter (bis 1 proc.), Blutkörperchen werden energisch davon aufgelöst, das Blut also lackfarben. Noch bei Zusatz von 1 : 80000 zu
Kochsalz verdünntem Meerschweinchenblut wird dieses in 10 Minuten
lackfarben. Solches Blut gerinnt dann sehr langsam und unvollständig, während Zusatz von minimalen Solaninmengen, die nicht
mehr blutkörperchenlösend wirken, die Gerinnung beschleunigt. —
Die Application unter die Haut, in den Bauchfellsack ist bei Thieren
immer von starker Erregung gefolgt (Schmerz!). Die von etwas
stärkeren Lösungen betroffenen Stellen zeigen sich nach einiger Zeit
abgestorben, nekrotisch. Das isolirte Froschherz wird von Solanin-
Lösung, die man der Durchspülungsflüssigkeit zusetzt, energisch angegriffen: schon 0,005 procent Solanin schwächen den Herzschlag
und bringen nach etwa 2^h das Herz zum Absterben, während 0,05
procent viel rascher und energischer die Leistungsfähigkeit des Herzens
heruntersetzen. Auf 0,1 procent steht das Herz fast momentan still.
Bei den letzten Versuchsanordnungen ist das Blut ganz lackfarben. Das
Eintauchen des Froschherzens in die Giftlösung hat nur geringe Wirkung[1]). Die mikroskopische Untersuchung des abgestorbenen Herzens
ergibt deutliche anatomische Läsionen der Muskulatur. Auch der
isolirte Froschnerv stirbt in 0,5 proc. Solaninlösung nach vorher-
gehenden Reizungserscheinungen rasch ab, ebenso der Muskel; dieser
zeigt darnach schwere anatomische Veränderungen, Aufhebung der
Querstreifung etc.

Die Zeichen der allgemeinen Vergiftung bei Fröschen
(0,01 in Lymphsack) sind die einer centralen, vom Gehirn zum Rückenmark absteigenden Lähmung. Die anfängliche durch den Schmerz
der Injektion hervorgerufene Erregung geht in wenigen Minuten zu-

---

[1]) Lackfarbenes Blut macht für sich allein schon schwere Funktionsstörung
und bald diastolische Stillstellung des Herzens. Es kann also die beobachtete Herzbeschädigung eine doppelte Ursache haben. — Nach aller Analogie ist die direkte
Solanin-Wirkung wesentlich betheiligt.

rück. Schon nach 30′ erträgt der Frosch die Rückenlage dauernd: nach 40 Minuten hört alle willkürliche Bewegung, auch die Athmung auf. Die Reflexe schwinden langsamer, sind erst nach etwa zwei Stunden ganz unterdrückt. Unterbindung des zuführenden Gefässes einer Extremität hält das Weiterschreiten der Lähmung nicht auf. Die direkte Reizung der peripheren Nerven und Muskeln zeigt diese Gebilde noch gut erregbar, wenn die allgemeine Lähmung bereits vollständig ist.

Bei Kaninchen ist das Vergiftungsbild verschieden, je nach der Raschheit und Oertlichkeit der Zufuhr; aber auch bei diesen Thieren ist in geeigneter Versuchsanstellung die allgemeine centrale Lähmung deutlich zu erkennen.

Lässt man rasch 10 bis 20 mgr in eine Vene einfliessen, so stirbt das Kaninchen noch während des Verlaufes der Injektion unter den Zeichen der akutesten Erstickung (Dyspnoe, klonisch tonische Krämpfe). Das Blut ist lackfarben, ausgebreitete intravitale Gerinnungen aber, die man erwarten sollte, sind nicht gefunden[1]). — Macht man die Injektion sehr langsam, so werden von Kaninchen noch bis 20 mgr ertragen: Die Thiere erholen sich vollständig; 25 bis 30 mgr pro Kilo Kaninchen wirken in 12 bis 48^h, 30 bis 40 mgr in 3 bis 4^h tödtlich — Hunde sterben von etwa 50 mgr binnen 12 Stunden. — Bei diesem langsamen Verlauf zeigen sich anfänglich Reizungssymptome, bestehend in fibrillären Muskelzuckungen, die rasch bis zu klonischen Krämpfen (Hals, Rücken) sich steigern. — Bald aber erscheinen die Zeichen der centralen Lähmung: Apathie, Schwerfälligkeit, Unsicherheit des Gehens, nach und nach voller Verlust aller willkürlichen Bewegungen und Tod in tiefem Coma. Die Sensibilität wird erst später ergriffen: Reflexe sind bis kurz vor dem Tode erhalten: ebenso die örtliche Reizbarkeit der peripheren Nerven und Muskeln. — Hervorgehoben wird von Perles eine manchmal sehr ausgesprochene Analgesie. Die Temperatur ist allemal, bei vielen Thieren sehr auffallend erniedrigt. Die Athmung ist im Anfang deutlich gesteigert; gegen Ende aber wird sie immer beträchtlich verlangsamt: endlich erfolgt durch centrale Lähmung Stillstand. Kommt dies bald, so kann man noch deutlich ausgebildete Erstickungskrämpfe beobachten. — Weiter sind die durch die Blutkörperchenlösung hervorgebrachten schweren Veränderungen am Darm und an den Nieren besonders zu besprechen. Zuweilen kommt es schon im Leben zu Erbrechen, seltener zu Diarrhoen. Beobachtet man den Darm des Kaninchens im warmem Kochsalzbad, so sieht man schon 10 bis 15 Minuten nach der Vergiftung lebhafte sich steigernde Peristaltik, die rasch den Dünndarm-Inhalt in den Dickdarm schiebt. Zugleich wird die Darmwand immer stärker mit Blut injicirt, so dass sie nach etwa $^1\!/_2$ Stunde dunkel kirschroth aussieht. Diese Aenderung befällt gar nicht den Magen, hauptsächlich den ganzen Dünndarm und den oberen Theil des Dickdarms. Bei der Sektion findet man dementsprechend die Dünndarmschleimhaut „im Zustande der akuten parenchymatös-

---

[1]) Die Erscheinungen decken sich mit denen, die oben auf Seite 25, VI. beschrieben sind. Die nächste Ursache aber dieser Erscheinungen ist beim Solanin wieder eine andere. Das Herz wird von lackfarbenem Blut sofort getödtet, in Diastole stille gestellt. Es handelt sich also um ganz akuten Herztod, aber nicht, wie im § 6, VI. ausgeführt ist, durch intravitale Gerinnungen.

desquamativen, hämorrhagischen und folliculären Entzündung, belegt mit einer dünnen Schicht von röthlichem Schleim, der hauptsächlich aus Blutkörperchen und abgeschuppten Drüsenepithelien besteht". — Der im Vergiftungsverlauf gelassene Harn ist dunkel blutroth gefärbt und enthält reichlich gelöstes Hämoglobin (seltener auch MetHb), weiterhin Eiweiss, massenhaft granulirte, wenig hyaline Cylinder. Die Nieren sehen bei der Sektion tief rothbraun aus, sind grossfleckig gefärbt und enthalten oft Blutergüsse ins Parenchym. Mikroskopisch sind die Zeichen der parenchymatösen Nephritis vorhanden, auch in solchen Fällen, in denen es nicht zur Hämoglobinurie kommt — weiter ist verbreiteter Hämoglobin-Infarkt zu sehen. — Auch das Warmblüterherz wird vom Solanin schwer ergriffen: Der Blutdruck fällt um so rascher und ausgiebiger, je schneller die Zufuhr und je grösser die Menge des Giftes. — Bei Injektion von Solanin in die Bauchhöhle kommt zuerst eine heftige Reaktion, offenbar bedingt durch den starken Schmerz der örtlichen Verätzung: dann stellen sich neben Krämpfen die Zeichen der fortschreitenden Lähmung ein. Bei subcutaner Injektion sieht man nur die Symptome der centralen Lähmung: die Blutveränderungen sind nur gering, die Störungen an Nieren und Darm fast gar nicht angedeutet. Die letale Dosis ist etwa die 10fache wie bei intravenöser Injektion: das meiste bleibt wohl an der Applicationsstelle liegen. — Vergiftung in den Magen führt bei Thieren rasch zum Erbrechen der ganzen Giftmenge. Verhindert man dies oder wählt man Thiere, die nicht brechen können, so sieht man bei Kaninchen im wesentlichsten nur Lähmungserscheinungen, gegen das Ende Erstickungskrämpfe. Einzelne Thiere haben Diarrhoen, eigenartige Analgesie, auch Andeutung von Hämoglobinämie. Die letale Dosis beträgt 0,45 grm. Bei Hunden dagegen stellen sich die Symptome einer schweren Gastro-Enteritis ein. Im Leben bestehen Durchfälle: die Sektion ergibt hämorrhagisch-folliculäre Entzündung des Darms, nicht immer des Magens. Die Schleimhaut ist stark geschwellt und so brüchig, dass sich ganze Fetzen derselben ablösen. — Ausgeprägte Nephritis war bei dieser Applicationsart nicht zu erkennen, dagegen Blutveränderungen: multiple Blutaustritte in fast allen Organen, besonders in den serösen Häuten.

Das Solanin scheint, soweit es untersucht ist, auf alle Thiere in gleicher Weise vergiftend zu wirken. Nur Schweine sollen sehr wenig empfindlich sein. — Es ist dies bei einer Versuchsreihe beobachtet worden, die Fraas (Virchow's Archiv 4. 1853) zur Entscheidung der damals aufgeworfenen Frage durchgeführt hat, ob das Solanin die Ursache des Schweinerothlaufes sei. Die Frage konnte bestimmt verneint werden. Dabei ergab sich, dass Schweine bis zu 30 gran (1,8 grm) Solanin vom Magen aus ohne bemerkenswerthe Störungen ertrugen.

Ueber das Schicksal des Solanins hat Perles mitgetheilt, dass bei Injektion in die Blutbahn ein wesentlicher Theil im Harn wieder erscheint, bei Darreichung in den Magen aber nur minimale Mengen im Harn zu finden waren. Perles folgert daraus, dass die Resorption sehr gering sei, die grösste Menge mit den Fäces entleert werde. — Solanidin wird aus dem Solanin im Darm nur spurenweise gebildet (so Perles: opp. Dragendorff und von Renteln; von Renteln: Dissertation, Dorpat 1861): im Magen sind Solanidin-

Reaktionen immer nur spurenweise erhalten worden. — Zur Entscheidung derselben Frage haben Meyer und Schmiedeberg einem Hunde einmal durch 9 und dann durch 10 Tage täglich nur je 0,1 Solanin gegeben, so dass Erbrechen nicht eintrat. Es wurden aber im Harn und Koth allemal nur Spuren von Solanin und Solanidin gefunden. Renteln und Dragendorff geben neben Anderem an, dass Solanin in Solanidin umgesetzt und letzteres am reichlichsten 24 bis 48 Stunden nach der innerlichen Darreichung im Harn, in geringer Menge auch in den Fäces nachweisbar sei. — Der verschiedene Befund ist unter der Annahme erklärbar, dass immer ein gewisser Antheil des Solanins zersetzt wird, kleine Mengen vollständig, grosse nur theilweise.

Solanidin wird aus seinen Lösungen in Säuren durch Neutralsalzlösungen, so z. B. schon durch 0,6 procentige Kochsalzlösung ausgefällt. Die physiologischen Wirkungen sind dieselben wie vom Solanin. Nur fehlt gänzlich die starke örtliche Reizung des Solanins. Auch ist der Verlauf der Vergiftung langsamer, was vielleicht mit der schlechten Löslichkeit in Salzlösungen zusammenhängt! — Mydriasis und Temperatursteigerung durch Solanidin stellt Perles in Abrede. Auch die örtliche Reizung, die das Solanin hat, bleibt nach Solanidin aus.

Beobachtungen über die Wirkungen reinen Solanins am Menschen sind bei Selbstversuchen und bei der therapeutischen Anwendung gemacht (Schroff: Lehrbuch der Pharmakologie; Clarus: Reil's Journal für Pharmakodynamik I. 1857, pag. 249, u. A.). Die Gaben gingen bis zu 0,4. — Neben schlechtem, kratzendem Geschmack wird vor Allem berichtet: Kleinheit und Schwäche des Pulses, Erschwerung der Athmung, Uebelkeit, in einzelnen Fällen Erbrechen, nur selten auch diarrhoische Ausleerungen. Der Kopf ist heiss, schwer, eingenommen: es besteht Schlafneigung, ohne dass der Vergiftete wirklich schlafen kann, weiter grosse Schwäche; auch Krämpfe in den Beinen gibt Schroff an. Die Haut ist trocken: in einzelnen Fällen ist Gefühl von Kitzel und Jucken angegeben. Die Pupille reagirt normal, Clarus gibt sie sogar verengt an. Clarus hatte Eiweiss im Harn: dies wird bei anderen Selbstversuchen ausdrücklich in Abrede gestellt. Die höchste Gabe bei Clarus war 0,4 Solanin. Von der therapeutischen Anwendung im Wiener Krankenhaus (Schmidt's Jahrb. Bd. 107. 1860, pag. 119) bis zu 0,24 im Tag werden merkwürdiger Weise anfänglich nur günstige Wirkungen berichtet. Das Solanin wurde statt des Morphin empfohlen! — Die therapeutischen Versuche von Fronmüller (Deutsche Klinik 40. 1864) hatten kein praktisches Ergebniss: die schlafmachende Wirkung von 0,06 bis 0,25 war gering und ganz inconstant. Dabei klagten die Patienten über Brennen, Kratzen, Aufstossen. Einmal war Pupillenerweiterung vorhanden. Auf 0,55 bei einem Gesunden kam nach einigen Stunden Uebelkeit und Erbrechen, auf 0,9 bei derselben Versuchsperson stellte sich ein: Uebelkeit, Durchfall, Schwindel, Schwäche.

Bei all diesen Versuchen ist natürlich die Vorfrage nicht entschieden, ob immer ein reines Solanin angewendet worden ist.

Die Vergiftungsbilder, die von solanin-haltigen Pflanzen beschrieben sind, müssen besonders besprochen werden. Einmal wissen wir nicht sicher, dass die Solanine der verschiedenen Solanum-Arten wirklich identisch sind, obwohl dies sehr wahrscheinlich ist. (Zu den oben referirten Thierversuchen ist fast ausnahmslos Solanin aus Kartoffelkeimen benützt worden.) Zweitens kann in den giftigwirkenden Rohpflanzen neben dem Solanin noch ein anderer giftiger Stoff sein, der das ganze Bild complicirt. Dies scheint in der That der Fall zu sein.

A. Die Giftigkeit der Kartoffel. In allen Theilen der Kartoffelpflanze ist Solanin enthalten und zwar, wie dies für alle solanin-haltigen Pflanzen wahrscheinlich gemacht ist, an Aepfelsäure gebunden; wenig im Kraut, mehr in den Beeren, sehr wenig in den Knollen, hier unter gewissen Bedingungen zunehmend, am meisten in den aus den Knollen im Frühjahr vorschiessenden Trieben, Keimen. — Eine Zusammenstellung der älteren Bestimmungen ist von Meyer gegeben. Die Bestimmungen von Meyer selbst referire ich kurz, weil dieselben nach gleichheitlicher Methode durchgeführt sind. Er findet in gesunden, im guten Keller verwahrten Kartoffeln im December und Januar 0,04 promille (also 4 cgr auf 1 Kilo), in denselben Kartoffeln nach dem Schälen 0,022 promille. — Die jungen gesunden Knollen enthalten im Juli und August nach Bauer (Zeitschr. angew. Chemie 1899, pag. 99) 2 cgr pro Kilo, im Oktober 2,6 cgr (nach einem Referat citirt). — Ende Februar beginnen die Kartoffeln zu keimen, damit steigt der Solaningehalt an. Gefunden ist: März ungeschält 8, geschält 4 cgr pro Kilo, langsam steigend bis Juli 11 und 6 cgr. Die Keime waren vor der Untersuchung der ungeschälten Kartoffeln entfernt. — Der Solanin-Gehalt der Keime ist am grössten bald nach dem Austreiben und nimmt mit der Verlängerung der Keime wieder ab: 1 cm lange Keime 5,0 promille, 3 cm 3,5 promille, 10 cm 2,7 promille, 1½ m 0,8 promille[1]. — Das Solanin sitzt hauptsächlich in den Schalen, in den nächstgelegenen Schichten unter der Schale, vor Allem in den Keimen und in den um die Keime dicht anliegenden Partien, d. h. also in denjenigen Theilen, die regelgerecht vor dem Genuss entfernt werden. Kocht man Kartoffeln mit der Schale, so geht ins Kochwasser kein Solanin über: wohl aber ist solches deutlich nachzuweisen, wenn die Kartoffeln geschält mit Wasser beigesetzt werden. Von kranken Kartoffeln wurden geprüft: geschrumpfte, weiche Kartoffeln im Januar und 0,14 promille Solanin gefunden. — Kartoffeln aber, die 1½ Jahre alt, stark geschrumpft und an einzelnen Stellen schwarz waren, enthielten 1,3 promille. — Ein besonderer Versuch zeigte, dass durch Impfung gesunder Kartoffeln mit den Pilzen, die die schwarzen Stellen verursachten, der ursprüngliche Solanin-Gehalt von 0,04 promille in 8 Wochen auf 0,08 erhöht wurde. — Kleine Kartöffelchen, die an den ausgetriebenen Keimen sich gebildet hatten, enthielten 0,5 promille, gefaulte Kartoffeln aber gar kein Solanin mehr. — Junge deutsche Kartoffeln, die schon Ende Juni geerntet waren, enthielten 0,236 promille, Anfang August 0,201 promille Solanin. —

[1] Leider besitzen wir keine neuen Angaben (siehe unten) über den Solanin-Gehalt unreifer Kartoffeln. Auch diese werden von erfahrenen Aerzten als giftig ausgegeben. Ein hiesiger College berichtete mir von der Erkrankung einer ganzen Familie, wobei Kopfschmerz, Fieber, scharlachähnlicher Ausschlag die wesentlichsten Symptome waren.

Malta-Kartoffeln, im März bei uns gekauft, hatten nur 0,05 promille Solanin. — Allgemein wird angenommen, dass unreife Kartoffeln stark solanin-haltig sind. Ausser dieser letzten Bestimmung von Meyer, die ja auch nicht direkt hieher bezogen werden kann, finde ich keine neueren messenden Angaben. Ein weiteres Vorkommen des Solanins an Kartoffeln beschreibt Kassner (Zeitschr. f. Spiritus- u. Pressh.-Industrie 1890. 10, pag. 330, refer. Beckurt's Jahresber. für 1890, pag. 174). Werden verletzte Kartoffeln gelagert, so überziehen sich die verletzten Stellen mit einer Art Grind oder Kruste,, unter welcher das sonst gesunde weisse Gewebe dunklere Streifen und Stellen erkennen lässt. Solche Stellen sollen schlecht schmecken und grössere Solanin-Mengen enthalten.

Durch wiederholte Massenerkrankungen ist der sichere Beweis geführt, dass der Genuss einer bestimmten Kartoffelspeise die Ursache schwerer Gesundheitsstörung vieler Menschen war. Nach der Symptomatologie ist es höchst wahrscheinlich gemacht, dass es sich in diesen Fällen um eine Vergiftung, also um eine chemische Schädlichkeit, nicht um die Infektion mit einem pathogenen Mikroorganismus handelt. Die Krankheit setzt ganz akut ein und ist in wenigen Tagen, wie eine Vergiftung, glatt verlaufen. Schmiedeberg[1]), der in der citirten Abhandlung die beiden Punkte eingehend bespricht, ist gleichfalls der Meinung, dass der Solaningehalt der Kartoffeln die Ursache der vorgekommenen Unglücksfälle war. Immerhin muss man annehmen, dass die schädlichen Kartoffeln einen aussergewöhnlich hohen procentischen Gehalt an Solanin hatten. Ein Kilo Kartoffeln ist auch für einen hungerigen Soldatenmagen eine gute Portion. Andererseits kommt ein Gehalt von 0,5 gr Solanin auf 1 Kilo Kartoffeln doch nur ausnahmsweise vor. Er muss aber in den fraglichen Fällen höher gewesen sein, da ja so viele Leute schwer erkrankten und für mittlere Solaningaben eine grosse Toleranz besteht. — Die Möglichkeit, dass noch ein zweites Gift an der Wirkung sich betheiligt, muss man noch offen halten. — Einzelfälle von Kartoffelvergiftung werden oft in der Literatur berichtet. Sie sind aber für die kritische Besprechung viel weniger brauchbar als die Massenvergiftungen.

Die Erscheinungen bei den Soldaten waren folgende: in Lyon bestand Abgeschlagenheit, Kolikschmerzen, Durchfälle, Fieber und Kopfschmerz. In zwei Drittel der Fälle: Empfindlichkeit des Unterleibs, Uebelkeit, Röthung des Gesichtes, Erweiterung der Pupille, anfängliches Frösteln, später reichliche Schweisse. In etwa ein Drittel: Ohrensausen, Lichtscheu und Sehstörungen, Unruhe, Krämpfe, Er-

---

1) Schmiedeberg beschreibt folgende Fälle: Anfang August 1892 erkrankten bei demselben Bataillon (im Elsass) nach und nach 257 Mann: als Ursache wurden die genossenen neuen Kartoffeln eruirt. — Ungefähr zu gleicher Zeit erkrankten in einer anderen Garnison 90 Mann, bei denen die schädigende Ursache nicht so bestimmt zu bezeichnen ist: auch hier wird auf Kartoffelvergiftung mit der grössten Wahrscheinlichkeit geschlossen. Endlich ereignete sich ein dritter derartiger Vorfall um die Mitte Juli des Jahres 1893 in einer anderen Elsässer Garnison, wobei 125 Mann erkrankten: Die Kartoffeln stammten hier von der vorjährigen Ernte. — Schmiedeberg referirt noch ausführlich über eine Massenvergiftung, die vom 11 bis 14. Juli 1888 das 139. französische Infanterie-Regiment in Lyon betroffen hat. Durch die Zuweisung der Mannschaften zu bestimmten Menage-Stationen ist hier besonders zwingend die Herbeiführung der Erkrankung durch Kartoffeln erwiesen.

brechen und hartnäckige Durchfälle. — Das erste war Kopfschmerz, dann folgten die Unterleibserscheinungen und die Temperatursteigerung. Auch Trockenheit der Zunge und des Rachens wurde beobachtet. Die Dauer betrug 4 bis 5 Tage: in einzelnen Fällen zog sich die Reconvalescenz 6 bis 8 Tage hin wegen Andauerns der Durchfälle. — Unter den genossenen Kartoffeln waren viele sehr kleine: „Diese waren die Produkte der Luftkeimung der alten Kartoffeln". — Bei den Elsässer Fällen waren die Hauptsymptome Stirnkopfschmerz, starke Magen- und Leibschmerzen, Erbrechen, Durchfall, Abgeschlagenheit, leichte Benommenheit. Nur in einzelnen Fällen fahles Gesicht, blaue Lippen, stark erweiterte Pupillen, kurzdauernde Ohnmachtsanfälle; bei den schweren Fällen Steigerung der Temperatur auf 38,4 bis 39,5. — Pulsbeschleunigung ist ein ganz inconstantes Zeichen. Die Pupillenerweiterung wird bei der 2. und 3. Elsässer Massenerkrankung ausdrücklich in Abrede gestellt. — Weiterhin ist hervorzuheben, dass unter den insgesammt 673 zum Theil sehr schwer Erkrankten (Lyon und Strassburg) kein Todesfall vorgekommen ist.

Im Grossen und Ganzen stimmt dies Bild gut mit den vom Solanin beschriebenen und bekannten Vergiftungssymptomen überein. Abweichend und auffallend sind die Temperatursteigerung und die Mydriasis. Die Temperatursteigerung wird „als Folge der Erkrankung" angesehen. Es ist ja wohl annehmbar, mit den Magen- und Darmerscheinungen das Fieber in Verbindung zu bringen. Aber so regelmässig ist Fieber bei gleichstarken Darmerscheinungen nicht. — Die Mydriasis deutet sehr bestimmt auf die Anwesenheit eines zweiten Alkaloides in den Kartoffeln. Von Schütte (Archiv der Pharmacie 1891, pag. 520) sind Spuren eines mydriatisch wirkenden Alkaloides in dem Kartoffelkraut nachgewiesen. Für die Kartoffelknollen aber kann man nach der alltäglichen Erfahrung daran nicht wohl glauben. — Pupillenerweiterung nach Solanin hat nur Fronmüller gesehen (Deutsche Klinik 1865 Nr. 40): in den neueren Darstellungen wird solche ausdrücklich in Abrede gestellt. — Ob in kranken Kartoffeln ein zweites Alkaloid auftritt, darüber ist noch nichts ermittelt.

Bei der Besprechung der Behandlung der Kartoffel-Vergiftung ist die Prophylaxe der wichtigste Punkt. Die breitesten Volkskreise sind über Giftigkeit dieses Nahrungsmittels aufzuklären. — Bei ausgebrochener Vergiftung ist symptomatische Behandlung (Bettruhe) angezeigt, die ja auch erfahrungsgemäss zu einem guten Resultate führt.

Im Schmiedeberg'schen Aufsatz ist ein tödtlicher Vergiftungsfall referirt, der durch den Genuss der Kartoffelfrüchte (Beeren) zu Stande gekommen ist. (Morris: British medical Journal 1859, pag. 719.) Im wesentlichen werden Collaps-Erscheinungen berichtet: Unruhe, angstvoller Gesichtsausdruck — zuletzt Lungenödem. Der Tod des 14jährigen Mädchens erfolgte am 4. Tage.

B. Solanum nigrum — Nachtschatten, eine einjährige Pflanze, als Unkraut auf Schutt, Gärten und Ackerland, mit weissen oder bläulich-weissen Blüthen. Die schwarze Frucht, eine Beere, der Heidelbeere ähnlich, zweifächerig, enthält die vielen kleinen Samen. Eine Varietät mit gelben oder grünen Beeren heisst Solanum humile — mit filzig-zottigem Stengel und Blättern S. villosum — mit rothen

Beeren S. miniatum. — Verwandte Arten sind als Zierpflanzen in Gärten gezogen.

Die Beeren von Solanum nigrum sollen 0,3 procent Solanin enthalten: daneben kommt ein mydriatisches Alkaloid, aber wahrscheinlich nur in Spuren vor (Schütte: Archiv der Pharmacie 229. 1891, pag. 528). Die Isolirung und Identificirung dieser zweiten Substanz gelang nicht. Die Beeren des Nachtschattens sind nicht stark giftig. Husemann beschreibt in seiner Toxikologie, dass Meerschweinchen, Hunde, Hühner 30 bis 100 Stück ohne alle Belästigung ertrugen. Besonders Hühner sollen immun sein. Aus neuerer Zeit werden solche Vergiftungen kaum mehr referirt, ich habe in der Literatur von 1889 bis 1898 nichts davon gefunden. Die älteren Beschreibungen, bei denen von schweren Symptomen ganz wie bei Atropin-Vergiftung berichtet wird, erscheinen mit Recht verdächtig, dass es sich um Verwechselung mit den Beeren von Solanum furiosum d. i. der Tollkirsche gehandelt hat.

C. Solanum Dulcamara: Bittersüss, eine an feuchten Stellen wachsende, starke Pflanze mit kriechendem oder kletterndem Stengel, violetten auch weissen Blüthen, rothen Beeren. — In den Beeren ist wohl Solanin enthalten, dagegen ist nach Geissler (Archiv Pharmacie 1875, 289) in den Stengeln, die früher als stipites Dulcamarae officinell waren, kein Alkaloid, sondern ein Glukosid (Dulcamarin) $C_{22}H_{34}O_{10}$, das mit Mineralsäuren in Zucker und Dulcamaretin $C_{16}H_{26}O_6$ zerfällt. Dragendorff (Ermittelung, pag. 292, Fussnote) bezweifelt das Vorkommen von Solanin, gibt aber an, dass man aus den Auszügen von Sol. Dulcamara nach Ammoniakzusatz mit Amylalkohol (nicht mit Benzin) einen alkaloidischen Stoff ausschütteln könne, der aus seinen Lösungen durch die gewöhnlichen Fällungsmittel niedergeschlagen wird. — Die Bittersüssstengel, im Herbst nach Abfallen der Blätter gesammelt, waren als sogenanntes Alterans, bei Hautkrankheiten, als Diaphoreticum etc. in Gebrauch. Sie sind ein in den Apotheken frei verkäufliches Volksmittel und gelten als harmlos. Angaben, wonach auf Decocte Vergiftungserscheinungen gesehen wurden, erwecken den Verdacht, dass es sich durch Irrthum um andere Stoffe gehandelt hat.

Die Beeren von Solan. Dulcamara enthalten Solanin. Husemann erzählt (Toxikologie, Supplement pag. 55) verschiedene Angaben aus der älteren Literatur, wornach diese Beeren bei Kindern schwere Vergiftung gemacht haben.

Neuerdings ist eine Vergiftung, angeblich durch ein Decoct aus 2 gr Bittersüssstengel entstanden, von Stein in Prag. medic. Wochschr. 1892 Nr. 12, pag. 126 beschrieben: Mattigkeit, Angstgefühl, Zuckungen der Extremitäten. Nach starkem Schweissausbruch Wiederherstellung.

Solanin ist noch in verschiedenen aussereuropäischen Solaneen enthalten; hierüber vergleiche man z. B. Heilpflanzen von Dragendorff etc.

§ 204. Pelletierin. — Granatwurzelrinde.

In der Granatrinde sind verschiedene Alkaloide enthalten, die man mit dem Sammelnamen Pelletierin belegt hat. Wahrscheinlich handelt es sich dabei um Hydropyridin-Derivate, die aber nach ihrer physiologischen Wirkung in einem System der Toxikologie noch nicht gut unterzubringen sind.

Aus dem äusseren Grunde der gleichartigen therapeutischen (anthelmintischen) Benützung behandle ich sie zusammen mit den giftigen Substanzen der Farnkräuter und der Kosoblüthen.

Die Granatrinde, Cortex Granati, ist ein altes Bandwurmmittel, das nach früheren Vorschriften nur aus der Wurzelrinde bestehen sollte, jetzt aber ein Gemenge von Wurzel- und Zweigrinde ist. Die Stammpflanze, Punica Granatum, in Nord-Afrika heimisch, in ganz Süd-Europa verbreitet, gehört zur Familie der Myrtaceae (Granateae). — Die Früchte, die sogenannten Granatäpfel, waren der Juno und der Proserpina geweiht, hatten im hellenischen Volksleben eine besondere Bedeutung. — Auch bei uns wird der Strauch im Warmhaus wegen der dunkelrothen Blüthen cultivirt.

Die Bestandtheile der Granatrinde sind: einige 20 procent Gerbsäure: daher die Benützung als Adstringens; weiter die von Tanret zuerst dargestellten Alkaloide Pelletierin $C_8H_{13}NO$, Isopelletierin $C_8H_{15}NO$, Pseudopelletierin $C_9H_{15}NO$ und Methylpelletierin $C_9H_{17}NO$. Die bandwurmtreibende Wirkung kommt nur dem Pelletierin und Isopelletierin zu, während die Giftwirkung auf den Menschen bei allen Alkaloiden gleichartig sein soll. — Untersucht ist hauptsächlich das Pelletierin.

Das Pelletierin ist eine farblose, ölige, an der Luft sich bräunende Flüssigkeit, es ist schwach rechtsdrehend, bildet gut krystallisirende Salze, von denen das gerbsaure schwer löslich ist. Es wird durch Aether oder Chloroform aus der alkalisirten Flüssigkeit ausgeschüttelt: es ist destillirbar und geht bei 180 bis 185° C. über. In Wasser, Aether, Alkohol, Chloroform ist es gut löslich. Es ist eine starke Base, das eine Reihe von Schwermetallsalzen fällt. Platinchlorid gibt keinen Niederschlag: sonst reagirt es mit fast allen Alkaloidreagentien. Im Ueberschuss von Gerbsäure ist es löslich. Es ist höchst wahrscheinlich ein Pyridin-Derivat und dem Tropin nahe stehend. Der Alkaloidgehalt der frischen Rinde beträgt 0,4 bis 0,5 procent: für eine Rinde aus Java werden 1,1 procent angegeben.

Thierversuche von Schröder haben ergeben: bei Fröschen hat Pelletierin eine eigenartige Muskelwirkung (veratrinartig), indem der Zuckungsverlauf geändert wird: weiter entsteht typische Reflexsteigerung, die bis zu Tetanus führt. Bei Säugethieren kommen zur Reflexsteigerung noch Coordinationsstörung der Bewegungen. — (Vergleiche Arecolin § 166.)

Selbstversuche (an nicht bandwurmkranken Menschen) sind aus der Klinik von Dujardin-Beaumetz von Rochemure beschrieben. Leichte Erscheinungen folgen schon auf 0,04, schwerere auf die zu einer Bandwurmkur gebrauchte Dosis von 0,4 bis 0,5. Dies sind, nach etwa 30 bis 40 Minuten beginnend: Schwindel, Schwächegefühl, Nebelsehen. In manchen Fällen war die Schwäche so ausgesprochen, dass die Vergifteten kaum gehen konnten. Nicht regelmässig aber häufig stellten sich ein: Uebelkeit, selten Erbrechen, Koliken, Durchfälle: dann Ameisengefühl in der Haut, Krämpfe, besonders in den Waden: endlich undeutliches Sehen. In einzelnen Fällen Temperatursteigerung, Herzschwäche, Dyspnoe, Verminderung der Harnmenge.

Die Granatwurzelrinde wird für Bandwurmkuren als Macerations-Decoct, auch als einfache wässerige und weinige Maceration gegeben. Es sind dadurch eine Reihe schwerer Vergiftungen vorgekommen, die von Kamnitzer, Friedmann, Sidler-Huguenin beschrieben sind. — Letzterer berichtet von einer Maceration 125 zu 400 Weisswein, in welche nach Prüfung nur etwa ein Zehntel des Alkaloides übergegangen war, folgende Symptome: starken Kopfschmerz, Uebelkeit, Schüttelfrost und Temperatursteigerung bis 39° C., dann stundenlangen Sopor; am dritten Tage vollständige Erblindung, die sich in den nächsten Tagen besserte. Auf einem Auge blieb dauernde Verminderung der Sehschärfe. Der Befund war: Opticus blass, Grenzen verwaschen, Arterien schmal, träge Pupillenreaktion.

Besonders gewarnt wird vor der sogen. Bettelheim'schen Kur, dergemäss das Decoct von einigen Hundert gr Granatrinde auf einmal mit der Schlundsonde — wegen des schlechten Geschmackes: viel Gerbsäure — in den Magen gegeben wird. Lewin gibt an, drei hierdurch verursachte Todesfälle zu kennen. Man soll nicht über 60 gr Granatrinde auf einmal geben! — Ueber die Bereitung zweckmässiger Präparate vergleiche man die Angaben von Schröder's.

Literatur:

Lewin: Neben-Wirkung, pag. 707.
Rochemure: Thèse, Paris 1879. (Étude de Physiol. et Therap. sur les sels de P.)
Kamnitzer: Dissertation, Berlin 1883
Friedmann: Centralblatt ges. Therapie 1884.
v. Schröder: Archiv exp. P. Ph. 18, 1884, pag. 381.
Sidler-Huguenin: Corresp.-Blatt Schweizer Aerzte 1898, Nr. 17, 18. (refer. Contrbl. Inn. Medicin 1899, pag. 702.)
Grosz: Centralbl. prakt. Augenheilk. 1895, Febr. Dann Bulletin général de Therapent. 1879 (Berenger-Feraud) — 1880 (Betancés) — 1886 (Dujardin-Beaumetz) etc.

Anhang I. Die giftigen Substanzen der Farnkräuter.

Von den Farnkräutern ist nur der speciell so genannte Wurmfarn, Aspidium filix mas, aus dessen Rhizom ein viel benütztes Bandwurmmittel hergestellt wird, von näherem Interesse. Es kommen aber ähnlich wirkende Substanzen noch in vielen anderen Farnkräutern vor und Präparate aus solchen sind darum verschiedentlich als Arzneisubstanzen verwendet, haben wohl auch schon Intoxikationen gemacht. So sollen die Rhizome der übrigen einheimischen Aspidium-Arten, ebenso Asplenium filix femina und Pteris aquilina ähnlich, wenn auch ungleich schwächer wirksame Extrakte, wie der eigentliche Wurmfarn liefern. — Die Gerbsäure, Farbstoffe und andere Substanzen der Farne sind gleichgültig. Die eigentlich bandwurmtreibenden und auch für den Menschen stark giftigen Bestandtheile werden nach dem chemischen Charakter aufgefasst als Ester des Phloroglucins, so das Filicin als Isocrotoxyl-Phloroglucin, ähnlich die Pannasäure. — Vollständig erwiesen sind diese chemischen Aufstellungen nicht. — In einzelnen Farnen ist Cumarin enthalten. — Die riechenden Substanzen von Filix mas sind nicht bekannt.

Ueber das Extractum Filicis folgen ausführliche Angaben. — Ueber das Rhizoma Pannae von Aspidium athamanticum, das in Südafrika als Bandwurmmittel gebraucht wird, hat Kürsten (Archiv Pharmacie 1891. pag. 258) Untersuchungen veröffentlicht. Die von ihm durch Extrahiren mit Alkohol dargestellte Säure, Pannasäure, die in Wasser fast unlöslich, leicht aber in starkem Alkohol und Aether löslich ist, von der Formel $C_{11}H_{14}O_4$ fand Böhm später unwirksam (Archiv exp. Path. Pharmak. 35. pag. 1). Durch Extraktion mit Aether aber stellte Böhm eine der Pannasäure isomere Substanz dar, die er wirksame Pannasäure nennt und die nun in Thierversuchen sich stark giftig erwies. — Heffter (Archiv exp. Path. Pharm. 38, pag. 35, 458) hat aus dem Rhizoma Pannae drei Substanzen isolirt, die er Flavopannin, Albopannin und Pannol nennt. Letzteres ist die Kürsten'sche Pannasäure. Flavopannin, aus Aether in citronengelben Prismen krystallisirend, ist schwer giftig für Frösche, weniger das Albopannin: letzteres ist $C_{21}H_{24}O_7$, ersteres $C_{21}H_{26}O_7$.

Ueber die Substanzen, die in Asplenium filix femina (nur Spuren einer ätherlöslichen Säure) und Polystichum spinulosum vorkommen, hat Poulsson Untersuchungen im Archiv exp. Path. Pharm. 35, pag. 97 veröffentlicht. Aus letzterem in Norwegen vorkommenden Farnkraut hat Poulsson zwei Säuren isolirt, die nach der chemischen Zusammensetzung und der physiologischen Wirkung der Filixsäure nahe stehen: er nennt sie Polystichum- und Dihydropolystichumsäure. — Nach dem gleichen analytischen Gang hat Poulsson noch aus einer Anzahl von Farnkräutern Säuren abgeschieden.

Das ätherische Filix-Extrakt.

Die im Oktober gesammelten Wurzelstöcke von Aspidium filix mas (Polystichum - Nephrodium - Polypodium f. m.) liefern durch Extraktion mit Aether ein dickflüssiges grünes Extrakt, das jetzt wohl das in Deutschland meist gebrauchte Bandwurmmittel ist. Es ist gelegentlich schwer giftig und bedarf darum einer genauen Besprechung.

Literatur: Rulle: Dissertation, Dorpat 1867. — Quirll: Dissertation, Berlin 1888. — Prevost und Binet: Revue medicale. Suisse Romande 1892. Nr. 5. — Poulsson, Archiv exp. Path. Pharm. 29, 1892, pag. 1. — Grawitz: Berlin. klin. Wochenschr. 1894. Nr. 52. — Sidler-Huguenin (bei Haab in Zürich): Corresp.-Blatt Schweizer Aerzte 1898, Nr. 17. — Freyer: Therap. M.-H. 1889, pag. 90 und 138. — ibidem 1890, pag. 420 und 465. — Schlier: Münchener med. Wochenschr, 1890. — Paltauf und Palma in Prag. med. Wochenschr. 1892. — van Aubel: Journ. de Pharm. et de Chimie 1895.

Für die Gewinnung eines zuverlässig wirkenden Extraktes sind gewisse Regeln aus der Erfahrung abgeleitet, die jetzt allgemein bekannt und überall befolgt sind. Die Extrakte verschiedener Herkunft sind aber, wohl durch verschiedenen Gehalt an wirksamer Substanz, von ungleicher Giftigkeit. Die Bestandtheile des Filix-Extraktes sind: Filixsäure und deren Anhydrid Filicin, weiter Filixgerbsäure, ein ätherisches Oel, viel fettes Oel, Cholesterin, Wachs, Farbstoff. — Quantitative Angaben liegen nicht vor, aber wahrscheinlich ist der Gehalt an Filixsäure höher als man gewöhnlich annimmt. Kaninchen sterben nach Angaben von Poulsson an 0,5 amorpher Filixsäure oder von 2,5 bis 5,0 Extractum Filicis. Darnach würde gegen 10 procent Filixsäure im Extrakt enthalten sein, wenn man die letztere als das einzig oder hauptsächlich wirksame ansieht. Im Rhizoma filicis ist gegen 6 procent fettes Oel enthalten. Da dieses zum grössten Theil in das ätherische Extrakt eingeht und zugleich in Oel die Filixsäure leicht löslich ist, so wird wohl ein wesentlicher Theil dieser Säure im Filix-Extrakt in öliger Lösung vorhanden sein.

Ueber diejenige Substanz im Filix-Extrakt, die bandwurmtreibend wirkt, ist eine definitiv abschliessende Erklärung zur Zeit nicht zu geben. Die meisten Autoren schieben diese Wirkung der Filixsäure zu, Kobert daneben noch dem ätherischen Oel, Möller auch der Filix-Gerbsäure. Bezeichnend ist eine Angabe von Böhm, der die sehr giftige „wirksame Pannasäure" bei Bandwurmkranken ohne Erfolg gegeben hat. Auch ein von ihm aus dem Filix-Extrakt dargestelltes „trocknes Präparat" war gegen Bandwurm unwirksam (Archiv exp. P. Ph. 35, pag. 8).

Ist darnach die schädigende Wirkung auf die Bandwürmer noch nicht ganz aufgeklärt, so scheint es doch kaum zweifelhaft, dass die den Menschen vergiftende Substanz die Filixsäure ist, die (nach Poulsson) in richtiger Form gegeben dieselben Giftwirkungen hervorbringt wie das ganze Extrakt. — Die vielfachen Widersprüche, die in der Literatur über die Wirkung der Filixsäure enthalten sind, klären sich nach Poulsson dahin auf: Wirksam ist nur die amorphe Filixsäure. Löst man die in länger aufbewahrtem Extrakt krystallinisch sich abscheidende Filixsäure (richtiger Filicin genannt) in Ammoniak auf und fällt nun die Lösung mit Salzsäure, so besitzt der Niederschlag, die amorphe Säure, genau die Giftwirkung des Filix-Extraktes. Die krystallinische Modification dagegen ist fast völlig unwirksam. — Der chemische Unterschied zwischen beiden Verbindungen ist der: die amorphe frisch gefällte Substanz ist die eigentliche Säure, die krystallinische Verbindung dagegen, das Filicin, ist deren Anhydrid oder Lakton.

Die amorphe Filixsäure, ein lockeres weisses Pulver, in Alkalien, ebenso in Olivenöl, in Aether, Chloroform, Schwefelkohlenstoff, Benzol, Amylalkohol leicht löslich, hat den Schmelzpunkt 124° C.

Filixsäureanhydrid oder Filicin ist fast in allen Lösungsmitteln schwerer löslich, gar nicht in Wasser; kaum in kaltem, ziemlich in kochendem Alkohol, dagegen gut in Aether, Chloroform etc. und fetten Oelen. Schmelzpunkt 184,5° C. — Die ätherische Lösung der amorphen Säure zum Sieden erhitzt liefert sofort eine Krystallisation des Filicins.

Die Formel der Filixsäure stellte Poulsson zu $C_{35}H_{42}O_{13}$ fest: die einfacheren Formeln der früheren Autoren weist Poulsson durch Feststellung der Molekulargrösse mittels physikalischer Methoden zurück. Die Constitution der Filixsäure ist noch nicht aufgeklärt: doch ist soviel festgestellt, dass Phloroglucin und Isobuttersäure constituirende Gruppen im Filixsäuremolekul sind (Literatur bei Luck: B. B. 1888, pag. 3465; Schiff: Liebig's Annalen 253, pag. 336; Grabowski: Liebig's Annalen 143, pag. 279).

Die verschiedenen Bestandtheile des Filix-Extraktes sind von Buchheim's Schülern, Liebig 1857, Carlblom 1866, Rulle 1867 (Dissertationen, Dorpat), physiologisch untersucht. Darnach ist das fette Oel nach Abscheidung der Filixsäure unwirksam, ebenso ein in

Alkohol lösliches Harz. — Nach Kobert ist das ätherische Oel bei der Wirkung betheiligt.

Die Wirkungen der gelösten Filixsäure am Frosch entwickeln sich langsam bei subcutaner, schnell bei intravenöser Application. Nach letzterer Art erfolgt schon durch 1 mgr sofortiger diastolischer Herzstillstand, wovon aber Erholung möglich ist. Die Wirkung geht wesentlich auf den Herzmuskel. Auch die Körpermuskulatur wird ergriffen, deren Arbeitsgrösse herabgesetzt, endlich tritt unter den Zeichen zunehmender motorischer Schwäche fortschreitende, dann vollständige Rückenmarkslähmung auf: zuletzt kommen kurze, vereinzelte fibrilläre Zuckungen.

Bei Kaninchen ist 0,5 der amorphen Säure vom Magen aus die tödtliche Gabe, während noch 1,5 des krystallinischen Filicins ohne Wirkung bleiben oder höchstens etwas Durchfall machen. Die Erscheinungen treten wegen der langsamen Resorption so verzögert ein, dass die Thiere nach den ersten 12 bis 15 Stunden noch normal aussehen. Zuerst kommt Schwäche der hinteren Extremitäten, die nach und nach bis zu völliger Lähmung zunimmt. Krämpfe sind deutlich nur bei intravenöser Injektion, schon nach 0,1 — zuerst gesteigerte Reflexerregbarkeit, dann spontan eintretende Zuckungen, die sich endlich zu Tetanus steigern können —, bei stomachaler Verabreichung sind sie nur schwach angedeutet: bei der letzteren Applicationsart kommen dagegen starke Durchfälle. Der Tod erfolgt bei zunehmender Dyspnoe unter vollständiger Lähmung nach 1 bis 2 Tagen. — Bei der Sektion ist im Wesentlichen starke Blutüberfüllung des Magens und oberen Dünndarms constatirt: die Schleimhaut geschwollen, auch Blutaustritte in die Mucosa sind beschrieben.

Die bisher am Menschen beobachteten Vergiftungsfälle sind alle gelegentlich der therapeutischen Anwendung des Filix-Extraktes vorgekommen. Nach Sidler-Huguenin, der das ausführlichste Referat gibt, sind von 78 schweren Fällen 12 tödtlich verlaufen. — Bei leichterer Intoxication kommen — meist nach 6 bis 10 Stunden — Uebelkeit, Leibschmerzen, auch Erbrechen und Durchfall; manchmal sind Collaps- und Lähmungszeichen das erste: Benommensein, Schwindel, grosses Schwächegefühl, langdauernde Ohnmachtsanfälle treten dann auf. Die Herzaktion ist sehr frequent und schwach, der Puls wird unfühlbar, die Respiration verlangsamt und oberflächlich. Krämpfe sind in sehr verschiedenem Grade bei den Einzelvergiftungen betheiligt: in der Mehrzahl der Fälle scheinen sie ganz zu fehlen: bei Kindern sind sie oft vorhanden. Sie können von einzelnen Zuckungen bis zu epileptiformen Anfällen ausgebildet sein. Eiweiss und Cylinder im Harn sind auch nur selten und vorübergehend gesehen. Auch Traubenzucker ist constatirt: häufiger aber scheint eine linksdrehende und reducirende Substanz (gepaarte Glykuronsäure?) vorzukommen. — Die schweren Fälle unterscheiden sich nur durch das intensivere Auftreten der einzelnen Zeichen und vor Allem durch die bald einsetzende Lähmung. Die Zeichen der Magen- und Darmreizung beginnen schon bald (1 bis 2ʰ): die Schmerzen im Unterleib können ausserordentlich stark werden, so dass die Vergifteten laut schreien. Besonders schwer aber werden bald die Zeichen des Collapses: so dass Aerzte berichten, gleich beim ersten Anblick den Eindruck gehabt zu haben, dass sie einen Sterbenden vor sich sehen. In diesem Collaps kann in kurzer Zeit der Tod eintreten. — In länger sich hinziehenden Fällen ist das Bewusstsein getrübt oder für viele Stunden gänzlich aufgehoben: auch nach Wiederkehr der Besinnlichkeit besteht Verwirrung. In einzelnen Fällen ist anfänglich Temperatursteigerung berichtet. Der Tod erfolgt im Coma.

Von besonderen Zeichen ist noch zu besprechen:

a) Der häufig vorhandene Icterus. Grawitz hat bei 12 auf der Berliner medicinischen Klinik mit Extractum filiciis behandelten Patienten Blutuntersuchungen gemacht und bei 10 darunter deutliche akute Verminderung der rothen Blutkörperchen constatirt: einmal war bei der Blutuntersuchung rothes Serum, also Lösung von Erythrocyten nachweisbar. Die akute Blutkörperchen-Auflösung führt zu Leberstörungen und Icterus: siehe hiezu pag. 57 III. Grawitz mahnt darum bei Leberkranken zu Vorsicht mit der Anwendung des Extractum filicis. Mir erscheint es nothwendiger, wegen der direkten Lebensgefahr den Zustand des Herzens zu berücksichtigen, da die Filixsäure an sich den Herzmuskel schwächt und das Herz überdies gegen akute Blutkörperchenlösung sehr empfindlich ist. Die nähere Art der Wirkung der Filixsäure auf das Blut ist noch nicht untersucht.

b) Die akuten Sehstörungen. Die Kranken bemerken plötzlich, meist erst am zweiten bis vierten Tage der Erkrankung, beim Erwachen vom Schlaf oder aus dem soporösen Zustand, dass Alles „vor den Augen finster ist". Die Prüfung ergibt meistens vollständige Erblindung. Nach Sidler-Huguenin sind unter den 78 schweren Erkrankungen 18 Personen mit doppelseitiger und 15 mit einseitiger bleibender Erblindung, 4 mit beiderseitiger und 1 mit einseitiger bleibender Herabsetzung der Sehschärfe. Geht die Sache gut, so ist schon im Verlaufe einer Woche eine wesentliche Besserung oder völlige Wiederherstellung des Sehvermögens eingetreten. — Zum Befunde wird angegeben: erweiterte reaktionslose Pupillen; der ophthalmoskopische Befund nach Sidler-Huguenin: einfache Sehnerven-Atrophie, graue bis weisse Verfärbung des Nerv. opticus mit schmalen Netzhautgefässen, in einzelnen Fällen Schlängelung der Venen, kleinere und grössere Hämorrhagien der Retina, gelbliche chorioideitische Heerde. — Auch Taubheit, Sprachstörungen sind schon vorgekommen. Dass diese Erkrankungen dauernd geworden sind, davon habe ich nichts gelesen.

Der Sektionsbefund am Menschen hat bisher nur starke Darmveränderungen nachgewiesen: in Magen und Darm submucöse und intramucöse Blutaustritte, starke gleichmässige Injektion der Magen- und Darmschleimhaut: — Blutüberfüllung des gesammten venösen Gebietes.

Zur Aufklärung der Giftwirkung des Filix-Extraktes ist folgendes zu sagen: Die Giftigkeit der Filixsäure ist durch die Thierversuche sicher erwiesen, ebenso die Gleichartigkeit nach Zeit und Art des Verlaufes mit dem Extrakt. — Immerhin ist es sehr auffallend, dass bei der vielfachen Verwendung des Filix-Extraktes nur bei einzelnen wenigen Menschen Vergiftungserscheinungen auftreten.

Als Erklärung hiefür kann man die besondere Empfindlichkeit einzelner Menschen und die besondere Giftigkeit einzelner Präparate und hoher Gaben des Filix-Extraktes aufstellen.

Ueber die besondere Empfindlichkeit Einzelner ist oben schon die Angabe von Grawitz erwähnt, wornach Leberkranke besonders gefährdet sein sollen. Dort ist auch beigefügt, dass die akute Gefahr viel mehr vom Herzen droht. Die Ohnmachten, die Pulslosigkeit, die Amaurose deuten auf schwere Herzinsufficienz: Herzlähmung ist in den Thierversuchen direkt erwiesen. Es wäre der Mühe werth zu untersuchen, ob nicht alle Störungen nach Filix-Extrakt auf die Herz- und die Blutstörung als die primäre Ursache zu beziehen sind. — Auch vorher überstandene Magen- und Darmerkrankungen werden die Vergiftungs-Gefahr vergrössern.

Ueber besondere Giftigkeit des Filix-Extraktes ist zu bemerken, dass die Präparate von verschiedener Herkunft verschieden stark wirksam sind: leider existiren über diesen Punkt nur kurze Notizen. Kräftig ist darnach das Präparat aus den Vogesen, aus dem Jura, besonders das aus Livland, schwach aus der Normandie und aus Italien (van Aubel). Hieher gehört wohl auch die Angabe, dass die Tunnel-Arbeiter am Gotthard sehr hohe Gaben, bis 45,0, vom Filix-Extrakt ohne Folgen vertragen haben. Da es sich um anämische Leute gehandelt hat, so ist nahe liegend, hier an ein wenig wirksames Präparat zu denken. — Weiter darf man nicht zu hohe Gaben verabreichen: etwa 12,0 sollte die obere Grenze sein; das ist schon eine hohe Gabe. — Bérenger-Féraud berichtet (Bulletin géneral de Therapeutique CX. 1886. pag. 481), dass er oft Vergiftungen gesehen habe: bei 20,0 wurden die Erscheinungen derart: dass er von höheren Gaben Abstand nahm. Schwere Vergiftungen sind bei Erwachsenen schon nach 4 gr, 7 gr, 10 gr, bei Kindern nach 3,5 gesehen worden. Der Tod eines Mannes in Amerika ist durch 43 gr, bei einem hier vorgekommenen Fall durch 18 grm erfolgt, der eines 3jährigen Kindes nach 8 gr. — Von allen Autoren aber wird betont, dass man die Filixsäure nicht gelöst oder zusammen mit solchen Stoffen geben soll, die sie lösen, besonders nicht mit fetten Oelen und speciell mit Ricinusöl. Nach Quirll wirkt das mit Olivenöl verdünnte Extrakt schneller als das unverdünnte. Ein Kind, das drei Wochen vorher eine grössere Dosis gut ertragen hatte, starb von 8 gr, die mit der gleichen Menge Ricinusöl verrieben gegeben waren. Da das Filix-Extrakt für sich allein nicht sicher genug abführend wirkt, gilt in der Praxis der Brauch, etwa 1^h nach dem Einnehmen des Extraktes zwei Löffel voll Ricinusöl nachzugeben. Es wird jetzt allgemein angerathen, dafür ein anderes Mittel zu geben, etwa Kalomel mit Jalappa. — Für ganz verwerflich muss es aber gelten, das Filix-Extrakt fertig gemischt mit der erforderlichen Gabe Ricinusöl vorräthig zu halten und so zu verabreichen, wie dies in gewissen Bandwurmmitteln geschieht. Ist das Bandwurmmittel schon tiefer in den Darm herabgetreten, so ist das nachfolgend gegebene Ricinusöl auf alle Fälle nicht so gefährlich als das gleich mit dem Extrakt verabreichte. Offenbar ist schon im gewöhnlichen Filix-Extrakt ein wesentlicher Antheil der Filix-Säure im fetten Oel gelöst: die Steigerung dieser Menge erhöht die Gefahr. Die Sektionen ergaben immer die schwersten anatomischen Veränderungen im Magen und oberen

Dünndarm: also ist hier der Hauptort des Angriffs und hier sollte man diesen nicht noch vergrössern.

Bei der Therapie ist wieder die Prophylaxe die Hauptsache. Ist die Vergiftung geschehen, so wird man wohl nur in seltenen Fällen mit Magenspülung noch etwas helfen können, da die Hauptsymptome erst spät einsetzen. Am meisten Erfolg haben bisher analeptische Mittel geäussert: Camphor-Injektionen, warme Bäder mit kühlen Uebergiessungen. Eine besondere Therapie gibt es nicht.

Anhang II. Flores Koso. Kosotoxin.

Die als Bandwurmmittel benützten Flores Koso enthalten wirksame Substanzen, die für alle Thiere sich giftig erweisen. — Das von Leichsenring isolirte Kosotoxin (Archiv der Pharmacie 232. 1894, pag. 50) ist von Handmann im Böhm'schen Institut untersucht (Arch. exp. P. Ph. 36. 1895, pag. 138). — Kosotoxin, von der Formel $C_{26}H_{34}O_{10}$, in Alkohol, Aether, Chloroform und in Sodalösung löslich, liefert in seinen Spaltungsprodukten, wie die Säuren der Farne, Buttersäure. — Es hat vor Allem eine eigenartige Muskelwirkung. Erst einige Zeit nach der Application (etwa 30 Min.) beginnt beim Frosch Verminderung der Leistungsfähigkeit, bei anfänglich noch gut erhaltener Zuckungscurve. Langsam zunehmend entsteht vollständige Lähmung. Auch das Herz wird in gleichem Verlaufe getödtet. — Beim Warmblüter ist dieselbe Grundwirkung vorhanden, die sich in zunehmender Lähmung und Verschlechterung der Athmung kund gibt. Dabei besteht hochgradige Steigerung der Secretionen. Die Glykosurie ist wohl durch die Athmungsbehinderung zu erklären. — Interessant sind die vergleichenden toxikologischen Bemerkungen Handmann's (l. c. pag. 163) über die verschiedenen Bandwurmmittel. — Beim Menschen sind auf Flores Koso nur Erscheinungen vom Darmtractus vorgekommen: sehr unangenehmer bitterer Nachgeschmack, Speichelfluss, Magendrücken und -Schmerzen, Uebelkeit und häufig Erbrechen. Durchfälle und Tenesmen werden vereinzelt sehr quälend. Auch schwere Collaps-Zustände sind berichtet. Ob diese Schwäche-Anfälle mit dem Kosotoxin in Verbindung stehen, ist nicht bestimmt anzugeben, da ja nach jeder Darmreizung schwere Collaps-Zeichen sich einstellen können.

§ 205. Die Glukoside.

Glukoside oder Glykoside sind nach chemischer Definition ätherartige Verbindungen zwischen einem Zucker und einem andern nach seiner Constitution uns meist unbekannten Paarling. Durch chemische Eingriffe, die man als hydrolytische Spaltung bezeichnet, werden sie in ihre beiden Componenten zerlegt. Der eine Paarling ist meistens eine Monose, Monosaccharose, Traubenzucker, Galaktose etc.; doch sind für eine Anzahl von Glukosiden Disaccharosen sicher erwiesen. — Die Spaltung geschieht bei manchen dieser Doppelglukoside staffelförmig: es wird zuerst nur ein Zuckermolekul abgespalten (so beim Amygdalin: E. Fischer: B. B. 1895 pag. 1508). Vergleiche auch § 210 I. u. a. a. O. Der andere Paarling kann Alkohol, Aldehyd, Säure, Phenol etc. sein. — Dieser zweite Paarling ist von den meisten natürlichen Glukosiden seiner chemischen Natur nach uns unbekannt. — Gewöhnlich wird zum Spalten der Glukoside das Kochen mit verdünnter Salz- oder Schwefelsäure benützt: besonders gut gelingt es in alkoholiger Lösung. — Auch gewisse Fermente spalten einzelne Glukoside. — Die Glukoside bestehen gewöhnlich nur aus C, H und O. Doch gibt es einzelne typische Glukoside, die einen stickstoffhaltigen Paarling enthalten.

Glukoside kommen vorgebildet in sehr vielen Pflanzen und von sehr grosser Verschiedenheit vor. Sie krystallisiren allermeist sehr schwer, zeigen auch sonst kein prägnantes chemisches Reagirvermögen. Sie sind darum schwer chemisch rein darzustellen und noch wenig chemisch erforscht. Emil Fischer hat neuerdings eine Anzahl künstlicher Glukoside dargestellt und bezeichnet gleichfalls das schlechte Krystallisationsvermögen als Mangel für die Reindarstellung (B. B. 1893, Bd. 26, pag. 2400, und 1894 Bd. 27, pag. 2478). — Eine Klassification der Glukoside von Hlasiwetz (Liebig's Annal. Bd. 143) genügt heute nicht mehr. — Monographische Bearbeitungen stammen von Jacobsen: Die Glukoside, Breslau 1887, und von van Rijn: Berlin 1900 (letzteres Buch ist erst während der Drucklegung erschienen und im Nachfolgenden nicht benützt); Grisson: Ueber das Verhalten der Gl. im Thierkörper, Dissertation, Rostock 1887.

Die Glukoside schmecken alle bitter, viele kratzend unangenehm. In der physiologischen Wirkung ist ausserordentlich grosse Verschiedenheit, von völliger Indifferenz bis zur höchsten Giftigkeit nachgewiesen. — Von vielen Glukosiden kennen wir ihre physiologische Wirksamkeit, bei manchen auch die des Spaltungsproduktes. Es haben sich dabei bis jetzt keine allgemein gültigen Beziehungen erkennen lassen. Allermeistens ist die Art der Wirkung des ganzen Glukosides und des Paarlings (der Zucker gilt natürlich als ungiftig) wesentlich verschieden: so ist z. B. das Digitalin ein Herzgift, das daraus abgespaltene Digitaliresin ein Krampfgift. — Ebenso ist auch der Grad der Giftigkeit verschieden und zwar scheint fast immer das ganze Glukosid schwerer giftig als der vom Zucker getrennte Paarling.

Die Glukoside sind eine Klasse von Körpern, die chemisch und physiologisch noch wenig scharf begrenzt ist. Aus didaktischen Gründen müssen sie vorderhand noch zusammen betrachtet werden. Einzelne Untergruppen, die auch gemeinsam besprochen werden, bestehen sicher aus Körpern, die chemisch und physiologisch nahe verwandt sind.

Im Nachfolgenden sind nur diejenigen Glukoside aufgeführt, die für den Toxikologen wichtig sind.

§ 206. Die Saponinsubstanzen. Allgemeines.

I. Saponine werden chemische Substanzen genannt, die sehr verbreitet im Pflanzenreich vorkommen und nach der Gleichartigkeit der chemischen und physiologischen Reaktionen zusammenfassend betrachtet werden können. — Sie sind für den Toxikologen mehr von theoretischer als von praktischer Bedeutung. — Die Saponine sind in der letzten Zeit besonders von Kobert und seinen Schülern bearbeitet: siehe Archiv exp. Path. Pharmak. 23. pag. 233 und Arbeiten

aus dem pharmak. Institut Dorpat, von Kobert: Bd. 1. 6. 14. Pachorukow, Atlass, Tufanow, Kruskal, v. Schulz.)

II. Ueber die Verbreitung der Glukoside gebe ich hier nur eine
kurze Zusammenstellung nach einer Tabelle von Kruskal, die im
6. Bändchen der Dorpater pharmakologischen Arbeiten (Kobert)
pag. 5 veröffentlicht ist.

Saponine finden sich in:

Sapindaceae: in den sogenannten Seifenfrüchten;
Polygaleae: P. Senega, Boykinii, mexicana ...;
Rosaceae: Die wichtige Quillaja saponaria u. a.;
Caryophyllaceae: Herniaria glabra, Arten von Dianthus, Silene,
    Saponaria, Lychnis, Gypsophila; Agrostemma Githago.
Papayaceae: Carica papaya;
Ranunculaceae: Nigella sativa;
Sapotaceae: verschiedene Arten;
Primulaceae: Die Cyclamen-Arten und Primula veris; Anagallis-
    Arten;
Scrophularineae: Die Digitalis-Arten (Digitonin), Leptandra vir-
    ginica;
Solaneae: Scopolia japonica; verschiedene Solanum-Arten;
Rubiaceae: Cephalanthus occidentalis;
Compositae: Grindelia-Arten;
Smilaceae: die Smilax-Arten;
Aroideae: Arum maculatum und italicum, u. A.
Liliaceae: Yucca-Arten, — Muscari; Scilla.

Diese Zusammenstellung ist sehr unvollständig: sie greift nur diejenigen
Pflanzen heraus, die wegen des verbreiteten Vorkommens oder wegen arzneilicher und technischer Verwendung besondere praktische Bedeutung für den
Toxikologen haben können. Eine ausführliche Abhandlung über das Vorkommen der Saponine im Pflanzenreich hat Th. Waage im Jahrgang 1892
(XXIII. Bd.) der Pharmaceutischen Centralhalle veröffentlicht: pag. 657, 671,
685, 695, 712; ebendaselbst pag. 742 hat Dr. M. Greshoff eine Ergänzung beigefügt. — Interessant sind daraus noch folgende Bemerkungen: Ueber
die Vertheilung des Saponins im Pflanzenkörper handeln besonders die Arbeiten
von Radlkofer (Sitzungs-Ber. bayr. Akad. 1878 und 1890). — Die Angabe, dass die Schärfe der Arum-Arten durch Saponin-Gehalt bedingt sei,
verdient nach Greshoff Nachuntersuchung. Die vom Genuss der frischen
Blätter beobachteten Vergiftungszeichen: Anschwellung der Zunge und des
Schlundes, lassen sich ebenso durch die Anwesenheit scharfer Calciumoxalat-
nadeln (Raphiden) erklären. Ueber viele weitere Einzelheiten muss ich auf
die Originalliteratur verweisen, die den Aufsätzen von Waage und den Arbeiten der Kobert'schen Schule beigefügt ist.

III. Die Saponine sind zunächst ausgezeichnet durch die leichte
Löslichkeit in Wasser und durch das starke Schäumen dieser Lösungen:
sie werden darum zum Waschen benützt und haben davon auch ihren
Namen (Seifenfrüchte, Seifenwurzel etc.).

Nach der chemischen Natur sind sie Glucoside: durch Kochen
mit verdünnter Schwefelsäure zerfallen sie in Zucker und einen anderen
Paarling, der den allgemeinen Namen Sapogenin bekommen hat.
Durch Aetzbaryt und durch Bleiessig werden sie gefällt. — Man hat
sie alle aus einer einzigen Substanz abgeleitet und die Verschieden-

heiten der Körper verschiedener Darstellung so erklärt: es handle
sich um verschieden weit geschehene Zersetzung der complexesten
Verbindung[1]). Dies ist aber wenig wahrscheinlich, wenn man neben
den chemischen Eigenschaften noch die sehr weit differenten physiologischen Wirkungen studirt.

Ueber die chemische Natur der Saponine wissen wir noch sehr
wenig. Dasjenige (Quillaja-) Saponin, das von Stütz im Geuther-
schen Laboratorium zuerst durch Acetylirung und Restitution als ein
reiner und einheitlicher Körper dargestellt wurde, hatte die Formel
$C_{19}H_{30}O_{10}$. — Aus einer vergleichenden Zusammenstellung der empirischen Formeln verschiedener Saponine folgert Kobert, dass eine
grosse Anzahl dieser Substanzen nach der allgemeinen Formel
$C_nH_{2n-8}O_{10}$ zusammengesetzt ist. — Doch stellt Kobert selbst Analysen weiterer Saponine zusammen, die dieser Formel nicht folgen.

Von allgemeinen chemischen Reaktionen (mikrochemischer Nachweis) ist zu nennen: die Rothfärbung mit concentriter Schwefelsäure:
— Alkohol und Schwefelsäure zu gleichen Theilen geben beim Erwärmen eine gelbe bis blaurothe Färbung, die auf Eisenchlorid bräunlich bis bräunlich-blau wird.

Eine eigenartige chemische Reaktion wässeriger Saponinlösungen
ist die, dass feinvertheilte Niederschläge sehr lange darin suspendirt
bleiben. Durch Zusatz kleiner Alkoholmengen kann man diese rascher
zum Absetzen bringen.

IV. Für die Darstellung werden verschiedene Methoden benützt,
nach denen man die erhaltenen Präparate geradezu benennt. Schrader
kocht die zerkleinerte Rohsubstanz oder das Extractum aquosum mit
absolutem Alkohol aus: das erkaltende Filtrat lässt nach und nach
das Saponin ausfallen. Die Methode ist mit grossem Verlust verbunden, weil in kaltem Alkohol noch viel in Lösung bleibt. Sie ist
aber für die rasche Darstellung eines physiologisch wirksamen Präparates noch immer gelegentlich zu gebrauchen.

Für den Toxikologen unbrauchbar ist die Rochleder'sche
Methode. Nach derselben wird die concentrirte wässerige Lösung mit
heiss gesättigtem Barytwasser im Ueberschuss gefällt. Der Niederschlag ist in gesättigtem Barytwasser unlöslich. Die nach dieser
Methode hergestellten Präparate sind ganz oder theilweise unwirksam.
Nach allen darüber, besonders von Kobert und seinen Schülern her-
rührenden Angaben verhalten sich alle Saponin-Substanzen in diesem
Punkte gleichartig: sie werden durch Behandeln mit Aetzbaryt und
allen übrigen Alkalien in wässeriger Lösung (Eindampfen) bei erhöhter
Temperatur immer weniger wirksam. Auchdie isolirten und im Thierversuch stark wirksam befundenen Saponine kann man durch das
Erhitzen in alkalisch reagirender Lösung unwirksam machen. — Aus
der Barytfällung wird durch Eintragen in Wasser und Behandeln mit
CO_2 das Saponin wieder isolirt. Die letzten Barytreste sind immer
nur durch Schwefelsäure zu entfernen. — Völlig unwirksam werden

---

[1]) O. Hesse hat (Liebig's Annalen 261, pag. 371) dem Saponin die Formel
gegeben $C_{32}H_{52}O_{17}$. Aus 2 Saponin $+$ 6 H_2O entsteht nach ihm 6 Zucker und
2 $C_{14}H_{22}O_2$ (Sapogenol) u. s. w. Dem Senegin gibt Hesse die Formel $C_{20}H_{32}O_7$. —
Diese kritische Besprechung hat meines Wissens keine allgemeine Billigung gefunden.
Mir scheinen mit dem bisher vorliegenden Untersuchungs-Materiale alle allgemeinen
Betrachtungen verfrüht, weshalb ich sie nicht weiter berühre.

stark giftige Saponine erst durch wiederholtes Eindampfen mit Aetzbaryt.

In gleicher Art wirkt eine andere Darstellungsmethode ein: die
von Stütz im Geuther'schen Laboratorium ausgebildete Acetylirung (Liebig's Annalen 218, pag. 231). Auch von dem auf diese
Methode rein dargestellten Saponin hat Kobert die vollständige
Wirkungslosigkeit an Thieren festgestellt.

Man könnte die merkwürdige Thatsache, dass die nach der einfachen Schrader'schen Methode hergestellten stark giftigen Saponinsubstanzen durch die beschriebenen Reinigungsmethoden entgiftet
werden, so erklären: das erste Präparat ist ein Gemenge einer uns
noch unbekannten stark giftigen Substanz mit dem physiologisch indifferenten reinen Körper: bei der Reindarstellung wird der erste zerstört oder entfernt und nur der zweite bleibt als weisses Pulver übrig.
Dies scheint nach allem die unrichtige Deutung. Auch schon gereinigte und nach allen Reaktionen chemisch einheitliche Körper
werden durch Erhitzen mit Aetzbaryt unwirksam gemacht: d. h. es
handelt sich wohl um eine intramoleculare Umlagerung, um die Entstehung einer unwirksamen Modification.

Die meisten Körper der Saponingruppe sind colloidale Substanzen, die nicht dialysirbar sind. Doch machen einzelne eine Ausnahme und sind leicht krystallinisch zu erhalten. — Entsprechend
dem colloidalen Zustand (hohes Moleculargewicht) sind die meisten
Saponinkörper vom Darm aus nur schlecht oder gar nicht resorbirbar.
— Allgemeine Folgerungen aber über die Natur des unbekannten
Paarlings lassen sich daraus noch nicht ziehen.

Die Saponinkörper sind Glukoside, die durch Kochen mit verdünnter
Schwefelsäure langsam zerspalten werden: Kobert gibt für seine
Quillajasäure an, dass er durch 6stündiges Kochen in wohl verkorkten
Arzneifläschchen mit etwa 2 procentiger Schwefelsäure die besten Resultate erhalten habe. Die verschiedenen Saponinkörper liefern dabei
verschiedene Zuckermengen, sind also gewiss nicht identisch. Der
erhaltene Zucker ist rechts drehend, aber nicht gährungsfähig. Er
ist keinesfalls schlechthin als Dextrose anzunehmen: so z. B. reducirt
der von Kobert aus der Quillajasäure erhaltene Zucker mehr Kupfer-
oxyd und hat ein höheres Drehungsvermögen als Traubenzucker.
(Siehe unten die Einzelangaben.) — Der andere Paarling ist wasserunlöslich: man hat ihm den allgemeinen Namen Sapogenin gegeben,
ohne mit dem identischen Namen die Uebereinstimmung aller Sapogenine behaupten zu können. Mit fortschreitender Spaltung des
Saponins fällt das Sapogenin immer vollständiger aus. — Die quantitative Untersuchung der erhaltenen Spaltungsprodukte hat bisher
immer Verluste aufgewiesen, d. h. man erhält aus 100 Theilen Saponin, bei dessen Spaltung ja Wasser eintreten muss, nicht über 100,
sondern nur gegen 90 Gewichtstheile der Spaltungsprodukte: über
die Natur des fehlenden Antheils hat man keine Kenntniss. Kruskal
hat einen mit Alkohol destillirbaren harzartigen Körper als drittes
Spaltungsprodukt gefunden, aber noch nicht näher chemisch charakterisirt.

V. Die Saponine sind sehr vielfach auf ihre physiologischen Wirkungen geprüft. Benutzt wurden hiezu meist Präparate, die nach der
Schrader'schen Methode hergestellt waren, so aus der Seifenwurzel,
aus Kornrade, aus Senega und besonders aus Quillaja Saponaria. Ob

die älteren Angaben über die verschieden hohe Giftigkeit nach der verschiedenen Abstammung durchaus unter sich vergleichbar und zuverlässig sind, erscheint mir zweifelhaft, da die Art des Verfahrens (z. B. Erwärmen mit Alkalien) auf die Giftigkeit so starken Einfluss hat und die Herstellungsart doch nicht immer dieselbe war. Eine Zusammenstellung der früheren physiologischen Prüfungen des Saponins gibt Kobert (Archiv exp. P. Pharm. 23. pag. 253): die wichtigste neue Literatur daraus ist: Pelikan: Berlin. kl. Wochenschr. 1867. Nr. 36. Natanson: Jahrb. für Pharmacie 1867. pag. 538. Christophsohn: Dissertation, Dorpat 1874. Köhler: Die lokale Anästhesirung durch Saponin: Monographie, Halle 1873. Eulenburg: Die hypoderm. Injektion, Berlin 1875. Keppler: Berl. klin. Wochenschr. 1878. Nr. 32 bis 34.

Im Nachfolgenden sollen zuerst die Angaben der früheren Autoren über Wirkung der Saponine kurz referirt werden. Meist wurden dazu Präparate verwendet, die nicht weiter gereinigt, einfach nach der Schrader'schen Methode ausgefällt waren. Darnach werden die Ergebnisse der Specialversuche mit den einzelnen Saponinkörpern, die hauptsächlich von Kobert und seinen Schülern gewonnen sind, besprochen. Die Berücksichtigung der älteren Autoren hat besonders deshalb noch Interesse, weil dabei Selbstversuche, Beobachtungen am Menschen, zu berichten sind.

VI. Als die wesentlichsten Wirkungen des Saponins wurden früher beschrieben: starke örtliche Reizungswirkung auf Schleimhäuten, heftiges Niessen, Thränen der Augen, kratzender, ekelhaft bitterer Geschmack mit lange nachhaltender Schleimsecretion. Subcutan wurde Saponin von 0,01 bis 0,05 als örtliches Anästhesirungsmittel, bei Ischias etc. versucht, aber mit so üblen Erfahrungen, dass energischer Widerspruch gegen die weitere Verwendung sich erhob. Zuerst kam heftiger örtlicher Schmerz, wornach dann in etwa 15 Minuten Verminderung und Aufhebung der Sensibilität sich einstellte. Tiefe Nadelstiche wurden nicht empfunden: diese Empfindungslähmung dauerte etwa 15 Minuten lang an. Die Wirkung auf die direkt betroffenen Gewebe war bei etwas grösseren Giftmengen eine sehr intensive, zerstörende; Abscessbildung, langdauernde Zellgewebsverhärtung wurde oft gesehen.

Bei der subcutanen Injektion kam es durch Resorption wiederholt zu allgemeiner Vergiftung, die das Bild eines schweren, sogar lebensbedrohenden Collapses darbot; (Keppler): Uebelkeit, Brechneigung, Frostgefühl, Todesblässe, kalter Schweiss, Schwindel, selbst Bewusstseinsverlust. Eigenartig ist die wiederholte Schilderung von Schmerzen im Kopf, besonders im Auge, die auf der Seite hauptsächlich auftreten, wo die Injektion gemacht wurde (Zahnschmerzen, Nackenschmerzen). Die Temperatur war in manchen Fällen nach grossen Gaben gesteigert, fiel dann ab und oft trat tiefe CollapsTemperatur ein. Auch körperliche und geistige Depression, Schlafsucht, durch Tage anhaltend, ist von den Selbstbeobachtern geschildert.

VII. Die Saponinsubstanzen sind in den letzten Jahren von Kobert und seinen Schülern chemisch und physiologisch des Genaueren studirt worden. Dabei hat sich herausgestellt, dass alle die hieher gehörigen Körper zwar grosse Uebereinstimmung in den physiologischen Wirkungen zeigen: immerhin sind die gefundenen Unterschiede so gross, dass man sicher nicht die Saponinkörper identificiren kann. Es ist darum die gesonderte Betrachtung angeschlossen.

Ueber allgemeine Beziehungen ist Folgendes zu sagen:

1. Die Saponinsubstanzen gelten nach der verbreiteten Wirkung auf die Gewebe und Organe als Protoplasmagifte. Sie scheinen die Eiweisssubstanzen des lebenden Organismus zu ändern (Schmiedeberg). Diese sehr plausible Meinung ist bisher nicht durch die Auffindung beweisender Thatsachen gestützt. Kobert gibt an (Archiv exp. P. Ph. 25, pag. 259), dass die Prüfung der Quillajasäure an Eiweisslösungen ihm nichts Auffallendes gezeigt hat. — Eine sehr merkwürdige Thatsache (die ich bestätigen kann) beschreibt Tufanow vom Cyclamin (siehe unten). Eine geringe Menge, frischer Milch zugesetzt, bringt die Milchkügelchen zur Vereinigung, so dass in kurzer Zeit eine zusammenhängende Fettschicht auf der Oberfläche schwimmt. Man kann hier an eine Eiweisswirkung denken. — Sehr concentrirte Lösungen mancher Saponine fällen Eiweisslösungen: das ist aber nicht als eine besondere Reaktion zu nehmen.

2. Die Saponinsubstanzen wirken alle lösend auf Blutkörperchen. Eine Tabelle, von Schulz zusammengestellt, steht im 14. Bändchen von Kobert's Arbeiten auf pag. 59: sie ist so gewonnen, dass das hundertfach mit dreiviertelprocentiger Kochsalzlösung verdünnte überlebende Blut mit der Lösung der fraglichen Substanz untersucht wird. Am stärksten wirken die Sarsaparillglukoside, das Digitonin und das Cyclamin, etwa $1:100000$; — wesentlich schwächer die Sapotoxine (levantinisches, Agrostemma-, Sapindus-, Quillaja-Sapotoxin, Senegin). — Auch am lebenden Thier ist dieser Unterschied ausgeprägt: bei der einen Gruppe erscheint nach intravenöser Application immer Hämoglobinurie (Cyclamin, Sarsasaponin), bei der anderen Gruppe nie, selbst nicht bei tödtlicher Vergiftung (Sapotoxin von Agrostemma, Sapindus, aus rother und weisser Seifenwurzel ...). Auch die übrigen Zeichen der Blutkörperchenlösung, so Icterus, sind constatirt.

3. Die Saponine wirken alle schwächend und lähmend auf das Herz, das endlich, wahrscheinlich durch Muskellähmung, in Diastole stille gestellt wird. Bei manchen Körpern der Gruppe kommt anfänglich eine Verstärkung der Herzaktion deutlich zur Ausbildung, die dann langsam wieder zurück und endlich in Lähmung übergeht. Bei anderen wird der Ablauf der Herzaktion verzögert, die Diastole verlängert, dann erst lässt auch die Kraft der anfänglich noch gut aussehenden Contraktionen nach; Stillstand in Diastole. Bei anderen wieder (so bei den Sarsaparill-Glukosiden) geht ohne vorherige Beschleunigung oder Steigerung der Arbeitsleistung oder sonstige Irregularität die Herzthätigkeit langsam zurück und wird endlich ganz aufgehoben.

4. Gehirn und Rückenmark werden gelähmt und dies ist die von Köhler schon als die wesentlichste Ursache der tödtlichen Vergiftung bezeichnete Wirkung. Darüber vergleiche man die Detailbeschreibung, z. B. von Quillaja Saponaria.

5. Oertlich wirken alle Saponinsubstanzen ertödtend auf die direkt von ihnen getroffenen Gewebselemente. So werden die Muskeln bei direkter Einspritzung contrahirt, wachsartig hart, die Erregbarkeit

erlischt zuerst an der Injektionsstelle und von da breitet sich das Absterben rasch weiter aus. — Dasselbe ist für die Nerven erwiesen, die in Berührung mit Saponinlösungen ihre specifischen Eigenschaften verlieren. Wahrscheinlich ist die Wirkung auf Frösche, wornach bei Einspritzung in die Lymphsäcke der Beine alsbald Reflexlähmung eintritt, zum Theil auf die örtlich zerstörende Wirkung an den durch die Lymphräume hindurchlaufenden Nervenfädchen und an der Haut etc. zu erklären. Die allgemeine Lähmung erscheint erst später. — Ebenso sind die schweren örtlichen Veränderungen bei subcutaner Injektion: hämorrhagische Entzündung, Eiterung, in gleicher Weise zu deuten. — Kurz bemerkt sei hier, dass nach wiederholten Angaben in den Kobert'schen Arbeiten die weissen Blutkörperchen von den Saponinen nicht erkennbar angegriffen werden. — Die meisten Saponinsubstanzen gehen bei subcutaner Injektion nicht in den Kreislauf über, rufen keine Allgemeinwirkung hervor: eine hervorstechende Ausnahme von dieser Regel macht nur das Saponin der Kornrade.

6. Sehr auffallend ist die auch bei intravenöser Injektion kleiner Mengen hervortretende Langsamkeit des Verlaufes, Latenz der Wirkung. Die ersten Tage sind ganz frei: erst darnach beginnen die Erscheinungen.

7. Die Farbenreaktionen (mit concentrirter Schwefelsäure), Angaben über Zusammensetzung, Spaltungsvorgänge sind nicht in kurzem Auszug darstellbar. Ich verweise deshalb auf die Originalliteratur. (Siehe speciell Kobert's Arbeiten Bd. 14, pag. 88. 94. 90 etc.)

§ 207. Die specielle Betrachtung einzelner Saponine.

I. Die Quillaja Saponaria. Die Rinde dieses in Chile einheimischen Baumes, der zu den Rosaceae gerechnet wird, kommt als Panamaholz, Waschholz in den Handel. Das gewöhnlich als Saponin verkaufte Präparat ist aus dieser Rinde, und zwar nach der Schrader'schen Methode dargestellt.

Kobert (Archiv exp. P. Ph. 23. pag. 240) hat durch successive Fällung des wässerigen Auszuges mit neutralem und basischem essigsauren Blei zwei verschiedene Substanzen dargestellt, die beide den allgemeinen Charakter der Saponine haben.

1. Die Quillajasäure wird aus dem wässerigen Auszug mit neutralem Bleiacetat gefällt; durch Entbleien der Substanz, Lösen in absolutem Alkohol und fällen mit Aether lässt sie sich reinigen.

2. Im Filtrat vom Bleizucker-Niederschlag wird mit viel Bleiessig eine langsam sich ausscheidende zweite Substanz gefällt, die ähnliche giftige Wirkung äussert und die von Kobert Sapotoxin genannt wird. Im Filtrat hiervon endlich lässt sich mit Bleiessig und Ammoniak ein Kohlehydrat, Laktosin abscheiden, das physiologisch indifferent ist. (A. Mayer: B. B. 1884, pag. 685.)

Die Quillajasäure ist in Wasser und kaltem Alkohol gut löslich: sie bildet wasserlösliche Salze. In Aether ist sie gar nicht, in warmem Choroform nur spurenweise löslich. Nach den Resultaten der Elementar-Analyse besitzt sie die Formel $C_{19}H_{30}O_{10}$. — Das nach obiger Angabe dargestellte Sapogenin ist unlöslich in Wasser, gut löslich in Alkohol, Aether, Alkalien: aus der letzten Lösung wird es durch Mineralsäuren gefällt. — Der bei der Spaltung auftretende Zucker ist rechts drehend, liefert mit Phenylhydrazin ein Glukosazon, ist aber nicht gährungsfähig.

Die Quillajasäure oder ihre Alkalisalze machen örtlich an Schleimhäuten sehr starke Reizung: im Munde lang anhaltendes Kratzen, in
der Nase schwere Niesanfälle. Eine kleine Menge in den Bindehautsack gebracht, erzeugt eine heftige, eiterige Entzündung mit starker
Schwellung der Lider, Trübung der Hornhaut. In Salbenform auf
die Haut eingerieben durchsetzt es die Epidermis: es tritt Röthung,
Jucken, Brennen, zuletzt Pustelausschlag auf. Alle überlebenden Organe
des Frosches direkt mit der Quillajasäure in Berührung gebracht
werden histologisch erkennbar verändert und ausser Funktion gesetzt,
getödtet: die Blutkörperchen noch 1:100000 deutlich aufgelöst. In
starker Concentration fällt sie Eiweisslösung.

Bei intravenöser Application zeigt sich die Quillajasäure auser-
ordentlich giftig. Die letale Dosis beträgt weniger als 1 mgr pro
Kilo Thier. Die Symptome sind nach der Grösse der Gaben sehr
verschieden. Bei der kleinsten letalen Dosis kommt erst nach 12 bis
24 Stunden Mattigkeit, auch Erbrechen, dann zunehmende Lähmung,
Coma, Tod. Bei der Sektion ist der Befund negativ. — Nach etwas
grösseren Gaben beginnt die Mattigkeit schon früher: Tod in Betäubung. — Noch höhere Gaben machen die Symptome schwerer
Darmentzündung, besonders im oberen und unteren Dünndarm sieht
man streifige Hyperämie, Desquamation der Epithelien, Oedem der
Darmwand. Im Herzen Trübung des Endocards, die stärksten Veränderungen an den Klappen. Auch die Nieren sind sichtbar verändert. Sehr hohe Gaben tödten in wenigen Minuten unter schweren
Krämpfen: Die Sektion liefert wieder kein Ergebniss. — Nach subcutaner Application erscheinen schwere örtliche Störungen, hämorrhagische Entzündung, Abscedirung, Oedem: sehr langsam kommen
allgemeine Lähmungszeichen, in denen die Thiere zu Grunde gehen.
Merkwürdiger Weise hat die Quillajasäure vom Magen aus fast
gar keine Wirkung. Hunde erbrechen nicht einmal regelmässig.

Dies das wesentlichste über diese merkwürdige Substanz. Wegen
Einzelheiten an Darm, Nieren, Muskeln, Blutdruck verweise ich auf
die Originalangaben von Kobert.

Das Sapotoxin ist von Pachorukow untersucht. (Arbeiten
pharmakol. Institut Dorpat von Kobert: I. pag. 1). — Es wird durch
basisch essigsaures Blei nach Entfernen der Quillajasäure gefällt, mit
Alkohol gewaschen und dann durch H_2S zersetzt (ob dadurch nicht
Verlust entsteht?). — Nach dem Eindampfen wird mit einem Gemisch
von 1 Alkohol $+$ 4 Chloroform gelöst und mit Aether gefällt.

Es ist in kaltem absoluten Alkohol fast unlöslich, in heissem
Spiritus löst es sich und fällt beim Erkalten aus. In Wasser löst es
sich leicht, ebenso in Alkalien. Methylalkohol nimmt (wie noch von
anderen Saponinkörpern) mehr auf als Aethylalkohol.

Sapotoxin hat im Wesentlichen die Wirkungen der Quillajasäure:
nur ist es noch giftiger (in kleineren Gaben wirksam): es löst die
Blutkörperchen noch energischer als Quillajasäure und zersetzt dabei
das Hämoglobin tiefgehend, so dass die charakteristischen spektroskopi-
schen Reaktionen (des O-Hb etc.) ganz verschwinden.

Uebergrosse Gaben tödten intravenös fast momentan unter
allgemeinen Krämpfen (Erstickungskrämpfe). Bleiben die Thiere
einige Stunden am Leben, so entwickeln sich fortschreitend die
Symptome der Lähmung. Im Herzen findet man die Zeichen frischer

Endocarditis, an den Klappen und am Endocard. Blutungen unter das Endocardium: im Darm starke Blutüberfüllung und Ekchymosen; das Darmepithel abgestossen, Oedem. — Erhalten die Thiere nur die minimal letale Dosis, $1/2$ mgr pro Kilo, so beginnen sichtbare Störungen erst am dritten Tage: unter fortschreitender Lähmung tritt der Tod ein. Am Auge ist Eiterung constatirt. — Sektion ergibt nichts Charakteristisches. — Gaben unter $1/2$ mgr pro Kilo bleiben ohne erkennbare Folgen.

Bei Darreichung in den Magen kommt bei brechfähigen Thieren Erbrechen und damit ist selbst für grosse Gaben meistens Alles wieder gut. — Nur in seltenen Fällen kommen die Symptome der allgemeinen Lähmung, die in Tod übergehen. Die wahrscheinlichste Erklärung ist die, dass für gewöhnlich das unversehrte Darmepithel die Resorption verhindert und dass nur bei Defekten in dieser schützenden Decke Resorption und Allgemeinvergiftung eintritt.

Die subcutane Application erzeugt bei Fröschen Aufhebung der Sensibilität — bei Warmblütern hochgradige Schmerzen und nachfolgend Abscedirung der betroffenen Stelle.

Die Quillaja Saponaria ist jetzt officinell: sie soll statt der Senega als Expectorans dienen. Von vergiftenden Wirkungen bei diesem Gebrauche ist nichts besonderes berichtet. Kobert citirt eine Angabe von Lesellier (Bulletin générale de Therapeutique 1884. 15. April, pag. 330), wornach ein starkes Infus von der Rinde folgende Erscheinungen machte: Frostschauer, kalten Schweiss, Zittern, sehr schlechte Herzaktion, Präcordialangst, Ekel, Erbrechen, Harnzwang. Nach einigen Tagen volle Wiederherstellung. — Vermeiden soll man die Quillaja Sap. bei solchen Krankheitsfällen, bei denen man Defekte in der Schleimhaut (Geschwüre) annehmen muss.

II. Die Senega-Wurzel. Die neueste zusammenfassende Arbeit stammt von Atlass in Koberts Arbeiten I. pag. 57. Die früheren ausführlichen Bearbeitungen sind:

Quevenne: Journal de Pharmacie t. 22 und 23. 1836 und 1837.
Christophsohn: Dissertation, Dorpat 1874.
Schneider: Archiv der Pharmacie 1875. Bd. 207. pag. 395 etc.

Die Radix Senegae soll nach unserem Arzneibuch von Polygala Senega herstammen [1]), einer nordamerikanischen Polygalee.

Atlass ist es gelungen, nach der Bleimethode (successive Fällung mit neutralem und mit basisch essigsaurem Blei) zwei Substanzen zu isoliren, die ganz nach Analogie von Quillajasäure und Sapotoxin sich verhalten. Wichtig ist die Beobachtung, dass Schwefelwasserstoff die Substanzen zerstört!

Polygalasäure und Senegin sind nach allen Erfahrungen schwächer wirksam als die gleichartigen aus der Quillaja Saponaria isolirten

---

[1]) Im Handel werden 2 Sorten von Senegawurzel unterschieden: die westliche oder nördliche und die südliche. Die erste stammt von Polygala Senega, die zweite von P. Boykinii. — Nur in der ersten ist Polygalasäure. Senegin aber ist aus beiden in etwa gleichen Mengen darstellbar. Näheres über die Stammpflanzen dieser Drogen siehe bei Kobert in dessen Arbeiten Bd I, pag. 97. — Kobert erwähnt dort die Angabe von Langbeck (Pharmaceut. Zeitung 1881, pag. 268), dass lange gelagerte Senegawurzel nach Wintergrünöl riecht und dass es gelungen ist, dieses wirklich darzustellen. — Man könnte darnach vermuthen, dass durch Zersetzung des Senegins der Salicylsäuremethylester entsteht.

Substanzen. Speciell beträgt vom Senegin die minimal letale Dosis 4 bis 5 mgr pro Kilo Thier. Auf die Muskulatur aber wirkt es stärker als alle anderen Saponinsubstanzen. — Subcutan erzeugt Senegin starke örtliche Reizerscheinungen, dann für einige Zeit Anästhesie (siehe die allgemeine Einleitung). Darnach folgt schwere eitrige Abscedirung.

Von dem innerlichen therapeutischen Gebrauch der Senega wird nichts besonders Schlimmes berichtet. Brennen und Kratzen im Mund und Hals, auch Speichelfluss wird öfter angegeben. Bei manchen Personen folgt noch Magendrücken, Ekelgefühl, auch Erbrechen. — Allgemeine resorptive Vergiftung ist meines Wissens nicht vorgekommen.

III. In Anagallis arvensis, dem gemeinen Gauchheil, einer Primulacee, ist schon lange Saponin nachgewiesen. — Von Schneegans (Journal Pharmacie von Elsass-Lothringen 1891) sind zwei Glukoside aufgefunden, die der Polygalasäure und dem Senegin gleichartig sich verhalten. — Eine physiologische Untersuchung ist mir nicht bekannt. — Gauchheil wurde früher, worauf der Name hinweist, gegen Unterleibskrankheiten verwendet. — In der älteren Literatur sind Thierversuche vorhanden, wornach sehr starke Gaben des Extraktes tödtlich wirkten. Bei der Sektion wurde schwere Magen- und Darmentzündung gefunden.

Auch in der Wurzel von Primula veris (Primulin von Hünefeld) und von Limosella aquatica, weiter in Arten von Soldanella und Trientalis sollen giftige Saponine vorkommen.

IV. Als Radix Saponariae rubrae wird die Wurzel mit Stolonen von unserer Saponaria officinalis benannt. Sie wurde früher in Holztränken (bei Syphilis) benützt, diente auch zur Darstellung von Saponin. Die Wurzel wurde mit Spiritus ausgekocht, aus der erkaltenden Lösung scheidet sich das Saponin ab. Neuerdings ist sie von Witold von Schulz (Kobert's Arbeiten 14. Bd. pag. 82) untersucht. — Er kocht die Wurzel mit Wasser aus, dampft die vereinigten Auszüge ab und fällt dann zur Reinigung zuerst mit neutralem Bleiacetat. Der Niederschlag enthält keine der Quillajasäure analoge Substanz, besteht aus Farbstoffen. — Im Filtrat ist darauf durch Bleiessig eine dem Sapotoxin analoge Substanz zu fällen, die Saporubrin genannt wird. Durch Zersetzen mit Schwefelsäure, Aufnehmen in warmem Alkohol und Fällen mit Aether wird sie gereinigt. — Diese Substanz wirkt zu etwa 2 mgr intravenös pro Kilo Thier tödtlich; die Symptome gleichen denen des Sapotoxins.

Hämoglobinurie und Durchfall fehlen, die Darmveränderungen sind gering. — Subcutan macht es bei Warmblütern Eiterung, aber keine allgemeinen Zeichen. Per os eingeführt verursacht es bald Erbrechen, macht aber nicht oder nur ganz selten resorptive Erscheinungen.

V. Radix Saponariae albae, die weisse, levantinische, spanische, ägyptische, indische Seifenwurzel, soll nach der gewöhnlichen Angabe von Gypsophila Struthium abstammen. Nach Flückiger (Archiv Pharmacie Bd. 228. 1890, pag. 199) sind Gypsophila Arrostii und G. paniculata die Stammpflanzen. — Neuerdings ist sie von Kruskal (Kobert's Arbeiten, 6. Bd.) untersucht. Das isolirte Sapotoxin wirkt dem Sapotoxin der Quillaja Saponaria ähnlich, tödtet intravenös aber erst zu 2 mgr pro Kilo; die anatomischen Veränderungen (Endocarditis, Darmentzündung) sind nicht so deutlich wie nach dem Quillaja-Sapotoxin. Es wirkt im Wesentlichen lähmend, doch kommen Krämpfe und Erbrechen vor. Innerlich gegeben macht es nur geringe örtliche, keine Allgemeinerscheinungen: subcutan setzt es sehr ausgesprochen Schmerzen und Eiterung.

VI Sapindus Saponaria, der Seifenbaum, im tropischen Amerika einheimisch, liefert mit seinen Artgenossen die Seifenfrüchte, die schon in der Medicin der alten Aegypter eine Rolle spielten. Das daraus dargestellte Sapotoxin ist wenig giftig. Es tödtet intravenös noch nicht zu 30 mgr pro Kilo Katze. — Auch die örtlichen Wirkungen sind milder als vom vorigen.

VII. Chamälirium luteum, sive Helonias dioica, eine nordamerikanische Colchicacee, ist gleichfalls wie die vorigen von Kruskal (l. c. pag. 4) untersucht. Das daraus dargestellte Sapotoxin (Chamälirin) ist noch weniger wirksam als das Präparat der Seifenfrüchte.

VIII. Die Sarsaparill-Arten oder Smilax-Arten (Liliaceae) liefern die sogenannte Sarsaparill-Wurzel, welche früher in Holztränken als Mittel gegen Syphilis eine grosse Rolle spielte. Als wirksam gelten nur einige in Mexiko und Südamerika einheimische Arten (Smilax medica, officinalis, syphilitica, papyracea ...). — Eine chemische Untersuchung von Witold von Schulz (Kobert's Arbeiten 14) hat als wirksame Substanzen Glukoside erkannt, die Schulz zu den Saponinen rechnet. Er hat drei solcher Körper beschrieben, die er als Parillin, Sarsasaponin und Smilasaponin unterscheidet.

Das Parillin ist in kaltem Wasser sehr schwer löslich; aus der heissen Lösung fällt es beim Erkalten nur unvollständig aus; durch Alkoholzusatz kann es gefällt werden, da es sich in dünnem Spiritus sehr schwer löst (leicht in starkem Alkohol!).

Das Sarsasaponin ist in kaltem Wasser sehr leicht, gut auch in dünnem Alkohol, schwer aber in absolutem Alkohol löslich. In der Wärme werden beide Substanzen von absolutem Alkohol leicht gelöst.

Eine dritte Substanz, die Schulz mit den von ihm dargestellten Körpern vergleichend untersucht, ist ein von E. Merck bezogenes Smilacin, für das er den Namen Smilasaponin oder Sarsaparillsaponin vorschlägt, während Smilacin oder Parillin die in Wasser schwer lösliche Substanz genannt werden soll.

Die Sarsaparill-Saponine haben ausgesprochen die blutkörperchenlösende Wirkung, und diese tritt auch bei intravenöser Injektion mit all ihren Folgen sehr deutlich hervor. Das Sarsasaponin ist die giftigste Substanz: immerhin sind 50 mgr pro Kilo Thier intravenös nothwendig. — Subcutan machen die Substanzen schwere örtliche Reizung mit Vereiterung und Abscedirung, aber keine allgemeinen Zeichen. Bei innerlicher Darreichung hatten Kaninchen gar keine Symptome von Erkrankung d. h. die Smilax-Glukoside werden vom Darm nicht resorbirt.

Näheres über das dem Toxikologen wenig wichtige Kapitel in der Literatur:

Marquis: Archiv d. Pharmacie 1875. Bd. 206, pag. 331.
Otten: Dissertation, Dorpat 1876.
Flückiger: Archiv der Pharmacie 1877. Bd. 210. pag. 535.
von Schulz: Kobert Arbeiten. Bd. XIV.

IX. Die **Paris quadrifolia**, Einbeere, zur Familie der Smilaceae gehörig, bei uns in schattigen Wäldern sehr häufig, gilt von jeher in der Volksmeinung als Giftpflanze. Auch in der Heilkunde war sie benützt, z. B. als Mittel gegen die Pest[1]).

Alle Theile der Pflanze sind giftig, der Wurzelstock, die Blätter und die Beeren. Die letzteren, dunkelblau, vierfächerig, vom Kelch umgeben, enthalten die (etwa 12) Samen, die ungiftig sein sollen. — Die Beeren verursachen manchmal Vergiftung von Kindern, doch sind meist die Erscheinungen nicht schwer. Husemann gibt in seiner Toxikologie an, dass er von 6 genossenen Einbeeren gar keine Wirkung verspürt habe. — Bei Versuchen an Hunden machten 15 Stück keine sichtbaren Erscheinungen, auf 20 Stück kam Erbrechen. Bei Kindern ist nach grösseren Mengen Schwindel, Kopfweh, Leibschmerzen und besonders heftiges Erbrechen beobachtet werden.

In dem Rhizom ist neben Asparagin ein Glukosid Paridin nachgewiesen, das durch Kochen mit Salzsäure in Glykose und Paridol zerfallen soll. Ein weiteres Glukosid (Walz) wurde Paristyphnin genannt. — Nähere pharmakologische Untersuchung ist mir nicht bekannt.

Eine neue Untersuchung des Genus Paris stammt von F. A. Heim: Thèse Paris, 1892 (Recherches medicales sur le genre Paris ...). Sie ist besprochen von Husemann in Virchow's Jahresber. 1892. I., pag. 403, auch im Pharmaceut. Jahresber. für 1892, pag. 413 (und 415). Die Angaben weichen von dem ab, was bisher als feststehend über die Giftwirkung der Einbeere gegolten hat. Vermuthlich hat der Autor die amerikanische Art Trillium erectum untersucht, die man als identisch mit Paris quadrifolia erklärt, welche Annahme aber ein Irrthum sein muss. In den Extrakten der Pflanze — das alkoholige war das giftigere — waren Alkaloide und Glukoside nachzuweisen. Das Extrakt wirkte nicht brechenerregend. Die erst eintretende Störung war allgemeine Verminderung der Sensibilität. — Schon nach zwei Beeren kamen subjektiv sehr schwere Symptome: Unwohlsein, Angstgefühl, tumultuarische Herzaktion. — Betreffs der bei uns ganz unbekannten Trillium-Arten sei auf pag. 415 des Pharmaceut. Jahresberichtes von 1892 verwiesen.

X. **Cyclamin** (auch Arthanitin von Arthanita = Cyclāmen) heisst die Saponinsubstanz der Knollen der Cyclamen-Arten (Primulaceae): untersucht sind Cyclamen europeum, coum und persicum. — Die neueste ausführliche Untersuchung und Darstellung ist von Tufanow in Kobert's Arbeiten I. pag. 100.

Das Cyclamin ist wahrscheinlich eine Substanz von sehr hohem Moleculargewicht. Es löst sich klar nur 1 in 300 Wasser: concentrirtere Lösungen opalisiren stark, aus einer 2 procentigen Suspension setzt sich nach einiger Zeit ein beträchtlicher Antheil zu Boden. — Es löst sich leicht in verdünntem, schwer in absolutem Alkohol und wird am besten durch Extraktion mit warmem Weingeist dargestellt:

---

[1]) Die Lehrbücher der systematischen Botanik (z. B. Leunis) bezeichnen die Einbeere als stark betäubend, abführend, brechenerregend: man habe sie früher mit dem Namen Solanum furiosum belegt. — Dies war aber die Bezeichnung für die Tollkirsche. Inwieweit bei der gegebenen Aufzählung der Giftwirkungen ein botanischer Irrthum mit im Spiele sein kann, vermag ich jetzt nicht zu entscheiden. — Ich verweise auf: C. von Schroff: Historische Studie über Paris quadrifolia. Graz 1889 oder 1890.

Die gewonnene Lösung lässt man langsam verdunsten. — Auch in Methylalkohol und Essigäther ist es löslich, unlöslich dagegen in Aether, Chloroform, Amylalkohol, Kohlenwasserstoffen. — Das Cyclamin spaltet sich in Zucker und Cyclamiretin, welch letzteres, in Wasser unlöslich, sich im Grossen und Ganzen wie die Sapogenine, und Spaltungsprodukte der anderen Saponinsubstanzen verhält.

Thiere sterben intravenös von etwa 2 mgr in 4 bis 6 Tagen. Hervorstehend sind dabei die Zeichen der Blutkörperchenlösung. Grosse Gaben machen ganz akute Herzschwäche und Tod unter den Zeichen der Erstickung. Bei kleinen Gaben kommt nach etwa 1 Tag, Hämoglobinurie, grosse Schwäche, mühsames Athmen. Die Sektion ergibt exquisite Zeichen von Entzündung im Herzen, am Endocard und an den Klappen und ebenso im Darm, weiter Hb-Infarkt in den Nieren. Zeichen von Gerinnung aber, die intra vitam entstanden wäre, weist Tufanow ausdrücklich ab. — Das Cyclamin löst von allen Saponinsubstanzen am raschesten und energischsten Blutkörperchen auf. — Von weiteren Einzelwirkungen beschreibt Tufanow starke Verengerung der Gefässe: weiter macht es, der Milch zugesetzt, Zusammenfliessen der Fettkügelchen, Aufrahmen (durch Lösen des Eiweisses?).

Subcutan erzeugt es Abscedirung, aber keine Allgemeinwirkung. — Vom Magen und Darm werden kleinere Mengen ohne alle Folgen ertragen. Beim Menschen sollen 0,24 in 4 Stunden gegeben, ohne Schadenwirkung geblieben sein. — Nach Schroff, der die Stellung des Cyclamins unter den Giften richtig erkannt hat, sollen bis zu 0,8 gr am Menschen: Salivation, Kratzen im Hals, Ekelgefühl, Magenschmerzen und Erbrechen verursacht haben: Schroff vermuthet nach der schweren Schadenwirkung des Extraktes der Saubrode, dass neben dem Cyclamin vielleicht noch ein zweiter giftiger Körper enthalten ist. — Ueber Vergiftung von Menschen mit den Knollen selbst ist nichts Sicheres bekannt. Der Gebrauch in der Volksmedicin soll Brechdurchfall gemacht haben. — An Thieren hat Tufanow erst bei Wiederholung grösserer Gaben Allgemeinerscheinungen gesehen. — Durch Rösten sollen die Saubrode entgiftet werden, so dass sie nun ungestraft genossen werden können. (Vergleiche hiezu: Kornrade.)

XI. Agrostemma Githago: Die Kornrade. Diese Pflanze, zu den Sileneae, Caryophyllaceae gehörig, bildet ein ganz gewöhnliches Unkraut im Getreide: besonders in den unteren Donauländern soll es massenhaft vorkommen. Die Saponinsubstanz ist in den Samen enthalten, welche sich zu etwa 30 in der einfächerigen Kapsel als schwarze, nierenförmige, rauhe Körnchen vorfinden und im ungereinigten Getreide oft in grossen Mengen enthalten sind. Durch besondere Putzmühlen werden sie entfernt (Trieurs). — Die Zusammensetzung der Kornradesamen wird von Lehmann und Mori (Archiv Hygiene Bd. 9, 1889, pag. 257) angegeben zu: Wasser 11,5 procent, Cellulose 8,2, Stärke und Zucker 48, Eiweiss 14,5, Fett 7,1, Asche 4, Saponinsubstanz 6,5 procent.

Für den Nachweis der Kornrade im Mehl wird vor Allem die mikroskopische Untersuchung benützt: eigenartig ist gebildet die Oberhaut der Samen, deren Zellen durch ihre dicke Wand, eigenartige geweihartige Verästelung, nach Aussen vorspringende Buckel und Einlagerung des dunkelbraunen Farbstoffes auffallen. Weiter sind bis 0,1 mm grosse, langspindelförmige Körperchen im Mehl enthalten, die Saponinkörner darstellen sollen: sie lösen sich in Wasser. Der

chemische Nachweis wird durch Saponinreaktionen geführt: man
zieht heiss mit 85 procentigem Alkohol aus (1 Theil Mehl mit 2 Theilen
Spiritus), filtrirt heiss und setzt beim Abkühlen absoluten Alkohol
zu, es scheidet sich in der Kälte Saponin aus, das man durch nochmaliges Lösen in Spiritus und Fällen mit Alkohol reinigt. — Zur
Probe benützt man das Schäumen der wässerigen Lösung: mit concentrirter Schwefelsäure entsteht rothviolette Färbung. — Einfacher
ist die folgende Probe: man versetzt 2 Theile Mehl mit 10 Thl. einer
Mischung aus 70 procentigem Spiritus mit 5 procentiger Salzsäure:
es entsteht orangegelbe Färbung der klaren Flüssigkeit nach dem
Absetzen. Die Proben verlangen sorgfältige Ausführung und Controle
mit reinen Materialien.

Das Saponin der Kornradesamen ist hauptsächlich von
Christophsohn (Dissertation, Dorpat 1874) und von Kruskal
(Kobert's pharmakologische Arbeiten VI. pag. 89) untersucht.

Zunächst ist in dem durch heissen Spiritus ausziehbaren Roh-
Saponin, das durch Abkühlen und Zusatz von absolutem Alkohol
beim Erkalten sich abscheidet, nur ein Saponinkörper nachweisbar,
der dem Sapotoxin der Quillaja Saponaria entspricht (Kruskal nennt
es Agrostemma-Sapotoxin: man nannte früher die Rohsubstanz auch
Githagin). Dieses Sapotoxin ist fällbar durch basisch essigsaure Blei-
lösung. Eine der Quillajasäure analoge, durch neutrales Bleiacetat
fällbare Substanz ist nicht vorhanden.

Das Agrostemma-Sapotoxin ist ein gelblich-weisses Pulver, gut
in Wasser und in Alkalien löslich. Es löst sich besser in heissem
als in kaltem, leichter in schwachem als in absolutem Alkohol. Beim
Erkalten der heissen alkoholigen Lösung fällt es aus. In Aether,
Petroläther, Benzin, Chloroform ist es unlöslich. Die Spaltung in
Zucker und das in Wasser unlösliche Sapogenin erfolgt sehr langsam
und schwierig: auch hier sind nur einige 90 procent von der verlangten
Menge der Spaltungsprodukte gefunden (Sapogenin 25 %, Glykose
+ Galaktose 67 %, ein in Alkohol löslicher, harzartiger Körper
12,6 %).

Das Agrostemma-Sapotoxin wirkt im Munde zuerst mild, dann
brennend, es macht heftiges Niessen, Thränenfluss. Intravenös applicirt tödtet es schon zu 1 mgr pro 1 Kilo Thier. Die Erscheinungen
kommen um so rascher, je grösser die Dosis: bei kleinen Gaben erst
in einigen Stunden, und bestehen in starkem Erbrechen, auch Durchfällen, grosser Schwäche, Nahrungsverweigerung, Krämpfen, Dyspnoe,
Lähmung, Tod. — Bei der Sektion findet man Zeichen von Blutaustritt und Entzündung im Darm, auch am Endocard: auch blutiger
Harn ist bei Katzen gesehen. — Bei subcutaner Injektion zeigt das
Agrostemma-Sapotoxin ein von fast allen übrigen Saponin-Substanzen
abweichendes Verhalten, insofern es resorbirt wird und Allgemein-
Erscheinungen macht, die auch bei den resistenten Pflanzenfressern
zum Tode führen. Die Erscheinungen am Orte der Injektion sind
nicht so schwere wie nach den übrigen Saponin-Körpern, es erscheint
keine Eiterung, sondern nur Anschwellung wie bei entzündlichem
Oedem.

Endlich macht das Agrostemma-Sapotoxin, wie die gepulverten
Kornradesamen, auch vom Magen aus Allgemein-Symptome, wird
also — wieder im Gegensatz zu fast allen übrigen Saponin-Substanzen —
resorbirt. — Nagethiere und Wiederkäuer sind am wenigsten empfind-

lich; Schwein und Hund sind weniger resistent; sehr empfindlich ist die Katze, wohl auch der Mensch. — Es sind in der Literatur eine grosse Zahl von Berichten niedergelegt, nach denen Thiere auf Füttern mit Kornrademehl schwer erkrankten, selbst starben. Unruhe, Mattigkeit, Betäubung, auch schwere Krämpfe waren die Zeichen. Kälber und Rinder bekommen von 4 gr Rademehl auf 1 Kilo schon schwere Erscheinungen, von 6 bis 7 gr starben einzelne Thiere. Gaben, die anfänglich gut ertragen werden, machen bei länger fortgesetzter Fütterung nach und nach doch Erscheinungen. — Andererseits ist aber auch durch den Versuch festgestellt, dass die Thiere sich an gewisse mittlere Gaben gewöhnen: d. h. dass Mengen, die anfänglich die Thiere krank machten, nach Pausen wiederholt gegeben, später ohne alle Erscheinungen blieben. — Vom Menschen liegen bisher sichere Beobachtungen über Vergiftung nicht vor. Einzelne Berichte aus der französischen Literatur, wornach Kornradesamen in den Leichen akut Verstorbener gefunden wurden, stellt K r u s k a l zusammen. — Nach L e h m a n n und M o r i haben 2 bis 3 gr Rademehl (in Brod genommen) keine Erscheinungen verursacht, 5 gr aber riefen schon leichte Intoxikation, Uebelkeit, Aufstossen, Kopfschmerzen, Kratzen im Halse, Husten hervor. Es können also bei $\frac{1}{2}$ procent Kornradegehalt im Mehl nach einer hohen Dosis Brod (1000 gr Mehl) schon vergiftende Mengen aufgenommen werden.

Wichtig ist die Beobachtung, dass durch Rösten der Kornradesamen dieselben vollständig entgiftet werden (auch von den Knollen der Cyclamen-Arten wird dasselbe in der Literatur berichtet). Das Verbacken des Kornrademehls genügt nach den vorliegenden Angaben nicht sicher zur Entgiftung; noch weniger natürlich das Anbrühen des Mehls mit siedendem Wasser, da ja Siedetemperatur von den Saponinen ohne alle Veränderung überstanden wird. Wo also grosse Mengen von Kornradesamen, deren Nährwerth in der That ein sehr hoher ist, verwendet werden sollen, kann nur das wirkliche Rösten des Mehls in eisernen Pfannen auf dem freien Feuer zur Entgiftung gebraucht werden. — Vergleiche hiezu auch K o b e r t (in dessen Pharmakolog. Arbeiten Bd. VI, pag. 146 bis 148), der das Schroten der Samen und die Entfernung der äusseren, gifthaltigen Partien empfiehlt: der Kern sei ungiftig. — Ich habe nichts weiter darüber gehört, dass man die Vorschläge zur Entgiftung der Kornradesamen im Grossen praktisch geprüft und benützt hat.

XII. Anhangsweise sei bemerkt, dass das aus Yucca filamenta (Liliaceae) dargestellte Saponin sehr wenig giftig ist. Das aus Nigella sativa (Ranunculaceae) dargestellte Melanthin steht dem Cyclamin und Parillin nahe. — Ein Herniaria-Saponin ist nicht genauer pharmakologisch geprüft.

§ 208. Die Digitalis-Glukoside.

I. In den Blättern und Samen der Digitalis purpurea hat man zuerst glukosidische Substanzen von ganz eigenartiger physiologischer Wirkung erkannt, die im Wesentlichen auf das Herz gerichtet ist. Man spricht deshalb jetzt geradezu von Digitalis-Wirkung als einer typischen Herzwirkung und rechnet zur Digitalis-Gruppe alle diejenigen Pflanzen und chemischen Körper, von denen man die gleichartige specifische Herzwirkung erwiesen hat.

II. Wenn von Digitalis-Wirkung die Rede ist, so ist dabei immer
die Digitalis purpurea, der rothe Fingerhut unserer deutschen Mittelgebirge gemeint. Aber auch in den übrigen Digitalis-Arten finden
sich dieselben oder gleichartig wirksame Stoffe: so sind nach Paschkis
die Blätter der Digitalis ambigua gleich wirksam wie die des rothen
Fingerhutes. Nach einer Zusammenstellung von Goldenberg (Dissertation, Dorpat 1892) sind die folgenden Digitalis-Species untersucht:
Digitalis ferruginea (besonders stark aber gleichartig wie Digitalis purpurea); ferner Digitalis parviflora, ambigua (grandiflora), aurea, nervosa,
gigantea, eriostachys, Fontanesii, glandulosa.

Weiterhin sind digitalis-artig wirksame Substanzen, die aber
nicht mit den Digitalis-Bestandtheilen identisch sind, sehr weit im
Pflanzenreich verbreitet. Sie werden im Anhang besprochen.

III. Der rothe Fingerhut — Digitalis purpurea — ist eine
zweijährige Scrofularinee unserer deutschen Mittelgebirge. Im ersten
Jahre treibt die Pflanze nur eine Blattrosette, im zweiten den oft über
einen Meter hohen unverzweigten Stengel, der an der Spitze die
Blüthen in einer einseitswendigen Traube trägt. Die Blätter sollen
von der blühenden Pflanze gesammelt und nicht über ein Jahr aufbewahrt werden.

Die Fingerhut ist ein seit Jahrhunderten benütztes Volksmittel,
das aber erst gegen Ende des 18. Jahrhunderts durch die Bemühungen englischer Aerzte allgemein in den Arzneischatz aufgenommen
ist. — Um die Erkenntniss der wirksamen Bestandtheile hat sich besonders Schmiedeberg verdient gemacht, dessen Angaben hierüber immer noch grundlegend sind, wenn sie auch von späteren
Autoren, besonders Kiliani, erweitert und ergänzt wurden. — Die
wirksamen Bestandtheile sind besonders in den Blättern und in den
Samen enthalten: officinell sind überall die Blätter: die Samen werden
von den chemischen Fabriken zur Darstellung ihrer Präparate benützt.
— Schmiedeberg: Archiv exp. Path. und Pharmak. Bd. 3. pag. 16.

IV. Digitonin ist eine Saponin-Substanz, dem Cyclamin verwandt (siehe oben § 207 X). Seine Eigenschaften sind von Schmiedeberg (l. c.) und von Kiliani studirt (B. B. 33. 1890 pag. 1555 und
34. 1891. pag. 339 und 3951. Archiv d. Pharmacie 1892 pag. 261
und 1893 pag. 448). Es ist leicht in Wasser, nur wenig in kaltem,
leichter in kochendem, sehr gut in verdünntem Alkohol löslich. Es
ist die am reichlichsten in den Blättern und Samen enthaltene Substanz. — Es war der Hauptbestandtheil des früheren sogen. wasserlöslichen deutschen Digitalins und war daraus bequem durch Ausziehen mit 85 procentigem heissen Alkohol krystallinisch darstellbar.
Ueber seine Wirkungen siehe oben bei den Saponinen: weiter sind
kurze Angaben von Böhm im Archiv Pharmacie 1892 (30) pag. 260
durch Kiliani mitgetheilt. Es machte bei Hunden zu 0,1 bis 1,0
allemal Erbrechen, aber keine weiteren Erscheinungen. Subcutan
applicirt ruft es örtliche Nekrose des Bindegewebes und der Haut
hervor. — Mit Salzsäure gekocht liefert es nach Kiliani je ein
Molekul Dextrose, Galaktose und Digitogenin: $C_{27}H_{46}O_{14} + H_2O = C_{15}$
$H_{24}O_3 + 2 C_6H_{12}O_6$. — Durch Kochen mit sehr verdünnter Salzsäure
entsteht aus dem Digitonin zunächst eine Substanz, die noch Glukosid
ist und durch die Unlöslichkeit in Aether getrennt werden kann: es

hat die Reaktionen einer Saponinsubstanz: Digitonein. Wahrscheinlich ist bei ihm nur ein Zucker-Molekul abgespalten.

Das Digitogenin ist in Wasser unlöslich, in Chloroform löslich und daraus krystallinisch darstellbar. Seine Oxydationsprodukte: Digitogensäure, Oxydigitogensäure, Digitsäure etc. sind sämmtlich ungiftig (Kiliani B. B. 1891. pag. 339). Nach gewissen Reaktionen schliesst Kiliani auf chemische Verwandtschaft des Digitogenins mit den Terpenen (Archiv Pharmacie 31. 1893. pag. 448).

Die auf das Herz wirkenden Substanzen nennt Schmiedeberg: Digitalin, Digitalein und Digitoxin.

V. Digitalin ist in Wasser fast unlöslich, wird aber durch gleichzeitig vorhandenes Digitonin und Digitalein in Lösung erhalten. — Es löst sich in concentrirter Salzsäure und in Schwefelsäure mit goldgelber bis bräunlicher Farbe, welch letztere Lösung auf Zusatz von etwas Bromwasser (auch Bromkalium) eine schöne rothe Färbung annimmt [1]. — Nach Kiliani (Archiv Pharmacie 1892. Bd. 30. pag. 250) ist das Schmiedeberg'sche Digitalin ein chemisches Individuum: es ist amorph, weiss, quillt in Wasser, löst sich aber nur sehr wenig darin (1 : 1000): die Lösung schäumt beim Schütteln. In 50 procent. Alkohol ist es 1 : 1000 löslich, in heissem 80 bis 90 procentigem Alkohol löst es sich reichlich, bei Abkühlung fällt es heraus. In Chloroform und Aether ist es fast unlöslich und kann durch langsamen Aetherzusatz zur alkoholigen Lösung portionenweise ausgefällt werden. Der Geschmack der gereinigten Substanz ist nur schwach bitter. — Ein Gehalt an Digitonin kann so erkannt werden: man rührt Digitalin mit Wasser an und setzt unter Umschütteln auf 100 Wasser 22 Theile Amylalkohol zu: das Digitonin krystallisirt in 24 Stunden aus. Mit 10 procentiger Kalilauge übergossen muss Digitalin eine Zeit lang weiss bleiben (Gelbwerden bedeutet Anwesenheit von Nebenglukosiden). — Das gereinigte Präparat, das nach Böhm die volle Digitaliswirkung äussert, wird als Digitalin verum von C. F. Böhringer und Söhne in den Handel gebracht. — Die Spaltung des Digitalins geschieht nach Kiliani am besten in spirituöser Lösung (1 Digitalin, 2 Th. 50 proc. Alkohol, 2 Th. concentrirter Salzsäure von 1,19 durch $^1/_2$ Stunde erhitzt): es entsteht Digitaligenin ($C_{16}H_{22}O_2$), Dextrose und ein zweiter Zucker Digitalose $C_7H_{14}O_5$. Die Formel des Digitalins wäre darnach $C_{29}H_{46}O_{12}$. — Das Digitalin verum macht zu 0,5 mgr beim Frosche systolischen Herzstillstand. Subcutan beim Hunde gegeben kommt die typische Allgemeinerscheinung ohne irgendwelche örtliche Reizung.

V. 1. Digitaligenin, das sich bei der Spaltung krystallinisch abscheidet, ist unlöslich in Wasser, leicht löslich in Alkohol, schwer löslich in Aether. Physiologisch ist es nach Böhm (bei Kiliani) unwirksam.

V. 2. Digitaliresin nennt Schmiedeberg eine harzartige Substanz, die er beim Kochen der alkoholigen Lösung des Digitalins mit sehr verdünnter Salzsäure neben Glykose erhalten hat. Es ist nach Schmiedeberg's Angabe noch ein Glukosid, das sich beim Kochen mit concentrirten Säuren in Zucker und einen physiologisch unwirksamen Körper weiter spaltet (siehe die vorstehenden Angaben

---

[1] Siehe über diese Farben-Reaktion die Bemerkung unter VIII.

über Digitaligenin 1). Das Digitaliresin ist kaum in Wasser löslich, aber schwer giftig. Es bewirkt an Fröschen zuerst Convulsionen und dann Muskellähmung. — Aehnlich wirkende Spaltungsprodukte hat Schmiedeberg auch aus dem Digitalein und Digitoxin (Toxiresin) erhalten. — Nach Versuchen von Perrier im Schmiedeberg-schen Institut sind Toxiresin und Digitaliresin Krampfgifte, die nach Art des Pikrotoxins wirken. Toxiresin wurde bei gleichen Gaben rascher und stärker wirksam gefunden als Digitaliresin. (Archiv exp. P. Ph. 4. 1875. pag. 191.)

V. 3. Die Bemühungen Kiliani's, das Digitalin in krystal-linischer Form darzustellen, waren erfolglos. Eine durch Behandeln mit Essigsäure-Anhydrid erhaltene schön krystallisirende Verbindung ist unwirksam, also chemisch verändert. — Das Digitalin (nach Kiliani-Böhringer) scheint auch im menschlichen Organismus leicht zersetzlich oder veränderlich: seine therapeutische Anwendung hat sich nicht voll bewährt.

VI. Digitalein wird von Schmiedeberg so charakterisirt: es ist leicht in Wasser, auch in absolutem Alkohol löslich, die wässerigen Lösungen schäumen: durch Bleiessig und Ammoniak, durch Gerbsäure wird es gefällt. Durch Aether ist es aus der wässerigen Lösung fällbar. Mit concentrirter HCl und H_2SO_4 gibt es ähnliche Färbungen wie das Digitalin. — Nach Kiliani ist das Digitalein ein Gemenge (Archiv Pharmacie 1892 pag. 251): es kommen nach Kiliani mindestens noch zwei völlig amorphe Glukoside in den käuflichen Digitalis-Sorten vor. Im Digitalein kann ein solches noch nicht isolirtes Glukosid das wirksame sein: vielleicht aber ist dies eine nicht zu beseitigende Beimischung von Digitalin. — Vom Schmiedeberg'schen Digitalein ist die typische Herzwirkung er-wiesen.

VII. Digitoxin: in Wasser ganz unlöslich, leicht löslich in Alkohol. — Zur Darstellung sei kurz bemerkt (cf. Schmiedeberg l. c.): Die Blätter werden zuerst mit Wasser vollständig erschöpft: darnach wiederholt mit 50 procentigem Alkohol extrahirt, die ver-einigten alkoholigen Auszüge mit Bleiessig und Ammoniak gefällt und die colirten Flüssigkeiten bei sorgfältig eingehaltener Neutral-Reaktion eingedampft. Der Rückstand wird mit Chloroform aus-gezogen, in den neben Digitoxin noch eine orangefarbene Masse über-geht. Letztere ist durch Benzin (oder durch Aether, worin Digitoxin sehr schwer löslich ist) zu entfernen. Durch Lösen in 80 procentigem Weingeist und langsames Krystallisirenlassen ist das Digitoxin zu reinigen.

Digitoxin ist in Wasser ganz unlöslich: in Chloroform löst es sich reichlich: sehr wenig in Aether, leichter in kaltem, sehr leicht in heissem absolutem Alkohol. Für die therapeutische und toxiko-logische Anwendung löst man es in Spiritus, den man darnach mit Wasser verdünnt.

Durch Kochen der alkoholigen Lösung mit Säuren zersetzt es sich rasch unter Bildung einer harzartigen Masse, Toxiresin, die in Aether leicht, auch in kochendem Wasser etwas löslich ist. — Dieses Toxiresin wirkt nach Froschversuchen giftig: es macht Krämpfe und Muskellähmung, aber keine Herzerscheinungen, nicht den typischen systolischen Stillstand. — Soweit die Schmiedeberg'schen Angaben. Die späteren Untersuchungen von Kiliani haben folgendes Neue ergeben. Das Digitoxin ist gleichfalls ein Glukosid. Man muss es nur bei niederer Temperatur zerspalten. (1 Thl. Digitoxin + 8 Thl. 50 procentiger Alkohol und 2 Thl. concentr. Salzsäure 1,19). Das Gemenge wird fleissig umgeschwenkt bei einer Temperatur, die 25° C. nicht überschreiten darf: in 4 bis 5 Stunden ist die Lösung und Umsetzung fertig. Man gibt sofort 5 Thl. Wasser zu: Das Digitoxigenin krystallisirt dann im Laufe von Stunden. Der entstandene Zucker scheidet sich aus der zum Sirup eingedampften wässerigen Lösung aus: Kiliani benennt ihn Digitoxose: seine Formel ist nicht sicher $(C_3H_6O_2)_n$: dem Digitoxin gibt Kiliani einstweilen die Formel $C_{31}H_{50}O_{10}$. — Die gleichzeitig gemachte Angabe von Kiliani (Archiv Pharmacie 234, 1896. pag. 481), dass in den Samen der Digitalis kein Digitoxin (dagegen reichlich Digitogenin) vorkomme, wird neuerdings bestritten: Cloëtta im Archiv exp. P. Ph. 41. 1898, pag. 426, Fussnote. Digitoxin finde sich in unbedeutender Menge. Cloëtta macht dort auch die Angabe, dass Digitoxin in die wässerige Lösung des Digitonins eingeht, so dass ein gewöhnliches Infus der Blätter zwei Drittel des Digitoxins enthält. — (Keller, C. C.: Dissertation, Zürich 1897).

VIII. Von den Digitalisbestandtheilen sind eigenartige Farbenreaktionen mit concentrirter Schwefelsäure beschrieben. Nach Kiliani führt man dieselben am besten mit eisenoxydhaltiger Schwefelsäure aus, welche man darstellt durch Mischen von 100 cm³ reiner concentrirter Schwefelsäure mit 1 cm³ einer Ferrisulfatlösung, die 5 grm käufliches Salz in 100 Wasser enthält. — Einige Stäubchen der fraglichen Digitalissubstanz werden im Proberöhrchen mit 4 bis 5 cm³ des Reagenz übergossen. — Digitalin löst sich goldgelb und färbt sich dann roth, welch letztere Farbe rasch in haltbares rothviolett übergeht (wie die Digitalisblüthe!) Digitaligenin gibt dieselbe Reaktion und zwar schon in geringerer Menge als das Digitalin. — Digitoxin wird sofort ganz dunkel, wie schwarz: dann entsteht schmutzig-braunrothe Lösung. Digitoxigenin gibt langsam eine eigene Rothfärbung mit starker Fluorescenz. Digitonin und Digitogenin geben keine Färbungen, höchstens schwach gelblichen Ton. — Für Digitoxin ist folgende Probe charakteristisch. Man bereitet sich nach dem Recept der obigen Schwefelsäuremischung einen eisenhaltigen Eisessig, löst die Digitoxinprobe in einigen cm³ des Eisessigs und schichtet dann die Schwefelsäure darunter: es entsteht zuerst an der Grenze eine dunkle Zone, dann darüber ein blauer Streifen und letztere Farbe breitet sich nach und nach über den ganzen Eisessig aus. Diese Reaktion ist der Digitoxose eigenartig (die darnach wohl einen ringförmigen Kohlenstoffkern besitzt): Digitoxigenin gibt die Probe nicht. — Digitalin und Digitaligenin färben bei dieser Versuchsanstellung nur die Schwefelsäure roth, so dass man mit dem Eisessig beide Stoffe nebeneinander erkennen kann.

IX. Es ist noch kurz anzugeben, welche von den obigen Bestandtheilen in den jetzt auf dem Markte befindlichen Digitalispräparaten vorhanden sind. — Das Digitalin verum (Böhringer und Söhne) ist oben schon als reines Digitalin bezeichnet: ebenso ist das jetzige Merck'sche Digitoxin reines Digitoxin. — Das alte sogen. wasserlösliche deutsche Digitalin bestand vorzugsweise aus Digitonin, aus dem sogen. Digitalein und sehr kleinen Mengen von Digitalin und Digitoxin. Das Homolle'sche krystallisirte Digitalin enthielt wenig Digitoxin und dessen Zersetzungsprodukte neben Digitalin, ebenso das Präparat von Nativelle. Diese letzteren Präparate kommen jetzt nicht mehr in den Handel und haben darum kein Interesse.

X. Von weiteren unwesentlichen Digitalisbestandtheilen seien noch genannt: Digitin von Nativelle. Es tritt bei der Reindarstellung des Digitonins auf. Wird Digitonin aus der wässerigen Lösung durch Aetzbaryt gefällt und die Verbindung dann zersetzt, so wird aus der Lösung durch Aether zuerst Digitonin, später Digitin krystallinisch abgeschieden (Schmiedeberg: l. c. pag. 26). Es ist nicht weiter untersucht. — Inosit ist von Marmé nachgewiesen. — Junge Blätter enthalten grosse Mengen Pektinstoffe, so dass die Abkochungen beim Erkalten gelatiniren. — Der Aschengehalt der Blätter beträgt nach Flückiger 10,5 procent.

XI. Die Wirkungen der Digitalisbestandtheile auf Thiere sind ausserordentlich vielfältig studirt worden, ohne dass bis jetzt die Frage nach der Grundwirkung der Digitalis geklärt ist. Ich kann von dieser Literatur hier nur das erwähnen, was für die toxische Wirkung und für die Untersuchungs-Methodik auf Digitalis zu kennen nothwendig ist.

Wichtig ist es, dass die Bestandtheile der Digitalis alle gleichartig wirken und nur nach der Stärke der Wirkung sich unterscheiden. Es ist das von Schmiedeberg's Schüler Koppe sofort nach Isolirung der Schmiedeberg'schen Körper constatirt worden (Archiv exp. Path. Pharmak. 3, pag. 274).

Eigenartig ist die Wirkung auf das Froschherz, so dass geradezu in schwierigen gerichtlichen Fällen diese physiologische Reaktion als Beweismittel für die Anwesenheit von Digitalisbestandtheilen benützt wird: es erfolgt nach längerer oder kürzerer Zeit systolischer Stillstand. Rana temporaria reagirt auf wesentlich kleinere Gaben und viel bestimmter als R. esculenta.

Bei grossen Gaben sieht man schon in wenigen Minuten eine geringe Verlängerung und einen etwas geänderten Verlauf der Diastole, die manchmal wie durch eine minimale Systole unterbrochen erscheint. Zugleich werden die Systolen kräftiger, so dass das fest zusammengezogene Herz wie ein weisses Fleischklümpchen, ganz von Blut entleert, aussieht. Bei diesen starken Vergiftungen kommt es häufig zur Halbirung der Systolen: d. h. ganz plötzlich fällt immer die zweite Systole des Ventrikels aus: dieser schlägt nur halb so häufig wie vorher, während die Vorhöfe noch im alten Rhythmus weiter arbeiten. Diese Verminderung der Schlagfolge ist wesentlich durch Verlängerung des zusammengezogenen Zustandes bedingt. In einzelnen Fällen kommt es sogar nochmals zu einer Halbirung der Systolen. Dann folgt bei sehr kräftigen Herzen und hoher Giftgabe Stillstand des Ventrikels in Systole binnen 10 Minuten etwa. Anfänglich sieht man noch leise wie zitternde Bewegungen an der Muskulatur des Ventrikels, die letzten Andeutungen einer leichten diastolischen Erschlaffung und Wiederzusammenziehung: dann steht der Ventrikel dauernd still in Contraktion. — Die Vorhöfe arbeiten noch eine Zeit lang weiter und bleiben endlich strotzend gefüllt in Diastole stehen. — Bei kleineren

Gaben verläuft im Wesentlichen der ganze Complex der Erscheinungen langsamer, so dass manchmal erst in 1 bis 2 Stunden der systolische Stillstand vollständig geworden ist. Die Halbirung der Systolen habe ich bei so langsamem Verlauf eigentlich niemals typisch (ganz plötzlich) sich einstellen sehen: Doch geben andere Autoren dies an. Auch wird fast allemal die Systole unregelmässig in der Art, dass einzelne Theile dauernd in Contraktion bleiben, dass nicht Alles gleichzeitig sich contrahirt. Diese Periode unregelmässiger Contraktionen (peristaltische, wurmförmige Bewegungen), bei deren völliger Ausbildung oft nicht mehr die einzelne Systole erkannt werden kann, dauert bei manchen Herzen noch eine Zeit lang fort; doch habe ich immer schliesslich den systolischen Stillstand eintreten sehen. Böhm allerdings gibt an, dass dieser systolische Stillstand unter solchen Bedingungen ganz ausbleiben könne (Pflüger's Archiv 5, pag. 160). Weiterhin erwähnt Böhm als seltenes Vorkommniss nach kleinen Gaben allmählige Verlangsamung des Herzschlages und schliesslich Stillstand in Diastole — ähnlich wie bei typischer Vagus-Wirkung. — Von G. Gaglio rührt die merkwürdige Angabe her, dass bei gewärmten Fröschen kein Stillstand in Systole eintrete! — Dieser systolische Herzstillstand beim Frosch bedeutet aber nicht den Tod des Herzens (etwa wie die Wärmestarre des Muskels); denn wenn man den Ventrikel durch Eintreiben von Flüssigkeit gewaltthätig bis zum Volumen einer Diastole ausdehnt, so beginnt er nun wieder eine Reihe von regelmässigen Contraktionen zu machen: dann wieder Stillstand in Systole.

Vom Digitoxin (in spirituöser Lösung) macht schon $^1/_{10}$ mgr systolischen Stillstand bei R. temporaria; bei esculenta sind hiezu 1 bis 1,5 mgr nothwendig. Grössere Gaben (1 bis 3 mgr bei temporaria) rufen, erst nach $^1/_2$ Stunde beginnend, allgemeine Muskellähmung hervor, zuerst an der Injektionsstelle beginnend und dann auf die Gesammtmuskulatur übergreifend. — Diese Wirkung ist schwächer bei esculenta. — Das Schmiedeberg'sche Digitalin und Digitalein bewirkte bei temporaria, in demselben Verlauf, zu $^1/_4$ bis $^1/_3$ mgr systolischen Stillstand.

Die letale Dosis Digitoxin beträgt subcutan nach Koppe für 1 Kilo: beim Hund 1,7, bei der Katze 0,4, beim Kaninchen 3,5 mgr. Zuerst kommen Leckbewegungen, dann sich steigernde Uebelkeit und endlich Erbrechen, das nun anfallsweise durch den ganzen Vergiftungsverlauf anhält. Ein bis anderthalb Stunden nach der Application ist die Pulsfrequenz gemindert, die einzelne Contraktion aber sehr kräftig; nach und nach wird der Puls arhythmisch, aussetzend, die einzelnen Schläge von ungleicher Kraft. Bei schlimmem Ausgang nimmt die Arhythmie und die Verminderung der Zahl immer zu: zuweilen erfolgen mehrere rasche Schläge, dann langsame Pulse, bald schwächer bald stärker. Ist die Zahl auf etwa 20 in der Minute gesunken, dann tritt bald der Tod ein. — Deutlich ist gegen das Ende allgemeine Schwäche und Hinfälligkeit: zuerst wird der Gang unsicher, die Thiere taumeln und fallen: zuletzt besteht complete Lähmung; starke Dyspnoe, das Sensorium ist aber frei.

Bei nicht tödtlich vergiftender Gabe ist der Verlauf der Erscheinungen im Wesentlichen derselbe; das Erbrechen geht zuerst zurück, der Puls bleibt noch mehrere Tage unregelmässig, hie und da aussetzend. — Bei kleiner Dosis zeigt sich von auffälligen Störungen nur Erbrechen.

Bei Pflanzenfressern sieht man im Wesentlichen Lähmung, auch unregelmässige Herzaktion.

Digitoxin macht an der Injektionsstelle phlegmonöse Entzündung und Abscedirung.

XII. Der wichtigste Theil von Koppe's physiologischer Prüfung sind die Selbstversuche mit Digitoxin. — Ein halbes Milligramm in 50 % Alkohol innerlich genommen, hatte ausser bitterem Geschmack, der über eine Stunde anhielt, keine Wirkung. Am nächsten Tag machte 1 mgr wieder keine besonderen Symptome: eine mehrere Tage anhaltende Verstimmung: Kraftlosigkeit und Appetitmangel wurde (irrthümlich!) auf andere Ursachen bezogen. Vier Tage darnach wurden Vormittags 10 Uhr 2 mgr genommen, worauf so schwere Allgemeinvergiftung eintrat, dass der tödtliche Ausgang befürchtet wurde. Gegen 11 Uhr schon stellte sich Müdigkeit ein, ausgesprochener Widerwillen gegen Speise, zunehmende Mattigkeit, Ekelgefühl, dabei langsam sinkender Puls, der um 2 Uhr 58 Schläge hatte (gegen 80 bis 70 normal). Wegen der grossen Schwäche ging der Vergiftete zu Bette. Um 3½ Uhr Erbrechen, das sich anfallsweise wiederholte: der Puls fiel weiter bis auf 40 Schläge und wurde nach allemal zwei Schlägen aussetzend. Die Mattigkeit war so gross, dass Gehen und Stehen unmöglich war. Dazu kam schwere Sehstörung: Alles erschien undeutlich (wie bei einem Kurzsichtigen), so dass Personen nicht erkannt wurden, und Alles war gelblich. Das Erbrechen dauerte an. In der nächsten Nacht, die schlaflos war, erfolgten vier Anfälle. Auch der ganze nächste Tag war schlecht: in der folgenden Nacht nur unruhiger Halbschlaf. — Langsam gingen jetzt die Störungen zurück; die Kraftlosigkeit dauerte lange; noch am fünften Tage war das Gehen nur mit Unterstützung möglich.

XIII. Eine Erklärung aller Symptome ist zur Zeit nicht zu geben. Soviel ist mit grosser Wahrscheinlichkeit auszusprechen, dass die grosse Hinfälligkeit und Schwäche, wenn auch zum Theil durch die Herzverschlechterung bedingt, doch auch als direkte Digitalis-Wirkung aufzufassen ist, da sie ja auch beim Frosch, bei dem der Herztod nicht sofortige Funktionseinstellung aller Organe bedingt, schon in der ersten Stunde sich zeigt. — Auch das Erbrechen ist wohl kaum als örtliche Reizwirkung zu erklären, da es Tage dauert auf eine so kleine Gabe hin: wahrscheinlich ist es auf „innere Wirkungen“, Herzstörung, vasomotorische Einflüsse zu beziehen. — Die Veränderung von Circulation und Blutdruck im Verlaufe einer länger dauernden Vergiftung beim Säugethier ist verschiedentlich untersucht: allgemein wird zugestanden, dass im Anfang der Digitalis-Wirkung der Blutdruck erhöht ist, bei schlimmer Wendung aber abfällt bis zum Tode. Ueber die Pulsfrequenz ist Verschiedenes angegeben: sie soll gegen Ende wieder steigen (bei intravenöser Injektion, anders bei subcutaner!). — Diese ganze Literatur kann hier nicht ausführlich citirt werden: ich verweise auf Koppe: Archiv exp. P. Ph. 3, pag. 274, und Schmiedeberg: ibidem 16, pag. 149. Weiter: Traube (Gesammelte Beiträge zur Pathologie und Physiologie, Band 1 u. 2),

Ackermann (Sammlung klinischer Vorträge, edit. Volkmann Nr. 48, und Deutsches Archiv klin. Medicin 11. 1872, pag. 125) — u. v. A.

Eine sehr wichtige Einzelheit, die auch für den Therapeuten wie für den Toxikologen praktisch ausschlaggebend ist, ist bei der Digitalis die sogenannte cumulative Wirkung. Man kann sie am wahrscheinlichsten so erklären, dass die wirksamen Stoffe (besonders das Digitoxin?) sehr lange, jedenfalls Tage, im Organismus, und hier an den eigentlich kritischen Stellen liegen bleiben und so gleichsam eine Dauerwirkung äussern: die Veränderungen in der Funktion eines betroffenen Organs werden dadurch bei fortgesetzter Darreichung täglich gesteigert. — Bewiesen ist diese Hypothese nicht.

Der am meisten umstrittene Punkt der ganzen Digitalisfrage, wie die therapeutisch brauchbare Art der Wirkung zu Stande kommt, ist noch immer nicht aufgeklärt, ist auch vom Toxikologen nicht weiter zu erörtern. Als sicher hat sich bei den Thierexperimenten das Ergebniss herausgestellt, dass anfänglich immer Steigerung des Blutdruckes zu Stande kommt, ob die Pulszahl sinkt (das weitaus häufigste) oder ob sie hoch bleibt. Die Vaguswirkung ist sicher nicht das Primäre und Entscheidende, ebensowenig die Wirkung auf den vasomotorischen Apparat: die Digitaliswirkung geht direkt auf den Herzmuskel; der Vagus und die Vasomotoren laufen als controlirende und begleitende Nebenwirkungen hinter der eigentlichen Digitaliswirkung nur nach. — Das überall citirte Traube'sche Schema der Digitaliswirkung ist eine gute mnemotechnische Formel für das, was man nach intravenöser Application am Hunde sieht: mehr aber bedeutet sie nicht und darf vor Allem nicht für andere Bedingungen benützt werden. Beim Menschen ist der Verlauf der Herzerscheinungen ein ganz anderer: da kommt es nach grossen Gaben von Digitalis allemal zu lange andauernden Collaps-Erscheinungen und zu Blutdrucksenkung.

Es sind darum grosse Digitalisgaben für den Menschen allemal eine Gefahr, ein schweres Gift. Dass sie immer wieder empfohlen werden, beweist nur, dass die Literatur wenig kritisch studirt wird. Schon 1881 (Deutsche medicinische Wochenschr. 1881, Nr. 25. 26) hat Leyden die Fieberherabsetzung durch Digitalis als Collaps-Wirkung geschildert. — Am gesunden Menschen und Thier sieht man die Art von Digitalis-Wirkung gar nicht, die man bei Compensations-Störungen des kranken Herzens in Anspruch nimmt.

Die Diskussion der Grundwirkung der Digitalis auf den Herzmuskel muss hier unterbleiben. Die neue Literatur ist ausserordentlich reich an sorgfältigen Experimentaluntersuchungen, die bei der Schwierigkeit der Frage kaum im Referate wiedergegeben werden können.

Dreser: Archiv exp. P. Ph. 24. pag. 221.
Fränkel: ibidem 40. pag. 40. Bock: ibidem 41. pag. 159.
Hedbom: Skandin. Archiv Physiol. 8. pag. 147.
Cushny: British med. Journ. 23. April 1898.
Barnard: Journal of Physiol. 1898.
Bajla: Annali di Farmacoterap. 1899, März, April.
Die von Heinz und von Straub im Frühjahr 1900 in Wiesbaden vorgetragenen Digitalis Studien sind meines Wissens noch nicht ausführlich publicirt.

XIV. Die beim Menschen vorgekommenen Digitalis-Vergiftungsfälle kann man zweckmässig in drei Kategorien eintheilen: in die schweren akuten Intoxikationen durch hohe einmalige Gaben, in die

mehr subakuten oder chronischen Fälle, die durch lange fortgesetzten
Gebrauch mittlerer Gaben bei Gesunden entstehen. Endlich sind
noch die bei der therapeutischen Benutzung der gewöhnlichen Mengen
vorkommenden unangenehmen Nebenwirkungen zu erwähnen.

XV. Ueber die schweren akuten Vergiftungen findet sich eine
ausführliche Beschreibung von Husemann in Maschka's Handbuch: sehr detaillirt ist behandelt der in Paris 1863 durchgeführte
Giftmordprocess des Homöopathen Couty de la Pommerais, der
eine Wittwe mit einer hohen Gabe Digitalin vergiftete, woran sie in
wenigen Stunden starb. Weitere Gelegenheiten waren: Trinken von
Thee, zu dem durch Verwechselung statt Borrage Fingerhutblätter
genommen waren; sodann Trinken des frisch gepressten Saftes aus
Fingerhutblättern als Abortivum, Einnehmen von Trochisci Digitalini
zum Selbstmordversuch.

Bei den schweren akuten Vergiftungen kommen bald, d. i. sofort mit schlechtem Geschmack beginnend und sich in Stunden
steigernd: Magenerscheinungen: Ekelgefühl, Uebelsein und dann nach
ein, auch erst nach 4 bis 5 Stunden schweres Erbrechen, das sich
meistens anfallsweise wiederholt. Auf die ersten Brechstösse bessert
sich das subjektive Befinden: nach einiger Zeit aber beginnt wieder
Uebelkeit, sich nach und nach bis Erbrechen steigernd. In manchen
(aber nicht in allen) Fällen kommen dazu Kolikschmerzen und Diarrhöen grün gefärbter Massen. — Gleichzeitig damit, auch schon in
der ersten Stunde einsetzend, bildet sich das Gefühl von Schwäche,
Mattigkeit aus, das so hochgradig wird, dass die Vergifteten nicht
gehen, stehen können, sondern sich zu Bette legen müssen. Dazu
besteht das Gefühl von Schwindel, Beklemmung, Beängstigung: die
Extremitäten werden kalt, das Gesicht ist von kaltem Schweiss bedeckt, manche sind in kaltem Schweiss gebadet. Auch Krampfanfälle
sind von einigen Vergifteten beschrieben, die sich auf äussere Anstösse wiederholten. Ausgesprochene Neigung zum Schlaf ist angegeben: doch tritt wirklicher Schlaf wegen der starken subjektiven
Beschwerden (Uebelkeit, Angstgefühl, Herzsensationen) nicht ein. Im
weiteren Verlaufe (etwa nach 12^{h} bis gegen Ende des ersten Tages)
kommen Sehstörungen; die Pupillen werden erweitert, reagiren nicht
auf Lichteinfall: bei einzelnen ist deutlicher Exophthalmus constatirt,
wobei subjektiv das Gefühl besteht, als ob die Augen aus den Höhlen
sich herausdrängten: das Sehvermögen ist hochgradig vermindert,
Alles erscheint undeutlich, auch Dunkelheit vor den Augen ist angegeben. Den Vergifteten erscheint Alles gelblich: die Farben werden
unrichtig bezeichnet. (Genaue Beobachtungen hierüber kenne ich
nicht.) — Der Puls ist bald verlangsamt, wird dann unregelmässig
und klein, zwischendurch, besonders auf Muskelanstrengung, erregt
und beschleunigt. Die Vergifteten empfinden den einzelnen Herzschlag, spüren an sich die Intermissionen, die Verlangsamung der
Pulse: etliche 50, auch in den 30 Schlägen ist beobachtet. Die Harn-
sekretion fehlt, manchmal durch Tage; erst mit dem Nachlassen der
Symptome stellt sie sich wieder ein. — Der Tod erfolgt in tiefstem
Coma oder aber unter den schwersten Collaps - Erscheinungen, auch
plötzlicher Tod durch Herzstillstand ist beobachtet, er stellt sich --
selten nach 10 bis 12 Stunden —, in der Regel erst am 4. bis 5.
Tage, aber auch schon am Ende des ersten Tages ein. — Gänz ähnlich, nur weniger schwer werden die Symptome nach hohen für

therapeutischen Zwecke gegebenen Digitalis-Mengen geschildert. So erzählt z. B. Havas (Pester medic. chirurg. Presse 1894, Nr. 26), der die Methode der Pneumonie-Behandlung nach Petrescu mit hohen Digitalis-Gaben nachgeprüft hat, folgendes: Es kamen heftige Vergiftungserscheinungen: Schwindel, Appetitlosigkeit, Nausea, grosse Mattigkeit und Schwäche, Flimmern vor den Augen, Mydriasis, irregulärer Puls: sehr schlechtes Allgemeinbefinden. Die Krankheit wurde nicht coupirt.

XVI. Eine ganz eigenartige Erkrankungsform — subakute Digitalisvergiftung — hat man nach längerem Fortgebrauch mittlerer Digitalismengen an ganz gesunden Männern beobachtet. Rekruten hatten von sogen. Freimachern Digitalis-Pillen bekommen, um durch Vortäuschung einer Herzkrankheit militärfrei zu werden. Genommen wurden durch 3 bis 4 Wochen täglich etwa 0,8 Folia Digitalis. Die nach 14 Tagen im Lazareth constatirten Erscheinungen waren: Appetitlosigkeit, foetor ex ore, Uebelkeit, Stuhlverstopfung, Kopfschmerz, Schwindel, Schmerz in der Magengegend. Sie steigerten sich durch heimliches Weiternehmen der Pillen: der Puls sank auf etliche 50 in der Minute; Erbrechen, Ohrensausen, Sehstörungen kamen hinzu. Die Schwäche war so hochgradig, dass der Vergiftete ständig bettlägerig wurde. Beim Aufstehen im Bett trat am 28. Tage plötzlich der Tod ein (Köhnhorn: Vierteljschr. gerichtl. Medicin 1876. Bd. 24. pag. 278).

Diese Beobachtung: stürmische Erregung des längere Zeit schwer mit Digitalis vergifteten Herzens bei den geringsten körperlichen Anstrengungen (und plötzlicher Herztod) ist wiederholt gemacht: auch Koppe gibt dasselbe von seiner Selbstbeobachtung an. Im Mazelschen Falle (Gazette des hôpitaux 1864) erfolgte plötzlicher Tod beim Hineinsteigen in's Bett. Dieser Erethismus cordis verlangt besondere Achtsamkeit, behüten das Vergifteten vor jeder Muskelanstrengung.

XVII. Die bei therapeutischen Gaben zuweilen auftretenden üblen Nebenwirkungen sind in der aufgeführten Symptomatologie alle schon genannt. — Am häufigsten wird beim Einnehmen des Infuses über den unangenehmen, nachhaltend bitteren kratzenden Geschmack geklagt. Speichelfluss ist selten, sehr häufig aber Schmerzgefühl der Magengegend und Ekelzustand; — Erbrechen ist nicht selten, Verstopfung kommt weniger häufig vor. — Eine nicht oft berichtete, aber doch sicher beobachtete Nebenwirkung sind Hautausschläge, die bei gewissen Individuen allemal nach Digitalis-Gebrauch sich wiederholen. — Die übrigen Symptome: Schwindel, leichte Sehstörungen, Flimmern vor den Augen, Schwäche, Pulsalterationen, besonders Verlangsamung zu unternormalen Zahlen sind so häufig, dass jedem Arzte zwischendurch solche Fälle vorkommen.

Eine sehr merkwürdige Angabe rührt von Bälz her (Archiv der Heilkunde 1876, pag. 468): eine herzkranke Frau hatte sich an Digitalis gewöhnt und kam in einen unerträglichen Zustand, war unfähig zur Arbeit und klagte über die verschiedensten Beschwerden, wenn sie nicht täglich zweimal 0,3 Fol. Digitalis nahm. — Der Fall ist ganz eigenartig und vereinzelt: sonst wird immer vom lange anhaltenden Digitalis-Gebrauch Vergiftung gemeldet: hier soll das Gegentheil eingetreten sein. Der Bericht ist jedenfalls mit Vorsicht aufzunehmen.

Die Digitalis-Bestandtheile hat man bisher nur im Magen gefunden: im Darm, im Blut, in den Organen und im Harn sind sie von Dragendorff vergebens gesucht.

XVIII. Von Behandlung der Digitalis-Vergiftung ist als der wichtigste Theil die Prophylaxe zu nennen. Vor Allem wird man hohe Gaben Digitalis und den länger fortgesetzten Gebrauch mittlerer Gaben vermeiden (Nachwirkung, cumulative Wirkung). Siehe oben XIII. — Es ist jetzt allgemeiner Gebrauch geworden, eine Digitalis-Kur nur wenige Tage fortzusetzen und dann den Erfolg abzuwarten. — Bei eingetretener Vergiftung wird man, wo dies noch möglich ist, Magenspülung machen. Ob Tannin, das die Digitalis-Bestandtheile fällt, im Ernstfalle eine erspriessliche Wirkung äussert, erscheint mir sehr zweifelhaft. — Besonders zu beachten ist der Zustand des Erethismus cordis. Die Vergifteten sind absolut ruhig im Bett zu halten und in der ersten Zeit wenigstens ist jede Bewegung zu vermeiden. — Sonst wird man symptomatisch (Analeptica, Kaffee etc.) verfahren. — Ob es ein specifisch auf das Digitalis-Herz einwirkendes Gegengift gibt, ist nicht erwiesen: vorgeschlagen ist verschiedenes. So hat Mannkopf (Virchow's Archiv 15. pag. 192) schon 1859 das Elemiöl, weil es den Vagus lähmt, nach der damaligen Meinung empfohlen: es hat ebensowenig praktische Verwendung gefunden, wie das gleichartig wirkende Atropin oder das Delphinin, das nach Böhm das Digitalisherz wesentlich und günstig beeinflusst.

§ 209. Die weiteren Glykoside mit typischer Herzwirkung.

Glukoside, die nach Art der Digitalis aufs Herz einwirken, sind bis jetzt in sehr verschiedenen Pflanzenfamilien nachgewiesen. Manche davon sind als Pfeilgifte in Benützung: auch therapeutisch sind schon verschiedene, als Ersatzmittel der Digitalis versucht worden.

Gleich sei bemerkt, dass die Uebereinstimmung der Wirkung der zur Digitalis-Gruppe gehörenden Substanzen sich zwar auf wesentliche, aber doch nicht auf alle Punkte bezieht. Als ein für die jetzige Schulauffassung wesentlicher Theil der Gesammtwirkung gilt die Stillstellung des Froschherzens in Systole, wornach einstweilen die Zugehörigkeit zur pharmakologischen Gruppe der Digitalis-Stoffe hauptsächlich beurtheilt wird. — Das Vergiftungsbild am Säugethier verläuft schon ganz anders bei allen genauer studirten Körpern dieser Gruppe, als nach Digitalis-Vergiftung. Die Herzwirkung scheint zwar überall die Grundwirkung zu sein. Aber die klinischen Symptome sind wesentlich verschieden, je nachdem in 10 Minuten oder erst in einigen Stunden die tödtliche Herzlähmung sich einstellt. In dem letzteren Falle ist z. B. das Stadium der anfänglichen Blutdrucksteigerung deutlich ausgebildet, das bei den Thierversuchen mit den schnell wirkenden Herzgiften meistens vermisst wird. — Ausserdem ist auch bei der Digitalis der Angriff auf das Herz nicht die einzige, wenn auch die prävalirende Wirkung. Die Körpermuskulatur wird auf alle Fälle von den gesammten zu dieser Giftgruppe gehörigen Substanzen beeinflusst. — Wahrscheinlich wird das genaue Studium mehr abweichende als übereinstimmende Einzelheiten über all die Herzgifte liefern: trotzdem ist es für die Uebersichtlichkeit der didaktischen Darstellung durchaus nothwendig, diese Gruppe in gemeinsamer Behandlung zusammenzufassen.

Kritische Besprechungen der Literatur dieses Kapitels sind gegeben von Schmiedeberg im Archiv exp. Path. Ph. 16. pag. 149: weiter von Husemann: ibidem Bd. 5. pag. 228.

II. Aus der Familie der Liliaceae sind Digitalis-ähnliche Stoffe nachgewiesen in Scilla maritima und Convallaria majalis.

1. Scilla maritima: Meerzwiebel (Urginea Scilla), ein seit den ältesten Zeiten benütztes Heilmittel, enthält verschiedene sehr stark wirksame Stoffe, so dass die Giftwirkung kaum der der Digitalis nachsteht. Möller hat unter Husemann mit verschiedenen von Merck dargestellten Substanzen experimentirt (Dissertation, Göttingen 1878 — siehe auch Fronmüller: Memorabilien 1878. pag. 247). Scillipikrin wird als hygroskopisch, leicht löslich in Wasser, Scillitoxin als unlöslich in Wasser, leicht löslich in Alkohol geschildert: beide haben ausgesprochene Herzwirkung.

Ein dritter Stoff, Scillin, schwer in Wasser, leichter in Alkohol löslich, nur in geringer Menge in der Zwiebel vorkommend, ist ohne Wirkung. Vergleiche Merck: Pharmaceut. Zeitung 1879, pag. 286 und 295. — Dragendorff's Jahresber. 1879, pag. 29. — Jarmersted (bei Schmiedeberg: im Archiv exp. P. Ph. 11. 1879, pag. 22) beschreibt als wirksame Substanz ein Glukosid Scillain, das aus dem mit Bleiessig gereinigten wässerigen Auszug mit Gerbsäure gefällt und von letzterer durch Eindampfen mit Zinkoxyd wieder getrennt wird. Es hat exquisit die Digitalis-Wirkung. — Die Meerzwiebel wird als Arzneimittel benützt; ausserdem ist sie vielfach im Gebrauch zum Tödten von Ratten und Mäusen. — Vor Allem wird beim Gebrauch der galenischen Präparate darauf aufmerksam gemacht, dass deren Wirkung ausserordentlich der Intensität nach variirt. Es kommen zwei Varietäten der Zwiebeln im Handel vor, rothe und weisse, die wohl nur eine Pflanzen-Species darstellen, aber in der Wirksamkeit verschieden stark sind: die rothe ist die giftigere. Ebenso sind die äusseren Schalen reicher an den wirksamen Bestandtheilen als die inneren (die fast ganz giftfrei sein sollen); die frische Zwiebel soll die getrocknete, die im Sommer gesammelte die vom Herbst übertreffen. — Durch unglücklichen Zufall sollen von arzneilich verwendeten Gaben schwere Vergiftungen entstehen. So erzählt Trumann (Lancet 1886. vol. II. Nr. 9 und 10: refer. Therap. M.-H. 1887, pag. 37), dass Kinder, die Sirupus Scillae halbtheelöffelweise nahmen, schwer erkrankten: zwei von den Kindern ($3^{1}/_{2}$ und 5 Jahre) starben. Die Zeichen waren Uebelkeit und Erbrechen. grosse Körperschwäche, beschleunigte Respiration, unregelmässiger aussetzender Puls. Der Tod trat plötzlich ein. — Der Sirupus Scillae soll 1:60 hergestellt werden: 2 gr entsprechen demnach etwa 0,03 Meerzwiebel, drei solcher Gaben 0,1 gr. Wenn also nicht irgend welcher Irrthum mit im Spiele ist, so würde dieser Unglücksfall eine ausserordentlich hohe Giftigkeit der Meerzwiebel erweisen, wie sie sonst noch nicht beobachtet ist. — Die Meerzwiebel enthält sehr reichliche Mengen von Raphiden (oxalsaurer Kalk); die starke örtlich reizende Wirkung der rohen Zwiebel auf Haut und Schleimhäute wird hievon abgeleitet. — Siehe Schroff: Monographie, Wien 1864.

2. Convallaria majalis: die gewöhnliche Maiblume, enthält besonders reichlich in den Blüthen, weniger in deren Stengeln und

in den anderen Pflanzentheilen zwei Glukoside: das Convallamarin, das der Digitalis gleichartig wirken soll, und das Convallarin, das nur örtlich reizende Wirkung auf den Darm hat und Diarrhoen hervorruft. (Walz in Jahrbuch Pharmacie VII und VIII; Marmé in Göttinger Nachrichten 1867.) — Der Gehalt an Convallamarin soll der höchste sein kurz vor dem Aufblühen: mit dem Aufblühen nehme die Wirksamkeit stark ab. — Zur Darstellung des Convallamarin wird der Rohauszug zunächst durch Ausfällen mit Bleiessig gereinigt, das entbleite Filtrat dann mit Tannin gefällt und die Tanninfällung mit Zinkoxyd zersetzt. — Convallamarin ist löslich in Wasser, Weingeist, Methylalkohol, nicht in Aether und Chloroform (Convallarin dagegen ist nur in Alkohol, fast gar nicht in Wasser löslich). — Die Maiblumen sind therapeutisch, besonders in Frankreich und Russland versucht (vergleiche die Jahrgänge 1882. 83. 84 des Bulletin gén. de Thérapeut.): bei uns hat man sie wenig gerühmt und bald wieder verlassen (siehe z. B. Falkenheim: Deutsches Archiv klin. Medicin, 36. Bd.; Leubuscher: Zeitschrift klin. Medicin VII, pag. 587). — Besondere Giftwirkung hat man nicht gesehen: immerhin wird zur Vorsicht gemahnt. Es sind Anfälle von Collaps und Herzschwäche gesehen.

III. Zur Familie der Apocyneae gehören zahlreiche Arten, die sehr stark giftig sind und diese Giftigkeit Stoffen verdanken, die digitalisähnlich auf's Herz wirken. — Im Einzelnen sind dies:

1. Die Strophanthus-Arten: das sind Klettersträucher des tropischen Afrika; die daraus bereiteten Extrakte werden von den Negern als Pfeilgift benützt. Die ersten aufklärenden Abhandlungen stammen von Fraser, der auch die giftige Substanz als Glukosid erkannt und isolirt hat (Str. hispidus: its natural history, chemistry and pharmacology: Monographie, Edinburg 1891: aus Transactions of the R. Society of Edinb. vol. XXXV. part IV and vol. XXXVI. part II).

Die giftige Substanz, das Glukosid Strophanthin, wird bei uns nur aus den Samen gewonnen. Doch sollen nach neueren Angaben alle Theile der Pflanze gifthaltig sein. Die Samen haben etwa die Gestalt eines flachgedrückten, etwas länglichen Gerstenkorns; sie tragen einen zierlichen Haarschopf (Flugapparat, pappus) an einem bis zu 9 cm langen dünnen Stiel, welche Anhängsel aber an den in den Handel kommenden Samen entfernt sind. — Die Samen sind (bis gegen 200) in einer grossen Kapsel eingeschlossen, deren Aussehen für die Diagnose der Stammart charakteristisch sein soll. — Es wird deshalb bedauert, dass die Samen frei, ohne diese Kapseln, in den Handel kommen.

Von Strophanthus gibt es eine grosse Zahl verschiedener Arten, worunter schwer- und mittelgiftige und ganz ungiftige sind. Sicher erwiesen ist, dass der Giftgehalt der im Handel vorkommenden Samen sehr weitgehend variirt, von minimalen Mengen bis zu mehreren Procenten. — Nach einer in Beckurt's Jahresbericht der Pharmacie für 1898, pag. 75, wiedergegebenen Darstellung von Tuthill (Pharmac. Era vol. XX. 1898, Nr. 7) enthalten von den 30 bis jetzt bekannten Strophanthus-Arten nur sechs Strophanthin: Str. Kombé 0,6 %, Str. hispidus 0,65 %, Str. glaber 5 %; die letzten Samen sollen wegen der grossen Giftigkeit ausgeschlossen werden. Die Samen von Str. hispidus, braun, seien für die Westküste, die von Str. Kombé, hellgraugrünlich, für die Ostküste charakteristisch. — Die Angaben von Hartwich im Archiv Pharmacie 1892. Bd. 230, pag. 401, sind pharmakognostisch sehr detaillirt und wichtig, können aber im Auszug nicht wiedergegeben werden. Ebenso verweise ich nur auf die Jahresberichte von Cäsar und Loretz 1896. 97 etc., sowie auf die Jahresberichte von Beckurts.

Die neuesten chemischen Arbeiten über Strophanthin stammen von Feist; die nachfolgende Darstellung ist ganz nach den Untersuchungen dieses Autors referirt.

F. Feist: B. B. 1900. pag. 2063, 2069, 2091.
Arnaud: C. R. 107. pag. 181 und 1162.
Kohn und Kulisch: B. B. 31. pag. 514 und Wiener Monats-H. 19. pag. 385.
Fraser, l. c.

Vor Allem hat Feist festgestellt, dass es zwei, chemisch und auch physiologisch verschiedene Strophanthine gibt, die wohl chemisch einander sehr nahe stehen: er nennt sie Strophanthin und Pseudostrophanthin (ψStr.). Es ist durchaus wahrscheinlich, dass das erstere in den Samen von Str. Kombé, das zweite in Str. hispidus vorkommt. Die Samen des ersteren sind hellgrünlichgrau, die des letzteren dunkelbraun (auch weniger deutlich behaart). Doch gibt Feist ausdrücklich an, dass das Aussehen der Samen durchaus nicht die botanische Abstammung sicher stellt: d. h. es gibt hellgrüne Samen, die nicht von Str. Kombé abstammen. Besonders ist erwähnt, dass Kohn sicher sein ψStrophanthin aus grünem Samen hergestellt hat; dasselbe ist wahrscheinlich mit dem Arnaud'schen Präparat der Fall. Das Merck'sche Präparat ist aus braunem Samen (hispidus) gewonnen: dazu erwähnt aber Feist, dass ein von Schuchardt bezogenes, angeblich aus hispidus-Samen dargestelltes Strophanthin sich als das richtige Fraser-Feist'sche Präparat erwies. — Die beiden Samenarten sollen auf dem Querschnitt mit concentrirter Schwefelsäure benetzt eine intensive smaragdgrüne Färbung geben[1]).

Feist gibt den Glukosiden die Formeln: $C_{40}H_{66}O_{19}$ und der ψ Verbindung $C_{40}H_{60}O_{16}$. Beide enthalten eine Methoxy-Gruppe (OCH_3), die aber bei der ersten Verbindung dem Zuckerpaarling, bei der ψModification dem anderen Paarling zugehört. — Der Schmelzpunkt, das optische Drehungsvermögen, die Farbenreaktionen sind bei Beiden verschieden. — Durch Erhitzen mit Säuren werden Beide gespalten in einen Zucker und einen Strophanthidin genannten Paarling. Diese Spaltung geht beim Strophanthin sehr leicht, bei dem ψStrophanthin viel schwerer vor sich: das erstere wird durch Erwärmen mit halbprocentiger Salzsäure schon bei etwa 70° zerspalten und schnell ist, zwischen 70 bis 75° C., die Hydrolyse vollendet; es fällt das Strophanthidin krystallinisch aus. Das ψStrophanthin dagegen muss mit 2,5 procentiger Salzsäure bis zum Sieden erhitzt werden: erst dann

---

[1]) Feist gibt weiter an, dass zur Zeit die Samen von etwa 14 Str. Arten auf den Markt kommen. Bei den Schwefelsäure-Probe findet man, dass es unter den grünlichen wie unter den braunen Samen einzelne gibt, die sich gar nicht oder nur schwach gelblich oder sofort roth färben: fremde Arten. — Auch die Forderungen unseres neuesten Arzneibuches stimmen nicht ganz zu dem, was Feist beschreibt. — Bei der hohen Giftigkeit des Strophantins ist vor Allem einmal die Klarstellung der botanischen Diagnose nothwendig, um die weiteren Schritte mit Sicherheit thun zu können.

beginnt langsam das Strophanthidin sich abzuspalten. — Näher untersucht sind von Feist die Spaltprodukte der ersten Verbindung. — Die Zuckerart ist eine Disaccharose (Biose) von der Formel $C_{13}H_{24}O_{10}$. Sie ist nach der weiteren Analyse der Methyläther der Strophanthobiose und zerfällt nach der Gleichung: $C_{13}H_{24}O_{10} + 2H_2O = CH_3OH + C_6H_{12}O_6 + C_6H_{12}O_5$ in Methylalkohol, in eine Hexose, die bei weiterer Untersuchung als d-Mannose erkannt wurde, und eine Methylpentose, wahrscheinlich Rhamnose.

Das Strophantidin $C_{27}H_{38}O_7 + 2H_2O$ ist nach dem Verhalten zu Aetzbaryt ein Dilakton: es entsteht daraus eine Säure $C_{27}H_{42}O_9$. Ueber weitere Aufklärungen vergleiche man bei Feist: l. c. pag. 2091.

Das ψ Strophanthin ist noch nicht näher chemisch aufgeklärt.

Sehr wichtig ist endlich, dass die beiden Präparate bei der physiologischen Prüfung sich verschieden stark giftig erwiesen haben. Ich kenne keine weitere Mittheilung als die bei Feist: l. c. pag. 2068 (Versuche von Dr. Höber). Darnach wirkt das ψ Strophanthin schon in der halben Dosis des anderen Präparates tödtlich vergiftend auf Kaninchen: etwa 0,3 und 0,6 mgr pro Kilo sind die letalen Dosen.

Die Darstellungsweise aus den Samen ist verschieden. Fromme (bei Cäsar und Loretz 1897) verfährt so: die möglichst fein zerkleinerten Samen werden kalt mit Petroläther von Fett befreit, dann mit dem 10 fachen Gewicht Alkohol in geschlossener Flasche durch $^1/_2$ Tag macerirt, der Rückstand des eingedampften alkoholigen Filtrates mit Wasser aufgenommen und durch Zusatz von wenigen Tropfen Bleiessig gereinigt, das Filtrat des Bleiniederschlags durch Schwefelwasserstoff entbleit und zur Trockne gebracht. — Thoms salzt das Strophanthin aus der mit Bleiessig gereinigten Lösung durch Ammonsulfat aus; Fraser fällt mit Tannin. — Strophanthin ist amorph (wird aber auch als undeutlich krystallinisch beschrieben), es ist gut in Wasser, nur mittelleicht in Alkohol, fast gar nicht in Aether und Petroläther löslich. — Ueber seine Abscheidbarkeit aus verschiedenen Gemischen durch Amylalkohol und über Farbenreaktionen gibt Dragendorff (Archiv Pharmacie Bd. 234. 1896. pag. 63) Mittheilungen. Verdünnte Säuren spalten es in der schon näher beschriebenen Weise. — Mit concentrirter Schwefelsäure färbt sich Strophanthin grün, welche Farbe nach und nach durch gelb, gelbroth in roth übergehen soll. Feist gibt (l. c. pag. 2066) eine Uebersicht über die Reaktionen der verschiedenen Strophanthinsorten mit Schwefelsäure: darnach gibt es auch richtiges Strophantin, das sich sofort roth färbt. Das ψ Strophanthin wird immer mit Schwefelsäure gleich roth. Mit concentrirter Schwefelsäure und Kaliumbichromat wird es blau; die wässerige Lösung gibt mit einer Spur Eisenchlorid und nachfolgender Schwefelsäure einen rothbraunen Niederschlag, der nach und nach grün wird. Der empfindlichste Nachweis ist der physiologische: ein Hundertel mgr stellt das Froschherz in Systole still.

Auch von Alkaloidgehalt der Samen ist gesprochen. Thoms (B. B. 1898, pag. 271) hat Cholin und Trigonellin aufgefunden. Fraser (l. c. pag. 51) bemerkt ausdrücklich, dass er vergebens nach Alkaloiden gesucht hat. — Wahrscheinlich sind mit dem für die Toxikologie unwichtigen Fund von Cholin die früheren Angaben über „Inein" aufgeklärt.

Die verschiedenen Stämme in Centralafrika von der West- bis zur Ostküste benützen Auszüge aus den Strophanthus-Samen als Pfeilgifte. Das verwendete Gift wird als eine harte, dunkelbraune Masse beschrieben, die auf die eisernen Spitzen der Pfeile aufgestrichen wird. Menschen sollen in 10 bis 15 Minuten nach der Verletzung sterben. Boinet (Archiv. de Physiologie normale et p. 1898. t. 58. pag. 952) nennt als örtliches Gegenmittel Kaliumpermanganat, als allgemeine Morphin oder Chloral (?).

Die Wirkung des Strophanthins ist die Digitalis-Wirkung: nur verläuft die Vergiftung viel rascher. Die Literatur über die ersten Thierversuche ist von Langgaard in Therap. M.-H 1887. pag. 183 zusammengestellt: weiter vergleiche man die Mittheilungen desselben Autors in Therap. M.-H. 1888. pag. 76: Prevost in Revue méd. de la Suisse Romande, Dezember 1887. Prevost widerspricht auf Grund seiner Versuche der Angabe von Fraser, dass Strophanthin Muskelstarre hervorrufe und der Angabe von Langgaard, dass Zeichen allgemeiner Lähmung bei Fröschen sich vor der Herzwirkung einstellen. Popper: Centralbl. für medic. Wissensch. 1888. pag. 448 beweist in einer sorgfältigen Experimentalkritik (mit Merck'schem Strophanthin), dass die Wirkung nur auf den Herzmuskel direkt gehen kann. — Die noch immer offenen Widersprüche sind nur durch Verschiedenheit der Präparate erklärbar.

Bei der therapeutischen Anwendung der Strophanthus-Präparate sind verschiedene, zum Theil schwere Vergiftungen vorgekommen. Sehr belehrend ist die Besprechung im Verein für innere Medicin, Berlin 1888, 9. und 16. Januar: A. Fränkel, Gutmann, Langgaard, Fürbringer: letzterer beschreibt drei plötzliche Todesfälle! Sonst ist Ekel, Würgen, Erbrechen, auch Durchfälle, Collapszustände ähnlich wie nach den anderen hieher gehörigen Mitteln gesehen. — Weiter siehe Senestrey: Dissertation, München 1888. — Reusing: Dissertation, Würzburg 1889; — die referirenden Zeitschriften, besonders der Jahrgänge 1887 und 1888. — Die Strophanthus-Präparate sind kein Ersatz für die Digitalis geworden: andererseits ist auch die Giftwirkung eine wesentlich andere, insofern die Symptome rasch sich abspielen und schnell die entscheidende Wendung sich einstellt.

2. Von Apocyneen Centralafrikas stammen auch die als Ouabin oder Ouabain benannten Gifte, deren Stammpflanzen Acokanthera- und Carissa-Arten sind. — Zusammenfassende Darstellungen sind von Holmes in Pharmaceutic. Journal and Transact. 1893. 27. April pag. 965 und von Fraser und Tillie eodem loco 1895. refer. Beckurts Jahrb. für 1893 und 1895. Nach diesen Untersuchungen gibt es mindestens drei verschiedene Sorten von Ouabain: es wurde deshalb dem von Acokanthera Schimperi stammenden Präparat der Name Acokantherin beigelegt. Bei Feist (siehe Citat im vorigen Passus, pag. 2064) findet sich ohne weiteren Beweis die Bemerkung: Ouabain stamme von Strophant. glaber. — Beiträge zur Kenntniss dieser Giftgruppe hat Lewin gegeben (Engler's botan. Jahrb. XVII. 3. und 4. Heft, Beibl. 41 und Virchow's Archiv, Bd. 134. 1893). Giftig sind diejenigen Arten, deren Holz bitter schmeckt, das sind A. Schimperi, Ouabaio und Deflersii, die Ouabain, und A. venenata, die einen anderen aber gleichartig wirksamen Stoff enthält.

Der alkoholige Auszug des Holzes wurde abdestillirt, der Rückstand in Wasser aufgenommen und aus dem klaren Filtrat das Glukosid mit Aether gefällt. — Eine Reihe von Pfeilgiften, die von centralafrikanischen Stämmen benutzt werden, sind aus Blättern, Holz, Wurzeln von Acokanthera-Arten bereitet, so das Wabaio (oder Wabaio-Ouabaio), das Taita oder Swahili-Pfeilgift (Acok. venenata und spectabilis?). — Ueber Carissa-Gift macht Bancroft (Pharmaceutical Journal and Tr. 1894) Mittheilungen (siehe auch Maiden and Smith: ibidem 1896: — weiter Lewin: Die Pfeilgifte, Berlin 1894) etc.

3. Ueber Ukambin, ein ostafrikanisches Pfeilgift siehe Paschkis in Centralbl. f. d. medic. Wissensch. 1892. pag. 162 und 193. Das daraus dargestellte Glukosid Ukambin liefert bei der Spaltung wahrscheinlich Glykose. Es hat die Digitalis-Wirkung, verhält sich auch in seinen Reaktionen den verwandten Glukosiden ähnlich, ist aber von den bis jetzt bekannten verschieden.

4. Von Apocynum cannabinum (indianischer Hanf) wird die Wurzel in Nordamerika wie Digitalis gebraucht: es ist ein Fluid-Extrakt davon officinell. Die häufiger vorkommende Species, Apocynum androsaemifolium mit gleichartiger Wirkung soll die mehr verwendete sein. — Als aktive Substanzen werden zwei Glukoside Apocynin und Apocynein beschrieben, die von Schmiedeberg (Arch. exp. P. Ph. 16, pag. 161) näher chemisch charakterisirt sind. — Erbrechen, heftige Diarrhoen, auch schwerer Collaps sind als gelegentliche Giftwirkung bei der therapeutischen Anwendung beobachtet.

5. Der Oleander — Nerium Oleander — bei uns als Zierstrauch gezogen, in den gesammten Mittelmeerländern einheimisch, enthält sehr stark giftig wirkende Glukoside, die als typische Herzgifte erkannt worden sind. Neue experimentelle Untersuchungen sind von Schmiedeberg: Arch. exp. P. Ph. 16. 1883, pag. 149 und von Pieszczek: Archiv Pharmacie 228. 1890, pag. 352. Schmiedeberg hat die Blätter, Pieszczek die Rinde der Zweige untersucht.

Die Literatur über die mit dem Oleander vorgekommenen Vergiftungen ist bei beiden Autoren citirt. So berichtet Ricord: Soldaten brieten Fleisch an einem Oleanderspiess; von zwölf starben sieben. — Frauen tranken statt Branntwein eine weingeistige Oleandertinktur: sie erkrankten mit Magenschmerzen, Erbrechen, Betäubung, blutigen Darmausleerungen, schwachem Puls. — Reveil erzählt von einer Massenvergiftung: 300 Soldaten assen Fleich, das am Oleanderspiess gebraten war: viele starben. Aus neuester Zeit ist ein Bericht von Parisien im Archiv. de méd. et pharm. mil. 1898 vorhanden, referirt in Beckurts Jahrber. 1898, pag. 77. Zwei Soldaten hatten eine Abkochung von Oleanderblättern getrunken: schon nach 2 Stunden wurden sie schwer krank mit folgenden Symptomen dem Arzt vorgeführt: heftiges Schwindelgefühl, Schläfrigkeit, starke kolikartige Schmerzen; der Gang war schwankend, die Haut kalt, von klebrigem Schweiss bedeckt, deren Empfindlichkeit herabgesetzt, der Puls verlangsamt, sehr schwach, die Pupillen weit, reaktionslos. Nach mehrstündigem Schlaf bestand noch Mattigkeit und heftige Kopfschmerzen. Diese Symptomatologie stimmt im Wesentlichen mit den Erscheinungen der Digitalis-Vergiftung.

Pieszczek hat aus der gepulverten Zweigrinde zunächst (durch kaltes Extrahiren mit Petroläther) Fett und Wachs entfernt. Aus dem darnach mit starkem, 97 procent. Alkohol bereiteten Auszug fiel beim Eindampfen und langsamen freiwilligen Verdunsten eine in Warzen krystallisirende Substanz aus, ein Glukosid, das in alkoholiger Lösung leicht mit wenig Salzsäure zu zersetzen ist. Pieszczek nennt es Rosaginin (Rosago = Nerium Oleander). — Das Filtrat gibt mit Gerbsäure einen Niederschlag, der sich im Ueberschuss von Gerbsäure löst: Neriin. Auch durch Bleiessig und Ammoniak ist das Neriin fällbar. Es ist leicht in Wasser und Alkohol, nicht in Aether und Petroläther löslich; die Lösung schäumt.

Etwas verschieden lauten die (früheren!) Angaben von Schmiedeberg, der nur die Blätter untersucht hat. Er fällt den mit fünfzigprocentigem Alkohol bereiteten Auszug mit Bleiessig und Ammoniak. Anfänglich ist der Niederschlag gelb (eine Gerbsäure), dann wird er weiss: Neriin. — Aus dem Filtrat vom Neriin scheidet sich beim Abdampfen des Alkohols das Nerianthin aus, helle leichte Flocken: darnach erst als harzartige Substanz das Oleandrin. Letzteres ist in Alkohol und Chloroform gut löslich. — Näheres darüber bei Schmiedeberg: l. c. pag. 153. Das Oleandrin ist durch Kochen mit sehr verdünnten Säuren in eine reducirende Substanz und in einen harzartigen Körper zu spalten, der nur wenig in Wasser, leicht in Alkohol und Chloroform löslich ist.

Neriin und Oleandrin zeigen typisch die Wirkungen der Digitalisbestandtheile.

Das Rosaginin ist im Laboratorium von L. Hermann untersucht: es lähmt und macht Krämpfe, die aber nicht durch äussere Anstösse auszulösen sind (Pikrotoxinartig). Bei örtlicher Application macht es Taubheit bis zu Empfindungslosigkeit. — Das Froschherz steht in Diastole still. (Diese beschriebenen Wirkungen sind denen ähnlich, die man von Zersetzungsprodukten der Digitalis-Glukoside beobachtet. Man darf deshalb vermuthen, dass das Rosaginin ein Spaltungsprodukt ist, das durch saure Reaktion der Auszüge bei den Isolirungsarbeiten entsteht.)

---

6. In der Rinde von Nerium odorum sind nach einem Citat bei Schmiedeberg von Greenish (Pharmaceut. Ztschr. f. Russland 1881, pag. 80) zwei Glukoside enthalten, die mit den Glukosiden des gewöhnlichen Oleanders identisch sein sollen.

---

7. Tanghinin stammt von Samen eines Baumes auf Madagaskar, Tanghinia venenifera: es ist von Schmiedeberg auf Seite 164 des 16. Bandes vom Archiv exp. P. Ph. erwähnt: dort die frühere Literatur. — Von Arnaud ist es krystallinisch dargestellt: vergleiche Journ. de Pharm. et de Chim. 1889, pag. 182. Beckurts Jahresber. für 1890, pag. 487.

8. Adenium Böhmianum liefert das Echuja-Pfeilgift. Näheres darüber von Böhm im Archiv exp. P. Ph. 26, pag. 165. — Die Stammpflanze ist eine strauchartige Apocynee Südwestafrikas. Die wirksame Substanz, Echujin genannt, ist ein Glukosid, das nicht in Aether, leicht aber in Alkohol und Wasser löslich ist: mit verdünnter

Schwefelsäure zusammen wird es schon bei gewöhnlicher Temperatur in einen rechtsdrehenden reducirenden Zucker und eine aus der wässerigen Lösung ausfallende Substanz gespalten. Vollständig aber wird die Spaltung erst durch längeres Kochen mit der Säure. Das erste Spaltungsprodukt ist selbst noch ein Glukosid. — Das Echujin ist durch Gerbsäure fällbar. Krystallinisch ist es aus der Lösung in wasserfreiem Alkohol durch successives Fällen mit wasserfreiem Aether zu gewinnen. Es hat dieselbe elementare Zusammensetzung wie Digitalin, steht aber chemisch dem Strophanthin und Ouabain näher. — Es hat im Wesentlichen Digitalinwirkung, zeigt aber gewisse Abweichungen.

9. Thevetin: in den Samen von Thevetia neriifolia (Cerbera neriifolia und Cerbera Odallam?). Ersteres ist der Ahovaibaum der Antillen, der ursprünglich auf den westindischen Inseln und in Süd-Amerika einheimisch, in Ostindien kultivirt ist. Eine ausführliche Darstellung gibt Husemann (und König) im 5. Bande des Archiv exp. P. Ph. pag. 229 ff. — Thevetin ist ein Glukosid; das Spaltungs-produkt wird Theveresin genannt. — Nach Husemann's Angabe ist es identisch mit dem Cerberin, was von Plugge aber aus-drücklich verneint wird. Letzteres ist von Plugge (Archiv Pharmacie Bd. 231, pag. 10) näher untersucht: zuerst von de Vrij beschrieben (in Sitzungsber. Wien. Akademie Jan. 1864). — Von Merck ist aus Cerbera Yccotli ein sehr stark wirkendes Glukosid dargestellt, das zum Unterschied Cerberid genannt wid. — Neben der Herzwirkung macht es subcutan und im Magen starke örtliche Reizung (Merck's Bericht über 1893, pag. 34). Eine nähere Untersuchung des Merck-schen Präparates hat Kobert's Schüler Zotos in seiner Dissertation, Dorpat 1892 geliefert.

10. Auch in der einzigen bei uns vorkommenden Apocynee, in Vinca minor, dem Immergrün, sind zwei Glukoside nachgewiesen Vincin und Vincein, die aber nach früheren therapeutischen Ver-suchen zu der Saponin-Gruppe zu gehören scheinen.

11. Zu den Herzgiften gehört wahrscheinlich auch die west-indische Apocynee, Urechites suberecta, die vorzüglich in Jamaica einheimisch ist. Sie ist schwer giftig, besonders sind Blätter und Blüthen als gefährlich angegeben. Die früheren Literatur-Berichte sind referirt in der letzten ausführlichen Experimental-Untersuchung von Minkiewicz in den „Arbeiten des pharmakol. Institutes Dorpat" von Kobert: Bd. V. 1890. pag. 127. — Minkiewicz schreibt die Giftigkeit zwei chemisch differenten Körpern zu, einer Säure (Ure-chitsäure) und einem Glukosid, die aber physiologisch gleichartig wirken sollen. — Als allgemeine Vergiftungserscheinungen werden bei Säugethieren: Salivation, Nausea, Erbrechen, Durchfälle, grosse Muskelschwäche und Benommensein, Muskelzittern, Dyspnoe, Krämpfe — als nächste Todesursache Herzstillstand angegeben. — Von der sehr ausgesprochenen Herzwirkung ist im Einzelnen zu nennen: starke Pulsverlangsamung. — Der Blutdruck ist nur anfänglich kurz-dauernd gesteigert; er fällt bald ab durch Schwächung des Herz-muskels und durch fortschreitende Splanchnicus-Lähmung. — Auch Lähmung des nervösen Centralapparates verursacht das Gift.

IV. Evonymin: aus Evonymus atropurpureus, einer Celas-tracee Nordamerikas, in kleinen Mengen in dem Resinoid gleichen Namens vorkommend, ist nach der Darstellung von Schmiedeberg in Archiv exp. P. Ph. Bd. 16. pag. 163 ein Herzgift. — Nach den

Angaben von Paschkis in Pharmaceut. Cent.-Halle 1884. pag. 193 hat letzterer diese Wirkung nicht beobachtet. — In Nordamerika dient das Resinoid als mittelstarkes Abführmittel, das aber vor anderen Präparaten keinen Vortheil haben soll.

V. Zu den Urticaceae gehören die Antiaris-Arten, von denen Antiaris toxicaria, der javanische Giftbaum Ipooh, in seinem eingedickten Milchsaft das auf Java, Sumatra, Borneo und auf der Halbinsel Malakka benutzte Pfeilgift Upas Antiar liefert. — Literatur siehe bei Lewin: Pfeilgift. pag. 103. — Eine mit grossem Material durchgeführte chemische Untersuchung von Kiliani (Archiv Pharmacie 1896. Bd. 234. pag. 438) hat ergeben: Der Milchsaft enthält viel Kalisalpeter, einen Körper Antiarol, der der Methyläther eines Tetroxybenzols ist, ein Glukosid Antiarin, das durch verdünnte Säure in Antiarigenin und einen Zucker Antiarose von der Formel $C_6H_{12}O_5$ gespalten wird. Dieses Antiarin ist ein typisches Herzgift. Von der Angabe, das im Milchsafte auch Strychnin vorkommen soll, erwähnt Kiliani nichts: es handelt sich also bei diesem Funde wahrscheinlich um eine zufällige äussere Beimengung. — cf. Rosenthal: Archiv Anatomie und Physiologie 1865. pag. 601, de Vry und Ludwig: Wien. Akad. Ber. 1868. II. Abth. Bd. 57.

VI. Von Cruciferen ist zu nennen: Cheiranthus Cheiri, der gewöhnliche Goldlack. Zuerst haben Schlagdenhauffen und Reeb (Journal d. Pharmacie Elsass-Lothringen 1896) beobachtet, dass auf das Extrakt das Froschherz in Systole still steht. — Eine ausführliche Untersuchung hat Reeb (Sohn) im Archiv exp. P. Ph. 41. 1898. pag. 302 veröffentlicht. — Das wirksame Glukosid nennt er Cheiranthin und stellt es in seiner Wirksamkeit in die Nähe von Digitalein, Neriin. — Daneben sind noch zwei Alkaloide isolirt, über die nähere Angaben fehlen.

VII. Aus der Familie der Ranunculaceae sind das Helleboreïn und die Adonidine zu besprechen.

Ein hieher gehöriges Gift ist in den Wurzeln und Wurzelblättern zahlreicher Helleborus-Arten, so in den drei einheimischen: H. foetidus, niger, viridis, weiter in H. orientalis, purpurascens, ponticus .. nachgewiesen. Untersucht ist Helleborus von Schroff: (Prager Vierteljschr. 1859. Bd. 52 und 53), dann von Marmé und Husemann (Zeitschrift ration. Medicin 1865/66. III. Reihe. Bd. 26. pag. 1: viridis und niger). Eine neue chemische Untersuchung der Helleborus-Glukoside von Thäter steht in Archiv d. Pharmacie 1897, pag. 414.

Helleborein ist als Herzgift erkannt. Nach den Löslichkeitsbeziehungen wird es dem Digitalein nahe gestellt. Es löst sich sehr leicht in Wasser, auch gut in Alkohol; in Aether ist es fast unlöslich. Durch Kochen mit Schwefelsäure wird es in Zucker und Helleboretin zerspalten. — Es wirkt örtlich stark reizend auf Schleimhäute (Nieswurz), macht Niessen, Thränen der Augen u. s. f. Es wirkt sehr bestimmt nach Art der Digitalis auf's Herz, verlangsamt den Rhythmus, erhöht anfänglich den Druck. Das Herz steht vor der Respiration bei Säugethieren still. Die Pupillen werden nicht beeinflusst. — Auch therapeutisch ist es versucht.

Helleborin: gleichfalls ein Glukosid, das in Zucker und Helleboresin zerfällt, schwerlöslich in Wasser und Aether, leicht löslich in Alkohol und Chloroform, ist ein das Centralnervensystem lähmendes Gift, das nach anfänglicher starker Unruhe und Aufregung eine von hinten nach vorn aufsteigende Lähmung verursacht: zuletzt kommt tiefe Betäubung und allgemeine Anästhesie zur Ausbildung. Auch das Helleborin macht an Schleimhäuten Symptome örtlicher Reizung: anfänglich wird es für geschmacklos gehalten und erst allmählig kommen Brennen, Speichelfluss etc.

Vergiftungen mit diesen Pflanzen sind früher öfter vorgekommen, da sie als Pulver und im Dekokt arzneilich verwendet wurden. Am stärksten soll Helleborus orientalis wirksam sein — dann foetidus: bei viridis sollen mehr die Darmstörungen, bei niger die Herz- und Collaps-Erscheinungen hervortreten. — Beschrieben ist etwa die folgende Symptomatologie: Eingenommensein des Kopfes, Schwindel, Ohrensausen, Betäubung bis zu Sopor; Verminderung der Pulszahl Angstgefühl, Beklemmung, Schwächegefühl; Speichelfluss, Magen und Darmschmerzen, Erbrechen, nur vereinzelt Diarrhoen; schwerer Collaps, in dem endlich der Tod eintritt.

Helleborein ist aus der sauer gemachten Lösung mit Chloroform und mit Amylalkohol auszuschütteln. — Mit concentrirter Schwefelsäure färbt es sich roth, welche Farbe nach und nach in violett übergeht.

VIII. Die Adonis-Arten sind seit lange gebrauchte, jetzt fast völlig vergessene Arznei-Pflanzen. — Die Untersuchung in neuerer Zeit hat ergeben, dass die in den verschiedenen Species nachgewiesenen glukosidischen Herzgifte nicht identisch sind. — Adonis vernalis ist von Bubnow (Dissertation, St. Petersburg 1880, russisch) klinisch geprüft, von Cervello (Arch. exp. P. Ph. 15. 1882, pag. 235) chemisch und pharmakologisch untersucht. Letzterer gibt nur einen wirksamen Bestandtheil an, Adonidin, ein Glukosid, das durch fünfzigprocentigen Alkohol aus dem ganzen Kraut ausgezogen wird. Der Auszug wird durch Versetzen mit basisch essigsaurem Blei gereinigt, das Filtrat eingedampft und mit concentrirter Gerbsäurelösung das Glukosid gefällt, der Niederschlag mit Zinkoxyd zersetzt. Adonidin löst sich gut in Alkohol, wenig in Wasser und in Aether: mit Säuren gekocht wird es zerspalten. — Adonidin wirkt ausgesprochen auf das Herz: 0,15 mgr ist die das Froschherz (gleichmässig bei Rana temporaria und esculenta!) in Systole stillstellende Gabe. Die quergestreifte Muskulatur des Frosches wird nach Cervello ungünstig beeinflusst, indem deren Arbeitsleistung vermindert wird. — Ich erwähne hiezu, dass das von Merck aus der Wurzel von A. vernalis dargestellte Adonidin leicht in Wasser löslich, hygroskopisch ist. Es wird zu 4 bis 15 mgr beim Menschen innerlich verabreicht.

Adonis amurensis ist von Tohara und Inoko untersucht (B. B. 1891. Bd. 2, pag. 2579). Das darin aufgefundene Glukosid ist leicht in Wasser löslich, wirkt qualitativ wie Adonidin, aber erheblich schwächer: es wird darum Adonin genannt. — Auch das von Kromer aus Adonis aestivalis dargestellte Glukosid ist wesentlich schwächer wirkend als das Gift aus Adonis vernalis (Archiv Pharmacie 1896, pag. 234 u. 452).

IX. Auch aus der zu den Leguminosen gehörigen Coronilla scorpioides ist ein glukosidisches Herzgift, das Coronillin, dargestellt worden, das sogar schon therapeutisch versucht ist: das Glukosid ist aus den Samen gewonnen. Die Blätter derselben Pflanze wirken purgirend und brechenerregend. — Beim Frosch macht $^1/_4$ mgr Coronillin starke Vergiftung. — Vergleiche Schlagdenhauffen und Reeb (Journal de Pharmacie d'Alsace Lorraine 1884. 88. 90. 93. 96.) — Spillmann und Haushalter haben es therapeutisch geprüft. Die Wirkung ist die typische Herzwirkung, aber sehr rasch vorübergehend. 0,1 ist die gewöhnliche Gabe: von 0,3 an soll Kriebeln in den Fingern (?) auftreten. Siehe Merck's Jahresber. für 1893, pag. 43 u. 44; Prevost in Revue médic. Suisse Romande 1894, pag. 14.

Coronilleïn soll ein cystisin-artiges Alkaloid von Coronilla-Arten sein (Archiv de Pharmacodyn. 1896).

Erythrophleïn ist die wirksame Substanz der sogenannten Sassy-Rinde. — Diese Rinde (Sassy, Tali, Casca bark, red water tree) stammt von einem zu den Leguminosen (Mimosaceae) gehörigen Baume des tropischen Afrika, Sierra Leone: Erythrophlaeum guinense, auch E. judiciale oder Mavia judicialis.

Die wirksame Substanz wurde zuerst von Gallois und Hardy als Alkaloid angesprochen (Journal de Pharmacie et de Chim. 1876 (4) Bd. 24, pag. 2). Die von Harnack und Zaborski ausgeführte physiologische Prüfung (Arch. exp. P. Ph. 15. 1882, pag. 402) stellte neben Digitalis-Wirkung auch die Erregung von Krämpfen fest. — Die naheliegende Folgerung, dass die letztere Wirkung von einem Spaltungsprodukt der ursprünglichen Substanz (gerade wie beim Digitoxin) hervorgebracht werde, ist bestätigt. In einer späteren Untersuchung gibt Harnack an (Berlin. klin. Wochenschr. 1895. Nr. 35, pag. 759), dass das jetzt von Merck gelieferte Erythrophleïn nur die Digitalis-Wirkung äussere. — Dieses neue Präparat, sehr giftig, tödtet Katzen schon zu 3 mgr subcutan. Im Archiv Pharmacie 1896, pag. 561, gibt Harnack eine chemische Untersuchung des aus dem Merck'schen Präparat rein dargestellten Alkaloides, wornach diesem die Formel $C_{28}H_{43}NO_7$ zukommt. Eine beim Spalten der Basis auftretende Säure ist $C_{27}H_{38}O_7$. — Eine volle Aufklärung über diese merkwürdige Substanz ist nicht geliefert.

Von Lewin ist zuerst beobachtet (Virchow's Archiv Bd. 134), dass dem Erythrophleïn örtlich anästhesirende Wirkung zukommt. Es ist damit starke örtliche Reizung verbunden, so dass ein praktischer Gebrauch unmöglich ist. — Im Verlaufe der Beschreibung der letzten Paragraphen ist schon wiederholt angegeben, dass hieher gehörige Substanzen nach anfänglicher Reizung Schleimhaut-Anästhesie hervorbringen. Dies ist neuerdings noch in besonderer Untersuchung vom Digitalin, Adonidin etc. bewiesen.

§ 210. Die Glukoside der Asclepiadeen.

1. Asclepiadin.

I. Die einzelnen Arten der Familie der Asclepiadeen, die hauptsächlich in Amerika einheimisch ist, stehen beim Volk überall im Ansehen der Giftigkeit und sind wegen auffallender Wirksamkeit auch als Arzneimittel benützt. Der Gebrauch als Emetica war so verbreitet eingeführt, dass man in den Pflanzen nach dem Emetin der Ipecacuanha gesucht hat: auch als Kathartica, Diuretica, Diaphoretica stehen einzelne Präparationen in Amerika noch in Gebrauch.

Die wirksamen Bestandtheile sind Glukoside (oder ein Glukosid), die sich aber sehr leicht in unwirksame Spaltungsprodukte zersetzen und darum nicht richtig nach ihrer Giftigkeit gewürdigt worden sind. Die Untersuchung, deren Resultate jetzt anerkannt sind, stammt von Gram (im Strassburger Institut: Archiv exp. P. Ph. 19. 1885, pag. 389); daselbst auch die gesammte frühere Literatur[1]).

Von den hauptsächlich verdächtigen Repräsentanten der Asclepiadeen sind zu nennen: Vincetoxicum officinale oder Cynanchum vincetoxicum (die einzige bei uns einheimische Art), dessen Wurzel auch früher officinell war. Der Name „Hundswürger“ deutet schon auf seine Giftigkeit. In Nordamerika sind Asclepias tuberosa, syriaca, incarnata officinell: von Ascl. asthmatica (Ceylon) wird die Wurzel geradezu weisse Ipecacuanha genannt. Die stark giftige Ascl. curassavica ist eine südamerikanische Art. — Von Gram ist das Kraut von Ascl. curassavica, die Wurzel von Vincetoxicum und zwei amerikanische Präparate von Ascl. tuberosa untersucht.

II. Aus allen Materialien wurde dieselbe wirksame Substanz, ein Glukosid isolirt, das jetzt Asclepiadin heisst. Es stellt eine gelbliche, amorphe, gut in Wasser lösliche Masse dar, die sich ausserordentlich leicht spaltet. Schon durch Eindampfen der wässerigen Lösung tritt theilweise Zersetzung ein. Das Asclepiadin ist wahrscheinlich ein sogenanntes Doppelglukosid (siehe oben § 205): durch die erste Zersetzung entsteht (neben Zucker) eine Substanz, die schwer in Wasser löslich ist (daher Trübung), leicht sich in Aether löst und die noch giftig ist (Asclepin von Harnack: Archiv exp. P. Ph. 2, pag. 302). Durch Säuren wird dies Asclepin weiter gespalten: das entstehende Reaktionsprodukt ist ganz wasserunlöslich und unwirksam. — Dieses Reaktionsprodukt geht nach einiger Zeit durch noch nicht genau bekannte Bedingungen in den Körper Asclepion über, der physiologisch indifferent ist ($C_{20}H_{34}O_3$: Liebig's Annalen 69, pag. 125).

Darstellungsart: Die Rohmaterialien werden mit 80procentigem Alkohol extrahirt, der nach Abdestilliren des Alkohols bleibende Rückstand mit heissem Wasser ausgezogen und dieser Auszug zur Reinigung mit Bleiessig und Ammoniak gefällt. Das entbleite Filtrat wird mit Aether ausgeschüttelt. Dann wird Asclepiadin mit Gerbsäure gefällt, die Fällung mit Bleioxyd zersetzt, mit Alkohol ausgezogen und zur Reinigung die Gerbsäurefällung wiederholt. Endlich wird über Schwefelsäure eingetrocknet. — Auch aus den amerikanischen Präparaten (Asclepin) hat Gram dasselbe Glukosid dargestellt.

III. Die Symptome der Vergiftung bestehen im Wesentlichen in schweren Darmerscheinungen, denen allgemeine Lähmung nachfolgt: Respirationsstillstand ist nächste Todesursache. Ein Hund zeigte auf 0,15 intravenös sofort starke Unruhe: sehr bald kommen

---

[1]) Eine gleichzeitige Untersuchung von Tanret (Journal de Pharm. et de Chimie 5. sér. vol. 11. pag. 210, 1885) gibt von der eigenartigen Substanz in der Wurzel von Vincetoxicum officinale an, dass die kalt bereiteten Auszüge sich beim Erwärmen sehr stark trüben. Er nennt die — wenig wirksame — Substanz Vincetoxin. — Die Trübung bedeutet Zersetzung der wirksamen Substanz. Siehe II

anhaltender Tenesmus, Diarrhoen, Erbrechen, zunehmende allgemeine Schwäche, Zusammenbrechen, Dyspnoe: Tod nach vorausgegangenen Convulsionen. Durch künstliche Respiration ist das Leben zu verlängern: sehr bald aber stellt sich Herzlähmung ein. — Bei Fröschen kommt auf 6 bis 8 mgr anfänglich starke Unruhe: bald werden die Thiere träge: Brechbewegungen, dann Respirationsstillstand. Bei totaler Lähmung aller willkürlichen Bewegungen sind anfänglich die Reflexe noch gut erhalten.

Man hat dem Asclepiadin auch Herzwirkungen zugeschrieben, die digitalin-ähnlich sein sollten (Verwandtschaft zu den Apocyneen?). Bei Fröschen steht das Herz vor Erlöschen der Nerv-Muskelerregbarkeit in Diastole still. — Bei Kaninchen zeigt sich anfänglich gar keine Minderung des Blutdruckes. Plötzlich aber tritt Herzlähmung ein. Es hat nach dem Lauf dieser Versuche das Asclepiadin eine specifisch deletäre Wirkung auf den Herzmuskel: bei anderen allgemein lähmenden Giften erfolgt der Herztod nicht so bald und nicht so plötzlich: aber digitalis-ähnlich ist die Art dieser Herzwirkung nicht.

Vergiftungen von Menschen durch die hier genannten Asclepiadeen sind sicher schon vorgekommen, in der neueren Literatur aber wird davon gar nichts mehr erwähnt. van Hasselt's Giftlehre (deutsch von Henkel) enthält solche Angaben über A. curassavica, auch über Vincetoxicum. Erwähnenswerth ist, dass die Blätter des ägyptischen Cynanchum Arghel unter die alexandrinischen Sennesblätter gemengt werden sollen: ich weiss nicht, ob daraus schon Schadenwirkung entstanden ist. — Auch aus der starken örtlichen Reizung der Schleimhäute durch die Präparationen soll an der Bindehaut schon schwere Entzündung vorgekommen sein. — Die Wurzel unseres Vincetoxicum (Giftbesieger) war als Brechmittel in Benützung: schlimme Folgen davon sind in der alten Literatur nicht angegeben.

2. Die Condurango-Rinde stammt von Gonolobus Condurango, einer in Ecuador und Peru einheimischen Asclepiadee. Sie ist eine Zeit lang als Krebsmittel empfohlen und auch vielfach therapeutisch versucht worden. Siehe hierüber z. B. A. Hofmann: Dissertation, Basel 1881 und Kämpfe (H. Schulz): Dissertation, Greifswald 1885. — Toxikologisch untersucht ist die Rinde von Jukna: Arbeiten pharmakol. Institutes, Dorpat von Kobert, IV. Band, pag. 81. — (Siehe auch Vulpius in Archiv Pharmacie 1885, pag. 299). — Jukna hat ein Glukosid isolirt, Condurangin, ein schwach gelbliches Pulver darstellend. In der alkoholigen Lösung lässt sich der Körper durch Zusatz von Aether und dann von Wasser in zwei Substanzen trennen, die durch Unlöslichkeit in Wasser oder in Aether sich unterscheiden, sonst aber gleichartig wirksam zu sein scheinen: die wasserlösliche macht die grössere Menge aus. — Condurangin ist in Alkohol, Chloroform, Amylalkohol löslich, nur spurenweise in Aether und Benzin, gar nicht in Petroläther. Die Lösung der wasserlöslichen Substanz trübt sich beim Erwärmen, so dass eine zweiprocentige Lösung schon weit unter dem Siedepunkt zu einer Gallerte erstarrt. (Das Gleiche gibt Tanret von seinem Vincetoxin an; inwieweit diese Trübung Zersetzung bedeutet, ist noch nachzuprüfen.) — Durch Kochen mit einprocentiger Schwefelsäure wird die Substanz in einen reducirenden Zucker und einen harzartigen Körper zersetzt, der in Wasser durchaus unlöslich, gut aber in Alkohol, Aether, Chloroform

löslich ist. — Aus der wässerigen Lösung ist das Glukosid durch
Eintragen von Kochsalz auszusalzen. Es ist nicht dialysirbar. —
Der beim Kochen der wässerigen Lösung gelöst bleibende Antheil
ist fast ungiftig, während der ausfallende stark giftig ist. — Auch
ein Harzglukosid nimmt Jukna in geringer Menge an.

Die Erscheinungen nach kleinen Gaben beschreibt Jukna als
eigenartige Veränderungen der Motilität, Zwangsbewegungen mit
Coordinationsstörungen, bei etwas höheren Gaben Steifigkeit der Bewegung und wirkliche tonische Krämpfe nach der anfänglichen Zwangs-
bewegung. Die Krämpfe sind reflektorisch auslösbar. Mit dem
Nachlass der Krämpfe tritt hochgradige Schwäche auf: Sensibilität
und Bewusstsein scheint erhalten: der Tod erfolgt durch Respirationslähmung. Bei Hunden und Katzen kommt zuerst Erbrechen.

Die tödtliche Gabe seines Präparates gibt Jukna zu etwa
25 mgr pro Kilo bei intravenöser Application, auf's Doppelte bei
stomachaler Darreichung an. Bei subcutaner Application entsteht
starke örtliche Reizung bis zu Abscedirung. — Auch bei Fröschen
sind Steifigkeit, Zwangsbewegungen, die den Eindruck von Convulsionen machen, die hervorstechenden Symptome.

Neuere Versuche von Bargioni (aus Archivio di Farmacol.
refer. in Virchow's Jahresber. 1895. I. pag. 384) weichen in manchen
Punkten von den obigen Angaben ab. — Nach diesen wie ander-
weitigen Mittheilungen kann man nicht bezweifeln, dass die verschiedenen im Handel befindlichen Präparate von verschiedener Abstammung und auch von wesentlich verschiedener Wirkung sind. — Jukna
gibt die vorhandenen pharmakognostischen Beschreibungen in seiner
Monographie, pag. 90 bis 92.

Von der therapeutischen Anwendung der Rinde sind meines
Wissens auffällige Schadenwirkungen nicht bekannt geworden.

§ 211. Glukoside, die als Abführmittel gebraucht werden.

Bei einer grossen Anzahl von Pflanzen, deren Präparate von
jeher als Abführmittel in Gebrauch stehen, hat man neuerdings die
wirksamen Substanzen als Glukoside erkannt.

I. Eine besondere Gruppe bilden für sich die Glukoside des
Rhabarbers, der Sennesblätter und der Rhamnus-Arten: Rh.
frangula und Rh. Purshiana (Cascara Sagrada). Wahrscheinlich enthalten diese Glukoside Disaccharosen: denn es entstehen aus primären
Verbindungen, die leichter löslich sind, durch Spaltung die sekundären
Glukoside, die schwerer löslich, nur mehr ein Zuckermolekul bei der
Spaltung liefern. Der andere Paarling dieser Verbindungen ist bei
verschiedenen Glukosiden identisch, oder es sind wenigstens die entstehenden Substanzen nahe verwandt und zwar Derivate des Anthra-
chinons $C_6H_4 \genfrac{}{}{0pt}{}{CO}{CO} C_6H_4$: so das Emodin $C_6H_2(CH_3, OH) \genfrac{}{}{0pt}{}{CO}{CO} C_6H_2(OH)_2$,
die Chrysophansäure $C_6H_3(CH_3) \genfrac{}{}{0pt}{}{CO}{CO} C_6H_2(OH)_2$ etc. — Auch das Aloin
gehört zu diesen Anthrachinon-Körpern. Näheres bei Aweng: Apo-
theker-Zeitung 15. 537, refer. Chem. Centralbl. 1900. II., pag. 766;
Hesse: Liebig's Annal. 309, pag. 32; Tschirch: Archiv Pharmacie
237, pag. 632; Tschirch und Hiepe: Archiv Pharmacie 238, pag.

427. — Eigentliche Giftwirkung haben diese Substanzen nicht. Ueber-grosse Mengen können Erbrechen, Darmreizung bis zu Blutungen machen. — Die seltenen Nebenwirkungen mittlerer Gaben sind in den Lehrbüchern der Arzneimittellehre beschrieben.

II. Weiter sind die aus den Convolvulaceen dargestellten abführenden Harze glukosidischer Natur, so das Scammonin oder Turpethin oder Jalappin, das in Convolvulus Scammonia, Tur-petho, Jalappa enthalten ist. Sie sind chemisch untersucht von Kromer in Pharmaceut. Zeitschrift für Russland 1892, Nr. 40 ff.; 1893, Nr. 1; 1894, Nr. 1. 17 ff. etc.; das Convolvulin von Höhnel im Archiv Pharmacie 1896. Bd. 234, pag. 647. — Diese Substanzen können gelegentlich sehr bedenkliche Grade von Darmentzündung hervorbringen.

III. Gleichartig wirksame Glukoside sind in einer Anzahl von Cucurbitaceen enthalten. — Die Wurzel von Bryonia alba und Bryonia dioica (Zaunrübe) enthalten die Glukoside Bryonin, das ohne besondere Wirkung sein soll, und Bryonidin, das sehr starke örtliche Reizung an Schleimhäuten macht. Sie sind untersucht von Mankowsky in Historische Studien aus dem physiol. Institut Dorpat, von Kobert: 2. Bd. 1890, pag. 143. Durch Trocknen nimmt die Wirksamkeit der Zaunrübe ab. Auch die Beeren der Pflanze sind giftig. Das Bryonidin ist durch Chloroform und Aether auszu-schütteln. Mit Schwefelsäure geben beide Glukoside kirschrothe, mit Vanadinschwefelsäure blaurothe Färbung (nach Kobert). Der Saft der frischen Rübe verursacht auf der äusseren Haut Entzündung und Blasenbildung. Von der innerlichen Darreichung wird je nach der Grösse der Gaben Uebelkeit, Erbrechen, Durchfälle, Schmerzen im Unterleib, bis zu den schwersten Zuständen der Magen-Darm-Ent-zündung berichtet. Auch tödtliche Vergiftungen beschreibt Orfila (von 1 Unze der Wurzel). In Frankreich soll die Zaunrübe in der Volksmedicin noch jetzt (als Abführmittel, zur Unterdrückung der Milchsecretion) benützt werden.

Noch schwerer vergiftend wirken die Früchte der Cucurbitacee Citrullus Colocynthis, die das Glukosid Colocynthin enthalten: 4 gr der gepulverten Coloquinthen sollen tödtliche Intoxikation machen. Neben den wässerig-blutigen Darmausleerungen treten nach zu hohen Gaben Nierenreizungen auf, die auch nach subcutaner Application des Colocynthins sich eingestellt haben. Das durch Spaltung des Colocynthins entstehende Colocyntheïn soll noch stärker örtlich reizen (E. Johannson: Dissertation, Dorpat 1884). — Auch das Elaterin aus dem extraktförmigen Elaterium von Ekballium Elaterium gehört hieher. — Ueber den Nachweis dieser Stoffe vergleiche man Dragen-dorff: Ermittelung pag. 336.

IV. Das Evonymin, das oben § 209, IV. bei den Herzgiften aufgeführt ist, wird von Manchen zu den abführenden Glukosiden gezählt.

V. Baptisia tinctoria, eine Leguminose Nord-Amerikas ent-hält neben den Glukosiden Baptisin und Baptin, von denen das letz-tere abführend wirkt, noch das Alkaloid Cytisin: siehe Gorter in Archiv Pharmacie 1896 und 1897.

VI. Gratiola officinalis, das Gottesgnadenkraut, eine bei uns einheimische Scrofularinee, ist lange bei dem Volk als ein scharfes

Drasticum bekannt, von dem schon 1 gr des frischen Krautes Uebelkeit, Erbrechen, Kolikschmerzen, Durchfälle, grössere Mengen sehr starke und gefährliche Darmreizungen mit folgenden schweren Collapszuständen hervorrufen sollen. Isolirt sind daraus von Walz (Neues Jahrb. f. Pharmacie 10. 65) zwei Glukoside, Gratiolin und Gratiosolin, von denen das letztere das stärkere Gift sein soll. — Gewisse bei Versuchsthieren beobachtete Symptome deuten auf Resorption und Blutkörperchenlösung.

Ein in verschiedenen einheimischen Scrofularineen, Rhinanthus, Melampyrum vorkommendes Glukosid, Rhinanthin ist nach Lehmann ungiftig. (Archiv Hygiene. 4. 1886, pag. 149.)

§ 212. Einzel-Glukoside. Phloridzin. — Gerbstoffe etc.

I. Das Glukosid Phloridzin ist neuerlich durch die Beobachtung toxikologisch berühmt geworden, dass es in den thierischen Stoffwechsel eingeführt Zuckerharnen, echten Diabetes mellitus hervorbringt.

Phloridzin ist in der Wurzelrinde des Apfel-, Kirschen- und Zwetschenbaumes enthalten, woraus es leicht durch Ausziehen mit Spiritus bei 50 bis 60° C. gewonnen werden kann. Es ist eine in feinen Nadeln krystallisirende Verbindung, bei 108° C. unter Wasserverlust schmelzend. Der zweite Schmelzpunkt liegt bei 159° C. In kaltem Wasser ist es nur 1 : 1000, in jedem Verhältniss aber in siedendem löslich. Durch Kochen mit 20 procentiger Schwefelsäure zerfällt es in Zucker (Dextrose oder Phlorose?) und Phloretin. $C_{21}H_{24}O_{10}$ + 2 H_2O ist die krystallinische Verbindung: aus $C_{21}H_{24}O_{10}$ wird mit H_2O Phloretin $C_{15}H_{14}O_5$ und Zucker. Das Phloretin selbst wird durch Kochen mit Kalilauge in Phloretinsäure und Phloroglucin gespalten: C_6H_4, OH, CCH_3HCOOH und $C_6H_3(OH)_3$.

Die wässerige Lösung des Phloridzins gibt mit einigen Tropfen alkoholiger Vanillin-Lösung bei Gegenwart freier Salzsäure auf Erwärmen schöne Rothfärbung (Probe auf Salzsäure des Magensaftes). Es ist linksdrehend, $a_D = -52,6°$. In alkalischer Lösung bräunt es sich an der Luft unter Sauerstoffaufnahme. — Unzersetzt reducirt es die Fehling'sche Lösung nicht.

Phloridzin macht beim Hund (und auch beim Menschen!) nach stomachaler Verabreichung starke Glykosurie, woraus sich bei fortgesetzt wiederholter Vergiftung die Gesammterscheinungen des sogenannten schweren Diabetes entwickeln. Beim Kaninchen und beim Huhn ist dieser Erfolg zweifelhaft oder aber er bleibt ganz aus. Indess sind auch Kaninchen durch Phloridzin stark diabetisch zu machen, wenn man es subcutan, mit kohlensaurem Natron gelöst, applicirt. Phloridzin wird bei subcutaner Einspritzung quantitativ im Harn als solches wieder ausgeschieden, bei stomachaler Verabreichung wird es höchstens theilweise zersetzt. — Das Blut ist bei diesem Diabetes zuckerärmer als im normalen Zustande. Von Mering und Minkowski wird darum eine Einwirkung des Phloridzins auf das Nieren-Parenchym von der Art angenommen, dass die Nieren-Epithelien den Blutzucker nicht mehr zurückzuhalten vermögen; das Blut verarmt an Zucker und empfängt nun solchen immer neu aus anderen Quellen (siehe hierüber Minkowski in Archiv exp. P. Ph. 23. pag. 145).

Der Versuch von Zuntz, der in eine Nierenarterie Phloridzin einspritzte und darnach sofort Phloridzin und Zucker aus dem Ureter austreten sah, entpricht dieser Auffassung. — In gleichem Sinne hat S. Mosberg mit Benützung einer Methodik von Nussbaum dargethan, dass nach Ausschluss der Glomeruli beim Frosch, durch Abbinden der Nierenarterien, auf Phloridzindarreichung Zucker im Harn erscheint, während ohne Phloridzin nach Ausschaltung der Glomeruli vom Kreislauf die Zuckerinjektion in den Kreislauf nicht zu Glykosurie führt.

Die Zuckermenge, die unter dem Einfluss des Phloridzins ausgeschieden wird, ist innerhalb gewisser Grenzen von der Nahrungszufuhr unabhängig: bei stärkereicher Kost wird nicht mehr Zucker entleert als bei Fleischkost. Dagegen steigt mit Zunahme der Eiweisszufuhr die Zuckermenge nach Phloridzin, genau wie das beim sogenannten schweren Diabetes des Menschen der Fall ist. Auch bei Fettfütterung und bei vollständigem Hunger tritt nach Phloridzindarreichung Zucker im Harn aus. — Der auf Phloridzin ausgeschiedene Harnzucker kann unmöglich aus dem aufgestapelten Glykogen stammen, einmal weil die Menge viel zu gross ist, dann aber auch aus dem Grunde, weil Hungerthiere (Hunde nach 18 Tagen, Kaninchen nach 5 Tagen) auf neue Phloridzindarreichung noch kolossale Zuckermengen entleeren. Es muss also dieser Zucker von Eiweiss abgeleitet werden. Experimente von Cremer und Ritter haben gezeigt, dass beim Hungerthier Stickstoff- und Zucker-Ausscheidung parallel gehen, dass also der Zucker von zersetztem Eiweiss gebildet ist. Den experimentellen Nachweis, dass Phloridzin im Carenz-Zustand eine gewaltige Steigerung des Eiweiss-Zerfalles herbeiführt, hat zuerst von Mering geliefert. — Die Glykogenbildung in der Leber scheint bei Phloridzin-Thieren nicht ganz unterdrückt.

Auch das Phloretin erzeugt Glykosurie, dagegen sind Phloroglucin und Phloretinsäure ohne diese Wirkung.

Grosse Gaben von Phloridzin machen Convulsionen. Genauere Untersuchungen hierüber kenne ich nicht.

Die Phloridzinfrage hat sehr hohes theoretisches Interesse, für die Auffassung der Entstehung des Diabetes mellitus. — Irgend welche praktische Bedeutung für den Toxikologen hat das Phloridzin bis jetzt nicht.

Literatur:

von Mering: Congress für innere Medicin, 1886. Bd. V. pag. 186 und 1887. Bd. VI.
E. Külz und Wright: Zeitschrift f. Biologie. 27. pag. 206.
Prausnitz und Moritz: Zeitschrift f. Biologie. 27. pag. 181.
von Mering: Zeitschrift f. klinische Medicin. Bd. 14. pag. 412 u. Bd. 16. pag. 437.
Minkowski: A. e. P. Ph. 23. pag. 145.
Cremer und Ritter: Zeitschrift für Biologie. 28. pag. 459 und 29. pag. 272.
Prausnitz: Zeitschrift für Biologie. 29.
Pittinger: Dissertation, Würzburg 1895.
B. Mosberg: Dissertation, Würzburg 1898 etc.

II. Von den Gerbstoffen gehören viele zu den Glukosiden. Das eigentliche Tannin, die Gerbsäure der Galläpfel, ist Digallussäure, $2\,C_6H_2(OH)_3COOH - H_2O$. Von den Gerbstoffen anderer Abstammung aber sind viele Glukoside, deren Paarlinge sehr verschiedenartig sind. Einstweilen wird die Diagnose Gerbstoff noch nach der eigenartig herben zusammenziehenden Geschmacksempfindung

und nach gewissen chemischen Reaktionen gestellt. — Nach dem sehr
verschiedenartigen chemischen Charakter ist auch die Wirkung dieser
Stoffe verschieden. So sind z. B. die Gerbsäure der Theeblätter
(Eichengerbstoff) und die der Kaffeebohnen (Glukosid der Oxyzimmt-
säure) nach chemischer Zusammensetzung und nach dem Einfluss
auf den Darm wesentlich von einander abweichend.

Eigentliche Giftwirkung haben die Gerbstoffe nicht. Durch die
Reaktion, Eiweissstoffe zu fällen, können grosse Mengen in der Mundhöhle, auch im Magen und Darm leichte Aetzung machen, die bei
besonderer Idiosynkrasie wohl auch einmal schwerere Symptome:
Magenschmerzen, hartnäckige Verstopfung und deren Folgen hervorbringt. Die Magenschleimhaut scheint Gerbstoffe schlechter zu ertragen als der Darm, so dass man mit deren innerer Darreichung
sparsam sein soll. Wesentlich besser werden die Paarlinge des Tannins,
beziehentlich der Gallussäure, Tannoform u. s. w. vertragen, die erst
im Darm gespalten werden. — Ueber die Ausscheidung des Tannins
siehe Lewin in Deutsche medic. Wochenschrift 1882, Nr. 6. —
Spickenboom: Marburg, Dissertation 1897. Rost: Archiv exp. P.
Ph. 38. pag. 346. Stockmann: ibidem 40, pag. 147. (Gerbsäure
wird nicht als solche, sondern zum Theil als Gallussäure, zum Theil
in Form anderer Umwandlungsprodukte mit dem Harn entleert.)

III. Ericolin, als Bitterstoff bezeichnet, nach übereinstimmenden Versuchen aber ein Glukosid, das sich beim Erhitzen mit verdünnter Schwefelsäure in Zucker und Ericinol spaltet. — Thal:
Dissertation, Dorpat 1883. — Münzberger (Zeitschrift des allg.
österreich. Apothek.-Vereins 1893. 370. — Pharmaceut. Jber. 1893,
pag. 95). Letzterer bezeichnet das Ericinol $C_{10}H_{16}O$ als ein eigenthümlich riechendes Oel. — Ericolin ist sehr verbreitet in den Ericaceen enthalten (häufig neben Arbutin), so in unseren einheimischen
Alpenrosen, Rhododendron hirsutum und ferrugineum, in der Calluna
vulgaris, in vielen Erica-Arten, in unseren Species von Vaccinium,
Pirola, in Azaleen, dann in der Ericacee Ledum palustre, dem in
Sümpfen und Moorgegenden Norddeutschlands vorkommenden Porst
oder Porsch.

Von all diesen Pflanzen hat hier nur der Porst ein näheres
Interesse. Er ist verschiedentlich in der Therapie vorgeschlagen und
auch benützt. Neben dem Ericolin, das nicht genauer physiologisch
untersucht, nur allgemein als wenig oder gar nicht giftig bezeichnet
wird, ist darin ein ätherisches Oel enthalten, woraus ein Camphor isolirt
ist (Hjelt, Chemiker-Zeitung 1895, pag. 2126). Diesem Oel ist die
stark reizende Wirkung auf die Magen-Darmschleimhaut zuzuschreiben,
die vom Porst gelegentlich beobachtet worden ist: Erbrechen, starke
Schmerzhaftigkeit, Durchfälle, selbst peritonitische Zeichen, Collaps-
Erscheinungen. — (Ledum palustre als diaphoreticum siehe Jahresber.
gesammte Medicin 1891. I. pag. 431.)

IV. Pinipikrin ist ein bitter schmeckendes Glukosid genannt,
das aus den Nadeln von Pinis silvestris, aus den grünen Theilen von
Thuja occidentalis, aus Juniperus Sabina isolirt und als dem Ericolin
sehr nahe stehend (wenn nicht damit identisch!) von Thal erwiesen
ist. — Giftigkeit ist von ihm bisher nicht beobachtet. Die oben genannten Pflanzen (Thuja, Sabina ..) verdanken ihre Giftigkeit den
darin enthaltenen Oelen, § 215. — Literatur bei Thal: Dissertation,
Dorpat 1883.

V. **Arbutin** und Methylarbutin in den Blättern der Bärentraube Arbutus (Arctostaphylos) uva ursi, auch in unseren deutschen Alpenrosen (Rhododendron ferrugineum et hirsutum): zerfällt in Zucker, Hydrochinon oder Methylhydrochinon. Nach allen Beobachtungen wirkt es nicht vergiftend, höchstens leicht harntreibend. Ueber seine Umsetzung im Stoffwechsel lauten die Angaben verschieden.

VI. **Amygdalin**: das Glukosid der bitteren Mandeln, wirkt vom Magen aus vergiftend durch die Spaltung in Blausäure und Bittermandelöl (cf. pag. 502). Vom Unterhautzellgewebe und intravenös soll es nicht zersetzt werden und als solches unwirksam sein. — (Amygdalin ist ein Paarling mit einer Diglykose ([Maltose].) Hefe spaltet daraus die Hälfte des Zuckers ab: die N-haltige Gruppe des Molekuls wird davon nicht zersetzt. E. Fischer in B. B. 28. 1895, pag. 1508. — Wie Amygdalin sich im thierischen Stoffwechsel verhält, ist meines Wissens nicht untersucht.

Reiner Benzaldehyd, Bittermandelöl, blausäurefrei!, ist ungiftig: vergl. pag. 550.

VII. **Ueber Salicin**, das Glykosid der Weidenrinde vergleiche man pag. 556.

VIII. **Glykyrrhizinsäure**, die Bestandtheile der Ononis u. a. als ungiftig geltende Glykoside werden nicht besprochen.

§ 213. Die giftigen Bitterstoffe.

I. Die Pikrotoxin- und Cicutoxin-Gruppe.

Als Bitterstoffe werden in Pflanzen vorgebildete chemische Substanzen benannt, die nach sehr unbestimmten Reaktionen zu einer Gruppe zusammengefasst werden. Einstweilen kann die Gruppe in einem Lehrsystem noch nicht entbehrt werden. — Chemisch charakterisirt sind sie durch die Zusammensetzung aus C, H und O; ihre Constitution ist unbekannt, sie sind indifferent, zeigen keinerlei auszeichnende chemische Reaktion. Wahrscheinlich gehört die Mehrzahl derselben zu den Säureanhydriden oder den Laktonen: doch ist vorderhand noch nicht zu entscheiden, ob dieser chemische Charakter ursächlich mit der Giftigkeit zusammenhängt oder nicht. Den bitteren Geschmack haben sie mit vielen nicht giftigen Stoffen gemeinsam. — Siehe § 216.

Als erste Gruppe sei das Pikrotoxin und verwandte Stoffe genannt: sie verursachen schwere Krämpfe neben centraler Lähmung. Es gehören hiezu das Pikrotoxin, Cicutoxin, Coriamyrtin, Oenanthotoxin, Santonin, vielleicht auch das Hyänanchin. — Das Pikrotoxin, am sorgfältigsten untersucht, sei als Typus dieser sehr interessanten Giftgruppe ausführlich beschrieben.

In einer zweiten Gruppe sind einfach lähmende Bitterstoffe zusammengestellt.

1. **Pikrotoxin** heisst die Giftsubstanz der in den Tropen Asiens (Ceylon, Java) einheimischen Menispermee: Anamirta paniculata, auch Menispermum oder Anamirta Cocculus. Benützt werden die ganzen Samen und das daraus dargestellte Pikrotoxin.

Die Samen, Fructus Cocculi oder Cocculi indici (Fischkörner, Läusekörner) sind ovale, unregelmässig linsenförmige, graubraune Körner, etwa einige Decigramme schwer, die je ein Samenkorn ent-halten. In den Samenkapseln sollen zwei krystallisirende Substanzen ohne ausgesprochene physiologische Wirkung vorkommen, das Meni-spermin und Paramenispermin, die aber Dragendorff (Ermittelung … pag. 313) nicht wiederfinden konnte. Die Samen selbst enthalten das sehr bitter schmeckende Pikrotoxin zu etwa 1%: auch bis 5% sind angegeben.

Pikrotoxin ist ziemlich gut löslich in Wasser (in 150 kaltem, in 25 heissem), besser in Alkohol, durch den es aus den Samen aus-gezogen wird: schwer löst es sich in Aether, Chloroform, Amylalkohol, Petroläther. Es zeigt neutrale Reaktion, hat aber den Charakter einer schwachen Säure: die alkalische Lösung kann man mit Benzin oder Petroläther waschen, aus der angesäuerten Lösung lässt es sich mit Chloroform oder Amylalkohol ausschütteln. Durch Bleizucker wird es nicht gefällt. Es hat wenig charakteristische Reaktionen. Die wässerige Lösung gibt mit concentrirter Schwefelsäure gelbe Färbung, die durch Salpetersäure entfärbt wird. Die Lösung in con-centrirter Schwefelsäure wird mit einer Spur Kaliumbichromat ver-setzt grünlich, dann braun, aber nicht wie Strychnin violett! Die verlässigste Prüfung ist die physiologische am Frosch.

Das Pikrotoxin hat wahrscheinlich die Formel $C_{45}H_{50}O_{19}$. Es zerfällt sehr leicht in zwei Molekule Pikrotoxinin $C_{15}H_{16}O_6$ und ein Molekul Pikrotin $C_{15}H_{18}O_7$. Letzteres ist nach Kobert ungiftig, während das Pikrotoxinin etwa dieselbe Wirkung hat wie das Pikro-toxin. (Vergleiche die Dissertationen von Falck's Schülern Siegl und Keck, Kiel 1891.) — Pikrotoxin verschwindet rasch durch Fäulniss.

Die Vergiftung kann bei folgenden Verwendungen vorkommen. Die Kokelskörner dienen zum Fischfang. Aus den gepulverten Samen wird mit Käse, Mehl u. s. w. ein passender Köder geformt. Der Gebrauch ist aus der Heimath der Pflanze zu uns gekommen. Die betäubten und getödteten Fische sind giftig. Weiter soll Pikrotoxin dem Bier zugesetzt worden sein, um dieses stärker berauschend und bitter schmeckend zu machen. Auch als Arzneisubstanz hat man Pikrotoxin gebraucht, äusserlich gegen Ungeziefer, innerlich als Ana-lepticum, auch gegen Nachtschweisse und noch bei anderen Intoxi-kationen.

Die auffallendste Wirkung zeigt sich an Fröschen. Auf einige (4 bis 5) mgr kommt gleich nach der Injektion Unruhe. Nach und nach ändert sich die Stellung der Hinterbeine, indem Ober- und Unterschenkel auf's Stärkste gegen einander flektirt und rechtwinklig vom Körper abgestreckt werden: die Fersen berühren sich; die Schwimmhäute sind gespreizt. Die oberen Extremitäten sind in eigenartiger Haltung unter den Leib geschlagen. Die Haut bedeckt sich mit Schleim. Allmählig bläht sich der Unterleib stark auf durch Ueberfüllung der Lungen mit Luft. Die Glottis wird krampfhaft verengert, so dass die eingeathmete Luft nur unvollständig wieder entweichen kann. Endlich werden mit Beginn des Krampfstadiums die Bauchmuskeln contrahirt und nun die Luft unter einem lang-gezogenen Schrei aus den Lungen ausgetrieben (Schreireflex). Der Schrei kann sich wiederholen. Zugleich damit kommen schwere allgemeine Krampfanfälle, tonische Streckung der Hinterextremitäten, klonische Krämpfe der verschiedensten Form in der gesammten Muskulatur. Dieses Stadium geht nach und nach in immer schwerere Lähmung über, in der das Thier erst nach vielen Stunden zu Grunde geht, oder aber nach tagelanger Dauer sich langsam erholt.

Bei Säugethieren kommt (auf etwa 0,05 bis 0,1 pro Kilo) zuerst Unruhe, Zeichen von Schmerz, Angst, dann Speichelfluss, Erhöhung der Reflexerregbarkeit, auch Erbrechen. Die Athmung ist beschleunigt und vertieft. Die Unruhe nimmt zu, auch einzelne Muskelzuckungen stellen sich ein. Meist erfolgt plötzlich ein tonisch-klonischer Krampfanfall so schwerer Art, dass die Thiere umher geworfen werden. Im Einzelnen sieht man: Beisskrämpfe, der Kopf ist nach hinten gezogen, die hinteren Beine machen Schwimmbewegungen oder zappeln, gleichmässig oder alternirend. Am Rumpf überwiegen Streckkrämpfe. — Nach Pausen kommen neue Krampfanfälle, bis endlich der Tod mit allgemeinem Streckkrampf eintritt. — Im Krampfstadium besteht erhöhte Reflexerregbarkeit.

Die Krämpfe nach Pikrotoxin hat man erklärt durch Einwirkung des Giftes auf ein bestimmtes Centrum, das man darum Krampf-Centrum nannte: Reizung dieses Centrums sollte die allgemeinen Krämpfe auslösen. (Vergleiche hiezu Heubel in Pflüger's Archiv Bd. 9; Böhm in Archiv exp. P. Ph. 3, pag. 225. Siehe auch oben pag. 82.) Als bündigsten Beweis für die Richtigkeit dieser Anschauung nahm man den Erfolg der Durchschneidung des Markes unterhalb des Calamus scriptorius beim Frosch: die Krämpfe blieben in den hinter dem Schnitt gelegenen Theilen aus. Zuerst ist von Luchsinger gegen diesen Lehrsatz Einsprache erhoben und behauptet worden, das Pikrotoxin wirke direkt auf das Rückenmark ein (Pflüger's Archiv 16, pag. 310). Darnach hat Gottlieb (Archiv exp. P. Ph. 30, pag. 21) definitiv bewiesen, dass auch nach Halsmarkdurchschneidung durch Pikrotoxin Krämpfe entstehen. Das (in den älteren Versuchen richtig beobachtete) Verhalten der Frösche und der erwachsenen Säugethiere ist gleichsam nur eine Ausnahme. Beim Aal, Hai, Salamander, bei der Ringelnatter, bei neugeborenen Säugethieren, sowie auch bei erwachsenen Thieren dann, wenn man nur zwischen die Rückenmarksdurchschneidung und die Pikrotoxin-Vergiftung eine Erholungspause einschiebt, treten auch in den hinter dem Schnitt gelegenen Theilen die typischen Krämpfe auf: d. h. das Rückenmark selbst wird vom Pikrotoxin angegriffen, in erhöhte Erregbarkeit gebracht. Entsprechend sieht man auch immer die Reflexerregbarkeit gesteigert. — Die beim Strychnin constatirte Verschiedenheit der Reaktion gegen mechanische und chemische Reize besteht nach Gottlieb beim Pikrotoxin nicht.

Bei schwacher Vergiftung ist anfänglich der Blutdruck erhöht und der Puls verlangsamt — letzteres ist Vagus-Wirkung, denn mit dessen Durchschneidung tritt sofort Pulsbeschleunigung ein. Grosse Gaben machen sofort Pulsbeschleunigung. Diese ist in einfacher Weise nicht zu erklären. Einmal besteht im Krampfstadium dauernde und starke Erhöhung des Blutdruckes: andrerseits zeigt sich der Vagus nicht gelähmt. Man muss darum an besondere Einflüsse z. B. an Reizung der Accelerantes denken (cf. Böhm in Archiv exp. P. Ph. 5. pag. 309). Auf der Höhe eines starken Krampfanfalles kann man öfters Stillstand des Herzens in Diastole beobachten.

Die Athmung steigt in dem Zeitraum vor den Krämpfen continuirlich an, ist vor dem Ausbruch selbst stark beschleunigt und vertieft. Im Anfall steht sie oft still durch Zwerchfellkrampf; darnach setzt sie wieder kräftig, aber weniger beschleunigt ein. Die Salivation beginnt schon vor den Krämpfen und dauert während derselben an. Die Pupille wird ausdrücklich als verengert, meist als erweitert angegeben: gegen Ende besteht höchste Erweiterung.

Bei schwacher Vergiftung sieht man nur kurze Krampfanfälle oder nur einzelne stossartige Zuckungen des Körpers: die Reflexerregbarkeit ist in solchen Fällen wohl immer erhöht.

Ganz eigenartig sind die Beziehungen, die die Krampfgifte auf die Wärme-Oekonomie der vergifteten Thiere äussern. Während man früher schlechthin annahm, dass durch Krämpfe die Temperatur der Thiere gesteigert werde, haben Harnack und seine Schüler dargethan, dass Krampfgifte nach kurzdauernder Temperaturerhöhung eine deutliche, oft beträchtliche Herabsetzung der Temperatur zu Stande bringen. Auch vom Pikrotoxin ist dies speciell erwiesen. Da die Frage einstweilen nur theoretisches Interesse hat, so habe ich sie im Einzelnen nur beim Strychnin, für das sie am eingehendsten experimentell studirt ist, besprochen. Siehe oben § 201. Literatur bei Harnack und Hochheim: Zeitschrift klin. Medicin. Bd. 25. pag. 16, hier pag. 22 und 28.

Beim Menschen sind nur wenige schwere Pikrotoxin-Vergiftungen beschrieben. — Nach einigen Minuten treten sehr heftige brennende Schmerzen in Speiseröhre und Magen, bald auch Erbrechen und Durchfall auf. Die Unterleibssymptome scheinen beim Menschen besonders ausgebildet zu sein. Dann werden Lähmungszeichen, zunehmende Schwäche, auch vollständiger Bewusstseinsverlust berichtet, Krämpfe erst kurz vor dem Tod. Etwas anders lautet der Bericht über einen 1891 vorgekommenen Fall (Shaw in Medical News 11. Juli 1891 — berichtet in Therap. M.-H. 1891, pag. 649.) Es stellten sich bald schwere allgemeine klonische Krämpfe ein, die in einer halben Stunde zum Tode führten. Der Verunglückte war Alkoholiker und drum ist der klinische wie der Sektionsbefund (Aetzung im Darm) vorsichtig zu verwenden.

Taylor berichtet über die Leute, die pikrotoxinhaltiges Bier getrunken hatten, folgendes: es bestand starke Schlafsucht, ohne dass wirklich Schlaf eintrat, weiter ein lethargischer Stupor, Gefühl von Alpdrücken . . — Nach Selbstbeobachtungen von Schroff machten 5 bis 20 mgr Pulsschwankungen, Uebelkeit, Kältegefühl, dann Kriebeln, Zittern, Schläfrigkeit, Eingenommensein des Kopfes, Salivation. Der Puls schwankte beständig unregelmässig auf und ab.

Die letale Dosis beträgt für Thiere etwa 0,05 pro Kilo, besonders empfindlich sind Fische und Krebse. Auch der Mensch scheint schwer empfänglich für Pikrotoxin: einige (2,5) gr der gepulverten Samen sollen tödtlich gewirkt haben. — Als Antidot sind besonders Chloralhydrat und Paraldehyd genannt. Ueber ersteres gibt Crichton Browne (British medical Journal 1875. März, April) an, dass man damit die Pikrotoxin-Krämpfe prompt beseitigen könne. Immerhin wird man, da ja Gift und Antidot zuletzt lähmend auf das Centralnervensystem wirken, vorsichtig in der Dosirung sein. — Interessant ist, dass umgekehrt Pikrotoxin als Antidot gegen die schwere Intoxikation mit den genannten Hypnoticis und mit Morphin benützt werden kann. So ist ein mit Paraldehyd bis zur vollen Bewegungs- und Bewusstlosigkeit vergiftetes Kaninchen durch einige Milligramm Pikrotoxin subcutan in etwa 10 Minuten soweit zu erwecken, dass die Reflexe und auch die spontane Beweglichkeit vollständig wiederkehrt. Näheres bei Gottlieb l. c. pag. 37.

Ueber den Nachweis des Pikrotoxins in Bier, Leichentheilen etc. hat Dragendorff die Literaturangaben in: Ermittelung pag. 314 kritisch zusammengestellt.

Literatur:

Tschudi: Die Kokkelskörner und das Pikrotoxin. St. Gallen 1847.
Falck: Deutsche Klinik 1853. Nr. 47 bis 52.
Röber: Archiv Anatomie und Physiologie 1869, pag. 38.
Böhm: Archiv exp. P. Ph. 5. pag. 279.
Husemann: Archiv exp. P. Ph. 8. pag. 102. — Högyes, ibidem 14. pag. 113.
Köppen: Archiv exp. P. Ph. 29. pag. 327.
Luchsinger, Gottlieb, Siegl, Keck siehe im Text.
Antidotarische Studien von Bokai: Therap. M.-H. 3. 1889, pag. 141. Gottlieb: l. c. etc.

Anhang: Die schon oben § 208 genannten Spaltungsprodukte der Digitalisstoffe, das Toxiresin, das Digitaliresin und wahrscheinlich noch manche ähnliche Paarlinge verwandter Glukoside wirken nach den Untersuchungen von Perrier (Archiv exp. P. Ph. 4. pag. 191) wie das Pikrotoxin krampferregend.

2. Coriaria myrtifolia, der Lederbaum, eine in Südeuropa und Nordafrika einheimische Coriariee enthält ein Gift, Coriamyrtin genannt, das ganz gleichartig wie Pikrotoxin, nur zeitlich in rascherer Folge der Einzelerscheinungen wirksam ist. (Riban: 1863, citirt bei Perrier: Archiv exp. P. Ph. 4. pag. 204. Köppen: ibidem Bd. 29. 1891, pag. 327.)

Das Gift ist in der ganzen Pflanze enthalten, doch sind die Angaben hierüber nicht ganz gleichlautend. Sicher und unbestritten ist der Wurzelstock der giftigste Theil. Auch der Stengel, der von Kindern zu Flöten benützt wurde, hat schon schwere Vergiftungen verursacht. Böhm gibt an, dass das Gift vorwiegend in dem Safte enthalten sei, der auf Querschnitten des frischen Rhizoms hauptsächlich in der Rindenzone, auf Querschnitten der Stengel in regelmässig angeordneten, hellgelben, öligen, in Alkohol und Aether leicht löslichen Tröpfchen austritt. — Auch die Samen und das Kraut werden, von Orfila z. B. als giftig angegeben. Schauenstein (bei Maschka) meint, dass die Blätter in der Wirksamkeit dem Wurzelstock erheblich nachstehen. Die Giftigkeit soll in den verschiedenen Vegetationsperioden verschieden gross sein: doch hat Böhm den Wurzelstock im Herbst und im Sommer gleich wirksam gefunden. — Die Giftigkeit ist eine sehr hohe: Ein Wurzelstock reichte zur tödtlichen Vergiftung von 4 Kindern hin.

---

3. Auch andere Coriaria-Arten sind gleich giftig, so die Cor. atropurpurea in Mexico, deren Früchte dort gelegentlich zu Intoxikation führen. — Weiter auf Neuseeland C. ruscifolia — Tootgift; durch das Abweiden der Pflanze kommt es zu schweren Ver-

lusten in den Schafheerden: Pferde und Ziegen sollen unempfindlich sein. Die Erscheinungen bestehen in Krämpfen und Lähmung.

4. Als pikrotoxin-ähnlich wird auch die Wirkung des Sikimins angegeben, einer chemisch nicht näher definirten Substanz, die in den giftigen Sikimifrüchten von Illicium religiosum und parviflorum, Magnoliaceen vorkommt. Durch Mischung unter die Früchte des Sternanises sollen damit Vergiftungen vorkommen. Siehe Barral in Journal de Pharm. et de Chimie 1890, 319; ref. in Pharmaceut. Jber. 1890, pag. 107. Vergleiche unten § 215. C. 8.

5. Cicutoxin ist der Name für die Giftsubstanz der Cicuta virosa, des sogen. Wasserschierlings. Diese in ganz Nordeuropa einheimische Umbellifere wächst in Wassergräben, auch in stehenden und langsam fliessenden Gewässern und führt durch das in der ganzen Pflanze enthaltene, sehr giftige Cicutoxin öfter zu schweren Vergiftungen. Besonders in dem querfächerigen Rhizom und in den Stengeln ist der hellgelbe, ölige, unangenehm riechende Saft enthalten, der die Giftsubstanz führt. Meist ist es das Rhizom, das von Kindern für eine Rübe gehalten und gegessen wird, seltener das Kraut und die Stengel, die die Gelegenheitsursache zur Vergiftung abgeben. Die Rhizome im Herbst und im Sommer gesammelt zeigten sich gleich wirksam. Durch Trocknen an der Luft geht das Gift nicht zu Grunde, dagegen wird es durch längeres Erhitzen bei 100° C. zersetzt, auch in wässeriger Lösung wird es bald unwirksam, während es sich in alkoholigen und ätherischen Extrakten hält. In die wässerige Abkochung geht das schön fluorescirende Umbelliferon in Lösung ein, das nach Böhm ebenso wie ein ätherisches Oel, Cicuten, ungiftig ist. — Für die Isolirung des Cicutoxins gibt Böhm folgende Methode an (Archiv exp. P. Ph. 5. 1876, pag. 279). Die Rhizome werden mit Aether erschöpft und der Aether abdestillirt. Aus dem so gewonnenen Extrakt wird das Fett durch Behandeln mit 70 procentigem Alkohol abgeschieden. Der Rückstand nach Trennung des Fettes wird mit Petroläther geschüttelt, der nur das noch vorhandene fette Oel löst. Durch Verdunsten des Rückstandes unter der Luftpumpe erhält man ein hellbraunes, nicht trocknendes, sauer reagirendes, zähflüssiges Harz, das Cicutoxin. Es löst sich klar in Aether, Alkohol, Chloroform, auch in verdünnten Alkalien: aus der alkalischen Lösung wird es durch Säuren abgeschieden. In kaltem Wasser ist es nur sehr wenig, etwas besser in kochendem löslich. Aus dem getrockneten Rhizom sind etwa 1,5, aus dem frischen 0,2 procent Cicutoxin zu gewinnen.

Das Cicutoxin wirkt etwa in denselben Mengen vergiftend wie das Pikrotoxin, 2 bis 3 mgr für einen Frosch, 50 bis 100 mgr für das Kilo Hund oder Katze. Die Wirkung kommt bei Einverleibung des frischen Harzes in den Magen erst spät, wohl wegen der geringen Wasserlöslichkeit. Wenn darum Thiere (auch bei Menschen ist dasselbe beobachtet!) rasch nach der Aufnahme erbrechen, so können die Allgemeinerscheinungen ganz ausbleiben oder doch gelinde verlaufen. Noch langsamer stellen sich die Erscheinungen bei subcutaner Application ein. Ganz schnell aber kommen die Symptome bei intravenöser Injektion der alkalischen Lösung des Giftes.

Auf Frösche wirkt Cicutoxin fast genau wie das Pikrotoxin: nur treten die Symptome langsamer ein, das Krampfstadium dauert wesentlich länger, die allgemeine Lähmung kommt später. Die Schreie und sonstigen Zeichen sind dieselben. Zuweilen sieht man bald diastolischen Herzstillstand, der sich nach Vaguslähmung löst. — Die Wirkung auf Säugethiere stimmt gleichfalls nach der Schil-derung von Böhm mit der des Pikrotoxins überein.

Viel besprochen ist in der älteren Literatur die verschiedene Empfänglichkeit einzelner Thiere gegen den Wasserschierling. Ziegen und Schweine sollen Cicuta-Wurzeln ohne Schaden fressen; dagegen sind Pferde und alle fleischfressenden Thiere sehr empfänglich.

Die Vergiftung am Menschen beginnt einige Minuten nach der Aufnahme mit Brennen im Munde, Uebelkeit, häufig Erbrechen: nach und nach stellt sich immer stärkerer Schwindel und Taumeln ein mit zunehmender Benommenheit bis zu vollständiger Bewusst-losigkeit, Lähmung, tiefem Coma. Dann erst folgen die schweren Krämpfe, die im Grossen und Ganzen als epileptiforme geschildert werden. Der Schaum tritt vor den Mund, die Zähne knirschen, klonische Krämpfe der Extremitäten zeigen sich, zuletzt kommt Opisthotonus. Gesicht und Lippen sind blau, die Pupillen erweitert, reaktionslos. Athmung, manchmal auch die Herzaktion, stehen auf der Höhe eines Krampfanfalles still. Der Tod erfolgt frühestens in einigen Stunden, auf der Höhe eines Krampfanfalls oder in dem darauf folgenden Zustand schwerer Lähmung, meist erst nach 10 bis 12, auch bis zu 20 Stunden.

Die Sektion ergibt durchaus keinen sicheren Befund. Manch-mal sind Reizungszustände (Hyperämie, Entzündung) der Magen-schleimhaut angegeben, in anderen Fällen aber wieder ausdrücklich als fehlend bezeichnet. Die Zeichen der insufficienten Athmung und Herzaktion, Lungenödem, Ekchymosen der serösen Häute sind meist gefunden, sind indess nicht charakteristisch.

Die Behandlung besteht zunächst in ausgiebiger Entleerung des Magens. Darnach sind Chloroform, Chloral, Paraldehyd zur Beseitig-ung der Krämpfe anzuwenden. Nach den Erfahrungen, die beim Pikrotoxin angegeben sind, wird die energische Anwendung der Be-täubungsmittel erfolgreich sein.

Literatur: Wikszemski: Dissertation, Dorpat 1875 und Böhm: Archiv exp. P. Ph. 3. pag. 216 und 5. pag. 279.

Die in Nordamerika vorkommenden nächstverwandten Arten: Cicuta maculata und bulbifera sind gleich giftig. Cicuta macu-lata gilt als identisch oder nur als Varietät unserer Cic. virosa. Die amerikanischen Zeitschriften der 90er Jahre enthalten wiederholt Angaben über schwere Vergiftungen damit, angeblich durch Ver-wechselung mit Pastinak entstanden.

6. Oenanthe crocata, die ihren Beinamen daher hat, dass der aus Verletzungen ausfliessende Milchsaft sich an der Luft gelb förbt, ist eine sehr giftige Umbellifere, die der deutschen Flora fehlt, die aber in ganz Süd- und Westeuropa, in Frankreich, Holland, Belgien, auf den britischen Inseln an denselben feuchten Stellen wie unser Wasserschierling vorkommt. Die in Schottland wachsende Pflanze soll ungiftig, die in England vorkommende schwer giftig sein. Gewöhnlich ist es die Wurzel, die zu Vergiftungen Veranlassung

gibt. — Pohl hat darin eine dem Cicutoxin ganz ähnliche harzartige Substanz, Oenanthotoxin, nachgewiesen, deren physiologische Wirkung die gleiche ist. Die Substanz wird nach und nach fest, löst sich etwas schwerer in Alkalien als Cicutoxin. Die Formel ist wahrscheinlich $C_{33}H_{42}O_{10}$. Mit Zinkstaub im Wasserstoffstrom destillirt liefert sie wie Cicutoxin eine theerartige Flüssigkeit. Die Pflanze gibt da, wo sie vorkommt, viel häufiger Veranlassung zu Vergiftung als unser Wasserschierling. Die Erscheinungen kommen nach den Schilderungen meist noch etwas später als bei diesem. Abweichend ist auch, dass der Saft der Oenanthe croc. (Rebendolde) örtlich starke Reizungserscheinungen, im Munde Entzündung und Blasen, auch auf der Haut Röthung, Brennen u. s. w. verursacht. Im Anfang der Vergiftung kommt darum die Symptomen-Gruppe der Magenätzung, Schmerzhaftigkeit, starkes Erbrechen, Collaps mit zum Gesammtbild hinzu: sonst ist der Verlauf derselbe, mit der Abweichung, dass dem ersten Stadium der allmählig zunehmenden Lähmung erst dann, wenn Bewusstlosigkeit eingetreten ist, die schweren epileptiformen Krampfanfälle folgen, die zuweilen lange andauern. Der Tod kann schon in der ersten Stunde erfolgen, ist aber auch erst nach 4 und mehr Stunden und sogar noch später als 1 Woche eingetreten. Die Wiederherstellung (vielleicht zwei Drittel aller Fälle) erfolgt in einigen Tagen.

Die Sektion ergibt im Magen und oberen Theile des Darms Zeichen sehr intensiver Aetzung, sonst aber wohl nichts Charakteristisches.

Die Behandlung ist bisher ganz einfach symptomatisch. Die Magenspülung hat nicht immer zu einem guten Verlauf der Intoxikation geführt. Sonst werden die Vergifteten erwärmt, frottirt, mit Analepticis behandelt. Der Vorschlag, Hypnotica während des Krampfzustandes zu geben, ist bei der tiefen spontanen Betäubung bisher noch nicht gemacht worden.

Pohl: Archiv exp. P. Ph. 34. pag. 259.

Auch andere bei uns einheimische Oenanthe-Arten, so speciell die Oenanthe fistulosa gelten als verdächtig. Ob aber deren Saft, worin wohl auch eine Harzsäure vorkommt, nur örtlich reizend wirkt, oder aber ein Krampfgift wie die botanischen Verwandten enthält, darüber ist meines Wissens nichts Sicheres bekannt.

Anhang. Die Aethusa Cinapium, Hundspetersilie, Gleisse, ist eine Umbellifere, die überall auf Brachäckern, in Gärten verbreitet vorkommt, einjährig, mit spindelförmiger schwach gelblicher Wurzel, in der Regel gegen 40 cm, manchmal auch über 1 m hoch. Zerreibt man die frischen Pflanzentheile, so bemerkt man einen widerlich unangenehmen Geruch. Die Blätter ähneln denen der Petersilie und sollen dadurch irriger Weise zu Suppen, Brühen etc. zugesetzt worden sein.

Während eine Anzahl von Autoren die Pflanze für giftig erklären, geben sie wieder Andere auf Grund von Selbstversuchen für völlig harmlos aus. So wird von Harley berichtet (Journal méd. de Bruxelles 1875; Jahresber. gesammte Medicin 1877. I., pag. 443), er habe nach Aufnahme von 90 gr des frischen Saftes aus dem Kraut, ebenso der Tinktur aus den Samen bei sich und Anderen gar keine Erscheinungen gesehen. Neuerdings berichtet wieder Kobert

(Toxikologie pag. 633) von einem schweren Unglücksfall, der in Zeitz 1892 vorgekommen ist. Sechs Personen hatten Brühe aus Hundspetersilie genossen und erkrankten schwer an Brechdurchfall: zwei starben. — Als Erscheinungen werden von älteren Autoren berichtet: Uebelkeit, heftige Koliken, Erbrechen, Schlingbeschwerden, Taubsein und Zittern in den Extremitäten, Schwäche und Lähmungszeichen, einmal auch Trismus.

7. Santonin ist ein ausgesprochenes Krampfgift, dadurch von besonderer praktischer Bedeutung, dass es sehr häufig, besonders im Kindesalter, als Abtreibmittel für den Spulwurm verwendet wird.

Stammpflanze ist die in Turkestan einheimische Composite Artemisia maritima (oder Cina). Näheres darüber in Naturwiss. Rundschau 1898 (Pharmaceut. Jahresber. für 1898). Benützt werden die Blüthenköpfchen, die als Flores Cinae in den Handel kommen. Man hielt sie früher nach der äusseren Form für Samen, daher die jetzt verlassenen Namen Semen Cinae, Wurmsamen. Der früher viel geübte, ganz zweckmässige Gebrauch, die Wurmsamen therapeutisch zu verwenden, tritt gegen den Gebrauch des Santonins immer mehr zurück. In den Blüthenknospen ist das Santonin zu 1,3 procent der wesentlichste Bestandtheil, daneben kommt noch das Wurmsamenöl, Oleum Cinae, und ein dem Santonin verwandter Körper vor, Artemisin, von der Formel $C_{15}H_{18}O_4$.

Das Santonin $C_{15}H_{18}O_3$ geht durch Erwärmen mit Alkalien in die einbasische Santoninsäure $C_{15}H_{20}O_4$ über. Die Constitution ist noch nicht mit völliger Sicherheit aufgeklärt. Allgemein wird angenommen, dass es ein Lakton ist und eine Ketongruppe enthält, welche nach Klein (Archiv Pharmacie 231) in einer offenen Seitenkette enthalten ist. Die letzte ausführliche Untersuchung von Francesconi (Gaz. chimic. ital. 23. II. 457 — refer. Chem. Centralbl. 1899. II., pag. 996) stellt als Formel auf:

$$H_2 C . C(CH_3) . C . CH_2 . CH \qquad . \qquad O$$
$$O : C . C(CH_3) . C . CH_2 . CH . CH(CH_3) . CO.$$

Darnach ist das Santonin hydroaromatisches Keton und Lakton, was mit seiner physiologischen Wirksamkeit gut zusammenstimmte (siehe die echten Camphorarten § 215, D). — Die Umwandlungen, die das Santonin im thierischen Stoffwechsel erfährt, hat Jaffé verfolgt (Zeitschrift physiol. Chemie 22. 1897, pag. 538). Im Hundeharn ist ein krystallinischer Stoff, α-Oxysantonin, von der Formel $C_{15}H_{18}O_4$ aufgefunden, der durch Kochen mit Baryt in die einbasische Säure $C_{15}H_{20}O_5$ umgewandelt wird. Bei Kaninchen konnte nur wenig von demselben Stoff, dagegen eine andere Substanz von derselben Zusammensetzung, β-Oxysantonin $C_{15}H_{18}O_4$, gewonnen werden. Von beiden ist das Artemisin (von derselben elementaren Zusammensetzung) verschieden. Siehe auch Jaffé in Zeitschrift klin. Medicin XVII. Suppl. pag. 6.

Santonin, eine schön krystallisirende weisse Substanz, vom Schmelzpunkt 170° C., am Licht sich gelb verfärbend, löst sich in etwa 5000 Theilen Wasser, in 44 Weingeist, 4 Chloroform, leicht in fetten Oelen. — 0,01 Santonin mit dem erkalteten Gemisch von 1 cm³ Schwefelsäure und 1 cm³ Wasser versetzt und dann auf 100° C. erwärmt, färbt sich mit einer Spur Eisenchlorid violett. — Der Harn des Menschen wird nach Santonin-Gebrauch linksdrehend (Lewin),

die in denselben übergehenden Umsetzungsprodukte färben denselben
intensiv gelbbraun, welcher Farbstoff (zum Unterschied von dem
gleich aussehenden Rhabarber-Harn) mit Aether nicht (aus der sauren
Lösung) auszuschütteln ist. Dieser Farbstoff wird beim Alkalisiren
roth. Santonin selbst löst sich in gewöhnlicher Kali- oder Natronlauge mit gelber, in alkoholiger Lauge aber mit rother Farbe.

Santonin-Vergiftung geschieht wohl nur gelegentlich der therapeutischen Anwendung. Santonin ist schwer löslich, wird also langsam resorbirt und langsam wieder ausgeschieden: wiederholte Gaben
machen sogen. cumulative Wirkung. — Ein Wurmmittel soll, nachdem es gewirkt hat, rasch und vollständig wieder aus dem Darm
entfernt werden: daher die Kombination mit Abführmitteln.

Die Empfindlichkeit der einzelnen Individuen ist wohl verschieden. Während im Allgemeinen bei dem häufigen Gebrauch die
Vergiftungsfälle sehr selten sind, und bei Kindern Gaben von 0,05
bis 0,1, bei Erwachsenen solche von 0,2 bis 0,4 gut ertragen werden,
gibt man an, dass auf Dosen von 0,05 bei Kindern, von 0,2 bis 0,3
bei Erwachsenen schwere Vergiftung gesehen worden ist. Einmal
ist an Irrthümer bei der Dosirung zu denken, sodann besteht zweifelsohne auch Idiosynkrasie gegen das Santonin, endlich aber ist sicher
das Santonin viel giftiger als man gewöhnlich annimmt. Gerade die
Thatsache, dass es wegen seiner geringen Löslichkeit nur in geringen
Mengen resorbirt wird, ist die Ursache der Unschädlichkeit. Würden
die genommenen Gaben vollständig und schnell aufgesaugt, so ent-
stünden wohl allemal schwere Schadenwirkungen. — Wesentlich für
das Ausbleiben von Schadenwirkung ist deshalb die rasche Entfernung aus dem Darm.

Die Santonin-Vergiftung beginnt frühestens eine Stunde, gewöhnlich mehrere Stunden nach der Aufnahme. Die typische akute
Intoxikation sei an folgendem Beispiel beschrieben (Binz: Archiv
exp. P. Ph. 6, pag. 300; daselbst weitere casuistische Literatur auf
pag. 308).

Ein schwächliches Kind von 2 Jahren bekommt Morgens 6 Uhr in
zwei Trachiscis etwa 0,05 Santonin. Am ganzen Tag Wohlbefinden, Stuhl-
gang erfolgt nicht. Nachmittags 4 Uhr kommen plötzlich Zuckungen im
Gesicht, am Mundwinkel, um das Auge, an den Augäpfeln, die krampfhaft
nach links verstellt sind. Die Pupillen sind beide, aber ungleich stark erweitert. Dann beginnen Krämpfe im linken Arm, von den Fingern ausgehend. Die Stimme, Anfangs zitternd, verfällt. Nach kurzem tonischen Krampf
ist der Anfall beendigt. Die Krampfanfälle wiederholen sich in Pausen von
1 bis 2 Stunden und dauern etwa 10 Minuten: auch die Arme und Beine
betheiligen sich, die Stimme ist nur in zitternden Lauten erhalten, die Augen
sind nach links gerollt, die Pupillen erweitert. Da im Verlauf weiterer Anfälle Respirationsstillstand zu befürchten ist, wird künstliche Athmung eingeleitet. Der Puls ist nicht wesentlich verlangsamt, die Herzaktion kräftig.
Bis zum 5. Tage wiederholen sich in langsam fortschreitender Besserung die
Anfälle, erst von diesem Tage bleiben sie ganz weg. — Einen ähnlichen,
nicht so lange anhaltenden Fall erzählt Demme.

Ueber eine sehr prägnante chronische Vergiftung referirt van Rey in
Therap. M.-H. 1889, pag. 532. Wegen andauernder Leibschmerzen gibt eine
Mutter ihrem elfjährigen Sohne fortgesetzt Santoninpulver von Ende Januar
bis Mitte Februar. Als jetzt die ersten Krampfanfälle kommen, gibt die

Mutter die Pulver erst recht weiter: die Krämpfe wiederholen sich, dauern länger, grosse Unruhe und Angst befällt das Kind. Um die Mitte März merkt das Kind, dass die Beine schwächer werden, auch das Sprechen wird bald schwierig, immer leiser und erlischt ganz am 7. April. Es zeigen sich Blitze im Gesichtsfeld, Alles erscheint gelb. Jetzt kommt der Knabe in's Spital mit folgendem Befund; das Gesicht ist blass, der Ausdruck traurig, die Pupillen sind weit, reaktionslos, der Kranke klagt über Schwindel, Kopfschmerz, Angst, Uebelkeit, er muss dauernd zu Bett liegen. Bei der Untersuchung wird weder Entartungsreaktion, noch Störung der Reflexe oder der Sensibilität nachgewiesen. Es besteht Harn- und Stuhlverhaltung (Katheter, Einlauf), die Sprache ist vollständig verfallen. Am Tage der Spitalaufnahme kommt der letzte Krampfanfall: klonische Convulsionen in den Beinen, schwächer in den Armen, Verdrehen der Augen, Zuckungen im Gesicht. Das Bewusstsein ist immer ungestört.

Langsam gehen die Erscheinungen zurück. Das Gelbsehen wird weniger, doch haben alle Gegenstände noch einige Wochen lang gelblichen Schein. Die Pupillen verengern sich, sind aber noch lange ohne Reaktion auf direkten Lichteinfall. Erst gegen Anfang Juni lernt Patient wieder gehen. Ende Mai kommt auch langsam die Sprache wieder. Schwäche und starkes Schwitzen bleibt noch lange zurück.

Von Einzelerscheinungen sind noch zu besprechen: Das Gelbsehen. Es ist Gegenstand vieler Untersuchungen gewesen, die hier nicht referirt werden können. Das Thatsächliche ist: dass alle hellen weissen Flächen einen deutlich gelben (gelbgrünlichen) Eindruck machen; dazu ist von Brackmeyer-Schliephake ergänzend angegeben, dass dunkle (schwarze) Flächen den Eindruck eines schwachen Violett erregen. Objektiv vorhandene Farben sind gleichsam mit diesen subjektiven Farben gemischt. So erscheint roth bei intensiver Beleuchtung als goldgelb, orange als gelb, blau als blaugrün; bei schwacher Beleuchtung aber erscheint roth als purpur, gelb als weisslich. Die Sehschärfe, die Pupillenweite und — Reaktion bleiben normal. — Für gewöhnlich fällt nur das Gelbsehen der hellen Flächen besonders auf und daher die eigentlich ungenügende Bezeichnung des Zustandes als Xanthopsie. Falck giebt an, dass Erwachsene auf 0,4 allemal die Chromatopsie bekommen. Nach Brackmeyer ist das Violettsehen schon bei 0,05 bis 0,1, auch schwaches Gelbsehen ausgebildet. Ich habe auf 0,1 bei einem gesunden jungen Manne gar keine Aenderung des Farbensehens constatiren können, d. h. also, die Empfindlichkeit für diese Veränderung ist verschieden.

Krämpfe sind eine ganz gewöhnliche, die typischste Erscheinung der Intoxikation. Nur in schweren Fällen ist dabei das Bewustsein aufgehoben. Selten ist grosse Unruhe und Aufregung, die sich indess bis zu psychischer Verwirrung steigern kann. Auch Hallucinationen der verschiedenen Sinnesgebiete sind dabei constatirt. — Lähmungen der Extremitäten, besonders auch der Sprache sind wiederholt beobachtet. — Die Dauer einer akuten Vergiftung erstreckt sich auf etwa 3 bis 4 Tage.

Nur bei einzelnen wenigen Vergiftungsfällen sind Zeichen von Blutzersetzung beobachtet. Cramer (Deutsche medic. Wochschr. 1889 Nr. 2) gibt Ikterus und Milzschwellung an (?). Demme beschreibt (Klinische Mittheil. Jenner'schen Kinderspital Bern, Bd. 28. 1891.

pag. 34) Hämoglobinurie (und Temperaturerhöhung). Die Beziehung auf das Santonin erscheint noch unsicher.

Die Störungen der Harn- und Darmentleerung sind schon erwähnt. Sie sind für die Behandlung wichtig. — Es ist Harndrang, bei Unvermögen die Blase zu entleeren, Zucken in der Urethra, schmerzhafter Blasenkrampf beschrieben.

Hauterscheinungen sind wiederholt, auch nach mittleren Gaben beobachtet, am häufigsten wie mir scheint, Urticaria, Erythem, auch Oedeme, besonders im Gesicht.

Bemerkenswerth ist endlich die Beziehung zur Wärmeregulirung. Wie alle Krampfgifte macht Santonin Temperatursenkung. Näheres über diese Frage bei Harnack und Hochheim: Zeitschrift klinische Medicin 25. pag. 16; Archiv exp. P. Ph. 39. pag. 151. Damm: Dissertation, Halle 1899. H. Meyer: Dissert., Halle 1893.

Zur Behandlung der Santonin-Vergiftung ist zuerst die Prophylaxe zu besprechen. Es ist nachgewiesen, dass Santonin schon im Magen resorbirt (und darnach auch wieder in den Darm ausgeschieden) wird. Lewin und Caspari: Berlin. klinische Wochschr. 1883. Nr. 12. Da nun ein Wurmmittel nicht zur Resorption kommen soll, hat man vorgeschlagen, das Santonin in öliger Lösung darzureichen. Einmal wird damit die Wirkung vermindert sein (ölige Lösung des Phenol), zum andern aber ist geradezu die Resorption im Dünndarm begünstigt und so der Allgemeinvergiftung wieder Vorschub geleistet. Es ist deshalb jetzt Gebrauch, das Santonin als Pulver, und als laxans kein öliges Mittel zu geben. — Ist Vergiftung eingetreten, so sorge man für schnelle Entleerung des Mittels. Ob Magenspülung oder der Brechakt noch was nützen kann, entscheidet der zeitliche Verlauf des Einzelfalls. Dagegen ist wichtig die Darmentleerung und die Anregung der Diurese. Man gibt jetzt Essigklystiere: wahrscheinlich sind grosse Einläufe von einprocentiger erwärmter Kochsalzlösung vorzuziehen, die beiden Indikationen genügen; daneben soll man viel trinken lassen. Als Mittel gegen schwere Krampfanfälle ist Amylenhydrat empfohlen. Sonst verfährt man symptomatisch: gegen die Hautaffektionen sind warme Bäder mit Erfolg gebraucht.

Literatur:

Rose: Virchow's Archiv 16. pag. 233, 18. pag. 15, 19. pag. 554 etc.
Binz, van Rey, Demme, siehe im Text.
Xanthopsie: Falck: Deutsche Klinik 1860, pag. 272. de Martini: C. R. t. 50.
    Hüfner: Gräfe's Archiv 13. pag. 310.
Brackmeyer: Dissertation, Würzburg 1877 etc.

Physiologische Untersuchungen über Santoninsäure, santonige Säure, Photosantonin und andere Derivate hat Fr. Coppola veröffentlicht. Lo Sperimentale Juli 1887.

Das Wurmsamenöl ist nach manchen Autoren an der wurmabtreibenden Wirkung der Wurmsamen mit betheiligt. — Untersucht ist es von Rose (Virchow's Archiv 16. pag. 233): es verursache Krämpfe und Lähmung. Die tödtliche Gabe für Kaninchen ist 2 gr. Es ist fraglich, ob das verwendete Oel frei von Santonin war. — Siehe ätherische Oele § 215. C. 22. 20.

Ueber das Artemisin sind Untersuchungen nicht bekannt.

8. **Hyänanchin** ist ein Gift genannt worden, das auch zu dieser Gruppe gehört. Das Gift stammt von einer südafrikanischen Buxacee, Hyänanche globosa oder Toxicodendron capcusc. — Der Gehalt in den Fruchtschalen wird zu 3 procent, in den Samen zu 0,25 procent angegeben. Zuerst dargestellt ist es von J. B. Henkel, Archiv der Pharmacie 1858, Bd. 144. pag. 16; eine verbesserte Methode bei E. Schmidt, Lehrbuch pharmaceut. Chemie II. pag. 1340: — zuletzt untersucht von Engelhard: Arbeiten pharmakol. Institut Dorpat, edit. Kobert, Bd. 8. pag. 1. Die Substanz ist leichtlöslich in Wasser, Aether, Alkohol und unfällbar durch Bleiessig. Der wässerige Auszug der Samenschalen wird mit Bleiessig gefällt, das entbleite und eingedampfte Filtrat mit Alkohol gefällt, aus dem Filtrat hievon mit Aether der Zucker gefällt und endlich die Lösung eingetrocknet. Man löst in heissem Alkohol und lässt krystallisiren. — Das Hyananchin ist exquisit bitter, chemisch indifferent, durch Kochen mit Säuren und Alkalien wird es zersetzt: es ist kein Glukosid. — Die Giftigkeit ist ausserordentlich stark; 3 mgr ist für 1 Kilo Katze die tödtliche Gabe.

Die **Thiere** werden zuerst unruhig, dann steigert sich die Athemfrequenz bis zu Dyspnoe, dann beginnen die Krämpfe von vorne nach hinten sich ausbreitend bis zu schwerem allgemeinen Krampfanfall. Nach den klonischen Krämpfen kommt endlich intensive allgemeine Streckung. — Kaninchen sind weniger empfindlich. — Durch Curare und künstliche Respiration werden viel grössere Mengen ertragen. — Das Gift wird unverändert ausgeschieden.

---

9. Auch in unserem Bux, **Buxus sempervirens** soll ein Krampfgift enthalten sein. Ringer und Murell in Medical Times and Gazette: 1876. II. 15. Juli.

10. Zur Santonin-Gruppe gehört wahrscheinlich auch ein Gift, das in der Wurzel einer südeuropäischen Distel, **Atractylis gummifera** (oder Carlina auch Acarna gummifera, Carthamus gummiferus, Mastixdistel) enthalten ist. Sie ist deshalb für uns von Interesse, weil man sie mit unserer in Süddeutschland einheimischen **Carlina acaulis** (Eberwurz, Silberdistel) verwechselt und darnach dieser harmlosen Pflanze Giftigkeit angedichtet hat. Husemann hat in einer ausführlichen Studie, zu der Kerckhoff: Dissertation, Erlangen 1896, die botanische Diagnose der beiden Pflanzen geliefert hat, die Frage voll geklärt. Wiener medic. Blätter 1897. Nr. 41, 42. Virchow Jber. 1897, I. pag. 391.

Das Extrakt aus der fleischigen Wurzel von Atractylis wirkt nach Lazzaro als Krampfgift auf Thiere. Die Erscheinungen am Menschen bestehen in: Leibschmerzen, Erbrechen, Lähmungszeichen, Indolenz, Harn- und Stuhlverhaltung, kleiner schlechter Puls, collabirtes Aussehen, schliesslich klonische Krämpfe. Doch finde ich solche nicht in allen Referaten erwähnt. Lazzaro (der die Atractylis mit Carlina acaulis verwechselt) bezeichnet das Gift als eine Harzsäure. Archivio di Farmacologia e Terap. 1894. Nr. 8. pag. 236. — Der Jahrgang 1898 des Virchow'schen Jahresberichtes enthält wieder einen Bericht über tödtliche Vergiftungen (aus Malta).

In der Husemann'schen Abhandlung ist erwähnt, dass nach der Angabe von Baillon die Atractylis-Wurzel als abortivum ver-

wendet werde. — Aehnliche Giftwirkung habe die im Neapolitanischen
vorkommende Composite Crepis lacera, deren Kraut durch Verwechselung mit Cichorium Intybus oft ganze Familien vergifte.

§ 214. Athmungslähmende Bitterstoffe.

1. **Andromedotoxin** ist ein sehr giftiger Bitterstoff genannt,
der bisher hauptsächlich in Ericaceen, bei diesen aber sehr verbreitet,
nachgewiesen ist. Die Verbreitung hat Plugge untersucht (Archiv
Pharmacie Bd. 229. 1891, pag. 552). Darnach findet es sich in den
Andromeda-Arten, in den meisten ausländischen Phododendren (aber
nicht in den einheimischen Rhododendron hirsutum und ferrugineum),
weiter in Azalea indica, in Kalmia- und Pikris-Arten. Frei sind
Arbutus, Gaultheria, Erica, Pirola. — Das gewöhnliche Darstellungs-
Material sind die Blätter von Rhododendron ponticum.

Es hat die Formel $C_{31}H_{50}O_{10}$, ist in kaltem Wasser besser löslich als in heissem (2 procent gegen $^2/_3$), leicht löslich ist es in
Alkohol, Aether, Chloroform, Benzol. Es ist optisch aktiv; nach
de Zaajer in Pflüger's Archiv 40. 1887, pag. 480, dreht die chloro-
formige Lösung nach rechts, die anderen Lösungen nach links.
Durch Eindampfen mit verdünnten Mineralsäuren entsteht schöne
rothe Färbung.

Es ist schwer giftig. Die tödtliche Dosis beträgt 0,3 mgr für
1 Kilo Hund, 0,45 mgr für die Katze, 0,25 mgr pro Kilo Kaninchen,
0,1 für die Taube.

Frösche zeigen in einigen Minuten Unregelmässigkeit der Respiration, die sehr bald ganz stille steht. Dann folgen anhaltend die
heftigsten Würgbewegungen (charakteristisch!), nach und nach stellt
sich vollständige Lähmung ein, die Reflexerregbarkeit bleibt aber
noch eine Zeit lang erhalten.

Bei Säugethieren erfolgt der Tod durch Athmungslähmung: die
Herzaktion ist dann noch gut, so dass durch künstliche Athmung
das Leben lang erhalten werden kann.

Bei Kaninchen kommt zuerst Speichelfluss, dann zunehmende
Unruhe, die wahrscheinlich durch die rasch einsetzende und zuneh-
mende Sehwächung und Lähmung der Respiration bedingt ist: die
Athmung wird langsam und tief: damit beginnt auch die allgemeine
Lähmung sich auszubilden. Zuletzt kommt unter ausgesprochener
Dyspnoe nach Convulsionen (Erstickungskrämpfen) der Tod. Während
des Erstickungsverlaufes wiederholte Ausleerung von Urin und Fäees.
— Bei Hunden und Katzen kommt es zu starkem Erbrechen (und
Salivation).

Beim Menschen wird folgende Symptomatologie angegeben:
Brennen in den Nahrungswegen, Uebelkeit, Erbrechen, Durchfall,
Hautjucken und -Ausschläge, Augenthränen, rauschartige Betäubung.

Praktisch die wichtigste Pflanze aus der ganzen Gruppe ist
Rhododendron ponticum. Von dieser wird auch der giftige
Honig (Trapezunt) gesammelt, woran z. B. die Truppen des Xeno-
phon so schwer erkrankten (Anabasis IV. 8. 20). Die Blätter sind
das gewöhnliche Herstellungsmaterial für Andromedotoxin. — Ueber
Pikris japonica und Andromeda polifolia siehe Plugge im Archiv
Pharmacie 1883, pag. 1 und 813.

2. Dem Andromedotoxin in der physiologischen Wirkung sehr ähnlich sind verschiedene Säuren (und Säureanhydride), die in nordischen Flechten vorkommen. Die Fuchsflechte, Evernia oder Cetraria vulpina, enthält die Vulpinsäure, die zu 0,3 pro Kilo Warmblüter durch Athmungslähmung tödtet. Anfänglich Dyspnoe, dann Nachlass der Respiration, Tod unter Krämpfen. Die Flechte wird in Norwegen zum Vergiften von Raubzeug verwendet.

Schwächer wirkt die in Cetraria Pinastri enthaltene Pinastrinsäure.

Kobert: Sitzber. Dorpat Naturf. Vers. Dezbr. 1892.
Neuberg: Toxokologische Studien über einige Säuren. Dorpat (Jurjew) 1894.

3. Die Bitterstoffe der Simarubeae.

a) In den Samen verschiedener Simarubeae des tropischen Amerika sind ausserordentlich stark giftige Substanzen enthalten. Nach Restrepo (Thèse, Paris, 1881: Études du Cedron, du Waldivia et de leur principes . . .) handelt es sich bei Simaba Cedron und S. Valdivia um Bitterstoffe, Cedrin und Valdivin, die schon zu Milligrammen die gewöhnlichen Versuchsthiere tödten. — Neuere Mittheilungen sind von Arata (Jahresber. Pharmacie 1892, pag. 189): er findet das von ihm dargestellte Valdivin stickstofffrei; es ist auch nach Arata äusserst giftig. Cedrin dagegen ist viel weniger toxisch (letale Gabe für den Hund 10 mgr!). — Simaba Valdivia ist in Columbien, Simaba Cedron in Neu-Granada einheimisch.

b) Eine in verschiedenen Simarubeae verbreitete Substanz ist das Quassiin, gewöhnlich aus dem Holz von Quassia amara dargestellt. — Nach älteren Angaben von Buchner und Schroff wirken erst grosse Gaben vergiftend auf Kaninchen. — Vom Menschen ist aus neuerer Zeit eine auffallende Schadenwirkung nicht berichtet.

---

4. Absinthiin, Bitterstoff in Artemisia Absinthium, ist toxisch von nur geringer Bedeutung. Das Wirksame im Absinth ist das Oel — siehe bei ätherischen Oelen § 216. D. 4. Ueber Absinthiin: Roux in Bulletin génér. de Thérap. 30. November 1884 — nach Lewin citirt.

5. Ich reihe hier einen Bitterstoff an, der bei besserer Aufklärung wahrscheinlich an anderer Stelle untergebracht werden wird, das sogenannte Cephalanthin. — Cephalanthus occidentalis, zu den Rubiaceae gehörig, ein aus Amerika eingeführter Zierstrauch mit weissen kugeligen Blüthenköpfen, enthält nach Mohrberg diesen Bitterstoff, der zu 0,2 pro Kilo Thier auf die Blutkörperchen zersetzend wirkt, so dass Blutharnen, Hämoglobin-Infarkt, Ikterus u. s. w. (ganz wie nach Toluylendiamin) auftreten. — Als klinische Erscheinungen sind Erbrechen, Durchfälle, Krämpfe, Lähmungszeichen etc. gesehen.

Mohrberg: Arbeiten Dorpat. pharmak. Inst. edit. Kobert. VIII. 1892, pag. 20.

§ 215. Die Aloe-Gruppe.

I. Aloe, das bekannte Abführmittel, das durch Einkochen des Saftes der Blätter verschiedener Aloe-Arten des Kaplandes hergestellt wird, führt beim Menschen selten zur Vergiftung. Trotzdem sind die Einzelheiten der Wirkung bei verschiedenen Thieren hoch interessant.

Die wichtigste Substanz in der Aloe ist das Aloin, ein krystallisirbarer Bitterstoff, der aber in den verschiedenen Aloe-Sorten nicht identisch ist. Nach Grönewold (Archiv Pharmacie 228. 1890, pag. 115) ist das Barbados- und Curaçao-Aloin identisch von der Formel $C_{16}H_{16}O_7$, während das Natal-Aloin die Formel $C_{24}H_{26}O_{10}$ hat. Die Nachweis-Methoden sind: Gelbfärbung der sehr verdünnten wässerigen Lösung durch Zusatz einer Spur $CuSO_4$: nach Zusatz einiger Kochsalzkrystalle und Erwärmen geht die Färbung in Roth über. — Piperidinlösung gibt nach der Aloe-Sorte verschiedene Färbung. — Nach Ausziehen des Aloins wirkt das zurückbleibende Harz noch stark abführend, d. h. auch diesen Harzen kommt etwa in gleichen Gaben wie dem Aloin die Abführwirkung zu.

Bei Versuchen an Hunden und Katzen mit reinem Aloin hat H. Meyer festgestellt, dass sowohl bei stomachaler wie nach subcutaner Application (gelöst in Formamid) das Aloin nur durch den Darm ausgeschieden wird: bei interner Darreichung liess sich trotz der Feinheit der Reaktion nur einmal im Harn eine Spur nachweisen, alle übrigen Fälle (0,4 und 0,5) waren negativ. Ebenso war bei subcutaner Application Aloin reichlich im Darm nachweisbar, bei Prüfung des Harns dagegen ergab sich oft gar keine oder nur eine spurenweise Reaktion. Anders bei Kaninchen, bei denen das Aloin nicht abführend wirkt: hier zeigt sich schwere Nierenentzündung, die bei genügender Gabe in wenigen Tagen zum Tode führt. — Auch beim Menschen tritt auf subcutane Application von Aloin Abführwirkung ein: d. h. dasselbe wird wie bei Hunden und Katzen in den Darm abgeschieden. — Diese schwere Nierenwirkung des Aloins beim Kaninchen ist zuerst von Cohn beobachtet und von verschiedenen Autoren weiterhin studirt. Sie ist schon oben auf pag. 68 erwähnt. Das erste ist Nekrose des Epithels der gewundenen Harnkanälchen: hält das Thier bei schwerer Vergiftung noch einen oder einige Tage aus, so kommen (gerade wie bei der Sublimat-, Wismuthniere) Einlagerungen von Kalksalzen in die nekrotischen Partien (Kalkinfarkt) zu Stande. — Ausführlichste Beschreibung bei Mürset.

Gottschalk: Dissertation, Leipzig 1882.
R. Cohn: Berliner klin. Wochenschr. 1882, Nr. 5, pag. 68.
Mürset: A. e. P. Ph. 19. 1885, pag. 310.
Neuberger: Archiv exp. P. Ph. 27. 1890, pag. 39.
Brandenburg: Dissert., Berlin 1893. — Aloin — Niere.
Hans Meyer: Archiv exp. P. Ph. 28. 1891, pag. 186. (Allgemeines über Aloin-Wirkung.)

Grosse Gaben Aloe machen beim Menschen sehr schwere, selbst tödtliche Magen-Darmentzündung. Nach einer Bemerkung bei Lewin ist Kaiser Otto II. an einer akuten Aloe-Vergiftung gestorben. — Die Angaben über die Stelle des Darms, die die wesentlichsten Veränderungen aufweist, stimmen nicht mit einander überein. Nach Analogie mit dem gleichartig wirkenden Aristolochin sollte man erwarten, dass hauptsächlich der Dünn- und Dickdarm die schwersten anatomischen Läsionen aufweisen: es ist aber beschrieben, dass die Wirkung auf den Darm und hauptsächlich auf den Magen geht und in schwerer hämorrhagischer Entzündung mit bald eintretenden ulcerösen Defekten besteht. — Jedenfalls waren früher, wo die Aloe häufiger genommen

und besonders auch als Abortivum gebraucht wurde, die Vergiftungen
zahlreicher als jetzt, und auch, als in der Literatur beschrieben ist.
— Das was jetzt mittleren Gaben der Aloe (und wie ich glaube mit
Recht) vorgeworfen wird, ist: „Hyperämisirung" des unteren Darms,
Begünstigung von Venenerweiterungen und Hämorrhoidalblutungen,
auch Vermehrung der Uterusblutungen. Die Aloe wird darum als
Abortivum benützt. Siehe § 216, II. Schluss. — Als Gegenmittel
gegen die Schädigung durch chronischen Aloemissbrauch werden
Chinin und Eisen genannt(?). Zu überlegen bleibt noch, ob nicht
der Verkauf beliebiger Mengen der Aloe in Geheimmitteln aus Gründen
der Prophylaxe eingeschränkt werden sollte.

II. Podophyllotoxin. Von der nordamerikanischen Berberidee
Podophyllum peltatum ist das Rhizom als stark wirksames Abführmittel in arzneilicher Verwendung. Benützt wird jetzt immer ein
aus dem Wurzelstock hergestelltes Rohpräparat, das Podophyllin, das
aus dem alkoholigen Auszug durch Zusatz von Wasser gefällt wird:
es kommt als graugelb-grünliches Pulver in den Handel.

Dieses Podophyllin ist von Podwyssotzki (Archiv exp. P. Ph.
13. pag. 29: auf pag. 52 die Literatur) mit Erfolg auf die darin enthaltenen wirksamen Substanzen untersucht. — Für die eigentlich
wirksame Substanz gibt darnach Podophyllotoxin, das anfänglich
nur amorph, jetzt schön krystallinisch darstellbar ist. Es ist farb-
und geruchlos, löst sich kaum in kaltem, etwas besser in kochendem
Wasser, in jedem Verhältniss in Aether, Chloroform und Spiritus.
— Die wässerig-spirituöse Lösung schmeckt ungemein intensiv und
nachhaltend bitter und reagirt schwach sauer. — Nach Podwyssotzki
zerfällt diese Substanz durch die Einwirkung von Alkalien in zwei
Componenten (Pikropodophyllin und Podophyllinsäure), von denen
das eine in der Wirkung dem Podophyllin noch nahe steht, während
die zweite unwirksam ist. — Nebstdem hat Podwyssotzki einen
dem Quercetin ähnlichen Körper, ein fettes Oel und eine krystallinische Fettsäure aus dem Podophyllin isolirt.

Das Podophyllotoxin macht an allen Stellen sehr starke Reizung.
Bei Kaninchen treten fast allemal auf die subcutane Application Abscesse auf und die allgemeinen Symptome, also die Resorption bleibt
aus. Bei Katzen und Hunden dagegen zeigen sich auf subcutane
Application örtlich nur mässige Veränderungen, Röthung und Schwellung; dagegen beginnen nach einigen Stunden die allgemeinen Zeichen. Katzen sind die empfindlichsten Thiere: schon auf 1 mgr
kann der letale Ausgang in einigen Tagen folgen. Nach 5 mgr
kommt in 2 bis 3 Stunden wiederholtes Erbrechen, erst später stellen
sich Darmentleerungen ein, die sich häufig wiederholen und zuweilen
mit Blut untermischt sind. Die Thiere werden darnach sehr schwach,
die Parese wird immer deutlicher, die Temperatur fällt, unter zunehmendem Collaps gehen die Thiere zu Grund. Hunde brauchen
etwas grössere Gaben: die Symptome sind dieselben. Bei Darreichung
in den Magen werden durch das bald eintretende Erbrechen viel
grössere Gaben überstanden: doch kann es auch, besonders bei Aufnahme in den nüchternen Magen zu tödtlicher Vergiftung kommen.
— Der Sektionsbefund besteht im Wesentlichen in Reizungszeichen
am Darmtraktus und an den Nieren. Der Magen ist nur wenig, diffus
geröthet: dagegen ist im oberen Dünndarm und dann wieder stellenweise im Dickdarm ausserordentlich starke Hyperämie ausgebildet,

Abstossung der Epithelien (besonders auf den Zotten) beginnende Geschwürsbildung. Erwähnenswerth ist die Angabe von Neuberger, dass die Gallenblase seiner Versuchsthiere allemal strotzend gefüllt war. Die Veränderung an den Nieren besteht nach Neuberger (Archiv exp. P. Ph. 28. 1891, pag. 32) in typischer Glomerulonephritis: auch die Epithelien der Harnkanälchen sind, aber viel weniger deutlich ergriffen. — Beim Menschen soll schon auf 0,3 und auf 0,5 Podophyllin tödtliche Vergiftung vorgekommen sein: Erbrechen, Durchfall, dann grosse Schwäche, Collaps. der zum tödtlichen Ende in comotösem Zustande führte, waren die ausgebildeten Erscheinungen. — Auch an den sichtbaren Schleimhäuten sind beim Pulvern der Wurzel schwere Reizungserscheinungen beschrieben.

III. Aristolochiasäure (Aristolochin). J. Pohl: Archiv exp. P. Ph. 29. 1892, pag. 282. — Das Aristolochin, obwohl stickstoffhaltig: $C_{32}H_{22}N_2O_{13}$ wird zu den Bitterstoffen gerechnet: es hat schwache Säure-Eigenschaft. Nach der Wirkung steht es dem Aloïn nahe, das es an Giftigkeit weit übertrifft. Es schmeckt ausgesprochen bitter!

Von Pohl ist die Substanz aus den Samen von Aristolochia Clematitis und aus der Wurzel der südeuropäischen Arist. rotunda dargestellt. Das Aristolochin, in feinen Krystallen gelb, in grösseren orangefarben aussehend ist in kaltem Wasser sehr wenig, etwas besser in heissem löslich; sehr leicht löst es sich in Aether, Chloroform, Aceton, Eisessig, Alkohol; auch in Alkalien ist es löslich, wird aber aus dieser Lösung durch Säuren gefällt. In Petroläther ist es unlöslich, letzterer ist darum als Reinigungsmittel von einer die Krystallisation störenden Substanz zu gebrauchen.

Aristolochin macht bei Kaninchen dieselbe schwere Nephritis wie das Aloïn, während es (intravenös!) bei Hunden und Katzen (und wohl auch beim Menschen) schwere Blutüberfüllung der gesammten Darmgefässe mit hämorrhagischen Suffusionen der Darmwand, dabei Erbrechen und Durchfälle erregt und unter schweren Collaps-Erscheinungen (Blutdrucksenkung) diese Thiere tödtet.

Bei Kaninchen kommt zuerst vermehrte Diurese: sehr bald treten kleine Eiweissmengen auf, die bald zunehmen, dann erscheinen Cylinder- und Blutkörperchen im Harn: die Harnmenge nimmt stark ab und versiecht bei einzelnen Thieren bald ganz; dann kommen bei Kaninchen auch breiige Stühle. — Mit dem Auftreten der Urinstörungen ändert sich das Allgemeinbefinden der Thiere: sie werden ruhig, man sieht leichte Lähmungszustände der hinteren Extremitäten, die sich steigern; weiter kommt Pendeln des Kopfes mit fortschreitender allgemeiner Lähmung, die Respiration wird immer schlechter — bis zum letalen Exitus. Die Nierenveränderungen sind ausserordentlich stark ausgebildet: zuerst findet man die Epithelien der Tubuli contorti verändert — primäre Nekrose; dann aber zeigen auch die Epithelien in der Marksubstanz und darnach die geraden Harnkanälchen der Papille diese Störung. — Die tödtliche Gabe für Kaninchen beträgt 0,02 pro Kilo.

Bei Hunden ist die subcutane Application wenig sicher in der Wirkung. Nach intravenöser Injektion (schon von 0,01 pro Kilo in Natriumkarbonat gelöst) kommt in etwa $\frac{1}{2}$ bis 1 Stunde Erbrechen, das sich weiterhin wiederholt: dann folgen Stuhlentleerungen mit starkem Tenesmus. Unter zunehmenden Collaps-Erscheinungen Tod in einigen Stunden. Die tödtliche Gabe liegt zwischen 0.01 und 0,02

pro Kilo Thier. Die Sektion ergibt schwere purpurrothe Injektion
des Darms, scharf am Pylorus beginnend und sich hinziehend bis
in den Dickdarm hinein. Bei länger dauernden Fällen sieht man
die Leber abnorm gelb gefärbt und findet bei deren mikroskopischen
Untersuchung reichliche Fetttröpfchen in den Leberzellen bei erhaltener
Färbbarkeit der Kerne und des Protoplasmas.

Pohl, der Autor dieser Untersuchungen, nimmt an, dass das
Aristolochin eine allmählig zunehmende Gefässdilatation im Darmgebiet
hervorbringt und dass daraus die immer weitergehende Blutdrucksenkung, die auch intra vitam sehr genau manometrisch constatirt
ist, erfolgt. — Der vasomotorische Apparat an anderen Stellen funktionirt bis zuletzt, auch die Herzaktion zeigt sich nicht primär verändert. Blutungen in andere Organe sind nicht constatirt. — Ob
das Aristolochin diese Gefässerweiterung direkt durch die Ausscheidung
auf die Darmschleimhaut hervorbringt, darüber ist durch besondere
Versuche nichts ermittelt.

Vergiftungen des Menschen mit Aristolochin sind in der Literatur nicht beschrieben: doch ist seine Wirkung auf die Beckenorgane
nicht unbekannt, dafür spricht der Name Aristolochia: die Pflanze,
die am stärksten auf den Gebärmutterfluss wirkt. — Es findet sich
auch die Angabe, dass die hieher gehörigen Drogen als Abortivum
gebraucht sind: in der neueren Literatur habe ich aber nichts mehr
von einem derartigen Missbrauch gelesen.

Die zu den Aristolochiacee gehörende Haselwurz, Asarum euro-
päum, wird nach Maschka (Vierteljschr. ger. Medicin 1865. Bd. II.
pag. 64) als Abortivum gebraucht. Nachgewiesen ist darin ein ätherisches Oel, Asaron $C_6H_2C_3H_5(OCH_3)_3$. Auf Aristolochin ist die Wurzel
von Asarum meines Wissens nicht untersucht.

***

Aus Aristolochia argentina hat Hesse (Archiv d. Pharmacie
Bd. 233. 1895, pag. 684) ein Alkaloid Aristolochin isolirt, das aber
weder chemisch noch physiologisch näher geprüft ist. — Der Pohl-
sche Körper wird darum besser Aristolochiasäure genannt.

***

Anhang: Linum catharticum, der früher vom Volk benützte
Abführlein, verdankt die Wirkung einem Bitterstoff Linin. Die Giftwirkung der reinen Substanz ist eine sehr intensive und besteht in
schweren Magen- und Darmerscheinungen mit nachfolgender centraler
Lähmung: 0,01 ist die tödtliche Gabe pro Kilo Katze. — Aus den Erfahrungen bei der therapeutischen Anwendung gilt die Pflanze als
ein mildes Abführmittel. Kownacki: Dissertation Dorpat, (Jurjew) 1894.

§ 216. Aetherische Oele.

Aetherische Oele werden nach der allgemeinsten Definition die
riechenden Bestandtheile der Pflanzen genannt. Die Methoden, sie
rein zu gewinnen, beruhen allermeist auf ihrer Flüchtigkeit: man
destillirt die Rohmaterialien für sich oder mit Wasserdampf. — Nur
einzelne Oele werden noch nach anderen Methoden (Pressen etc.) gewonnen.

Die ätherischen Oele dienen hauptsächlich zur Herstellung von Wohlgerüchen: weiter werden sie als Gewürze und Zusätze zu Nahrungsmitteln, und nicht wenige als Arzneimittel gebraucht: hiebei wie endlich bei der verschiedenartigen technischen Verwendung kommt es gelegentlich zu Intoxikationen. Von besonderer Bedeutung sind sie für den Toxikologen nicht.

Die meisten ätherischen Oele sind sehr complicirte Gemenge verschiedenartiger Bestandtheile. Natürlich ist das eigenartige einer bestimmten Sorte durch den Gehalt an ganz bestimmten chemischen Substanzen bedingt. Nebst dem hierdurch begründeten Unterschied von einer Oelsorte zur andern sind nun aber auch noch durch die verschiedene Abstammung der Rohmaterialien, sowie durch absichtliche Mischung und Verfälschung der Handelswaare Verschiedenheiten in der Zusammensetzung derselben Oelsorte constatirt.

Es wird zwar weiterhin bei allen Anforderungen des praktischen Lebens nur von Fenchel- und Anisöl etc. geredet: es ist aber eine selbstverständliche Forderung, dass die Wirkung eines Gemenges auf die einzelnen Componenten zurückgeführt wird. Es ist deshalb zuerst eine Uebersicht über die chemischen Stoffe, die aus den ätherischen Oelen isolirt sind, und darnach über ihre physiologische Wirkung zu geben.

Chemische Literatur der ätherischen Oele:

Heusler: Die Terpene. Braunschweig 1896.
Gildemeister und Hoffmann: Die ätherischen Oele. Berlin 1899. Im Auftrage
der Firma Schimmel & Co.
Wallach: Uebersichtlicher Vortrag in B. B. XXIV. 1891, pag. 1525 bis 79. (Einzel-
aufsätze in Liebig's Ann. Bd. 225. 227. 230. 238. 239. 246. 252. 263 etc.
Die Berichte von Schimmel & Co., jährlich zwei Ausgaben, April und
Oktober.

I. Die chemischen Bestandtheile der ätherischen Oele.

Die nachfolgende Uebersicht ist im Wesentlichen nach dem Buche von Gildemeister und Hoffmann angeordnet. — Aus den ätherischen Oelen sind isolirt:

1. Kohlenwasserstoffe, und zwar aliphatische und aromatische:

a) von aliphatischen Kohlenwasserstoffen sind verschiedene Paraffine aufgefunden, so z. B. Heptan in dem Oele einer Pinus-Art; auch höhere Glieder der Paraffin-Reihe sind dargestellt. — Sie finden sich immer nur in geringer Menge und sind physiologisch ohne alle Bedeutung. —

Auch ungesättigte, olefinische, Kohlenwasserstoffe sind nachgewiesen; so ist z. B. im Rosenöl ein fester Kohlenwasserstoff von der Formel C_nH_{2n}, der wieder in zwei Substanzen von verschiedenem Schmelzpunkt getrennt werden kann, das sogen. Rosenöl-Stearopten[1]); auch dieses ist in jeder Beziehung ein physiologisch gleichgiltiger Stoff. — Kohlenwasserstoffe mit drei Doppelbindungen sind

---

[1]) Stearopten nennt man nach der Wortbedeutung ein bei gewöhnlicher Temperatur festes Oel, im Gegensatz zum flüssigen Elaeopten. Früher hat man nach diesem Unterschied die verschiedenen Oele classificirt: jetzt werden diese Ausdrücke nicht mehr in besonderem Sinne gebraucht.

wahrscheinlich die von Semmler isolirten olefinischen Terpene, über die noch nichts Sicheres bekannt ist.

b) Aromatische Kohlenwasserstoffe; hieher gehört: Styrol oder Cinnamol, $C_6H_5CH:CH_2$: im Storax, farblos, flüssig; polymerisirt sich leicht zu Metastyrol $(C_8H_8)_n$. Es ist nicht physiologisch geprüft. Cymol: ein Methyl-isopropyl-benzol, $C_{10}H_{14}$; die p-Verbindung kommt viel vor, z. B. im Oel von Thymus vulgaris, capitatus, Serpyllum, von Satureja hortensis und Thymbra, von Monarda punctata etc. — Das Cymol gilt als die Grundsubstanz, von der sich die meisten und wichtigsten Bestandtheile der ätherischen Oele ableiten. Es hat keine besondere physiologische Wirkung: siehe oben pag. 523 unter VIII.

c) Terpene: von der allgemeinen Formel $C_{10}H_{16}$. Sie sind alle — bis auf das feste Camphen — leicht bewegliche Flüssigkeiten, die nach und nach Sauerstoff aus der Luft aufnehmen und damit verharzen. Der Siedepunkt liegt etwa von 155° bis 178° C. Man definirt sie im Allgemeinen chemisch als hydrirte Cymole. Zu dem Dihydrocymol (zwei Aethylen-Gruppen) gehören das Limonen oder Dipenten, das Sylvestren, Carvestren, Terpinolen: eine zweite Gruppe (ein Aethylen) bilden Pinen, Camphen, Fenchen.

Pinen macht den Hauptbestandtheil des Terpentinöls aus. Es ist optisch aktiv und kommt als rechts- und linksdrehendes vor. — Rechts-Pinen, d-Pinen, auch Australen, bildet den Hauptantheil des amerikanischen Terpentinöls: in höherer oder niedriger procentischer Menge ist es noch in den Oelen von: Sternanis, Cypresse, Camphor, Lorbeer, Macis, Fenchel, Galbanum, Coriander, Eucalyptus, Basilicum, Rainfarn ..;

l-Pinen im französischen Terpentinöl und in den Oelen vieler Coniferen — wenig im Oele der Wachholderbeeren, Thuja, Muskatnuss, Sassafras, Rosmarin, Salbei, Lavendel etc.

Camphen: — ist fest — kommt als d-und l-Camphen vor: ersteres im Ingwer-, letzteres im Citronell-, Baldrian-, Kesso-Oel.

Fenchen ist nur künstlich hergestellt, noch nicht vorgebildet gefunden;

Limonen ist sehr verbreitet, als d, l und inactive Modification;

d-Limonen oder Citren, im Orangen-, Citronen-, Bergamott-, Neroli-, Kümmel-, Dill-, Fenchelöl etc.

l-Limonen, in Zapfen der Edeltanne, in Krauseminze, Pfefferminze ..

Dipenten wird die optisch inactive Form des Limonens genannt: ist sehr verbreitet im Fichtennadel-, Citronell-, Palmarosa-, Cubeben-, Pfeffer-, Campher-, Muskatnuss-, Bergamott-, Fenchel-, Goldruthen-, Elemiöl etc. etc.;

Terpinen, dem Dipenten sehr ähnlich, aber durch gewisse chemische Reaktionen davon verschieden, ist wahrscheinlich ein Kunstprodukt;

Sylvestren in verschiedenen Coniferen-Oelen, wenig verbreitet;

Phellandren ist sehr verbreitet, aber immer nur in geringen Mengen vorkommend.

Weiter sind Kohlenwasserstoffe der Formel $C_{15}H_{24}$ isolirt, Sesquiterpene, mit dem Siedepunkt 250 bis 280° C.: hieher Cadinen, Caryophyllen (Cedren ..): endlich Di- und Polyterpene, über 300°

siedend: erstere zähflüssige Oele, letztere Harze: nachgewiesen in den Balsamen und Harzen.

2. Alkohole:

a) Die gewöhnlichen einwerthigen Alkohole der Fettreihe kommen an Säuren gebunden als Aether und Ester vor: nur kleine Mengen finden sich frei, so etwas Aethylalkohol aus Rosenöl, etwas Amylalkohol aus Pfefferminzöl;

b) interessant sind die (doppelt) ungesättigten aliphatischen Alkohole Linalool, Geraniol (und Citronellol), die frei und als Ester in solchen Stoffen vorkommen, die besonders für die Parfumerie wichtig sind. (Sie sind wahrscheinlich energisch lähmend wirkende Gifte.)

Linalool: $C_{10}H_{18}O$ von der Formel
$$CH_2 . C(CH_3) : CH . CH_2 . C(CH_3)(OH) . CH : CH_2,$$
ein tertiärer Alkohol, kommt als

d-Linalool, auch Coriandrol genannt, im Corianderöl;

l-Linalool im Linaloe-, Bergamott-, Neroli-, Citronen-, Lavendel-, Thymian-, Spiköl vor. — Von den Estern ist besonders das Acetat wichtig, auch das Propionat und Butyrat ist nachgewiesen.

Geraniol $C_{10}H_{18}O$, inaktiv, ein primärer Alkohol, ist als Acetat im Rosenöl, im Palmarosa-, Geranium-, Citronell-, Lemongrasöl (wenig in Lavendel- und Spiköl).

Citronellol: $C_{10}H_{20}O$, ein primärer Alkohol mit nur einer doppelten Bindung: wichtig im Rosenöl: — Roseol ist ein Gemenge des vorigen mit Geraniol: ebensolche Gemenge sind Rhodinol, Reuniol.

c) Alkohole der aromatischen Reihe: hieher gehört der Benzylalkohol $C_6H_5CH_2OH$, der als Acetat im Jasmin, als Benzoat, Cinnamat im Peru- und Tolubalsam und im Storax vorkommt; der Zimmtalkohol und der daraus entstehende Phenylpropylalkohol kommen als Acetate im Cassiaöl, als Zimmtsäureester (Styracin) im Storax vor.

d) Häufiger sind hydroaromatische Alkohole: hieher gehören das wahrscheinlich giftige Sabinol $C_{15}H_{16}O$, der Thujylalkohol $C_{10}H_{18}O$. Verbreiteter sind:

Terpineol: $CH_3 . C_6H_8 C(OH)(CH_3)_2$, ein tertiärer Alkohol, ist als d, l und inaktiv in verschiedenen Oelen vorhanden;

Borneol: $C_{10}H_{18}O$: ein sekundärer Alkohol, der oxydirt ein Keton, den Camphor, liefert und der rückwärts aus Camphor durch Reduktion mit Na erhalten wird, kommt als d, l auch verestert vor;

Borneocamphor ist d-Borneol, l-Borneol der Ngai-Camphor;

d-Borneol ist noch im Spik- und Rosmarinöl;

l-Borneol im Citronell-, Mutterkraut-, Baldrian-, Kessoöl (Isovalerianat), und in den Pinus-Oelen als Acetat.

Menthol: $C_{10}H_{20}O$, ein gesättigter sekundärer Alkohol, nur im Pfefferminzöl als Acetat und Isovalerianat.

Sesquiterpenalkohole sind Begleiter der Sesquiterpene, in die sie durch wasserentziehende Mittel übergeführt werden: hieher verschiedene sogen. Camphorarten.

3. **Aldehyde:** — Acetaldehyd kommt im Oele vieler Sämereien vor. Wichtige besondere aliphatische Aldehyde sind Citral $C_{10}H_{16}O$ und Citronellal $C_{10}H_{18}O$.

    Citral, so genannt wegen des Vorkommens im Citronenöl, auch **Geranial** als erstes Oxydationsprodukt des Geraniols, ist zu 70 bis 80 procent Hauptbestandtheil des Lemongrasöls, auch im Pomeranzenöl.

    Citronellal: kommt nur als d-Verbindung vor — einfach ungesättigter Aldehyd des primären Alkohols Citronellol.

Ringförmige Aldehyde: nur das Turfurol im Nelkenöl.

Von aromatischen Aldehyden sind eine Anzahl isolirt: Benzaldehyd, Salicylaldehyd, Anisaldehyd, Cuminaldehyd, Vanillin, Heliotropin, Zimmtaldehyd etc.

4. **Ketone:** von aliphatischen Ketonen sind nachgewiesen: Aceton, Methylamylketon im Nelkenöl, Methylnonylketon im Rautenöl. Eine ausgezeichnete Verbindung ist das **Methylheptenon:** $C_8H_{14}O$, ein ungesättigtes Keton, dem Geruch des Amylacetates sehr ähnlich, eine farblose Flüssigkeit, $CH_3 . C(CH_3) : CH . CH_2 . CH_2 COCH_3$: kommt im Linaloe-, Citronell-, Lemongrasöl vor.

Von aromatischen Ketonen ist das Anisketon $C_6H_4OCH_3$, $CH_2 . CO . CH_3$ im Anis- und Feuchelöl gefunden.

Wichtiger sind hydroaromatische Ketone, die sogen. echten **Camphorarten:** Carvon $C_{10}H_{14}O$; Camphor, Fenchon, Thujon, Tanaceton, Pulegon von der Formel $C_{10}H_{16}O$, Menthon $C_{10}H_{18}O$, Iron $C_{13}H_{20}O$.

    Carvon, als d-Modification im Kümmel- und Dillöl, als l-Carvon im Krauseminz ... Oel.

    Camphor bildet als d-Camphor den echten Japan- oder Laurineencamphor — in kleinen Mengen ist er (neben anderen Körpern) im Oele der Camphorblätter, im Sassafras-, Rosmarin-, Zittwerwurzelöl etc.

      l-Camphor ist im Rainfarn und Mutterkrautöl (Oel von Matricaria Parthenium).

    Fenchon flüssig: d im Fenchel-, l im Thujaöl.

    Thujon flüssig: im Thuja-, auch im Wermuth-, Rainfarn-, Salbeiöl;

    Pulegon: dem Menthon ähnlich, zu 80 procent im Poleyöl, auch noch in anderen Oelen;

    Menthon: flüssig nur l-M. im Pfefferminz- und Buccoblätteröl.

5. **Säuren und Laktone.** Die gefundenen fetten Säuren sind zumeist als Zersetzungsprodukte der Ester aufzufassen (Essig-, Propion-, Butter-, Baldriansäure): besonders die Essigsäure bildet viel vorkommende Ester (Linalyl-, Geranyl-, Bornylacetat ..). Auch ungesättigte fette Säuren, so die Angelika-, Tiglinsäure, sowie Oxysäuren kommen vor (Oxymyristinsäure). Von aromatischen Säuren ist die Benzoesäure, Zimmtsäure, besonders verbreitet aber die Salicylsäure (als Ester) nachgewiesen.

Von Laktonen ist das Cumarin und Hydrocumarin, Sedanolid aus Sellerieöl ... u. a. a. isolirt.

. Bei den Laktonen wird am besten aufgeführt ein sehr wichtiger Körper, das Cineol $C_{10}H_{18}O$, der nach seinen chemischen Reaktionen als Oxyd betrachtet werden muss. Dieses Cineol geht durch Wasserentziehung (Behandeln mit Benzoylchlorid) in ein Terpen: Cinen, $C_{10}H_{16}$, auch Dipenten genannt, über, welch letzteres unter dem Einfluss concentrirter Schwefelsäure in Cymol umgewandelt wird. — Cineol ist flüssig, optisch inaktiv, schmilzt bei -1^0 C., siedet bei 176^0. Es ist der Hauptbestandtheil der Oele von Cajeput, Artemisia Cina, Eucalyptus Globulus; in kleinen Mengen findet es sich sehr verbreitet, so z. B. im Galgant-, Cardamomen-, Zittwerwurzelöl etc.

Die Aether und Ester der fetten Säuren mit den gewöhnlichen Alkoholen — sogen. Fruchtäther — sind schon auf pag. 493 erwähnt.

6. Phenole und Aether der Phenole. Hieher gehört das Thymol, das auf pag. 537 besprochen ist, weiter das Anethol auf pag. 547. Vom Phlorol ist der Isobuttersäurester und Methyläther im Arnikawurzelöl (darin noch der Methyläther eines Thymohydrochinons); im Sternanisöl ist der Aethyläther des Hydrochinons.

Das Carvacrol, Isopropyl-o-Kresol $C_6H_3CH_3OHC_3H_7$: 1.2.4 ist im spanischen Hopfenöl, im Thymian-, Quendel-, Satureja-, Origanum ... öl.

Die wichtigsten Phenole scheinen Olefinphenole mit ungesättigter Seitenkette: hieher das

Chavicol: p-Allylphenol $C_6H_4C_3H_5OH$, 1.4. im Betelblätter- und Bayöl.

Esdragol, der Methyläther des Cavicols im Esdragonöl.

Das Anethol, Eugenol, Safrol, Apiol sind auf pag. 547 bis 549 schon genannt.

Asaron: $C_6H_2C_3H_5(OCH_3)_3$ im Haselwurz- und Maticoöl.

II. Im Nachfolgenden ist versucht, in kurzer Uebersicht das Wesentliche von der physiologischen Wirkung der einzelnen chemischen Körper, die die ätherischen Oele zusammensetzen, darzustellen Vieles ist schon aufgeklärt: auch kann oft auf frühere Paragraphen verwiesen werden. Immerhin ist dieses Kapitel eines der wenigst behandelten in der experimentellen Pharmakologie. — Auch hier ist das oben benützte chemische Eintheilungsprincip beibehalten.

1. a) Die aliphatischen Kohlenwasserstoffe der ätherischen Oele sind indifferent;

b) Die aromatischen Kohlenwasserstoffe sind oben, pag. 522 und 523, behandelt: sie sind nicht indifferent, aber doch nur wenig giftig;

c) Die Terpene sind leider sehr wenig untersucht. Gleich über die erste Frage, ob alle Terpene gleichartig und gleichstark wirksam sind, sind wir nicht aufgeklärt. — Das Terpentinöl kann wohl als Pinen aufgefasst, d. h. seine Wirkung als die des Pinens genommen werden.

2. a) Die gewöhnlichen Alkohole der Fettreihe kommen nur in geringen, jedenfalls gleichgiltigen Mengen in den ätherischen Oelen vor (§ 103);

b) die ungesättigten aliphatischen Alkohole: Linalool und Geraniol (und Citronellol) sind nach aller Analogie (siehe § 103 und § 110) Substanzen von sehr entschiedener Schadenwirkung. Specielle physiologische Prüfung kenne ich nicht. — Ich habe darum im speciellen Theil kurz über eine Abhandlung referirt, die das Rosenöl und verwandte Oele betrifft, die die fraglichen Alkohole enthalten;

c) von aromatischen Alkoholen ist besonders der Benzyl- und Zimmtalkohol nachgewiesen. Leider sind sie nicht speciell physiologisch untersucht. Da aber von den nächstverwandten Kohlenwasserstoffen nur geringe Schadenwirkung erwiesen ist, darf man von den Alkoholen, die ebenso im Stoffwechsel zu Benzoesäure umgesetzt werden, nach Analogie annehmen, dass sie noch weniger schädlich sein werden;

d) von hydroaromatischen Alkoholen muss man einstweilen das Sabinol für schwer giftig halten, da man einen anderen Träger der starken Giftigkeit des Sadebaums nicht aufgefunden hat. — Die drei reinen Substanzen: Terpineol, Borneol und Menthol sind unten (nach Terpentinöl) besonders besprochen.

3. Aldehyde. — Der Acetaldehyd kommt nur in geringen Mengen in den ätherischen Oelen vor, die keine besondere Bedeutung haben (siehe pag. 462). — Die für die Parfumerie sehr wichtigen Aldehyde: Citral und Citronellal sind in reinem Zustande nicht physiologisch geprüft. Gewisse Schlüsse über ihre Wirkung kann man aus den vorhandenen Untersuchungen der Oele ziehen, die diese Aldehyde enthalten; siehe später Citronen- und Pomeranzenöl.

Von den aromatischen Aldehyden ist der Benzaldehyd auf pag. 550, das Vanillin auf pag. 546, Heliotropin auf pag. 548, Salicylaldehyd auf pag. 556 ... behandelt. Sie sind alle schwach, einzelne gar nicht giftig.

4. Ketone. Die aliphatischen Ketone sind im § 122 schon behandelt. — In ätherischen Oelen kommen ungesättigte Ketone vor, die schwerer giftig als die gesättigten wirksam sein werden.

Sehr schwer giftige und eigenartig wirksame Bestandtheile der ätherischen Oele sind die zu den aromatischen Ketonen gehörigen Camphor-Arten. — Der sogen. echte Japan-, Laurineen-Camphor ist unten ausführlich besprochen: im Anhange dazu die anderen ätherischen Oele, die echte Camphor-Arten enthalten.

5. Die aliphatischen und aromatischen Säuren sind meistens in Form von Estern in den ätherischen Oelen vorhanden: im Verdauungstractus werden diese Ester gespalten. Siehe oben § 123 und 134. — Toxikologisch sind diese Verbindungen von geringer Bedeutung.

Von Laktonen ist das Cumarin besonders behandelt: es ist von mittelstarker Giftigkeit.

Das Cineol ist im Eucalyptusöl der wesentliche Bestandtheil: es hat geringe Wirksamkeit.

Ueber die Phenole und deren Aether siehe § 128 und 133. — Zu dieser chemischen Gruppe gehörige Substanzen sind mit die giftigsten Bestandtheile der ätherischen Oele.

III. Allgemeines über die physiologische Wirkung der ätherischen Oele. Viele ätherische Oele haben eine Reihe von Einzelwirkungen gemeinsam, so dass eine allgemeine Betrachtung

didaktisch möglich und vortheilhaft ist. Nur die Camphor-Gruppe
ist bei der nachfolgenden Untersuchung über Allgemeinwirkung ausdrücklich ausgenommen.

Vor Allem erweisen sich die ätherischen Oele als ziemlich starke
Gifte für niedrige Lebewesen, was bei ihrer überwiegenden Zusammensetzung aus Benzolderivaten nicht auffallend ist. Man benützt sie
praktisch als Antiseptica, zum Tödten von Epizoen. — Dabei ist aber
für den Menschen die Giftigkeit nicht so intensiv wie z. B. die der
Carbolsäure, welch letztere andererseits von vielen ätherischen Oelen
an antiseptischer Wirkung überboten wird. Am einfachsten und
wohl zutreffend erklärt man diesen scheinbaren Widerspruch durch
die geringe Wasserlöslichkeit der ätherischen Oele. Da die lebens-
wichtigsten Apparate nur von den resorbirten Mengen angegriffen
werden, so ist geringe Wasserlöslichkeit einer Giftsubstanz eine
Eigenschaft, die intensive Allgemeinvergiftung ausschliesst oder doch
wenigstens erschwert. Immerhin ist die Wasserlöslichkeit hoch genug, um z. B. mittlere Mengen im Magen und Darm vollständig
verschwinden zu lassen. — Nach der letzten Betrachtung ist die
Schadenwirkung auf den Menschen für schwerer anzusetzen, als sie
bei den gewölnlichen Unglücksfällen erscheint.

Die meisten ätherischen Oele dringen in die Haut ein und
setzen dadurch verschieden starke Reizung, die sich in Brennen,
Schmerz, Röthung, bei längerer und tieferer Wirkung in bläschen-
und papelförmigen Ausschlägen, sogar in Blasenbildung äussert. —
Bei subcutaner Application machen die meisten richtigen ätherischen
Oele deutliche Reizung, die bis zu eitriger Abscedirung sich steigert
(so z. B. Terpentinöl, Lavendelöl etc.). — Auf Schleimhäuten ent-
stehen wieder gleichartige Störungen, die sich subjektiv in Brennen,
Wärmegefühl, Schmerz: objektiv als Entzündung verschiedenen
Grades und deren örtlichen und allgemeinen Folgen, wie Uebelkeit,
Erbrechen, Durchfällen, Collaps-Symptomen kundgeben. Meist ist die
Aetzung ganz oberflächlich und bald wieder ausgeglichen.

Die resorbirten Mengen werden grossentheils im intermediären
Stoffwechsel verändert, oxydirt und gepaart (besonders mit Schwefelsäure und Glykuronsäure) und dann im Harn ausgeschieden. Fast
alle ätherischen Oele machen dabei in den Nieren leichte, manche
aber ausserordentlich starke, bis zu den schwersten Formen von
Nephritis führende Veränderungen. Ueber deren Auffassung als
Nekrosen siehe oben pag. 66. VIII.

Dieser Unterschied in der Beschädigung der Niere bei verschiedenen ätherischen Oelen ist sicher durch die chemische Form der
Ausscheidung bedingt. Diejenigen Substanzen, die in chemisch harm-
lose Verbindungen umgewandelt (entgiftet) werden, reizen sehr wenig,
andere dagegen sehr stark. Im Verhalten der aromatischen Säuren
(vide § 134. I.) ist ein vergleichbares Beispiel schon beschrieben.

Die resorptive Wirkung besteht anfänglich in deutlichen
Zeichen der Aufregung, denen bald Schlafsucht und weiter fortschreitende Lähmung bis zum tiefsten Coma und vollständiger Aufhebung aller Reflexe folgen kann. Im Coma kann sich der Tod einstellen[1]).

---

[1]) Es sei hier kurz die viel citirte Angabe berührt, dass Schlafen in engem
Raume zusammen mit stark duftenden Blumen zu üblen Zufällen, selbst zu tödtlicher

Im Einzelnen ist festgestellt: Der Blutdruck steigt anfänglich und bei kleinen Gaben für längere Zeit. Man hat dies durch direkte Anregung der Herzmusculatur, aber auch als vasomotorische Wirkung (primäre Erregung des Gefässnervencentrums) erklärt. Grosse Gaben aber machen mit dem Eintritt der allgemeinen Lähmungszeichen auch vasomotorische Lähmung und dadurch starkes Absinken des Blutdruckes: die Pulszahl wird verlangsamt.

Die Respiration wird anfänglich erregt, beschleunigt, später aber geschädigt, verlangsamt, in den schweren Fällen sistirt sie vor der Herzaktion.

Die Temperatur sinkt ab: wo Steigen angegeben ist, ist das auf Complicationen zu schieben.

Eine besonders schwere Erscheinung, die auch neuerdings genauer studirt und bei verschiedenen ätherischen Oelen schon constatirt ist, ist akute fettige Degeneration der Organe, besonders der Leber. Der hie und da beobachtete Ikterus ist damit erklärt.

Im Harn finden sich verschiedene Abweichungen, so Eiweiss, Cylinder, auch Blutkörperchen als Zeichen der direkten Nierenbeschädigung. — Häufig wird der Harn linksdrehend, dies ist wohl meist auf die Glykuronsäure, mit denen die ätherischen Oele Paarlinge bilden, zu beziehen. Die ätherischen Oele sollen aber auch manchmal zu alimentärer Glykosurie führen, die stationär zu wirklichem Diabetes mellitus wird (Terpentinöl und Capaivabalsam) (?).

Die centrale Lähmung macht sich in den gelindesten Graden der Intoxikation als Schlafsucht ohne sonstige Paralyse, bei stärkerer Vergiftung in Schwindel, Verschleierung des Bewusstseins wie bei Rausch, Ohnmachtsanfällen: in den schwersten Fällen in stundenlang dauerndem comatösen Zustand geltend. — Die Reflexerregbarkeit zeigt sich bald und stark vermindert. Die ätherischen Oele können darum, wenn man sie nach der Vergiftung durch Krampfgifte als Antidote applicirt, in verhältnissmässig geringen Mengen, in denen sie noch keine deutlichen Lähmungszeichen machen, das Ausbrechen der Krämpfe vollständig unterdrücken (Binz und Grisar: Centrbl. med. Wschr. 1874. pag. 77 und Archiv exp. P. Ph. 5. 1875. pag. 119 und Binz: ibidem 8. 1878 pag. 50).

Selbstthätig Krämpfe auslösend wirkt von den ätherischen Oelen nur der Camphor (und einzelne chemische Verwandte desselben), der darum besonders besprochen werden muss. Hie und da aber sieht man auch von den „rein lähmenden" Vertretern der Gruppe und zwar in dem Stadium, worin schon deutliche Lähmungszeichen

---

Vergiftung führen könne. (Der Blumen Rache von Freiligrath.) Das Vorkommen von Kopfweh, Blässe der Gesichtshaut, Mattigkeit, Uebelbefinden aus dieser Ursache kann man wohl nicht in Abrede stellen: dass aber dadurch sogar tödtliche Vergiftung vorgekommen sein soll, das gehört wohl zu den Fehlschlüssen des post hoc ergo propter hoc. — Husemann erwähnt an derselben Stelle in seiner Toxikologie eine gleichartige Vergiftungsgelegenheit, die ich nach eigenen Erfahrungen für erwähnenswerth halte: nach dem Schlafen in frischem Heu kann man bei Kindern starke Kopfschmerzen, auch Schlafsucht, übles Aussehen, Erbrechen beobachten, ein Symptomenbild, das manchmal an schwere Erkrankung (Gehirnerscheinungen!) erinnert. Nach einmaligem Ausschlafen ist wieder Alles in Ordnung. — Man kann auf gewisse stark duftende Heubestandtheile (Melilotus, Anthoxanthum odorat.) die Beschädigung schieben: — (siehe unten Cumarin).

bemerkbar sind, Krämpfe entstehen, klonische Zuckungen in den Extremitäten, Trismus, Opisthotonus, epileptiforme Anfälle. Es ist dies nur in vereinzelten Fällen beobachtet, gehört nicht zum regelmässigen Bilde.

Eine von verschiedenen ätherischen Oelen gleichartig hervorgerufene Wirkung ist die Vermehrung der Zahl der weissen Blutkörperchen. Diese sehr interessante Thatsache ist zuerst von Binz' Schülern Grisar (Dissertation Bonn 1873) und Hugo Meyer (Bonn 1874) beschrieben. Nur das Pfefferminzöl macht hievon eine sehr bemerkenswerthe Ausnahme (Archiv exp. P. Ph. V, pag. 125). — Grosse Gaben bringen die Wirkung nicht mehr hervor; man hat darum die ganze Erscheinung mit der Beeinflussung des Blutdrucks und der Gefässweite in Beziehung gebracht. — Andererseits hat man auch eine besondere leukotaktische Wirkung der ätherischen Oele angenommen und hat diese Chemotaxis zur Erklärung gewisser örtlicher Störungen nach ätherischen Oelen in dem Sinne benützt: Wo durch specifische secretorische Thätigkeit eine Ausscheidung der ätherischen Oele zu Stande kommt, da wird auch Anhäufung von Leukocyten und die daraus für die Gefässwand folgenden Veränderungen sich ausbilden: — eine in mancher Hinsicht plausible Erklärung für die gelegentlich gesehenen Nierenreizungen, leichten Lungenblutungen und ähnliche Folgen.

Eine besondere verbrecherische Verwendungsart vieler ätherischer Oele ist die als Fruchtabtreibmittel: die Juniperus Sabina, das Cedernholzöl, das Poley-Oel u. a. gehören hieher. Sehr häufig führt dieser Gebrauch zu tödtlicher Vergiftung. Sicher ist von diesen Mitteln erwiesen, dass sie eine schwere Gastroenteritis und intensive Nierenstörung, bis zu Hämaturia und Anuria hervorbringen. Ob die Uteruswirkung nur als eine sogenannte sympathische, fortgeleitete Hyperämisirung dieses Organs oder als direkte Erregung der im Lendenmark gelegenen nächsten Centra aufzufassen ist, das ist hier nicht weiter zu diskutiren. — Die viel citirten Versuche von Röhrig — bei Kaninchen traten auf intravenöse Injektion von 1 gr Extractum Sabinae schon binnen wenigen Minuten deutliche, durch mehrere Stunden andauernde Uterus-Contraktionen auf, die nach Zerstörung des Lendenmarks ausblieben — sind in Virchow's Archiv, Bd. 76, 1879, pag. 34, beschrieben.

IV. Die einzelnen ätherischen Oele.

A. Das Terpentinöl ist nach seiner Herkunft etwas verschieden zusammengesetzt: es besteht überwiegend (gegen 90 procent) aus Pinen: daneben sind verharzte Stoffe (Polyterpene), ein Aldehyd $C_{10}H_{16}O_3$, der den scharfen Geruch des alten Oeles bedingen soll, und wohl noch andere Oxydationsprodukte in geringen Mengen vorhanden.

Die Wirkung mittlerer Mengen schildert Purkinje[1] an sich: „Ich nahm 3,6 gr Morgens. ... Die unangenehme Empfindung im Munde und Schlunde geht bald vorüber. Ich fand ausser allgemeiner Erhöhung der Wärme bei ungestörtem Fortgange der Verdauung und aller übrigen Funktionen nur die Wirkung, dass ich ungemein schlafsüchtig wurde, so dass ich bei ruhiger Lage und indifferenter Beschäftigung leicht zu jeder Stunde des Tages einschlief. Die Bewegungen waren, obgleich von einem Gefühl der Trägheit befangen,

---

[1] Purkinje: Einige Beiträge zur physiolog. Pharmakologie. Neue Sammlungen... Breslau 1829, pag. 439, citirt nach: Binz: Pharmakologie.

durchaus ohne jene Affektion, die bei der eigentlichen Narkosis gefunden wird." — Auf 15 gr kam bei einem Manne starkes Uebelsein
mit schmerzhaften Durchfällen, Müdigkeit, Frösteln. Letztere Erscheinungen dauerten bis zum 4. Tage. — Zwei Selbstmordversuche
mit 30 und 100 gr (siehe Literaturzusammenstellung: Cardile) endeten
günstig. Eine Epileptica bekam Anfangs einen Anfall: die Erscheinungen waren: intensive Salivation, schwere Zeichen vom Darm, starke
Schweisse, die nach Terpentinöl rochen, Albuminuria, soporöser Zustand, allgemeine Schwäche. Der Harn enthielt neben Eiweiss noch
Gallenfarbstoff, aber keine reducirende Substanz. — Verbreughen
schildert: Unmittelbar nach zwei Esslöffeln Terpentinöl, gegen Bandwurm genommen, folgte Brennen im Magen, Salivation, Erbrechen,
Gesichtstrübung, Ohrensausen, Schwindel, leichte Cyanose, oberflächliche, langsame Athmung und Herzaktion, Hautanästhesie, Ohnmacht.
Wiederherstellung. — In schweren Fällen sind bleiche, kalte Haut,
stark abnehmende Athmung, stundenlang dauerndes Coma, worin
endlich der Tod, beobachtet. Die lähmende Wirkung des Terpentinöls äussert sich neben Anderem dadurch, dass nach Krampfgiften
bei gleichzeitiger Darreichung von Terpentinöl die Krämpfe ausbleiben
(Binz). — Auf Schleimhäute in Dampfform applicirt, vermindert es
deren Secretion (Rossbach-Fleischmann). — Im Harn von Hunden
treten nach dem Eingeben von Terpentinöl mehrere gepaarte Glykuronsäuren auf, darunter eine N-haltige. Die eine dieser Säuren ist in
freiem Zustande so wenig beständig, dass sie bei einfachem Stehen
der wässerigen Lösung eine Zersetzung erleidet, wobei sich in ölartigen Tropfen ein Terpentinölderivat abscheidet ($C_{10}H_{16}O$; das Auftreten von gepaarten Glykuronsäuren, die immer Aethersäuren sind,
bedeutet vorausgehende Oxydation des Pinens). — Mit dieser Beobachtung von Schmiedeberg über eine „ölartige Abscheidung" ist
vielleicht eine sehr merkwürdige Angabe von Kobert und Köhler
erklärt, dass nach Terpentinölvergiftung im Harn Fett auftritt und
bei der Abkühlung sich abscheidet. — Die Harnmenge ist anfänglich
nach kleinen Terpentinölgaben vermehrt, nach grossen aber vermindert. — Bekannt ist der Veilchengeruch des Harns, der aber
durchaus nicht allemal nach Terpentinölaufnahme zu beobachten ist.

Terpentinölvergiftungen sind selten: die Gelegenheiten sind durch
die technische Verwendung (Lackirer, Anstreicher), durch den Gebrauch
in der Medicin und als Volksmittel (Bandwurmkuren) gegeben. Auch
der Aufenthalt in einer Luft mit reichlichen Terpentinöldämpfen
kann zu Vergiftung führen: es sind Thiere sogar zu Tode vergiftet
worden (Liersch). Auch von Arbeitern, die in engem Raum, in dem
Terpentinölflaschen geborsten waren, sich länger aufhalten mussten,
sind Betäubungserscheinungen gemeldet.

Von Bedeutung für die Gewerbe-Hygiene — Lackirer, Anstreicher — ist die Frage, ob es eine chronische Terpentinölvergiftung gibt. Man kann die Frage verneinen und zwar mit der Be-
gründung: das Terpentinöl wird rasch wieder ausgeschieden, es kommt
dadurch nicht zu dauernden Organveränderungen. Immerhin ist
folgendes hiezu zu referiren.

Schulz hat neuerdings die Frage experimentell aufgenommen
(München. med. Wochenschr. 1900, Nr. 28), indem er junge Männer
kleine Mengen von Terpentinöl durch längere Zeit nehmen liess.
Berichtet werden als Folgen: eine gewisse geistige Trägheit und

Apathie; deutliches Gefühl von Müdigkeit, Mattigkeit, Schlaffheit der Muskulatur, die aber immer erst einige Stunden nach der Giftaufnahme sich einstellte. Diese Muskelerscheinungen steigerten sich allmählig. Weiter kamen hinzu: schlechter Schlaf, geringe Pulsbeschleunigung, unangenehme Empfindungen im Magen und Aufstossen, Hautausschläge, speciell Acne, im Gesicht beginnend und sich weiter verbreitend. Schulz bespricht l. c. die in der Literatur niedergelegten Zeugnisse über die Frage. Die meist berichteten Störungen (z. B. von solchen Leuten, die in frisch lackirten Zimmern schlafen) sind: Schwindelgefühl, Unbehagen, Kopfschmerz. Nur in seltenen Fällen und dann wohl bei disponirten Personen, kommen Nierensymptome: Eiweiss, auch Blutung und die zugehörigen subjektiven Beschwerden. — Der häufigen Aufnahme von Terpentinöldampf sind besonders Lackirer und Anstreicher ausgesetzt. Von besonderen Gewerbekrankheiten der so beschäftigten Leute ist aber nichts bekannt. — Ich habe darüber den Leiter eines solchen Geschäftes gefragt, der angab: Im Winter, wenn im geschlossenen und geheizten Raum rasch viel Waare fertig gestellt werden muss, kommen manchmal Kopfweh und Magenbeschwerden vor, die auf Terpentinöldampf bezogen werden. Gehen die Leute kurze Zeit in die frische Luft, so ist bald Alles gut. — Von intensiveren Beschwerden weiss der Mann aus seiner langen Erfahrung nichts zu berichten. — All das sind Zeichen einer leichten akuten Vergiftung. — Dass gewisse Organe dauernd verändert werden (etwa die Nieren?), dafür habe ich keine sicheren Beweisstücke aufgefunden. — Ueber weitere Literatur siehe bei Schulz: l. c.; Hirt: Gewerbekrankheiten etc.

Literatur über Terpentinöl.

Ray: Studien über Oleum pini. Tübingen 1868.
Cardile: Clinica med. Ital. 1899, pag. 441; ref. Virchow's Jahresber. 1899. I. pag. 382.
Verbreughen: Bulletin de Gand. Sept. 1890. Virchow's Jber. 1890. I. pag. 418
Binz (und Grisar): Archiv exp. P. Ph. 5, 1875. pag. 119.
Rossbach, Festschrift, Jubiläum, Hochschule Würzburg 1882, pag. 42.
Fleischmann: Rossbach's Untersuchungen III. pag. 50.
Schmiedeberg: Archiv exp. P. Ph. XIV. pag. 308.
Kobert und Köhler: Centralbl. medic. Wiss. 1877, pag. 129.
Liersch: Casper's Vierteljschr. 1862. Okt.
        (Binz: Pharmakologie; Husemann: Toxikologie ...)

Terpinhydrat und Terpinol, zwei für innerlichen Gebrauch benützte Terpentinölpräparate soll man nicht in höherer Gesammtdosis als etwa 1,0 für den Tag darreichen. Magenbeschwerden, Meteorismus, Durchfälle, auch Nierenreizungen sind bei höheren Gaben gesehen.. Rabow: Therap. M.-H. 1887. pag. 309 und 311.

Die Oele der Kiefernadeln, der Lotschenkiefer ... wirken wie Terpentinöl.

Anhang: Die reinen hydroaromatischen Alkohole: Terpineol, Borneol, Menthol.

Das Terpineol, ein tertiärer Alkohol ist von Goldstein untersucht (Dissertation, Berlin 1891: Berliner pharmak. Institut). Es wirkt im Grossen und Ganzen dem Terpentinöl ähnlich. Frösche werden rascher davon gelähmt. Bei Warmblütern wirkt es vom Magen aus allgemein lähmend: die Nieren werden wenig ergriffen: es folgt keine Albuminurie. Im Harn scheint eine Glykuronsäure-Verbindung aufzutreten.

Borneol kommt rein als sogenannter Borneo-Campher (d), und als Ngai-Camphor vor. — Menthol scheidet sich aus gewissen Sorten von Pfefferminzöl fest aus; es wird therapeutisch benutzt. Beide sind von Pellacani (Archiv exp. P. Ph. 17. 1883. pag. 376) physiologisch geprüft und wirken darnach auf Säugethiere lähmend. — Etwas abweichend lauten die Angaben von Lapin (bei Kobert: Dissertation [Jurjew] Dorpat 1894). — Borneol macht bei Fröschen Lähmung, bei Warmblütern in kleinerer Gabe Reflexsteigerung und epileptiforme Krämpfe, in grösserer: Coma mit klonischen Krämpfen. Der Borneolessigsäureester wirkt im Wesentlichen wie das Borneol. — Menthol lähmt bei Fröschen das Grosshirn und die Willkürbewegungen. Bei Warmblütern kommen Erregungszustände, aber keine Krämpfe; nach höheren Gaben (über 0,8 pro Kilo) folgt der Erregung deutliche Lähmung. Auf sehr grosse Gaben bleibt die Erregung ganz aus: zuerst kommt Unsicherheit des Ganges und Verminderung der Sensibilität, dann vollständige Lähmung, auch der Sensibilität und der Reflexerregbarkeit. Die Herzaktion bleibt sehr lange erhalten. — (Siehe hiezu unter D: bei Camphor).

B. Die Oele von gewissen anderen Coniferen sind viel giftiger als das Terpentinöl.

1. Juniperus Sabina, Sadebaum, ist ein wohl bekanntes Abortivum, von dem gewöhnlich die grünen frischen Zweigspitzen als Abkochung, sehr selten das Oel selbst, gebraucht wird. Das Oel ist in besonderen Oeldrüsen enthalten, die mitten auf der Rückseite der kurzen Blättchen, die dachziegelförmig an den drehrunden Zweigen angeordnet sind, sitzen. Die Zweige enthalten im Mittel $1^{1}/_{2}$ bis 3 procent Oel. — Ueber die vergiftenden Mengen gibt es leider gar keine sicheren Angaben. — Man könnte daran denken, dass noch andere Bestandtheile der summitates Sabinae ausser dem ätherischen Oele an der Wirkung betheiligt sind: ein solcher Körper ist das Glukosid Pinipikrin (siehe § 211). Es ist dies aber wenig wahrscheinlich, weil die Zweigspitzen mit zunehmendem Austrocknen und Abdunsten des Oels unwirksamer werden: das wirksame ist das Oel. — In diesem Oel ist zu 50 bis 55 procent der hydroaromatische Alkohol Sabinol $C_{10}H_{16}O$ enthalten, zu 40 bis 45 procent als Acetat, zu $10^{0}/_{0}$ frei. Ein kleiner Theil ist an eine andere Säure gebunden, die auch frei vorkommt (?). Weiter ist isolirt das Sesquiterpen Cadinen: Terpene sind nach dem Siedepunkt zweifelhaft. Es ist wahrscheinlich, aber nicht bewiesen, dass das Sabinol die schlimmen physiologischen Wirkungen hat. — Das Sadebaumöl wirkt auf der Haut sehr schwer reizend, macht rasch Röthung bis Blasenbildung und Eiterung. — Nach dem innerlichen Nehmen kommt, oft erst in 1 bis 2 Stunden, eine schwere Gastritis, Schmerzen mit oft blutigem Erbrechen: Durchfälle nur bei der kleineren Zahl der Vergifteten. Die Nieren sind immer hochgradig ergriffen: Hämaturie, Strangurie. — Die Allgemeinerscheinungen bestehen in schweren Fällen in voll-

kommener Bewusstlosigkeit, in der oft rasch bei stertorösem Athmen und schlechter Herzaktion der Tod eintritt. Auch Krämpfe (Trismus und Tetanus) sind in einzelnen Fällen gesehen. — Der Sektionsbefund weist Röthung bis zu hämorrhagischer Entzündung im Schlund, Magen und Dünndarm auf; auch beginnende Peritonitis ist constatirt. Ueber den Nierenbefund ist nichts Genaues angegeben. — Der Sadebaum scheint jetzt wenig mehr benützt zu werden: in der neuen Literatur finden sich keine casuistischen Angaben.

Literatur: Die Lehrbücher der gerichtlichen Medicin von Casper-Limau und und E. von Hofmann, weiter Taylor, Orfila, Schroff, Husemann.

2. Das Cedernholzöl, aus dem Holz der amerikanischen Juniperus virginiana, das zu Bleistiften, Cigarrenkisten verarbeitet wird, scheint nach den gelegentlichen casuistischen Mittheilungen jetzt mehr gebraucht zu werden als das Sadebaumöl. — Die chemische Zusammensetzung ist noch nicht gut aufgeklärt: es findet sich ein Camphor, Cedrol $C_{15}H_{26}O$: weiter ein Sesquiterpen, Cedren $C_{15}H_{24}$, das durch Oxydation in ein Keton Cedron übergeht. (Durch Reduktion entsteht aus letzterem ein Alkohol $C_{15}H_{26}O$, Isocedrol). Die Wirkung scheint eine sehr schwere. — Ein Vergiftungsfall ist referirt von Brown in Medical News 1. Juli 1893 (Virchow's Jahrber. 1893. I, pag. 414). Auf 15 grm kam nach 1 Stunde: Schwindel, Prickeln auf der ganzen Körperoberfläche, Bewusstlosigkeit, ein schwerer Krampfanfall, dyspnoisches Athmen, schlechte Herzaktion, kalte Schweisse; 36 Stunden bestand Anurie. Der Fall endete günstig; Abortus trat nicht ein.

---

3. Unser gewöhnlicher Wachholder, Juniperus communis scheint dagegen viel weniger giftig. Erst von sehr grossen Gaben des Oels werden an Thieren schwere Erscheinungen berichtet (Simon: Dissertation, Berlin 1844). Die in den Lehrbüchern der gerichtlichen Medicin erzählte Verwendung hatte weder den beabsichtigten Abortus noch allgemeine Vergiftungssymptome zur Folge. — Die erst erscheinende Schadenwirkung grösserer Gaben geht auf die Nieren: Nephritis.

---

4. Viel schwerer giftig ist das Oel des Lebensbaumes: Thuja occidentalis (unter Thujaöl ist immer das Oel von Thuja occident. gemeint). — Tschirch erklärt die Thuja für gefährlicher als die Juniperus Sabina. In einem Falle trat darnach Abortus und Tod ein. — Zeitschrift des österreich. Apoth.-Vereins 1893, No. 6. 7. Kalt erzählt von Abtreibversuchen in der Schweiz (Schweiz. Corresp.-Bl. 1894, No. 8). Zwei Hand voll Zweige der Thuja occid. machten Erbrechen, Durchfälle, schwere Nephritis, darnach Anurie und Eklampsie: im Harn waren Fetzen der Blasenschleimhaut: am 20. Tage erfolgte Abortus. Trotz nachkommender Venenthrombosen endete die Vergiftung mit Genesung.

Die Zusammensetzung des Thujaöls ist von Wallach aufgeklärt (Liebig's A. 272). Ein Terpen ist d Pinen. — Weiter ist enthalten (Fraktion bis 190°) der Essigsäureäther eines noch unbekannten Körpers. Die weitere Fraktion (von 190 bis 200°) liefert zwei Ketone von der Formel $C_{10}H_{16}O$, das l-Fenchon und d-Thujon. Weitere Bestandtheile sind noch nicht sicher identificirt. — Die schlimmsten Stoffe scheinen die genannten Ketone zu sein.

5. In den medicinischen Lehrbüchern wird an dieser Stelle mit abgehandelt die **Taxus baccata**, Eibe. Die Giftwirkung ist aber nicht durch ein ätherisches Oel, sondern durch ein Alkaloid bedingt, Taxin, das Marmé rein dargestellt hat (Ctrbl. medic. Wissensch. 1876, pag. 97): Der Rückstand des ätherischen Auszugs wird mit saurem Wasser ausgeschüttelt und aus letzterem das Taxin mit Kalilauge gefällt. — Physiologisch untersucht ist dieses von Borchers (Göttingen 1876): es ist ein schwer lähmendes Gift, das durch Athmungs-Suspension unter terminalen Convulsionen tödtet. Herzaktion und Athmung nehmen bei allen Thieren gleichmässig immer weiter ab. Die Peristaltik werde dadurch angeregt (Erstickungswirkung!). Für Frösche sind etwa 5 bis 10 mgr, für Säugethiere 10 bis 15 mgr pro Kilo Thier tödtlich.

Die Eibe ist als Abortivum benützt worden: siehe z. B. Lex: Vierteljschr. gerichtl. Med. 1866. N. F. IV., pag. 179. — Vergiftungen kommen jetzt noch immer bei Kindern vor, die die Blätter und Früchte kauen und schlucken. Siehe z. B. Virchow's Jber. 1891. I. pag. 429, — 1896. I. pag. 342. — Schmidt's Jhrb. Bd. 257: Bericht von Heffter: in 2 bis 3 Stunden kommt Bewusstlosigkeit mit schwachem verlangsamten Puls und oberflächlicher Athmung. Auch Todesfälle sind beobachtet. — Bei günstiger Wendung ist die Genesung eine rasche.

---

6. Hier sei kurz erwähnt die auch als Abortivum gebrauchte Gartenraute **Ruta graveolens**, von der der frische Saft und die Abkochung der Wurzel benützt werden. Nach Husemann's Toxikologie (pag. 586) enthält die ältere französische Literatur sehr bestimmt lautende Beschuldigungen dieser und anderer Rautenarten. — Das daraus isolirte ätherische Oel besteht nach Gildemeister und Hoffmann zu 90 procent aus Methylnonylketon: die anderen Bestandtheile sind nicht bekannt. Untersucht ist dieses Keton von Paschkis und Obermeier (Wien. akad. Sitzber. 5. Mai 1882: auch Monographie: Ueber Ketone und Acetoxime, Leipzig 1892). Es wirkt bei Hunden stark blutdrucksenkend. — Von anderen Ketonen (siehe oben pag. 482 d) ist starke Darmreizung erwiesen. Da nun die gleichen Veränderungen auch bei anderen Abortivis beobachtet sind — siehe z. B. Aristolochin § 214. III. so könnte man das ätherische Rautenöl einstweilen insoweit der bezichtigten Wirkung verdächtigen, bis durch Thierversuche die noch offenen Fragen geklärt sind. — Neben der starken Reizung der Schleimhäute (Anschwellung der Zunge, Speichelfluss) ist von dem Hantiren mit Theilen der Ruta-Arten. Blüthen und Früchten, intensive Hautentzündung gesehen worden. — In der Ruta graveolens wird noch ein Glukosid Rutin angegeben, über dessen physiologische Wirksamkeit nichts bekannt ist.

Das Oel der Jaborandiblätter (Pilocarpus Jaborandi, Rutaceae) besteht überwiegend aus einem Kohlenwasserstoff (178° C.) Pilocarpen, das für ein Dipenten erklärt wird. Ausserdem ist noch ein höher siedender Kohlenwasserstoff der olefinischen Reihe isolirt. — Ueber besondere Wirkungen dieses Oels habe ich keine Angaben gefunden.

Die früheren Beobachtungen beim Gebrauch der Infuse aus den ganzen Blättern sprechen auch gegen eine ausgezeichnete Wirksamkeit.

Ueber das merkwürdige ätherische Oel unseres Dictamnus fraxinella finde ich weder chemische noch physiologische Untersuchungen.

C. Zahlreiche ätherische Oele werden als Zusätze zu Speisen, zu aromatischen Wässern, moussirenden Getränken, Schnäpsen, auch als Arzneimittel benützt. — Ueber die Giftwirkung dieser Oele ist die Literatur sehr zerstreut. Zusammenfassende Untersuchungen haben Cadéac und Meunier angestellt, gelegentlich der Prüfung von in Frankreich vielbenützten Präparationen, Elixir de Garus und Eau d'Arquebuse: Étude physiologique et hygiénique sur les essences de l'élixir de Garus: Révue d'Hygiene Bd. XIV. pag. 659; und Recherches expérimentales sur les essences: étude physiol. de l'eau d'arquebuse, Paris 1891; auch Comptes rend. Société de Biologie 1891.

1. Im Oele von Thymus vulgaris, dem Thymian, ist das Thymol weitaus der überwiegende Bestandtheil: daneben ist Carvacrol enthalten, das als ortho-Verbindung des Thymols demselben wohl in der Wirkung nahe steht: weiter ist noch Cymol und ein Terpen, Thymen isolirt, das als l-Pinen erkannt ist. — Thymol ist auf pag. 537 schon besprochen. Ergänzend sei bemerkt, dass der Harn nach grossen Thymolgaben unverändertes Thymol, Thymolhydrochinon und ein Chromogen enthält, das bei Zusatz von HCl einen blauen Farbstoff liefert: letzterer ist mit Indig nicht identisch (Blum: Deutsche med. Wochschr. 1891 Nr. 5).

2. Die Hauptmasse des Oeles von Thymus Serpyllum, Quendel, dagegen besteht aus Cymol $C_{10}H_{14}$, dem kleine Mengen eines Terpens und verschiedener Phenole (Thymol und Carvacrol) beigemischt sind. — Die toxische Wirkung dieser Oele ist nach Cadéac und Meunier gering (Virchow's Jahrber. 1890. I. pag. 421.) Die dort gemachte Angabe, das Quendelöl, essence de serpolet, besteche überwiegend aus Thymol, ist allerdings nach Gildemeister und Hoffmann unrichtig.— Siehe pag. 523.

---

3. Von den Oelen der Mentha-Arten, ist für den Toxikologen das wichtigste das Polcy-Oel von Mentha Pulegium. Dasselbe besteht zu 90 procent aus Pulegon, einem hydroaromatischen Keton — echter Camphor — von der Formel $C_{10}H_{16}O$. — Pharmakologisch untersucht ist es von Falk: Therap. M.-H. 1890, pag. 448 und von Lindemann im Archiv exp. P. Ph. 42. 1899, pag. 350 und Zeitschrift Biologie 39, pag. 1. — Die akute Wirkung ist eine lähmende ohne dass irgendwelche Excitationserscheinungen vorausgehen: die Thiere werden auffallend ruhig, schwanken, können sich nicht mehr halten, die Athmung wird ausserordentlich verlangsamt: die Temperatur sinkt ab. Bei brechfähigen Thieren kommt nach jeder Applicationsart anfänglich Würgen und Erbrechen: Das Herz wird nach Falk primär nicht ergriffen: der Blutdruck bleibt hoch, die Zahl der Pulse nimmt durch Vagusreizung etwas ab. Die im späteren Verlauf der Vergiftung eintretenden Kreislaufstörungen sind durch die schwere Athmungsbeschädigung veranlasst. — Eine ganz eigenartige Organveränderung ist die bei subcutaner und chronischer Vergiftung auftretende fettige Degeneration der Leber, des Herzens, in geringerem

Grade der Nieren (auch der Thyreoidea, des Pankreas, der Speichel-
und Labdrüsen). Mit dieser raschen Degeneration sind dieselben
Stoffwechselverschiebungen verbunden. wie sie für den Phosphorismus
erwiesen sind (Steigen der N-Ausscheidung; siehe Zeitschrift Biologie
l. c.). — Der Tod erfolgt nach hohen Gaben in einigen Stunden, nach
mittleren Gaben erst in einigen Tagen. — Der Harn wird ganz zu
Anfang eher vermehrt, bald aber stark vermindert: (bei chronischer
Vergiftung besteht an dem oder den letzten Tagen vor dem Exitus
Anurie): er enthält Eiweiss und Cylinder. Eine Glykuronsäureverbindung fand Lindemann nicht, dagegen vermehrte Aetherschwefelsäure. — 1,5 bis 2,5 sind für Kaninchen, 3,0 bis 5,0 für mittelgrosse
Hunde die tödtliche Gabe.

Das Poley-Oel scheint in England ein häufig benutztes Abortivum
zu sein. Eine gelindere Vergiftung, die durch ein Brechmittel rasch
in Genesung überging, ist im British m. Journal vom 9. December
1893, eine tödtliche in der Lancet vom 10. April 1897 beschrieben.
Ein weiterer Fall von Marschall (Therapeut. M.-H. 1890, pag. 199)
endigte mit wirklichem Abortus unter schwerem Collaps der Frau. —
Bei dem genannten tödtlichen Fall trat auf 1 Esslöffel Poley-Oel der
Tod am 8. Tage ein. Leider ist der Sektions-Bericht sehr unvollständig; erwähnt sind nur Veränderungen im Magen und Dünndarm.
— Auch therapeutisch soll das Poley-Oel als Emmenagogum gebraucht
werden.

4. Das Pfefferminzöl ist dagegen von viel geringerer Giftigkeit. Der wesentliche Bestandtheil darin ist Menthol $C_{10}H_{20}O$, ein
gesättigter aromatischer Alkohol, dessen Schadenwirkung sehr gering
ist (gegenüber der des Pulegons). Während 2,0 Pulegon ein Kaninchen tödten, sind 10,0 Menthol ohne alle Wirkung: 15,0 machen
leichte Lähmung und erst 20,0 tödten (Lindemann: Citat im vorigen
Passus). — Das Menthol ist bei gewöhnlicher Temperatur fest und
wurde darum irrthümlich für einen Camphor gehalten. — Das Pfefferminzöl ist nach der Herkunft verschieden zusammengesetzt. Das
amerikanische enthält gegen 60 $^0/_0$ Menthol, sehr kleine Mengen Acet-
und Valeraldehyd, Essig- und Valeriansäure, Pinen, Phellandren,
Limonen, Cineol, wenig von dem flüssigen Camphor Menthon. —
(Markuson: Dissertation, Halle 1877, eine ältere Monographie über
Pfefferminzöl.) Pellacani: Archiv exp. P. Ph. 17, pag. 372.

Vergiftungen am Menschen durch das Menthol sind nicht beschrieben.

5. Das Salbeiöl, von Salvia officinalis, das nach Cadéac und
Meunier in der Eau d'Arquebuse enthalten ist, enthält Pinen,
Cineol, Borneol und zu 50 procent einen echten Camphor Thujon,
der auch Salviol oder Salvon genannt wurde: derselbe ist mit Tanaceton (siehe unten) identisch und ist in der zwischen 198 bis 203^0
siedenden Fraktion enthalten. Schon einige Centigramme machen
intravenös nach Cadéac und Meunier bei Hunden Krämpfe, einige
Decigramme sollen tödtlich wirken. — Nach innerlicher Darreichung
ist das Thujon (siehe unten D. 4, Wermuthöl) nicht so schwer giftig;
indessen gehört das Salbeiöl jedenfalls zu den stark giftigen Substanzen dieser Gruppe.

6. Das Anisöl, aus den Samen der Umbellifere Pimpinella
Anisum, besteht zu 80 bis 90 procent aus Anethol, das auf pag. 547
besprochen ist. Daneben enthält es noch in wesentlichen Mengen

Esdragol, ein Methylallylphenol. — Praktische Bedeutung als Gift-substanz hat das Anisöl nicht: es wurde 1 : 10 mit Fett verdünnt als Salbe und Pomade gebraucht: üble Folgen sind davon nicht berichtet. Dass aber das Anisöl schon zu einigen Grammen innerlich beim Menschen schwere Erscheinungen machen wird, ist nach der Wirkung des Anethols selbstverständlich.

7. Vom Sternanis, der Frucht der in Ostasien einheimischen Magnoliacee Illicium verum, stammt ein ätherisches Oel, das als wesentlichen Bestandtheil Anethol zu etwa 80 bis 90 procent enthält; daneben sind d-Pinen, l-Phellandren, Methylchavicol, Hydrochinon-äthyläther isolirt. — Toxisch wird es wie das vorige wirksam sein.

8. Von ausgesprochener Giftigkeit sind dagegen die Früchte von Illicium religiosum, vom Shikimi- oder Sikimi-Baum in Japan, die den vorigen untermischt werden sollen (Pfister: Viertel-jahrschr. naturf. Gesellsch. Zürich 1892; Eykmann: Chemiker-Ztg. 1891, pag. 564). — Das schwer giftige Sikimin ist beim Pikrotoxin § 212. 4 schon besprochen. Das Oel der Blätter enthält nach Eyk-mann neben Anethol noch Eugenol, Safrol, ein Terpen ... Ein von Swiatecki (Virchow's Jahresber. 1893. I., pag. 429) gemeldeter Vergiftungsfall, der durch einen Thee der Früchte von Illicium reli-giosum vorgekommen sein soll, zeigte folgende Symptome: Bewusst-losigkeit, Trismus, oft sich wiederholende Krämpfe der Extremitäten, Erbrechen, Cyanose. Es hat sich darnach wohl um die Wirkung des Sikimins gehandelt.

9. Kümmelöl, Oleum Carvi, besteht zu 50 bis 60 procent aus dem zur Camphor-Gruppe gehörigen Carvon, dann aus Terpenen, worunter d-Limonen. — Vergiftungen mit einigen Grammen sind nur aus der älteren Literatur berichtet und scheinen mit starker Aufreg-ung verlaufen zu sein.

10. Fenchelöl: Oleum foeniculi, enthält Anethol zu 50 bis 60 procent, dann das zur Camphor-Gruppe gehörige Keton Fenchon, verschiedene Terpene, d-Pinen und Dipenten, weiter Methylchavicol und Anisketon ($C_{10}H_{12}O_2$). Nach Thierversuchen ist es von schwächerer Wirkung als das vorige.

11. Von den gebräuchlichen aromatischen Gewürzen ist die Muskatnuss das giftigste. — Sie wird in England als Abortivum verwendet: daher stammen alle die in der neueren Literatur be-schriebenen Unglücksfälle (Therap. M.-H. 1887, pag. 412, und 1888, pag. 259 u. A. l). — Eine Frau nahm Abends 5 Stück (etwa 22 gr) geriebene Muskatnüsse. Als sie Nachts aufstand, wankte sie, der Kopf schmerzte, sie hatte so starken Schwindel, dass sie sich nicht auf den Beinen halten konnte. Das Gesicht ist glühend, der Körper schweissgebadet, die Pupillen verengt. Erbrechen. Auf ein Brech-mittel kommt schwerer Collaps. — Kopfschmerz und gedunsenes Gesicht bleiben noch mehrere Tage.

Vom Muskatnussöl und Macisöl machen erst 10 bis 12 gr beim Kaninchen tödtliche Vergiftung. Beim Menschen aber macht schon eine Nuss (4 bis 5 gr) schwere Erscheinungen. Die schlimmsten Substanzen sind darnach in den Oelen nicht enthalten. — In diesen Oelen sind nachgewiesen Pinen, Dipenten, Myristicol $C_{10}H_{16}O$, dem

Cymol nahe stehend, Myristin, der Methylmethylenäther eines Butylen-
trioxybenzols C_6H_2, C_4H_7, OCH_3, $\overset{O}{\underset{O}{}}CH_2$. Ob letzteres, das man nach
der Analogie für schwer giftig halten muss, die Ursache der Intoxi-
kationen ist, ist bisher nicht im Einzelnen erwiesen.

12. Das Nelkenöl hat mässig starke Giftigkeit. Es besteht zu
70 bis 85 procent aus dem auf pag. 547 erwähnten Eugenol, daneben
2 bis 3 procent Aceteugenol, im Rest ist hauptsächlich ein Sesquiterpen, Caryophyllen nachgewiesen. Pfeiffer (Virchow's Jahresber.
1894. I., pag. 422) referirt: Ein Mann nahm durch Irrthum 30 gr
Nelkenöl: sofort starkes Brennen im Schlund und Magen, Bewusstlosigkeit mit aufgehobenem Cornealreflex, aussetzende flache Athmung, Cyanose der Wangen mit Leichenblässe der Körperhaut,
kaltem Schweiss; nach 3 Stunden Rückkehr des Bewusstseins, Genesung. — Im Harn kein Eiweiss, kein Eugenol, aber Vermehrung
der gepaarten Schwefelsäure.

13. Der Safran gilt von jeher als eine schwer giftige Substanz.
Es ist daraus ein Terpen $C_{10}H_{16}$ isolirt: weiter kennt man die Einzel-
bestandtheile nicht. (Das Glukosid Pikrocrocin zerfällt in Zucker
und in dieses Terpen.) — Er wird, als Abortivum, nicht selten Veranlassung schwerer Intoxikation. Ein neuerer Bericht gibt Folgendes
an (Corvey: Dissertation, Leipzig 1895): Nach grossen Mengen innerlich genommenen Safrans kam bald Verlust des Bewusstseins, Krämpfe
der Extremitäten. Nach 45 Stunden erfolgte Abortus, 7 Stunden
später der Tod. — Die Sektion zeigte Blutaustritte im Magen und
Darm: in den Nieren leichte Zeichen frischer Entzündung. (Das auf
pag. 547 behandelte Safrol hat mit dem Safran nichts zu thun, ist
in dem Sassafras-Oel enthalten!)

14. Im Zimmtöl (Ceylon- wie im Cassiaöl) ist Zimmtaldehyd
$C_6H_5CHCHCHO$ der wesentliche Bestandtheil. Das Zimmtöl-Stearopten
ist Methoxyzimmtaldehyd $C_6H_4\overset{OCH_3}{\underset{CHCHCHO}{}}$. Den scharfen Geschmack
bedingt der Essigsäurezimmtester. — Giftwirkung ist nicht bekannt. —
Vom Zimmtöl ist zu bemerken, dass es durch die Versendung in
Blei-Kanistern bleihaltig werden kann.

15. Cumarin, Oxyzimmtsäure- oder Cumarinsäure-Anhydrid
$C_9H_6O_2$, im Steinklee, Waldmeister, Anthoxanthum odoratum ....
wirkt im Wesentlichen betäubend und lähmend (Köhler: Centralbl.
medic. Wissensch. 1875, pag. 867 und 881): es gehört zu den Giften
mittlerer Wirksamkeit: einige Gramme sollen beim Menschen schwere
Erscheinungen verursachen. — Die wiederholt gemachte Angabe, dass
Kopfweh nach Maibowle vom Cumarin herrühre, erscheint mir sehr
plausibel. Siehe auch Weismann: Zeitschr. ration. Medicin 3. Bd. II.
1857, pag. 332.

16. Die Oele der Pomeranzen und Citronen sind chemisch
sehr nahe verwandt. Zu etwa 90 procent bestehen sie aus Kohlenwasserstoffen, bei Pomeranzen ausschliesslich, bei Citronen hauptsächlich Limonen. Die eigentlich den Wohlgeruch bedingenden Bestandtheile sind Aldehyde, bei Citronen gegen 8 procent Citral, auch
Citronellal, bei Pomeranzen ebenfalls Citral. Husemann erwähnt
(Toxikologie Suppl. pag. 95) eine Dissertation von Nieberding (de
natura olei cortic. Aurant. Berolini 1863), wornach Citronen- und
Pomeranzenöl ungefähr gleich stark, etwas intensiver wie Terpentinöl,

aber schwächer wie Kümmel- und Fenchelöl auf Kaninchen giftig wirken.

17. Vom Baldrian, Valeriana officinalis, ist selten das Oel, meistens die aus der Wurzel bereiteten Präparate (Tinkturen) gebräuchlich. Das Oel enthält Camphen und Pinen, verschiedene fette Säuren, worunter besonders Baldriansäure, dann Borneol, grossentheils an letztere gebunden. — Nach älteren Angaben wirkt das Oel wenig giftig, etwa terpentinölähnlich, lähmend (antispastisch). — Versuche über die Baldriansäure an Kaninchen bieten nichts Besonderes: das Bild ist das der akuten resorptiven Säurevergiftung, § 61. — Anders wie das Oel sollen die festen Bestandtheile (Harze?) der Wurzel wirksam sein, die in den Tinkturen und Extrakten gelöst sind: Schwindel, Kopfschmerz, auch Verwirrung, Aufregung, Anzeichen von Krämpfen sind angegeben.

Kesso ist der japanische Name für Baldrian.

18. Lavendelöl von Lavendula officinalis enthält als wesentliche Bestandtheile Linalool und Geraniol, während das Spiköl von L. Spica auch echten Camphor enthält. — Physiologische Prüfungen kenne ich nicht. Beide Oele werden lähmend wirken.

19. Vanilla planifolia: Ueber die Giftigkeit des Vanillins ist auf Seite 546, VII und bei Vanille-Eis (siehe später!) gesprochen. — Als Vanillismus ist von verschiedenen Aerzten eine Reihe krankhafter Erscheinungen beschrieben, die sich an den mit Verpacken, Sortiren, Reinigen der Vanille-Schoten beschäftigten Arbeitern zeigen. — Layet (Journal de Pharmacie 1884, 10. Bd.) beschreibt zuerst neben den noch unten erwähnten Hauterkrankungen an den Fingern: Blasenreizung, Harndrang, Trübung des Urins, Schwindel, Mattigkeit. — Layet schiebt die wesentlichsten dieser Störungen auf das Cardol, das zum Bestreichen der Schoten verwendet wird. — Ein weiterer Autor: James White (Medical News 1894. — ref. Vierteljahrschr. gerichtl. Medicin 7, 1894, pag. 326) hat dieselben Veränderungen an den Arbeitern beobachtet, die in Mexico die Vanille cultiviren, und an denen, die sie in New-York rösten.. und verpacken: vesikulöse und papulöse Ausschläge an den Händen und Vorderarmen, verschwollenes Gesicht und Augen. — Auch er schiebt diese Störungen auf die zum Färben verwendeten Zusätze! — Arning: Deutsch. medic. Wochenschr. 1897, Nr. 27: beschreibt aus Hamburg, dass die mit dem Packen der Vanille-Schoten beschäftigten Personen in den ersten drei bis vier Wochen heftiges Jucken und Ekzem der unbedeckten Hautpartien bekommen, das am stärksten beim Arbeiten an den mit reichlichen Vanillin-Krystallen bedeckten Sorten auftrete. Die regelmässig befallenen Hautstellen sind: Rücken der Finger und Mittelhand, Stirne, Augenbrauen, dann Gesicht, Vorderarme. — Im Zusammenhalt mit den auf pag. 546 und 547 erwähnten Thatsachen ist diese Erkrankung noch nicht klar.

20. Von Myrtaceac wird praktisch oft gebraucht das Eucalyptusöl; es hat bei verschiedenen Eucalyptusarten verschiedene Zusammensetzung. — Das von Eucalyptus Globulus durch Destillation gewonnene, arzneilich verwendete Oel enthält als wesentliche Bestandtheile: einen Kohlenwasserstoff, den man Eucalypten genannt hat, der aber nach neueren Untersuchungen d Pinen ist; und einen besonderen Körper, das oben unter I. 5 genannte Cineol. — Von anderen noch vorhandenen Substanzen, die den sauren scharfen Geschmack

bedingen (aliphatischen Aldehyden, Säuren, Alkoholen) muss das arzneilich gebrauchte Oel durch Schütteln mit Alkalien befreit werden. — Das reine Eucalyptusöl ist sehr wenig wirksam. Selbst 10 grm machten keine Erscheinungen. — Vergleiche die Monographie von H. Schulz, Bonn 1881. — Ein hier vorgekommmener Vergiftungsfall verlief ebenso rasch günstig. Ein etwa 3jähriges Kind bekam durch Arzneiverwechselung einen Kinderlöffel (etwa 8 gr) Eucalyptusöl: es erfolgte Erbrechen und damit war Alles überstanden. — Andererseits muss hier erwähnt werden, dass vom Eucalyptusöl auch schwere Vergiftung berichtet wird (15 gr bei 10jährigem Knaben, Tod nach 15 Stunden unter schwerem Collaps). Ob das Oel verfälscht oder von einer anderen Eucalyptusart war, oder ob eine andere Todesursache angenommen werden muss, ist nicht zu entscheiden. — Es werden darum 1 bis 2 gr des Oels als Maximaldosis normirt.

21. Das Myrtenöl von Myrtus communis enthält (bei 158⁰ siedend) ein Terpen, Pinen; viel Cineol (176⁰) und ein Dipenten (bei 180⁰). Das unter dem Namen Myrtol verwendete Präparat ist der bei 170 bis 180⁰ siedende Antheil. Es wurde in der Lungentherapie benützt und wird für so wenig giftig gehalten wie das Eucalyptol, dem es ja sehr ähnlich ist.

22. Das Wurmsamenöl — Oleum Cinae — von Artemisia maritima enthält als überwiegenden, wesentlichen Bestandtheil Cineol. Die daraus durch eingreifende chemische Reaktionen erhaltenen Körper Cinen $C_{10}H_{16}$ und Cymol $C_{10}H_{14}$ sind Umwandlungsprodukte des Cineols, nicht vorgebildet im Oel anwesend. — Neben Cineol sind nur kleine Mengen eines unbekannten Kohlenwasserstoffes und eines höher siedenden sauerstoffhaltigen Körpers vorhanden. — (Siehe chemische Einleitung bei Cineol; — weiter § 212. 7.)

23. Auch über das Rosenöl existiren Prüfungen der physiologischen Wirkung in einer Thése von Blondel: R. E., Paris 1889. Schon zwei Tropfen auf Zucker machen Magenbeschwerden — zehn Tropfen Störung der Verdauung und Schlafsucht. — Kaninchen sterben nach 1 cm³ täglich in vier Tagen. — Die zur Verfälschung des Rosenöls benützten Oele von Andropogon und Pelargonium wirken noch schwerer giftig (Virchow's Jber. 1890. I, pag. 435). Ich erwähne diese Notiz nur deshalb, weil diese kurzen Angaben die Giftigkeit der oben in der chemischen Einleitung genannten ungesättigten Alkohole, des Geraniols und Citronellols erweisen.

D. Die Camphorarten. — Die Definition, was ein Kampher sei, wird verschieden gegeben. — Die Bezeichnung ist genommen vom Laurineen-Camphor, der bei gewöhnlicher Temperatur fest, weiss, durchscheinend, direkt sublimirbar ist. — Nach diesen äusserlichen Zeichen nennt man ätherische Oele, die gleichfalls bei gewöhnlicher Temperatur fest krystallinisch sind, Camphorarten: man gebraucht den Ausdruck also in der Bedeutung von Stearopten. — Andrerseits aber verbindet man mit der Bezeichnung Camphor einen ganz bestimmten chemischen Begriff, d. i. den des hydroaromatischen Ketons. — Die Chemiker haben sich auf diese Verwendung des Namens geeinigt; es ist darum wünschenswerth, dass man auch in medicinischen Darstellungen daran festhält. — Man spricht also z. B. mit Unrecht von Menthacamphor: denn das damit gemeinte Menthol ist ein Alkohol. Der echte im

Pfefferminzöl vorhandene Camphor ist zufällig bei gewöhnlicher Temperatur flüssig.

1. Der echte Camphor aus Cinnamomum Camphora, hauptsächlich in Ost-Asien, Insel Formosa, gewonnen, ist eine chemisch reine Substanz, die oben schon als hydroaromatisches Keton $C_{10}H_{16}O$ beschrieben ist. — Die Wirkung auf Säugethiere ist wesentlich verschieden von der der bisher betrachteten ätherischen Oele: Champhor gilt als Krampfgift.

Eine Selbstvergiftung beschreibt Purkinje: Nach 2,4 gr kam starke Aufregung: Bewegungsdrang mit eigenartigen abnormen Empfindungen, die Bewegungen schienen erleichtert, die Kraft gesteigert. Die Gedanken wurden verwirrt, so dass Verlust der Besinnlichkeit drohte: Gefühl einer schwülen Wärme im Kopf und Körper, Röthe des Gesichtes, dann Bewusstseinsverlust und Zusammenbrechen, Krämpfe. Nach dem Erwachen fehlt die Erinnerung: sonst keine schwere Nachwirkung. — Ein sehr schwerer Fall ist von Craig im British med. Journal 14. Sept. 1895 berichtet: Ein Selbstmörder nahm 15 gr in Substanz: darnach Nausea, rauschartige Erregung, allgemeine Krämpfe, gesteigerte Reflexerregbarkeit, beschleunigte Atmung, frequenter Puls. Dann Collaps-Erscheinungen und reichliches Erbrechen, worauf bald das Bewusstsein wiederkehrte. — Die Vergiftungen mit Camphor sind nicht selten: eine häufige Veranlassung scheint Einnehmen der zu äusserem Gebrauch bestimmten Linimente zu sein: Das British med. Journal des Jahres 1898 enthält drei solche Berichte. Auch als Abortivum wird Camphor benützt (z. B. Virchow's Jber. 1897. I, pag. 393).

Eine sehr eigenartige und noch nicht aufgeklärte Besonderheit der Camphorwirkung ist die, dass Frösche nur Lähmung aufweisen, gerade wie nach den anderen ätherischen Oelen, während Warmblüter allemal Krämpfe bekommen[1]). Man hat diese Krämpfe früher in den vor dem Rückenmark liegenden Gehirntheilen entstehen lassen und sogar eine frühzeitige Lähmung des Rückenmarks angenommen. Aber Gottlieb, der die Durchschneidungsversuche am Centralnervensystem mit der Modification wiederholt hat, dass er nach der Operation mit der Camphorvergiftung ein oder einige Tage wartete, um die Wirkung des Shoc vorübergehen zu lassen, hat constatirt, dass auch die hinter dem Schnitt gelegenen Theile bei Vögeln in Krämpfe gerathen, dass also die Reflexerregbarkeit auch hinter dem Schnitt gesteigert ist: bei einer Taube kamen sogar nach Exstirpation des Grosshirns noch die Camphorkrämpfe zum Ausbruch. Es ist also das Rückenmark durch Camphor in gesteigerte Erregbarkeit versetzt. — Die Camphorkrämpfe beginnen bei Thieren immer zuerst im Gebiete des facialis, dann folgen klonische Zuckungen der Extremitäten und dann die schweren allgemeinen Convulsionen. — Betreffs

---

[1]) Nur kurz sei zur Erklärung dieses Widerspruches auf die Analogie verwiesen, die zwischen Strychnin und Brucin einerseits und dem Camphor und den übrigen ätherischen Oelen andrerseits bestehen könnte (cf. § 185). Strychnin setzt neben der Rückenmarkserregung auch Lähmung der Muskulatur, ebenso Brucin, beide aber in verändertem zeitlichen Verlauf, der Art, dass die Lähmung gleichzeitig oder sogar vor der Rückenmarkswirkung sich einstellt; dann bleiben die Krämpfe aus. — Ob auf gleichem Wege die Unklarheiten, die jetzt noch in der Camphorwirkung auf verschiedene Thierklassen vorhanden sind, aufgeklärt werden können, ist nur durch sorgfältige experimentelle Analyse zu entscheiden.

der Herzwirkung hat Heubner am Froschherzen die direkte erregende Wirkung auf den Muskel erwiesen. Wiedemann führt dagegen die gesteigerte Herzaktion des Säugethieres nur auf Steigerung des vasomotorischen Apparates zurück. Sehr auffallend ist nach Wiedemann die Reaktion, dass nach Durchschneidung beider Vagi jede Blutdrucksteigerung ausbleibt. Siehe auch Anhang. — Die Temperatur fällt auf Camphor wie nach anderen ätherischen Oelen. — Camphor wird im Organismus vollständig resorbirt und umgewandelt: weder Harn noch Fäces haben Camphorgeruch. Nach Schmiedeberg und H. Meyer wird der Camphor mit Glykuronsäure gepaart, nachdem er vorher zu einem Oxydationsprodukt $C_{10}H_{15}(OH)O$ umgewandelt ist (Campherol). Die daneben noch im Harne nachgewiesene N-haltige Säure ist wahrscheinlich Uramidocamphoglykuronsäure. —

Die tödtliche Dosis des Camphors ist schwer zu bestimmen. Jedenfalls machen 4 gr schon sehr ernsthafte Erscheinungen, doch sind viel grössere Mengen, so z. B. 15 gr schon öfter überstanden worden: von letalem Ausgang wird eigentlich nur bei unglücklichen Complikationen berichtet. — Thiere sind ausserordenlich resistent: Hunde haben nach Wiedemann's Angabe (l. c. pag. 230) wochenlang 12 bis 15 und selbst 20 gr Camphor täglich erhalten. — Bei ernsthafter Vergiftung ist die Entleerung des Magens allemal die wichtigste Maassregel. — Bei subcutaner Verwendung des Camphors als Analepticum wird es kaum zu Vergiftung kommen: doch hat mir ein College versichert, auch daher schon Krämpfe gesehen zu haben!

Literatur: Purkinjie: l. c. pag. 430: siehe bei Terpentinölliteratur.
W. Hoffmann: Dissertat., Dorpat 1866.
Wiedemann: Archiv exp. P. Ph. 6. 1877, pag. 216 (frühere
    Literatur).
Heubner: Archiv Heilkunde: Bd. XI. 1870, pag. 334.
Harnack und Witkowski: Arch. exp. P. Ph. 5, pag. 427.
Gottlieb: Arch. exp. P. Ph. 30, pag. 31.
Schmiedeberg und H. Meyer: Zeitschr. physiol. Chemie 3. 1879,
    pag. 422.
Binz: Archiv exp. P. Ph. 5. pag. 109 und 8, pag. 50.
Alexander-Lewin: Arch. exp. P. Ph. 27. 1890, pag. 226.

2. Nach Heintz und Manasse wirkt Oxycamphor $C_{10}H_{16}O_2$ nicht erregend und convulsivisch, sondern herabsetzend auf die Erregbarkeit des Athmungscentrums, in grossen Gaben lähmend auf die Athmung (Deutsche med. Wochschr. Therap. Beilage 1897 Nr. 6).

Ueber die Wirkung des Amidocamphors, des Bornylamins siehe Alexander Lewin Arch. exp. P. Ph. 27, pag. 226.

Ueber das Campherol, das auch die allgemeine Formel $C_{10}H_{16}O_2$ besitzt und durch Oxydation des Camphors im thierischen Stoffwechsel entsteht, macht Pellacani die Angabe, dass es ebenso wie Camphor erregend wirkt und Krämpfe auslöst. Arch. exp. P. Ph. 17. 1883, pag. 372.

Das Camphoroxim ist in der auf pag. 481 citirten Untersuchung von Paschkis und Obermayer erwähnt; es bewirkt bei allen darauf geprüften Versuchsthieren eine eigenartige Muskelrigidität. — Von Fry (British m. J. 11. Dezb. 1897. — Virchow's Jber. 1897. I. pag. 412) ist es nochmals im Vergleich mit verschiedenen anderen Oximen untersucht.

3. Zur Camphorgruppe gehört der physiologischen Wirkung nach das Oel von Tanacetum vulgare, dem sogen. Rainfarn. Es hat praktische Bedeutung, weil die Früchtchen dieser bei uns sehr gewöhnlichen Composite als deutsche oder ungarische Wurmsamen zur Abtreibung des Spulwurms dienen. — Das Rainfarnöl besteht zum grössten Theil aus Tanaceton, das mit Thujon identisch und als hydroaromatisches Keton aufgeklärt ist: weiter aus einem Terpen (Pinen oder Camphen), endlich sind kleine Mengen von richtigem Camphor und Borneol nachgewiesen. — Das Oel gilt als schwer giftig: nach seiner Anwendung ist hochgradige Aufregung mit schweren Krampfanfällen beobachtet. — Die Abkochung der Pflanze soll keine Krämpfe, sondern nur Lähmung und Coma verursachen. Von Putzeys (Bulletin acad. royale de médecine de Belgique 1879) ist das Oel sofort dem Camphor nahe gestellt worden. — Peyraud C. R. 105 1885, pag. 525 spricht von rage tanacétique.

4. Das Wermuthöl, oleum Absynthii, enthält als wesentlichen Bestandtheil Tanaceton (oder Thujon); ausserdem ist Thujylalkohol (frei und als Ester), Phellandren und Cadinen isolirt. — Vergiftungen sollen unter schwerer Erregung mit epileptiformen Krämpfen und tiefer Betäubung verlaufen. — Einen Vergiftungsfall referirt Schauenstein, bei Maschka pag. 680: auf 15 gr kamen bei einem Mann Brechneigung, dann Krämpfe, Trismus und Bewusstlosigkeit. Nach der Genesung war die Erinnerung an die Krankheit verloren. — Nach Thierversuchen von Bohm (Dissertation Halle 1879) machen erst grosse Gaben Krämpfe, die der Autor pikrotoxinähnlich nennt. — Vergleiche auch pag. 423, V.

Das Oel der Astemisia Barrelieri, das zu dem algierischen Absinth verwendet werden soll, besteht fast ganz aus Thujon.

5. Von anderen Camphorarten sind unter C schon verschiedene genannt, so das Pulegon, Fenchon.

E. Die Balsame (peruvianischer, Copaiva, Cubeben).

Die Balsame können nicht eigentlich als giftig gelten. Gelegentlich der therapeutischen Benützung kommen gewisse unangenehme Nebenwirkungen vor, die gewöhnlich in den Lehrbüchern der Pharmakologie dargelegt werden und hier nur in kurzer Uebersicht referirt werden sollen. Diese Nebenwirkungen sind: Magen-Darm-Erscheinungen, Nierenstörungen, Hautausschläge.

Aufstossen, Uebelkeit, Magendrücken, Koliken, manchmal auch Erbrechen und Durchfälle sind die Folgen der örtlichen Reizung im Magen, die von diesen Balsamen auch an anderen Schleimhäuten sehr deutlich hervorgebracht wird.

Die Erscheinungen am Harnapparat sind verschiedenartig. Subjektiv besteht Harndrang, Schmerzen, Brennen in der Harnröhre, besonders in der Fossa navicularis. — Die in den Harn übergehenden Antheile des Balsams bedingen Trübung bei Salpetersäure-Zusatz: dieser säureartige Körper löst sich in Alkohol und Aether und ist dadurch von Eiweiss zu unterscheiden. — In schweren Fällen können alle Grade und Symptome der Nephritis auftreten.

Die Hautstörungen bestehen in verschiedenartigen, meist stark juckenden Ausschlägen, deren Ausbruch mit Fieber complicirt sein kann. — Um die Gelenke sind häufig die entzündeten Stellen angeordnet. Auch Hautödem, im Gesicht, an den Lidern kommt vor.

Styrax oder **Storax**, aus der inneren Rinde einer baumförmigen Styracee Kleinasiens, Liquidambar orientalis, durch Pressen und Erhitzen gewonnen, besteht hauptsächlich aus Zimmtsäure, beziehungsweise deren Estern mit Alkoholen: ausserdem ist Styrol $C_6H_5CH:CH_2$ und wenig Benzoesäure nachgewiesen. Er dient, mit zwei Theilen Olivenöl verdünnt, zu Einreibungen bei Krätze. — Bei 124 eingeriebenen Kranken kam neunmal Albuminurie vor (**Unna**: Virchow's Archiv 74. 1878, pag. 424).

Der **Copaiv-Balsam**, von südamerikanischen Copaifera-Arten (Leguminosen) gewonnen, ist durch Destillation in ein Oel und ein Harz zu trennen. Das Oel macht in guten Sorten 60 bis 90, in schlechteren Sorten 40 und weniger procent des ganzen Balsams aus. Das Oel besteht nach **Wallach** im Wesentlichen aus dem auch im Nelkenöl enthaltenen Sesquiterpen Caryophyllen: das Harz enthält sauerstoffhaltige Körper, Säuren. Das Oel ist weniger stark wirksam als Terpentinöl. Auf 30 gr in 36 Stunden genommen folgten Magen-, Darmbeschwerden und Durchfall, Brennen in der Harnröhre: 7,5 gr auf einmal machten gar keine unangenehmen Folgen. — Das Harz (besser in Wasser löslich?) ruft schon zu 2 bis 3 gr starke Leibschmerzen, zu 5 gr und mehr intensive Brechdurchfälle, vermehrte Diurese, Nierenschmerzen, Albuminurie hervor. Der Harn wird durch Erwärmen mit Salzsäure roth bis purpurn (vergl. **Quincke**: Archiv exp. P. Ph. 17, pag. 273): er reducirt **Fehling**'sche Lösung. — (**Bernatzik**: Vierteljschr. prakt. Heilkunde, Prag 1868, Bd. 100; **Kirchner**: Berlin. klin. Wochenschr. 1874, pag. 613 u. 632.)

Der **peruvianische Balsam** enthält hauptsächlich Zimmtsäure und besonders Ester derselben (mit Benzylalkohol und Zimmtalkohol) und wenig Benzoesäure (auch Ester). — Nach den einen Autoren wird er besser ertragen als Copaivbalsam, nach anderen macht er manchmal schwere Nierenerscheinungen. Ob das durch Verfälschungen oder durch besondere Empfindlichkeit einzelner Menschen bedingt ist (**Litten**: Charité-Annalen Bd. 7. 1882, pag. 187), ist nach den bisherigen Erfahrungen nicht zu sagen.

Die **Cubeben**, Früchte einer Pfefferart, wie die vorigen benützt, enthalten in geringen Mengen das fast ganz indifferente Cubebin, (vide pag. 549), gegen 6 procent Cubebensäure und etwa 10 procent ätherisches Oel. Letzteres besteht aus Pinen, Camphen und hauptsächlich einem Sesquiterpen. Sechs Gramm des Oels hatten deutliche, aber nicht schwere Wirkungen. Von der Cubebensäure wirkten zehn Gramm weniger stark. — Von den Cubeben wird Blutharnen, auch Hautausschläge angegeben. (**Bernatzik**: Vierteljschr. prakt. Heilk., Prag, 1864 und 1865.)

Der **Gurjun-Balsam** scheint schon in kleinen Mengen die stärksten Magen- und Darmerscheinungen zu machen. Diese Schadenwirkung wird oft vorkommen, da dieser Balsam sehr viel zur Verfälschung des Copaiv-Balsams verwendet wird.

F. Die schwefelhaltigen ätherischen Oele. — Thiosinamin.

Die Senföle und deren Glukoside: Sinigrin und Sinalbin. In Brassica nigra, schwarzer Senf, und in Br. juncea, Sareptasenf, ist dasselbe Glukosid enthalten, Sinigrin oder myronsaures Kalium, das von einem Ferment (Myrosin) in Zucker, saures, schwefelsaures Kalium und Allylsenföl C_3H_5NCS (Sulfocyanallyl) gespalten wird. — Das Senföl ändert sich spontan beim Stehen: es sind in demselben kleine Mengen CS_2 (bis 0,4 procent) nachgewiesen. — In Sinapis alba, weisser Senf, ist das Glukosid Sinalbin, das in Zucker und Sinalbinsenföl C_6H_4, OH, CH_2CNS (p-Oxybenzylsulfocyan) zerfällt. — Kleine Mengen der Glukoside gehen, direkt in den Kreislauf gebracht, nach zuverlässigen Angaben durch den Stoffwechsel hindurch und erscheinen im Harn: mit dem Ferment zusammen erfolgt natürlich die Zersetzung. — Der Gebrauch des Senfmehls als Hauptreizmittel und als Gewürze ist bekannt. Grosse Gaben machen auf der äusseren Haut schwere Entzündung, bis zu Blasenbildung und Verschorfung. Vom Magen aus, der kleine Gaben gut erträgt, entstehen nach grossen Gaben sehr schwere Zufälle: Salivation, Schmerzen, Erbrechen, Durchfälle; dann Nierenreizung: Eiweiss und selbst Blut im Harn; auch Uterus-Wirkung und Abortus ist beobachtet. Weiter Allgemeinerscheinungen: Dyspnoe, Zittern, Schwäche, schwerer Collaps, Temperaturabfall. — Das Allylsenföl wird von allen Flächen, auch durch die Lungen ausgeschieden.

Anhang I. Das Allylsenföl ist weiterhin in folgenden Pflanzen nachgewiesen: Alliaria officinalis, Capsella Bursa pastoris, in Arten von Cardamine und Sisymbrium, in Cochlearia armoracia und Thlaspi arvense. — Das Löffelkrautsenföl (Cochlearia officin.) besteht wesentlich aus sec. Butylsenföl. — Auch in den Samen der Raps-Arten (Brassica Napus, Rapa) ist ein Glukosid, das ein schwefelhaltiges Oel abspaltet: Verfütterung der Rapskuchen kann bei Thieren schwere Darm- und Nierenerscheinungen machen. — Schwefelhaltige Oele sind vorgebildet in den Allium-Arten (Zwiebel, Knoblauch ...), dann in Samen und Blüthenknospen der Kapuzinerkresse: Tropäolum majus etc. Uebermässige Gaben können von all diesen Dingen schwere Gastroenteritis verursachen: auch Zeichen von Entzündung der Niere und der Blase sind schon beobachtet.

Anhang II. Senföl geht in alkoholiger Lösung mit Ammoniak in Allylsulfo-Harnstoff, Thiosinamin über (CS, NH_2, NHC_3H_5). Es ist therapeutisch verschiedentlich versucht (Wechselfieber, Lupus) und bis zu einem Gramm innerlich gegeben. Dabei sind verschiedene Intoxikations-Zeichen, Kopfweh, Schwindel, Uebelkeit, Erbrechen, Durchfall, Mattigkeit, auch örtliche Anästhesie nach subcutaner Application am Arm gesehen. — Lange (Ueber Schwefelharnstoffe, Rostock 1894) hat noch andere Sulfo-Harnstoffe studirt: sie machen im Wesentlichen Lähmungszeichen (des Herzens?): die doppelt substituirten: Zwangsbewegungen und Krämpfe. — Siehe auch § 138. II.

§ 217. Oertlich reizende Stoffe.

I. Aus dem praktischen Grunde der kurzen Darstellung gleichartig wirksamer Substanzen sind in diesem Kapitel eine Anzahl von

Giften zusammen behandelt, von denen keine ausgezeichneten resorptiven Wirkungen, sondern nur Reizungserscheinungen am Orte der Aufnahme und der Ausscheidung beobachtet sind.

Als diese Orte kommen die äussere Haut, der Magen-Darmkanal, nur ausnahmsweise andere Schleimhautoberflächen und bei vielen hieher gehörigen Giften noch die Nieren in Betracht. Es entsteht die schwierige Frage, wie man es erklären soll, dass nur an den genannten Stellen, nicht aber überall im Körper Schadenwirkung ausgelöst wird; denn eine Substanz wie das Cantharidin, das so intensiv die Haut, den Magen, die Nieren angreift, kann doch für Muskeln, Ganglienzellen u. s. f. nicht gleichgiltig sein. Die verschieden starke Concentration, in der die fraglichen Substanzen an verschiedenen Orten auftreten — hohe am Orte der Application und in den Nieren —, reicht nur theilweise für die Erklärung aus. — Für Säure-Anhydride und Laktone könnte man so folgern: nur da, wo sie als freie Säuren vorhanden sind, machen sie örtliche Veränderung: im Blute sind sie als Neutralsalze an Alkali gebunden, werden darin als solche zurückgehalten und sind darum unwirksam [1].

Es sind in dieser Gruppe wahrscheinlich Substanzen von sehr verschiedener Struktur zusammengestellt. Säure-Anhydride und Laktone von der oben definirten specifischen Wirksamkeit wären der Typus von dem, was hieher gehört. — Reizwirkung an den direkt betroffenen Schleimhäuten machen auch Saponine (diese werden aber nicht resorbirt). Vielleicht gehören einzelne unten genannte Pflanzen zur Saponingruppe, so die Aroideen; siehe § 206 und 210. — Weiter sollen bei einzelnen Pflanzen nadelförmige Krystalle von oxalsaurem Kalk, Raphiden, die Schleimhäute mechanisch verletzen. — Auch scharfe Excrete von Insekten können bei langdauernder Berührung mit sonst harmlosen Pflanzentheilen (z. B. Kränzewinden) Hautausschläge an den Händen und an anderen Orten verursachen.

Bei einzelnen Vergiftungsfällen, die hierher gehören, sind allgemeine Symptome (Collaps) beobachtet. Es ist das nicht überraschend, da ja jede Magenätzung, z. B. durch kochendes Wasser, solche schweren Allgemeinerscheinungen hervorruft: pag. 49. III. Uebrigens werden wohl unter den aufgeführten schädlichen Substanzen auch solche mit sogenannter resorptiver Wirkung vorhanden sein. Die letztere tritt nur neben den örtlichen Zeichen zurück, oder aber die bisherigen Beobachtungen sind unvollständig.

II. Cantharidin ist ein Lakton, dessen Strukturformel noch nicht definitiv aufgeklärt ist: siehe hierüber H. Meyer in M.-H. für Chemie (refer. Chem. Centralbl. 1899. I., pag. 626). Es hat die Formel $C_{12}H_{12}O_4$. Es findet sich hauptsächlich in den Sexualapparaten der entwickelten Exemplare des Käfers Lytta vesicatoria zu etwa 0,5 procent, ist in Wasser fast gar nicht (1 zu 6000 bis 8000), leicht in Alkalien unter Bildung von cantharidinsauren Salzen, auch in fetten Oelen, gut in Chloroform (etwa 1,5 procent) löslich. Bei direkter

---

[1] An verschiedenen Stellen sind chemische Körper mit ausgezeichneter Bindung von O-Atomen als Träger besonderer physiologischer Wirkungen genannt worden. So ist das Chinon (siehe oben pag. 557) eine Substanz, die schwer auf die Nieren wirkt. — Die hydro-aromatischen Ketone, echte Camphorarten, sind deutliche Krampfgifte. — Das Santonin ist wahrscheinlich Keton und Lakton. — Systematische Untersuchungen über den Punkt sind noch nicht ausgeführt. Einstweilen kann man nur die schon festgestellten Thatsachen zusammenordnen.

Application setzt es an allen thierischen Theilen starke „Aetzung". — Auf der äusseren Haut bilden sich je nach der Menge des in Lösung eingedrungenen alle Stadien der entzündlichen Reaktion, von Röthung bis zur Blasenbildung aus: schon 1 Milligramm, ja an passenden Stellen einige Decimilligramm genügen hiezu. — Von der veränderten Haut aus geschieht dann auch Resorption und Nierenstörung: die schwersten Formen von Nephritis können auf diesem Wege entstehen.

Innerlich genommen machen kleine Gaben Gefühl von Wärme vom Munde bis zum Magen, das bald in Brennen übergeht, dabei Salivation. Nach und nach bilden sich unter heftigem Schmerz im Unterleib und in der Lendengegend häufige Stuhlentleerungen und schwere Tenesmen aus: das Uriniren wird immer schwieriger, der Harn blutig: fortwährend besteht Drang zum Harnlassen, in der Harnröhre und an deren Ausmündung intensives Brennen. In günstigen Fällen nimmt die Harnmenge bald wieder zu: der Harn enthält Blut und Eiter, reagirt alkalisch, riecht nach Ammoniak. — In den bekannten Selbstversuchen von Heinrich, der die frisch bereitete Tinktur aus den Käfern und reines Cantharidin, 0,01 au einmal nahm, waren die Erscheinungen ausserordentlich schwer: erst am 5. Tage hörten die Nierenschmerzen, noch später die in Blase und Harnröhre auf: vollständig war die Genesung erst in 2 Wochen. Als Allgemeinerscheinungen werden Schwindel, heftige Kopfschmerzen, Betäubung, auch Aufregung, Verwirrung, Krämpfe, besonders Trismus angegeben. (Resorptive Wirkung?)

Canthariden gelten als ein Mittel, das die sexuelle Erregung steigern und Priapismus hervorbringen soll. Schauenstein hat (in Maschka's Handbuch, pag. 738 ff.) eine Anzahl von Zeugnissen aus der älteren Literatur zusammengestellt, wornach man kaum an der Richtigkeit dieser Beobachtung zweifeln kann. Sehr bemerkenswerth ist der von Schauenstein betonte Punkt, dass nur auf den Gebrauch von ganzen Canthariden oder deren galenischen Präparaten (Tinktur), nicht aber nach reinem Cantharidin die sexuelle Stimulirung sich eingestellt habe.

Die Veränderungen an der Schleimhaut des Mundes, des Magens und des Darmtractus sind ausserordentlich schwere, von Röthung bis zu hämorrhagischer Entzündung und Geschwürsbildung. — Die Störungen an der Niere sind schon pag. 68 erwähnt.

Die Cantharidin-Vergiftung ist jetzt, nach den Angaben in der medicinischen Tagesliteratur wenigstens, selten. Früher ist schwere Intoxikation durch die missbräuchliche Verwendung als Aphrodisiacum jedenfalls öfter vorgekommen: auch als Abortivum sind die Präparate benützt. — Es hat aber auch die Auflegung von Blasenpflaster zu schweren Allgemeinerscheinungen: Nephritis und Krämpfen geführt. — Als Medicament sollte man die Canthariden weder äusserlich noch innerlich gebrauchen, da sie in jeder Indikation zu ersetzen sind. — Sehr interessant waren die Beobachtungen, die gelegentlich der subcutanen Verwendung des cantharidinsauren Natriums gegen Tuberkulose gemacht wurden: aber auch dieser Gebrauch hat sich wegen der Nebenwirkung auf die Nieren nicht halten können.

Das Cantharidin ist in alkalischer Lösung sehr beständig. Man führt es aus den Leichentheilen z. B. durch Ausziehen oder besser Auskochen mit Kalilauge in Lösung über, die man nach dem Ansäuern mit Chloroform ausschüttelt. Die empfindlichste Reaktion ist

die physiologische: noch 0,1 mgr macht an empfindlichen Hautstellen
eine Blase. Sind die gepulverten Canthariden verwendet, so ist aus
der mikroskopischen Untersuchung, durch Vergleich mit normalen
Präparaten, die Diagnose leicht zu stellen.

Von Behandlung dieser Vergiftung ist es kaum nöthig zu sprechen.
Sie kann nur symptomatisch sein. (Schleimige Getränke, Opium,
Organismus-Waschung durch Zufuhr grosser Flüssigkeitsmengen etc.)

Literatur: Auf die Darstellung von Schauenstein (in Maschka's Handbuch)
    ist schon hingewiesen.
Heinrich's Selbstversuche sind von Schroff in Zeitschrift der Ges. der Aerzte
    in Wien 1855. pag. 490 (in gutem Referat von Schauenstein) beschrieben.
Radecki: Dissertation, Dorpat 1866.
Schachova: Dissertation, Bern 1877.
    Weitere auf die Niere bezügliche Literatur auf pag. 68. — Ueber Liebreich's
    Methode der Cantharidin-Injektion siehe:
Lublinski: Therap. M.-H. 1891, pag. 239.
Fränkel: ibidem pag. 253. Kahn: ibidem 1892, pag. 235.
Demme; ibidem 1892, pag. 112.

III. Cantharidin ist weiterhin noch in vielen anderen Species
von Käfern gefunden: so soll z. B. eine argentinische Lytta-Art mehr
als zwei procent davon enthalten. Ebenso ist es in verschiedenen
einheimischen Meloë-Arten nachgewiesen: so in Meloë proscarabaeus
und in dem früher officinellen Meloë majalis. Der erstere lässt bei
Berührung aus den Fussgelenken einen dicklichen gelben Saft her-
vorquellen, der blasenziehend wirkt, auf Schleimhäute gebracht sehr
stark reizt. — Aehnlich wirkende Stoffe scheinen bei vielen Käfern
vorzukommen: genannt sei die Cetonia aurata, der gewöhnliche Gold-
käfer, der auf blühenden Büschen, in Rosen so häufig sitzt und bei
Berührung einen scharfen weissen Saft entleert: weiter der Carabus
auratus, Laufkäfer u. a.

Auch bei anderen Klassen von Insekten sind solche scharfe
Stoffe vorhanden, so bei manchen Schmetterlingsraupen, weiter unter
den Orthopteren bei unseren Küchenschaben (Blatta germanica);
diese dienen ja als Nierenreizmittel zu diuretischen Kuren.

Das Gift der Hymenopteren (Bienen, Hummeln, Wespen), der
Spinnen und Scorpione, der Kröten, Salamander und Tritonen, endlich der Schlangen ist an anderen Stellen besprochen.

Als Teucrin ist ein wässeriges gereinigtes Extrakt aus dem
getrockneten Kraut von Teucrium scordium (Labiate) zur subcutanen
Injektion empfohlen worden: es sollte dadurch „reaktive Entzündung"
bei Adenitis, kalten Abscessen hervorgebracht werden. Es ist darnach örtliche Schmerzhaftigkeit, Pulsbeschleunigung, Temperatursteigerung gesehen worden. — Die Versuche mit dem Teucrin sind
wieder aufgegeben. (Mosetig-Moorhof: Wiener Presse 1893, Nr 6
und Nr. 33; Wiener klin. Wochenschr. 1894, Nr. 43.) — Ueber die
Natur der Giftsubstanz des Teucrins wissen wir nichts Sicheres: es
kann zum Cantharidin, vielleicht auch zu den Phytalbumosen gehören.

IV. Im Pflanzenreich sind dergleichen Stoffe sehr verbreitet.
Die nachfolgende Uebersicht soll nur das enthalten, was für den
Toxikologen praktisch von Bedeutung ist.

1. In der Familie der Thymelaceae ist die Daphne Mezereum,
der Seidelbast oder Kellerhals die für uns wichtigste Pflanze: auch

die anderen Daphne-Arten (Laureola, alpina ...) sowie die verwandten ausserdeutschen Gattungen Passerina, Gnidia etc. sind ebenso giftig. Alle Theile der Pflanze: Rinde, Blätter, Blüthen, Früchte enthalten die schädliche Substanz, die als Mezerein benannt und wahrscheinlich ein Säureanhydrid ist. Das schlimmste Stück sind die Beeren, die als grana Coccognidii früher als Drasticum benützt wurden: nach Schroff sollen ein bis drei Stück sehr gefährliche Zufälle machen, sechs sollen einen Wolf tödten. Besonders bedenklich ist es, wenn sie fein gepulvert oder zerkaut geschluckt werden. — Die Wirkung der Pflanze ist, wohl nach der Menge oder der Vertheilung der Giftsubstanz verschieden. Ich habe hier, wo Seidelbast häufig vorkommt und von Kindern viel im Frühjahr aus den Wäldern geholt wird, noch keine ernsthafte Vergiftung gesehen. — Auf der Haut scheint das Gift nicht so leicht anzugreifen: doch ist Röthung, Blasenbildung, selbst Verschorfung angegeben. Am häufigsten sieht man Störungen in der Mundhöhle, an den Lippen, der Zunge: Röthung, Schwellung, Speichelfluss, Kratzen, Brennen: nach dem Verschlucken der fein zerkauten Theile soll schwere Magenätzung, blutiges Erbrechen und Durchfälle, dann Collapszeichen und selbst der Tod beobachtet worden sein. Ueber die Betheiligung der Nieren lauten die Angaben verschieden: doch wird blutiger Harn, Albuminurie, Strangurie beschrieben. — Subcutan entsteht Vereiterung, aber keine allgemeine Vergiftung. — Die wirksame Substanz ist durch chemische Eingriffe ausserordentlich leicht zersetzlich.

Springenfeld (Dissertation, Dorpat 1890, refer. Virchow's Jber. 1890. I, pag. 448) gibt eine historische und experimentelle Darstellung.

2. Eine sehr schlimme Pflanzenfamilie, von der fast alle Gattungen und Arten hier genannt werden müssten, ist die der Euphorbiaceen, Wolfsmilchgewächse. Nur das praktisch wichtige sei erwähnt.

a) Crotonöl: in den Samen der indischen Euphorbiacee, Croton Tiglium, eines kleinen Baumes, dessen Holz als Fischgift dient, ist das Glycerid der Crotonolsäure neben freier Crotonolsäure enthalten. Nur die letztere soll beim Eindringen in die thierischen Gewebe die bekannten starken Reizungssymptome machen. Auf der äusseren Haut und bei subcutaner Injektion ist darum bei verschiedenen Oelsorten die „Entzündung" verschieden stark und verschieden schnell ausgebildet, je nach dem Gehalte an freier Crotonolsäure. Schon im Magen werden kleine Mengen von Neutralfett gespalten, umfänglicher geschieht das durch den pankreatischen Saft: es kommt deshalb allemal nach Crotonöl zu Gastro-enteritis, die allerdings verschieden schwer verläuft nach der Menge der präformirten freien Säure.

Auf der äusseren Haut entsteht zuerst Röthung, dann Papeln und Pusteln bis zu schwerer eiteriger Dermatitis. — Subcutan kommt es zu lokaler Gewebsnekrose mit folgender Eiterung: Das Crotonöl ist von Cohnheim und vielen Pathologen zur Erregung von Entzündung benützt worden. — Im Darm entsteht schwere Enteritis, die schon wiederholt zum Tode geführt hat. — Gelegenheit zur Vergiftung gibt die Verwendung als Drasticum sowie als Hautreizmittel (Lebenswecker, Baunscheidtismus).

In den Crotonsamen und in den nach Schlagen des Crotonöls zurückbleibenden Presskuchen ist ein giftiger Eiweisskörper Crotin enthalten. Dieser bedingt die schwere Giftigkeit der Crotonsamen. Siehe § 219. IV.

Ueber Crotonöl siehe Hirschheydt: Dorpater pharmakol. Arbeiten (Kobert): Bd. IV. 1890, pag. 5.

b) Die Ricinolsäure, die wirksame Substanz des Ricinusöls — von Ricinus communis — wirkt viel milder abführend als die Crotonolsäure und kann kaum zu den Giften gerechnet werden. H. Meyer in Archiv exp. P. Ph. 38, pag. 336.

Die enorme Giftigkeit der Ricinus-Samen ist durch einen giftigen Eiweisskörper, das Ricin, bedingt. Vergleiche § 219. II.

c) Euphorbium oder Resina Euphorbii, das an der Luft erhärtete Harz der Euphorbia officinarum, einer im Habitus den Cacteen ähnlichen Euphorbiacee Nordwestafrikas; das wirksame soll ein Säureanhydrid sein. Früher war Euphorbium als ein sehr scharfes Drasticum innerlich gebraucht: jetzt wird es noch als Zugpflaster benützt. Die Wirkung auf den menschlichen Darm ist eine ausserordentlich starke: Nierenerscheinungen sind nicht beobachtet. Dagegen werden so starke Allgemeinerscheinungen, auch Icterus berichtet, dass vielleicht an Herz- und Blutkörperchenbeschädigung gedacht werden muss.

d) Auch alle unsere einheimischen Euphorbia-Arten sind schwer giftig, speciell ist es der bei jeder Verletzung hervorquellende Milchsaft und die Samen. Die gewöhnliche Euphorbia Cyparissias heisst wegen der scharf drastischen Wirkung Bauern-Rhabarber: der eingedickte Milchsaft diente unter der Bezeichnung Scammonium europeum als Aetzmittel. — Die Samen der Euphorbia Lathyris wurden unter dem Namen Purgirkörner, semina Cataputiae minoris, als Abführmittel verwendet: schon einige Stück dieser Samen machen schwere Gastroenteritis. — Weiter wird von dem Safte der Euph. Esula schwere Hautentzündung berichtet. Wahrscheinlich sind alle in Deutschland vorkommenden Arten in gleicher Weise schädlich. — Von Nierenwirkung ist nichts angegeben.

Von unseren einheimischen Mercurialis-Arten gilt das Kraut als brechenerregend und purgirend.

e) Eine Euphorbiacee ist der vielbesprochene Manzanilla-Baum, Hippomane Manzanilla, der an den Küsten, nicht im Binnenlande des tropischen Amerika einheimisch ist. Der ganze Baum enthält einen sehr scharfen ätzenden Saft. Auch der Saft der Früchte soll gleichartig wirken und daher soll deren Genuss in der Mundhöhle, auf der Haut.. starke Entzündung hervorbringen. — Uebrigens sind gar nicht alle Menschen gegen diesen reizenden Stoff empfindlich. Die Angabe, dass schon das Schlafen im Schatten des Baumes vergiftend wirke, wird als Fabel erklärt, ist indess auch von den gleichartig wirksamen Anacardiaceae im Umlauf. Siehe unten 17.

f) Kurz sei noch erwähnt: Von der Gattung Jatropha liefert Jatropha Curcas in den Samen die semina Ricini majoris. Das daraus gewonnene Oel (Oleum infernale) steht nach seiner Darmwirkung in der Mitte zwischen Ricinus- und Crotonöl. — Die schwere Giftigkeit der Curcas-Samen ist durch einen Eiweisskörper, dem Crotin und Ricin ähnlich, bedingt: § 219. II, III etc.

Die Wurzel von Jatropha Manihot gibt nach dem Quetschen und Zerreiben durch Absetzen die Manihot-Stärke (Tapioca). Die frischen ganzen Wurzelstöcke enthalten einen Milchsaft, der bei verschiedenen Varietäten der Pflanze verschieden stark giftig ist. Als Giftsubstanz ist Blausäure nachgewiesen: daneben aber ist wahrscheinlich noch ein örtlich ätzender Stoff vorhanden. — Auch durch Rösten sollen die Wurzeln entgiftet werden. — Als schwer giftig gelten die Samen (Phytalbumose).

Die Hura crepitans (S.-Amerika) enthält einen scharfen Milchsaft: daneben ist in den ausserordentlich giftigen Samen wahrscheinlich ein giftiger Eiweissstoff enthalten. Auch von diesen Samen wird behauptet, dass der Embryo hauptsächlich gifthaltig ist (gerade wie Humboldt von den Samen der Jatropha Curcas angibt, dass sie essbar seien, wenn man den Embryo entfernt).

4. Unsere einheimischen Ranunculusarten sind zum Theil seit lange als giftig bekannt. Eine Zusammenstellung verschiedener Literatur-Zeugnisse über diese Giftigkeit gibt Beckurts in der unten citirten Arbeit: Auch die Namen der Pflanzen Ranunculus sceleratus, acris weisen schon darauf hin. Durch Trocknen und Lagern geht der scharfe Stoff nach und nach verloren. — Als besonders giftig gelten: Ranunc. sceleratus, flammula und acris, weiter die Anemone- und die Clematisarten; von den Anemonen wurden einzelne Species: verna, pulsatilla, nemorosa u. a. zur Herstellung von Pfeilgiften benutzt. Auch Caltha palustris wird verdächtigt; die Knöllchen von Ficaria ranunculoides sollen vor der Blüthezeit scharf, darnach aber giftfrei sein. Als wirksame Substanz hat Beckurts eine durch Destillation zu gewinnende Substanz isolirt, die Anemonencamphor oder Anemonol genannt wird. (Da chemisch diese Substanz mit den Camphorarten nichts zu thun hat, ist der zweite Name vorzuziehen.) Diese Substanz wirkt auf der Haut blasenziehend, innerlich macht sie Gastroenteritis. — Sie zerfällt schon spontan sehr leicht in Anemonin und Anemonsäure, von denen das erstere ein Säureanhydrit ist: es ist jedenfalls viel weniger reizend als die Muttersubstanz, aber nach kurzen Bemerkungen doch nicht ganz unwirksam. — Beckurts: Ueber Anemonol etc. Archiv Pharmacie Bd. 230. 1892, pag. 180; daselbst ausführliche literarische Angaben über die Anemoneen; vergleiche auch: Pharmaceut. Jahrber. für 1885, pag. 133.

5. Auch die verwandten Päonien sind in der gleichen Weise giftig wie die Ranunkeln. Behauptet wird dies von Blüten und Samen der Pfingstrose, Paonia officinalis; der daraus bereitete Thee machte starke Erscheinungen (Erbrechen und Durchfälle). — Dragendorff hat aus dem semen Paoniae ein Alkaloid isolirt, das nicht weiter untersucht ist. — Von Actae spicata, Christophskraut, gelten besonders die Wurzel, auch die Beeren und das Kraut als emetisch und purgirend.

6. Die Aroideae werden sämmtlich als scharf giftig angesehen. Der örtlich stark reizende Stoff ist in allen Theilen der Pflanze, besonders im Wurzelstock enthalten. Auf der Haut entstehen durch das Auflegen Blasen: die Schwellung in der Mund- und Rachenhöhle soll so schmerzhaft sein, dass die Vergifteten mehrere Tage nicht sprechen können. — Die schädliche Substanz ist sehr flüchtig und leicht zerstörbar: so dass die durch längere Zeit gelagerten und getrockneten (oder gekochten) Wurzeln ungiftig und als stark sagohaltig sogar genossen werden. — Dies gilt nicht nur von unserem Arum maculatum, von dem die radix Ari officinell war, sondern auch von den ausländischen Arten: Calladium, Dieffenbachia. Die

tropischen Formen sollen besonders schwer giftig und gefährlich sein. — Auch die als Zierpflanzen gezogenen Calla-Arten sind frisch ebenso schädlich. — Zur Aroideenfrage vergleiche auch § 206. II. — Mir scheint nach der Symptomatologie die Giftigkeit der Aroideen weder durch eine Saponinsubstanz, noch durch Raphiden bedingt zu sein.

7. Eine gleichartige Substanz ist in den Arnica-Blüthen nachgewiesen. Diese wurden früher therapeutisch z. B. im Aufguss, auch als Tinktur benützt: letztere steht jetzt noch im Arzneibuch. — Aetherisches Oel ist nur in geringer Menge aus den Blüthen isolirt; es sind darin Kohlenwasserstoffe und Säuren der aliphatischen Reihe nachgewiesen, darnach kann es nur wenig oder gar nicht wirksam sein. Dagegen ist eine Substanz isolirt, Arnicin genannt, die in den alko-holigen Auszug eingeht und schwere örtliche Reizungserscheinungen macht. Die frischen Arnicablüthen, einige Stunden auf die äussere Haut aufgelegt, machen Jucken, Brennen, Röthung. Der alkoholige Auszug der Blüthen kann auf der Haut sogar Blasen ziehen. Durch Trinken von Arnicatinktur (Verwechselung mit Schnaps) ist schon tötliche Vergiftung geschehen, die wesentlich als schwere Gastro-enteritis verlaufen ist. — Diese Substanz, Arnicin, soll sich schon nach etlichen Wochen in der Tinktur bis zur vollen Unwirksamkeit abschwächen. — Näheres bei Binz in dessen Pharmakologie und in der Dissertation von Wilckinghoff: Bonn 1880.

8. Als sehr giftig gelten die Wurzeln der Plumbagineen, von denen tropische Arten rascher und stärker blasenziehend wirken sollen, wie das Cantharidin. Sie haben für uns weiter keine prak-tische Bedeutung.

9. Die Früchte des spanischen Pfeffers (fructus Capsici von Capsicum annuum und longum, Solaneae) enthalten verschiedene Substanzen, die auf der Haut, auf Schleimhäuten Reizungen leich-teren Grades machen: auch von den Nieren wird das gleiche be-hauptet. — Siehe Högyes: Archiv exp. P. Ph. 9. 1878, pag. 117. — Ernsthafte Schadenwirkung schiebt man dem Präparate nicht zu.

10. Die Zwiebeln, Wurzelstöcke und das frische Kraut verschie-dener Amaryllideae, Liliaceae und Irideae gelten von jeher als giftig. Am schärfsten sollen die Narcissusarten wirken: N. pseudo-narcissus und poëticus, deren Zwiebeln nach früheren Angaben schwere Gastroenteritis machen können. Auch von Galanthus nivalis und von Leucojumarten ist dasselbe behauptet. — Von Iris pseuda-corus und sibirica ist ebenso Erbrechen und Durchfälle angegeben. — Die wirksamen Substanzen sind nicht genau bekannt: man hat kleine Mengen von Alkaloiden, auch Glukoside isolirt, hat aber auch die Wirkung auf Raphiden (Krystalle von oxalsaurem Kalk) ge-schoben. Die neuere Literatur enthält hierüber nur spärliche An-gaben. — Ehrhardt: Dissertation Dorpat (Jurjew) 1893. (Zwiebeln von Leukojum vernum und Narcissus poeticus.)

11. Von Corydalis lutea (Fumariaceae) gilt der Saft als „scharf giftig". Die Knollen von Corydalis cava dagegen enthalten als wirk-same Substanzen Alkaloide: Bulbocapnin und Corydalin, wovon das erstere das stärker wirksame ist. — Mode: Dissertation Berlin 1892 und Chemisch. Ctrbl. 1893. I, pag. 894. — Chemisches im Archiv Pharmacie 231, pag. 131. — 232, pag. 143, — 234, pag. 489.

12. Eine hieher gehörige Substanz ist das Gummigutt, die bekannte schön gelbe Malerfarbe, die den eingetrockneten Milchsaft

von Garcinia Morella (Clusiaceae) darstellt. Als das wirksame wird eine Harzsäure, Gambogiasäure angegeben. — Das Gummigutt macht auf allen Schleimhäuten sehr starke Reizungserscheinungen bis zu eitriger Entzündung. Es war früher, besonders in den Morison- schen Pillen, zusammen mit Aloe, Scammonium und Coloquinthen als scharfes Abführmittel in Gebrauch und hat dabei schwere, selbst tödtliche Vergiftung gemacht. — Durch die äussere Haut scheint es nicht hindurch zu gehen: denn in Indien werden angeblich mit Gummigutt gefärbte Kleider getragen.

13. Von Leguminosen gehören nur wenige für uns wichtige Arten zu dieser Giftgruppe.

a) Glycine Chinensis (Wistaria chinensis), die bekannte Zier- pflanze soll in all ihren Theilen eine Substanz enthalten, die beim Zerkauen Magenschmerzen, Erbrechen und Durchfall mit nachfolgen- dem Collaps verursacht. — Flüchtig ist die Giftsubstanz nicht.

b) Chrysarobin heisst ein von unserem Arzneibuch aufge- führtes Präparat, das als Hautmittel (bei Psoriasis, Pityriasis versi- color, Herpes tonsurans, Tinea…) gebraucht wird. — Es besteht zu etwa 90 procent aus reinem Chrysarobin, die übrigen 10 procent werden als „Harz" bezeichnet. — Gewonnen wird das Präparat aus einem brasilianischen Baum (Leguminose) Andira araroba: in Lücken des Holzkörpers ist es enthalten. Das Rohpräparat kommt als Goa- pulver in den Handel; durch Lösen in Benzol und Umkrystallisiren aus Eisessig wird es gereinigt

Das reine Chrysarobin ist der Chrysophansäure zunächst ver- wandt und wird durch Reduktion daraus gewonnen: aus $C_{15}H_{10}O_4$ wird $C_{15}H_{12}O_3$, auch $C_{30}H_{24}O_6 + H_2O$ bezeichnet. Hesse (siehe § 210. I) nimmt statt der Ketongruppen $\begin{matrix} CO \\ CO \end{matrix}$ im Chrysarobin die Bindungsart $\begin{matrix} COH \\ CH \end{matrix}$ an. Schon an der Luft geht die alkalische Lösung des Chry- sarobins in Chrysophansäure über.

Chrysarobin ist ein sehr heftiges, örtlich wirkendes Gift: es macht an allen thierischen Organen, mit denen es in direkte Berührung kommt, heftige Reizungszustände, so an der Haut, am Auge, im Magen und Darm und an den Nieren.

An der Haut verursacht es diffuse entzündliche Schwellung, die sehr bedenklich werden und mit Fieber, Lymphdrüsenschwellung verlaufen kann. Auch Furunculosis ist beobachtet. Nicht bei allen Menschen tritt diese Hautentzündung auf, auch ist das Gesicht und die Genitalien besonders empfindlich: am behaarten Kopfe soll man Chr. gar nicht verwenden. Sehr unbequem ist noch die schmutzig- violett-braune Verfärbung der Haut (und der Leibwäsche!) und die Veränderung der Haare (grünlich-gelb). Die gesunden Theile soll man durch Heftpflaster oder Ueberleimen schützen.

Innerlich macht Chrysarobin schon in Gaben von einigen cgr bei Erwachsenen Magenschmerzen, auch Erbrechen und Durch- fälle. Bei höheren Gaben bis 0,2 kommen immer stärkere Nieren- erscheinungen, Schmerzen, Harnverminderung, Blutharnen hinzu. Auch bei äusserer Verwendung auf verbreitete Hautstellen sind Nieren- erscheinungen gesehen (Resorption!). Es soll Gewöhnung an das Mittel stattfinden, so dass auch grosse Gaben ohne Folgen bleiben (?).

Eine häufige Complication der Chrysarobinanwendung ist Conjunctivitis. Man hat diese Erkrankung durch zufällige Uebertragung mit den Fingern erklärt, aber auch als resorptive Erscheinung aufgefasst. Sicher ist, dass Arbeiter, die das rohe Präparat pulvern, sieben etc., sowohl an den Augen wie an der äusseren Haut Entzündungen davontragen.

Chrysarobin wird theilweise beim Durchgehen durch den thierischen Stoffwechsel zu Chrysophansäure oxydirt (Lewin und Rosenthal: Virchow's Archiv 85. 1881, pag. 118), die im Harn ausgeschieden wird.

14. Von den Caprifoliaceae, Geisblattgewächsen, sind verschiedene in diesem Kapitel zu nennen. Von den Lonicera-Arten sind die Beeren der Lonicera Xylosteum, Hundskirsche, gemeine Heckenkirsche (Beinholz!) giftig: sie machen Erbrechen und schweren Durchfall: auch Betäubung und Krämpfe sind bei Kindern beschrieben, so dass es fraglich ist, ob neben der Gastroenteritis nicht auch resorptive Wirkungen vorliegen. Nach Husemann ('Toxik. pag. 547) sind Kinder schon an den Beeren gestorben. Neue Untersuchungen kenne ich nicht, auch keine sicheren Angaben, wie es sich mit den Beeren der anderen Lonicera-Arten verhält.

Die sogenannten Schneebeeren, die bis tief in den Winter hängenden weissen Beeren einer viel als Zierstrauch gezogenen nordamerikanischen Caprifoliacee: Symphoricarpus racemosus werden von Thieren, Kaninchen, Amseln ohne Schaden genommen, sollen aber Kinder schon mit Brechdurchfall schwer vergiftet haben. — Ein zuverlässiger Gewährsmann hat mir angegeben, dass durch das Werfen mit zerquetschten Beeren Hautausschläge, erst 24 Stunden nach der Application beginnend, entstanden sind. Nach van Hasselt ist der aus grossen Beerenmengen ausgequetschte Saft, bei Kaninchen mit der Schlundsonde gegeben, ohne Folgen geblieben (Raphiden?).

Von den Viburnum-Arten machen die Beeren des Viburnum tinus (oder Laurus tinus, Bastardlorbeer) starken Durchfall; sie waren als Arzneimittel verwendet. — Von Sambucus gilt Sambucus ebulus, Zwerghollunder, Attich als giftig: Wurzel und Blätter sind drastisch purgirend: — ebenso soll die innere Rinde und die Blätter von S. nigra wirken.

15. Die Beeren unseres gewöhnlichen Epheu, Hedera helix, Araliaceae, sind ausgesprochen schädlich, erregen starkes Erbrechen und Durchfall.

16. In allen Büchern über Toxikologie wird angegeben, dass auch die Beeren des Ligusters (Ligustrum vulgare, Oleaceae), die von Vögeln ohne Schaden genossen und angeblich zum Färben des Weins benützt werden, schwere selbst tödtliche Magendarmentzündung gemacht haben.

17. Von ausländischen Pflanzenarten können nur einzelne besprochen werden, die für uns direktes Interesse haben.

a) Zu den Anacardiaceae gehören die Pflanzen, die das sogenannte Cardol liefern. — Cardol, ein farbloses, hellgelbes bis bräunliches Oel soll im Handel in zwei Sorten, als Cardolum vesicans (aus Anacardium occidentale) und als das schwächer wirksame Card. pruriens (Semicarpus Anacardium) vorkommen. Es wird aus den Früchten dieser Pflanzen, den sog. Elefantenläusen gewonnen.

Es macht auf der Haut starke Entzündung, die von allgemeinem Krankheitsgefühl begleitet sein kann. Giesceler beschreibt, dass durch Auflegen der Schalen von Anacardium-Nüssen und durch Application des Saftes papulöse Hautentzündung entstand, die vom Entstehungsort aus sich weiter verbreitete und erst in der 2. Woche ausheilte (Gieseler: Dissertation, Bonn 1896, pag. 24, 25). Innerlich soll die Wirkung schwächer sein, weil die wirksamen Substanzen zersetzt werden (siehe Basiner: Dorpater Dissertation 1881: refer. Pharmaceut. Jber. 1881—1882, pag. 895). Die Behauptung, dass der Genuss der Früchte Darmerscheinungen mache, kann Gieseler nicht bestätigen. — Ueber die Beziehungen des Cardols zur Vergiftung mit Vanille-Eis siehe dieses.

b) Als dem Gifte des Cardols nahestehend, wird das eigenartige viel besprochene Gift der Sumach-Arten, speciell des Rhus toxicodendron (amerikan. Anacardiacee) angesehen. Dieser Giftsumach enthält in allen Theilen einen gelblich-weissen Milchsaft, der rasch an der Luft schwarz wird, dem aber nach bestimmter Aussage kundiger Referenten mit Unrecht die Sumach-Wirkung zugeschrieben wird. Der wirksame Stoff ist in allen Teilen von Rh. toxidendron (wahrscheinlich auch anderer Rhus-Arten, speciell Rh. vernicifera) enthalten, besonders in den Samen, dann in den Blättern, wenig in Stamm und Zweigen. Diese Substanz, die auch in den bei uns in Warmhäusern gezogenen Exemplaren vorkommt, setzt eine enorm starke Hautentzündung. — Nicht alle Menschen sind gleichempfindlich: von zwei im hiesigen botanischen Garten beschäftigten Gehilfen darf der eine ungestraft an den Rhus-Exemplaren arbeiten. Der andere aber bekommt an den Händen und überall, wo er sich darnach mit den Händen berührt, Hautentzündung. — Pfaff (on the active principle of Rh. t. — Journal of experim. medicine vol. 2. 1897, pag. 181. refer. Virchow's Jber. 1897. I. pag. 397) nennt die aktive Substanz, die er dem Cardol nahe stellt, Toxikodendrol: sie ist in Aether, Chloroform, Benzol, Alkohol löslich, in Wasser unlöslich. Die Wirkung ist so intensiv, dass schon 0,005 mgr Anschwellung und heftige Schmerzen mit Schlaflosigkeit auf dem Vorderarm hervorbrachte. Es besteht eine merkwürdige Latenz der Wirkung, d. h. erst 4 bis 5 Tage nach der Berührung bricht die Entzündung aus: (Grenzen 9 Tage und 1 Tag: bei dem hiesigen Gärtner dauert die Latenz 2 bis 3 Tage). Allgemeine Erscheinungen kommen nach der äusseren Vergiftung nicht. — Die Angaben über innerliche Vergiftung von Thieren lauten sehr abweichend. Von älteren Autoren (Clarus in Schmidt's Jahrb. 1861) ist nach verschiedenen Präparationen gar keine Schadenwirkung gesehen. Pfaff gibt als Folge seines Präparates schwere Nephritis an. — Die Pfaff'schen Ergebnisse können wohl alles erklären: immerhin ist noch manches zweifelhaft, auf der einen Seite der negative Ausfall vieler Versuche, auf der anderen Seite die übermässige Empfindlichkeit mancher Personen, so dass man sogar an die Giftigkeit der Emanationen des Baumes, also an Wirkung auf Entfernung gedacht hat.

Als Behandlung empfiehlt Pfaff gründliche Reinigung mit Seife und Bürste. Durch Pflaster und Pasten werde das Uebel nur verbreitet.

Neuerdings wird von einer weiteren südamerikanischen Anacardiacee: Lithrea caustica oder Litrea venenosa berichtet, bei der

schon die Berührung der Blätter schwere Hautentzündung hervor-
rufen kann. — Auch von dieser Pflanze wird behauptet, dass das
Schlafen im Schatten des Baumes, der Aufenthalt in der Nähe eines
Feuers, das mit den Zweigen unterhalten wird, die charakteristischen
Erscheinungen hervorrufen könne.

18. Das Gift der Brennnesseln (Urtica-Arten) ist uns gleichfalls seiner Natur nach unbekannt. Die alte Annahme, es handle
sich um Ameisensäure, ist als unzureichend sicher erwiesen.

§ 218. Ueber die Giftigkeit von Eiweisskörpern.

Nach übereinstimmenden Ergebnissen zahlreicher und gründ-
licher Untersuchungen über die chemische Natur gewisser natürlich
vorkommender Gifte müssen wir zur Zeit als die eigentlich wirksamen
Substanzen derselben Eiweisskörper annehmen. Das interessanteste Beweisstück für diese Annahme bietet jetzt das Schlangengift.

Bevor diese allemal giftig wirksamen Körper besprochen werden,
soll zuvor die Frage nach der Giftigkeit der gewöhnlich vorkommenden
Eiweiss-Modificationen behandelt werden. Es ist nämlich behauptet
worden, dass auch die natürlich vorkommenden Eiweissarten, Hühner-
albumin, Serumalbumin und die Verdauungs-Produkte: Peptone und
Albumosen unter gewissen Bedingungen, intravenöse und subcutane
Injektion, abnorme Gegenwirkungen im thierischen Stoffwechsel
auslösen.

I. Eine erste hieher gehörige Angabe ist die, dass Hühner-
Eiweiss ins Blut gespritzt bei Thieren vorübergehende Albuminurie
hervorbringt. Berzelius hat die ersten positiven Versuche hierüber
veröffentlicht, die darnach von allen Beobachtern bestätigt worden
sind (Cl. Bernard, Stokvis, J. C. Lehmann-Kopenhagen). Die
genauere Analyse der Einzelheiten ergibt, dass bei subcutaner Appli
cation gewisse kleine Hühner-Eiweissmengen spurlos verschwinden
(bis zu 5 cm^3), während nach Einspritzung in die Blutbahn schon
etwa 2 cm^3 bei Kaninchen Albuminurie hervorbringen. — Auf die
venöse Injektion kommt gewöhnlich eine etwa 12 Stunden lang
dauernde Unterbrechung der Harnentleerung, dann folgen rasch
einige eiweisshaltige Harnportionen, so dass ungefähr im Laufe eines
Tages die Albuminurie beendigt ist. — Wiederholt und von verschiedenen Beobachtern ist constatirt, dass in einzelnen Fällen mehr Eiweiss ausgeschieden wurde, als aufgenommen war. Weiter wurde
festgestellt, dass gleichzeitig mit eingespritztes Jodkalium in anderer
zeitlicher Folge als das Albumin erschien: die Albuminurie war gewöhnlich nach kurzer Zeit glatt beendigt, während Jodkalium noch
länger fort in stetig abnehmender Menge ausgeschieden wurde
(Sosath: Würzburger Dissertation, 1880). — Die Untersuchung, ob
noch andere Funktionen bei der Eiweiss-Einspritzung verändert
werden (Blutdruck, Leukocytose, Temperatur, Lymphbildung ...) ist
bei diesen Autoren nicht geführt.

Dagegen ist bei Gelegenheit dieser Hühner-Eiweiss-Experimente schon
von J. C. Lehmann (Virchow's Archiv 30. pag. 593) angegeben, dass

gewisse künstlich präparirte Eiweissstoffe sich anders verhalten, d. h. nicht
in den Harn übergehen (Natronalbuminat, Syntonin, Myosin und Fibrin-
pepton). Lehmann hat wohl in einzelnen Fällen Eiweissreaktionen mit
dem darnach gelassenen Harn erhalten; er gibt sie aber als schwach an,
und bemerkt, dass er sie öfter auch mit dem Harn normaler Kaninchen erhalten habe. Letztere Angabe ist ein Irrthum; der Harn normaler Kaninchen ist eiweissfrei. — Gelegentlich der Sosath'schen Versuche wurden auch
hier bei Kaninchen Pepton-Injektionen in die Venen gemacht. Es war darnach allemal Eiweissreaktion im Harn nachweisbar: quantitative Versuche
wurden nicht ausgeführt. — Siehe Passus III.

II. Praktisch wichtiger ist das Studium der Frage, wie sich die
Eiweisskörper des Blutserums anderer Thiere bei derselben Appli-
cations-Art verhalten: die Berechtigung zur Blut-Transfusion (und
Serum-Therapie) hängt direkt hiemit zusammen.

Die letzten systematischen Versuche von O. Weiss sind in
Pflüger's Archiv 65. 1897, pag. 215 veröffentlicht: daselbst pag. 229
die Literatur. — Siehe auch Siegert: Virchow's Archiv 146, pag. 331.

Grössere Mengen von fremdem Serum machen immer (subcutan
und intravenös) gewisse Störungen. Sofort kommt Verminderung und
fast völlige Aufhebung der Harnsecretion, die durch mehrere Tage
andauert. Ist diese Verminderung deutlich geworden, so ist der zuerst gelassene Harn immer eiweisshaltig: im Laufe von Tagen verschwand mit Zunahme der Harnmenge das Eiweiss ganz. Als fremdes
Serum wurde den Kaninchen das der folgenden Thiere injicirt: Katze,
Hund, Rind, Kalb, Hammel, Schwein, Pferd, Meerschweinchen, Ratten.
Es trat im Harn, wenn das ganze Serum injicirt war, sowohl Globulin
wie Albumin auf: wurde der einzelne Eiweisskörper eingespritzt, so
kam im Harn nur das Globulin oder Albumin zur Ausscheidung.
Fremd, d. h. von den geschilderten Folgen begleitet, erwies sich für
das weibliche Kaninchen auch das Serum eines männlichen Thieres,
während das Serum des eigenen Blutes, sowie das von einem Thiere
desselben Geschlechtes ohne alle Folgen blieb. Ebenso war die Injektion des von Eiweiss befreiten Serums (Kochen, Alkohol) ganz
unwirksam. Nebst der Albuminurie zeigten sich allemal Allgemein-
Erscheinungen: Steigerung der Athem- und Pulsfrequenz, grosse
Mattigkeit und Fieber. — Grosse Mengen von Serum tödten die Kaninchen ganz akut: letal wirkten pro Kilo Kaninchen die folgenden
Serum-Mengen: vom Hund 11 cm³, Katze 9, Rind 8, Kalb 7, Schwein
35, Pferd 44, Hammel 20. Die Erscheinungen sind die schon beschriebenen, nur dass auf der Höhe der Dyspnoe plötzlich schwere
Krämpfe auftreten, nach denen die vollständig gelähmten Thiere
rasch zu Grunde gehen. Bis zum Erscheinen der Krämpfe wurde die
Injektion fortgesetzt. — Erwähnt sei die Angabe von Weiss, dass
er (im Gegensatz zu verschiedenen anderen Autoren, so Creite,
Bernard...) Auflösen von Blutkörperchen bei Kaninchen durch das
fremde Serum nicht constatiren konnte.

Das Aufgelöstwerden der Blutkörperchen durch fremdes Serum ist eine
so sicher erwiesene Thatsache, dass unsere Meinung hierüber durch die letzte
Angabe, die nur die Resistenz der Kaninchenblutkörperchen gegen fremdes
Serum erweist, nicht beeinflusst wird. — Die Lehre von der Transfusion bespreche
ich nicht. Siehe Liebermeister in Handbuch allgem. Therapie, herausgegeben von Ziemssen: Bd. I. 2. Theil, pag. 240 etc.

Weiter braucht es keiner besonderen Bemerkung, dass beim Menschen die Injektion einiger (3 bis 4) Cubikcentimeter Pferdeblutserum, die als Diphtherieheilserum zur Anwendung kommen, absolut harmlos ist; (für 1 Kilo Kaninchen sind erst 44 cm^3 tödtlich). Der Erfolg der zahlreichen therapeutischen Anwendungen spricht ganz bestimmt in diesem Sinne. Das hier zunächst interessirende Zeichen der Albuminurie kommt nach der ersten Statistik des Reichsgesundheitsamtes nur bei etwa 1 procent der mit Injektion behandelten Patienten vor: d. h. es ist darnach nicht damit in ursächliche Verbindung zu bringen.

III. Die ausgiebigste experimentelle Bearbeitung hat in den letzten Jahren im hier einschlagenden Sinne die Peptonfrage gefunden. Gelegentlich experimenteller Untersuchungen über das Schicksal und die Bedeutung der Peptone ist übereinstimmend von verschiedenen Physiologen der Lehrsatz ausgesprochen worden, dass die in die Blutgefässe injicirten Peptone wieder zur Ausscheidung in den Nieren gelangen, und in der Blutbahn selbst giftig wirken, indem sie den Blutdruck tief erniedrigen, und dadurch zur Entstehung von Extravasationen in verschiedenen Organen Veranlassung geben. Auch die Harnsecretion werde durch die Blutdrucksenkung vermindert und die Gerinnbarkeit des Blutes herabgesetzt oder ganz aufgehoben [1]. — Hofmeister findet durch Bestimmung der Circumpolarisation im Harn der Kaninchen von kleinen injicirten Peptonmengen (0,5 bis 0,9) gegen 70 bis 80 procent wieder. — Neumeister beschreibt die starken Extravasationen, die bei intravenöser Application von Peptonlösungen sich in kurzer Zeit entwickeln.

Diese Beschuldigung der Peptone ist indess nicht ohne Widerspruch geblieben. So hat Brieger (Ptomaine I, pag. 14 bis 18) Witte'sches Pepton mit und ohne giftige Wirkung gefunden. Aus der giftigen Sorte war (durch Amylalkohol) eine Substanz zu extrahiren, wovon schon kleine Mengen schwer giftig waren, während andere Peptonsorten, bis zu 20 gr subcutan injicirt, sich ganz unschädlich erwiesen. Dieses Gift nennt Brieger Peptotoxin. — Salkowski (Virchow's Archiv Bd. 124) hat wohl gegen gewisse Schlussfolgerungen Brieger's mit Erfolg polemisirt: das Peptotoxin ist nicht ein Produkt des Verdauungsprocesses, sondern der Fäulniss. Das wesentliche Ergebniss der Brieger'schen Versuche aber, dass von gewissen Peptonsorten grosse Mengen ohne auffallende üble Folgen subcutan bei Thieren applicirt werden konnten, hat er nicht erschüttert. — Auch zwei Erlanger Dissertationen, aus dem Jahre 1892, die sich speciell die Frage nach der Giftigkeit der Peptone vorlegen, sprechen sich übereinstimmend für die Ungiftigkeit aus: die Arbeiten sind von Märkel (bei Rosenthal) und von Limpert (bei Fleischer). Der letztere Autor findet kein Pepton im Harn und keine Schadenwirkung. Gebraucht war das Paal'sche Glutinpepton. Der erste Autor verwendete Peptone von verschiedener Abstammung. Auch er sieht keine Vergiftung und keine Temperatursteigerung, ausser von gefaulten Präparaten. „Es kostete viele Mühe, bis eine Intoxikation hervorgerufen wurde.

---

[1] Schmidt-Mühlheim: du Bois' Archiv 1880, pag. 33 ff.
Fano: ibidem 1881, pag. 277.
Shore: The Journal of Physiol. 11. 1890, pag. 561.
Hofmeister: Zeitschrift physiol. Chemie. 5. 1881, pag. 127.
Neumeister: Zeitschr. Biologie. 6. 1888, pag. 277: Sitzungsber. physik. med. Gesellsch. Würzburg 1889, pag. 64 etc.
Plosz und Gyergyai: Pflüger's Archiv. 10. pag. 536 etc.

Pepton besitzt in frischem Zustande keine toxischen Eigenschaften." Injicirt wurden bis zu 6 gr subcutan bei Kaninchen. — Weitere wichtige Angaben über Peptone hat Heidenhain gelegentlich seiner Studien über Lymph-bildung gemacht (Pflüger's Archiv 49. 1891, pag. 209, hier pag. 254). — Ueber Pepton-Injektion bei Menschen berichtet Roncagliolo in Therap. M.-H. 1897, pag. 108: Pepton war nur selten im Urin zu entdecken. — Auch die vielfache therapeutische Anwendung beim Menschen hat meines Wissens zu üblen Erfahrungen noch nicht geführt.

Im Vorstehenden sind nur solche Autoren genannt, die das ge-brauchte Versuchs-Material ausdrücklich als Pepton bezeichnen. Wahr-scheinlich aber sind, da ja die Herstellung des eigentlichen Peptons ausserordentlich umständlich und zeitraubend ist, Gemenge mit ver-schiedenen Albumosen gebraucht worden. Ueber letztere haben Krehl und Mathes (Archiv exp. P. Ph. 36. pag. 437) verschiedene Versuchsreihen durchgeführt. (Siehe auch ibidem 35. pag. 222.) Als Ausgangsmateriale wurden Fibrin, Eieralbumin, Muskelfleisch, Casein gebraucht, auch um fremde Beimischungen auszuschliessen, aus Fibrin durch Wasserdampf und Salzsäure bei höherer Temperatur Deuteroalbumose hergestellt. Die Grundwirkung auf gesunde Thiere war immer Fiebererregung.

Uebersieht man alle Angaben, so muss man zu der Folgerung kommen, dass in den verschiedenen Versuchsreihen die Schaden-wirkung der verwendeten Peptone mindestens von sehr verschiedener Stärke gefunden wurde. Ein Punkt, der manche besonders schwer beschuldigende Berichte aufklärt, ist wohl der, dass einzelne Versuchs-reihen mit Präparaten angestellt sind, die durch Toxalbumosen ver-unreinigt waren. Das was in unseren Laboratorien bei Tage lang dauernden Verdauungsversuchen als Pepton gewonnen wurde, war früher wohl allemal mit Bakterien und daher mit Toxinen verun-reinigt. Ueber die hochgradige Giftigkeit dieser Toxine sind wir aber erst in den letzten Jahren zuverlässig unterrichtet worden: diese Fehlerquelle war früher gar nicht bekannt.

Festzustehen scheint mir über die Wirkung der hieher gehörigen Körper: die Peptone setzen bei direkt intravenöser Einspritzung den Blutdruck stark herab, um so mehr, je concentrirter sie in das Herz gelangen. Sie verschwinden schnell aus dem Kreislauf und daher die verschiedenen Befunde und Angaben. Heidenhain hat bei direkter Injektion in die Aorta descendens keine Blutdrucksenkung mehr gesehen. Diese schwerste Störung verschwindet bei normalem Verlaufe rasch. — Weiter nimmt die Zahl der Leukocyten sehr schnell und stark ab. Drittens vermindern die Peptone die Gerinnungsfähig-keit des Blutes oder heben sie ganz auf: diese Theilwirkung dauert, soweit ich jetzt diese Frage übersehe, länger an als die vorige. — Die Temperatursteigerung endlich ist von einzelnen Autoren immer gesehen, wird aber in den citirten Erlanger Dissertationen ausdrück-lich in Abrede gestellt. — Angedeutet ist schon, dass vielleicht die einzelnen Albumosen und die Peptone verschiedener Abstammung sich nicht gleichartig verhalten. — Vergleiche noch die Bemerkungen und Citate im § 225, IV. V.

Kurz sei hier das Blutegelextrakt erwähnt, das nach den Ver-suchen von Haycraft (Archiv exp. P. Ph. 18. 1884, pag. 209) schon in kleinen Mengen die Gerinnbarkeit des Blutes aufhebt, ohne den Blutdruck zu schädigen (Landois: Therap. M.-H. 1892, pag. 310).

Auf die in der oben citirten Heidenhain'schen Arbeit als Lymphagoga geprüften Substanzen, die in gewisser Beziehung hierher gehören, sei nur kurz verwiesen (Pflüger's Archiv 49, pag. 209).

IV. Die interessantesten Stoffe auf diesem Gebiete sind die ungeformten oder gelösten Fermente, die sogenannten Enzyme, wozu Ptyalin, Diastase, Pepsin, Trypsin, Chymosin, Invertin, Emulsin, Myrosin u. a. gehören. Wenn irgend einer chemischen Substanz für sich Lebenseigenschaften zukommen, so sind es diese „labilen" Substanzen. Neuerdings ist ja auch der Nachweis gelungen, dass die Vergährung des Traubenzuckers, die Spaltung in Alkohol und Kohlensäure von einer in Lösung darstellbaren (von den lebenden Hefezellen getrennten) chemischen Substanz bewirkt werden kann.

Die nahe liegende Frage, welche besonderen Wirkungen diese Substanzen bei direkter Injektion in den Kreislauf und in die Gewebe bei Thieren ausüben, hat zu besonderen Aufschlüssen nicht geführt: sie ist verschiedentlich experimentell in Angriff genommen, in neuerer Zeit in Filehne's Laboratorium von Hildebrand (Virchow's Archiv Bd. 121 und 131, von Kionka: Deutsche med. Wochenschr. 1896, Nr. 38, pag. 612 (und 819). Diese beiden Autoren haben in Uebereinstimmung mit den früheren Angaben Giftwirkung der Enzyme behauptet, wogegen Fermi (Archiv Hygiene 14. 1892, und Deutsche med. Wochenschr. 1896. Nr. 51, pag. 819) Widerspruch erhoben hat.

Hildebrandt gibt an, dass Injektion der Enzym-Lösungen folgende Störungen macht: es tritt darnach Fieber auf, man findet Blutungen in inneren Organen, besonders im Darmtractus, die Thiere magern rasch ab, verlieren an Körpergewicht. Kionka hat hauptsächlich Invertin aus Hefe geprüft und behauptet davon wieder Temperatursteigerung. — Fermi macht dagegen geltend, dass er verschiedene Fermente täglich zu 1 bis 2 gr eine Woche lang ohne nachfolgende Intoxicationsphänomene eingespritzt habe. Die von den anderen Experimentatoren gebrauchten Enzyme, besonders das Invertin seien nicht frei von fremden Stoffen gewesen. Diesen Einwand macht sich Kionka selbst: die ausserordentliche Giftigkeit der Toxalbumosen, die ja schwer auszuschliessen sind, war im Jahre 1896 noch gar nicht voll bekannt. Weitere Gegengründe sind, dass eine Reihe von Bakterien-Arten, die bestimmt proteolytische und amylolytische Fermente erzeugen, sich gegenüber dem thierischen Organismus harmlos erweisen. — Der thierische Organismus ist an die verschiedensten Enzyme ständig gewöhnt, die vom Darm aus resorbirt und im Harn ausgeschieden werden. — Proteolytische Enzyme üben nach besonderen Versuchen auf die lebende Zelle keine Wirkung aus (Fermi: Centralbl. Physiologie 1895). — Die temperatursteigernde Wirkung allein ist nicht als Beweis einer besonderen Giftwirkung aufzufassen, da die verschiedensten Substanzen (Kochsalzlösung schon allein) diese Störung hervorbringen können. — Die Frage ist zur Zeit bestimmt nicht zu entscheiden, da wir ja reine Enzyme noch gar nicht kennen und immer der Einwand einer fremden schädlichen Beimischung bei positivem Ausfall der Versuche möglich ist. — Da schon Experimente mit dem Ergebniss vorliegen, dass Enzyme sich ungiftig erwiesen haben, so muss man einstweilen so folgern, dass gewisse Enzyme nach aller Wahrscheinlichkeit in mässigen Mengen ungiftig sind. — Eine Verallgemeinerung dieses Erfahrungssatzes auf alle Enzyme aber ist sicher unstatthaft.

§ 219. Ueber giftige Eiweisskörper.

I. In der Einleitung zum vorigen Paragraphen ist bereits der Erfahrungssatz ausgesprochen, dass wir als die eigentlich wirksamen Substanzen in manchen natürlich vorkommenden Giften Eiweisskörper annehmen müssen.

Es widerstrebt gewiss fürs erste den gewohnten biologischen Anschauungen, anzunehmen, dass dieselbe Substanz, Eiweiss, die das wichtigste Baumaterial der thierischen Zelle darstellt und uns den wichtigsten Nahrungsstoff liefert, giftig sein soll. Die Grundthatsache, ob es sich bei diesen Giften um Substanzen mit typischen Eiweiss-reaktionen handelt, wurde darum sehr genau geprüft. Man hatte daran gedacht, dass das Giftige nicht der Eiweisskörper selbst sei, sondern eine noch unbekannte Substanz, die nur mechanisch dem Eiweiss anhaftet und bei allen Fällungen und Isolirungsreaktionen mit demselben zusammen aus den Lösungen ausfällt. Aber gerade die mit Rücksicht hierauf ausgeführten Untersuchungen haben gezeigt, dass man zwar beim Reinigen der erst erhaltenen Rohgifte immer stärker wirksame Substanzen erhielt, dass aber die zuletzt in mini-malen Mengen tödtlich vergiftenden gereinigten Körper immer noch gewisse Eiweiss-Reaktionen gaben: so besonders das Ricin in den Experimenten von Cushny und Müller-Gottlieb.

Als giftige Eiweisskörper gelten zur Zeit:

a) die Giftsubstanzen mancher Pflanzensamen, besonders der Samen von Ricinus communis, Croton Tiglium und wahrscheinlich vieler anderer Euphorbiaceen; weiter der Samen von Abrus precatorius, einer Leguminose. Auch noch in anderen Pflanzentheilen sind Toxalbumosen angenommen. — Man nennt diese Gruppe mit einem Namen „Phytalbumosen";

b) von Giften thierischer Abstammung gehören verschiedene hieher: das Schlangengift, das Gift im Blute des Aals und der Muränoiden und verschiedene andere zur Zeit noch vereinzelte Substanzen; siehe § 220 und § 221;

c) die Gifte vieler Bakterien-Arten.

II. Das Ricin. — Die Ricinus-Samen, von der Euphorbiacee Ricinus communis, auch semina Cataputiae majoris genannt, sind schwer giftig. Einzel- und Massenvergiftungen sind davon bekannt geworden; die meisten sind dadurch entstanden, dass die zufällig zer-streuten Samen aufgelesen und zerbissen wurden. Auch aus der irrigen Meinung, dass die ganzen Samen als Abführmittel zu ge-brauchen sind, sind Vergiftungen entstanden. Jetzt noch soll dieser Gebrauch der Samen in Persien eingeführt sein. Gegen 20 Stück Samen sollen auf Erwachsene, 5 bis 6 auf Kinder tödtlich wirken. Ein Samenkorn wiegt etwa 0,2 bis 0,4 gr.

Dem Oel kommen diese Wirkungen nicht zu, wie die Erfahr-ungen mit dem Oel selbst auf der einen Seite, mit den ölfreien sehr giftigen Presskuchen auf der anderen Seite beweisen[1]). — Vom ganzen Samen soll etwa $1,4$ auf die Schale, $3/4$ auf den Kern kommen: letzterer enthält einige 40 procent fettes Oel. — Auch die Blätter, sowie alle übrigen Theile der Pflanze sollen giftig sein (Stillmark: Arbeiten pharmak. Institut Dorpat, III., pag. 58, hier pag. 112.

Die Erscheinungen, die nach dem Genuss von Ricinus-Samen beim Menschen sich einstellen, werden so beschrieben. Sofort, d. i. im Laufe von 5 bis 10 Minuten, kommt brennendes Gefühl in Mund und Schlund; doch wird dies auch in einzelnen Fällen ausdrücklich in Abrede gestellt. Bald folgt Uebelkeit, Schwindel, grosse Hinfälligkeit und Schwäche, nach und nach Würgen und Erbrechen, das Stunden, manchmal viele Stunden lang anhält. Nicht ganz regelmässig (aber meistens) kommen Durchfälle reiswasserähnlicher Massen; auch blutige Stühle sind beobachtet. Bei schlimmer Wendung bilden sich die Zeichen von schwerem Collaps aus: kleiner, kaum fühlbarer, frequenter Puls, Hinfälligkeit, kalter Schweiss, die Stimme wird schwach, die Harnabsonderung hört auf: unter tiefstem Kräfteverfall tritt der Tod am 3. bis 5. Tage, selbst noch später ein. — Unter den von Stillmark zusammengestellten 120 Vergiftungen sind 8 Todesfälle. — Als seltnere Erscheinungen werden Icterus, auch schwere Krämpfe angegeben. — Von Nachkrankheiten können Magen- und Darmstörungen Wochen lang zurückbleiben. Die Sektion ergibt starke Injektion der Magen- und Darmschleimhaut mit vielen Blutaustritten in die Mucosa, die geschwollen, gelockert, leicht zerreisslich ist. Taylor-Seydeler II., pag. 565. — Langenfeldt: Berlin. klin. Wochenschr. 1882, pag. 9.

Versuche an Thieren, die Orfila mit den ganzen Samen angestellt hat, haben ganz gleichartige Erscheinungen geliefert: Würgen, Erbrechen, flüssige Darmausleerungen, grosse Schwäche. Der Tod erfolgte nach grossen Gaben (1 bis 10 Samen) in 14 bis 72 Stunden. — Auch eine Massenvergiftung von Hammeln mit den Presskuchen referirt Stillmark: l. c. pag. 113.

Stillmark hat die giftige Substanz isolirt und als einen Eiweisskörper erkannt, der die Reaktionen eines Globulins gibt. Die früheren abweichenden Angaben über die Natur des Giftes in den Ricinus-Samen sind von Stillmark besprochen und als irrthümlich zurückgewiesen: speciell ist es unrichtig, dass es sich um ein Glukosid handelt, das bei seiner Spaltung Blausäure liefert.

Die Methoden von Stillmark sind die für Isolirung von Eiweisssubstanzen ausgebildeten. Die frischen zerkleinerten (vorher zweckmässig entölten) Samen werden im Percolator mit zehnprocentiger Kochsalzlösung erschöpft, worin sich das Ricin löst. Das klare Filtrat wird mit Magnesiumsulfat gesättigt und so das Ricin ausgesalzen. der Niederschlag im Dialysirschlauch mehrere Tage der Dialyse unterworfen. Es bleibt eine am Schlauch festhaftende Masse zurück, die sich in 10 procentiger Kochsalzlösung, auch in verdünnter Soda-Lösung leicht wieder löst: beim Verdünnen der Kochsalzlösung entsteht zunächst keine Trübung. — Andere Darstellungsmethoden: Fällen des

---

[1]) Es ist angegeben, dass unreines Oel, d. h. also Oel, das von schlechter Herstellung noch Theile der ganzen Samen enthielt, zu schwerer typischer Vergiftung geführt habe. Da doch von den Samen grössere Mengen nothwendig sind, klingt diese Mittheilung wenig wahrscheinlich.

Samen-Auszuges in destillirtem Wasser mit Essigsäure und Ferro-cyankalium oder mit essigsaurem Blei, Fällen der Kochsalzlösung mit Essigsäure, Fällen des Glycerin-Extraktes mit Alkohol lieferten durchaus gleichartig wirksame Präparte.

Die Lösung des Ricins reagirt neutral, durch Kochen entsteht eine Trübung. Säuren erzeugen Fällungen, die sich im Ueberschuss, auch bei Salpetersäure, wieder lösen. Durch Alkohol und Aether werden die wässerigen Lösungen gefällt: kurz dauernde Einwirkung des Alkohols verändert den Niederschlag nicht. Ueber die Einwirkung von Verdauungsfermenten lauten die Angaben verschieden[1]. Still-mark gibt an, dass es langsam angegriffen und nach Stunden un-wirksam gemacht werde. Müller dagegen hat nach kräftiger Trypsin-Verdauung gar keine Minderung der Giftwirkung constatirt. — Gott-lieb und Müller sprechen den Gedanken aus, die Thatsache, dass Verdauung des Ricins mit Trypsin die Giftwirkung nicht aufhebt, spreche gegen die Eiweiss-Natur. Indess ist doch zu bemerken, dass Peptonisirung nichts anderes ist als hydrolytische Spaltung. Es kann das genuine Ricinus-Globulin wohl gespalten, die charakteristische Atomgruppe, der die Giftwirkung zukommt, dabei aber wohl intakt ge-lassen werden. Ricin selbst hat gar keine fermentativen Wirkungen: auch wird beim Behandeln von Eiweisslösungen, von Blut mit Ricin die Giftmenge nicht gesteigert (Cushny), ebensowenig wie beim Durchlaufen des thierischen Organismus die Giftmenge vermehrt wird (sie wird vermindert und in der Wirkung verändert). — Kochen, auch von kurzer Dauer macht dagegen Ricinlösungen vollständig unwirk-sam, wogegen die gut getrocknete Substanz ohne Schaden über 100° C. erhitzt werden kann. Cushny hat speciell an verschiedenen Bei-spielen festgestellt, dass das Ricin aus seinen Lösungen durch jede Fällung mit niedergerissen wird (l. c. pag. 445 und 446). — Cushny und Gottlieb-Müller haben die Reinigung des Ricins sehr weit getrieben: sie bekamen zuletzt Giftlösungen, die nur noch die Biuret-probe gaben: war auch diese „fortgereinigt", so war die rückbleibende Substanz ungiftig. Wichtig ist die Beobachtung, dass die physiolo-gische Prüfung sich empfindlicher erwies als die chemische: verdünnte stark giftige Lösungen gaben die Biuretreaktion nicht mehr; wurde die Lösung aber concentrirt, so erschien wieder die deutliche Roth-färbung. — Die Giftigkeit ist so hoch, dass von manchem Präparate 0,04 mgr für 1 Kilo Kaninchen die letale Dosis darstellen. Auch diese Thatsache spricht dafür, dass der Eiweisskörper selbst der Träger der Giftwirkung ist.

Die Symptome einer (kleinen) letalen Dosis sind beim Kanin-chen die folgenden. Nach subcutaner Injektion ist in den ersten 12 bis 15 Stunden an dem Thier gar nichts zu sehen: alle Funk-tionen gehen normal weiter. Erst nach 24 bis 30 Stunden, manch-mal erst nach 60 Stunden tritt plötzlich das Vergiftungsbild ein. Die Athmung wird dyspnoisch, das Thier fällt um, dann folgen allge-

---

[1] Neben Stillmark-Kobert sind die wichtigsten Arbeiten über Ricin von: Ehrlich: Deutsche medic. Wochenschr. 1891, pag. 976 und 1218; Fortschritte der Medicin 1897, pag. 14. Stepanoff: Annal. de l'Inst. Pasteur 1896, pag. 663. Tichomiroff: Zeitschr. physiol. Chemie 21, pag. 90. Flexner: The Medical News, August 1894. Cushny: Archiv exp. P. Ph. 41, pag. 439. Müller (Gott-lieb): ibidem 42, pag. 302.

meine klonische Krämpfe mit Opisthotonus: nach den einige Minuten andauernden Krämpfen kommt allgemeine Lähmung; der Krampfanfall wiederholt sich, aber abgeschwächt, nach etwa 12 bis 15 Minuten; die Inspirationen werden zuletzt schnappend krampfartig; in etwa 1/2 Stunde vom ersten Anfall an gerechnet tritt der Tod ein. — Bei vielen Thieren fehlen die Krämpfe: es kommt dann mit zunehmender Dyspnoe nur allgemeine schlaffe Lähmung, worin bald der Exitus sich einstellt. — Nach Stillmark sieht man nur in wenigen Fällen, nach Müller bei der Hälfte der vergifteten Thiere in den letzten Stunden Diarrhoen, die manchmal blutig werden: bei brechfähigen Thieren kommt auch Erbrechen. — Wird die Giftdosis erhöht, so wird damit nichts Wesentliches verändert: nur das Latenzstadium wird immer kürzer. — Vom Magen aus sind nach Stillmark erst viel höhere Gaben wirksam als subcutan.

Der Sektionsbefund zeigt besonders schwere Veränderungen im Dünndarm (beim Frosch Blutungen in den Magen): es besteht enorme Blutüberfüllung, Blutaustritte in die Mucosa, im Darmlumen blutiger Schleim und abgestossene Epithelfetzen. Die Peyer'schen Plaques sind stark von Blutungen durchsetzt, die Milz vergrössert, Blutungen unter die Kapsel und in's Gewebe: ähnlicher Befund im Pankreas. Im Herzen ungeronnenes Blut, unter dem Pericard viele kleine Hämorrhagien, die Lymphdrüsen sind stark geschwellt und geröthet, besonders auffallend die mesenterialen Lymphdrüsen. — Von dem histiologischen Befund (Flexner) sind besonders hervorzuheben: die fast in allen Organen auftretenden Zellnekrosen, die nach Flexner in der Leber schon makroskopisch erkennbar sind. Der Kern der Leberzellen ist nicht mehr zu erkennen, das Protoplasma ist gequollen, nicht färbbar. In der Niere sind die Glomeruli und Tubuli contorti verändert, glasig gequollen. Die sehr interessanten Störungen am Knochenmark sind nicht im Auszug wiederzugeben: siehe bei Müller: l. c. pag. 318.

Von Einzelwirkungen ist folgendes hervorzuheben. Verschieden lauten die Angaben über die örtliche Wirkung des Ricins, z. B. bei subcutaner Application. Stillmark ist von den neuen Autoren der einzige, der die örtliche Wirkung in Abrede stellt[1]).

Cushny, Müller, Répin (Annal. Inst. Pasteur 1895, pag. 571) finden sehr starke örtliche Wirkung, subcutan schwere Entzündung mit Hämorrhagien. — Die Verschiedenheit dieser Beobachtung ist sehr merkwürdig. Auch in einzelnen Berichten über Vergiftung von Menschen ist ausdrücklich angegeben, dass die frischen Samen beim Zerkauen mild wie Mandeln schmeckten und dass Brennen im Halse nicht nachgefolgt sei.

Bei Prüfungen der Elementarwirkungen an Nerv, Muskel, am isolirten Froschherzen hat Stillmark nichts Auffallendes gesehen. — Sehr merkwürdig aber ist die folgende Wirkung auf überlebendes Blut. Geringe Mengen Ricin bedingen ein eigenartiges Zusammenballen, Zusammenkleben, Conglutiniren der rothen Blutkörperchen,

---

[1]) Es ist denkbar, dass in den Samen schon der Unterschied gelegen ist, dass zuweilen die Substanz fehlt, die die örtliche Wirkung verursacht. Auch in der Darstellungsart kann beim isolirten Ricin der Unterschied gelegen sein. Vom Schlangengift ist erwiesen, dass durch Verdünnen mit Wasser die örtliche Wirkung abnimmt, ohne dass die Allgemein-Erscheinungen geändert werden.

so dass z. B. solches Blut auf ein Filter gebracht, klar gelbes Serum abfiltriren lässt. Der Gerinnung ist nach vergleichenden Versuchen dieser Vorgang nicht gleich zu setzen. Er führt auch nicht, wie man auf's erste annehmen konnte, zu Verstopfungen in den lebenden Gefässen. Sehr interessant ist, dass durch Verdauung des Ricins mit Pepsinsalzsäure, weiterhin durch Behandeln mit überlebendem Blute diese conglutinirende Wirkung des Ricins auf Blutkörperchen aufgehoben wird, ohne dass die Allgemeingiftigkeit sich qualitativ ändert. Die Pepsinverdauung lässt auch die Kraft des Giftes ungeschwächt (gleiche letale Dosis wie vorher) während durch Behandeln mit Blut die Intensität der Giftwirkung meist erheblich abgeschwächt war. — Die Wirkung auf die Blutkörperchen wird nach dem mikroskopischen Bilde von Müller als eine Wirkung auf das Stroma aufgefasst, das sich eigenartig zusammenballt, aus dem Körperchen austritt etc. (cf. l. c. pag. 311 und 312). — Sonstige auffällige Störungen in der chemischen Zusammensetzung des Blutes konnte Müller nicht constatiren: die Alkalescenz, der Gehalt an festen Stoffen war ungefähr normal. — Die Funktionsstörungen, die die nächste Ursache des Todes ausmachen, sind als Lähmung des Athmungscentrums und des vasomotorischen Apparates (und des Rückenmarkes) zu bezeichnen. Die Athmung steht vor der Herzaktion still. Das Herz selbst wird, wie besondere Versuche gezeigt haben, fast gar nicht ergriffen und schlägt, wenn die Drucksenkung durch die Vasomotorenlähmung schon tief geworden ist, noch kräftig weiter. — Hat einmal der ziemlich plötzlich einsetzende Abfall des Druckes begonnen, so schreitet er unaufhaltsam bis zum Tode weiter. Die starke Blutüberfüllung des Darms hat man durch die Vasomotorenlähmung erklärt, nach Analogie vieler gleichartiger Vergiftungsbilder. Dass aber diese Erklärung nur theilweise zutrifft, ist durch die von Müller erbrachte Beobachtung erwiesen, dass die Darmerscheinungen schon sehr deutlich ausgebildet sind, wenn der Blutdruck noch hoch ist. Es ist also eine örtliche Wirkung des Ricins auf den Darm, wo dasselbe zur Ausscheidung kommt, ebenso wie an den oben genannten Orten, an denen die typischen Zell-Nekrosen gesehen sind, anzunehmen. — Eine besondere Erscheinung im Vergiftungsbilde ist endlich noch die, dass schon in der Latenzperiode, in der sichtbar noch keine Funktion des vergifteten Thieres gestört ist, eine sehr starke Verminderung im Körpergewichte des Thieres eintritt. — Ehrlich hat endlich die interessante Beobachtung gemacht, dass es gelingt, Thiere durch wiederholte Darreichung von Ricinmengen, die unter der letalen liegen, ricinfest zu machen, so dass solche Thiere darnach das vielfache der letalen Dosis ertragen. Das Blut solcher ricinfester Thiere besitzt noch die Reagirfähigkeit, dass es mit Ricin gemengt, die Conglutination der rothen Blutkörperchen zeigt: andererseits ist Serum solcher Thiere im Stande, mit einer Ricinlösung gemengt, diese vollständig zu entgiften und dieses Gemisch besitzt jetzt nicht mehr auf normales frisches Blut die conglutinirende Wirkung!

Von Behandlung der Ricinvergiftung ist sehr wenig zu sagen. Das Wichtigste ist wohl die Prophylaxe: Aufklärung über die Giftigkeit der Ricinus-Samen, der Presskuchen und Belehrung über die Mittel, wie diese zu entgiften sind (Verbrennen, Kochen, Rösten?). Bei ausgebrochener Vergiftung ist man bisher symptomatisch verfahren: Opium, schleimige Mittel, Erwärmen, Analeptica.

Dass solche Gifte, die auf das Gefässnerven-Centrum erregend und auf die peripheren Gefässe verengernd wirken (Strychnin, Cytisin), etwas nutzen können, ist bisher gar nicht zur Diskussion gestellt, erscheint auch von vorneherein ganz aussichtslos.

Das genaue Studium des Ricins ist deshalb von so grosser Bedeutung für die Toxikologie, weil die Wirkungen dieser Substanz die grösste Analogie zeigen mit der Wirkung mancher Bakteriengifte; die lange Latenz, die rasche Lähmung der Athmung und des Vasomotoren-Gebietes, die Gewebsnekrosen u. A. sind hier wie dort ausgebildet. Das Studium des Ricins kann darum für die Erkennung des Wesens der Infektions-Krankheiten noch von hoher Bedeutung werden.

III. Abrin ist der Giftstoff der Samen von Abrus precatorius, einer tropischen Leguminose genannt worden. Diese Samen, auch Jequirity-Samen, Paternoster-Erbsen genannt, sind wegen der schönen Färbung, scharlachroth mit schwarzem Fleck, als Spielzeug, zur Verzierung von Muschelkästchen und ähnlich verwendet.

Aus ihnen ist, zuerst von Warden-Wadell eine sehr giftige Phytalbuminose dargestellt. Die entfetteten Samen werden mit Wasser durch Percolation extrahirt und daraus mit Alkohol das Abrin gefällt; auch durch Lösen mit Glycerin und Fällen mit Alkohol, durch Extraktion mit Kochsalzlösung ist das Gift isolirt. Die wirksame Substanz verhält sich dem Ricin sehr ähnlich; sie hat chemisch die Reaktionen eines Globulins. Doch soll neben diesem im ersten Auszug auch eine giftige Albumose enthalten sein. — Ueber den Grad der Giftigkeit bei intravenöser Injektion verglichen mit der des Ricins wird entgegengesetztes berichtet: wahrscheinlich wirkt das Ricin noch in kleinerer Menge tödtlich. Die örtliche Wirkung des Abrins aber ist auf alle Fälle viel intensiver als die des Ricins: identisch sind die beiden Substanzen darnach sicher nicht.

Die innerliche Aufnahme von Abrin macht schwere Gastroenteritis, nicht bloss die Zeichen von Schwäche und Hinfälligkeit wie das Ricin. Auf subcutane Application entsteht phlegmonöse Entzündung mit Gangrän an der Einstichstelle. In Indien soll aus den Samen eine Pasta gemacht werden, die in Hautwunden gebracht, tödtliche Vergiftung zur Folge hat. Neben örtlicher Entzündung entsteht zunehmender Kräfteverfall, worin der Tod eintritt. — Die starke entzündungserregende Wirkung an Schleimhäuten ist besonders an der Bindehaut des Auges studirt: sowohl auf der gesunden Conjunctiva der Thiere wie bei granulöser Conjunctivitis des Menschen entsteht rasch eine starke Anhäufung von poly- und mononucleären Leukocyten mit serös-fibrinöser Exsudation: es kann zur Zerstörung der Hornhaut kommen. Man hat den kalt bereiteten wässerigen Auszug der Samen, auch das isolirte Abrin (1:500 000) zur Instillation benützt. — Abrin wird durch Pankreas-Verdauung nicht entgiftet (Repin: Annal. Institut Pasteur, 1895, pag. 571). — Das Abrin bringt, dem Blute zugesetzt, die Blutkörperchen zur Verklebung wie Ricin (Agglutinin): ob diese Wirkung wie beim Ricin durch Verdauung mit Pepsinsalzsäure aufgehoben wird, ist meines Wissens nicht geprüft. — Durch wiederholte Vergiftung mit unterletalen Gaben hat Ehrlich bei Kaninchen Abrinfestigkeit hervorgebracht, gerade

wie mit Ricin. — Die energische chemotaktische Anziehung auf (die
polynucleären) Leukocyten ist von verschiedenen Autoren bestätigt.
Warden und Waddel: Chemic. News 1884. Hellin: Disser-
tation, Dorpat 1891. Ehrlich: Deutsche medic. Wochenschr. 1891
Nr. 44. — Ueber die Wirkungen auf's Auge vergleiche Wecker:
Klin. Monatsbl. Augenheilkunde 1882, 1883, de Lapersonne und
Painblau: Gazette des Hôpitaux 1900 Nr. 94. — (Die Angaben von
Colpi, der in den Jequirity-Samen giftige Glukoside annimmt, siehe
in Terapia moderna Mai 1890, refer. Virchow's Jahrber. 1890. I.
pag. 435.)

IV. Die giftigen Eiweisskörper der Crotonsamen hat Elf-
strand isolirt und studirt (Ueber giftige Eiweisskörper, Monographie:
Upsala 1897). Er gewinnt zwei Substanzen, die er nach dem Verhalten Crotonalbumin und Crotonglobulin nennt. Die Mischung beider,
wie er sie aus dem ersten Auszuge mit Alkohol oder Ammonsulfat
niederschlägt, heisst Crotin. Durch Coaguliren der Eiweisssubstanzen,
schon bei niederer Temperatur, wird Crotin unwirksam: dasselbe geschieht beim Verdauen mit Magensaft und Salzsäure. Auch die Samen
verlieren durch Erhitzen auf 110° ihre Giftigkeit. — Das Crotin wirkt
wie die vorigen Körper verklebend auf die rothen Blutkörperchen:
doch verhalten sich verschiedene Thierklassen verschieden. — Ueberlebendes Blut wird rascher nach Crotinzusatz reducirt. — Allgemein
wirkt Crotin lähmend. — Von den Crotonsamen sollen vier Stück
einen Menschen tödten können. -- Durch langes Lagern werden die
Samen unwirksam (die Angaben hierüber lauten verschieden). —
Auch Blätter und Wurzel der Pflanze gelten als giftig: was aber hier
die Giftigkeit bedingt, ob Gehalt an Crotonolsäure oder Phytalbumose,
ist meines Wissens nicht festgestellt. — In den Samen sind natürlich
diese beiden Giftstoffe wirksam. Siehe § 217. IV. 2.

V. Von Stillmark und Kobert (Stillmark: Dorpater Arbeiten III) ist eine grosse Zahl von Euphorbiaceen-Samen mit positivem Erfolg auf Gehalt an Phytalbumosen untersucht. So zunächst
die Samen von Jatropha Curcas, die deshalb praktisches Interesse
haben, weil sie für Oelgewinnung viel in Europa eingeführt werden.
Weiter 10 Ricinus-Arten: (africanus, altissimus, communis, major
[Palma Christi], borboniensis arboreus, brasiliensis, guyanensis, jamaicensis, spectabilis). — Fortgesetzte Untersuchungen werden die Zahl
der speciell in den Euphorbiaceen enthaltenen Toxalbumosen noch
vergrössern.

VI. Von Kobert ist in getrockneten Exemplaren von Amanita
bulbosa eine giftige Albumose nachgewiesen, die er Phallin nennt
(siehe giftige Pilze § 227). Auch im Safte anderer Pilze kommen
Albumosen mit ausgezeichneter Wirkung vor.

VII. Ueber eine sehr merkwürdige Erkrankung berichtet Kobert
(nach der Originalbeschreibung des Dr. R. Coltman in The Medical
and Surgical Reporter, vol. 61 Nr. 9, 31. August, 1889) in Fortschritte
der Medicin Bd. 8, 1890, pag. 281. Sie ist von dem Originalreporter
als Locust-Blätter-Vergiftung beschrieben, was Kobert auf Robinia
Pseudacacia bezieht. Die Blätter dieses Baumes sollen in China
von armen Leuten abgekocht genossen werden: erst 24 bis 48 Stunden
später sollen die Vergiftungserscheinungen beginnen, die in Fieber-
schauern, Anschwellen der Zunge und des subcutanen Gewebes der
gesammten Hautdecken bestehen: besonders stark ist das Oedem der

Lider entwickelt. Weiter besteht Obstipation. — Die Gesammt-Erkrankung ging spontan zurück (Bleiwasserumschläge; Abführmittel). — Mit der Vergiftung durch Paraphenylendiamin scheint mir diese Vergiftung nicht in Parallele gestellt werden zu können. — Aus der Rinde von Robinia Pseudacacia haben Power und Cambier (Pharmaceut. Jber. für 1890 pag. 124) eine giftige Albumose dargestellt, die die Ursache der öfter vorkommenden Intoxikationen nach dem Kauen der Rinde von Robinien sein soll. Betäubungszustände, Krämpfe, schwerer Collaps ist das wesentliche im Vergiftungsbild. Kobert erwähnt, dass er bei Vergiftungsversuchen mit dieser Toxalbumose schwere Blutextravasationen bei Thieren gesehen habe; der Beweis, dass die Rinde auch vom Magen aus wirksam ist, sei durch eine Massenvergiftung von Pferden erbracht (Toxikologie pag. 347).

§ 220. Giftschlangen. Die Kreuzotter.

Die wirksamen Substanzen im Schlangengifte sind nach unserem jetzigen Wissen Eiweisssubstanzen. Es gehört deshalb ihre Besprechung zum Kapitel der Toxalbumosen. — Aus praktischen Gründen bringe ich zuerst das, was der Arzt von der Kreuzotter zu wissen nothwendig hat und füge dann erst eine allgemeine wissenschaftliche Diskussion über das Schlangengift an.

Die Kreuzotter.

In Mitteleuropa kommt von Giftschlangen nur die zur Klasse der Viperini gehörende Kreuzotter vor: Pelias berus auch Vipera berus. Sie wird 50—70 cm lang und ist kenntlich an dem schwarzen Zickzackband auf dem Rücken. Die gewöhnliche Grundfarbe des Rückens ist grau bis graubraun. Schwarze, stets weibliche Exemplare hat man mit dem besonderen Namen Pelias prester (Vipera prester auch Dipsas) belegt: auch die nach der Färbung so genannte Kupferschlange, Vipera chersea, gehört zu derselben Art. Beim Biss entleert sich nach Brenning eine Menge von etwa 0,02—0,1 gr Gift; die Giftzähne sind 3 bis 4 mm lang. — Obwohl der Biss der Kreuzotter immer sehr bedenklich aufzunehmen ist, gehört sie doch zu den weniger gefährlichen Giftschlangen.

Die Sterblichkeit beträgt nach verschiedenen Statistiken 1 bis 14 procent der Verletzten. Von 216 gebissenen Personen, über die Nachrichten innerhalb zehn Jahren in Deutschland vorliegen, starben 14, d. i. 6,5 procent. In Fontana's Buch sind 62 Vergiftungen mit 2 Todesfällen (also 3,3 procent) angegeben.

Die Aspis-Viper oder Vipera Redii ist eigentlich in Südfrankreich und Italien zu Hause: in Deutschland soll sie nur in der Gegend von Metz und an einzelnen Orten in Baden vorkommen. Sie wird nur einige Centimeter länger als die vorige. Die Giftzähne werden zu 5 mm, die bei einem Biss entleerte Giftmenge bis zu 0,15 gr angegeben.

Die Sandviper, Vipera ammodytes, in den Mittelmeerländern einheimisch, gilt als die gefährlichste der europäischen Giftschlangen. Sie wird fast 1 m lang.

Der Biss der Kreuzotter ist — wie bei den anderen Giftschlangen — wenig bedenklich, wenn das Thier kurz vorher öfter zugebissen und so seinen Apparat von Gift entleert hat. In heissen Jahren, ebenso an heissen Sommertagen soll das Gift besonders wirksam sein.

Die Erscheinungen sind örtliche und allgemeine. — Zunächst tritt an der Bissstelle, die den Eindruck eines Nadelstiches macht und meist gar nicht oder nur minimal blutet, ein deutlicher stechender Schmerz auf. Manche haben den Eindruck, als ob sie in einen Dorn getreten oder von einer Wespe gestochen seien. Bei Einzelnen aber ist der Schmerz so intensiv, dass sie alsbald nach der Verletzung ohnmächtig zusammenstürzen. Es entsteht nun von der Bissstelle aus eine mehr und mehr zunehmende Anschwellung. Diese kann sofort, d. i. nach $^{1}.4$ bis $^{1}/_{2}$ Stunde schon deutlich begonnen haben, häufig aber wird sie erst nach mehreren Stunden erkennbar und schreitet nun von der Bissstelle aus centralwärts weiter, durch ein und zwei Tage. Sie erstreckt sich z. B. bei einem Biss in die Zehen oder Finger über eine ganze Extremität und selbst noch über die angrenzenden Partieen des Rumpfes. Die geschwollenen Theile sind blau, blauroth; an einzelnen Stellen aber auch weiss, blass, die Bisswunde selbst wird als bleigrau verfärbt beschrieben; einzelne Lymphgefässe treten als bleigraue Stränge hervor. Die geschwollenen Theile sind hart, vor Allem ist die Funktion, Beweglichkeit derselben bald vollständig aufgehoben. Die Schmerzhaftigkeit soll verschieden sein: meist ist sie hochgradig.

Allgemein macht sich sofort ein auffallendes Gefühl von Angst und grosse Schwäche geltend. Schwindel, Eingenommensein, auch Uebelkeit und Erbrechen stellen sich ein und meist sehr rasch, in $^{1}/_{4}$ bis $^{1}/_{2}$ Stunde sind die bedrohlichsten Zeichen des schweren Collapses ausgebildet. Das Gesicht ist verfallen, die Extremitäten werden kalt, manchmal mit kaltem Schweiss bedeckt, die Verletzten können nicht mehr gehen oder stehen. Der Puls ist beschleunigt, unregelmässig, kaum fühlbar, ebenso die Athmung beschleunigt und erschwert. Der Schlaf ist unruhig, von schreckhaften Träumen unterbrochen. Die ängstliche Stimmung hält an: Häufig kommt am 2. bis 3. Tag Temperatursteigerung (bis 39^{0} C.). Die Pupillen sind meist überweit, ohne Reaktion: nur in vereinzelten Fällen werden sie als verengert beschrieben. Das Sehen ist undeutlich. Gegen Ende der ersten Woche, auch früher erscheint Eiweiss im Harn, das durch Tage bis zu einer Woche andauert.

Der Verlauf ist verschieden. In tödtlich endigenden Fällen kann schon in 20 bis 40 Minuten der Exitus eingetreten sein — wahrscheinlich als Folge der Herzlähmung. Bei sehr leichter Vergiftung hat man den Verletzten nach zwei bis drei Tagen in voller Reconvalescenz gesehen (bis auf Mattigkeit). Die mittelschweren und schweren Fälle bedingen ein Krankenlager von zwei bis drei Wochen. — Die „örtliche Schwellung“ beginnt von der Umgebung der Bissstelle aus etwa am zweiten bis dritten Tage einzufallen: Dabei kann sie zunächst von der centralen Grenze aus noch etwas weiter wandern. — Die anfängliche Unruhe geht nach einigen Tagen in einen mehr schlafsüchtigen, apathischen Zustand über. — Das Erbrechen wiederholt sich oft durch mehrere Tage. — Nur in seltenen Fällen steigert sich das anfängliche Muskelzittern zu wirklichen epileptiformen Krämpfen. — Ein sehr schweres, glücklicherweise seltenes Symptom sind Blutungen; sie sind aus dem Darmtractus beobachtet, auch aus den Genitalien: Abortus ist gleichfalls berichtet[1]). — Uebelkeit und Erbrechen kommt gleich in den ersten Stunden sehr häufig, auch in den nächsten Tagen noch wiederholt vor. — Der Appetit ist zuerst ganz aufgehoben: dagegen besteht fortwährender Durst. — Die Harnsecretion soll in einzelnen Fällen anfänglich stark vermehrt sein. In der Regel ist sie vermindert.

Die Genesung ist in den meisten Fällen nach einigen Wochen vollständig. An der Bissstelle bleiben häufiger leichte Störungen zurück. Ist Abscedirung von kleinen Hautstücken eingetreten, so erfolgt die Heilung durch Narbenbildung sehr verzögert. Die Narben schmerzen zu Zeiten, bedingen Störungen im Gebrauch der Extremitäten. — Diese Rückfälle sollen genau über's Jahr nach der Verletzung sich einstellen! — Es wird aber auch (bei Lenz!) angegeben, dass ein Mädchen, das mit 19 Jahren gebissen war, durch viele Jahre Störungen am verletzten Bein zurückbehielt und dass nach Jahren Erblindung und Taubheit sich eingestellt habe. — Das lange Persistiren örtlicher Erkrankung hängt wohl nach der Analogie mit den Berichten über die Wirkung anderer Giftschlangen mit dem Kreuzotterbiss zusammen. Die Erblindung und Taubheit sind aber wohl auf die falsche Ursache bezogen.

Die Behandlung des Schlangenbisses ist unten ausführlich besprochen. Von den Methoden, die nach den bisherigen Erfahrungen empfehlenswerth erscheinen, sei Folgendes kurz genannt: Abbinden der Wunde durch centralwärts angelegte Ligaturen: Aussaugen mit dem Munde und mit dem Schröpfkopf. Diese Eingriffe können nur unmittelbar nach der Verletzung Erfolg versprechen. Kauterisiren der Wunde. Für das früher übliche Glüheisen, das Aetzkali, Ammoniak sind jetzt oxydirend wirkende Lösungen eingeführt, wovon die einprocentige Chromsäure und die zweiundeinhalbprocentige Chlorkalk-Lösung am meisten empfohlen sind. — Von allgemeinen Mitteln ist die Alkoholisirung jetzt allgemein anerkannt. Man gibt guten Wein oder Schnaps oder warme alkoholige Mischungen bis zu excitirender, nicht bis zu lähmender Dosis! — Das australische Schlangenmittel, Strychnin subcutan, ist meines Wissens bei uns nicht probirt. — Ueber Heilserum siehe nächstes Kapitel. — Von den unten noch aufgezählten Gegengiften seien hier als deutsche, viel gebrauchte Volksmittel erwähnt: die Wegericharten (Plantago major und lanceolata); sie wurden örtlich und allgemein verwendet. — Genannt wird viel (bei Lenz) als „Gegengift" das Blatt einer Wasserpflanze, dessen Abstammung ich aus der Literatur nicht erkennen konnte. — Bettruhe, Erwärmen, bei drohender Athmungslähmung künstliche Respiration sind selbstverständliche symptomatische Mittel.

Literatur:

Fontana: Traité sur le venin de la vipère. Florenz 1781. Abhandlung über Viperngift. Berlin 1787.
Lenz: Schlangenkunde. Gotha 1832. (Zwei wichtige Monographien.)
M. Kaufmann: Du venin de la vipère. Paris 1889.

---

[1]) Eisner in Therap. M.-H. 1892, pag. 321: eine Frau wird in einen Varixknoten gebissen: darauf 4 Stunden anhaltende Bewusstlosigkeit, tiefster Collaps, Abortus eines fünfmonatlichen Fötus.

Ant. Banzer: Die Kreuzotter. München. Abhandl. (Lehmann's Verlag) 1891.
Birch-Hirschfeld: Untersuchungen über... Kreuzotter. Festschrift des Kranken-
hauses Dresden-Friedrichstadt 1899. u. A.

§ 221. Die Giftschlangen. Allgemeines.

Literaturübersicht bei Brenning: Die Vergiftungen durch Schlangen. Stuttgart 1895.

In Europa hat die Schlangenfrage nur geringe praktische Bedeutung; anders ist das in den Tropen, wo Giftschlangen an vielen
Orten eine schwere Landplage sind. In Britisch-Indien sollen jährlich 1 auf 6000, auf der Insel Martinique 2 auf 6000, in manchen
Gegenden Brasiliens sogar ein halb procent der Einwohnerschaft an
Schlangenbiss zu Grunde gehen. Die absolute Zahl der Todesfälle
wird für Britisch-Indien zu 22000 für's Jahr angegeben.

Das Gift der Schlangen wird in besonderen acinösen Drüsen
gebildet, welche paarig, seitlich am Kopf, etwa neben der Ohrspeichel-
drüse angelagert sind. Nur diese Drüsen und der dazu gehörige
Ausführapparat enthalten das Gift, alle anderen Theile sind ungiftig.
Die Drüsen liegen unter und hinter dem Auge und erstrecken sich
nur bei einigen wenigen Arten weiter nach hinten, auf den Rücken,
auch in die Bauchhöhle. — Der Ausführungsgang der Giftdrüse mün-
det durch einen besonderen Kanal in den Giftzahn ein, von denen
zwei, je einer auf jeder Seite im Oberkiefer, vorhanden sind. Diese
Giftzähne, von einigen Millimetern bis zu einigen Centimetern lang,
sind beweglich im Oberkiefer angebracht; für gewöhnlich sind sie
nach hinten umgelegt, so dass bei der ruhigen Kopfhaltung in der
geschlossenen Mundhöhle die Spitze nach hinten gerichtet ist. Der
Zahn kann durch einen besonderen Muskelapparat willkürlich aufgerichtet werden, so dass er nun im geöffneten Maul bei einem beabsichtigten Angriff senkrecht nach unten steht. Von Kundigen wird
angegeben, dass die Thiere nicht eigentlich oder vielmehr nicht allein
beissen, d. h. durch das Hinaufziehen des Unterkiefers die Zähne
eindrücken, sondern mehr hacken: der Hals und Vorderkörper wird
aufgerichtet und die Thiere hauen gleichsam mit weit geöffnetem
Maul durch Schlagen mit dem ganzen Vorderkörper die Zähne in ihr
Opfer ein. — Die Zähne besitzen ihrer ganzen Länge nach einen
Kanal, durch den das Gift von der Drüse her hindurch geleitet wird.
Die Giftdrüse ist von willkürlicher Muskulatur, M. temporalis, umgeben, so dass das Thier im Augenblick des Zubeissens seine Giftdrüse in die Wunde entleeren kann.

Nach der Anlage dieses Ganges im Zahne werden von der
jetzigen Systematik die Giftschlangen in zwei grosse Gruppen eingetheilt: Solenoglyphi (oder Viperini), bei denen der Kanal im
Innern des Zahnes läuft; Proteroglyphi; der Giftkanal liegt in
einer am Vorderrande des Zahnes angebrachten Furche.

Die Solenoglyphen werden des Näheren eingetheilt in die Crotaliden und die Viperinen. — Die Crotaliden sind ausgezeichnet durch
eine Grube zwischen Auge und Nasenloch. Es gehören dazu die
Gattungen: Crotalus, kenntlich durch die an der Schwanzspitze
angebrachte, meist aus neun Hornringen bestehende Klapper: Crot.
durissus, die nordamerikanische Klapperschlange, bis 150 cm lang;
Cr. cerastes in Kalifornien und Mexiko; Cr. adamanteus und Cr. mili-

arius im südlichen Nordamerika; Cr. horridus die südamerikanische
Klapperschlange (Cascavela); — Lachesis mit dornigen Schuppen-
reihen vor dem Schwanzende, hauptsächlich im östlichen Theil des
tropischen Südamerika. Von der Gattung Trigonocephalus leben
gefürchtete Vertreter in Nordamerika, Süd- und Ostasien. — Die
Gattung Bothrops mit sehr giftigen Arten findet sich hauptsächlich
in Mittel- und Süd-Amerika; die Gattung Trimeresurus, wozu die
gefürchtete Habuschlange (Ostasien) gehört u. a.

Die Viperinen besitzen die Grube zwischen Auge und Nasen-
loch nicht. Man unterscheidet die Gattung Cerastes mit hornigen
Auswüchsen auf dem Scheitel, in Afrika vorkommend; hieher die
Hornviper, Cer. aegyptiacus, von den Schriftstellern des klassischen
Alterthums oft genannt — und die Gattung Vipera mit glattem,
schuppigen Scheitel. Die bekanntesten Arten sind Vipera Redii oder
Aspis und V. ammodytes, beide in Südeuropa verbreitet. — Von der
Gattung Vipera wird als besondere Gattung Pelias abgetrennt, mit
einem grossen centralen Schild auf dem Vorderkopf, um den mehrere
kleinere Schilder stehen: die bekannteste Art ist unsere Pelias berus,
die Kreuzotter. — Von gefährlichen Viperinen seien noch genannt
Clotho arietans, die Puffotter in Südafrika und Daboia Russelii, eine
besonders gefürchtete Giftschlange Ostindiens.

Die Proteroglyphen haben durchschnittlich kleinere Giftzähne
als die Solenoglyphen, sind aber wegen der intensiven Wirkung ihres
Giftes gefürchtet. Sie werden unterschieden in die Elapiden (mit
cylindrischem Körper und seitlich angebrachten Nasenlöchern) und
die Hydrophiden, mit seitlich zusammengedrücktem Körper und nach
oben gerichteten Nasenlöchern. — Zu den ersteren gehört die Gattung
Elaps, meist amerikanische Arten (E. corallinus, die Korallenschlange).
Weiter die Gattung Naja, wovon die Naja tripudians, Cobra di capello,
die ostindische, südasiatische Brillenschlange, die gefürchtetste Ver-
treterin ist. Die Giftzähne sind nur 4—5 mm lang, die bei einem
Biss entleerte Giftmenge soll gegen 2 gr betragen. Naja haje (auch
Aspis genannt) ist die ägyptische Brillenschlange, Schlange der Cleo-
patra. Die Gattung Pseudechis enthält die Pseud. porphyricus, die
black snake Australiens. Zur Gattung Bungarus zählt Bung. coeruleus,
eine der gefürchtetsten Schlangen in Ostindien und Java.

Die Hydrophidae, Meer- oder Seeschlangen, einheimisch meist
im indischen, auch im grossen Ocean, sind die wenigst gefürchteten
Giftschlangen. Sie werden nicht sehr gross (bis zu 90 cm), haben
kurze Giftzähne.

Ueber die verdächtigen Schlangen (Serpentes suspecti) vergleiche
man bei Brenning l. c. pag. 23. Das Wesentliche der neuen Meinungen hierüber ist das, dass manche der jetzt nur als verdächtig
geltenden Schlangen zu den wirklichen Giftschlangen zu rechnen sind.
Bei manchen Arten liegen die Giftzähne weit nach hinten; sodann
hat man schwach entwickelte, verkümmerte Giftdrüsen bei Arten
nachgewiesen, die bisher für harmlos angesehen wurden.

Anmerkung. Interessant ist die Angabe, dass die Oberlippendrüsen
unserer gewöhnlichen, ungiftigen Ringelnatter (Tropidonotus natrix) ein sehr
wirksames Gift enthalten sollen, so dass kleine Thiere nach Einspritzung eines
Auszuges unter typischen Erscheinungen zu Grunde gehen. Alle anderen
Organe, auch die Speicheldrüsen am Unterkiefer seien ungiftig (Blanchard:

Comptes r. de la société de Biologie 1894, pag. 35). Weiter wird berichtet, dass das Blut der Ringelnatter (und des Tropidonotus viperinus) sich bei Einspritzung am Meerschweinchen ebenso giftig erweise, wie das Blut der Kreuzotter und diese Thiere unter denselben Erscheinungen tödte wie die Einspritzung des Giftes der Drüse. — Bekanntlich erklärt man die Immunität der Schlangen gegen ihr eigenes Gift so: es erfolge fortgesetzt eine innere Resorption aus der eigenen Drüse und dadurch nach und nach eine Gewöhnung an das Gift. Nun ist die Ringelnatter immun gegen den Biss der Viper (siehe unten); in ihrem Blute enthält sie denselben Giftstoff wie diese Giftschlange, und endlich der Auszug der Oberlippendrüse wirkt typisch vergiftend ein — das heisst doch: die Tropidonotus-Arten sind Giftschlangen, denen der Giftzahn fehlt! — Die gegebene Beweisführung ist wohl noch lückenhaft, aber die Frage verdient weitere Beachtung.

Die Natur des Schlangengiftes ist soweit aufgeklärt als das mit unseren jetzigen chemischen Kenntnissen überhaupt möglich ist: es handelt sich um gelöste, zu den Eiweisssubstanzen gehörende Stoffe. Die früheren Meinungen, der Speichel oder die Galle der Schlangen sei giftig, das eigentlich Wirksame seien Alkaloide, oder aber Mikrokokken oder feste Ausscheidungen, die man gelegentlich im Schlangengift mikroskopisch erkennen kann, — sind alle als unrichtig erwiesen.

Anmerkung. Das wesentlichste Verdienst auf diesem Gebiete gebührt dem Amerikaner Weir Mitchell. Die wichtigsten Originalarbeiten sind:

Weir Mitchell: Researches upon the venom of the Rattlesnake. Smithsonian contributions to knowledge. Philadelphia 1860 und Americ. medic. chirurg. Review. March 1861, pag. 269 ff.
Weir Mitchell and Reichert: Researches upon the v. of poisonous serpents. — Smithsonian contributions ... 1886.

Weir Mitchell und Reichert benützten zu ihren Versuchen die Gifte von Crotalus adamanteus, Cr. durissus und Aneistrodon piscivorus, auch getrocknetes Gift der Cobra. — Im Klapperschlangengift sind zwei eiweissartige Substanzen das wirksame, eine durch Kochen und Alkohol ausfällbare (Globulin) und eine zweite, die nur durch Alkohol gefällt wird; diese ist die hauptsächlich giftige. Weir Mitchell und Reichert nannten sie Pepton, nach der damals üblichen Nomenclatur. Sie gehört nach neueren Untersuchungen zur Gruppe der Albumosen. — Die Globulinsubstanz selbst trennen Weir Mitchell und Reichert in mehrere Modificationen, nach dem Verhalten der Löslichkeit in Wasser und Kochsalzlösung. — Das Verhältniss von Globulin und Pepton im getrockneten Gift ist verschieden: so bei der Klapperschlange 24 : 75, bei der Mocassinschlange (Trigonocephalus contortrix) 8 : 92. — Neben den giftigen Eiweisskörpern ist im Schlangengift noch etwas Fett, Farbstoff, Salze, darunter besonders Chloride und Phosphate. Rhodanverbindungen fehlen.
Wolfenden (Journal of Physiology VII. 1886, pag. 327 ff.) unterscheidet im Gift der Brillenschlange Globulin, Syntonin und Serum-Albumin, alle drei giftig.
Kanthac (Journal of Physiology XIII. 1892, pag. 272) gibt für das Cobra-Gift als wesentliche Substanz eine Protalbumose an, die die gleiche Wirkung habe wie das ganze Gift.
Martin (Journal of Physiology XV. 1893, pag. 380) bezeichnet die wirksamen Substanzen im Gifte von Pseudechis porphyriacus als Albumosen.
Le Gage (Journal de Chimie méd. 5.° série. IV. 1868, pag. 178), der

europäische Schlangen untersucht hat, bezeichnet die wirksamen Substanzen als fermentartige Eiweissstoffe — Echidnin, Viperin.

Neuere Untersuchungen über das Viperingift sind von Phisalix und Bertrand. Darnach sind darin zwei verschieden wirkende toxische Substanzen enthalten, eine Entzündung (oder richtiger örtliche Schwellung) verursachende, Echidnase, die durch Erhitzen unwirksam wird — und eine allgemein vergiftende Echidnotoxin, deren Wirksamkeit durch Erhitzen nicht aufgehoben wird (C. R. t. 118. 1894, pag. 288). — Die örtliche wirkende Echidnase ist den diastatischen Fermenten ähnlich. Sie fehlt im Gifte von Naja und Ophiophagus; besonders charakteristisch ist sie für die Viperini (C. R. t. 129. 1899, pag. 115).

Auch bei diesen schwankt der Gehalt nach Oertlichkeit und Jahreszeit, Echidnotoxin fehlt im Frühjahr, ist besonders hoch im Juni. — Aus der Drüsensubstanz ist Echidnase gleich nach dem Winterschlaf auszuziehen, während sie in dem secernirten Gift noch fehlt.

Das Schlangengift ist eine helle, klare Flüssigkeit, in frischem Zustande geruch- und geschmacklos, bei manchen Schlangen grün, rothgelb, gelb gefärbt, auch ganz farblos, vom specifischen Gewicht 1.030 bis 1,077. Durch längere Aufbewahrung in der Giftdrüse wird es concentrirter. Es hält sich eingetrocknet viele Jahre wirksam: in wässeriger Lösung (oder Verdünnung) zersetzt es sich dagegen schnell, bei manchen Arten unter starkem Fäulnissgeruch. Es ist klebrig, speciell bei den Vipern dicklich und schlecht in Wasser löslich. — Getrocknet bildet es gelbe, durchscheinende Lagen wie Eiweiss, die sich wieder klar in Wasser lösen. Diese Lösung ist wirksam wie das ursprüngliche Gift. — Die Reaktion ist schwach sauer oder ganz neutral.

Klapperschlangengift beginnt bei 41° zu gerinnen und ist bei 53° C. beinahe fest. Es löst sich in kaltem Wasser. — Das Viperngift dagegen soll in kochendem Wasser besser sich lösen als in kaltem. — Die Eiweissreaktionen mit Schlangengift fallen alle positiv aus. Mineralsäuren erzeugen einen Niederschlag, nicht aber Alkalien. Durch Eintragen von Bittersalz und Glaubersalz lässt sich die wirksame Substanz aussalzen. Das Ausgefallene ist darnach wieder in Wasser löslich; ebenso ist der durch Alkohol erzeugte Niederschlag auch nach dem Trocknen wieder in Wasser löslich.

Im getrockneten Zustande erträgt das Gift Erhitzen über 100° ohne Abschwächung der Wirkung. Dagegen wird durch Erhitzen der wässerigen Lösung schon bei niedrigeren Temperaturgraden die Wirksamkeit beträchtlich vermindert. — Bei den an Albumose reichen Giften ist die Abschwächung durch Kochen nicht so energisch: die sehr schwankenden Berichte über die Einwirkung der Hitze erklären sich zum guten Theil aus dieser Beobachtung. Vergl. hierzu die obigen Resultate von Phisalix. So wird über die Gifte indischer Schlangen angegeben, dass das Gift der Daboia durch Erwärmen auf 80° C. unwirksam werde, während das Cobra-Gift nach einstündigem Erhitzen noch nicht ganz unschädlich war. (Anders über Cobra-Gift die Angaben von Calmette: Annales de l'Institut Pasteur 1892, pag. 160 und 1894, pag. 275). Feoktistow fand das Gift der Vipera ammodytes nach 6 Minuten langem Kochen fast so wirksam wie frisches.

Gegen chemische Agentien soll das Gift der Klapperschlange resistenter sein als das der Brillenschlange. Immerhin brauchen auch starke Laugen mehrere Minuten bis zum Unschädlichwerden. Die bisher ausgeführten Laboratoriums-Versuche haben für die Möglichkeit der chemischen Zerstörung des Schlangengiftes im verletzten Organismus wenig erfreuliche Resultate geliefert.

Die örtliche Wirkung — Schwellung — beruht nach Birch-Hirschfeld auf einer sehr ausgedehnten serös-hämorrhagischen Infiltration. Mikroskopisch sieht man dichte Füllung der Gewebsspalten mit rothen Blutkörperchen, dabei keine Entzündung, keine Tendenz zur Gerinnung, keine Aenderung an den Gewebselementen. Diese Schwellung ist um so intensiver, je concentrirter das Gift: sie tritt bei Verdünnen des Giftes mit Wasser immer schwächer auf, ohne dass dadurch im deletären Verlauf der Allgemeinerscheinungen etwas verändert wird. Die örtliche Schwellung kann zurückgehen, ohne dass es zur Gangrän kommt: das ist beim Kreuzotterbiss die Regel. Die Gangrän begrenzt sich auf einzelne kleine Bezirke. Vom Bisse brasilianischer Schlangen wird dagegen berichtet, dass die Haut im weiten Umfang sich brandig abstösst.

Die gleiche pathologische Veränderung, aus der die Schwellung entsteht, ist wohl auch die Ursache der häufigen und schweren Blutungen nach Schlangenbiss. Beobachtungen am Frosch-Mesenterium ergeben, dass nach örtlicher Pinselung mit Schlangengift ganz plötzlich Unmengen von rothen Blutkörperchen durch Diapedesis aus den Gefässen austreten. Eine Ruptur der Gefässe ist nicht zu constatiren: letztere werden an der bepinselten Stelle rasch enorm weit und die Auswanderung beginnt. Das Endothel sei trübe und rauh. Diese Capillardilatationen und die damit verbundenen Blutungen, die man als Extravasationen im Darm, im Herzbeutel, im Herzfleisch, in Bauch- und Brusthöhle, in den Nieren und a. a. O. sehen kann, verursachen Blutverarmung an anderen Orten und sind dadurch schon Ursache schwerer Allgemeinerkrankung. — Wie des Näheren diese Gefässdilatationen zu Stande kommen, das ist nicht zu sagen. Nach dem zeitlichen Verlauf muss man sie als eine örtliche direkte Wirkung erklären.

Nach all diesen Beobachtungen leitet man die Schwellung und die Blutungen von einer primären Veränderung der Gefässe, nicht des Blutes ab. Indess ist hierzu zu bemerken, dass die meisten Autoren früher als Grundwirkung des Schlangengiftes primäre Veränderungen am Blute angenommen haben, die nur durch unsere jetzige Untersuchungs-Methodik noch nicht nachweisbar sind. So kann nach Birch-Hirschfeld bei direktem Einbringen des Giftes in eine Vene Gerinnung in der Blutbahn entstehen, die zu sofortigem Erstickungstod führt. Man erklärt so die rapid eintretenden Todesfälle beim Menschen nach Kreuzotterbiss, z. B. in einen Varix am Fuss. — Indess gibt Birch-Hirschfeld ausdrücklich an, dass er in einzelnen Fällen rapiden Todes bei seinen Versuchsthieren keine Gerinnselbildung im rechten Herzen und in den grossen Gefässen gesehen habe. — Das Gleiche ergeben folgende Beobachtungen: Injektion von Blutegelextrakt, wodurch das Blut ungerinnbar wird, schützt die Versuchsthiere zwar vor rapidem Tod durch Injektion des Kreuzottergiftes: die Gesammt-Mortalität wird dadurch aber nicht vermindert. — Durch Verdünnen des Giftes kann man die örtliche

Wirkung vollständig verhüten, ohne dass deshalb der letale Ausgang aufgehoben wird.

Durch diese letzten Beobachtungen sowie durch die Versuche mit den isolirten einzelnen Giftbestandtheilen ist die Allgemeinwirkung des Schlangengiftes sicher bewiesen, die denn auch von den Autoren als Lähmung aller Organe des Näheren studirt ist. — So wird das isolirte Froschherz in all seinen Einzelapparaten bald gelähmt. Am Säugethierherzen ist beobachtet, dass anfänglich die Pulsfrequenz etwas beschleunigt ist, noch mehr nach Durchschneidung der Vagi. Bald aber folgt eine Verminderung der Zahl und besonders der Kraft der einzelnen Herzschläge. — Die einzelnen Bestandtheile des Giftes sind von Weir Mitchell und Reichert isolirt am Herzen geprüft.

Auch der vasomotorische Apparat und die Athmung werden vom Gift rasch gelähmt: Das Herz schlägt bei Thieren nach Aufhören der Athmung noch einige Zeit mit geringer Energie weiter. Man hat darnach künstliche Athmung als eine Behandlungs-Methode bei schwerer Vergiftung empfohlen: ob aber auch nur bei Thieren damit ein wirklicher Erfolg erzielt ist, das habe ich nicht erfahren können. — Die tiefe Blutdrucksenkung, die man bei schwerer Vergiftung durch Schlangengift immer constatirt, hat darnach verschiedene Theilursachen. — Herzlähmung gilt zusammen mit der Athmungslähmung als die nächste Todesursache.

Am Bewegungsapparat macht sich anfangs fast allemal ein leichtes Zittern bemerklich, dem nach und nach vollständige allgemeine Lähmung folgt. Als Wirkung des einen Bestandtheiles des Schlangengiftes nehmen die Autoren geradezu Lähmung des Rückenmarks an. Frösche, denen das Blut durch physiologische Kochsalzlösung ersetzt ist, sterben auf Schlangengift gleichfalls unter rasch fortschreitender allgemeiner Paralyse. Nur in ganz seltenen Fällen kommen ausgesprochene klonische Krämpfe, manchmal auch Trismus und Opisthotonus. — Auffallende Lähmungszeichen einzelner motorischer Gebiete sind verschiedentlich beobachtet, so Sprachverlust, Ptosis, Accomodationslähmung, auch Darm- und Blasenlähmung. In Bezug auf die Ausleerungen wird angegeben: Anfänglich ist oft vermehrte Harnausscheidung vorhanden, später aber Verminderung oder Anurie — ebenso besteht Stuhlverstopfung, nur bei längerer Dauer stellt sich Durchfall ein.

Die Empfindung ist an der Bissstelle allermeistens, aber verschiedenartig gestört: manchmal besteht erhöhte Schmerzhaftigkeit, aber auch Gefühllosigkeit wird angegeben. Auch allgemein werden, scheinbar regellos, die verschiedensten Sensibilitätsstörungen berichtet.

Die Temperatur kann in den ersten Tagen erhöht sein: im weiteren Verlauf sinkt sie häufig unter die Norm.

Ikterus ist bei etwas längerem Verlauf eine öfters angegebene Erscheinung.

Das Gift der australischen Schlangen und der ostindischen Brillenschlange soll Curare-artige Lähmung verursachen. Dabei entsteht keine lokale Schwellung: in $\frac{1}{4}$ bis $\frac{1}{2}$ Stunde verliert der Gebissene die Spontanbeweglichkeit: dann folgen Sopor und tödtliches Coma. Tod durch Herzschwäche. Ragotzi: Virchow's Archiv 122. 1890, pag. 201. — A. Müller: Australian medic. Journal

15. Mai 1888 und Austral. med. Gazette: Nov. Decbr. 1888 und Februar 1889.

Als Nachkrankheiten werden besonders die verschiedensten Störungen an der Bissstelle angegeben: langsame Vernarbung, Gangrän der Umgebung, Wiederaufbrechen und Eiterung, blaue Verfärbung, neuralgische Schmerzen von der Narbe ausgehend. Von Allgemeinstörungen andauernde Schwäche, besonders in der verletzten Extremität, Drüsenschwellung, dauernde Nierenerkrankung, allgemeine Kachexie, Neigung zu Blutungen, anhaltender schwerer Ikterus.

Die Sektion ergibt als auffallendste und wiederkehrende Veränderung zahlreiche Blutaustritte überall in den Organen, besonders stark und regelmässig im Darm. An der Bissstelle ist das Unterhautzellgewebe in eine schleimige, unangenehm riechende Masse verwandelt. — Die Blutkörperchen weisen verschiedene Störungen der Form auf. — Schlangengift zu überlebendem Blut in grösserer Menge zugesetzt, bedingt Lösung der geformten Elemente und selbst Verschwinden der Hb-Streifen. An den Leichen Vergifteter hat man diese Zeichen nicht gesehen. — Das Blut ist in der Leiche flüssig. — Auch Veränderungen im Centralnervensystem (Degeneration der Hinterstränge — Charrin et Claude: C. R. t. 126. pag. 925) sind neuerdings beschrieben.

Das Gift wird wahrscheinlich (zum Theil?) in den Darm ausgeschieden. Von Alt ist es im Magen gebissener Hunde nachgewiesen (München. medic. Wochschr. 1893. Nr. 41). Ob diese Beobachtung zu einer rationellen Therapie (wiederholte Magenausspülung!) verwendbar ist, bleibt noch weiterhin zu untersuchen. — Unter den vielen pflanzlichen Mitteln gegen Schlangenbiss spielen solche, die Erbrechen, Darmausleerung, Schweiss, Salivation verursachen, eine bedeutende Rolle.

Von Nebenfragen seien kurz die folgenden besprochen: Wie verhalten sich Giftschlangen gegen ihr eigenes Gift? Das vorhandene experimentelle Material ist von Brenning (l. c. pag. 38 und 39) zusammengestellt. — Kreuzottern sollen gegen ihr eigenes Gift immun sein. Auch von den übrigen Vipern Europas und Ostindiens wird dasselbe behauptet, dass sie Bisse von derselben Art ohne Schaden ertragen, wenn auch manchmal eine leichte Störung des Wohlbefindens, Schwächung, nach mehreren Bissen auftrete. Indess ist dieser Erfahrungssatz nicht ohne Ausnahme. So sollen Klapperschlangen, ebenso die Lanzenschlange allemal von Bissen der eigenen Art sterben. Die Brillenschlange soll wieder wie die Vipern gegen ihr eigenes Gift immun sein. — Dagegen ist die Festigkeit der Giftschlangen gegen Gift einer anderen Species viel geringer, wenn auch hierin eine theilweise Widerstandskraft besteht. — Sehr interessant ist die Thatsache, dass auch giftlose Schlangen gegen gewisse Sorten von Schlangengift sich refractär verhalten. So erträgt angeblich die Ringelnatter (Tropidonotus natrix) ohne Schaden viele Bisse der Viper: dasselbe ist von anderen ungiftigen Schlangen bewiesen. Phisalix et Bertrand: Archives de Physiol. 5. série t. VI. 1894. pag. 423. — Jourdain: C. R. t. 118. 1894. pag. 207. — Siehe oben pag. 999, Anmerkung.

Auch manche andere Thiere besitzen diese Festigkeit gegen das Schlangengift. Sehr zahlreiche und gewiss richtig angestellte Beobachtungen hierüber stehen in dem Buche von Lenz. (Siehe oben bei

Kreuzotter.) Die von Alters her behauptete Immunität des Igels gegen Kreuzotterbiss ist neuerdings von Harnack und von Lewin bestätigt: (Deutsche medic. Wochschr. 1898. Nr. 40 und 47).

Die Frage, wie Schlangengift vom Magen (und Mund) aus ertragen wird, hat praktische Bedeutung, weil das Aussaugen der frischen Wunde als ein wichtiges Mittel gegen schwere Allgemeinerscheinungen empfohlen ist. Nach vielfachen Angaben, schon aus der alten Literatur (Plinius, Galen), ist das Gift unschädlich, wenn es in den Magen kommt. Auch neuerdings ist das wieder durch Thierversuche für die europäischen Schlangen, Vipern bestätigt (Calmette, Husemann). Weir Mitchell gibt für das Klapperschlangengift an, dass es durch Pepsin zerstört wird. Es kann deshalb zur Vergiftung bei nüchternem Magen genommen, nicht aber bei vollem Magen führen. Dagegen ist constatirt, dass das Gift der ostindischen Brillenschlange, sowie anderer ostindischer Giftschlangen vom Magen aus sicher vergiftend wirkt.

Andere Schleimhäute sollen leichter ergriffen werden. So wird von verschiedenen Seiten schwere Augenbeschädigung (welche?) durch Uebertragen des Giftes in den Bindehautsack angegeben. Tauben sollen von der Trachea aus vergiftet worden sein. Auch vom Peritoneum aus ist allgemeine Intoxikation eingetreten (Feoktistow). — Frösche resorbiren das Gift durch die Haut.

Ueber die Behandlung des Schlangenbisses gibt es einen solchen Reichthum verschiedener Vorschläge und Methoden, dass theilweise darüber nur übersichtlich referirt werden kann. Was die Schlangenkünstler an Mitteln besitzen, um bei ihren gefährlichen Produktionen sich zu schützen, wissen wir nicht vollständig. Einfache Mittel sind: man lässt die Schlange mehreremale in einen vorgehaltenen Gegenstand beissen: der Giftapparat ist entleert und die nachfolgenden Bisse weniger gefährlich. Lenz gibt an, dass man die Ottern in Thüringen in ein Holz beissen lasse. Durch rasches Wegziehen im Augenblicke des Zubeissens bricht man den Thieren die Giftzähne ab, die sich dann erst in Wochen wieder ergänzen. Auch die Impfung mit Schlangengift ist gewiss schon zur Immunisirung verwendet worden. Hierüber vergleiche man unten pag. 1007 und Brenning l. c. pag. 60 ff. — Nach geschehenem Biss benützt man die Ligatur, das Ausschneiden, Ausbrennen, Aussaugen der Wunde, um die Wirkung des Giftes sofort zu coupiren. — Die Ligatur, die man zweckmässig mehrfach ausführt (z. B. am Finger, am Handgelenk, am Oberarm) wird von allen neueren Autoren wieder empfohlen. Weir Mitchell rühmt die intermittirende Ligatur, um das Gift gleichsam in vertheilten Portionen in den allgemeinen Kreislauf einzulassen. Die erste Lockerung der Ligaturen soll frühestens nach 6 Stunden, dann alle 2 Stunden eine Wiederholung geschehen. — Das Ausbrennen der Wunde hat man mit dem Glüheisen, mit glühend gemachten Goldstücken u. a. vollzogen. Das Aussaugen der Wunde ist gefährlich für den Sauger! Zweckmässig ist die Verwendung von Schröpfköpfen. — All diese Maassregeln können nur einen Erfolg versprechen, wenn sie unmittelbar nach geschehener Verletzung ausgeführt werden. Ueber die Schnelligkeit der Verbreitung eingeimpfter Gifte vergleiche man die Versuche von Calmette: oben pag. 12!

Von örtlichen chemischen Aetzmitteln wurde früher das Ammoniak gerühmt und auch innerlich verwendet: ebenso das Aetzkali. Diese Substanzen sind jetzt verdrängt durch die Lösungen oxydirend wirkender Mittel. Als erstes wurde das von Lacerda 1881 empfohlene übermangansaure Kalium in 3 bis 4 procentiger Lösung verwendet. Es wirkt, ganz frisch applicirt, zerstörend auf das Gift. Seine Anwendung aber gilt für nutzlos, wenn schon allgemeine Zeichen eingetreten sind. — Jetzt noch anerkannt ist die Chromsäure in einprocentiger Lösung, die man noch bis 15 Minuten nach dem Biss zu Injektionen verwendet (Richards: Lancet, Januar 1882. Kaufmann: Compt. r. Societé Biologie 9. série t. 6. 1894 pag. 113. Karlinski: Fortschritte d. Medicin. 8. 1890. pag. 16).

Jod, in Form der Lugol'schen Lösung hat sich bei Thierversuchen nicht bewährt (Tricard). Dagegen ist das schon von Lenz genannte Chlorwasser neuerdings in Form der Lösung unterchlorigsaurer Salze warm empfohlen. Der unterchlorigsaure Kalk sei zweckmässiger, weil er weniger Schmerzen erregt. Man nimmt etwa dreiprocentige Lösungen von gutem Chlorkalk, die man rings um die Bissstelle einspritzt. — Das Bibron'sche Gemisch (7,5 Brom + 0,1 Jodkalium + 0,05 Sublimat) wird zu 10 Tropfen in 2 Esslöffel Wein oder Schnaps innerlich gegeben, auch äusserlich zum Einreiben verwendet. Eine Experimental Kritik desselben kenne ich nicht. — Die noch weiterhin empfohlenen Mittel: Goldchlorid, Platinchlorid, Zinkchlorid, Sublimat, salpetersaures Silber, Brechweinstein innerlich, ebenso Arsenik (Tanjore-Pillen zu 0,005 Acid. arsenicos.) haben keine allgemeine Anerkennung gefunden.

Symptomatisch hat man das Strychnin empfohlen als allgemein bei Lähmungszuständen gebrauchtes Mittel: Es wird in Australien verwendet (A. Müller in den oben citirten australischen Zeitschriften und in Virchow's Archiv 113. 1888 pag. 393) 10 mgr subcutan: die Injektion zweimal wiederholt. Weiter sind Atropin und Coffein vorgeschlagen (Aron: Zeitschrift klin. Medicin 6. 1883. pag. 332), werden aber kaum gebraucht. Auch die früher verwendeten Schwitzkuren (Ak-Salze, Theesorten, Pilocarpin) sind vergessen. Dagegen ist jetzt allgemein anerkannt die Zweckmässigkeit der Alkoholisirung. Man gibt Wein oder Glühwein oder Grog bis zum Stadium deutlicher Erregung (nicht bis zu wirklicher Betrunkenheit! Schwer Betrunkene zeigten keine Widerstandskraft gegen den Schlangenbiss!). Auch Kaffee- und Thee-Aufguss, Camphor und Aether sind gebraucht, aber weniger gerühmt. Die gegen die Alkoholisirung gemachten Einwendungen sind durch die praktische Erfahrung widerlegt. — Hier ist auch anzuführen der Rath: die Vergifteten öfter aufzurütteln, gewaltthätig vom Einschlafen abzuhalten, Maassregeln, die wohl nur unter ganz bestimmten Einzelbedingungen angewendet werden dürfen.

Ein sehr delikates Kapitel ist: der Gebrauch von pflanzlichen Antidoten gegen den Schlangenbiss. Die Zahl der hieher gehörigen Volksmittel ist unendlich gross. Es wäre voreilig und gewiss auch unrichtig zu sagen, dass alle diese Vorschläge auf Selbsttäuschung beruhen. Kritisch geprüft in dem Sinne, dass Eines dieser Mittel ein sicherer Besitz unserer Therapie wäre, sind sie aber alle nicht. Eine Uebersicht gibt Brenning l. c. pag. 97 bis 162.

Ich nenne von diesen Dingen nur kurz diejenigen, deren Wirksamkeit allgemeinere Anerkennung gefunden hat:

Die Polygala Senega in Nord-Amerika, seit lange von den Seneka-Indianern benützt; die (rattle snake root) gepulverte Wurzel gibt man örtlich und innerlich. Die radix Senegae enthält Saponin-Substanzen, welch' letztere aber nicht allgemein gegen Schlangenbiss in Gebrauch genommen sind.

In Columbien sind verschiedene Simarubeae gebräuchlich, die sehr stark wirksame Bitterstoffe enthalten: Simaba Cedron mit Cedrin und Simaba Valdivia (auch Pikrolemma oder Pikrodendron Valdivia) mit Valdivin; siehe § 213. Die Samen sollen prophylaktisch, nicht aber nach dem Biss wirksam sein.

Von Elaeodendron Roxburghii, einer Celastrinee Indiens, wird die mit Wasser verriebene Wurzel gegen die Schwellung zu Umschlägen benützt; sie wirke allgemeine kräftig adstringirend.

Chiococca anguifuga, eine Rubiacee Brasiliens, dort raiz preta oder raiz de cobra genannt. Die Blätter und die Wurzel werden zu Absuden gebraucht, auch äusserlich zerquetscht umgeschlagen. Es treten darnach Schweisse und Stuhlentleerungen auf. — Auch prophylaktisch wird der Saft inoculirt. — Noch andere Rubiaceen, die abführend und emetisch und schweisstreibend wirken, sind als Schlangenmittel im Gebrauch, so z. B. die Ipecacuanha. — Mikania Guaco, eine Composite Brasiliens, Vejuco de huaco, auch Guaco und speciell Guaco de Guatemala genannt, wird in Süd-Amerika, besonders in Chile und Peru, auch in Mexiko als das sicherste und berühmteste Schlangenmittel anerkannt. Der ausgepresste Saft wird in die Wunde gebracht, auch das zerquetschte Kraut umgeschlagen, ebenso innerlich genommen. Auch prophylaktische Impfungen mit dem Safte werden ausgeführt. Als Dauerpräparat stellt man eine Tinctur mit Branntwein her oder man trocknet die zerquetschte Pflanze an der Sonne. — Ueber die wirksamen Bestandtheile ist man nicht unterrichtet. Ein Extrakt ist von Butte (Semaine médicale 1889, pag. 328) an Thieren geprüft: es soll zuerst Darmreizungserscheinungen, dann fortschreitende Lähmung bis zum Tode machen. — Die Mikania Guaco hat eine grosse Literatur (vergl. Baker: Pharm. Journal and Transactions 1880. 471), ihre Heilwirkung ist aber neuerdings sehr abfällig beurtheilt worden.

Eine grosse Rolle spielen als Schlangenmittel die Strychnin haltigen Pflanzen. — Wahrscheinlich gehört die Wurzel der indischen Apocynee Ophioxylon oder Rauwolfia Serpentinum, die Pseudobrucin enthalten soll, auch hieher.

Endlich seien noch die Aristolochia-Arten erwähnt, von denen die Serpentaria virginiana in den südlichen Staaten Nord-Amerikas (Virginian snake root) in besonderem Ansehen steht. Der Saft der frischen Wurzel oder der gekauten Pflanze wird äusserlich, innerlich ein Decoct verwendet. — Vergleiche auch Aristolochin § 215.

Die für den Kreuzotterbiss bei uns gebrauchten Volksmittel sind oben genannt.

Eine letzte Gruppe von therapeutischen Maassregeln kann man zusammenfassen als „immunisirende Methoden". — Diese Methode beruht auf der Erfahrungsthatsache, dass sich Thiere an gewisse Gifte gewöhnen. Vergiftet man ein Thier mit einer kleinen nicht letalen Menge eines solchen Giftes, so kann man nach einiger Zeit constatiren, dass man demselben Thiere jetzt ohne schlimme Folgen eine höhere Giftmenge verabreichen darf und so weiter. Das

Thier ist nach und nach giftfest geworden. — Die selbstverständliche
Folgerung, dass ein solches immunisirtes Thier irgend welche antidotarische Einrichtung in seinem Körper ausgebildet, sich erst erworben
hat, die ihm diese Giftfestigkeit verschafft, hat sich aus vielen Beobachtungen jetzt dahin aufgeklärt, dass diese antidotarische Kraft in der
Neubildung eines chemischen Gegengiftes beruht, welche Substanz
im Blute und speciell im Blutserum enthalten ist. Man kann darum
durch Injektion des Blutserums von einem solchen immunisirten Thier
einem zweiten Thiere die Substanz übertragen, die giftfest macht
(Antitoxin).

Die Wege, die man zur Erreichung dieses Zieles gegangen ist,
sind ausserordentlich zahlreich. Sie können hier nur im Princip beschrieben werden.

Man hat Thiere prophylaktisch mit Schlangengift geimpft. Das
Thier bekommt die Hälfte der eben tödtlichen Gabe, nach 14 Tagen
dieselbe Dosis, nach weiteren 6 Tagen die ganze letale Gabe und so
nun von 6 zu 6 Tagen steigend. In 2 Monaten hat man das Thier
soweit gebracht, dass es die zwölffache letale Gabe erträgt. — Ebenso
geht man mit Gift vor, das zuerst durch Zusatz von viel, nach und
nach von weniger Chlorkalk-Lösung abgeschwächt ist: auch Gift,
dessen Virulenz durch Erhitzen vermindert ist, hat man zu solchen
Versuchen gebraucht. Weiter hat man mit Erfolg immunisirt durch
Injektion von Blut und Blutserum solcher Thiere, die zuvor durch
Injektion von Schlangengift immunisirt worden waren. — Wichtig ist
hierüber die Angabe, dass die Immunisirung gegen das Gift Einer
Schlangenart auch gegen das Gift anderer Arten giftfest gemacht
habe. — Auch das Blutserum von Giftschlangen hat man erfolgreich zur Immunisirung benützt. — Neuerdings ist behauptet, dass
die Injektion von Flüssigkeiten, die „fremde Antitoxine" enthalten,
gegen die Wirkung des Cobra-Giftes schütze. So hat man mit Erfolg Serum von Thieren verwendet, die gegen Tetanus oder Hundswuth immun gemacht waren. Auch das Serum von Kaninchen, die
Abrin-fest waren, soll andere Thiere gegen Schlangengift schützen.
(Roux: Annal. de l'Institut Pasteur 1894. pag. 722. — opp. Lewin:
Deutsche medic. Wochschrift 1895. Nr. 47.) Noch andere Flüssigkeiten werden von Phisalix als immunisirende genannt, so das
Extrakt der Rinde der Nebenniere, Aalblut (C. R. t. 123. pag. 1305),
        Pilzsaft von Champignon (C. R. 127 pag. 1036).

Auch ausserhalb des Körpers hat man die Wirkung des Serums
immunisirter Thiere auf Schlangengift geprüft: Cobra-Gift verliert
dadurch seine örtliche und die Blutkörperchen zerstörende Wirkung:
man denkt nach Art der Wirkung an eine chemische Bindung zwischen
Gift und Antitoxin von der Art, wie man die Wirkung eines Anti-
toxins auf ein Bakterientoxin annimmt (Kanthac: — Stephens
und Myers: Pathol. Transactions 1898 — Journal of Physiology 23.
1898 — Calmette und Martin in British medical Journal 14. Mai
und 17. December 1898). Auch Galle soll nach Fraser (British m.
Journal 7. Juli 1897) antidotarisch wirken; die von Giftschlangen
wesentlich stärker als die von anderen Thieren. Birch-Hirschfeld
kann für die örtliche Wirkung des Kreuzottergiftes diese antidotarische
Kraft der Galle nicht bestätigen.

Praktisch hat man schon lange — allerdings in sehr unvollkommener Form und mit allerlei Aberglauben verbrämt — Immuni-

sirungsversuche am Menschen ausgeführt. So soll man in Südamerika durch Impfen mit dem Zahn einer Giftschlange prophylaktisch verfahren. — Aehnliche Gebräuche werden noch von anderen Orten beschrieben. — Eine sehr merkwürdige Methode der Heilung des Schlangenbisses besteht endlich im innerlichen Einnehmen gewisser Mengen des Schlangengiftes. Die Buschmänner in Damara-Land tödten die Schlange, schneiden den Giftapparat aus und verschlucken den Inhalt. — Auch getrocknete Giftdrüsen werden in derselben Absicht verwendet. — Ueber den Erfolg ist nichts Sicheres bekannt.

Literatur:

J. Fayrer: The Thanatophidia of India. London 1872.
Brenning, M.: Die Vergiftungen durch Schlangen. Stuttgart 1895.
Fayrer: Edinb. Medic. Journ. 1869. Mai. pag. 997.
Fayrer und Lauder Brunton: Proceedings of the royal Society. Vol. 21. 1873.
    Vol. 22. 1874 etc.
M. Kaufmann: Du venin de . . . Paris 1889.
Feoktistow: Dissertation, Dorpat 1888 und Mémoires Académie des scienc. de
    St. Pétersbourg. T. 36. 1888.
Calmette: Annales de l'Institut Pasteur 1892. IX. pag. 168.
Phisalix et Bertrand: eodem loco, pag. 120.
Vollmer: Archiv exp. P. Ph. 31. pag. 1. u. A.

Immunisirung:

Kaufmann: Comptes r. société de Biologie. 9. sér. t. VI. 1894. pag. 113.
Calmette: Annal. Institut Pasteur 1892, pag. 160: 1894, pag. 275. — C. R. t. 118;
    1894, pag. 720, 1004.
Phisalix et Bertrand: C. R. t. 118; 1894, pag. 288. 356.
Fraser: British med Journal 1895. Juni. etc. etc.

§ 222. Toxalbumosen in Fischblut; Larven von Diamphidia.

I. Als ein sehr merkwürdiger Ort des Vorkommens von Toxalbumosen ist das Blut von Muränoiden erwiesen: speciell untersucht sind die Meeraalformen Muräna und Conger und unser Flussaal Anguilla fluviatilis.

Das Blutserum, das durch einfaches Absitzenlassen leicht zu gewinnen ist, erregt bei Application eines Tropfens auf die Zunge, erst nach 10—30 Sekunden beginnend, einen brennend scharfen Geschmack, der sich trotz Ausspülens nur sehr langsam verliert. Eine eigenartig bläulich fluorescirende Substanz im Blutserum ist der Träger des Giftes nicht. — Das Serum verliert durch Erhitzen auf 100° seinen scharfen Geschmack und seine Giftigkeit. Diese allgemeine Giftigkeit tritt bei kleinen Mengen nur nach intravenöser Application hervor: vom Magen aus wirken nach Mosso die von ihm verwendeten Mengen nicht giftig. Dagegen tritt Giftwirkung auf, wenn das Serum durch die Bauchwand hindurch mit der Spritze in den Dünndarm gespritzt wird. (Die Frage nach der Veränderung des Giftes durch Pepsin und Salzsäure ist meines Wissens noch nicht untersucht.) Bei intravenöser Application folgt sehr schnell, in 1 bis 5 Minuten, schon von kleinen Mengen, 0,02 pro Kilo, durch allgemeine Lähmung, mit oder ohne Krämpfe der Tod. — Sofort nach Application zeigt sich eine gewisse Unruhe und Erregung, Respiration und Puls werden frequenter; dann fallen die Thiere um und sterben unter zunehmender Schwäche in wenigen Minuten. Die Krämpfe, die nicht bei allen Thieren auftreten, bestehen in wiederholten Anfällen von Tetanus. Das Blut zeigt sich

bei sofortiger Ausführung der Sektion nicht geronnen. — Auch die
Einspritzung unter die Haut oder in die Bauchhöhle wirkt in derselben Weise vergiftend. — Die nächste Todesursache ist die Lähmung der Athmung: dieselbe geschieht central; auch die übrigen motorischen Apparate des Rückenmarks sind bald gelähmt, während die
peripheren Theile (Nerv. Muskel) noch reizbar sind. Ebenso wird das
Herz ergriffen und gelähmt. — Das Blut der vergifteten Thiere ist
nicht mehr gerinnungsfähig. — Die eigentliche Giftwirkung ist nicht
weiter aufgeklärt: als der wesentliche Theil ist centrale Lähmung des
Rückenmarks und der Medulla oblongata anzusehen. — Die giftige
Albumose nennt Mosso Ichthyotoxin.

Mosso, A.: Archiv exp. P. Ph. 25. 1889, pag. 111.
Springfeld: Dissertation, Greifswald 1889 (bestätigt).

Vom Menschen wird ein schwerer Vergiftungsfall erzählt: ein
Mann trank wenige cm³ Aalblut in Wein eingerührt und erkrankte
darnach an Brechdurchfall und schwerem Collaps.

Von Camus und Gley (C. R. Bd. 129, Virchow's Jber.
1899. I. pag. 402) verhalten sich eine Anzahl von Thieren refraktär
gegen Aalblutserum: nämlich der Igel, Frösche und Kröten, Hühner,
Tauben, Fledermäuse. Die Autoren schieben die Wirkung des Ich-
thyotoxins auf Blutkörperchenlösung. — (Mosso, l. c. pag. 132 beschreibt, dass einzelne Frösche mit Spätlähmung auf das Gift reagiren.)

Bénech (C. R. t. 128. Nr. 13. pag. 833) gibt an, dass auch aus
dem Fleisch des Flussaals ein Toxalbumin darstellbar sei. — Nach
dem Entbluten wird mit Wasser macerirt und dann mit schwefelsaurem Ammon ausgesalzen. Die intravenöse Injektion, 0,02 pro Kilo,
tödtet die Kaninchen unter fortschreitender Paralyse.

Nach Cavazzani (Giornale della R. Academia di Medic. vol.
XI. fasc. 10 pag. 872: Virchow's Jber. 1893. I. pag. 431) hat das
Blutserum von Petromyzon marinus toxische Wirkung, die sich
wesentlich in schweren Lähmungszuständen äussert.

II. Das Gift der Larven von Diamphidia locusta. Das
Pfeilgift eines Eingebornen-Stammes in Deutsch-Südwest-Afrika wird
von den Larven eines Käfers: Diamphidia locusta geliefert. Die aus-
gewachsenen Käfer sind giftfrei. Durch Vertrocknen der Larven wird
das Gift nicht verändert, wohl aber stark vermindert durch das Ver-
schimmeln.

Die Giftsubstanz wird am besten den Larven durch Maceriren
mit destillirtem Wasser entzogen: die saure Lösung wird durch eine
Spur Sodalösung neutralisirt. Zur Verhütung der sehr leicht auftretenden Fäulniss setzt man etwas Chloroform zu. Das Gift, das
man aus seinen Lösungen durch Eintragen von Ammonsulfat aussalzen
kann, hat den Charakter eines Toxalbumins. Vor Allem wird durch
Aufkochen die Wirksamkeit vollständig zerstört.

Nach den vorliegenden Untersuchungen scheint das Gift nur
bei subcutaner oder intravenöser Application zu wirken, während es
vom Magen aus ohne Folgen bleibt. Die wesentlichen Wirkungen
sind: Auflösung von rothen Blutkörperchen und Erregung von starker
Entzündung am Orte der Application (durch chemotaktische Anziehung
von Leukocyten).

Kaninchen werden auf subcutane Application traurig, fressen nicht mehr, der Harn wird nach einigen Stunden blutig roth, auch breiige Ausleerungen kommen vor. Der Tod kommt frühestens nach 8 Stunden, auch erst in einigen Tagen: am Orte der Application ist ausgebreitete Haut-Nekrose.

Beim Hunde kommen dieselben Zeichen, dazu aber deutliche Lähmung, besonders der Hautempfindlichkeit: unter zunehmender Paralyse stellt sich der Tod ein. — Der Harn ist blutig-ikterisch. — Der Sektionsbefund ergibt anfänglich am Injektionsort blutig-ödema-töse Infiltration, später verbreitete Eiterung. Im Darm starke Injektion und umfängliche Desquamation der Epithelien, besonders an den Zotten. In den Nieren sind schon in den Glomerulis, dann in den Tubulis contortis und weiter Veränderungen nachzuweisen, wie sie auch bei anderen Blutgiften beschrieben sind. Besonders interessant ist die Beobachtung der Veränderungen bei örtlicher Injektion in's Ohr des Kaninchens und in den Kamm des Hahns. — Auch bei örtlicher Application auf Schleimhäute (Conjunctiva des Kaninchens) bildet sich schwere Entzündung aus. Hierüber vergleiche man die sorgfältige Originalbeschreibung bei Starcke.

Schinz und Böhm: Centralblatt Biolog. 14. 1894, pag. 337.
Böhm-Starcke: Archiv exp. P. Ph. 38. 1897, pag. 424.

§ 223. Ueber Ptomaine. — Toxine. — Bakteriengifte.

I. Durch den Stoffwechsel der Bakterien, d. i. also durch die chemischen Umsetzungen, die als eigenartige Lebensbethätigung von den Bakterien an dem ihnen zur Verfügung gestellten Nahrungs-materiale, Nährboden, hervorgebracht werden, entstehen gelegentlich schwer giftige Stoffe.

II. Zur Lösung der wissenschaftlichen Aufgaben, die die Medicin auf diesem Gebiete stellt, hat sich aus dem praktischen Bedürfniss heraus eine besondere Disciplin, die Bakteriologie entwickelt, deren Untersuchungsgebiet die gesammte Biologie der Bakterien ist. — Die didaktische Darstellung dieses Capitels, soweit es die Toxikologie be-rührt und interessirt, kann vom Standpunkte des Toxikologen nicht einseitig geleistet werden. Es ist nothwendig, die gesammten Lebens-bedingungen einer Bakterienart, ihre Anforderung an Nährboden, an Wärmezufuhr, Sauerstoffbedürfniss und anderes zu kennen, um über den praktisch wichtigsten Punkt, der Virulenz für den Menschen, sich eine allseitig ausreichende, wissenschaftlich genügende Meinung zu bilden. Für vollgiltige Belehrung müssen darum die Lehrbücher, die die Morphologie, Biologie und Chemie der Bakterien behandeln, studirt werden [1]).

---

1) Lehmann und Neumann: Atlas und Grundriss der Bakteriologie. II. Aufl. München 1899.
   Flügge: Die Mikroorganismen. III. Auflage. Leipzig 1896.
   Heim: Lehrbuch . . . Stuttgart.
   Migula: System . . . Leipzig.
   Günther: Einführung . . . 5. Auflage. 1898.
   E. Levy und F. Klemperer: Grundriss der klinischen Bakteriologie. 2. Auflage. Berlin 1898 u. A.

III. Hier kann nur aus der Rücksicht, das was an „Giftquellen" existirt, vollständig genannt zu haben, eine übersichtliche Darstellung der Bakteriengifte versucht werden. Weiterhin gibt es gewisse Fragen, die auf dem Grenzgebiet zwischen Toxikologie und Bakteriologie liegen, über die herkömmlich in einem Lehrbuch der Giftlehre Aufklärung verlangt wird (giftige Speisen etc.).

IV. Die Bakterien werden uns wahrscheinlich nur durch ihren Chemismus schädlich: sie leiten chemische Processe ein und bilden chemische Stoffe, die direkt die normalen Funktionen der Organe ändern und stören. Das durch manche pathogene Bakterien hervorgerufene Krankheitsbild ist dem Vergiftungsbilde wohlbekannter chemischer Gifte so ähnlich, dass man solche Erkrankungen geradezu als Intoxikationen aufgefasst hat. Mit der Erkenntniss, dass es sich bei diesen Vergiftungen um Infektionen handelt, lag natürlich der Schluss nahe, dass man bei allen pathogenen Bakterien als die nächste Ursache der Krankheitszeichen typische chemische Gifte annehmen müsse. Die daraufhin angestellten Untersuchungen haben in der That ergeben, dass man aus den Culturen der meisten — aber doch nicht aller — pathogenen Bakterien hochgiftige Stoffe, Toxine, isoliren kann. Es gibt aber auch Ausnahmen hievon und eine solche Ausnahme machen z. B. die Milzbrandbacillen: es ist der Wahrscheinlichkeitsbeweis erbracht, dass es nicht gelingt, mit keimfreien Stoffwechselprodukten derselben charakteristische Vergiftung hervorzurufen. Man muss darum annehmen, dass Bakterienwirkung nicht ausschliesslich als „grobe" Intoxikation mit stark giftigen Stoffen aufgefasst werden darf, sondern dass gelegentlich weit einfachere und gar nicht typische chemische Leistungen z. B. durch den Ort oder das Organ, an dem sie passiren, die schwersten Schädigungen hervorbringen können (Säuerung im Blut oder in Organen, bestimmte Chemotaxis an Leukocyten, Bildung reducirender Stoffe, Sauerstoffzehrung etc.). Wir müssen also alle chemischen Processe, nicht bloss die „specifische Toxine" liefernden, d. h. also die gesammte Biologie der pathogenen Bakterien genau kennen und berücksichtigen: und damit ist in gewissem Sinne der Toxikologie dieses Lehrgebiet entzogen.

V. Nach dieser Definition ist eigentlich von jeder Bakterienart der ihr eigenartige Stoffwechsel zu erforschen: eine ausserordentlich schwierige und umfängliche Aufgabe. Denn wenn wir selbst nach Analogie der phanerogamischen Pflanzen annehmen, dass jede Art oder Gattung von Bakterien ihren eigenartigen Stoffwechsel besitzt und ausübt — eine Annahme, die nach Studien von P. Frankland (Centralblatt Bakteriologie XV. 1894. pag. 101), nach der Gleichartigkeit der klinischen (Vergiftungs-) Bilder und aus anderen Gründen vorderhand für sehr wahrscheinlich gehalten werden muss — so kann und muss doch die Zusammensetzung der entstehenden Reaktionsprodukte allemal mit der Aenderung des Nährbodens sich ändern, weil eben mit allen vorhandenen Stoffen die erst entstehenden Umsetzungsprodukte in Reaktion treten; darnach complicirt sich die Lösung der Aufgabe ganz ausserordentlich. — Aus dieser Ueberlegung folgt sofort, dass wir von derselben Bakterienart schon an verschiedenen Thierspecies verschiedene Krankheitsbilder sehen können und müssen.

VI. Als Beispiel für Einen Theil der Behauptung sei auf den Stoffwechsel der phanerogamischen Pflanzen verwiesen. Trotz der principiell durchgehenden Gleichmässigkeit in den wesentlichen Umsetzungen, der Assimilation und Oxydation, genügen doch die jedenfalls nur geringfügigen chemischen und morphologischen Unterschiede von Familie zu Familie, um alle die Tausende von verschiedenen chemischen Körpern entstehen zu lassen, die wir als die specifischen Pflanzenstoffe nach und nach isolirt haben. Andererseits gilt es als ein sicherer Erfahrungssatz, dass jeder Pflanze ihr Chemismus zukommt: Morphin gewinnen wir nur aus dem Mohn. Der de Candolle'sche Satz, dass morphologisch verwandte Pflanzen auch chemisch verwandte Stoffe produciren, wird immer noch allgemein anerkannt und heuristisch mit Erfolg benützt.

VII. Für den anderen Theil der obigen Behauptung ist ein wichtiges Beispiel: der verschiedene Ablauf der Fäulnissprozesse bei Ausschluss oder bei Gegenwart von Luft-Sauerstoff. Durch die eigene chemische Kraft der Bakterien entstehen Substanzen, die ausgesprochen oxydationsfähig sind: z. B. Wasserstoff oder Kohlenwasserstoffe. Ist Sauerstoff im Augenblick, wo die Gruppen H — oder H_3C — auftreten, vorhanden, so wird das neutrale Sauerstoffmolekul gespalten und nun geschehen die kräftigsten Oxydationen. So wird durch Fäulniss bei Luftzutritt alle organische Substanz bis zu CO_2 und H_2O oxydirt — ganz anders sind die Prozesse bei Luftausschluss. — Eine grundlegende Ausführung über die Fäulniss der fetten Säuren hat F. Hoppe-Seyler in seiner physiologischen Chemie pag. 123 bis 125 mitgetheilt.

Es ergibt sich von selbst hieraus, dass die anaërobiontischen Prozesse es im Wesentlichen sind, die die giftigen Stoffwechselprodukte liefern. Es sind deshalb wohl alle pathogenen Bakterien fakultative oder obligate Anaërobionten.

VIII. Die Nomenclatur in dem behandelten Kapitel ist folgende: Ptomaine (auch Ptomatine) nennt man alle durch die chemischen Kräfte von Bakterien gebildeten basischen, N-haltigen Substanzen: Toxine nannte man zuerst die giftigen Ptomaine. Jetzt ist aber die Bedeutung dieses Terminus erweitert und Toxine heissen alle von Bakterien gebildeten giftigen Substanzen. — Die Bedeutung der Kunstausdrücke Toxalbumine, Toxalbumosen ist durch die Wortdefinition gegeben. — Im Nachfolgenden ist der Ausdruck Toxalbumose als allgemeine Bezeichnung für die zur Eiweissgruppe gehörigen giftigen Stoffe gebraucht, ohne dass damit speciell die Zugehörigkeit zu den von den Physiologen definirten „Albumosen" ausgesprochen sein soll. — Leukomaine nennt A. Gantier jene basischen Substanzen, die als Erzeugnisse des normalen gewöhnlichen Stoffwechsels entstehen.

§ 224. Die toxische Bedeutung der Fäulniss.

Literatur: Brieger: Ueber Ptomaine. 3 Bändchen. Berlin 1885 und 1886 (als Brieger I. II. III. citirt).

I. Die gewöhnlichen Fäulnissprozesse, die an thierischen Leichentheilen spontan, d. h. durch die überall verbreiteten Fäulnissbakterien (Proteus, Bac. albus liquefaciens — Bacterium vulgare, Bacterium putidum ..) zu Stande kommen, müssen hier aus verschiedenen Gründen eingehender besprochen werden. Einmal liefert die Fäulniss der thierischen Theile eine grosse Anzahl von basischen giftigen Stoffen — Ptomainen —, die der Gerichts-Chemiker bei der Untersuchung von Leichentheilen finden und mit Pflanzen-Alkaloiden verwechseln kann. Siehe hierüber Brieger II. pag. 5 ff., weiter die Literatur-übersichten je am Ende der drei Bändchen; Kobert in Schmitts Jahrbüchern Bd. 201 und 204. Husemann, Archiv d. Pharmacie, Bd. 217, 219, 220 und ff. etc. — Weiter sind von diesen Fäulniss-stoffen eine Anzahl schwer giftig und werden auch gelegentlich in Speisegemischen die Veranlassung zu schwerer Intoxikation. Ausser-dem hat die Besprechung der Fäulniss jetzt noch einen besonderen didaktischen Werth, weil gerade die hieher gehörigen Bakterien-Leist-ungen chemisch-toxikologisch am besten studirt sind.

II. Zuerst sei daran erinnert, dass in den thierischen Organen basische Stoffe als normale Bestandtheile präformirt vorkommen. Diesen Stoffen wird man bei der Untersuchung von Leichentheilen zuerst begegnen.

Diese präformirten normalen Basen sind: die Gruppe des Cho-lins, die Nucleinbasen und das Kreatin.

III. Die Cholingruppe.

a) Cholin ist vorgebildet im Lecithin, das als die Verbindung der Distearin-Glycerin-Phosphorsäure mit Cholin (Trimethyloxaethyl-ammoniumbasis) erkannt ist. In ganz frischen (nicht gefaulten) thieri-schen Theilen ist es noch nicht abgespalten. Es ist das zuerst nach-weisbare Ptomain und in den von der eigentlichen Fäulniss wenig oder gar nicht getroffenen Organen allein vorhanden. Ob es durch die reducirenden Processe in den Organen (spontan)[1] entsteht oder durch Bakterien, die aus dem Darm in die Organe auswandern, ist nicht zu entscheiden. — Nach siebentägiger Fäulniss ist Cholin voll-ständig verschwunden, d. h. zersetzt (Brieger: II., pag. 17, 34 u. 38). Ueber seine Giftigkeit vergleiche man oben § 142.

b) Neurin ist die Trimethylvinylbasis, ist also Cholin weniger H_2O. Der Streit, ob es vorgebildet in den gesunden thierischen Theilen vorkommt, ist wohl dahin zu entscheiden, dass es aus dem präformirten Cholin erst durch Wasserabspaltung entsteht (Liebreich: B. B. II, pag. 12). Brieger hat das Neurin bei der Fäulniss von Fleisch nach 5 bis 8 Tagen gefunden (Brieger: I., pag. 26, 34, 60; III., pag. 15, 16 etc.). Es ist schwer giftig; seine Wirkung ist Mus-carin-, auch Curare-ähnlich. Siehe oben § 142.

c) Muscarin, die Trimethylaldehydammoniumbasis, ist (vide Brieger: I., pag. 48) aus 5 Tage gefaultem Dorsch isolirt worden. Ueber seine schwere Giftigkeit vergleiche oben § 142.

d) Betain oder Oxyneurin, die Trimethylessigsäurebasis, ist von Liebreich einmal im Harn gefunden. Es ist sehr wenig giftig. — Siehe § 142.

Von diesen Ammoniumbasen sind Muscarin und Neurin ausser-ordentlich stark giftige Körper; sie können gelegentlich bei verdor-benen Speisen, die reich an Lecithin sind, in Betracht kommen. Leider sind diese Ammoniumbasen schwer zu isoliren und nachzu-

---

[1] Nencki und M. Ekunina (Journal prakt. Chemie 21. 1880, pag. 478 haben als erste, chemisch erweisbare Leichenveränderung allgemeine Säuerung der Organe constatirt! Muskeln, Leber ... verlieren sehr rasch die normale alkalische Reaktion und werden deutlich sauer.

weisen. Muscarin ist z. B. in einem von Sobbe referirten Fall von Kabeljau-Vergiftung gefunden (Berlin. klin. Wochenschr. 1889. Nr. 7, pag. 137), — Neurin bei einer Vergiftung durch verdorbene Lorcheln (Mittheil. Naturf. Gesellsch. Bern 1888, pag. 104). — Siehe Lorcheln § 226. IX.

e) Zur eben genannten Gruppe (Cholin-) gehört vielleicht auch das von Brieger aus menschlichen Leichentheilen, die vier Monate lang gefault hatten, isolirte Mydatoxin: $C_6H_{13}NO_2$. Es ist giftig, wirkt Muscarin-artig: Steigerung der Secretionen und der Peristaltik, starke Darmreizung, Herzstörungen, Tod unter Krämpfen.

Eine analog zusammengesetzte Basis $C_7H_{17}NO_2$, von Brieger nicht benannt, wirkt gleichartig.

f) Durch die Zersetzung der Ammoniumbasen entstehen sehr leicht die Amine. So wird schon durch Kochen das Neurin in Trimethylamin zersetzt. — Diese einfachen Alkylamine hat man in der That auch in Fäulnissgemischen häufig aufgefunden. Ueber ihre Wirkung siehe § 141. — Wichtiger aber scheinen die Diamine zu sein, deren Entstehen ja leicht in der Art zu erklären ist, dass im Augenblicke, wo durch Abspaltung aus complexerer Verbindung Alkylamingruppen mit freien Valenzen auftreten, je zwei solcher Gruppen zu einem Diamin zusammentreten.

g) Von solchen Diaminen sind folgende isolirt. Neuridin: $C_5H_{14}N_2$, Constitution noch unbekannt. Es findet sich stets in Begleitung des Cholin (Brieger: II., pag. 35). Cholin verschwindet aber nach und nach mit fortschreitender Fäulniss und dafür tritt Neuridin (und Trimethylamin) in immer grösserer Menge auf. Viel Neuridin ist bei der Fäulniss von Därmen gefunden, während drüsige Organe nur wenig liefern. Erst nach 14 tägiger Verwesung war kein Neuridin mehr zu finden. — Es ist ohne ausgesprochene Wirkung, ungiftig. Brieger: II., pag. 47.

h) Cadaverin: $C_5H_{14}N_2$, Pentamethylendiamin, ist von Brieger (II., pag. 36) charakterisirt. Es erscheint darnach am 3. Tage der Fäulniss in geringer Menge und nimmt von da an nach und nach zu. Es ist aus menschlichen Leichen, bei Fleisch- und Fischfäulniss, aus faulendem Blut, Eiweiss, aus Cholera- und Proteus-Kulturen isolirt. Es ist mit Wasserdämpfen flüchtig und kann mit einem fixen Alkali aus der salzsauren Verbindung abdestillirt werden. — Es riecht sehr unangenehm, ist wahrscheinlich das Leichen-Coniin. Es ist als freie Basis flüssig, zieht CO_2 an und wird damit krystallinisch. Reaktionen bei Brieger: II., pag. 40. Es ist sehr wenig oder eigentlich fast gar nicht giftig (Brieger: II., pag. 47). — Kobert hat die physiologischen Wirkungen nachgeprüft (Therap. M.-H. 1891, pag. 129). Oertlich reizend wirkt es nur als freie Basis, die ja doch in bedenklichen Mengen im Organismus nicht auftreten kann: das salzsaure Salz bringt weder auf der Oberfläche der Schleimhaut, noch subcutan auffallende Veränderungen hervor. Intravenös macht erst etwa 0,2 pro Kilo Hund erkennbare leichte Allgemeinvergiftung. Subcutan wird das Vielfache dieser Dosis ertragen. Es sind das Gaben, bei denen man schon an grob chemische Salzwirkung denken muss. (Siehe oben pag. 95.) Die Symptome sehr hoher Mengen bestehen in Absinken des Blutdruckes und der Temperatur, Sopor,

Coma. — Die Krankheitszeichen der Cholera aus dem Auftreten von Cadaverin zu erklären, ist nach alledem eine ganz unwahrscheinliche Hypothese.

i) Ein weiteres Diamin von der Formel $C_5H_{14}N_2$, von Brieger Saprin genannt, ist dem Cadaverin isomer. Es ist ungiftig. Näheres darüber bei Brieger: l. c. II., pag. 46.

k) Putrescin: $C_4H_{12}N_2$, ist von Brieger (II., pag. 42) beschrieben. Von Baumann und Udransky (B. B. 21. 1888, pag. 2938) ist es als Tetramethylendiamin erkannt. (Ob daneben ein Isomeres, Dimethylaethylendiamin vorkommt?) Das Brieger'sche Putrescin ist am 4. Tage der Verwesung zuerst bemerkbar, kann aber erst nach 2 bis 3 Wochen in grösseren Mengen erhalten werden. Es ist wasserhell, dünn, spermaähnlich riechend, zieht CO_2 an und wird damit fest. Es siedet bei 135° C., ist mit Wasserdämpfen schwer flüchtig, kann mit Aetzkali aus den Salzen abdestillirt werden. Reaktionen bei Brieger: II., pag. 43. Es ist physiologisch indifferent: ibidem, pag. 47. Die freie Basis wirkt auf Schleimhäuten entzündungserregend, subcutan nekrotisirend, doch hat das wahrscheinlich keine biologische Bedeutung.

l) Eine giftige Basis, von Brieger mit den gerade genannten abgehandelt, von noch nicht bekannter Zusammensetzung (II., pag. 48; mit 41,3 procent Platingehalt des Doppelsalzes, durch $HgCl_2$ in alkoholiger Lösung nicht fällbar), tritt erst nach 14 tägiger Verwesung menschlicher Leichen auf. Die Wirkung geht auf den Darm, dessen Peristaltik erregt wird: es erfolgen durch mehrere Tage fortgesetzte Ausleerungen.

m) Mydalein ist ein giftiges Diamin, das Brieger II., pag. 48 und 49, beschreibt. Es erscheint schon nach 7 tägiger Fäulniss, ist aber erst nach 3 Wochen in grösserer Menge vorhanden: krystallisirt schwierig.

Es ist sehr giftig, macht starke Vermehrung der Secretionen, Erbrechen und Diarrhoen, Schweiss an den Pfoten, Thränen und Exophthalmus. Die Pupillen sind erweitert. Weiter zeigt sich Parese, zuerst der hinteren, dann der vorderen Extremitäten, fibrilläre Zuckungen, keuchende erschwerte Athmung. Die Temperatur, anfänglich um 1 bis 2° gesteigert, sinkt später. Der Tod erfolgt bei ausgesprochener Lähmung.

Bei der Sektion findet man das Herz in Diastole, Darm und Blase contrahirt, die Schleimhaut des Darms etwas injicirt.

n) Aethylendiamin (Dimethylendiamin: $C_2H_4(NH_2)_2$) ist wahrscheinlich zuerst von Kulneff (bei Carcenom) isolirt (Berlin. klin. Wochenschr. 1891, Nr. 44). Es soll klonische Krämpfe verursachen (? — siehe § 141). Brieger hat eine damit isomere Basis $C_2H_8N_2$ aus faulem Fischfleisch isolirt, die wahrscheinlich Aethylidendiamin ist, $CH_3CH(NH_2)_2$ (I., pag. 43; III., pag. 101). Diese Basis ist giftig, macht Hypersecretion der sichtbaren Absonderungen, Mydriasis, allgemeine zunehmende Schwäche, Dyspnoe Stunden lang bis zum Tode anhaltend, endlich starke Krämpfe (Opisthotonus, Thorax).

o) Trimethylendiamin $C_3H_{10}N_2$ ist meines Wissens als Fäulnissbase nicht angegeben. Dagegen werden von verschiedenen Autoren Basen von der Zusammensetzung $C_3H_8N_2$ genannt. Brieger hat ein solches Diamin in Bouillonkulturen des Kommabacillus aufgefunden: es soll Krämpfe erregen. Hoffa gibt einen Körper $C_3H_6N_2$, den er Anthracin nennt, als Produkt der Infektion von Kaninchen mit Milzbrandbacillen an. Ueber die Giftigkeit liegt keine Untersuchung vor. — Ich verweise auf die Bemerkungen § 141. VII über die Giftigkeit der ungesättigten Monamine.

p) Die einfachen Alkylamine sind unter den verschiedensten Bedingungen bei Fäulniss aufgefunden. So das Methylamin, Dimethylamin und Trimethylamin, ebenso das Aethyl-, Diäthyl- und Triäthylamin, Propylamin u. a. — Vergleiche § 141.

q) Auch eine giftige Amidosäure von der Formel $C_7H_{17}NO_2$ erwähnt Brieger (III, pag. 28 bis 31) unter den Produkten der viermonatlichen Fäulniss von Pferdefleisch. Sie wirkt curareartig. Wegen weiterer Einzelheiten vergleiche man das Original.

r) Endlich gehören hierher wahrscheinlich auch die Pyridin- und Hydropyridinbasen, die man in Fäulnissgemischen nachgewiesen hat. Aus dem Pentamethylendiamin wird direkt durch Austreten von NH_3 und darnach erfolgende ringförmige Schliessung das Hexhydropyridin oder Piperidin. Von den hierher gehörigen Verbindungen sind im Einzelnen aufgefunden: von Nencki ein Collidin $C_8H_{11}N$, bei der Fäulniss des Leims mit Pankreas (Bern 1876); weiter ein Hydro-Collidin bei der Fäulniss von Fleisch (giftig). Ein Parvolin $C_9H_{13}N$ wird von Gautier und Etard als Produkt der Fleischfäulniss angegeben; ein Coridin $C_{10}H_{15}N$ von Guareschi und Mosso.

Literatur hierüber bei Brieger II, pag. 82 und a. a. O. — Siehe § 156, 157, 159.

IV. Ueber die Nukleinbasen, Xanthin, Hypoxanthin, Sarkin, Guanin, Adenin macht Brieger ausdrücklich die Bemerkung, dass sie rasch aus den faulenden Organen vollständig verschwinden. — Aus besonders untersuchtem frischen Fleisch hat sie Brieger (III. 41) gewonnen.

V. Vom Kreatin stammt durch Abspaltung der Essigsäuregruppe das Methylguanidin (und Guanidin: CN_3H_5 und $CN_3H_4CH_3$). Das Methylguanidin ist von Brieger gefunden (III. pag. 38): Hoffa (l. c.) hat es in Kaninchen, die mit Kaninchen-Septicämie inficirt waren, nachgewiesen. Ueber seine Giftigkeit vergleiche man § 140.

VI. Ueber die von A. Gautier aufgestellten Leukomaine, Kreatinsubstanzen: Xanthokreatinin, Chrysokreatinin, Amphikreatinin, die höchstens in minimalen Mengen vorgebildet im Fleisch enthalten sind, vergleiche man die Originalangaben: Gautier, E. J. Armand: Sur les alkaloides.... Paris 1886 (Masson).

Ein detaillirter Bericht steht bei Brieger III, pag. 8 bis 11. — Brieger macht die Angabe (III, pag. 42), dass ihm bei seinen Controlluntersuchungen frischen Fleisches keine dieser Substanzen begegnet sei.

VII. Diese bisher besprochenen Fäulnissbasen sind aber in den giftigen Fäulnissgemischen kaum einmal das eigentlich Wirksame. Nur in Ausnahmefällen, wovon oben unter III, d zwei Beispiele citirt sind, kommen diese Körper in solchen Mengen vor, dass davon ernsthafte Schadenwirkung entstehen kann. — Für gewöhnlich sind diese Basen in so geringen Mengen vorhanden, dass man viele Kilo des faulenden Materials in Arbeit nehmen muss, um sie grammweise zu gewinnen. Als die praktisch wichtigen Giftstoffe müssen wir vielmehr eiweissähnliche Substanzen, Toxalbumosen, annehmen, die gerade in Fäulnissgemischen manchmal sehr rasch, schon vor der durch den Geruch erkennbaren Fäulniss auftreten.

Brieger erwähnt z. B. I, pag. 14. der allgemeinen Angabe zustimmend, dass die stärksten Gifte gleich im ersten Stadium der Fäulniss sich bilden und rasch mit deren Fortschreiten, binnen acht bis zehn Tagen, wieder zerstört werden. — Gerade über diese Stoffe sind unsere Erfahrungen bisher noch sehr wenig geklärt.

VIII. Mit der Erkenntniss, dass bei der Fäulniss hauptsächlich der Bacillus proteus Hauser (Bakter. vulgare) betheiligt ist, haben wir sehr sorgfältige monographische Studien über diesen Pilz erhalten: Hauser: Ueber Fäulnissbakterien und .. Leipzig 1885. Meyerhof: Centralblatt Bakteriologie XXIV. 1898, pag. 18, pag. 55, pag. 148. (Literatur!) E. Levy: Archiv exp. P. Ph. 34, pag. 342 und 35, pag. 109. Carbone: Centralbl. Bakteriologie VIII, 1890, pag. 768 etc. Alle Autoren sind darüber einig, dass die von dem Proteus hervorgerufenen Krankheitsbilder als Intoxikation, also als Störungen durch die Stoffwechselprodukte aufzufassen sind. Man schiebt die hämorrhagische fieberhafte Darmentzündung (Cholera nostras) und die sogen. Weil'sche Krankheit (fieberhafter schwerer Icterus) auf diese Intoxikation. Es ist hochinteressant, dass Bergmann (das putride Gift... Dorpat 1866) und Schmiedeberg (Centralblatt medic. Wissensch. 1868, pag. 497) schon vor 30 Jahren aus faulender Hefe ein Toxin, ihr Sepsin isolirt hatten, das an Thieren die typischen Zeichen hämorrhagischer Enteritis hervorbrachte. Levy hat (Arch. exp. P. Ph. 34, pag. 346 und ff.) mit den Gesammt-Toxinen von Proteus-Culturen dieselben Vergiftungszeichen an Kaninchen erzeugt. Siehe auch Fleischvergiftung.

§ 225. Ueber die pathogenen Bakterien.

I. Als weitere Aufgabe wäre nun, wie bisher von der Fäulniss, so von den übrigen Bakterien die ganze Reihe der gebildeten giftigen Substanzen zu untersuchen. Hierüber muss auf die Lehrbücher der Bakteriologie verwiesen werden. Eine ausführliche Darstellung übersteigt den Umfang eines Lehrbuches der Toxikologie: mit kurzem Referate aber ist wenig gedient, da man bei dem heutigen Stand der ganzen Frage nicht sagen kann, von welchem Punkte aus die weitere Aufklärung gelingen wird. — Allgemein sei folgendes bemerkt.

II. Zunächst ist im Grossen und Ganzen durch die neuen Untersuchungen die Aufklärung gewonnen, dass sich aus den Bouillon-Culturen vieler Bakterien durch Eiweiss fällende Mittel Niederschläge, d. i. chemische Gifte gewinnen lassen, die der Bakterien-Infektion gleichartige Erkrankung bei Versuchsthieren hervorbringen. Man nennt diese Substanzen Toxalbumosen oder Toxine. Da man sie durch Eiweissfällung gewinnt, so hat man sie zunächst für Eiweisskörper, Albumosen gehalten. — Es ist viel Mühe um die Aufklärung der Frage verwendet worden, ob denn wirklich diese Toxine die Ei-

weissnatur haben: die Frage ist schon in § 219 besprochen. — Eine
sehr sorgfältige hierher gehörige Studie ist von Brieger und Cohn
über das Tetanusgift ausgeführt: Zeitschrift für Hygiene und Infektionskrankheiten XV, 1893. — Es wurde das durch Aussalzen mit
Ammonsulfat erhaltene Rohgift so gereinigt, dass zuerst durch Fällen
mit Bleiessig unter Zusatz kleiner Ammoniakmengen die Eiweissstoffe
und darnach andere Verunreinigungen (Peptone, Amidosäuren, Salze)
durch Dialyse entfernt wurden. Dann wurde die rückständige Lösung
im Vacuum bei etwa 20° C. eingedampft. Der so gewonnene amorphe
Rückstand gab immer noch die Biuretreaktion, genau wie es oben
bei den Reinigungsversuchen am Ricin beschrieben ist. — Die erhaltene Substanz war von enormer Giftigkeit: $^1/_{20000}$ mgr tödtete eine
Maus! Darnach berechnete sich die tödtliche Gabe für den erwachsenen Menschen zu etwa 0.2 mgr. — Denselben Autoren ist es gelungen, das Choleragift als einen ähnlichen Körper, der nur noch die
Biuret-Rothfärbung gab, darzustellen.

In einer Studie von Brieger und Boer (Zeitschrift Hygiene
21. pag. 268) über die Toxine der Diphtherie und des Tetanus ist
angegeben, dass Zinkchlorid die Toxine vollständig fällt. Durch Zersetzen des Niederschlags mit kohlensaurem und phosphorsaurem Ammon werden die Toxine wieder frei in Lösung gebracht und dann
durch Ammonsulfat gefällt.

III. Einstweilen sind, wenn man schlechthin von Toxinen spricht,
die in der Bouillon-Cultur in Lösung gehenden Gifte gemeint, die man
durch ein Porzellan-Filter von den lebenden Bakterien trennen kann.

Neben diesen Toxinen sind aber noch giftige Körper besonderer
Art in den Leibern der Bakterien enthalten, die nicht in die Nährlösung übergehen. Es ist für sie der Name Plasmine, Bakterioplas-
mine vorgeschlagen. Diese Stoffe haben für die Herstellung gewisser
neuer Tuberkulinsorten praktische Bedeutung gewonnen: die Bakterien
werden durch Zertrümmern (Reiben im Achatmörser, mit Glasperlen
etc.) gleichsam aufgeschlossen und darnach mit Wasser extrahirt.
(Koch: Deutsche medic. Wochschr. 1897. Nr. 14. Buchner: München.
medic. Wochschr. 1897. Nr. 12 und Berlin. Klin. Wochschr. 1897.
Nr. 15.) Eine neue Methode (Landmann) ist in Mercks Bericht
über 1899 pag. 1 ff. angegeben.

IV. Endlich trennt Buchner von diesen Toxinen und Plas-
minen eine weitere Gruppe eiweissartiger Stoffe ab: die Proteine.
Nach mehrstündigem Kochen der virulenten (alkalischen) Kulturen
wird filtrirt und aus dem klaren Filtrat durch ganz schwaches Ansäuern das Protein ausgefällt. Hieher gehört das alte Koch'sche
Tuberkulin, das durch Kochen mit verdünnter Lauge erhalten war.
Diese Stoffe wirken nach Buchner und Römer nicht mehr specifisch, sondern gleichartig in dem Sinne, dass sie örtlich (subcutan)
Entzündung und Eiterung, allgemein Fieber erzeugen — pyrogen und
phlogogen. Ueber diese Stoffe, die Fieber bei Thieren erregen, vergleiche man die zusammenfassende Darstellung von Krehl im Archiv
exp. P. Ph. 35. 1895. pag. 222.

V. Neue Untersuchungen von Krehl und Mathes über die
Wirkungen von Albumosen verschiedener Abstammung (Archiv exp.
P. Ph. 36. 1895. pag. 437) haben das Resultat ergeben, dass alle Albumosen, gleichgiltig welcher Herkunft, eine tuberkulösen Thieren gegenüber gleichartige, der Tuberkulin-Wirkung sehr nahe stehende Gift-

wirkung äussern. — Die nach der Herstellungsmethode für Albumosen aus den Leibern von Bakterien gewonnenen Toxine haben qualitativ dieselbe, quantitativ aber verstärkte Wirkung. Siehe § 218. III.

VI. Als weitere Produkte des Bakterienstoffwechsels seien kurz die Enzyme genannt, gelöste eiweissartige Substanzen mit specifischer „Verdauungswirkung" (Zymasen). So sind proteolytische Enzyme, Gelatine verflüssigende, invertirende, fettspaltende … nachgewiesen. Auch die Alkoholgährung des Traubenzuckers kann von einem solchen Ferment, das E. Buchner aus Bierhefe isolirt hat, ausgelöst werden. Siehe § 218. IV.

VII. Die weiteren chemischen Körper, die aus dem Stoffwechsel der einzelnen Bakterienarten isolirt sind, müssen in Specialwerken nachgesehen werden. Es sind von Gasen H_2, CH_4, CO_2, H_2S nachgewiesen, von Säuren: Ameisensäure, Essigsäure, Capronsäure, Milchsäure etc., Indol und Phenole, Farbstoffe, auch einzelne weitere basische Körper.

VIII. Endlich sei noch besonders hervorgehoben, dass es pathogene Bakterien gibt, bei denen man bisher keine eigenartigen chemischen Gifte gefunden hat, so z. B. beim Milzbranderreger. Hochvirulente Kulturen, von den lebenden Bakterien durch Filtriren gereinigt, liefern giftfreie Filtrate. Nur die allgemein phlogogen wirkenden Proteine sind nachgewiesen. Siehe hiezu vorige Seite, IV.

IX. Eine bei Vergiftung mit verschiedenen Toxinen (z. B. Diphtherie, Tetanus) gleichmässig auftretende Eigenheit besteht in der langen Latenzzeit, die bis zum Ausbruch manifester Symptome vergeht. — Auch beim Ricin (§ 219. II) ist dieselbe Thatsache festgestellt. Man hat daraufhin die Anschauung ausgesprochen, dass das injicirte Toxin im vergifteten Organismus gleichsam wie ein Ferment wirke und erst nach und nach die Substanz erzeuge, durch die endlich der Ausbruch manifester Zeichen ausgelöst wird. Nach dieser Hypothese müsste im Blute sterbender Thiere diese aktive Substanz vorhanden sein: man müsste durch Uebertragung dieses Blutes sofort beim zweiten Thiere manifeste Zeichen sehen. Der Versuch entscheidet anders. Injicirt man das Blut, das toxinvergifteten Thieren in verschiedenen Stadien entnommen wird, gesunden Thieren, so verläuft bei letzteren die Vergiftung immer so, dass das richtige Latenzstadium eingehalten ist, also so, dass man die Wirkung des ursprünglichen Toxins annehmen muss. (Siehe z. B. Rolly in Archiv exp. P. Ph. 42 pag. 295: dort Citat der Versuche de Croly's etc.).

Die Latenz ist darum anders aufzufassen. Festgestellt ist das langsame Verschwinden der Toxine aus dem Blut. Es geht darum die Erklärungsart des letztcitirten Autors dahin: die Organe des vergifteten Thieres nehmen das Toxin langsam aus dem Blute auf, halten es fest, häufen es in sich an: erst wenn der Gehalt einen bestimmten absoluten Werth erreicht hat, beginnen die manifesten Zeichen der Erkrankung. Wenn man darum gegen Ende der Latenzzeit ein vergiftetes Organ isolirt und mit reinem Blute durchspült, so beginnen doch an dem bis dahin scheinbar gesunden Organ zur bestimmten Zeit die typischen Vergiftungszeichen: die Vergiftung ist nicht mehr auszuwaschen.

Mir erscheint die Auffassung plausibel, die als Grundwirkung der Toxine anatomische Veränderungen an den Reaktionsörtern annimmt, wie solche z. B. beim Botulismus im Rückenmark und an den Kernen der Gehirnnerven erwiesen sind (§ 226. a. 1). Wahrscheinlich hängen diese Läsionen mit den leukotaktischen Wirkungen der Toxine zusammen. Durch die in den Organen fixirten (deponirten) Toxine kommt es zu örtlicher Leukocyten-Ansammlung und darnach zu Gewebsnekrose. In solchem oder ähnlichem Verlauf entstehen zuerst anatomische Läsionen und aus diesen dann die funktionellen Störungen. — Die Toxine unterscheiden sich darnach von den meisten anderen chemischen Giften darin, dass sie nicht nur funktionelle Störungen machen, die mit der Entfernung des Giftes vom Reaktionsort sofort ausgeglichen sind, sondern tiefere anatomische Aenderungen.

X. Nach der Verwendung von Heilserum an kranken Menschen sind eine Reihe von unangenehmen Nebenwirkungen beobachtet worden, die man der Injektion des Serums zugeschoben hat. Da das Diphtherieheilserum weitaus am häufigsten bisher gebraucht worden ist, sind auch die dabei vorgekommenen üblen Zufälle am breitesten kritisch besprochen Die Literatur hierüber ist ausserordentlich umfänglich: sie beginnt mit dem Herbst des Jahres 1894.

Zunächst ist principiell festzuhalten, dass in Tausenden von Fällen die Einspritzung des Heilserums ohne alle üblen Folgen geblieben ist: d. h. das Serum an sich ist absolut ungiftig. Die üblen Zufälle sind nur ein bei dem Einzelfall auftretendes Accidens. Weiter ist aus dem bisherigen Materiale zu folgern, dass die üblen Nebenwirkungen verschieden häufig bei verschiedenen Serumsorten sind: d. h. mit weiterer Vervollkommnung der Herstellung werden die unangenehmen Erfahrungen immer mehr abnehmen.

Die häufigste Begleiterscheinung sind Hautausschläge: sie beginnen meist am 4. Tage nach der Injektion. Die Formen sind Erytheme, scharlach-ähnliches Exanthem, dann Urticaria, in vereinzelten Fällen auch tuberöse Ausschläge: sie verlaufen fast immer ohne Fieber. Dagegen sind Spätexantheme (dritte bis vierte Woche) meist von deutlichen Allgemein-Symptomen: Fieber, Albuminurie begleitet. — Der schwerste Vorwurf ist der, dass lebensbedrohliche Collapsanfälle, auch plötzlicher Tod von der Serum-Injektion verursacht worden sei. Die Beschuldigungen wurden in den ersten Jahren der Serum-Therapie lebhafter und häufiger erhoben als jetzt (siehe z. B. Therap. M. H. 1896. pag. 269). — Die endgiltige Entscheidung wird erst der weitere Ausbau der Methodik liefern. — Einstweilen kann man sagen, dass die bisherigen praktischen Erfahrungen unbedingt für die Beibehaltung einer therapeutischen Maassregel sprechen, die — selbst wenn sie einzelne Opfer verlangte — sich unvergleichlich segensreich für die Menschheit erwiesen hat.

§ 226. Giftige Speisen.

Unter giftigen Speisen sind hier nur solche gemeint, die nach Herkunft und Art der Herstellung für gesund gelten und die ihre Schadenwirkung nicht einer absichtlich zugesetzten, sondern nur zufällig beigemischten schädlichen Substanz verdanken, die bei den hier untersuchten Fällen fast allemal in pathogenen Bakterien und ihren Stoffwechselprodukten besteht. Eigentlich gehört dieses Kapitel zur

Bakteriologie: nach dem Herkommen aber und aus praktischen
Gründen wird es hier abgehandelt. Die hieher gehörigen Krankheitsfälle machen den Eindruck von Intoxikationen und der Arzt sucht
im concreten Falle Auskunft in einem Lehrbuch der Toxikologie.

a) Die Vergiftung durch Fleischspeisen.

Fleischspeisen, besonders Fleisch-Conserven wie Würste, Büchsen-
fleisch, Fisch-Conserven, werden gelegentlich Ursache von schwerer
Vergiftung, oft vieler Menschen. Nach der klinischen Erfahrung und
der pathologisch-bakteriologischen Analyse kann man die folgenden
Krankheitsbilder aufstellen:

1. Die Wurstvergiftung, Botulismus, Allantiasis. Von
dieser Erkrankung wissen wir jetzt, dass sie durch einen anaërobischen
Spaltpilz hervorgerufen wird, der offenbar etwas delikate Ansprüche
an die äusseren Bedingungen seines Gedeihens macht und darum
glücklicher Weise selten vorkommt. Er erzeugt ein sehr typisches
und leider sehr gut bekanntes Krankheitsbild. — Der Name Botulismus sollte nur für dieses Krankheitsbild gebraucht und andere Formen der Erkrankung durch giftige Wurst anders bezeichnet werden.

Der Bacillus botulinus (van Ermengem) bildet 4 bis 9 μ lange
und 0,9 bis 1,2 μ dicke, träg bewegliche Stäbchen mit 4 bis 8 Geisseln,
abgerundeten Ecken, hat endständige Sporen, ist absolut anaërobisch.
Das Optimum des Wachsthums liegt bei 20 bis 30° C., bei 38,5°
hört er auf zu wachsen. — Der Bacillus ist zuerst aus der Milz eines
an Botulismus Verstorbenen gezüchtet: sonst hat ihn van Ermengem
in der Nähe des Menschen nicht nachweisen können. Nach einem
Citat von Schneidemühl soll Kempner einen gleichartigen Bacillus
aus Schweine-Fäces isolirt haben — ein für die Entstehung des
Botulismus sehr wichtiger Fund, der nur wegen der unten[1] genannten Gründe noch der Bestätigung bedarf. — Nach der Vergiftungs-
Casuistik ist eine gewisse Menge freier Essigsäure kein Wachsthums-
hinderniss: mit Essig eingemachte Speisen haben wiederholt den
Botulismus hervorgerufen.

Die Gelegenheit zu dieser Infektion geben Fleischspeisen, die
einige Zeit lang aufbewahrt, conservirt waren; d. h. der Bacillus
botulinus ist nicht in vergiftender oder inficirender Menge und Art
am frischen Fleisch, sondern es braucht nach seiner Uebertragung
eine gewisse Zeit, mindestens mehrere Tage, bis er sich in genügender Menge, vielleicht auch zur vollen Virulenz entwickelt hat. — Am
häufigsten ist diese Allantiasis durch Leber- und Blutwürste, die
längere Zeit aufbewahrt waren, in Schwaben vorgekommen: aber
auch in den übrigen Provinzen Deutschlands ist dieselbe Erkrankung
beobachtet. Meist sind es dicke Stücke, bei denen die conservirende
pilztödtende Zubereitungsart, Kochen und Räuchern nicht bis zum
Centrum vorgedrungen ist. Sehr charakteristisch ist eine von Husemann reproducirte Angabe Schröter's (Württemberg'sches Corresp.-
Blatt XXX. 231), dass in einem Einzelfalle nur die Mitte der Wurst,

---

[1] Als literarische Stelle für diese Angabe ist von Schneidemühl citirt:
Revue méd. vétér. 1889, 1890. Ich habe die Angabe im Original nicht gelesen und
citire hier nach Schneidemühl. (Siehe Literatur-Anhang.) Da van Ermengem
seinen Bacillus erst im Jahre 1895 isolirt hat, so liegt hier irgendwelcher Irrthum vor.

nicht die Enden toxisch wirkten. Die Würste haben auf dem frischen Anschnitt „eine schmutzig grau-grünliche Farbe und weiche, käseartig schmierige Beschaffenheit; der Geruch ist unangenehm, wie nach faulem Käse, eigenartig säuerlich ranzig, der Geschmack widerlich, leicht kratzend". Von mehreren Würsten derselben Abstammung ist meist nur eine oder einige inficirt, die übrigen sind ohne Schaden geniessbar. — Dieselbe Erkrankung ist nach dem Genuss der verschiedensten anderen Fleisch-Conserven beobachtet worden: doch, wie mir scheint, nicht nach sogenannter Trockenwurst, sondern immer nur bei höherem Wassergehalt der Speise. So waren es in dem unten citirten Quincke'schen Fall Enten, die in verlötheten Büchsen eingemacht und etwa 6 Wochen aufbewahrt waren. In anderen Fällen waren es Fische, so z. B. in Essigsud abgekochte Fische, die dann 6 Tage gelegen hatten. Völckers hat nach einer Notiz bei Quincke die typische Erkrankung nach Genuss eines Schinkens constatirt: ebenso van Ermengem. Von einigen Autoren werden auch die in Südrussland häufigen Erkrankungen mit dem conservirten Störfleisch hieher bezogen, wie mir scheint, nicht mit vollem Rechte.

Der klinische Verlauf ist folgender: Es besteht eine Incubationszeit von 12 bis zu 24, auch 48 Stunden. Dann beginnen Druckerscheinungen in der Magengegend, Uebelkeit, Erbrechen, auch Diarrhoen; diese Darmerscheinungen zu Anfang sind manchmal sehr gering. Gleichzeitig damit kommt Schwindelgefühl, grosse allgemeine Schwäche und Hinfälligkeit. Charakteristisch sind die Störungen im Sehen, im Schlingen, im Sprechen, an den Absonderungen und endlich die hochgradige Mattigkeit.

Die Sehstörungen bestehen in leichteren Fällen in Mydriasis (meist nicht maximal) und Accommodationslähmung (vollständig); in schweren Fällen kommen dazu Lähmungen der Augenmuskeln, besonders häufig des Levator palpebrae superioris mit Ptosis. Ebenso bildet sich aus ein leichterer oder schwererer Grad von Lähmung der Muskeln des Gaumensegels, des Schlundkopfes, des Kehlkopfes und der oberen Speiseröhre. Das Sprechen ist erschwert, lallend, die Stimme klanglos, die Zunge schwer beweglich. Das Schlingen ist gestört. Die Secretion der Mundhöhle ist auffallend vermindert oder ganz unterdrückt: daher beständiges Gefühl von Trockenheit und Kratzen im Schlund. Ebenso ist die Secretion von Schweiss und Thränen aufgehoben. Die Herztöne sind schwach, verlangsamt, der Puls leer. Im späteren Verlauf besteht hartnäckige Obstipation, die meist nicht durch starke Laxantien, sondern nur durch Chlysmen behoben werden konnte. Fieber fehlt; wo solches gemeldet wird, ist es auf Complicationen zu beziehen, so z. B. deutlich in einzelnen Fällen auf Schluckpneumonien. Die Psyche ist frei. — Charakteristisch ist der ausserordentlich verzögerte Verlauf: viele Wochen lang dauern einzelne Störungen im Sehen, in der Sprache, das Trockenheitsgefühl, die Muskelschwäche fort und erst in Monaten schwinden die letzten Zeichen.

Leichter Fall (von Quincke): Am 4. Januar ass ein 22jähriger Mann von Krickenten, die in einer verlötheten Blechdose im November eingemacht waren. Beim Oeffnen der Dose war ein eigenthümlich fader Geruch aufgefallen. Die Speise schmeckte schlecht, es wurde darum nur ein wallnussgrosses Stück gegessen. Zwei Tage später stellte sich Trockenheit im Munde, Unvermögen feste Speisen zu

schlucken, am nächsten Tage Sehstörung beim Lesen und allgemeine
Mattigkeit ein. An den zwei nächsten Tagen kam heftiger Durchfall,
sonst bestand vorher und nachher Verstopfung. Am 11. Tage ging
Patient ins Spital; die Hauptklagen waren: Sehstörung, Schlingbeschwerden, allgemeine Mattigkeit. Als Befund wurde erhoben:
normale Temperatur, Mundschleimhaut, Lippen, Zunge trocken,
letztere weissgelblich belegt. Pharynx trocken, roth. Flüssigkeiten
konnten geschluckt, feste Speisen aber nur mit Flüssigkeit hinunter-
gespült werden. Auch die Haut ist trocken: dasselbe Gefühl ist in
der Nase. An den Augen wird vollständige Accommodationslähmung
constatirt, die vorübergehend durch Physostignin zu beheben ist.
Die Pupille ist nur mässig erweitert und reagirt noch auf starken
Lichteinfall. Auf Einspritzung von 5 mgr Pilocarpin stellen sich alle
Secretionen ein; nach einigen Stunden aber ist wieder der vorige
Zustand. — Etwa 6 Wochen nach Beginn der Krankheit besteht
noch leichte Accommodationsstörung und Morgens auf der Haut und
im Munde das Gefühl von Trockenheit: erst in der 8. Woche war
das Sehvermögen wieder vollständig normal.

Schwere Fälle beginnen gleichartig, doch wird in wenigen Tagen
die Schwäche so hochgradig, dass dauernd Bettruhe eingehalten
werden muss: neben den beschriebenen örtlichen Zeichen bildet sich
ein apathischer, comatöser Zustand aus. Der Tod tritt meist vom
4. bis 10. Tage (weiter 1. bis 20. Tag) ein, entweder ohne auffallende
Zeichen in tiefem Sopor oder durch Athmungslähmung (?) unter
schwachen Convulsionen. Die Sterblichkeit wird zu 20 bis 50 procent
bei den Massenerkrankungen angegeben. (Vergleiche bei Fischvergiftung unter b den Fall „David".)

Es gibt offenbar Mischinfektionen von Botulismus mit noch
anderen „Fleischgiften". Die übergrosse Anzahl solcher „gemischten"
Krankheitsfälle macht den Eindruck, dass die das Krankheitsbild
beherrschenden Zeichen die einer entzündlichen Darmerkrankung
waren, neben denen nur vereinzelt Accommodationslähmung oder
Secretionsverminderung u. A. constatirt wurde.

Die differentielle Diagnose ist in ausgesprochen reinen
Fällen nicht schwierig. — Besonders zu beachten sind Darmmilzbrand
und Trichinose. — Darmmilzbrand kann im Anfang ähnliche Zeichen
machen; doch sind Erbrechen und Diarrhoen stürmischer, Herzinsufficienz, Dyspnoe, Angstgefühl ist sehr ausgesprochen, Fieber meist
vorhanden und dann hoch, endlich gelingt auf einem Blutausstrich-
präparat meist sofort der Nachweis der Bakterien. — Die Trichinose
ist durch die starken Muskelschmerzen, die wandernden Oedeme, die
häufigen Hautschweisse, das Hautjucken charakterisirt. Doch sei
ausdrücklich bemerkt, dass in älteren literarischen Nachweisen zweifelsohne Trichinose mit Botulismus verwechselt worden ist. Vergleiche
z. B. die Bemerkungen von Husemann: Toxikologie, Suppl. pag. 31.

Die Befunde bei der Sektion sind nicht charakteristisch. Es
ist Röthung der Pharynx-, Magen-, Darmschleimhaut, Schwellung
der Folikel beschrieben, aber auch wieder Mangel aller bestimmten
Zeichen.

Die sehr eigenartige Symptomatologie spricht auf den ersten
Blick dafür, dass es sich um ein chemisches Gift handelt; die weitere
Thatsache, dass schon sehr kleine Mengen der giftigen Fleischsorte,
einige Scheibchen Wurst, ein nussgrosses Stück Fleisch zu schwerer

Erkrankung genügten, dafür, dass die in den Darm aufgenommenen specifischen Bakterien dort weiter vegetiren und die Toxinbildung fortsetzen. — Brieger und Kempner haben aus Kulturen die Toxine isolirt und dieselben chemisch dem von ihnen hergestellten Tetanus- und Diphtheriegift sehr ähnlich gefunden.

Nachdem es Anrep[1]) gelungen war, aus giftigem Fischfleisch, das ein gleichartiges klinisches Erkrankungsbild machte, Ptomaine von besonderer Wirksamkeit herzustellen, hat man zunächst den Botulismus mit dieser Fischvergiftung an der unteren Wolga zusammengeworfen und hat als Ursache der beiden Erkrankungen ein chemisches Gift angenommen, das man Ptomatropin genannt hat, wegen der Uebereinstimmung der auffallendsten Symptome: Mydriasis, Accommodationsaufhebung, Sekretionslähmung mit den Zeichen der Atropinvergiftung.

Diese Identificirung geschieht mit Unrecht: die Uebereinstimmung ist nur eine äusserliche. Während das Atropin direkt örtlich die Nervenendapparate lähmt, ist es jetzt festgestellt, dass die Toxine des Bacillus botulinus an den nervösen Centralorganen angreifen.

Van Ermengem hat zuerst Degenerationsvorgänge im Kerne der Nervi oculomotorius, hypoglossus, vagus … nachgewiesen. Darnach hat Marinesco sehr auffallende und rasch eintretende schwere Veränderungen am Rückenmark, besonders an der grauen Substanz aufgefunden, deutlicher an den Vorderhörnern als an den Hinterhörnern, und diese Befunde sind von Kempner und Pollack bestätigt und weiter studirt. — Diese zwei Autoren haben Thiere mit dem Botulismus-Toxin vergiftet und schon 20 Stunden nach der Applikation an den Nervenzellen typische Veränderungen constatirt. Würde 20 Stunden nach der Vergiftung mit der Serumbehandlung begonnen, so waren noch nach vier Tagen, aber nicht mehr nach einigen Wochen Degenerationsvorgänge nachzuweisen. Die schweren Lähmungszustände erklären sich in einfacher Weise aus dem Befunde der deutlichen und lange nachhaltenden Degeneration am Centralnervensystem.

Nach dem sehr verschleppten Verlauf muss man eigentlich daran denken, dass der Bacillus botulinus sich im inficirten Körper erhält, vermehrt, weiter lebt. Diese einfachste Annahme ist aber durchaus nicht so selbstverständlich die allein richtige. — Der Bacillus wächst nach van Ermengem während des Lebens weder im Blute noch in den Organen: nur aus Leber und Milz der Verstorbenen lässt er sich isoliren. Andererseits ist der übereinstimmend angegebene Befund, dass die Impfung mit den Toxinen schon in 20 Stunden schwere anatomische Läsionen in den Ganglienzellen macht, eine ausreichende Erklärungsursache für das lange Nachhalten der Lähmungssymptome. — Die merkwürdige Wirkung dieses

---

1) Siehe unter Fischvergiftung b). — Anrep hat durch Ausschüttelung mit Aether aus dem schädlichen Fischfleisch, sowie aus den Leichen der daran Verstorbenen Alkaloide mit Atropinwirkung dargestellt. — Diese Fischvergiftung bietet ein vom Botulismus typisch verschiedenes Erkrankungsbild darin, dass sie in wenigen Tagen kritisch verläuft. Auch gewisse Fälle von Fleischvergiftung bieten atropinähnliche Symptome, die aber gleichfalls nur kurze Zeit andauern. — Es handelt sich darnach um zwei verschiedene Krankheiten, von denen man die eine als Botulismus, die andere als Ptomatropin-Vergiftung bezeichnen kann.

Bacillus botulinus, dessen Toxine offenbar die centralen Apparate der Sekretionsorgane angreifen, verdient genauere physiologische Untersuchung.

Die Behandlung des Botulismus war bisher wenig glücklich. Für den wichtigsten Punkt, die Prophylaxe, sind noch keine klaren Vorschriften zu geben, weil wir die Quelle, aus der der Bacillus in die Speisen kommt, nicht kennen. Dass aber die gewöhnlichen Methoden, sorfältige Reinlichkeit und langes Kochen der zur Aufbewahrung bestimmten Fleischwaaren genügen, ist durch die Erfahrung der anstandslosen Benutzung der verschiedensten Fleischkonserven aus der Praxis bewiesen. Thatsächlich hat auch der Botulismus in den hauptsächlich befallenen schwäbischen Gegenden gegen früher stark abgenommen. — Bei ausgebrochener Erkrankung hat man sich bisher mit symptomatischen Massregeln beholfen. Man hat mit Kalomel zu Beginn der Krankheit abgeführt: die Purgirkur wird in der älteren Literatur gerühmt: nur ist vielleicht eine richtige Portion Ricinusöl das sicherer ausleerende Mittel, das man sofort nach Klarstellung der Diagnose geben soll. Pilocarpin-Gebrauch verbessert gewisse Erscheinungen auf einige Stunden. Eine solche Therapie hat nur Berechtigung, wenn man für einen ganz bestimmten Zweck mit der kurzsichtigen Hilfe etwas Grosses erreichen kann. — Als weiteres symptomatisches Hilfsmittel hat man das Trinkenlassen grosser Flüssigkeismengen zur Durchspülung des Körpers, sodann Analeptica bei Collapserscheinungen empfohlen.

Neuerdings hat Kempner ein Botulismus-Antitoxin hergestellt und damit bei Thieren günstige Erfolge erzielt. Ein 24 Stunden vorher mit tödtlicher Dosis vergiftetes Thier war zu retten: auch bildeten sich die Veränderungen an den Nervenzellen wieder zurück. — Das Antitoxin war ein Serum von immunisirten Ziegen. Ob solches Serum im Ernstfalle vom Institut für Infektionskrankheiten in Berlin zu beziehen ist, kann ich nicht angeben. Auch die Frage, ob Antitoxine, die gegen andere Infektionskrankheiten wirksam sind, beim Botulismus Verwendung finden können, ist experimentell noch nicht erledigt.

Literatur:

van Ermengem: Centralblatt Bakteriologie 19. 1896, pag. 442. — 20. 1896, pag. 23. — 21. 1897, pag. 19. — Zeitschrift Hygiene: 26. 1897, pag. 1.

Kempner: Zeitschrift Hygiene 26. 1897, pag. 481.

Kempner und Pollack: Deutsche medic. Wochenschr. 1897, pag. 505.

Brieger und Kempner: ibidem. 1897. pag 521.

Marinesco: (Lésions des centres nerveux etc.): Comptes r. hebdomodaires des séances de la société de Biologie 1896. No. 31. — refer. Centralbl. Bakteriol. 24. 1898. pag. 899.

Schneidemühl (Kiel): Centralbl. Bakteriol. 24. 1898, pag. 577 und 619; — vergleicht den Botulismus mit der toxischen Geburtsparalyse der Kühe[1]).

---

[1]) Die beiden Erkrankungen mögen wohl Aehnlichkeit haben: doch scheint mir die Identificirung nach Allem nicht berechtigt.

Die Geburtsparalyse wird jetzt nach Schmidt durch Infusion von Jodkaliumlösung (1 procent) in das Euter mit bestem Erfolg behandelt. Nach 8 bis 12 Stunden zeigt sich eine wesentliche Besserung, nach 24 Stunden völlige Genesung. — Eine so rasche Genesung vom Botulismus, der schwere anatomische Läsionen in den Nervencentren (Oculomotorius- und Hypoglossus-Kern, Vorderhörner des Rückenmarks) hervorbringt, ist ganz unwahrscheinlich. — Weiter: „Das Fleisch der wegen Ge-

Anrep: Archives slaves de Biologie 1886. März: ref. in Fortschritte der Medicin 1886 und Wratsch Nr. 14. 1885 (russisch): refer. Deutsche Medic. Zeitung 1885, pag. 738.

Casuistik: Justinus Kerner: Tübinger Blätter für Naturwissenschaft und Arzneikunde. 1817. Bd. 3.

Müller: Deutsche Klinik 1869 und 1870.

Husemann: Toxikologie und Supplement — Böhm: Handbuch . . .

Quincke: Mittheil. für Verein Schleswig-Holstein-Aerzte. 10. Heft. Stück 8.

Schreiber: Berlin. klin. Wochenschr. 1885. Nr. 11. 12.

Scheby-Buch: Accommodat.-Lähmung: Gräfe's Archiv 17. 1871, pag. 285.

Kobert: Zusammenstellung in Schmitt's Jahrb. 191. 1881, pag. 7. — 216. 1887, pag. 142 etc.

2. **Entzündliche Erkrankungen des Magen-Darm-kanals durch schädliches Fleisch.** — Es werden in diesem Abschnitt Erkrankungen zusammen abgehandelt, die sonst klinisch scharf getrennt werden. Die Trennung ist vorderhand ätiologisch nicht möglich, da man bei verschiedenen Erkrankungsformen denselben Krankheitserreger nachgewiesen hat. Unterschieden wird ein Bild ähnlich dem Typhus, oder der Cholera nostras, oder der Ruhr.

α) **Typhöse Erkrankung:** Nach einer Incubationsdauer von vier bis sechs Tagen kommt zuerst allgemeines Unwohlsein, Benommenheit, dann Durchfälle, Roseola und dabei Fieberbewegungen, die ganz ähnlich wie beim Typhus in cyklischem Verlauf durch zwei bis vier Wochen andauern. Es sind darnach die hierher gehörigen Massenerkrankungen von sehr erfahrenen Aerzten geradezu für Typhus erklärt worden. Im Einzelfall ist eine scharfe differenzielle Diagnose sicher nicht möglich: nur an die beobachteten Massenerkrankungen, bei denen die Ursache klar festgestellt war, hat sich die Diskussion[1]) über die Natur der Erkrankung angeschlossen. Eine solche Epidemie ist z. B. die von Cloten im Kanton Zürich, von Walder in seiner Dissertation (Zürich 1879) geradezu als Typhus-Epidemie benannt. Er erkrankten mehr als 600 Menschen, wovon 6 starben. Ursache war der Genuss des Fleisches eines kranken Kalbes. Eine ebenso viel besprochene Epidemie ist die von Andelfingen, auch durch Kalbfleisch hervorgerufen: es erkrankten 450 Menschen mit 10 Todesfällen. Bei dieser Epidemie, die geradezu als Typhus angesprochen wurde, war bei allen Patienten Pupillenerweiterung, bei vielen Schlingbeschwerden, Sehschwäche, d. h. Zeichen wie von complizirendem Botulismus vorhanden. Das Gift soll angeblich die Erhitzung bei richtiger Zubereitung des Fleisches überstanden haben. Aehnliche Epidemien, durch Kalbfleisch hervorgerufen, sind die von Birmensdorf (1879, Huguenin) und von Würenlos (1880, O. Wyss).

Zur richtigen Auffassung sei nur bemerkt, dass man nicht schlechthin an Infektion mit Typhuserregern aus dem schädlichen Fleisch denken darf: denn es gibt keinen Typhus des Rindes. — Die Meinung, dass die harmlosen saprophytischen Coli-Bakterien des eigenen Darms durch die aufgenommenen Toxine pathogen werden können, darf man manchen Hygienikern der heutigen Schule nicht

---

burts-Paralyse nothgeschlachteten Thiere ist in Tausenden von Fällen anstandslos als Nahrungsmittel verwerthet worden, ohne dass jemals eine Erkrankung darnach beobachtet wurde". Würde es sich in der That um Infektion mit Bacillus botulinus gehandelt haben, so wäre wohl dies „Experiment im Grossen" nicht so harmlos ausgefallen.

[1]) Siehe z. B. Huguenin in Corresp.-Bl. Schweizer Aerzte 1878, pag. 449. 1879, pag. 137. — Wyss: ibidem 1881.

aussprechen: aber sie liegt nahe genug. — Es gibt jetzt noch viele
Aerzte, die die gerade behandelte Erkrankungsform für echten Typbus
halten. Die differentiellen Zeichen, Lymphdrüsenschwellungen, Sehstörungen kann man auf Mischinfektion beziehen: eine ausschliessende
Beweiskraft haben sie sicher nicht.

β) Während das typhöse Krankheitsbild durch das Incubations-
stadium, den langwierigen cyclischen Fieber-Verlauf gut charakterisirt
ist, ist es weniger sicher, die weiteren klinischen Vergiftungsbilder
durch Fleisch in besondere Gruppen auseinanderzuhalten. Man nennt
diese Fälle zweckmässig zusammen als akute septische Enteritis
(Bollinger: intestinale Sepsis). Am besten klären Einzelbeschreib-
ungen auf:

Gärtner: Fleischvergiftung in Frankenhausen am Kyffhäuser (Breslauer ärztl. Zeitschr. 1888. Nr. 21 bis 24). — Eine Kuh war wegen starken
Durchfalls nothgeschlachtet. Es wurde bei der Besichtigung nur stellenweise
Röthung des Dünndarms constatirt und das Fleisch für genussfähig erklärt.
— Ein Arbeiter ass roh 800 gr des Fleisches; er erkrankte 2 Stunden darauf
mit Erbrechen und Durchfall und starb nach 36 Stunden. Ausserdem kamen
noch 12 Erkrankungen bei solchen Personen vor, die das Fleisch roh und
36 bei solchen, welche das Fleisch gekocht oder nur die Brühe davon zu
sich genommen hatten. — Die Schwere der Symptome entsprach der Menge
des genossenen Fleisches. Neben den Magen-Darmerscheinungen war noch
grosse Mattigkeit und Schlafsucht vorhanden. Ebenso war die Reconvalescenz
auf wenige Tage bis zu 4 Wochen ausgedehnt. In allen schweren Fällen
kam es dabei zu einer verbreiteten Abschälung der Oberhaut. Gärtner hat
in dem Fleisch wie in der Milz des verstorbenen Arbeiters eine Bakterienart
(Bacillus enteridis) nachgewiesen, welche sich für Mäuse, Kaninchen und
Meerschweinchen, nicht aber für Hunde, Katzen und Vögel pathogen erwies.

Wesenberg (Archiv Hygiene XXVIII. 1898, pag. 484). Im August
1897 erfolgte eine Massenvergiftung von 63 Personen, die von dem rohen
Fleisch oder der schwach gebratenen Leber einer Kuh gegessen hatten, die
wegen Herzbeutelentzündung nothgeschlachtet war. Die Symptome, Brechdurchfall Kopfschmerz, Schwindel, Mattigkeit hielten 3 bis 5 Tage an. Diejenigen, welche das Fleisch gekocht oder gebraten verzehrt hatten, blieben
verschont. Aus den schon in Fäulniss übergegangenen Fleischproben wurde
der Proteus isolirt.

Die Fleischvergiftung von Wurzen (1876 bei Bollinger citirt) befiel
206 Personen (wovon 6 starben) nach dem Genusse des Fleisches einer Kuh,
die nach schwerer Geburt an hohem Fieber und Lähmungserscheinungen litt.
— Die Erkrankungen kamen nach 4 bis 36 Stunden, bestanden in schwerem
Brechdurchfall, heftigem Durst, Kopfschmerz, Schwindel, Schüttelfrost, leichtem
Fieber, grosser Hinfälligkeit, Aphonie (Cholera ähnlich!). — Ausführlichere
Casuistik bei Bollinger, in Kobert's Toxikologie, pag. 714 u. a. a. O.

Zur Aufklärung dieser Vorkommnisse hat Bollinger den ersten
wichtigen Beitrag geliefert, indem er durch kritische Prüfung der in
der Literatur vorhandenen Angaben nachwies, dass die häufig beobachteten schweren Massenerkrankungen durch den Genuss des
Fleisches pyämisch oder septisch inficirter Thiere entstehen (bei
Kälbern durch Infektion vom Nabel, bei Kühen vom puerperalen
Uterus aus). Diese Ansicht ist jetzt allgemein angenommen und ihr
entsprechend die Beseitigung solchen Fleisches geregelt. Bollinger:

Bayr. ärztl. Intell.-Blatt 28. 1881. Nr. 15 bis 18 und Sitz.-Berichte ärztl. Verein München. 1882. pag. 367.

Inzwischen ist es möglich geworden, diese Frage mehr in's Einzelne gehend zu präcisiren: man kann darnach von vorneherein sagen, dass diejenigen pathogenen Bakterien ausschliesslich in Betracht kommen können, die im Blute der befallenen Thiere leben, damit in die Muskeln verbreitet werden und darin noch nach dem Tode sich vermehren können: das sind hauptsächlich der Bacillus anthracis, die Streptococcus-Arten und besonders auch der Bacillus des malignen Oedems. Inwieweit nun aber im Einzelnen an den beobachteten Massenerkrankungen diese Bakterien betheiligt sind, darüber ist Sicheres nicht bekannt. — Milzbrand wird als Krankheit sui generis von der Fleischvergiftung getrennt. Es sei hier nebenbei erwähnt, dass verschiedene schwere „Fleischvergiftungen" als intestinaler Milzbrand erkannt worden sind. — Der Bacillus des malignen Oedems ist meines Wissens noch nicht bei den fraglichen Gelegenheiten nach gewiesen. Im Wesentlichen werden also wohl die Streptokokken und ihre Toxine das Wirksame sein.

Nun ist aber neben den bisher genannten Ursachen bestimmt hervorzuheben, dass auch das Fleisch ganz gesunder Thiere durch Infektion nach dem Schlachten giftig werden und zur enteritischen Fleischvergiftung führen kann. Die Bakterien, die hiefür hauptsächlich in Betracht kommen, sind das Bacterium vulgare (Proteus) und die Coli-Arten. — Ueber den Proteus, der wohl auf allem etwas länger verwahrten Fleisch angetroffen wird, ist das Wichtigste bei Besprechung der Fäulniss § 224 schon gesagt: seine Toxine sind als die Erreger hämorrhagischer Enteritis im concreten Falle schon erwiesen. — Die Bedeutung des Bacterium coli für Darm-Erkrankungen ist allgemein anerkannt, aber noch nicht in allen Einzelpunkten klar gestellt. Es scheint sicher bewiesen, dass pathogene Coli-Stämme Ruhr, auch Cholera nostras hervorgebracht haben. Es ist aber auch schon mit guten Gründen die weitergehende Ansicht vertreten worden, dass die meisten Fleischvergiftungen sowohl des typhösen als des ruhrähnlichen Typus durch pathogene Mikroorganismen der Coli-Gruppe zu Stande kommen. Aus Wurst, die zu schwerer Massenvergiftung (Brechdurchfall) von Soldaten geführt hatte, sind Coli-Bakterien isolirt und durch Infektion von Thieren als pathogen erwiesen worden (cf. Dineur in Centralblatt Bakteriologie XXIV. 1898. pag. 901). Näheres über diese wichtigen Fragen ist in Specialwerken der Bakteriologie nachzusehen.

Bei der hier gegebenen Betrachtung der ganzen Frage der Fleischvergiftung wird dem Kritiker der Punkt am unangenehmsten auffallen, dass für dieselbe Erkrankungsform verschiedene Ursachen (Sepsis-Bakterien, Toxine, Coli-Stämme . . .) genannt sind. Der Einwand hat auch volle Berechtigung: denn thatsächlich hat man beobachtet, dass bei derselben Epidemie immer nur Eine Form der Erkrankung, wenn auch in verschiedener Stärke, aufgetreten ist: d. h. hier hat dieselbe Ursache auch die gleichen Wirkungen hervorgebracht. Wie man es sich zurecht legen soll, dass z. B. Coli-Formen bald eine typhus-, dann eine ruhrartige Erkrankung hervorbringen, dafür hat man zur Zeit noch keine genügende Erklärung, wenn man nicht doch in der ganzen Gruppe des Bacterium coli typisch verschiedene Formen (oder Arten) annehmen will.

Bei der Behandlung der Fleischvergiftung ist sehr wenig von der eigentlichen Therapie zu sagen: das Wichtigste ist wieder die Prophylaxe. — Die sorgfältige Ueberwachung des Fleisch-Consums in den Schlachthäusern ist jetzt schon allenthalben eingeführt. Für die Beseitigung gewisser Mängel in der Ausführung der nothwendigen Controlle — heimliche Einfuhr von geschlachtetem Fleisch in die Städte u. a. — wird die Polizei noch die richtigen Abhilfswege finden. Dagegen dürfte der privaten Reinlichkeit wohl stellenweise das Gewissen geschärft werden: ich glaube einen sicheren Fall zu kennen, in dem wiederholte leichtere Fleischvergiftung durch einen unreinen Eisschrank zu Stande gekommen ist. Sicher lässt sich im Hausbetrieb bei der Verwahrung von Fleischresten noch manches „hygienischer" einrichten. — Bei der Behandlung der ausgebrochenen Vergiftung ist, wo es noch eben angeht, die ausgiebige Entleerung des Magens und Darms eine selbstverständliche Massregel. Weiter behandelt man einen Typhus- oder Ruhr-Fall nach den giltigen Regeln der Therapie.

Anhangsweise sei erwähnt, dass man mit gutem Grunde die Meinung ausgesprochen hat, alle entzündlichen, sogenannten spontanen Darmerkrankungen seien auf Bakterien und deren Toxine zu beziehen, so z. B. die Massenerkrankungen im Kriege, die Sommerdiarrhoen u. s. w. Der Toxikologie weist man einstweilen nur die besonders hervorstechenden Fälle zu: das Arbeitsgebiet ist aber weiter und tiefer abzugrenzen, als man es zur Zeit schulgemäss definirt. — Wie auf allen Gebieten der wissenschaftlichen Medicin ist auch hier die erste Aufgabe: die Aufdeckung der Aetiologie.

3. Die exanthematische Form der Fleischvergiftung. Die auffälligste hieher gehörige Erkrankung ist der Quaddel-Ausschlag, die Urticaria, die ja bei manchen Menschen auf den sonst ganz harmlosen Genuss von gesunden Krebsen sich einstellt. Ob mit der lymphagogischen Wirkung diese Störung zusammenhängt (siehe oben pag. 37), kann man einstweilen nur allgemein andeuten. — Neben dem Hautausschlag sind häufig auch „Halserscheinungen", leichtes Fieber und Magen-Darmstörungen vorhanden. — Auch andere exsudative Formen von Hauterkrankung, sowie Hautblutungen, Purpura, sind als Complication von Fleischvergiftung constatirt, so z. B. auch nachträgliches Abschälen der Oberhaut. — Die Erkrankung kommt häufig nach dem Genuss gesalzener Conserven, so Caviar, Garneelen, ist aber auch nach Schinken, Krebsen und anderen Fleischwaaren beobachtet. — Sie vergeht nach wenigen Tagen. — Als Behandlung sind Bettruhe, leichte Abführkuren, Abreibungen mit spirituösem Essig, vorsichtiges Betupfen mit dünner spirituöser Carbolsäure, auch subcutane Atropin-Injektionen empfohlen (?).

b) Vergiftung durch Fische.

Vergiftungen durch Fisch-Conserven kommen ungefähr so häufig vor wie die Fleischvergiftungen: auch die Vergiftungsbilder sind dieselben. Der Natur der Sache nach sind Massenvergiftungen bei uns kaum beobachtet. Einzelnes ist bei den „Ptomainen" § 223 bereits erwähnt: so der Fund von Muscarin in einem giftigen Cabljau.

David beschreibt eine unter den Symptomen des Botulismus verlaufene Intoxikation mit fauligen Bückingen (Deutsche med. Wochenschr. 1899 Nr. 8 pag. 127). In den leichten Fällen kamen die Symptome erst nach fünf Tagen: geringe gastrische Erscheinungen, Doppeltsehen, Schluckbeschwerden, Trockenheit, Genesung in sechs Wochen. Im schwersten Falle kam es zu vollständiger Aphonie und Schlucklähmung, so dass durch einen Monat mit der Sonde ernährt werden musste, weiter zu Darmlähmung, so dass die Fäces mechanisch entfernt werden mussten, Blasenlähmung (Katheter), starke motorische Schwäche, besonders der Unterextremitäten. — Bei Einer Vergifteten trat auch Nephritis, scharlachähnliches Exanthem, Endocarditis mit bleibender Mitralinsufficienz auf. Wiederherstellung in vier Monaten. Dieser letzte Fall war eine Mischinfektion (mit Sepsis?) — Fürst beschreibt in der Beilage zur Deutsch. med. Wochenschr. 1899 Nr. 6 pag. 32 eine Vergiftung durch Sardinen, wobei wieder Aecomodations- und Facialislähmung konstatirt wurde: die Haupterscheinungen waren hohes Fieber, Delirien, Herzschwäche, Milztumor, Hautblutungen. (Mischinfektion).

Bei Vergiftungsfällen mit Sardinen, mit Büchsenlachs u. A., die unter dem Bilde einer akuten Magen-Darmentzündung verliefen, waren besonders auffallend die Zufälle von schwerem Kollaps- und allgemeiner Schwäche. Auch rasch eingetretene Todesfälle (in etwa 24 Stunden) sind berichtet. Die Erscheinungen erinnern in den schweren Fällen an die paralytische Form der Miesmuschelvergiftung. (Siehe nächsten Passus).

Ueber eine ganz eigenartige Vergiftung durch eine verdorbene Fischspeise referirt Preobashensky in: Deutsche Zeitschr. Nervenheilk. XVI.: ref. Centralbl. J. M. 1900 pag. 873. Es fehlten alle Symptome am Magen-Darm, dagegen war die gesammte (auch die von den Gehirnnerven besorgte) Muskulatur schwer ergriffen, besonders Hals, Schultergürtel und obere Extremitäten. Die Sensibilität und die Psyche waren frei, ebenso Blase und Mastdarm intakt.

Diesen Einzelvorkommnissen gegenüber hat die in Südrussland (Wolgagebiet) häufige Massenvergiftung durch schlecht conservirtes Fleisch von Accipenser-Arten allgemeine Theilnahme erregt. Es ist wegen der Aehnlichkeit der Symptome diese Vergiftung mit dem Botulismus identificirt worden, aber es sind doch so bestimmte Unterschiede, besonders im Verlauf beschrieben, dass es nothwendig ist, diese hervorzuheben. — Die frischen Fische enthalten das eigenartige Gift nicht, das erst durch etwas längeres Liegen entsteht. Nur der ungekochte Fisch wirkt giftig: durch Kochen wird das Gift zerstört. Die giftigen Stücke haben geringere Consistenz und unangenehmen Geruch und Geschmack. Die Vergiftung ist so gefährlich, wie bei uns der Botulismus. Die Symptome stellen sich zwischen 1. bis 5. Stunde nach der Aufnahme ein, nicht später: sie sind sehr ähnlich dem Botulismus, bestehen in Augenerscheinungen, Secretionsbeschränkung: nur sind die Schlundkrämpfe viel heftiger, auch schwere Entzündungsformen im Rachen sind beschrieben, ebenso sind die Magenschmerzen und das Angstgefühl viel stärker. — Der Anfall ist in 5 Tagen überstanden. — Es können demnach die schweren Degenerationserscheinungen im Rückenmark nicht vorhanden sein, die den langwierigen Ablauf des Botulismus bedingen. — Siehe pag. 1025.

Literatur:

Autenrieth: Ueber d. Gift d. Fische. Tübingen 1833.
Medicinische Zeitschrift Russland: 1844, 1845, Sengbusch. 1857, Ows-

jannikoff. 1858, Koch, Berkowsky und Kieter (citirt nach Böhm, Handbuch).
Anrep: an den beiden bei Botulismus citirten Stellen (hat Ptomaine isolirt). — Arustamoff: Centralbl. Bakteriologie X., pag. 114 (hat Bakterien gezüchtet!).

Im Anhange sei zur vollständigen Aufzählung aller giftigen Fische Folgendes kurz zusammengestellt:

α) Es gibt Fische in Ostasien, die immer in gewissen Organen Gift führen und die in ihrer Heimath, China und Japan, sogar zu Selbstmordzwecken verwendet werden sollen. Die giftigen „Tetrodon"-Arten sind neuerdings von japanischen Physiologen studirt. Siehe Takahashi und Inoko: Ueber das Fugu-Gift: Archiv exp. P. Ph. 26. 1890, pag. 401 und 453; daselbst auf pag. 418 die frühere Literatur. — Mittheilungen Universität Tokio I. Nr. 5, pag. 375. — Es gibt von dem Genus Tetrodon giftige und ungiftige Arten. Nach der Giftigkeit steht an erster Stelle T. chrysops, dann folgt pardalis, vermicularis, rubripes etc.; ungiftig ist T. stictonotus. Den höchsten Giftgehalt besitzt überall der Eierstock, dann folgt die Leber, wenig ist in den Hoden, in Magen und Darm, Spuren im Blute enthalten, die Muskeln sind ungiftig. Das Gift ist für alle Tetrodon-Arten, auch für die ungiftigen, ohne Wirkung. Es ist leicht in Wasser löslich, durch Alkaloidreagentien nicht fällbar, in Alkohol unlöslich. Längeres Kochen schwächt es nach und nach ab. — Bei Fröschen wirkt es lähmend auf die Muskelnervenendapparate und auf das Rückenmark, grössere Gaben wirken stark verlangsamend auf das Herz. — Bei Säugethieren kommen zu den Lähmungserscheinungen noch die Symptome gastro-intestinaler Reizung: Unruhe, Salivation, Erbrechen. — Kleine Gaben machen im Wesentlichen nur leichte Lähmungszeichen: grosse tödten nach vorheriger Dyspnoe durch Athmungslähmung (ohne Erstickungskrämpfe). — Beim Menschen sind Kopfschmerz, anhaltendes, selbst blutiges Erbrechen, schwere Dyspnoe, fortschreitende Lähmung bis zum Tode beobachtet.

β) Auch von unseren einheimischen Fischen gibt es Arten, bei denen der Eierstock giftig ist, während das Fleisch der Thiere genossen werden kann: am meisten gefürchtet ist der Roggen der Barbe, nach dessen Genuss schwerer Brechdurchfall entstehen soll (Barbencholera). Aber auch vom Karpfen, von der Schleie, von der Brachsen (Abramis Brama) und von unserem gemeinen Hecht soll der Eierstock Brechdurchfall hervorrufen können.

γ) Ueber die Giftigkeit von Neunaugen (Petromyzon fluviatilis) kenne ich nur die Angaben von Prochorow, die im Pharmaceut. Jahresber. 1883/84, pag. 1187 (Original Wratsch 1884) referirt sind. Die frischen Fische machen, gleichgültig ob roh oder gekocht, schwere blutige Durchfälle: sogar die Suppe hatte diese Wirkung. Die lebenden Thiere kann man durch starkes Ueberstreuen mit Salz entgiften: sie sondern bei lebhaftem Agitiren einen zähen Schleim ab, der entfernt werden muss. Darnach sind sie zu geniessen. — Durch Conserviren soll das Gift nach und nach unwirksam werden.

δ) Eine Anzahl von Fischen haben vergiftete Stacheln am Kiemendeckel und an der Rückenflosse: das Gift wird in besonderen Hautdrüsen bereitet und fliesst durch die hohlen Stacheln in die Wunde. Rochen sollen am Schwanze einen Giftapparat tragen. Nach der verschiedenen Anordnung des Giftapparates theilt man diese Fische in verschiedene Typen. Siehe Kobert: Pharmaceut. Zeitung 1885 und Toxikologie pag. 332; und Bottard: Comptes r. société de la Biologie t. 41. 1890. pag. 131. Das Gift von Trachinus draco und Tr. radiatus ist neuerdings von Pohl (Prager med. Wochenschrift 1893, pag. 31) untersucht: es wirkt allgemein lähmend. Für Frösche ist es ein exquisit herzlähmendes Gift. -- Nach Steinbach entstehen bei Menschen durch diese Acanthopteri nur örtliche Erscheinungen (Mittheil. aus den deutschen Schutzgebieten Bd. VIII. Heft 2, 1895).

ε) Die Vergiftung durch den Aal und durch die Neunaugen (Petromyzon fluviatilis und marinus) beruht wahrscheinlich auf Albumosen, die im Blute ... dieser Thiere enthalten sind: sie sind bei den „giftigen Eiweisskörpern" abgehandelt, § 220. Siehe auch oben γ.

ε) Die Vergiftung durch Muscheln und durch Austern.

Die Miesmuschel, Mytilus edulis, eine in unseren nördlichen Meeren sehr verbreitete Muschelart, wird als billiges und sehr schmackhaftes Nahrungsmittel besonders an den Nordseeküsten viel verzehrt und auch ins Binnenland verschickt. Sie hat eine traurige Berühmtheit bei uns erlangt durch die schweren Vergiftungen, die im Oktober 1885 in Wilhelmshaven damit vorgekommen sind. (Brieger, Ptomaine III, pag. 65 ff. — Schmidtmann: Wilhelmshavener Tageblatt 20. Okt. 1885. M. Wolff: Virchow's Archiv 103, pag. 187 und 104, pag. 180.)

Die Muscheln waren vom Boden eines frisch ins Dock gebrachten Schiffes genommen und gekocht verspeist. Je nach der genossenen Menge tritt kurz darnach oder im Verlaufe von mehreren Stunden ein zusammenschnürendes Gefühl im Halse und in den Lippen auf: die Zähne werden stumpf, Prickeln in den Händen, darnach in den Füssen, Duseligkeit im Kopf; Gefühl als ob man fliegen wollte; Alles ist leicht. Mässige psychische Erregung (wie von Alkohol), unruhiges Umherrennen, leichtes Angstgefühl und Brustbeklemmung. Puls hart, wenig beschleunigt, kein Fieber. Die Pupillen werden weit, reaktionslos, die Sprache abgebrochen, stockend, die Beine schwer, das Greifen unsicher, Schwindel, Taumel; der Vergiftete bricht in sich zusammen, dann tritt Uebelkeit und Erbrechen (keine Diarrhoe) hinzu, die Taubheit in den Händen, das Kältefühl steigert sich, geringes Erstickungsgefühl, bei einzelnen Schweissbildung, dann ruhiges Sterben bei vollem Bewusstsein. — Im ersten Falle war schon $1^{3}/_{4}$ Stunden nach der Mahlzeit der Tod eingetreten, in anderen Fällen nach $3^{1}/_{2}$ und nach 5 Stunden. Schon fünf bis sechs Muscheln machten bei Erwachsenen „heftige Vergiftung". — Wichtig sind die Resultate der an diesen Unglücksfall angeschlossenen Untersuchungen. Gesunde ungiftige Muscheln werden hochgiftig, wenn sie in verunreinigtes Wasser (Abwasser einer Stadt) gesetzt werden. Umgekehrt kann man die giftigen Muscheln wieder entgiften, wenn man sie eine Zeit lang in ganz reinem frischem Wasser hält. Die Leber ist der Hauptsitz des Giftes. Aus den giftigen Muscheln hat Brieger (III, pag. 76) ein Alkaloid von typischer Wirkung (Mytilotoxin, $C_6H_{15}NO_2$) isolirt; Toxalbumosen sind wohl auch hier das an der Stärke der Wirkung hauptsächlich betheiligte Agens. — Durch diese Beobachtungen ist erwiesen, dass lebende Thiere, die für den Menschen ungiftig sind, unter ungüstigen äusseren Bedingungen giftige Substanzen in sich bilden (oder aufspeichern)[1].

Diese paralytische Form der Muschelvergiftung ist nun keineswegs selten. So z. B. berichtet British med. Journal 9. Febr. 1895, pag. 301 über den Tod eines Mannes eine Stunde nach Genuss von Muscheln; ebendaselbst ein exanthematischer Vergiftungsfall mit schwerem Collaps. — Brieger gibt l. c. pag. 65 eine Uebersicht über die ältere Literatur.

Neben dieser paralytischen Form der Miesmuschelvergiftung sieht man, und zwar häufiger, andere, weniger schwere Intoxikationsformen. Die eine benennt man als exanthematische Form, weil Urticaria oder andere exudative Hautausschläge das auffallendste Zeichen bilden: dabei ist oft leichtes Fieber, gastrischer Zustand, Halsbeschwerden. Eine weitere Form ist die gastro-enteritische — Kolik, Erbrechen und Diarrhoen.

Auch von den Austern sind zahlreiche hierher gehörige Vergiftungen aus den letzten Jahren berichtet. Eine kritische Uebersicht gibt Husemann: Wien. medic. Bl. 1897, Nr. 24 bis 28: refer. von Heffter in Schmidt's Jahrb. Bd. 257. — Ueber die Ursache des Giftigwerdens ist man zu demselben Resultat gekommen, wie es für die giftigen Miesmuscheln aufgedeckt worden ist: giftig werden die Austern, wenn sie in Körben oder Parks untergebracht, von Fäkalien und den Abwässern menschlicher Wohnorte bespült werden. — Die wichtigste, durch Beobachtungen angeregte Frage ist unstreitig die, ob durch Austern Typhus übertragen werden könne. Man hat (bis auf 1 Fall) keine Typhusbacillen, dagegen wiederholt im Mantelraum, nicht im Körper der Austern das Bacterium coli gefunden.

Von akuten Austernvergiftungen einige Beispiele:

Brosch: Wien. klin. Wschr. 1896, pag. 219: Ein Offizier erkrankt nach Austern, wovon eine schlecht schmeckte, an Erbrechen, Kopfschmerz, Speichelfluss. Nach 12 Stunden war Lähmung der rechten Gesichtsseite, Augenmuskellähmung und Erweiterung der rechten Pupille ausgebildet: dabei Schlingbeschwerden, erschwertes Sprechen, Taumeln. Tod durch plötzliche Respirationslähmung. Die Sektion ergibt zahlreiche Hämorrhagien im Kleinhirn, Rückenmark, auch in anderen Organen: — vorgeschrittene fettige Degeneration. — Buxton: Lancet 24. April 1897: — nach drei Austern starke Magenschmerzen, Erbrechen, Collaps.

Wichtig ist die Warnung, dass man keine Auster geniessen soll, die irgend welchen üblen Geruch aufweist.

d) Vergiftung durch Eiweiss — Milch — Käse.

Auch diese Nahrungsmittel erzeugen gelegentlich im „verdorbenen Zustand" Formen von Intoxikationen, wie sie schon beschrieben worden sind, gewöhnlich Brechdurchfall.

---

[1] Von M. Wolff ist festgestellt, dass von anderen Thieren des Wilhelmshavener Wasserbodens nur noch Seesterne sich genau verhalten wie die Miesmuscheln. — Vielleicht gehört hieher auch die Angabe (Schmidt's Jahrb. Bd. 216. 1887, pag. 142), dass gewisse (sonst ungiftige) Clupea-Arten giftig werden durch den Aufenthalt auf Corallen-Bänken. — Auch vom Hummer ist Giftigwerden durch Aufenthalt in unreinem Wasser behauptet.

So erzählt z. B. Glasmacher (Berlin. klin. Wochschr. 1886,
Nr. 40): Aus Hühner-Eiweiss, das im Hochsommer durch eine
ganze Woche aufgesammelt war, wurde eine wohlschmeckende Sauce
bereitet: beim Quirlen fiel der fade Geruch und das trübe Aussehen
auf. Die Tischgesellschaft erkrankte an Erbrechen, Koliken, heftigem
Durchfall, lähmungsartiger Schwäche. — Cameron erzählt (British
med. Journ. 20. Juli 1895), dass durch Eier-Crême in einem irischen
Klosterpensionat eine schwere Massenvergiftung entstand: drei Personen starben. In diesem Falle ist die Beschuldigung der Eier nicht
so klar, wie im ersten. — Solche Vorkommnisse sind immerhin selten:
einer besonderen Erklärung bedürfen sie nicht mehr.

Von höchster praktischer Bedeutung ist dagegen die hygienische
Prüfung und Beurtheilung der Milch. Doch gehört dieses Kapitel
jetzt ganz der Hygiene und nicht mehr der Toxikologie zu. — Vergiftungen, die unter dem Bilde eines schweren Brechdurchfalles verlaufen und wahrscheinlich wie die bisher behandelten Nahrungs-
Intoxikationen als Infektionen mit pathogenen Coli-Bakterien zu
erklären sind, kommen öfter mit Milch vor. — Ein sehr belehrender
Fall ist der von Gaffky beschriebene (Deutsche medic. Wochschr.
1892, Nr. 14). Auf den Genuss ungekochter Milch erkrankten drei
Männer mit Erbrechen, zahlreichen blutigen diarrhoischen Ausleerungen, hohem Fieber, Delirien, Albuminurie! — Die Kuh litt an
schwerer Enteritis und Gaffky nimmt nach Züchtungsversuchen
als die wahrscheinlichste Erklärungsart an, dass ein pathogener
Mikroorganismus aus dem Darm der Kuh durch das beschmutzte
Euter in die Milch gekommen sei. Dagegen referiert Firth (Prae-
titioner 39, 1. Juli 1887) über Milchvergiftung, deren Zeichen in Erbrechen, Durchfall, Collaps bestanden. Die Kühe waren gesund, die
Aufbewahrungsgefässe aber inficirt.

Mosler: Virchow's Archiv 43. pag. 161.
Crothers: Virchow's Jber. 1874. I. — Brush: ibidem 1882. I.
Firth: Lancet Jan. 1887, pag. 213.
Vaughan: Centralbl. Bakteriol. III. pag. 400 etc. —

Die vollständige Zusammenstellung aller bekannten Gelegenheitsursachen, wodurch die Milch überhaupt schädlich werden kann,
ist ausführlich in den Lehrbüchern der Hygiene angegeben. Selten
handelt es sich um chemische Gifte: (die aus der Nahrung der Kühe
stammen, so Colchicin nach dem Abweiden von Herbstzeitlose,
Cytisin ..., Ricin und ähnlichen Phytalbumosen nach dem Füttern
mit Oelpresskuchen ...), das Schlimme sind auch hier wieder pathogene Bakterien.

Die Thatsache, dass gelegentlich schwer giftiger Käse vorkommt, beweist auf's Deutlichste, dass Fäulniss allein nichts besonders
Schädliches für den Menschen ist: denn jeder Käse enthält Fäulniss-
Bakterien. Giftig wird eine Käsesorte — wie die anderen Nahrungsmittel — nur durch specifische Bakterien-Arten und deren Toxine.
Die bisher beobachteten Massen-Vergiftungen haben allemal ein
gleichartiges — choleriformes — Vergiftungsbild aufgewiesen. Daneben sind — aber nicht in allen Fällen — Symptome beobachtet
worden, die dem Ptomatropin eigenartig sind, nämlich Pupillenerweiterung, Doppeltsehen, Trockenheit im Munde, erschwertes

Schlucken. Der Verlauf der Käsevergiftung ist etwa folgender: Ein bis vier Stunden — je später, desto gelinder der Verlauf — nach dem Genuss des Käses, für den bitterer Geschmack als charakteristisch angegeben wird, kommt Uebelkeit, dann reichliches Erbrechen wässeriger, zuletzt röthlicher Massen, intensive Magenschmerzen, dann folgen Diarrhoen, die bald wässerig werden. Nur in einzelnen Fällen sind Krämpfe berichtet. Darnach kommen Collaps-Zustände von verschiedener Schwere: schlechter kleiner Puls, Kälte der Extremitäten, hochgradiger Kräfteverfall, sogar vereinzelte Todesfälle sind beschrieben.

Die am meisten besprochene Massenvergiftung durch Käse in Michigan ist von Vaughan untersucht. Er hat aus dem Käse eine giftige Substanz Tyrotoxikon isolirt, die bei Thieren heftige Darmreizung machte und hat — nach gut zusammenstimmenden chemischen Reaktionen — dieses Tyrotoxikon für identisch mit Diazobenzol erklärt. Diese Angabe hat sich als unzutreffend erwiesen.

Neuerdings gibt A. Holst an, Centralbl. Bakteriologie X. 1896. pag. 160, dass in Norwegen Käsevergiftung sehr häufig sei und dass er in solchem Käse eine pathogene Varietät des Bacterium coli gefunden habe. Er leidet diesen Infektionserreger aus Verunreinigung der Milch von Kühen ab, die an Durchfällen leiden: — ein sehr plausibler Erklärungs-Modus.

Wichtig zu bemerken ist noch, dass für Hunde und Katzen — in den meisten aber nicht in allen Fällen! — der giftige Käse sich als unschädlich erwiesen hat. Böhm erzählt (Handbuch pag. 249) den Zwischenfall, dass ein grosser Topf mit giftigem Käse, der einem Laboratorium zur Untersuchung zugeschickt war, von einem Hunde ohne jede üble Folge ausgefressen wurde.

Literatur: Vaughan: Zeitschrift physiolog. Chemie 10. 1886, pag. 146. — Centralbl. Bakteriol. 3. pag. 591 und pag. 400.

e) Vergiftung durch Vanille-Eis.

Es liegen in der Literatur eine Anzahl von Beobachtungen vor, wornach auf den Genuss von Vanille-Eis schwere Massenerkrankungen vorgekommen sind. Die Frage hat eine umfängliche Literatur, ist aber noch immer nicht einwandfrei aufgeklärt. Sie wird darum hier eingehender besprochen. Kritische Literaturzusammenstellungen sind von Aug. Schultz: Dissertation, Würzburg 1892 und Th. Gieseler: Dissertation Bonn 1896[1]).

[1]) Neben Schultz u. Gieseler vergleiche man die folgende Original-Literatur:
Chevallier: Bulletin de l'Acad. de Méd. Paris. 33. 1868, pag. 717.
Ferber: Archiv der Heilkunde 15. 1874, pag. 362.
Fränkel-Rosenthal (Berlin 1873). Berlin klin. Wochenschr. 1873, Nr. 51 und 1874, Nr. 10.
Schroff: Allgem. Wien. med. Zeitung 1863, Nr. 27. 28.
Maurer: (Vorkommen: Erlangen 1868): Archiv für klin. Medicin 9. 1872, pag. 303.
Vaughan: (Lawton, Michigan 1886) — Archiv für Hygiene 7. 1887, pag. 420.
Kupke (Posen 1887): Allgem. med. Centralzeit. 1888, Nr. 30.
G. S. Hull: Medical News 1891, Nr. 47.
Davenport (Boston 1886): Boston med. and surg. Journal; refer. Virchow Jber. 1886. I pag. 400.
Wassermann: siehe Schluss des Artikels.

Jahresber. der Pharmacie: Beckurts 1883, pag. 1172. 1890, pag. 120. 1893, pag. 139. Schmidt's Jahrb. 213, pag. 247 etc.

Zunächst ist, gelegentlich von Massenvergiftungen in Gasthöfen, mit aller Sicherheit festgestellt, dass die Vanille-Speise die eigentliche und einzige Krankheitsursache ist. Nur solche werden befallen, die von der verdächtigen Speise genossen haben. Besonders deutlich tritt dies bei einem von Gieseler beschriebenen derartigen Unglücksfall hervor. In einem Gasthof erkranken alle diejenigen, die Vanille-Eis genossen hatten. Der Rest der Vanille-Speise wird am nächsten Tage zur Bereitung von Vanille-Crême benützt. Und nun kommt in der darauf folgenden Nacht eine zweite Massenerkrankung derjenigen, die von dem Crême gegessen hatten.

Der Verlauf ist verschieden schwer: er kann das Bild einer leichten Gastro-Enteritis, auch das eines schweren Anfalles von Cholera nostras aufweisen. Schon nach 3 bis 4 Stunden, manchmal später, erst nach 12 bis 15 Stunden, beginnen Magen-Darmerscheinungen, Uebelkeit, Ekel, worauf Erbrechen, bald auch Durchfall folgt; dabei verbreitete Leibschmerzen. Erbrechen fehlt in manchen Fällen: die allemal vorhandenen Durchfälle sind öfter von heftigem Tenesmus, manchmal von Blutabgang begleitet. Mit dieser Darm-Erkrankung kann die Sache abgethan sein. In den schwereren Fällen kommt dazu Schwindel, Kopfschmerzen, starke Collaps-Erscheinungen als: kleiner Puls, Kälte der äusseren Bedeckungen, Schwächegefühl, Wadenkrämpfe. In vereinzelten Fällen ist mehrtägiges Fieber (bis 39,5° C.) beobachtet. Gieseler erwähnt, dass ein 76jähriger Mann nach dem schweren Anfall von Gastro-Enteritis am 4. Tag an Herzschwäche gestorben sei. — Bei einzelnen Erkrankten ist verschleppte Reconvalescenz (andauernde Darmstörungen und Schwächezustände) berichtet. Gewöhnlich geht der Anfall in wenigen Tagen in volle Genesung über.

Welche Substanz die eigentlich schädigende in dem Vanille-Eis ist, konnte bisher noch nicht entscheidend festgestellt werden. Es ist deshalb zur Zeit nur durch Ausschliessung eine Wahrscheinlichkeitsdiagnose möglich. Beschuldigt wurden die verschiedenartigsten Bestandtheile und zwar:

1. **Schwermetalle**, die aus den Zubereitungsgefässen in die Speisen kommen. — Gegen diese Annahme sprechen solche Vergiftungsfälle, bei denen zur Bereitung des Vanille-Eises gar keine Metallgeräthe oder aber gut emaillirte Geschirre verwendet wurden, so in einem der von Gieseler beschriebenen Vorkommnisse. Man hat zwar bei einzelnen vorgekommenen Unglücksfällen kleine Mengen von Zinn in dem Vanille-Eis nachgewiesen. (Green: Schmidt's Jahrb. 98 pag. 31 und James: Gazette medic. Paris 1860. Nr. 40 und 45). Die daraus gezogene Folgerung aber, das Zinn sei eigentliche Vergiftungsursache, hat überall Widerspruch gefunden, speciell von Maurer, auf Grund besonderer mit milchsaurem Zinnoxydul angestellter Versuche. — Vergl. pag. 217.

2. **Die Vanille.** Das Vanillin ist schon auf pag. 546 besprochen. Das reine Vanillin, zu etwa 1,7 bis 2,5 procent in der Vanillefrucht vorkommend, hat sich in so grossen Mengen (bis 1 gr) bei Selbstversuchen als physiologisch indifferent erwiesen, dass man die geringen Mengen, die mit der Vanille den Speisen zugesetzt werden (höchstens 1 centigrm auf die Portion) sicher als harmlos bezeichnen kann. Zu der dort verzeichneten Literatur sei noch nachgetragen: C. von Wistinghausen: Dissertation, Berlin 1888.

Von anderen Bestandtheilen der Vanille (ausser Fett, Zucker, Eiweiss) sind noch kleine Mengen Benzoësäure und Vanillinsäure, sowie Balsam (?) isolirt, die allgemein für gleichgültig angesehen werden.

3. Mit besseren Gründen sind solche Hypothesen gestützt worden, die die Vanille-Vergiftung auf zufällige Beimengungen schieben. So ist von Schroff darauf aufmerksam gemacht, dass zur Cultur der Vanille, einer schlingenden Orchidee, auf Mauritius und Reunion eine Euphorbiacee, Jatropha Curcas benutzt werde: aus dieser Stützpflanze sollen giftige Substanzen in die Vanille übergehen. Siehe § 217. IV. 2f. Diese Annahme ist allgemein als unrichtig aufgegeben. Einmal ist der Milchsaft dieser Euphorbiacee nicht besonders scharf ätzend. Sodann befestigt sich die Vanille an der Unterlage nur mit Haftwurzeln, saugt nicht mit Saugwurzeln. Endlich ist die ganze Cultivirungsart jetzt geändert: man zieht die Vanille an Lattengestellen.

4. Mehr Anklang hat eine andere Hypothese von Schroff gefunden, die die Schädlichkeit der Vanille auf die Bestandtheile des Acajou-Oeles schiebt, womit die Vanille-Schoten bestrichen werden sollen, um sie geschmeidig zu machen. In diesem Oel (aus Anacardium occidentale) ist bei ungeeigneter Zubereitung das Cardoleum, Cardol enthalten, eine Substanz von sehr ausgesprochen örtlich irritirender Wirkung, die früher medicinisch als Aetzmittel gebraucht wurde. (Siehe § 217.) Indess ist diese Hypothese schon lange als wenig wahrscheinlich erwiesen. Man hat die Vanille, die zur Bereitung vergiftenden Eises gedient hatte, als ungiftig befunden, besonders aber hat die beim Berliner Fall angestellte Untersuchung in der gebrauchten Vanille kein Cardol ergeben. — Neuerdings hat wieder Gieseler die Cardol-Hypothese geprüft und weist sie als unzutreffend ab. — Er erwähnt zuerst, dass Buchheim mehrere Tropfen Cardol ohne Schaden innerlich genommen habe. Gieseler hat das (in Wasser unlösliche) Cardol in wässeriger Aufschlämmung, in Milch-Emulsion, in Lösung mit verdünntem Weingeist, dann in richtig bereiteter Vanille-Sauce Hunden gegeben, endlich den frisch bereiteten, die Haut sehr energisch ätzenden Saft der Nuss den Thieren beigebracht, ohne irgend welche Folgen zu sehen. — Erwähnt sei noch die Literaturnotiz, dass Acajou-Oel nur an der (minderwerthigen) amerikanischen Vanille constatirt sein soll; die feinen Handelsmarken (Bourbon), die ausschliesslich für die Eis-Bereitung benützt werden, sollen frei davon sein.

5. Es ist endlich noch die generelle Frage zu beantworten, ob denn überhaupt die Vanille (irgend ein uns noch unbekannter Bestandtheil) das causale Moment der Vanille-Vergiftung darstellt. Scheinbar spricht dafür der Umstand, dass von den Eis-Sorten, die die gleichen Bestandtheile enthalten wie das Vanille-Eis (so Chokolade-, Thee-, Haselnuss-Eis) immer nur das Vanille-Eis Vergiftung gemacht hat. In diesem Sinne wird von Maurer der Altona-Bergener Fall citirt. Es ist darnach von demselben Conditor, der wegen einer Massen-Vergiftung von Altona 1855 wegziehen musste, zum zweitenmal 1855 in Bergen und dann wieder 1857 in Altona eine Intoxikation mit Vanille-Eis ausgegangen. Die Vanille ist aber in diesem Fall nicht untersucht. Man muss darum gegenüber den vielen negativen Ergebnissen auch hier die Möglichkeit des Zufalls oder aber das Mit-

spielen einer besonderen Unreinlichkeit, Nachlässigkeit zu geben. — Vom Lawtoner Fall wird berichtet, dass nur das Vanille-Eis[1]), nicht das aus der gleichen Rahm-Mischung hergestellte Citronen-Crême-Eis giftig gewesen war. Die Prüfung der zur Herstellung benützten Vanille-Sorte aber ergab, selbst in grosser Menge, deren vollständige Ungiftigkeit. — Dem Allem gegenüber ist ausschlaggebend, dass in wiederholten Fällen dieselbe Vanille-Sorte, die zu Vergiftung geführt hatte, bei vorheriger Verwendung und nachfolgender besonderer Prüfung sich ganz harmlos erwies: — so nach Maurer bei einem Münchener und nach Fränkel bei dem Berliner Vorfall. Auch die Annahme, dass besonders schlechte, verfälschte Vanille-Sorten bei den kritischen Vorkommnissen gebraucht worden seien, ist darnach hinfällig und unrichtig. Wenn man darum die Vanille beschuldigen will, so bleibt nur der ganz unwahrscheinliche Ausweg, dass die Giftsubstanz nur einzelnen Schoten und gerade den für die Eisbereitung benützten angehaftet habe und weiter, dass diese Giftsubstanz von ganz ausserordentlich hoher Giftwirkung gewesen sein müsse. — Die Einzelheiten, die über den Nachreifungsprocess der meist unreif gepflückten Schoten bekannt geworden sind, vergleiche man in Flückigers Pharmakognosie. Mit unserer Frage bringt man sie zur Zeit nicht in Zusammenhang.

6. Es bleibt noch die Möglichkeit offen, dass die anderen zum Vanille-Eis verwendeten Bestandtheile (so Milch, Rahm ...) die gelegentliche Schadenwirkung machen. Es ist dieser Punkt um so mehr zu untersuchen, als nach diesen Nahrungsmitteln die Erkrankungsbilder von Brechdurchfall, Cholera nostras ein häufiges Vorkommniss sind.

Als ein gutes Beweisstück für die Wahrscheinlichkeit dieser Annahme citirt Gieseler Folgendes: In Bonn war dieselbe Sahne zum Kaffee und zur Bereitung von Vanille-Eis verwendet worden. Es erkrankten nur diejenigen Personen, die viel von der Sahne, gleichgültig in welcher Form, genommen hatten. Das Kauen der Vanille-Stückchen blieb ohne Folgen. — Es ist weiterhin festgestellt, dass der schädliche Stoff nicht in der Milch vorgebildet ist, sondern erst beim Stehen allmählig entsteht. So hat man bei den Massen-Vergiftungen zu Amiens und Lawton die frische Milch aus den Bezugsquellen, die einige Tage zuvor zu dem schädlichen Vanille-Eis gebraucht worden war, nach allen möglichen Rücksichten untersucht, ohne etwas Schädliches zu finden. Dagegen hat man dieselbe — mehrere Tage alte — Milch, die das giftige Eis geliefert hatte, in mehreren Fällen giftig befunden und hat sogar durch Ausschütteln der alkalisirten Milch mit Aether ptomainähnliche Körper (Laktotoxin, Tyrotoxikon) isolirt. Speciell gibt dies Vaughan von der bei dem Lawtoner Fall gebrauchten Milch an und hat hiebei die Entstehung des Giftes durch Bakterien-Einwirkung wahrscheinlich gemacht. — Weiterhin ist gelegentlich solcher Untersuchungen in Paris und Lawton festgestellt worden, dass das probeweise gemachte Vanille-Eis erst

---

1) Ich habe von einem erfahrenen Conditor die Aufklärung erhalten, dass Milch und Rahm im Chocolade-, Haselnuss-, Thee- und Vanille-Eis enthalten sind. Himbeer-, Citronen-, Erdbeer-Eis etc. sind davon frei. — Verwendet wird nach diesem Gewährsmann nur Vanille-Frucht, nicht das künstliche Vanillin. — Auch sei es allgemeiner Brauch guter Geschäfte, nur die besten Qualitäten zu kaufen.

durch das Stehen giftige Wirkung erlangt. Die frisch zubereiteten Mischungen waren ungiftig: nach einiger Zeit aber erregte dasselbe Gericht Brechdurchfall. — In den Fällen von Amiens und von Altona war das „giftige“ Vanille-Eis schon einen Tag vor der Verwendung hergestellt und aufbewahrt worden. — Von verschiedenen Autoren wird weiterhin betont, dass die Vergiftungen an besonders heissen Sommertagen passirt seien und dass die giftigen Proben deutlich saure Reaktion (Buttersäure) gezeigt haben. — In einem Zeitungsabschnitt (The World, Jahr?) finde ich die Notiz, dass bei einem in Brooklyn passirten Fall von Vanille-Eis-Vergiftung die im gleichen Kellerraum zur Abkühlung aufgestellte Milch dieselben Krankheitserscheinungen gemacht hat, wie das Vanille-Eis. — Gieseler hat mit einer Sauce, zu deren Bereitung eine bei dem Bonner Unglücksfall verwendete Vanille-Sorte gebraucht war, folgenden Versuch gemacht. Täglich Morgens nahm er von dem in einem Zimmer verwahrten Gemisch eine bestimmte Menge, ohne jede Störung. Am 5. Tage war die Sauce coagulirt und ihre vorher schwach alkalische Reaktion in eine saure übergegangen. — Von einer jetzt genommenen viel kleineren Menge erkrankte Gieseler nach 24 Stunden an wiederholtem Erbrechen. — Ein Hund, der den ganzen Rest der Speise nahm, wurde schwer krank an heftigem Durchfall.

Andere Bestandtheile des Vanille-Eises hat man nicht in die Discussion gezogen. Es bleibt auch kaum etwas übrig, was noch zu beschuldigen wäre.

Gieseler führt endlich noch den Gedanken aus: das verschieden schnelle und starke Auftreten der Erkrankung, das Verschontbleiben einzelner Theilnehmer deute darauf hin, dass das Toxin erst im Verdauungskanal der Befallenen sich weiter entwickle: eine Meinung, die ich hier nur wiedergebe. — Siehe pag. 1027, letzte Zeilen.

Ueberblickt man die ganze Ausführung, so sieht man, dass es an redlicher Arbeit zur Aufklärung der Frage nicht gefehlt hat, dass aber noch immer eine volle Einsicht fehlt. Gewiss sind die meisten Einzelfälle mit der Annahme einer Milch-Vergiftung richtig bezeichnet. Merkwürdig bleibt dabei, dass an anderen Eissorten nicht auch diese Milch-Vergiftung schon beobachtet worden ist.

In letzter Zeit ist eine Vanille-Eis-Vergiftung beschrieben, bei der zur Bereitung des Eis-Gemisches künstliches Vanillin verwendet war. Damit ist wohl die Betheiligung der Vanille-Schoten an der Vergiftung definitiv ausgeschlossen; es bleibt also als schädliche Substanz nur die Milch und die Sahne übrig. – Der in Treptow vorgekommene Unglücksfall hatte einen schlimmen Verlauf: von 19 vergifteten Personen starb eine. Schon das Kosten des Crème rief schwere Erkrankung hervor. Die darnach von dem Referenten Wassermann (Zeitschrift für diätetische Therapie Bd. III — refer. Virchow's Jahresber. 1899. I., pag. 382) angestellten Versuche ergeben: Vanillin selbst ist ungiftig; ebenso bleibt ein Gemenge von sterilisirter Milch, mit Vanillin versetzt, im Brutschrank ungiftig. Dagegen kann nicht sterile Milch mit Vanillin zusammen nach einiger Zeit schwer giftig werden: solche Milch verliert die Giftigkeit beim Filtriren. Es ist darnach die Toxicität von gewissen Bakterien abhängig. Ueber diesen Punkt gibt Wassermann an: Vanillin wirkt wohl hemmend auf das Wachsthum aërobischer Bakterien, dagegen fördernd bei anaërobischen Arten (Tetanus, malignes Oedem) und ist ohne Einfluss bei facultativ anaërobischen Arten (Coli-Gruppe). Diese Förderung einzelner Bakterien-Species bringt Wassermann mit der reducirenden Wirkung des Vanillins (auf Fehling'sche Lösung) in Zusammenhang. — Da diese Hypothese weiterer leicht ausführbarer Prüfung werth ist, wollte ich sie hier erwähnen.

f) Giftiger Honig.

Gelegentlich zeigt sich der Honig schwer giftig. Mit dem Gifte, das die Honigbienen, Wespen und verwandte Thiere in ihrer Giftdrüse bereiten und durch den Stachel entleeren, hat die Giftigkeit des Honigs nichts zu thun. Diese ist vielmehr allemal bedingt durch das Honigsammeln von giftigen Pflanzen. — Das bekannteste Beispiel ist der giftige Honig von Trapezunt, der, wie wir jetzt wissen, durch den Gehalt von Andromedotoxin schädlich wirkt (siehe dieses). — Auch bei uns werden solche Vorkommnisse (aber nur sehr selten) in der Literatur berichtet. Das Gift soll von Aconitum, vom Oleander .... stammen. — In Amerika werden gleichfalls Ericaceen (Andromeda-Arten u. a.), auch Apocyneen in dem Sinne beschuldigt. — Der giftige Honig soll bitter schmecken.

§ 227. Die giftigen Speisepilze.

I. In die nachfolgende Besprechung sind nur solche Pilze aufgenommen, die ökonomisch für uns von Bedeutung sind, die also bei der Verwendung als Nahrungsmittel Veranlassung zu Vergiftung geben. — Kurz seien, um bei der Prophylaxe von der botanischen Diagnose sprechen zu können, hierüber folgende allgemeine Bemerkungen vorausgeschickt.

Die Botaniker bringen das grosse Heer der Pilze jetzt in folgenden Abtheilungen unter:

a) Schleimpilze, Myxomyceten: der Pilz besteht wesentlich aus einem beweglichen, schleimigen Plasmodium: hieher gehört z. B. die bekannte Lohblüthe: interessiren toxikologisch nicht;

b) Spaltpilze, Schizomyceten, nach der Form in Bacillen, Spirillen, Bakterien, Kokken ... unterschieden; sind für die praktische Medicin jetzt von der höchsten Bedeutung geworden und sind nach diesem Gesichtspunkte in Specialwerken abgehandelt. Ueber ihre Bedeutung für die Toxikologie siehe § 223, 224 und ff. —

c) Phycomyceten, Fadenpilze mit den Unterabtheilungen der Schimmelpilze, Mucoraceae, der Peronosporaceae und der Saprolegniaceae: beschäftigen nur wenig die Medicin[1]);

d) die Brandpilze Ustilagineae und die Rostpilze Uredineae im Inneren lebender Pflanzen; zur Zeit nur vereinzelt auf besondere Giftwirkungen geprüft (zu den Basidiomyceten gestellt);

---

[1]) Die Toxikologie speciell hat es eigentlich nur mit einigen Aspergillus-Arten (fumigatus ..) zu thun, die auf Brod vorkommen Nach dem Genuss solchen Brodes sind Magen- und Darmerkrankungen beobachtet worden. — Zahlreiche casuistische Mittheilungen der Beschädigung durch schimmelige Nahrungsmittel sind von Schuchardt zusammengestellt: Deutsches Archiv klin. Medicin 40. 1858, pag. 315 und 316, Fusscitat. — Die Schadenwirkungen von Schimmelsporen, die in die Blutbahn gelangen. gehören nicht zum Lehrgebiet der Toxikologie.

e) die **Basidiomycetae** und

f) die **Schlauchpilze Ascomycetae** enthalten die als Speisepilze verwendeten Pilzarten und bilden wegen des Vorkommens giftiger Species ein wichtiges Kapitel der praktischen Toxikologie.

Die **Basidiomycetae**, darnach benannt, dass stielartige Zellen, Basidien, auf ihrer Spitze (je vier) Sporen tragen, welche Basidien zu vielen in einem besonderen Organ, dem Sporenlager, Hymenium, vereinigt sind, werden nach der Anordnung dieses Sporenlagers an dem Gesammtpilz eingetheilt in die

α) **Hautpilze Hymenomycetae**: das Sporenlager befindet sich an der **Aussenfläche** des Fruchtkörpers, auf einem bestimmten dafür eingerichteten Organ und zwar: auf strahlenförmig unter dem Hut angeordneten Blättern — **Agaricus** —, in Röhren — **Polyporus** —, auf Stacheln, Warzen — **Hydnum**, auf keulenförmigen oder korallenartig verästelten Zweigen — **Clavaria** etc.

β) **Gallertpilze Tremellineae**, das Sporenlager sitzt auf der Aussenfläche eines gallartigen, knorpeligen Fruchtkörpers;

γ) **Bauchpilze Gasteromycetae** — das Sporenlager sitzt im Innern des Fruchtkörpers: hieher gehören die Phallus-Arten, die Stäublinge oder Bovisten — Lycoperdaceae —, die Härtlinge, Sclerodermaceae, worunter der verdächtige Kartoffelbovist (falsche Trüffel, scleroderma vulgare), die Nestlinge und noch andere. —

Bei den **Schlauchpilzen, Ascomycetae**, sitzen die Sporen (meist zu 8) innerhalb besonderer Gebilde, in den Sporenschläuchen (asci). Diese sind zu einem Sporenlager vereinigt, das entweder auf der Oberfläche des Fruchtkörpers (Discomycetae) oder in dessen Innerem (Pyrenomycetae) sich befindet. — Zu dieser Klasse gehören die Trüffeln, Tuberaceae, die Kernpilze Pyrenomycetae, worunter besonders das Mutterkorn wichtig ist, endlich die Morcheln (Morchella) und Lorcheln (Helvella) und die Becherpilze (Peziza). — Zuerst werden die im praktischen Leben sogenannten Giftpilze und darnach erst das Mutterkorn behandelt.

II. Allgemeines über die giftigen Pilze.

Von den zahlreichen Pilzarten haben verhältnissmässig nur wenige ausgesprochen giftige Wirkungen. Als solche giftige Species sind allgemein anerkannt und darum einzeln durchzusprechen:

a) die **Amanitae**, von denen alle in Deutschland wachsende Arten giftig sind. Der gefährlichste Giftschwamm, der Giftwulstling, A. bullosa, gehört hierher, ausserdem der Fliegenschwamm, Pantherschwamm;

b) von den **Milchlingen** (Lactarius) sind mehrere Sorten giftig, wovon besonders der Giftreizker, L. torminosus, zu nennen ist;

c) die **Täublinge**, von denen viele verdächtig, einzelne ausgesprochen schädlich sind;

d) das falsche Stockschwämmchen, der **gelbe Schwefelkopf**, Hypholoma vasciculare;

e) von den Löcherpilzen der **Satanspilz**;

f) der **Kartoffelbovist** oder die falsche Trüffel, Scleroderma vulgare;

g) die **Lorcheln**.

Von allgemeinen Bemerkungen ist besonders noch hervorzuheben:

Ein bestimmtes Kennzeichen für giftige Pilze gibt es nicht: was als solches ausgegeben wird, ist sammt und sonders auf Irrthümer zurückzuführen. Nur eine genaue botanische Kenntniss der Pilze, die nicht schwer zu erwerben ist, schützt vor jeder Gefahr. — Besonders sei erwähnt, dass giftige Pilze uns nicht durch besonderen schlechten Geschmack auffallen. Gerade der verderbliche Giftwulstling soll nach übereinstimmenden Angaben ein sehr schmackhaftes Gericht bilden. — Andererseits wird der ekelhafte Phallus impudicus von verschiedenen Autoren für essbar erklärt.

Ausgesprochen gutartige Speisepilze sollen durch längeres Liegen, beginnende Zersetzung, bei dauerndem feuchten Wetter schädlich werden können. Als Regel gilt, dass fertige Pilzgerichte nicht länger verwahrt, oder wieder aufgewärmt, sondern gleich nach der Zubereitung verzehrt werden sollen.

Die Angabe, dass bei feuchtem Wetter gewachsene und gesammelte Pilze schädlich werden können, wird als besonders praktisch wichtig für die Lorcheln bezeichnet. Indess ergibt die spätere Besprechung, dass auch frische Lorcheln giftig wirken können und dass die Angabe über Schädlichkeit der feucht gewachsenen Lorcheln nur ein unzureichender Erklärungsgrund für die gelegentlich vorkommenden Vergiftungsfälle ist.

Für die anderen Pilze trifft diese Regel gleich gar nicht zu. — Daran ist wohl etwas wahres, dass alte Exemplare guter Pilzarten, die schon theilweise verdorben, angefressen, härter, zäher sind, gelegentlich Indigestionen machen: das aber ist noch keine Giftwirkung. Ich habe noch niemals gehört, dass echte Steinpilze oder Champignons Vergiftung gemacht haben. Sicher aber werden auch diese Pilzsorten häufig bei feuchtem und schlechtem Wetter gesammelt und gegessen.

Eine besonders auffallende, aber zweifellos richtige Beobachtung lautet dahin, dass schwer giftige Pilzarten in verschiedenen Jahren von denselben Standorten genommen, einen ganz verschiedenen Grad der Giftigkeit ausweisen. So berichtet Böhm von den Resultaten seiner Untersuchung über Boletus luridus, dass das daraus dargestellte Alkaloidgemenge bestimmt giftig war im Jahre 1881, weniger im Jahre 1882, fast gar nicht 1883 und 1884 (A. e. P. Ph. 19. 1885. pag. 72). Das Gleiche beschreibt Harnack über den verschiedenen Muscaringehalt der untersuchten Fliegenschwämme: einmal enthielt das Roh-Alkaloid fast reines Muscarin, dann 50 procent Cholin. Böhm bemerkt hiezu (l. c. pag. 77), dass in Hessen gesammelte Fliegenschwämme eine noch geringere procentische Muscarinmenge gegenüber dem Cholin gegeben hatten. — Vergleiche hiezu auch den Passus über die Lorcheln. Ich habe durch vier Jahre Thierversuche mit Amanita bulbosa (var. citrina) gemacht, die immer von demselben Standort (bei Würzburg) gesammelt waren. Nur die Pilze vom Jahre 1894 hatten deutliche, wenn auch schwache Giftwirkung auf Mäuse und Katzen. Seitdem waren die toxischen Erfolge immer so gering, dass ich die Fortsetzung der Untersuchungen aufgegeben habe. — Die getrockneten Exemplare der hiesigen A. bulbosa erwiesen sich immer an Thieren ungiftig, was wieder direkt den übereinstimmenden Angaben französischer Autoren widerspricht.

Durch gewisse Zubereitungsweisen können giftige Pilze entgiftet werden, so der Fliegenschwamm, die Lorcheln u. a. — Davon ist Näheres in der Einzelbeschreibung angegeben.

Die für den Menschen schädlichen Pilze wirken nicht auf alle Lebewesen giftig. So werden von Erdschnecken die Amanita phalloides und muscaria ohne Schaden verzehrt. — Das im Fliegenpilz enthaltene Fliegen tödtende Agens ist nicht das Muscarin. Getrocknete Fliegenpilze sind den Fliegen ungefährlich, haben aber für den Menschen noch die volle Giftigkeit.

Allgemeine Literatur:

Boudier, Emil: Die Pilze in ökonomischer .. und toxikologischer Hinsicht; übersetzt von Husemann. Berlin, Reimer 1867. — Die Anmerkungen des Uebersetzers sind von besonderer Bedeutung. Citirt als: B.-Husemann.

Krombholz: Naturgetreue Abbildung und Beschreibung der essbaren, schädlichen und verdächtigen Schwämme. Prag 1831.

Brandt. Phöbus und Ratzeburg: Abbildung und Beschreibung der . . . Giftgewächse. 2. Abtheilung. Berlin 1838 (hier Phöbus).

Professor Dr. H. O. Lenz: Nützliche, schädliche und verdächtige Pilze. 7. Auflage von Wünsche. Gotha 1890.

Lorinser: Wien 1881. -- etc.

III. Die Amanitae.

Die Gattung Amanita enthält die praktisch wichtigsten Giftpilze. - Zuerst sei erwähnt, dass nach den übereinstimmenden Angaben verschiedener Autoren diese Pilze bestimmt zu entgiften sind. So ist bei Boudier-Husemann pag. 92 citirt, dass nach verschiedenen französischen Mykologen die Amanitae durch länger dauerndes Kochen mit Wasser giftfrei werden. Gérard hat 500 gr so entgifteter Fliegenpilze und einige Tage später 70 gr Giftwulstling vor einer Kommission von Sachverständigen verzehrt. Derselbe Autor gibt an, dass durch Maceration mit Essig und mit Kochsalz die Amanita bulbosa giftfrei gemacht wird. Der Fliegenpilz wird durch länger dauerndes Auskochen mit Wasser unschädlich: das Gift geht in das Wasser über, mit dem darnach Thiere zu vergiften sind. Nach solcher Vorbereitung soll sogar der Fliegenpilz an manchen Orten gegessen werden. (J. de Seynes: Essai d'une flore mycologique de la region de Montpellier et du Gard: Paris 1863). — Interessanter noch ist eine Angabe, die ich in dem Buche: Michael, Führer für Pilzfreunde, Zwickau 1896, gefunden habe, dass das Gift des Fliegenpilzes nur in der Oberhaut sitze und dass nach Abziehen dieser die Pilze ungiftig seien. Der citirte Autor hat solche geprüft (l. c. pag. 17): der Geschmack sei unangenehm, es entstehe Kratzen im Hals: Uebelkeit aber oder sonst welche Krankheitszeichen sollen nicht folgen. — Auch bei Amanita umbrina (pantherina) und rubescens sei das Gleiche erwiesen. Diese beiden Arten sollen nach Abziehen der Oberhaut im Vogtlande als ausgezeichnete Speisepilze verwendet werden (l. c. pag. 16). — Ich muss dem citirten Autor die Verantwortung für seine Angaben überlassen [1]). Andere Autoren berichten direkt Abweichendes. So beschreibt Lenz-Wünsche (siehe später), dass in dem viel citirten Vergiftungsfall mit Boletus Satanas der Mediciner Salzmann dem von ihm genossenen Pilzexemplare die Oberhaut abgezogen hatte. —

---

[1]) Auch aus „chemisch-analytischen" Rücksichten verlangt diese Mittheilung weitere Prüfung. da man ja darnach für die Darstellung des Muscarins z. B. nur die Oberhaut der Fliegenpilze in Arbeit zu nehmen brauchte. — Ich habe in den letzten Jahren, die sehr unfruchtbare Pilzjahre waren, mir das Material zur Entscheidung der Frage nicht verschaffen können.

Nach Letellier und Speneux (Annal. d'Hygiène publ. Jan. 1867, pag. 71) ist das betäubende Gift der Amanita phalloides in allen Theilen des Pilzes, doch etwas reicher in den Lamellen, auch im rohen Safte, sowie im rohen und gekochten Fleische enthalten.

1. Die Amanita bulbosa[1] oder phalloides, der Giftwulstling, der gefährlichste Giftpilz, führt zu den sehr häufigen ökonomischen Vergiftungen dadurch, dass er mit dem Champignon, Feld-Egerling (Agaricus oder Psalliota campestris) verwechselt wird: er ist daher auch falscher Champignon genannt.

Die Verwechselung ist bei einiger Kenntniss der Pilze unmöglich. — Der Champignon und der Giftwulstling gehören beide zu den Blätterpilzen (Agaricus). Die unterscheidenden Merkmale sind folgende. Zuerst ist die Hüllenbildung verschieden. Alle Amanita-Arten besitzen eine allgemeine Hülle (volva oder velum universale), die im Jugendzustand den ganzen Pilz umfasst und einhüllt, beim Wachsen so einreisst, dass die unteren Reste wie eine Manchette den Fuss am Grund umfassen, während die auf dem ausgebreiteten Hut zurückbleibenden Fetzen die bekannten weissen Flocken ausmachen. Daneben besteht noch der sogen. Schleier oder velum partiale, auch velum, eine Lamelle die vom Rande des Hutes auf den Stiel überspringt, an dem sie angewachsen ist. Breitet sich der Hut aus, so reisst rings von dessen Rand der Schleier los, der dann wie der Schieber eines Regenschirms als Ring am Stiel des Hutes sitzt. Der Champignon hat die volva nicht: es fehlen also bei diesem Pilz die fetzige Manchette am Grunde des Stiels und und die weissen flockigen Tupfen auf dem Hut. Dagegen hat der Champignon den Schleier, also späterhin den Ring am Stiel. — Dieser Ring steht beim Champignon mehr horizontal, beim Giftwulstling hängt er schlaff glockenförmig am Stiel herunter. — Weiterhin sind die Lamellen auf der Unterseite des Hutes mit dem Stiel verwachsen, beim Champignon berühren sie den Stiel nicht. Der letztere Pilz hat dunkelpurpurbraune Sporen, beim Giftwulstling sind diese weiss. (Man legt den vom Stiel abgetrennten Hut über Nacht auf ein Blatt Papier). Die Lamellen sind beim Giftwulstling immer weiss, beim Champignon nur im frühesten Jugendzustand hell rosa, später immer dunkler rosa, zuletzt braunviolett bis schwarz. Der Stiel ist bei A. phall. am Grunde stark knollig aufgetrieben und wird mit Ausnahme des Knollens bald hohl: am Champignon ist nur eine geringe Verdickung am Grunde, der Stiel bleibt immer solide. Der Champignon hat eine trockne, fast seidenartig glänzende Hutoberfläche, während der Giftwulstling leicht

---

[1] Boudier-Husemann, l. c.

Oré: Recherches sur.... l'agaric bulbeux: Archives de Physiologie normale et pathologique. 2. Sér. 4. t. 1877, pag. 274.

Studer, Sahli, Schärer: Mittheilungen der naturforschenden Gesellschaft in Bern 1885, pag. 75. (Auf pag. 103 ff. ist ein Literatur-Excerpt nach dem Husemann'schen Jahresbericht von 1867 bis 1885 beigefügt).

Maschka: Prager Vierteljahrschrift 1855. Bd. 2. pag. 137.

Schröter: Breslauer ärztl. Zeitschr. 1883.

Kobert: St. Petersburger medic. Wochenschr. 1891. Nr. 51. 52.

Seibert, J.: Dissertation, Würzburg 1893.

Koppel, F.: Dissertation, Dorpat 1891.

Tappeiner-Bollinger: München. medic. Wochenschr. 1895, Nr. 7 und 8.

Ausserdem die Pilzbücher von Krombholz, Lenz-Wünsche, Lorinser etc.

Das Buch von V. Gillot: Étude médicale sur l'empoisonnement par les Champignons: Lyon, 1900 habe ich während des Druckes flüchtig durchgelesen. Es enthält sehr zahlreiche neue Casuistik, zum Theil von Pilzarten, die bei uns gar nicht genossen werden. — Ich habe es leider nicht mehr benützen können.

bräunlich weissen Fetzen belegt ist, die nur selten vom Regen ganz abgewaschen sind.

Der Pilz ist in lichten (Laub- und) Nadelholzwäldern zu finden, selten im Frühjahr, meist im September. Er kommt in verschiedenen Färbungen vor, die als verschiedene Varietäten (alba, citrina, virescens, viridis), von manchen Autoren aber auch als besondere Arten angesprochen werden. Speziell wird von einigen Autoren die A. citrina als besondere Species von der A. phalloides alba getrennt. Die weisse Varietät soll giftiger, auch etwas grösser sein: hier habe ich fast ausschliesslich die gelbliche gefunden, deren Giftigkeit sehr gering ist.

Die klinischen Erscheinungen sind nicht in allen Fällen identisch, immerhin sehr charakteristisch, so dass man schon vorkommenden Falls auf die vergiftende Ursache einen Wahrscheinlichkeitsschluss machen kann. Zunächst ist auffallend die lange Dauer, bis nach dem Genusse der Pilze die Erscheinungen beginnen. Diese Zwischenzeit beträgt etwa 10 bis 12 Stunden, ausnahmsweise bis 20 Stunden[1]); in derselben befinden sich die Vergifteten wohl, bis auf einzelne Fälle, in denen bald Schwindel, Gefühl leichter Betäubung, wie nach Opiumgebrauch angegeben wird. Dann bildet sich nach und nach ein schwerer choleraähnlicher Anfall aus. Zuerst Schmerzen im Epigastrium, dazu kommt Uebelkeit, dann bald Erbrechen, auch diarrhoische Ausleerungen: dabei unstillbarer Durst, der kaum auf Augenblicke durch kühle Getränke gestillt wird, die immer neue Brechstösse hervorrufen, hohes Angstgefühl, Puls klein, mässig beschleunigt. In schweren Fällen wird der Kräfteverfall in wenigen Stunden sehr hochgradig: das Gesicht ist eingefallen, Lippen und Nägel bläulich, Hände und Füsse kalt: die Patienten werden vollständig theilnahmslos und gehen schon am zweiten oder dritten Tage der Erkrankung zu Grunde. — Die Diarrhoen sind bei den meisten Patienten noch am zweiten und dritten Tage sehr häufig vorkommend und schmerzhaft, manchmal mit blutiger Beimengung. — Von einzelnen Beobachtern wird angegeben, dass das Bewusstsein bis zum Ende erhalten gewesen sei. Für die allermeisten Fälle aber wird bestimmt berichtet, dass ein zunehmender Grad von Schläfrigkeit, Theilnahmslosigkeit, Stupor (allerdings nicht von Bewusstlosigkeit) sich eingestellt habe, aus dem die Kranken nur durch die stärksten Reize für kurze Zeit aufgerüttelt wurden. — So der Verlauf in vielen Fällen. Bei manchen Vergifteten kommen auf der Höhe oder gegen das Ende der Erkrankung schwere Gehirnsymptome zu den gastroenteritischen Zeichen hinzu: so Krämpfe, Trismus und Opisthotonus, Contrakturen in den Armen, klonische Convulsionen der Extremitäten; auch Drehbewegungen, Wälzbewegungen, durchdringende (hydrocephalische) Schreie, Unvermögen zu schlucken sind beschrieben. Das Gesicht ist bei solchen Patienten leicht geröthet, die Pupille träge

---

[1]) In einer sehr wichtigen casuistischen Mittheilung über diese Vergiftung von Tappeiner und Bollinger (München. med. Wochenschr. 1895. Nr. 7 und 8) findet sich die Bemerkung, in einigen Fällen seien die Erscheinungen schon 5 Stunden nach dem Genusse aufgetreten. Auch bei Schauenstein (Maschka's Handbuch II., pag. 722) steht dieselbe Angabe. Es ist denkbar, dass es sich bei diesen Fällen um combinirte Vergiftung, Zumischung anderer schädlicher Pilze gehandelt hat.. Allermeistens werden ja von den Pilzsammlern nicht Exemplare nur einer, sondern mehrerer Species zu einem Gericht verwendet.

reagirend, leicht erweitert. — Bei diesem Verlauf soll zuletzt unter
tiefem Coma der Tod eintreten.

Nach statistischen Zusammenstellungen endigen zwei Drittel bis
drei Viertel aller sicher diagnosticirten Fälle tödtlich[1]). Bei ausgebildeten meningitischen Symptomen ist immer die Voraussage aussichtslos. Leichte Fälle gehen nach kurz dauerndem Brechdurchfall
in Genesung über.

Ueber die Harnsecretion sei speciell angegeben, dass dieselbe
nicht gestört ist. Es ist in manchen Krankengeschichten dies und
die Abwesenheit von Eiweiss besonders hervorgehoben, so von
Studer-Sahli-Schärer und von Tappeiner-Bollinger. Der
Harn war gelblich, klar, leichtflüssig, sehr reichlich. Dagegen scheint
es mir, dass in manchen Fällen Blasenlähmung (Detrusor) bestand.
(Oré-Maschka beschreibt in seinen Fällen sehr starke Ausdehnung
der mit klarem Harn gefüllten Blase.) Bei weissen Mäusen habe ich
wiederholt gesehen, dass die Blase übermässig ausgedehnt war. Im
Leben hatte Harnträufeln bestanden.

Die pathologische Anatomie der Leichen hat Folgendes
ergeben. In manchen Fällen sind schwere Veränderungen auf der
Schleimhaut des Intestinaltractus gesehen (starke Injektion, Ekchy-
mosirung). Dagegen sei besonders betont, dass fast ausnahmslos in
den Sektionsberichten der neueren Zeit nur Schwellung der folliculären
Apparate des Darms und Trübung der Epithelien constatirt ist. Bei
Maschka wird die Intestinalschleimhaut nur als blass, sonst regelmässig beschaffen geschildert. In den älteren Sektionsberichten sind
nebst den Leichenerscheinungen noch die Wirkungen des gereichten
Brechweinsteins und der Drastica mit in Anschlag zu bringen. —
Blutungen in der Leiche sind ein fast typischer Befund, besonders
unter der Pleura und in den Lungen; seltener sind sie in der Darm-
mucosa und unter der äusseren Haut angegeben. Am Centralnervensystem nichts Besonderes. — Vom Blute ist das Verschiedenste, darunter auch das berichtet, dass es vom gewöhnlichen Leichenbefund
nicht abgewichen sei. — Der interessanteste Befund ist die hochgradige Verfettung verschiedener Organe. Diese Veränderung
wurde zuerst constatirt von Sahli, angezeigt ist sie schon bei Maschka;
sie ist am ausgesprochensten bei der Leber, fast ebenso stark verfettet
waren die Nieren (Rindensubstanz — dabei der Harn im Leben eiweissfrei; Sahli: l. c., pag. 87), weiter die Muskulatur des Herzens
und das Parenchym verschiedener Körpermuskeln (pectorales, deltoi-
dei, recti abdominis, Zunge, Zwerchfell).

Alle neuen Berichte bestätigen diese schwere fettige Degeneration, so z. B. Tappeiner-Bollinger, die angeben, dass in den
Lebern der beiden letalen Fälle 69 und 53 procent Fett nachgewiesen
wurden: im Leben fehlten dabei Icterus und Leberschmerzen. Auch

---

[1]) Ein schwerer endlich günstig verlaufener Fall (Parona in Giornale della
Soc. d'Igiene Nr. 1, pag. 25; refer. Virchow's Jber. 1894. I., pag. 403) trat erst
am 22. Tag nach starker Diaphorese in die volle Reconvalescenz über. Am 14. Tage
hatte sich ein morbillöses, theilweise confluirendes Exanthem eingestellt. Während
der ersten Tage — choleriformer Anfall — war Myosis und Speichelfluss, vom
4. Tage an Icterus, später Epistaxis und Mydriasis vorhanden. — Parona erwähnt,
dass der Kranke dieselben Pilze, in Wasser gekocht, nach Weggiessen der Brühe
früher ohne Schaden genossen hatte, aber schwer erkrankte, als dieselben Pilze in
der Pfanne mit Fleisch gebacken verzehrt wurden. — Von den drei von Tappeiner-
Bollinger beschriebenen Vergiftungen endigten zwei tödtlich.

in den Nieren und im Herzmuskel auffallende Verfettung. — Die
übermässige Ausdehnung der mit klarem Urin gefüllten Blase ist
schon erwähnt.

Die Bestrebungen, das G i f t der Amanita phalloides nach seiner
chemischen Natur zu e r k e n n e n und zu i s o l i r e n, haben bisher zu
keinem Resultate geführt. Die frühere Literatur ist in dem Buche
von B o u d i e r - H u s e m a n n citirt. Die Angaben von O r f i l a (dessen
Toxikologie), B o u d i e r, O r é, L e t e l l i e r und S p e n e u x (siehe oben
bei „Allgemeines über Amanitae") haben gar kein Interesse mehr. —
Die letzte Meinung über die Natur des fraglichen Giftes von K o b e r t
(siehe oben pag. 1045, Fusscitat) lautet dahin, dieses sei eine Toxalbumose, Phallin genannt, deren Grundwirkung in Auflösen der rothen
Blutkörperchen bestehe. Da diese Hypothese als die zutreffende
Lösung der schwierigen Frage in wissenschaftlichen Veröffentlichungen
noch immer citirt wird, muss hier dazu Stellung genommen werden.
— K o b e r t hat mit getrockneten Pilzen seine Untersuchungen angestellt: sein Phallin wird durch Alkohol und durch Kochhitze zerstört
oder unwirksam: ferner ist es nur bei intravenöser Injektion wirksam gefunden. — Dagegen ist zunächst zu bemerken, dass das Gift
der Amanita phalloides die Kochhitze nach allen Angaben übersteht.
Bei der gewöhnlichen Zubereitung (Dämpfen und Kochen) werden
dünne Stückchen der Pilze durch 20 bis 30 Minuten auf Kochhitze
erhalten, ohne dass die Giftigkeit verloren geht. — Von C h a n s a r e t
(citirt bei M a s c h k a: l. c., pag. 146) wird ausdrücklich als Resultat
besonderer Versuche angegeben, dass das Gift im Safte sei, dass
Aufkochen des Saftes die Giftigkeit nicht aufhebt. — Weiterhin entspricht das Vergiftungsbild durchaus nicht dem eines Blutgiftes (siehe
pag. 26, 252 etc.). Nach solchem tritt Blutfarbstoff im Harn auf;
dessen Menge ist vermindert. Ausdrücklich aber wird von allen
Beobachtern nach dem Giftwulstling die Absonderung eines meist
hellen, selten trüben, aber immer von Eiweiss und Blutfarbstoff freien
Harns angegeben. Die meningitischen Symptome, auch der rasche
Ablauf des choleriformen Anfalles passen nicht zum Blutgift. —
Ebenso bestimmt spricht dagegen der Sektionsbefund: die schwere
fettige Degeneration der grossen Drüsen und der Muskulatur, das
Fehlen des Hämoglobin-Infarktes in den Nieren etc. Endlich hat die
Nachprüfung mit frischen Pilzen ergeben (S e i b e r t: l. c.), dass der
frischgepresste Saft Blutkörperchen nicht auflöst. Weitere Einzel-
heiten in der Dissertation von S e i b e r t. — Die Beobachtung, dass
man aus getrockneten Exemplaren von Amanita phalloides eine
Phytalbumose darstellen kann, die noch energischer wie Cyclamin
Blutkörperchen auflöst, hat für sich Interesse. Die Einzelheiten der
Wirkung dieses Phallins aber entsprechen durchaus nicht dem Vergiftungsbilde, das wir von dem Genusse frisch zubereiteter Giftwulstlinge sehr genau kennen und darum ist das Phallin nicht das giftige
Princip der frisch gesammelten Pilze.

Die Bestrebungen, Giftwulstlinge durch bestimmte Zubereitungs-
methoden zu entgiften, sind oben unter III schon erwähnt. Dies
gelingt durch Auswaschen mit Wasser, besonders gut mit Essig.
Der Vorschlag aber, so präparirte Amanitae phalloides als Nahrung
zu benützen, wird wohl nicht zur Ausführung kommen.

Die B e h a n d l u n g der Vergiftung durch Amanita phalloides ist
fast ganz aussichtslos. Da beim Späteintreten der Symptome der

Arzt frühestens gegen Ende des ersten Tages die Diagnose stellen kann, so ist die wesentlichste Aufgabe der Therapie, Entleerung des Giftes, nicht mehr zu erfüllen. Immerhin wird man auf die wiederholt gemachte Beobachtung hin, dass noch Tage nach der Aufnahme in den Ausleerungen Schwammstückchen angetroffen wurden, für die sorgfältigste Reinigung des Verdauungstractus sorgen müssen. Wahrscheinlich ist eine kräftige Gabe Ricinusöl neben der Magenspülung, vielleicht auch Darmeingiessungen das beste Mittel. Als chemisches Antidot ist Tannin empfohlen, wodurch das Gift aus der wässerigen Lösung ausgefällt werden soll — auch die Thierkohle wird nach Reagenzglas-Versuchen als ein solches Antidot gerühmt. Ob aber diese Mittel im Ernstfall einmal etwas genutzt haben, darüber habe ich noch nichts Zuverlässiges gelesen. — Auch über das (von Frankreich aus?) empfohlene Gegengift: Zwiebel- oder Knoblauchsaft mit einigen Tropfen Aether habe ich nirgends etwas Günstiges gelesen. — Bei dem vielreferirten Fall der Baronin Boyer (Gazette des hôpitaux 1846: Dr. Lionnet zu Corbeil, refer. bei Boudier-Husemann pag. 100) war alle Behandlung umsonst (Brechweinstein, Aether, Milch, Eiweiss, Wein, Klystiere, Opium etc.): nur Eis innerlich und warme Umschläge auf den Unterleib schienen etwas zu beruhigen.

2. Amanita muscaria — Fliegenschwamm[1]). Dieser Pilz ist durch so sinnenfällige Merkmale — scharlachrother Hut mit weissen Warzen — ausgezeichnet, dass ihn jeder kennt und vermeidet. Es sind desshalb in der deutschen Literatur nur sehr wenige Vergiftungsfälle berichtet, mehr in der französischen Literatur, weil in Frankreich der Fliegenpilz manchmal mit dem Kaiserling verwechselt wird (oronge vraie et fausse oronge). Der Fliegenpilz besitzt wie der Giftwulstling eine Volva, die weiss ist: der ganz junge Pilz ist weiss, wie ein Ei; erst mit dem Wachsthum des Pilzes reisst die Volva; der Grund des Stieles sieht dadurch schuppig gerandet aus, auf dem Hut erscheint die scharlachrothe Färbung mit den aufliegenden weissen Fetzen.

Ueber den Fliegenpilz sind vortreffliche chemische Untersuchungen vorhanden, die die Gegenwart stark wirksamer Alkaloide erwiesen haben. Es ist Muscarin und Cholin (siehe § 142) und ein in seiner Constitution noch nicht aufgeklärtes Alkaloid darin enthalten, welch letzteres Schmiedeberg zuerst im A. e. P. Ph. 14, pag. 377, erwähnt, das später von Kobert Pilzatropin genannt wurde. Schon darnach ist die Fliegenpilz-Vergiftung nicht völlig mit der Muscarin-Wirkung zu identificiren[2]). Es ist desshalb das Vergiftungsbild nach gut beobachteten Krankheitsfällen zu beschreiben. (Ueber Muscarin-Wirkung vergl. § 142.)

---

[1]) Literatur: Boudier-Husemann: Muscarin-Literatur bei Muscarin § 142. Nencki: Correspondenzblatt Schweizer Aerzte 1886 (16. Jahrg.) pag. 361.

[2]) Nencki gibt l. c. an, dass er durch Ausziehen der frischen Pilze mit Alkohol kein Muscarin gewinnen konnte, wohl aber habe das Extrakt Muscarin enthalten, wenn die Pilze vorher in Wasser gekocht waren. Muscarin, so schliesst Nencki, ist demnach im Fliegenpilz nicht präformirt enthalten, sondern wird erst durch gewisse chemische Einwirkungen bei der Extraktion abgespalten. Eine Analogie hätte dieses Verhalten in einer Angabe von Liebreich (B. B. 3 pag. 161), wornach das dem Muscarin verwandte Betain sich nicht frei in der Runkelrübe findet, sondern erst durch Säuren oder Alkalien aus einer komplexeren Substanz abgespalten wird. — Nencki erwähnt l. c. eine Angabe von Dybowski, wornach in Litthauen aus frischen Fliegenpilzen durch Extraktion mit Weingeist eine

Nach Boudier-Husemann beginnen die Erscheinungen sehr bald nach dem Genusse, schon nach $^1/_4$, spätestens nach 2 bis 3 Stunden. Allermeist sind Störungen vom Darm gar nicht vorhanden. Das Gesicht wird roth, turgescent, die Pupillen weit, Schwindelgefühl, rauschähnliche Verwirrung stellen sich ein, in manchen Fällen ein Zustand wie Trunkenheit bis zu völliger Betäubung und Bewusstlosigkeit. In einzelnen Fällen steigert sich die Unruhe bis zu hochgradiger psychischer Verwirrung und starker Erregung. Die Patienten schreien, haben Krampfanfälle, die sich stundenlang wiederholen: dabei Schaum vor dem festgeschlossenen Munde. Darnach folgt lange anhaltende Bewusstlosigkeit, in der unbemerkt der Tod eintreten kann. Erwachen die Kranken, so fehlt jede Erinnerung an die überstandene Krankheit. Der Puls soll klein, beschleunigt, regelmässig, bei Einzelnen aussetzend gewesen sein. Nur in der geringeren Zahl von Fällen werden Darm-Erscheinungen beobachtet, Brechneigung und wirkliches Erbrechen, das dann günstig entleerend wirkt. Sehr häufig, eigentlich regelmässig in den gut beglaubigten Fällen wird von starkem Aufgetriebensein des Unterleibs (bei Menschen und bei Thieren) erzählt. Bei dieser Tympanites kommt es gewöhnlich nicht zu Diarrhoen. Oft wird die Darmentleerung als regelmässig geschildert, oder aber durch Klystiere wird solche erst herbeigeführt. In den Fällen, wo schwere, selbst blutige Ausleerungen berichtet werden, sind grosse Gaben von Brechweinstein (über 1 gr) oder Tabaksklystiere gegeben worden. — Bei Thierversuchen kommen Diarrhoen häufiger vor.

Neben dem raschen Eintritt der Symptome wird besonders der Verlust des Bewusstseins, starke Unruhe und Krampfzustände als charakteristisch für diese Vergiftung angegeben. Die Genesung erfolgt in kurzer Zeit (nach 6 Stunden schon deutliche Besserung): doch sind einzelne nervöse Störungen als langsamer verschwindende Nachkrankheiten angegeben. — Der Tod ist schon nach 6 Stunden, auch erst am 2. und 3. Tage eingetreten.

Die bisher vorliegenden Sektionsbefunde haben nichts Besonderes nachgewiesen. Der Magen soll durch Gase stark ausgedehnt, die Gedärme dagegen leer und zusammengezogen sein: die Schleimhaut ist nicht verändert. Herz welk, schlaff: Ueberfüllung des arteriellen, auch des venösen Gefässgebietes ist beschrieben. An den grossen Drüsen keine Störung.

Sehr interessant (hier aber nur von nebensächlichem Interesse) ist die sicher erwiesene Thatsache, dass von nordasiatischen Völkerschaften die Fliegenschwämme als Berauschungsmittel gebraucht werden. Die Pilze werden getrocknet und dann so verschluckt, darauf viel Wasser nachgetrunken. Die Wirkung beginnt nach $^1/_2$ bis 2 Stunden: Ziehen, Zucken in den Muskeln, Sehnenhüpfen (bei grossen Gaben auch Convulsionen), dann Schwindel, Taumel, Schlaf: selten ist Erbrechen oder Darmwirkung. — Das Gesicht wird roth

weingelbe Tinktur gewonnen werde, die bei Darmerkrankungen wie Opiumpräparate Anwendung finde. — Erwähnt ist schon oben, dass nur der frische Fliegenschwamm ein Gift für Fliegen ist, dass er durch Trocknen diese Wirkung verliert und dass Muscarin für Fliegen indifferent ist. — All das beweist, dass das Muscarin nicht die einzige für Lebewesen deletäre Substanz im Fliegenschwamm ist. — Husemann (bei Bond. Husem.) gibt (pag. 125) als die auffallendste Analogie der Fliegenschwammwirkung die mit den mydriatischen Giften Belladonna, Stramonium, Hyoscyamus, d. i. mit Atropin an —

gedunsen, das Bewusstsein getrübt, dabei sollen sich freudige er-
hebende Gemütsbewegungen einstellen. — Durch übermässigen Gebrauch soll der Tod unter Convulsionen eintreten können, der mässige
Gebrauch aber ohne alle üblen Folgen sein. Tritt nach zu starkem
Genusse eine üble Wirkung auf, so sollen 2 bis 3 Löffel Fett ein
sicheres Mittel sein, alle schlimmen Folgen abzuschneiden. — Das
Gift geht unzersetzt durch den Organismus hindurch und erscheint
im Harn: dieser wird darum sorgfältig gesammelt und wieder von
armen Leuten als Berauschungsmittel benützt. — Auch Rennthiere
sollen von dem Genuss der Pilze betäubt werden und deren Fleisch
soll darnach vergiftend wirken. — Eine sehr ausführliche Wiedergabe
der Reiseberichte über diesen Punkt findet sich von Husemann in
dem Buche von Boudier-Husemann pag. 118 bis 124. — Bemerkt
sei besonders, dass schon von verschiedenen Autoren, so neuerdings
wieder von Harnack (A. e. P. Ph. 4. pag. 178) die botanische und
chemische Uebereinstimmung der sibirischen Fliegenpilze mit den
europäischen dargethan ist.

Von der möglichen Entgiftung des Fliegenpilzes ist oben gesprochen.

Ueber die Behandlung der Fliegenpilzvergiftung ist Folgendes
als Resultat unserer Erfahrungen aufzustellen. — Zuerst sorge man
für Entleerung des Magendarmkanals, durch Auslösen des Brechaktes
(mechanisch, Trinkenlassen von warmer Flüssigkeit, Apomorphin subcutan) und durch Abführmittel, am besten Ricinus-Oel. Wahrscheinlich ist das gerade erwähnte Mittel der Nordasiaten: Nehmen von
2 bis 3 Esslöffel Fett, in derselben Weise wirksam. Als dynamisches
Gegengift des Muscarins gilt das Atropin, das man darum auch
empfohlen hat. Ob aber nach dem ganzen Vergiftungsbild, das ja
von ganz unbefangenen Beobachtern geradezu als der Atropinvergiftung am ähnlichsten bezeichnet worden ist (Fusscitat pag. 1050), Atropin
das richtigste Mittel ist, erscheint mir fraglich. — Nach dem unten
erzählten Königsdörffer'schen Krankheitsbericht und anderen
Literaturangaben hat sich bei den starken Erregungszuständen mit
drohendem Herz-Collaps Strychnin bewährt (subcutan 2 mgr pro dosi),
in wiederholten Gaben. — Bei der Promptheit des referirten Erfolges
erscheint es geboten, die Verwendung solcher Injektionen weiter zu
empfehlen.

Als Anhang zu dem vorigen Passus sei kurz die Beschreibung
einiger Fälle von Pilzvergiftungen angefügt, bei denen keine sichere
botanische Diagnose gestellt ist, die wahrscheinlich als gemischte Vergiftungen zu betrachten sind, bei denen aber nach meiner Meinung
die überwiegende Wirkung von Fliegen- oder Pantherpilzen aus der
Symptomatologie herauszulesen ist. (Vergl. auch Amanita pantherina.)

Folgendes Vergiftungsbild beschreibt Mathes (Berlin. Klin.
Wochschr. 1888. Nr. 6), das nach dem Genusse eines zum Theil aus
Fliegenpilzen bestehenden Pilzgerichtes sich einstellte. — Zuerst Delirien und Coma. Dann folgte ein sehr merkwürdiger Zustand erhöhter Reflexerregbarkeit, so dass nach jeder Erschütterung, Berührung, ja schon bei plötzlicher greller Beleuchtung tonische Krämpfe
sich einstellten, welche ca. 2 Stunden lang alle 10 Minuten sich
wiederholten.

Eine von Königsdörffer beschriebene Vergiftung (Therap. M.-H. 1893. pag. 571) reihe ich nach der Symptomatologie hier an. (Königsdörffer denkt an Boletus pachypus oder kalopus). Besonders schwer waren die Symptome bei einem in den dreissiger Jahren stehenden Mann, der so ausgesprochene maniakalische Delirien hatte, dass er durch 4 starke Männer gehalten werden musste: Dazwischen traten tonisch-klonische Zuckungen in den verschiedensten Muskelgruppen auf. Der Puls war klein, um 140. Die Therapie bestand in subcutanen Strychnin-Injektionen, je 1 mgr die Einzeldosis. Fast momentan sistirten die Krampfanfälle, kamen allerdings nach 10 Minuten wieder, um dann auf neue Injektion von 1 mgr Strychnin wieder zurückzugehen. Solcher Einspritzungen wurden etwa 12 gemacht: erst nach und nach wurden die freien Intervalle zwischen den Anfällen länger und letztere verschwanden bald ganz. — Bei einem Kind war die Haut geröthet und mit Schweiss bedeckt: der Puls beschleunigt, schwach. Das Kind war bewusstlos, schrie von Zeit zu Zeit laut auf, „hatte starke tonisch-klonische Zuckungen, die sich bis zu tetanischen Contraktionen steigerten: es bestand Trismus, Zähneknirschen, aber keine Nackenstarre". — Am anderen Morgen schon (die Vergiftung geschah beim Abendessen) vollständige Wiederherstellung aller Patienten, die ohne Nachkrankheiten blieben.

3. **Amanita pantherina vel umbrina — der Pantherschwamm** ist bestimmt giftig. Der Hut ist bräunlich mit bläulicher Zumischung und bleicht im Alter aus (gelblich): er ist mit kleinen fast mehligen Warzen besetzt. Blätter, Stiel und Sporen sind weiss. Die dem Grunde des Stieles anliegende anfänglich weissen Volva-Reste werden später bräunlich. Er findet sich nicht selten in unseren Wäldern, doch sind Vergiftungen durch ihn in unserer Literatur nicht berichtet. Fütterungsversuche an Thieren haben ihn als giftig erwiesen (Krombholz). — In Frankreich soll er durch Verwechslung mit der Amanita vaginata zu gut beglaubigten Vergiftungen geführt haben. Solche sind beschrieben in Cannstatt's Jahresbericht 1844. Bd. V. pag. 243, weiter Jahrber. Pharmacie 1871. pag. 535. B.-Husemann pag. 140.

Die Symptome kommen sehr bald, spätestens nach $2\frac{1}{2}$ bis 3 Stunden. In einem Falle bestand grosser Durst, Brechneigung, Schwächegefühl, Schwindel, Blässe des Gesichtes, Kälte der Extremitäten. Nach Darreichung von Milch kam Erbrechen, darauf mehrere Stunden Bewusstlosigkeit. — Bei einem 5 jährigen Mädchen ganz ähnliche Symptome. Nach 11 Stunden war noch grosse Abgeschlagenheit, kleiner verlangsamter Puls, kühle Haut, wirrer Blick, contrahirte Pupille, Druckempfindlichkeit des Unterleibs vorhanden. — Auf Erbrechen (nach 13 Stunden noch grosse Pilzmengen) bei beiden Vergifteten günstiger Verlauf.

Nach der von Böhm (A. e. P. Ph. 19 pag. 78) durchgeführten Untersuchung enthält der Pantherschwamm verschiedene basische Körper, die zusammen etwa 0,1 procent der Trockensubstanz ausmachen, darunter wenig Muscarin, viel Cholin[1]).

---

[1]) Ueber den japanischen Pantherschwamm, der höchst wahrscheinlich mit dem unserigen identisch ist, berichtet Inoko, dass er Muscarin und Cholin enthält. Er wird in Japan als fliegentödtendes Mittel benutzt: er soll die den Fliegen schädliche Substanz in grösseren Mengen enthalten als die Amanita muscaria. Inoko

4. **Amanita rubescens**, der Perlenwulstling, kenntlich daran, dass das weisse Fleisch auf dem Bruch in blassrosa übergeht; mit schmutzig graulich bräunlichem Hut und vielen weissen Warzen, wird von vielen Autoren verdächtigt: Krombholz nennt ihn giftig, Rabenhorst sogar sehr giftig, Husemann dagegen (B.-Husemann pag. 143) hält ihn für essbar.

IV. **Lactarius — Lactaria — Galorrheus — Milchling. Reizker.**

Die Milchlinge sind daran kenntlich, dass alle Theile — Blätter, Hut, Stiel — bei der Verletzung einen Milchsaft absondern. Die meisten Lactarii gelten als verdächtig oder wenigstens ungeniessbar. Essbar ist der echte Reizker — Lactarius deliciosus — deutlich von allen Verwandten dadurch unterschieden, dass er allein orangefarbigen Milchsaft besitzt (alle anderen weissen). Die ausführliche Charakteristik ist in Pilzbüchern nachzulesen. — Weiter wird gegessen der Brätling, Lact. volemus, zimmtfarben, stark milchend, kenntlich durch eigenartigen Häringsgeruch (Trimethylamin?). Alle übrigen Milchlinge meidet man zweckmässigerweise. Für besonders giftig gilt der sogen. Birkenreizker: Lact. torminosus, der wie die übrigen giftigen Artsverwandten einen ausserordentlich scharf schmeckenden Stoff enthält, wodurch bei Genuss des rohen Pilzes starke Entzündung an allen betroffenen Schleimhäuten entsteht. Ein Tropfen des frischen Saftes machte mir Stunden lang dauernde brennende beissende Schmerzen auf der Zunge. Als giftig werden noch genannt: Lact. uvidus und Lact. turpis (Mordschwamm bei Lenz), Lact. pyrogalus, der beim Kochen bläulich-schwarz wird, dann Lact. vellereus der wollige Milchling, kenntlich an schlechtem Geschmack. (Etwas anders lauten die Angaben von B.-Husemann pag. 144. Ich habe für obige Darstellung mich an neue Ausgaben der Pilzbücher gehalten).

Die Lactarii können nach vielen Angaben durch Hitze (Braten und Kochen) entgiftet werden. Nach Boudier ist das scharf schmeckende, entzündungserregende Agens ein sehr fein im Milchsaft emulgirtes Harz — dessen Geschmack um so schärfer, je feiner die Emulsion. Durch Erhitzen (Boudier, pag. 95) wird der Milchsaft coagulirt und damit sei die örtliche, ätzende Wirkung aufgehoben (?). Thatsächlich werden viele verdächtige Lactarii gegessen, so soll in Schweden sogar der Birkenreizker verspeist werden. „Der scharfe Geschmack ist durch das Kochen fast ganz verschwunden: das Mikroskop zeigt den in den Milchsaftgefässen enthaltenen Saft geronnen. Man darf nicht mit Sicherheit schliessen, dass alle scharfen Lactarii so ... ohne Gefahr zu geniessen sind, jedoch ist dies sehr wahrscheinlich". (Boudier l. c. pag. 96.)

Die Symptome der Vergiftung durch den Genuss der rohen Reizker entstehen sofort im Munde: brennendes schmerzhaftes Gefühl, besonders stark auf der Zunge. Das Wegwaschen durch Spülen gelingt nur langsam. — Nach dem Verschlucken dauert es einige Zeit, bis die Erscheinungen beginnen. Schmerz im Epigastrium, der sehr

<hr>

beschreibt von ihm verschiedene Vergiftungsbilder: entweder gastroenteritische Symptome oder schwere Aufregungszustände: heftige Delirien, Hallucinationen, Tobsucht, darnach Collaps und Betäubung. — Bei Hunden waren die Erscheinungen im Sommer und im Herbst verschieden: Juli-August Speichelfluss, Durchfälle, Schwäche. Oktober Betäubung. (A. e. P. Ph 27. pag. 297 und Mittheilungen der medic. Fakultät zu Tokio Bd. I. Nr. 4. 1891, pag. 313).

hochgradig werden kann, Nausea, Erbrechen. Die Schmerzen verbreiten sich über den ganzen Leib, starkes Angstgefühl, die Extremitäten werden kalt, der Puls klein, das Gesicht bleich, auch Delirien, Trismus, Schnenhüpfen wird von Boudier (pag. 139) erzählt. Der Ausgang soll eigentlich ausnahmslos günstig sein. Durch das Erbrechen, das spontan eintritt, oder aber künstlich hervorgerufen und unterhalten werden muss, wird das Gift entfernt. Die zurückbleibende Magen- und Darmreizung ist nach allgemeinen Regeln zu behandeln. Die Reconvalescenz ist bald vollständig.

V. Russula — Täubling.

Die Toxikologie dieses Pilz-Genus ist nicht bestimmt darzustellen. Schon die botanische Diagnose ist sehr schwierig oder vielmehr unsicher, so dass auch gewandte Mykologen das einzelne ihnen vorgelegte Exemplar oft nicht zu identificiren im Stande sind. Obwohl einzelne Täublinge essbar sind, warnen darum alle Autoren vor deren Gebrauch (B.-Husemann, pag. 132: Lenz-Wünsche, pag. 91).

Die Täublinge sind durch einen anfangs glockigen, später mehr ausgebreiteten und genabelten Hut, der ohne Hülle, kahl, glatt, meist gefärbt ist, ausgezeichnet. Die Blätter sind steif, leicht brüchig, gleich lang, nicht milchend. Die Sporen weiss (und gelblich), gross, rund, warzig, stachelig.

Schon in der Nomenclatur ist Verwirrung. So wird in der Beschreibung zur Arnoldi'schen Pilzsammlung (Gotha bei Thienemann) die Russula virescens als giftig, als Varietät des gefährlichen Spei-Täublings (emetica) ausgegeben (Nr. 129, 130), während Lenz (Wünsche, pag. 91) eine Russula virescens an der Spitze der essbaren Täublinge aufführt. Ob das Unterscheidungsmerkmal: die Täublinge mit weissen Lamellen seien giftig, die mit gelben ungiftig, zutreffend ist, erscheint mir fraglich. Der scharfe Geschmack der rohen Pilze gilt wohl mit Recht als ein bedenkliches Zeichen, ob aber die milde schmeckenden harmlos sind, dafür habe ich nirgends eine sichere Gewähr gefunden. — Als giftig gilt allgemein der Speitäubling, Russula emetica und fragilis, dunkelroth bis rosa und weiss. Der ihm sehr ähnliche essbare Honigtäubling: R. sanguinea (oder integra — doch wird so auch die giftige Art genannt!) soll durch den milden Geschmack des rohen Pilzes gegenüber dem scharf brennenden Geschmack des Speitäublings unterscheidbar sein.

Die giftigen Täublinge sind durch Trocknen, durch Auskochen und Auspressen des Kochwassers nicht zu entgiften. — Ueber Einzelheiten vergl. man wieder das Buch von B.-Husemann, pag. 132 ff.: dort auch genaue Vergiftungsgeschichten.

Die Zeichen der Erkrankung beginnen sehr rasch, schon eine Viertelstunde nach der Aufnahme mit Schwäche, Angstgefühl, Schwindel, der so stark wird, dass das Stehen unmöglich ist. Dann folgt sehr schmerzhaftes Erbrechen mit starken Collaps-Erscheinungen (fortwährende Ohnmachten): Puls beschleunigt, kaum fühlbar, Unterleib aufgetrieben, Diarrhoen. Grosse Erleichterung brachte Trinken von eisgekühltem Wasser. Die Schmerzen im Bauch hielten noch 8 Tage an. — Trinken des gekühlten Wassers und warme Umschläge auf den Unterleib waren die subjektiv wohlthätigsten Anordnungen. — Todesfälle sind von verschiedenen Beobachtern gemeldet.

Die Angaben Krapfs (nach B.-Husemann, pag. 132—134), dass Kochen und Trocknen die Täublinge nicht entgiftet, sind schon

erwähnt. Im Volk aber existirt in verschiedenen Gegenden die Annahme, dass bestimmte Zubereitungsarten die Täublinge essbar machen.
Ich habe selbst am Starnberger See in Bauernhäusern Täublinge ungestraft essen sehen, die mir verdächtig — als R. emetica — vorgekommen waren: sie wurden mit dem Hut auf die heisse Herd-
platte gestellt, mit Salz bestreut und gebraten. Allerdings kommen
dort zwischendurch auch Vergiftungen vor, bei denen aber, wie es
scheint, nach tüchtigem Erbrechen sofort Alles wieder gut geht.

In dem Jahresbericht der Pharmacie für 1876 pag. 350 sind
Beobachtungen von Buchwald über Vergiftungen referirt, darunter
auch eine Intoxikation von 3 Arbeiten, die angeblich durch Russula
emetica verursacht war. — Nach der Symptomatologie kann es sich
in diesem Falle kaum um den Speitäubling gehandelt haben.

Auch bei dieser Vergiftung ist Strychnin (subcutan, zu etwa
2 mgr) empfohlen. (Autor?)

VI. Der büschelige Schwefelkopf — Hypholoma fasci-
culare — soll durch Verwechselung mit dem sogen. Stockschwämmchen zu Vergiftungen geführt haben: doch ist diese Verwechselung
für den Kundigen nicht möglich. Das Stockschwämmchen, Pholiota
mutabilis, hat einen gelblich- bis dunkelbraunen Hut, oft in der Mitte
heller, der Stiel ist gegen den Grund immer dunkler braun, trägt
feine häutige Schüppchen und einen Ring (der selten fehlt), die
Oberfläche ist glatt fettig, die Blätter gelblich weiss bis gelblich braun,
die Sporen dunkel purpurbraun, der Geruch obstartig — er findet sich
an moderndem Holz, Buchen und Erlen, zu dichten Büscheln vereinigt. Der Schwefelkopf hat einen gelben Hut, dessen Färbung gegen
die Mitte gesättigter wird, die Blätter sind schwefelgelb bis grünlich,
die Sporen braun, der Stiel ist blassgelb, trägt nie einen Ring. Der
Geschmack ist widrig bitter und schon deswegen wird der Pilz von
Jedem zurückgewiesen werden.

Schwer giftig scheint er nicht zu sein. Bei Lenz ist referirt,
dass Hertwig ihn an Hunde ohne Schaden verfüttert habe. Da das
Stockschwämmchen an manchen Orten in der Suppe genossen wird,
so könnte der Schwefelkopf gelegentlich wohl die Suppe verderben.

VII. Der Satanspilz — Boletus Satanas.

Die Porenpilze oder Löcherpilze: Polyporei, tragen die Basidien
in Röhren. Das Hymenium ist auf der Unterseite des meist dick
fleischigen Hutes befestigt. Die nach unten geöffneten Mündungen
der Röhren sind meist durch bestimmte Farben ausgezeichnet. Es
gehören hieher wichtige Speisepilze: der Steinpilz, Butterröhrling,
Kapuzinerpilz etc.

Als giftig gilt der Satanspilz. — Der ihm sehr ähnliche
Hexenpilz, B. luridus, wird nach zuverlässigen Autoren mit Unrecht
verdächtigt. Dagegen ist wohl mit Recht beschuldigt der Dickfuss-
Röhrling: B. pachypus, über den ich aber bei Lenz nur die kurze
Angabe finde: dass nach Büchner schon kleine Stückchen Erbrechen
erregen. Er gleicht dem B. luridus, nur ist der Hut mehr graubraun
und die Oeffnungen der Röhren sind gelb, der Stiel gelb und roth
scheckig: das Hymenium ist an den Stiel angewachsen. Auch der
ihm sehr nahe stehende B. kalopus gilt als verdächtig. Beide haben
weisses Fleisch, das auf dem Bruch mässig stark blau anläuft. —
Nähere Angaben — Vergiftungsfälle — habe ich über beide nicht
finden können. — Bei der Beschreibung einer schweren Pilzvergift-

ung stellt Königsdörffer (Therap. M.-II. 1893 pag. 571) die Vermuthung auf, in den von ihm beobachteten Fällen sei Boletus pachypus oder kalopus die Vergiftungsursache gewesen. Ich kann dieser Meinung nicht beistimmen: nach der Symptomatologie hat es sich um Fliegenpilze oder vielleicht Panther-Wulstlinge gehandelt.

Boletus Satanas: Satanspilz, einer der grössten Röhrenpilze, hat einen auffallend hellen, weissgelblichen, doch manchmal auch etwas dunkler gelb bräunlichen, auch grünlichen Hut, die Oberfläche ist weich wollig wie Waschleder anzufühlen (manchmal klebrig). Fleisch mattweiss (auch röthlich), läuft auf dem Bruche bläulich an. Die Röhren sind gelb, an der Mündung aber dunkel ziegelroth. Stiel unten dunkelroth nach oben heller bis gelb, rothweisslich gegittert. Schmeckt und riecht angenehm.

Dieser Pilz ist schwer giftig: die damit vorgekommenen Vergiftungen sind zusammengetragen bei B.-Husemann, pag. 158 ff. Besonders wichtig ist die Selbstbeobachtung von Lenz (L.-Wünsche: 7. Auflage 1890. pag. 120 und 121), weil bei diesem Fall die botanische Diagnose und die Aufnahme nur der Einen Pilzart sicher zutreffend sind. — Die Erkrankung begann etwa zwei Stunden nach der Aufnahme. Das Erste war heftiges sich vielemale wiederholendes Erbrechen, das anfänglich die genossenen Pilze, später nur bittere Flüssigkeit mit Blut gemengt ausleerte: Milch und Oel wurden wieder ausgebrochen. — Bald stellte sich hochgradige Kraftlosigkeit ein, so dass die Vergifteten den Eindruck schwerer Erkrankung machten. Der Puls war kaum noch bemerkbar, die Glieder kalt, der Leib, eingefallen, wurde nach und nach äusserst schmerzhaft. Dazu anhaltender Durchfall mit Blut und Schleimhautfetzen (?) untermischt, Krämpfe der Extremitäten und des Gesichtes. Die verschiedensten Maassregeln: Erwärmen, Darreichen einer Emulsion mit Opium, Oelund Milchtrinken brachten keine Erleichterung. Ein leichterer Fall war schon am nächsten Tage bis auf länger andauernde Mattigkeit in voller Reconvalescenz. Bei einer schweren Pilzvergiftung (Ein Pilzexemplar in Butter gebraten) dauerten die bedrohlichen Symptome bis zum 3. Tage: die Schwäche noch über eine Woche lang nach. — Aehnlich lauten die Krankengeschichten bei Krombholz und bei Phöbus. — Eine von Finekh (Württbg. medic. Corresp.-Blatt Jahr 1874 Nr. 35) beschriebene Vergiftung stimmt zu den älteren Fällen gut überein.

Boledus luridus, Hexenpilz (Schusterpilz), von manchen Mykologen mit dem vorigen identificirt, wird jetzt wohl allgemein als besondere Species aufgefasst. Die Hutoberfläche ist dunkel schmutzig braun, selten auch heller schmutzig braun, nicht glänzend, immer wollig filzig. Die grünlich gelben Röhren sind an der Mündung tief dunkelrot matt gefärbt. Der Stiel kurz, dick, in der Jugend fast kuglich, später mehr länglich, ist am Grunde düster roth, wird nach oben heller bis gelb, auch düster braun: er ist meist roth gegittert. Eine Varietät mit ungenetztem Stiel wird als besondere Art, B. erythropus, unterschieden. Das auf frischem Bruche gelbe Fleisch wird an der Luft rasch blau, eine Reaktion, die auch verwandte Species, aber keine so energisch wie der Hexenpilz geben. Er ist etwas kleiner als der Satanspilz. Nach Böhm's Versuchen war der Pilz für Hunde ungiftig: die Thiere nahmen die Stücke in Milch auf, ohne zu erkranken. Krombholz nennt ihn verdächtig, bemerkt aber, dass er an verschiedenen Orten gegessen werde. Lenz (l. c. pag. 119) gibt an, ihn ohne Schaden genossen zu haben. Auch Schafe, Kühe, sollen nach Angabe der Hirten den Pilz in grossen Maassen fressen ohne alle üblen Folgen. Doch warnt Lenz mit Recht vor ihm wegen der grossen Aehnlichkeit mit dem Satanspilz.

Dieser Pilz ist von Böhm (A. e. P. Ph. 19. 1885. pag. 62) chemisch untersucht. — Interessant ist die Isolirung des Farbstoffes, der die auffallenden Färbungen bedingt (und der wahrscheinlich in allen sich verfärbenden Boletus-Arten enthalten ist). — Aether und Alkohol ziehen einen Farbstoff aus, der als Bleiverbindung aus den Lösungen ausgefüllt werden kann. Wird der Bleiniederschlag mit Schwefelsäure zu einem dünnen Brei angerieben und dann mit Aether extrahirt, so geht in den Aether der Farbstoff ein, der aus dieser Lösung krystallinisch sich ausscheidet. Dieser Farbstoff, mit ausgesprochenem Säure-Charakter wird durch kohlensaures Natron zuerst smaragdgrün, dann tief indigblau, neutralisirt wieder roth. Böhm nennt ihn Luridussäure. Giftig ist sie nicht: bis zu 0,2 subcutan war für Hunde gleichgültig.

Weiter wurde nach der Schmiedeberg'schen Methode Cholin isolirt, das nach dem Ergebniss von Thierversuchen minimale Mengen von Muscarin enthielt.

VIII. Scleroderma vulgare: der Pomeranzenhärtling, Kartoffelbovist, die falsche Trüffel, hat nur geringe praktische Bedeutung. Er ist kugelig, meist deutlich abgeplattet, ist schmutzig-bräunlich-weissgelb, hat einen kurzen, zuletzt dünnen Stiel. Die Oberfläche ist in einzelne Felder zerrissen. Das Innere, derbfleischig, ist anfangs gelblichweiss, später blauschwarz gefärbt. Es soll nach Lenz in Scheiben zerschnitten als falsche Trüffel verkauft werden. Diese Scheiben haben einen derben dicken weissen Rand, sind in der Mitte blauschwarz ohne alle Marmorirung. — Die von Lenz nicht genau beschriebenen Erscheinungen bestehen in Magenstörungen, Uebelkeit. — Er schmeckt sehr scharf: wiederholtes Abbrühen hat die Stücke nicht entgiftet.

IX. Die Morcheln und die Lorcheln (Morchella und Helvella)[1]. Sie gehören beide zu den Schlauchpilzen und zwar zu den sogenannten Discomycetae, bei denen die in Schläuchen eingeschlossenen Sporen auf einem Sporenlager angeordnet sind, das die Oberfläche eines hutförmigen, mützenartigen Fruchtkörpers überzieht. Nach der Gestalt des ganzen Fruchtkörpers und des Sporenlagers unterscheidet man die Morcheln mit mehr regelmässigem Hut und die Lorcheln (Helvella) mit unregelmässig gefaltetem, mützenförmigem, gelappten Hut.

Morcheln und Lorcheln gehören zu den wohlschmeckendsten und meist gesuchten Speisepilzen. Gelegentlich aber kommen durch sie schwere und sogar tödtlich endigende Vergiftungen vor. Durch diese Erfahrung gemahnt, soll die Bevölkerung mancher Gegenden die Lorcheln meiden. Hauptsächlich ist es die Speiselorchel (Helvella

---

[1] Die wichtigsten Untersuchungen sind: von Boström: Deut. Archiv klin Medicin 32 (1883) pag. 209. Ponfick: Virchow's Archiv 88 (1882) pag. 445. Böhm und Külz: A. e. P. Ph. 19 (1885) pag. 403.

Die ältere Literatur ausführlich bei Boström; auch bei Boudier-Husemann pag. 35.

esculenta), auch Stockmorchel genannt, die zu dieser Vergiftung
Veranlassung gegeben hat, und auf die sich einzig die bisher vorliegenden Untersuchungen und Veröffentlichungen beziehen. Doch
sei bemerkt, dass auch die Morcheln (Morchella esculenta, deliciosa
etc.) nach gewissen Angaben in der Literatur sich der Helvella esculenta gleich zu verhalten scheinen.

Ueber die merkwürdige Giftwirkung dieser Pilze sind die folgenden Punkte jetzt aufgeklärt.

Es gibt keine besondere Speeies giftiger Lorcheln. Die von
Krombholz aufgestellte Art Helvella suspecta existirt nicht: was als
solche definirt wird (Stiel schmutzig fleischroth gegen den weissen
Stiel der Helvella esculenta) ist nur eine etwas abweichende Alters-
varietät der gewöhnlichen Speiselorchel.

Alle Lorcheln (Helvella esculenta) sind giftig: wenigstens ergibt
sich das als die wahrscheinlichste Folgerung aus den Versuchen
Boströms. Sie sind aber leicht zu entgiften durch das Auskochen
mit Wasser, worin das Gift sich löst. Diese Brühe ist darnach stark
wirksam und führt bei Hunden die charakteristische Intoxikation
herbei. Schon das kalte Wasser scheint die giftige Substanz langsam
auszuziehen. Auf alle Fälle aber ist, wenn die Lorchel gegessen
werden soll, das Abkochen und sorgfältige Weggiessen des Kochwassers dringendst anzurathen. — Dieses uns bekannte Gift hat
im Wesentlichen die Wirkung, nach Resorption vom Magen aus rasch
und energisch die Blutkörperchen aufzulösen.

Durch das Trocknen der Lorchel wird das Gift zerstört. In
den getrockneten Pilzen ist nach etwa 14 Tagen (Ponfiek) keine
giftig wirksame Substanz mehr enthalten: schon nach einigen (3)
Tagen ist die Giftigkeit stark vermindert.

In den bisher besprochenen Punkten ist die Aufklärung eine
vollständige und die Uebereinstimmung der Autoren allgemein. Unvollständig klar gestellt ist noch Folgendes:

Es sind bisher häufig Lorcheln nach einer Zubereitungsweise
genossen worden, wobei sie nicht mit heissem Wasser ausgezogen
waren (gebacken, gebraten), ohne dass darnach Vergiftung, die ja
hätte erwartet werden müssen, aufgetreten ist. Boström, der diese
Frage discutirt, glaubt aus gelegentlichen Angaben in der Literatur
schliessen zu dürfen, dass starkes Salzen die Lorcheln entgifte. In
der That ergab der Versuch, dass die aus 90 gr Lorcheln gewonnene
Kochbrühe, die nach allen vorausgegangenen Versuchen beim Hunde
eine schwere, selbst tödtliche Vergiftung hätte machen müssen, ohne
alle Folgen blieb, als sie mit viel Salz versetzt unter Fleisch gemischt
dem Hunde vorgesetzt wurde. Leider ist nur ein solcher Versuch
und ohne Controllexperiment ausgeführt. Boström theilt weiter mit,
dass in manchen Gegenden die Lorcheln vor dem Zubereiten stark
gesalzen, nach einigen Stunden kalt abgewaschen und dann zubereitet
werden, ohne dass man sie abkocht. — Sehr gut passt dazu die Beobachtung (Boström: l. c., pag. 279), dass in einer Familie, die zwei
Tage nach einander Lorcheln gegessen hatte, am ersten Tage gar
keine Vergiftungserscheinungen sich zeigten, wohl aber am zweiten
Tage, an dem die Speisen schlecht gesalzen waren. Die erwachsenen
Theilnehmer der Mahlzeit, die nachsalzten, erkrankten weniger schwer
als die Kinder. Immerhin ist die Beweisführung dafür, dass durch
kräftiges Salzen die Lorcheln sicher entgiftet werden, noch sehr

lückenhaft und bedarf der Ergänzung, bevor daraus eine zuverlässige Methode der Praxis wird. — Boström gibt noch an, dass die von den Lorcheln durch Abkochen gewonnene Brühe eigenartig widerlich süss, geradezu brechenerregend schmecke, dass aber dieser Geschmack sehr gut durch Kochsalz verdeckt werde. Dazu stimme die Angabe in Kochbüchern, dass die Lorcheln in Salzwasser ausgekocht, dann ausgepresst werden sollen. ...

Nach den bisher angestellten Thierversuchen sind die Lorcheln, d. h. die daraus gewonnene Kochbrühe eigentlich immer giftig. Dem gegenüber muss es auffallen, dass die wirklich in der Literatur gemeldeten Vergiftungen von Menschen verhältnissmässig selten sind und dass immer nur in einzelnen Jahren (mit längeren Intervallen) solche Intoxikationen gemeldet werden, dann aber meist mehrere Fälle in demselben Jahre (1844. 1846. 1853. 1855. 1879). Man muss noch dazu nehmen, dass in manchen Gegenden Deutschlands die Lorcheln alljährlich in grossen Mengen genossen werden. Alle die Fragen, die sich darnach von selbst aufwerfen, ob in einzelnen Jahren stärker giftige Lorcheln wachsen, ob jetzt allgemein eine zweckmässige Zubereitungsart eingeführt ist, sind noch offen.

Ueber die Isolirung des Giftes haben Böhm und Külz Studien gemacht. Das durch Auskochen mit Wasser in Lösung gebrachte Gift wird durch neutrales und basisches Bleiacetat nur unvollständig gefällt. Eindampfen des wässerigen Auszuges zerstört das Gift nicht (oppos. Boström), und zwar weder bei saurer noch bei alkalischer Reaktion. Auch in Alkohol und Aether geht die Substanz in Lösung. — Die genannten Autoren benützen darum folgende Darstellungsmethode. Die zerschnittenen Pilze werden mit dem doppelten Gewicht Alkohol macerirt, dann abgepresst und colirt, der Alkohol im Vacuum abdestillirt und der Rückstand mit dem mehrfachen Volumen Aether ausgezogen. Aus dem scharf getrockneten Aetherextrakt wurde endlich durch Ausziehen mit heissem Wasser ein als Säure erwiesener Körper isolirt, dem der Name Helvellasäure gegeben ist. Die empirische Formel ist: $C_{12}H_{20}O_7$, das Ba-Salz: $C_{12}H_{18}BaO_7$. — Von dieser Säure machte 0,16 bei einem Hunde von 5 Kilo die charakteristische Intoxikation.

Die Vergiftungs-Symptome, die von Boström, Ponfick und Böhm bei Thierversuchen gleichartig gesehen und beschrieben sind, bestehen wesentlich aus den Folgen des Auflösens der rothen Blutkörperchen. Sehr bald kommt Traurigkeit, Uebelkeit: nach etwa 2 Stunden Erbrechen, das sich wiederholt. Leichter Icterus ist schon in 6 Stunden, allemal in 10 bis 12 Stunden angedeutet. Verschieden schnell, gewöhnlich nach etwa 24 Stunden kommt der erste blutig gefärbte Harn (Hb-Tropfen), dessen Gehalt an Hb noch steigt. Das Erbrechen dauert an, der Icterus wird deutlicher, nimmt zu. Bei der Blutuntersuchung findet man zahlreiche Schatten. In günstigem Falle kommt schon am 3. Tage Verminderung aller Symptome und Reconvalescenz. Andernfalls stellt sich complete Anurie ein, sehr aufgeregte Herzthätigkeit, Cyanose der sichtbaren Schleimhäute, rascher Kräfteverfall, grosse Mattigkeit, Steifigkeit der Extremitäten. Gegen Ende des 2. Tages Tod bei fast völliger Lähmung; — sonst rasche und vollständige Erholung.

Gegenüber diesen typischen Erscheinungen bei den Thiervergiftungen ist bei den beschriebenen Unglücksfällen an Menschen der ursächliche Zusammenhang aller Symptome mit der angenommenen Grundwirkung nicht so durchsichtig und klar.

Beim Menschen kommen einige Stunden nach dem Genusse (auch 6 bis 8 und 10 Stunden sind angegeben) Leibschmerzen, Uebelkeit, Schwindelgefühl, Mattigkeit, wornach bald Würgen und Erbrechen, das sich wiederholt, auftritt. Durchfälle sind durchaus nicht allemal vorhanden: auch Aufgetriebensein und übermässige Schmerzhaftigkeit des Unterleibs wird nicht in allen Fällen beschrieben: selten ist Blutbeimengung in den Ausleerungen. Bei günstigem Verlauf bleibt es bei diesen Symptomen, das Erbrechen lässt nach: es besteht noch für mehrere Tage Mattigkeit und Appetitlosigkeit, die Wiederherstellung ist aber bald vollständig. In schweren Fällen aber kommen schon gegen Ende des 1. Tages oder erst am 2. und 3. Tage schwere nervöse Symptome: Anfangs hochgradige Unruhe, starke Aufregung und Delirien, Benommensein, das dann bald in vollständige Bewusstlosigkeit und Lähmung übergehen kann. Dazwischen oder gegen das Ende schwere Convulsionen, Trismus, tetanische Steifheit der Extremitäten, heftiges Schreien: unter diesen Erscheinungen tritt der Tod ein. — Sehr häufig wird Icterus angegeben: in den Fällen der neueren Zeit eigentlich allemal. Diese Veränderung ist eine typische Theilerscheinung der Wirkung der „Blutgifte" — siehe hiezu pag. 26, 57 u. 58, 63 u. 64 etc. Dabei wird von Boström das Offenstehen des Ductus choledochus im Sektionsbericht ausführlich betont. — In keiner Krankengeschichte aber ist von Blutharnen oder von Anuria die Rede. Im Gegentheil ist der Harn besonders als hell bezeichnet: in einzelnen Fällen war die Blase leer, in anderen aber übermässig stark von hellem blassem Harn ausgedehnt.

Von Boström ist an Hunden der Befund des Hb-Infarktes in den Nieren, die typischen Veränderungen in Milz, Leber und im Knochenmark ganz besonders erhoben. Auch die Zeichen des Icterus sind festgestellt.

Es besteht darnach ein gewisser Unterschied in den Erscheinungen bei den künstlichen Vergiftungen der Thiere mit Lorchelbrühe und bei den Unglücksfällen, die von Menschen berichtet sind. Beim Menschen sind gegen den letalen Ausgang allemal schwere Gehirnsymptome vorhanden, die sehr bestimmt an Meningitis erinnern, Jactation, Convulsionen, Delirien, Trismus, Starre der Extremitäten, Schreie, unwillkürliche Entleerungen etc. — Man kann ja für die Erklärung aller Symptome verschiedene Annahmen machen: die wahrscheinlichste aber scheint mir die, dass wir es bei der Lorchelvergiftung des Menschen mit einer combinirten Vergiftung zu thun haben, einmal mit der Wirkung einer Blutkörperchen lösenden Substanz, die aber beim Menschen nicht sehr stark angreift (nur Icterus, kein Blutharnen!), und weiter mit einem viel intensiveren Gift, das aufs Centralnervensystem wirkt. Bei den bisherigen Thierversuchen ist das letztere noch nicht ausgesprochen zur Aktion gekommen, entweder weil die Thiere nicht davon afficirt werden, oder weil es in den bisher benützten Pilzen nicht enthalten war. Schwere Lorchelvergiftungen der Menschen passiren ja nur ausnahmsweise und mit langen Intervallen. — Die Gehirnerscheinungen gleichen denen, die in manchen Intoxikationsfällen vom Giftwulstling beschrieben sind. — Eine Blutkörperchen lösende Substanz macht solche Zeichen nicht.

— Angedeutet sind einzelne dieser Wirkungen in den Thierversuchen von Boström, so Steifheit der Extremitäten: l. c. Experimente 1 und 7.

Bei Würdigung aller Einzelheiten darf man den Schluss ziehen, dass die Lorchelvergiftung noch nicht vollständig aufgeklärt ist. Die Helvella-Säure ist wohl die Substanz, die blutkörperchenlösend wirkt. Die Natur des giftigen Stoffes aber, der die Gehirnsymptome macht, ist (wie bei der Amanita phalloides) uns noch völlig unbekannt[1]).

Von Behandlung der Pilzvergiftung ist zuerst die Prophylaxe zu erwähnen. Davon wieder ist die gründlichste Belehrung des Volkes der wichtigste Theil. Die Kenntnisse, die der Pilzsammler braucht, sind leicht zu erwerben. An zweiter Stelle ist die Marktpolizei zu nennen.

Zur Behandlung der ausgebrochenen Pilzvergiftungen wird als erste Massregel die Entleerung des Magens und des Darm empfohlen. Für Erbrechen wird man meistens nicht mehr zu sorgen brauchen. Auf alle Fälle ist es mit den mildesten Mitteln herbeizuführen, nicht mit den übermässigen Gaben von Brechweinstein, die früher gebräuchlich waren. Die Darmentleerungen soll man durch hohe Eingiessungen hervorrufen, die auch durch Anregung der Diurese günstig wirken können (körperwarme Kochsalzlösung). — Daneben wird Ricinusöl das beste Ausleerungsmittel sein. Trinken von viel Wasser (bei den Milchlingen und Täublinger ist eisgekühltes Wasser empfohlen) wird von verschiedenen Stimmen aus der Praxis empfohlen. Ebenso allgemein gerühmt ist Wärmen des Unterleibs, heisse Compressen, heisse Bäder. — Weiter wird die Einzelbehandlung symptomatisch sein müssen, da wir specifische Gegengifte nicht besitzen.

Von verschiedenen Stellen wird gegen den Herzcollaps Strychnininjektion empfohlen.

Anhang.

Es sind in der Literatur Angaben vorhanden, wornach auf den Genuss der verschiedensten Pilze gelegentlich unangenehme Folgen aufgetreten sind, so besonders Magenstörungen und Erbrechen, womit dann die Erkrankung beendigt war. Solche Pilze sind darum noch nicht als giftige anzusehen, als welche nur solche Arten gelten, von deren Genuss immer (unter bestimmten Einzelbedingungen) schlechte Wirkung beobachtet wird. Ich selbst habe von einem Gerichte, das aus verschiedenen Clavaria-Arten (Händling, Hirschschwamm ..) gemischt war, sehr unbequeme Folgen erlebt. Die schädigend wirk-

---

[1]) Im Correspondenzblatt Schweizer Aerzte 1888, pag. 612 findet sich folgender Bericht über eine Lorchel-Vergiftung. — Nach einem Gericht aus getrockneten Lorcheln, die getrocknet mehrere Monate verwahrt waren, stellten sich, etwa 5 bis 6 Stunden nach der Mahlzeit Magen-Darmzeichen, Brechdurchfälle ein. Die chemische Untersuchung (von J. Berlinerblau) ergab im Destillat des wässerigen Auszuges Trimethylamin, ausserdem wurde im wässerigen wie im alkoholigen Extrakt Neurin nachgewiesen. — Die Prüfungen an Thieren ergaben curare- und muscarinartige Zeichen, also Symptome, die mit dem chemischen Funde des Neurins zusammen stimmen. — Dieser Krankheitsfall hat mit Lorchelwirkung eigentlich nichts zu thun: das in den Pilzen reichlich vorhandene Cholin war durch irgend welche chemische Aktion in den Pilzen in Neurin umgewandelt worden. Siehe § 224. III. a. b.

same Art kann ich nicht angeben. Lenz empfiehlt nur die Clavaria Botrytis und flava und warnt vor den bläulich oder violett aussehenden Arten. — Der viel gesammelte Cantharellus cibarius (Gelbling, Eierpilz, Pfifferling) wird wohl mit Unrecht in ganz vereinzelten Literaturstellen verdächtigt. Man soll nach dem Rathe Kundiger nur nicht zu alte Exemplare brauchen. — Der ihm ähnliche falsche Gelbling (Canth. aurantiacus) ist wie mir scheint überall sehr selten. Er ist dunkler tingirt (besonders die Blätter), mehr pomeranzen-, ockerfarben, das Fleisch blass orangegelb; er kommt erst sehr spät im Herbste. Er wird nur als verdächtig, nicht als bestimmt giftig, bezeichnet.

Von den Polypori wird der sogenannte Hausschwamm — Merulius lacrimans —, der in feuchten Wohnungen das Holz durchwächst und zerstört, beschuldigt, er könne durch den dumpfen moderigen Geruch (auch durch seine Sporen) die Gesundheit der Inwohner beschädigen. Ungefug (Eulenburg, Vierteljschr. gerichtl. Medicin 1873) schiebt typhöse Erscheinungen einer unter solchen Bedingungen wohnenden Familie auf diesen Pilz — eine Behauptung, die heutigen Tages nicht mehr einer besonderen Abweisung bedarf.

Der Polyporus officinalis, auch P. laricis, purgans, Lärchenschwamm, enthält verschiedene sehr stark wirksame Substanzen, die aber jetzt nicht mehr die praktische Bedeutung haben wie früher. — Die inneren Parthien des geschälten Pilzes wurden früher (getrocknet) unter dem Namen Agaricum als stark wirkendes Abführmittel gebraucht. Die jetzt in der Heilkunde als Agaricin verwendete schweissmindernde Substanz wird dem alkoholigen Extract mit 60 procentigem warmen Alkohol entzogen und nach dem Lösen in Wasser als Baryum-Salz gefällt (Agaricus-Säure).

Neue Untersuchungen über die schweissmindernde Substanz sind von Schmieder (Archiv f. Pharmacie 3. 24. Bd. 1886, pag. 641) und von Hofmeister (A. e. P. Ph. 25, pag. 189) veröffentlicht: an der letzt citirten Stelle ist die Literatur angegeben. Als Weg, um die Agaricussäure rein zu gewinnen, rührt man nach Hofmeister die käufliche unreine Säure mit überschüssigem heissem Barytwasser an. Der erhaltene Niederschlag wird zuerst mit kochendem Wasser, wodurch die Barytverbindungen der Harzsäuren entfernt werden, sodann mit kochendem Alkohol zur Entfernung einer indifferenten Substanz (Agaricol) behandelt, darnach in verdünntem Alkohol suspendirt und mit verdünnter Schwefelsäure in der Wärme versetzt. Die Agaricussäure scheidet sich aus dem erkaltenden Alkohol aus und ist durch Umkrystallisiren aus Alkohol zu reinigen. — Die Säure ist zweibasisch, von der Formel $C_{14}H_{27}OH(COOH)_2$ in heissem Wasser ziemlich gut löslich: die Alkalisalze sind löslich in Wasser.

Die Säure besitzt die folgenden physiologischen Wirkungen. Sie macht örtlich starke Reizungserscheinungen. In den Kreislauf gebracht ruft sie deutliche Lähmungssymptome hervor. Endlich vermindert sie sehr energisch die Schweisssekretion.

Die drastisch wirksamen Substanzen des Lärchenschwammes sind Harzsäuren, deren Barytsalze in kochendem Wasser löslich sind (siehe oben).

§ 228. Das Mutterkorn. Secale cornutum.

I. Das Mutterkorn ist das Produkt einer Pilzerkrankung verschiedener Gramineen, besonders des Roggens. — Zur Zeit der Getreideblüthe kommt die Spore eines Schlauchpilzes, wahrscheinlich durch den Wind (oder durch Insekten?) vertragen auf die Blüthe einer Kornähre oder einer anderen Grasart. Man sieht darnach mit freiem Auge zuerst Veränderungen an den Spelzen, an denen Tröpfchen einer unangenehm riechenden Flüssigkeit, der Honigthau, auftreten. Die wuchernden Pilzfäden umschliessen als eine weiche weisse Masse den Fruchtknoten. Auf der Oberfläche des aus vielen engverflochtenen Hyphen bestehenden Mycels schnüren sich Conidien ab, durch dessen Sporen der Pilz sofort weiter fortgepflanzt werden kann. Dieses Stadium der Entwickelung wurde früher mit einem besonderen Namen belegt: Sphacelia segetum. Wenn die Conidienbildung auf der Höhe ist, beginnt am Grunde des Fruchtknotens in dem Mycelium der Sphacelia die Bildung des festen hornförmigen Dauerlagers. Die Hyphen verdichten sich, lagern sich fest aneinander und wachsen dann, anfänglich noch von dem lockeren Gewebe der Sphacelia umgeben, nach und nach zu dem harten, hahnenspornähnlichen, dunkelviolett bis schwärzlich gefärbten Gebilde aus, das als Mutterkorn bekannt ist: die Reste der Sphacelia, die nicht weiter gewachsen ist, sitzen oft wie eine Kappe auf der Spitze des Mutterkorns. Dieses harte Gebilde, ein sogenanntes Dauerlager, sclerotium, bleibt nun bis zum Herbst oder bis zum nächsten Frühjahr in Ruhe. Im feuchten Boden treibt es dann gestielte kugelige, rothgefärbte Köpfchen aus, welche die kurz flaschenförmigen, mit Sporenschläuchen gefüllten Fruchtkörper einschliessen. Dieses Entwickelungsstadium heisst Claviceps purpurea. Die fadenförmigen Sporen kommen zur Zeit der Roggenblüthe wieder auf eine Aehre und nun beginnt die Entwickelungsreihe von Neuem.

II. Das Dauerlager, Sclerotium von Claviceps purpurea heisst Mutterkorn, Hungerkorn, auch Hahnensporn, französisch ergot, daher ergot du seigle, ergot of rye: es bildet schwärzlich violette, längliche, feste Körner von 1,5 bis über 2 Centimeter Länge und etwa 2 bis 5 Millimeter Dicke. Es kommt fast immer auf dem Roggen vor, besonders reichlich in feuchten Jahren. Auch auf anderen Getreidesorten und auf zahlreichen Arten von Gramineen und Cyperaceen[1]) schmarotzt derselbe Pilz und erzeugt dem Mutterkorn ähnliche Gebilde. So wird erzählt, dass schwere Epidemien in Frankreich (Sologne) durch befallenen Weizen verursacht waren. Die von Heusinger beschriebene Epidemie des Jahres 1855/56 in Oberhessen soll durch die Trespe, Bromus secalinus, ein sehr gemeines Unkraut des Roggens, bedingt gewesen sein. — Manche an den Rändern der Aecker wach-

---

1) Nach einer Zusammenstellung von Frank (Leunis III. Auflage) kommt Claviceps purp. auf folgenden Gräsern vor: Lolium perenne, italicum, temulentum, Hordeum murinum, Triticum repens, Elymus arenarius, Brachypodium pinnatum und silvatic., Festuca gigantea, Bromus secalinus, mollis, inermis, Glyceria fluitans, spectabilis, Poa annua, sudetica, compressa, Dactylis glomerata, Arrhenatherum elatius, Avena pratensis, Phleum pratense, Alopecurus pratensis, geniculatus, Anthoxanthum odoratum, Panicum miliaceum, Phalaris arundinacea, canariensis, Agrostis vulgaris, Andropogon ischämum, Oryza sativa. — Claviceps microcephala und nigricans sollen andere Gräser befallen. — Auch Lürssen's Handbuch der systematischen Botanik enthält eine solche Zusammenstellung.

sende Gräser, z. B. Lolium perenne, sollen den Ausgangspunkt für die Mutterkornbildung auf dem Getreide abgeben. — Dass aber solches Gras den Thieren direkt schädlich geworden sei, darüber finde ich nur die eine Mittheilung von Randall (1842), der aus N.-Amerika berichtet, es sei in diesem Jahre viel Mutterkorn auf Poa pratensis vorgekommen und wahrscheinlich nach dem Genuss dieses Grases[1]) hätten Kühe durch trockene Gangräne die Hufe verloren (bei Krysinski citirt pag. 66, auch bei Heusinger).

III. Das Mutterkorn ist eine schwere giftige Substanz. Gelegenheiten zur Intoxikation sind einmal durch den Genuss mutterkornhaltigen Getreides, besonders des daraus gebackenen Brodes, weiter durch den medicinischen Gebrauch des Mutterkorns für Uterus-Therapie und Blutstillung gegeben.

IV. Die Vergiftung durch mutterkornhaltiges Getreide kommt heutigen Tages bei uns in Deutschland kaum mehr oder nur in vereinzelten Fällen vor. Früher hat in allen Ländern Europas der Genuss von solchem Brod und Mehl schwere Massenerkrankungen hervorgerufen, die als Ergotismus, Kriebelkrankheit, Brandseuche u. s. w. bezeichnet wurden.

Die krankhaften Störungen, die man insgesammt vom Mutterkorn bisher constatirt hat, sind noch nicht bestimmt auf die näheren physiologischen Ursachen zurückgeführt. Ich halte es deshalb für nothwendig, sorfältig die Intoxikationsbilder zu beschreiben und erst darnach die wissenschaftlichen Bemühungen zu referiren, die sich mit der Aufklärung der einzelnen Mutterkornwirkungen beschäftigen. So ist gleich bei der ökonomischen Mutterkornvergiftung, dem epidemischen Ergotismus, ein doppeltes klinisches Bild beobachtet, die man als Ergotismus convulsivus und als E. gangränosus unterschieden hat. Und wenn auch Uebergänge der Vergiftungsbilder, gemischte Epidemien vorgekommen sind, so sind doch viele Massenerkrankungen beschrieben, bei denen nur eine Erkrankungsform beobachtet ist. — Die erste Frage, ob die klinischen Differenzen durch verschiedene Gifte verursacht sind oder ob nur ein Gift vorhanden ist, das in verschiedenen Dosen andersartig wirksam erscheint, wird von den Autoren nicht gleich beantwortet. — Am meisten Arbeit ist bisher auf die Isolirung der eigentlich wirksamen Substanzen verwendet worden: aber auch hierüber sind wir noch nicht definitiv aufgeklärt: gleich die praktisch wichtigste Frage nach der Substanz, die die Uteruswirkung hervorbringt, ist noch nicht beantwortet.

Ueber die hochinteressante Geschichte des Ergotismus verweise ich auf die Literatur:

Taube: Die Geschichte der Kriebelkrankheit, Göttingen 1782.

Heusinger: Studien über den Erg., Marburg 1856.

Leteurtre: Documents pour servir à l'histoire du seigle ergoté — Pariser Thesis von 1871, enthält die wichtige französische Literatur.

Die Geschichtswerke von Hecker und C. Sprengel. Weiter Falck: Handbuch der Path. Therapie II. 1. Erlangen 1855. —

---

[1]) Die Angabe von Randall referire ich nach Krysinski, der sie selbst wieder von Heusinger hat. Das Original habe ich nicht gesehen. Sie klingt sehr merkwürdig, zumal nach der gerade gegebenen Zusammenstellung auf Poa pratensis der Mutterkornpilz gar nicht vorkommt. — In der neuen thierärztlichen Literatur habe ich nach gleichartigen Vorkommnissen nicht gesucht.

Krysinski: Pathologische u. . . . Beiträge zur Mutterkornfrage.
Jena 1888 An den letzten Stellen ausführliche Literatur[1]).

Alle Autoren, die die Symptomatologie des Ergotismus zusammenfassend dargestellt haben, beschreiben zwei Formen dieser Erkrankung,
den Ergotismus spasmodicus oder convulsivus, die Krampfseuche, und
den Erg. gangränosus, die Brandseuche. Die erste Form wurde hauptsächlich in Deutschland und den nordischen Ländern, die gangränöse
Form in Frankreich und der Schweiz beobachtet: doch sind auch hier
und dort Epidemien des anderen und solche gemischten Charakters
vorgekommen.

Die Symptomatologie des Ergotismus spasmodicus ist sehr
schwankend. Einzelne Autoren beschreiben ein längeres Stadium
unbestimmter Prodomi: meist aber beginnen die charakteristischen
Zeichen bald, nach einigen Tagen. Das erste eigenartige Symptom
ist das Gefühl von Taubsein, Eingeschlafensein in den Fingern,
Händen beginnend und sich weiter über den ganzen Körper verbreitend: daher der Name Kriebelkrankheit. Dieses Zeichen ist eines
der ersten und das längst dauernde. Das Kriebeln, Pelzigwerden
breitet sich nach und nach weiter aus, befällt auch Zunge, Rachengebilde und wird subjektiv immer ausgesprochener, beschwerlicher:
langsam geht es endlich nach Aufhören der anderen Symptome zurück. — Sodann kommen gleich Anfangs Magen- und Darmstörungen,
anhaltende Durchfälle, auch Erbrechen, oder richtige Brechdurchfälle.
Diese leichteren Grade der Vergiftung gingen bei zweckmässigem Verhalten, richtiger Ernährung bald wieder zurück. — Bei schwererem
Verlauf kamen dann bald zu dem stärker auftretenden Kriebeln und
den Darmstörungen Krampfzustände. Das Würgen und Erbrechen
wird stärker: wiederholt steht in den Berichten, dass mit den Durchfällen Spulwürmer abgegangen sind. Diese letzteren wurden dann
von den Aerzten als Krankheitsursache angenommen und fortgesetzt
Wurmmittel gegeben. Nach den Brechanfällen bestand Heisshunger,
besonders nach sauren Speisen und gesteigerter Durst. Die Brechdurchfälle machten bei Kindern und Greisen oft raschen und schweren
Collaps. Die Krampfzustände waren sehr verschieden: sehr häufig
kamen gleich Anfangs Zuckungen im Gesicht. Die typische Krampfform, wornach die Krankheit benannt ist, waren tonische Contrakturen
besonders in den Flexoren der Extremitäten, Hände und Füsse waren
gekrümmt, Zehen und Finger eingeschlagen: Adlerschnabelstellung
der Hand. Diese Anfälle waren sehr verschieden stark ausgebildet:
bei Einzelnen nur einige Sekunden bis zu einer Minute, bei Anderen
viele Minuten, selbst Stunden und Tage lang dauernd. Diese Contrakturen waren äusserst schmerzhaft. Löste sich dann der Krampf,
so verfielen im Anfange des Verlaufs die Patienten in ruhigen Schlaf,
aus dem sie zunächst mit dem Gefühl des Gesundseins und mit
starkem Hunger erwachten. Bald aber kamen neue Krampfanfälle,
die ganz unregelmässig, nach einigen Autoren besonders häufig Vormittags, sich einstellten. Bei einzelnen Patienten kamen zuckende,

---

[1]) Nur kurz sei bemerkt, dass die Krankheit auf die verschiedensten unrichtigen Ursachen bezogen wurde: Thuillier (schrieb 1676) soll sie zuerst dem Mutterkorn zugesprochen haben. Die ersten Thierversuche stammen von Dodard 1676.
Einer dieser falschen Annahmen bezog die Kriebelkrankheit auf den Taumelloch:
Lolium temulentum. Linné noch schob sie den Ackerrettig oder Hederich, Raphanus Raphanistrum zu, woher die Bezeichnung Raphania für Ergotismus.

zitternde Bewegungen, die sich bis zu den heftigsten choreaartigen
Anfällen steigerten. Auch Trismus, Nackenstarre, Opisthotonus, Emprosthotonus, die abwechslungsweise auftraten, sind nicht selten erwähnt. Häufig sind nach längerer Dauer des Krankseins die Hände
für immer steif und unbeweglich verkrümmt geblieben: dies mehr an
den oberen als an den unteren Extremitäten. Auch vollständige Lähmungen der befallenen Glieder sind vorgekommen. Leyden (Klinik
Rückenmarkskrankh. II. 1. pag. 287) beschreibt starke Abmagerung,
besonders der Vorderarme und Unterschenkel. Das Kriebeln dauerte
dabei immer fort: zwischendurch kam es zu vollständiger Anästhesie
der Haut, die aber zeitweise z. B. nach körperlicher Arbeit, wieder
zurückging. Selten, in einzelnen Epidemien allerdings häufiger berichtet, waren richtige epileptische Anfälle: mit Bewusstseinsverlust
und den übrigen specifischen Symptomen. — Ganz constant kamen
in allen schweren Fällen Störungen der Gehirnfunktion: plötzlich eintretender Schwindel, Pupillenerweiterung, Sehstörungen der verschiedensten Art: Doppeltsehen, Nystagmus, Sehschwäche bis zu
völliger Erblindung. Taube spricht von Linsentrübung als Ursache
derselben (l. c. pag. 141) und gibt an, dass die Trübung soweit zurückgegangen sei, dass die Erkrankten wieder allein ausgehen konnten.
Weitere Einzelheiten hierüber sind von Kobert im Archiv exp. P.
und Pharm. 18 pag. 352 zusammengestellt. Es liegt eigentlich nach
der Analogie näher, an Ernährungsstörungen in der Netzhaut als
Ursache der Sehveränderungen zu denken. — Weiter wird als ganz
constantes Vorkommniss bei schwerer Erkrankten die Verminderung
der geistigen Fähigkeiten angegeben: Stupor, Gedächtnissschwäche,
immer weiter gehender Verfall des Willensgebietes. — Wirkliche
Fälle von Geistesstörung kamen wohl in allen schweren Epidemien
vor: aus neuerer Zeit haben darüber nähere Beobachtungen mitgetheilt: Siemens (Archiv Psychiatrie und Nervenkrankheiten 11.
1881. pag. 108 und 366) und Tuczek (ibidem 13. 1883. pag. 99).
Im Herbste 1879 herrschte im Frankenberger Kreise in Oberhessen
eine Epidemie von Ergotismus spasmodicus: von 2500 Einwohnern
erkrankten etwa 500 und darunter waren 13 Fälle von Geistesstörung,
die nach Geschlecht und Alter ohne erkennbare Bevorzugung vertheilt
waren. Die wesentlichsten Sätze dieser Autoren lauten: Nur selten
kommen cerebro-spinale Störungen so rasch auf die erste Erkrankung,
dass man daran denken kann, diese Störung als eine direkte Giftwirkung aufzufassen. In den überwiegend meisten Fällen entwickelte
sich die Psychose (oder die Epilepsie) und die Rückenmarks-Sym-
ptome erst Monate nach dem akuten Stadium, gleichsam als Theilerscheinung einer schweren allgemeinen Ernährungsstörung. Alle
Kranke machten einen kachektischen Eindruck, erschienen schwer allgemein leidend. „Nach dem ganzen Verlauf kommt man zu der
Annahme, dass es sich um sekundäre, im Centralnervensystem sich
abspielende Prozesse handelt, die allerdings durch das Gift eingeleitet
waren". — Von 11 Fällen, die Siemens genauer bespricht, bot nur
eine 30 jährige Frau auffallende und abweichende Erscheinungen:
nach anfänglichen Angstzuständen lebhafte Gesichtshallucinationen
mit starker Aufregung (Verzückung): die anderen 10 Fälle zeigten
alle dasselbe Bild, in welchem Stupor und intercurrente epileptische
Anfälle die Haupterscheinungen waren. — Auch spinale Symptome
sind angedeutet: das Kniephänomen fehlt allemal. — Genaueres im

Original, auch in dem ausführlichen Referate bei Krysinski, l. c. pag. 30 ff.

Ein Zeichen, das schon an den Ergotismus gangränosus erinnert, sind Hautaffektionen verschiedener Art. So sind z. B. beschrieben häufige Furunkeln, Carbunkeln, Auftreten von Blasen wie bei Verbrennungen, nach deren Platzen lang dauernde Geschwüre entstanden; weiter circumscripte Gangrän an den Fingern, besonders um das Nagelbett, Ausfallen der Nägel und der Haare.

Ueber die Milchsecretion lauten die Angaben verschieden: meist dauerte sie fort: doch wird auch ausdrücklich das Gegentheil angegeben. Sehr auffallend ist die immer gleichartig wiederkehrende Angabe, dass Kinder, die von der schwer erkrankten Mutter gestillt wurden, nie erkrankten, alsbald aber typische Erscheinungen zeigten, sobald sie zur Kost der Erwachsenen übergingen. Das Gift geht also nicht in die Milch über!

Ganz widersprechend lauten die Angaben über den Einfluss des Mutterkorns auf die Schwangerschaft. Zweifellos ist es in manchen Epidemien zu Abortus, besonders in den späteren Stadien der Gravidität gekommen. So berichtet z. B. Courhaut (Traité de l'ergot de seigle: Châlons s. S. 1827. refer. bei Heusinger, pag. 10 und bei Krysinski, pag. 186), dass während der Epidemie in Saône-Loire, Allier, Isère etc. im Jahre 1813 Schwangere, die sich ausschliesslich mit dem verunreinigten Brode nährten, schon am 3. Tage unter grossen Schmerzen abortirten; jene aber, die daneben noch andere Nahrung genossen, abortirten am 8. bis 14. Tage. Bei dem letzt citirten Referenten stehen noch weitere gleichartige Beispiele. — In anderen Epidemien aber ist ganz bestimmt das Gegentheil beobachtet. Von den Sätzen Taube's lautet der 14: Die Kriebelkrankheit ohne Zuckungen scheint auf die Schwangerschaft keinen Einfluss zu üben. Haartmann berichtet über die in Finnland herrschende Epidemie 1840-41: Auf die Katamenien wirkte die Krankheit nicht: ebensowenig bewirkte sie Abortus. Neuere Beobachter geben wieder an, dass alle Frauen abortirten. Siehe Krysinski l. c. pag. 51.

Der Ergotismus gangränosus ist am häufigsten aus Frankreich und der Schweiz berichtet. Aus unserem Jahrhundert beschreibt Bonjean eine Haus-Epidemie von Savoyen aus dem Jahre 1844 (C. R.); Barrier ein weitverbreitetes Vorkommen in den Departements Isère, Loire, haute Loire, Ardèche, Rhône ... (Gazette méd. de Lyon 1855. Nr. 10).

Die Symptome sind bei dieser Form der Erkrankung viel mehr übereinstimmend als beim Ergotismus spasmodicus. Die Krankheit beginnt auch mit Kriebeln, dazu kommt Würgen, Erbrechen, Durchfälle, dann kommen die Gehirnzeichen: Kopfweh, Schwindel, Angstgefühl, Nachlass der Sinne.

Die typischen Erscheinungen stellen sich oft schon nach 3 bis 4 Tagen, manchmal erst in oder nach der zweiten Woche ein. Am häufigsten an den Zehen und Füssen, oft auch an den Fingern, manchmal an der Nase, den Ohren erscheint eine Röthe, wie von Erysipel. Dann hebt sich die Epidermis blasig ab und nun entsteht eine gangränöse Stelle, die je nach Behandlung als trockener oder feuchter Brand auftritt, sich weiter verbreitet, sich vom Gesunden durch eine deutliche Demarkationslinie abgrenzt und mit allen Einzelerscheinungen der trockenen Gangrän weiter verläuft. Manchmal werden nur einzelne Phalangen oder Zehen oder Finger, in anderen Fällen aber ganze Extremitäten befallen, die sich nach einiger Zeit als todt abstossen. Der Ausgang kann verschieden sein: Tod des Individuums unter septischen Erscheinungen, oder Demarkation der befallenen Theile und Heilung. Das Fieber fehlt anfänglich vollständig und ist im späteren Verlauf meist gering. — Zu Beginn des Brandes stellen sich sehr starke Schmerzen ein (ignis sacer, ignis Sancti Antonii), späterhin tritt vollständige Gefühllosigkeit auf.

--- —

Die Menge von Mutterkorn in Brod und Mehl wird sehr verschieden angegeben: es sollen bis zu 25 procent vorgekommen sein. Sechs, acht, zehn Procent sind gewöhnliche Zahlen. Doch wird auch von $^1/_4$ bis $^1/_2$ procent im Brod und von $1^1/_4$ bis $1^1/_2$ procent im Mehl die Verursachung des Ergotismus behauptet (Josef Mayer im Bayr. ärztl. Intelligenzblatt 1868, Nr. 13). Ueber Morbiditätszahlen existiren keine besonderen Ausführungen. Selbstverständlich sind Angaben wie z. B. die, dass Leute, die nur von dem verdächtigen Brode lebten, schwerer erkrankten als solche, die gemischte Nahrung aufnahmen. Der Ergotismus war und ist eine Krankheit der armen Leute. Die Mortalität, der Ausgang der Krankheit, war wieder ausserordentlich verschieden. Es gab Epidemien, wo fast alle Befallenen starben, und solche, wo fast Niemand starb. Auch die Angaben über das zeitliche Auftreten der Epidemien — sie begannen im Spätsommer und dauerten bis in das nächste Frühjahr — sind unmittelbar verständlich: es ist das die Zeit, in der das neugeerntete Korn als Brod genossen wurde.

Die praktisch sehr wichtige Frage, ob das Mutterkorn immer gleich stark und gleichartig giftig wirkt, ist schon im vorigen Jahrhundert eifrig discutirt und bestimmt verneint worden. Als Grund für diese Entscheidung führt Taube, der in Uebereinstimmung mit anderen Autoren ausdrücklich zwischen vergiftetem und unschädlichem Mutterkorn unterscheidet, Folgendes an: Der Ergotismus ist eine verhältnissmässig seltene Krankheit, obgleich das Mutterkorn sehr häufig im geernteten Getreide vorkommt. — Es ist hiezu an die gerade citirte Angabe von Mayer zu erinnern, wornach schon von 1 procent Mutterkorn Vergiftung gesehen wurde, eine Menge, die wohl manchmal jetzt noch auf dem Lande im schlecht gereinigten Getreide vorkommt. — Taube beschreibt direkt das Mutterkorn aus der Gegend, wo die Krankheit herrschte, als inwendig blaugrau, im Innern zähe, nicht zerreibbar, von ekligem dumpfem Geschmack. Dagegen war das aus gesunden Gegenden inwendig weiss, mehlreich und nicht schmeckend. — Auch die Verschiedenartigkeit der Symptome in den einzelnen Epidemien ist hier zu erwähnen. Systematisch studirt ist aber in neuerer Zeit diese wichtige Frage nicht weiter. Von Kobert liegt eine Bemerkung vor, die hieber gehört. In „Arbeiten des pharmakol. Inst. Dorpat" Bd. XI—XII, pag. 302, sagt er: „Dass es Mutterkornsorten gibt, welche selbst in frischem Zustande keine aktive Sphacelinsäure enthalten, ist eine Thatsache, welche ich durch 14jährige Untersuchung der verschiedensten Mutterkornsorten experimentell festgestellt habe."

Der Nachweis von Mutterkorn im Mehl und Brod wird einmal durch den Geruch nach Trimethylamin geführt: man übergiesst mit Natronlauge, verschliesst das Gefäss und prüft nach einiger Zeit, ob der Geruch nach Häringslake wahrnehmbar ist. — Die sicherste qualitative Probe, die durch colorimetrische Vergleichung auch zu einer annähernden quantitativen Bestimmung benützt werden kann, beruht auf der Nachweisung des charakteristischen Farbstoffes. Probe von E. Hoffmann: Man zieht das Mehl mit saurem Aether aus (auf 1 cm³ Aether 1 Tropfen verdünnte Schwefelsäure) und gibt zum Filtrat etwa so viele Tropfen gesättigter Sodalösung als man cm³ Aether verwendet hat. Der Farbstoff geht mit schön violetter Farbe in die Sodalösung über und kann nach Trennen von der ersten Aethermenge durch Uebersäuern und Ausschütteln mit neuem Aether in letzteren übergeführt werden. — Ueber Näheres vergl. Dragen-dorff. —

Die wirksamen Bestandtheile des Mutterkorns sind nur sehr unvollständig bekannt, obwohl auf die Isolirung und Erkenntniss derselben schon grosse Mühe verwendet worden ist. Die Frage hat nach verschiedenen Seiten hohes Interesse, besonders auch aus dem praktischen Grunde, weil das als Medicament wichtige Mutterkorn eine leicht zersetzliche, sehr unbeständige Substanz ist, deren Wirksamkeit schon wenige Monate nach der Ernte nachlässt und einige Monate später ganz verschwunden ist. Es sind darum die Bestrebungen immer wieder darauf gerichtet gewesen, die wirksamen Bestandtheile oder wenigstens gut brauchbare Dauerpräparate herzustellen.

Einmaliges kurz dauerndes Trocknen des Mutterkorns bei einer Temperatur bis zu 80° C. scheint die Wirksamkeit nicht zu zerstören: dagegen ist von verschiedenen älteren Autoren übereinstimmend berichtet, dass Erhitzen auf 60° C. durch 3 Tage die Giftigkeit aufhebt: stärkeres Erhitzen macht schon in kürzerer Zeit unwirksam. Beim Verbacken zu Brod dagegen bleibt die volle (?) Giftigkeit bestehen. Solches Brod ist schwarz, klumpig, der Geschmack wird von Manchen als sehr eklig, unangenehm, von Anderen aber als nicht gerade schlecht bezeichnet. — Ueber die mikroskopische Struktur des Mutterkorns vergleiche man Möller: Pharmakognosie. Jeder Schnitt stellt ein mit Oeltropfen erfülltes „Scheinparenchym" dar: die Querschnitte der dicht gedrängten kurzzelligen Hyphen. In der Rindenschicht enthalten die Hyphen körnigen Farbstoff.

Als chemische Bestandtheile sind erwiesen: viel fettes Oel, im Mittel etwa 33 procent (von 20 bis 40); dann verschiedene Kohlehydrate, eine Zuckerart Mykose (Trehalose?), kleine Mengen Mannit und Pilzcellulose (die Membran gibt die gewöhnlichen Reaktionen der Cellulose nicht, quillt mit Kalilauge unter Schichtung stark auf); Cholesterin und Lecithin; Ameisensäure, Milch- und Essigsäure; Cholin, Leucin, Vernin (eine in keimenden Samen gefundene, zur Xanthingruppe gehörige Basis), Methylamin und Trimethylamin; verschiedene Farbstoffe (Sclererythrin, Sclerojodin); Asche 2 bis 4 procent, wovon fast die Hälfte Phosphorsäure und viel Kali; weiterhin Eiweiss, Harze, Wachs, Fermente.

Als wirksame Bestandtheile hat man isolirt: Säuren (Ergotinsäure, Sclerotinsäure, Sphacelinsäure ...), dann Alkaloide (Ekbolin, Ergotinin, Cornutin ...), zuletzt einen indifferenten harzartigen Körper, Sphacelotoxin. — Den Namen Ergotin hat man für Extrakte benützt, die nach verschiedenen Angaben bereitet werden.

Das erste Präparat (zeitlich) war das Ergotin Wiggers. Das Rohmaterial wurde zuerst mit Aether entfettet, darnach mit kochendem Alkohol ein Auszug bereitet und dieser eingedampft: der Rückstand wurde dann mit Wasser behandelt: das, was in Wasser nicht löslich war, stellte das Ergotin Wiggers vor, eine braune extraktähnliche Masse, löslich in Essigsäure, Ätzkali und Alkohol, nicht in Wasser. — Geprüft ist es von Schroff.

Das Ergotin Bonjean, im Jahre 1841 zuerst hergestellt, ist ein ganz anderes Präparat. Bonjean ging von der alten, allgemein giltigen Meinung aus, dass die giftigen Mutterkornbestandtheile in den wässerigen Auszug eingehen. Das wässerige Extrakt des mit Aether vorher entfetteten Mutterkorns wird eingeengt und dann durch Alkoholzusatz gewisse verunreinigende Stoffe gefällt, filtrirt und der Weingeist verdampft. Nach dieser Vorschrift wird im Wesentlichen jetzt noch das Extractum secalis cornuti unseres Arzneibuches bereitet.

Ueber Résine d'ergot von Millet vergleiche man Mémoires de l'Académie imp. de médecine, Paris 1854, t. 18. pag. 177.

Wenzell hat seine Untersuchungen im Jahre 1864 im American Journal of Pharm. (1864, Bd. V. Nr. 36) beschrieben: die Arbeit ist übersetzt in Vierteljschr. für prakt. Pharm. 14. 1865, pag. 18, edit. Wittstein. Wenzell hat drei Substanzen isolirt, zwei Alkaloide Ekbolin und Ergotinin und eine Säure Ergotsäure, von denen die ersteren physiologisch geprüft sind. Wenzell geht vom wässerigen Auszug aus, der zuerst concentrirt und dann zur Reinigung mit neutralem Bleiacetat gefällt wird. Aus dem durch H_2S entbleiten Filtrat wird durch doppeltkohlensaures Kali und Sublimat das Ekbolin gefällt: im Filtrat hievon ist das Ergotinin. — Die wesentlich wirksame Substanz ist das Ekbolin, das am Menschen Uebelkeit, Brustbeklemmung, Schwäche, Andeutung von psychischer Schwäche hervorbringt. Rossbach (Pharmakolog. Untersuchungen II. Heft [I. Band], pag. 114) beschreibt sehr merkwürdige Herzwirkungen.

Haudelin (Dissertation, Dorpat 1871, bei Schmiedeberg) extrahirte nur mit Wasser und Alkohol: seine Angaben sind nicht kurz zu referiren.

Wernich (Monographie, Berlin 1874) bestätigt vor Allem wieder die Löslichkeit des wirksamen Princips in Wasser, von dem er weiter feststellt, dass es durch Pergamentpapier dialysirbar ist. Er hat dadurch aus dem wässerigen Extrakt ein gereinigtes wässeriges Extrakt (Ergotinum dialysatum) hergestellt.

Tanret (C. R. 81. 1875, pag. 896) hat als wirksame Substanzen zwei Alkaloide, ein krystallinisches und ein amorphes Ergotinin isolirt. — Eine verbesserte Darstellungsmethode in Annal. de Chimie et de Physique, 5. sér. t. 17. 1879. Nähere Angaben über die Tanretschen Alkaloide bei Kobert: Arch. exp. Path. Pharm. 18, pag. 361. — Kobert erklärt die Tanret'schen Körper für ungiftig.

Zweifel hat (Archiv exp. P. Ph. 4, pag. 407, bei Schmiedeberg) aus dem wässerigen Auszug eine stickstoffhaltige Säure, die Ergotinsäure dargestellt, die glykosidischer Natur ist, in Zucker und eine alkaloidische Substanz zerfällt; die Spaltungsprodukte sind unwirksam. — Das Wesentliche der Darstellungsmethode ist Folgendes: Der wässerige Mutterkornauszug wird zuerst mit neutralem Bleiacetat gefällt, im Filtrat hiervon ist dann durch Bleiessig und Ammoniak die Ergotinsäure auszufällen und aus dem Niederschlag darzustellen. Weitere Angaben von Kobert: Archiv exp. P. Ph. 18, pag. 322. — Sie wirkt lähmend, besonders deutlich auf die Rückenmarksfunktionen. Der Blutdruck wird ausgesprochen herabgesetzt. Uterus-Wirkung hat sie nicht direkt (nur durch starke Blutdrucksenkung Absterben der Föten).

Die Untersuchungen von Dragendorff und Podwyssotzki. (Archiv exp. P. Ph. 6, pag. 153) beziehen sich auf die gesammten Substanzen des Mutterkorns. Als vorzugsweise wirksam bezeichnen sie eine stickstoffhaltige Säure Sclerotinsäure, die zu 3 bis 4 procent, und eine gummiartige Substanz, die zu etwa 2 procent im Mutterkorn vorkommt. (Die Sclerotinsäure wird von verschiedenen Autoren für unreine Ergotinsäure angesprochen.) Die bis dahin dargestellten Alkaloide halten Dragendorff und Podwyssotzki für Gemenge, in denen nur ein genuines Alkaloid enthalten sei. — Die Sclerotinsäure ist verschiedentlich physiologisch untersucht; ich verweise nur auf Nikitin: Rossbach's pharmakolog. Untersuchungen Band III, pag. 78.

Blumberg's Untersuchungen siehe in dessen Dissertation: Dorpat 1878.
Denzel: Archiv der Pharmacie Bd. 22. 1884.

Der nächste Untersucher des Mutterkorns, Kobert, hat die physiologisch interessantesten Substanzen isolirt. Er beschreibt eine nach ganz neuer Methode isolirte Säure, die Sphaelinsäure und ein Alkaloid, das Cornutin. — Kobert in Archiv exp. P. Ph. 18. 1884. pag. 317. — A. Grünfeld in Arbeiten des pharmakol. Inst. Dorpat ed. Kobert Bd. VIII. pag. 108 und Bd. XI—XII, pag. 295. An der letzten Stelle pag. 301 ff. Ausführungen Kobert's.

Die freie Sphaelinsäure ist in Wasser unlöslich, in Alkohol löslich, wasserlöslich dagegen sind die Alkalisalze. Das Mutterkornpulver wird mit 3 procentiger Salzsäure ausgezogen und mit Wasser nachgewaschen, der an der Luft getrocknete Rückstand wird dann mit Aether theilweise entfettet (anfänglich geht in den Aether kein Alkaloid ein) und dann mit Alkohol die Sphacelinsäure extrahirt: über weitere Reinigung siehe das Original. Sie ist N-frei. — Als charakteristische physiologische Reaktion benützt Kobert das Auftreten von Gangrän an den Kämmen der Hähne. Der Kamm des Hahnes, manchmal die Bartlappen oder auch die Spitze der Zunge, Theile des Gaumens, der Kehldeckel beginnen, manchmal schon in wenigen Stunden gangränös zu werden. Der Kamm verfärbt sich dunkel, bläulich, dann schwarz. Diese Veränderung kann sich nach schwacher Giftdosis wieder vollständig zum unversehrten rückbilden oder aber die Verfärbung nimmt zu und durch demarkirende Entzündung stösst sich das Abgestorbene ab. In den inneren Organen, besonders im Darm verbreitete petechiale Blutungen. Die allgemeinen

Zeichen sind im Wesentlichen Betäubung, wie Hypnose, Schwäche, mässiger Durchfall, Verschlechterung der Athmung. Die chronische Vergiftung ergibt weniger deutliche Zeichen, manchmal Lähmungserscheinungen: bei Schweinen tritt Gangrän an den Zehen auf. Die Sphacelinsäure hat Wirkung auf den Uterus: sie macht Tetanus uteri.

Das Cornutin wird nach den gewöhnlichen Alkaloid-Reaktionen gewonnen: es geht in den wässerig-salzsauren Auszug ein: dieser wird mit kohlensaurem Natrium fast neutral gemacht und eingedampft, dann mit Alkohol ausgezogen, dieser verjagt und dann nach dem Alkalisiren das Alkaloid mit Essigäther ausgeschüttelt. (Näheres l. c. pag. 358.) Das Cornutin ist ein Krampfgift. Frösche zeigen zuerst eine eigenartige Steifigkeit der Muskulatur, die durch Aenderung des Zuckungsverlaufes (ganz wie bei Veratrin) bedingt ist. Weiterhin stellt sich erhöhte Reflexerregbarkeit ein, wie nach Strychnin: darnach Lähmung. Bei Säugetieren kommt auf subcutane Application schwere allgemeine Gesundheitsstörung: Würgen, Erbrechen, Speichelfluss, dann Muskelsteifigkeit wie bei den Fröschen, auch Krämpfe: endlich Tod durch Respirationsstillstand. — Auch bei Hähnen kommen diese Vergiftungssymptome, aber selbst nach hohen Gaben keine Gangrän des Kammes. — Das Cornutin hat Uteruswirkung.

Die Keller'schen Untersuchungen, veröffentlicht im Schweizer Wochenblatt für Chemie und Pharmacie 1894, sind chemischer Natur. Keller bestätigt, dass in den Aetherauszug ein wesentlicher Theil des Alkaloides übergeht (nicht in Petroläther!). Er tritt für die Existenz nur Eines Mutterkorn-Alkaloides ein, dem er nach der Prüfung von H. v. Wyss in Zürich die Cornutinwirkung zuschreibt. (Siehe die Referate in Koberts Arbeiten XI—XII, pag. 305, im Jahrber. Pharmacie 1894, pag. 593 etc.). — Auffallend ist in Keller's Ausführungen die Angabe, dass ein 2 Jahre altes, gepulvert aufbewahrtes Mutterkorn noch 0,165 procent, d. i. ungefähr die normale Menge Alkaloid enthielt. Da die Unwirksamkeit alten Mutterkorns über allem Zweifel feststeht, kann das Keller'sche Alkaloid nicht die wesentliche und wirksame Substanz des Mutterkorns sein. Diesen Punkt hebt auch Kobert in der Kritik der Keller'schen Untersuchungen besonders hervor. Kobert hat das Tanret'sche Ergotinin um so weniger wirksam befunden, je reiner es war. — Die Keller'schen Untersuchungen haben deshalb nur chemisches Interesse.

Eine ganz eigenartige Wendung hat endlich die Mutterkornfrage durch die Untersuchungen von Jacobj bekommen (Archiv exp. P. und Ph. 39. 1897. pag. 85, bei Schmiedeberg). Jacobj hat nämlich beobachtet, dass die (Gangrän erzeugende) Substanz durch die verschiedenartigsten Fällungen aus den Mutterkornauszügen mit niedergerissen wird. Es bekommen so an sich physiologisch indifferente Verbindungen eine ausgesprochene physiologische Aktion. Je mehr man diese Substanzen reinigt, desto unwirksamer werden sie. — Der eigentlich wirksame Körper ist harzartig, stickstofffrei: er wird Sphacelotoxin genannt (auch Spasmotin). — Jacobj hat das mit Petroläther entfettete Mutterkorn mit Aether erschöpft und den ätherischen Auszug mit Petroläther gefällt: es fällt ein gelber, N-freier Körper, der gereinigt ungiftig ist und Ergochrysin benannt ist: er bindet sehr hartnäckig das Sphacelotoxin an sich: diese Vereinigung wird von Jacobj Chrysotoxin benannt. — Wird die gerade erwähnte Petrolätherfällung des ersten ätherischen Auszuges mit Essigsäure behandelt, so fällt aus der filtrirten essigsauren Lösung durch kohlensaures Natrium eine graue, amorphe, alkaloidische Substanz aus, die gleichfalls exquisit Gangrän hervorbringt. Das gereinigte Alkaloid, Secalin benannt, ist wieder unwirksam: die Vereinigung mit dem wirksamen Sphacelotoxin nennt Jacobj Secalintoxin.

Diese Beobachtung, dass die eigentlich wirksame Substanz in den Mutterkornauszügen bei verschiedenartigen Fällungen mit nieder gerissen wird, erklärt eine ganze Reihe gleichartiger Angaben in der Literatur, denen zu Folge irgend eine Rohsubstanz des Mutterkorns kräftige physiologische Wirkung besitzt, welche dann aber mit der fortgesetzten Reindarstellung immer weiter verloren geht: so das Ergotinin von Tanret, die Ergotininsäure. Auch die von Jacobj ausgesprochene Vermuthung, dass die Uterus-Wirkung des Cornutins auf Verunreinigung mit Sphacelotoxin beruhen könne, sei hier erwähnt.

Die praktisch wichtige Frage, ob es gelegentlich der therapeutischen Verwendung des Mutterkorns und seiner Präparate zu Vergiftungssymptomen kommt, muss unbedingt bejaht werden: immerhin sind solche Fälle selten.

In einzelnen Fällen sind von einmaligen grossen Gaben Magen-Darmstörungen beschrieben: Brechneigung, Kolikschmerzen, Durchfälle. Auch Schwindelanfälle, leichte Sehstörungen, Schwächeanfälle werden dem Mutterkorn zugeschrieben. Es ist schwer, im Einzelfall zu entscheiden, ob nicht der Trugschluss des post hoc ergo propter hoc vorliegt. Eine häufige und darum wahrscheinlich richtige gedeutete akute Mutterkornwirkung ist Abfall der Pulszahl. — Selten erwähnt aber charakteristisch ist Jucken, Kriebelgefühl, besonders in den Fingerspitzen. Ebenso gehören gewisse Zeichen von Ernährungsstörung in der Haut, Auftreten von Brandblasen mit Bildung langwieriger Geschwüre, Abstossen einzelner Nägel (auch Ausfall der Haare?) gewiss zur Mutterkornwirkung.

Schwieriger scheint es, gewisse Fälle als Mutterkornvergiftung aufzufassen, bei denen während der Darreichung des Präparates nichts vorgekommen, dieses gut ertragen worden ist, bei denen aber später noch, nach dem Aussetzen des Mittels Zeichen von Gangrän und Ernährungsstörung nachfolgten. Solche Fälle stellt Kobert l. c. pag. 349 zusammen: eine Frau bekam 1 Monat lang täglich Mutterkorn: 2 Monate später Gangränzeichen an den Extremitäten. Auch Krysinski l. c. pag. 56 citirt gleichartige Beispiele. — Vorderhand sind diese vereinzelten Angaben nur zu sammeln. Kobert gibt an der citirten Stelle an, dasselbe auch bei seinen vergifteten Thieren gesehen zu haben. — Noch kritischer muss man der Angabe gegenüberstehen, dass Lungengangrän als Folge der Mutterkorndarreichung eingetreten sei. Die Literatur des Ergotismus gangränosus enthält nur an einer einzigen Stelle eine derartige Angabe (Heiligtag, Lund in Schweden, 1746) von blutig-eitrigem Auswurf, der nicht einmal sicher auf Lungengangrän zu beziehen ist. — Auch der wiederholt citirte Unglücksfall (St. Petersburger med. Wochschr. 1884 Nr. 12): drei gravide Frauen gingen nach Einnehmen eines Mutterkorn enthaltenden Geheimmittels unter starker Herzschwäche, Uterinblutung ... akut zu Grunde — kann gewiss nicht sicher auf Mutterkorn allein bezogen werden: Phosphor, auf den untersucht wurde, hat man nicht gefunden. Akuter Ikterus, schwere akute Blutzersetzung mit massenhaften Ekchymosirungen der inneren Organe ist nicht das gewöhnlich bekannte Bild der Mutterkornvergiftung. — Von russischen Beobachtern wird Linsentrübung (Staar), Jahre nach der Mutterkornaufnahme, damit in ursächliche Verbindung gebracht.

Eine weitere wichtige Frage ist, ob beim Gebrauche von Mutterkorn während des Gebäraktes Mutter und Kind gefährdet werden.

Die Frage ist ausführlich in den Lehrbüchern der Geburtshilfe behandelt und für den praktischen Gebrauch zum Abschluss gebracht. Die übergrosse Mehrzahl der Gynäkologen ist absolut gegen die Verwendung des Mutterkorns beim Gebärakt. Nur Einzelne nehmen eine vermittelnde Stellung in dem Sinne ein, dass sie den Gebrauch noch in der Austreibungsperiode und nur dann gestatten, wenn voraussichtlich die Geburt in der kürzesten Zeit nach Darreichung beendigt sein wird. Jedes mechanische Geburtshinderniss bildet eine absolute Gegenanzeige.

Die unverhältnissmässig grössere Gefahr vom Mutterkorn droht dem Kinde. Durch die Dauercontraktionen des Uterus, die das Mutterkorn hervorbringt, entsteht länger dauernde Unterbrechung des Placentarkreislaufes, das Kind wird asphyktisch und stirbt ab. Zusammenstellungen hierüber hat die ältere Literatur (20 procent Todtgeborene: siehe Krysinski l. c. pag. 187). Ganz neuerdings gibt Erhard Erfahrungen über das Cornutin aus der Stuttgarter Landeshebammenschule. Bei den Geburten unter Cornutinanwendung waren 13 procent Kinder scheintodt, 4,3 todt, während die Normalzahlen 2,4 procent scheintodt und 0.3 procent todt lauten (Erhard in Centralblatt Gynäkolog. 1886 pag. 309 — Gräfe ibidem pag. 529).

- Für die Nachgeburtsperiode wird das Präparat empfohlen (also ungefährlich für die Mutter) siehe Krohl: Archiv Gynäkol. 45.

Die Erklärung der Mutterkornwirkung endlich ist eine noch offene Frage, die so vielfach diskutirt ist, dass ich kurz nur das wichtigste mit den orientirenden Literaturnachweisen citiren kann.

Ueber Thierversuche siehe bei Kobert: Archiv exp. P. Ph. 18, pag. 354. — Krysinski: l. c. pag. 58 und a. a. O.

Wahrscheinlich wird die Gesammtheit aller Mutterkornwirkungen von mehreren giftigen Bestandtheilen hervorgebracht. Die Thatsache, dass Mutterkornsorten verschiedener Herkunft quantitativ und qualitativ verschiedenartig wirken, wird von Niemand bestritten. Die bisherigen Bemühungen um die Isolirung der wirksamen Bestandtheile deuten mindestens auf zwei physiologisch differente Substanzen, die durch Kobert's Untersuchungen bisher noch am besten definirt sind. Der Körper, der die Gangrän des Kammes beim Hahn hervorbringt, ist jetzt von verschiedenen Autoren isolirt: das Kobert'sche Cornutin aber machte in schwer vergiftenden Mengen keine derartige Veränderung. — Am meisten diskutirt ist bisher die Veränderung des Lumens der Gefässe durch Mutterkorn. Man hat starke Verengerung der kleinen Arterien angenommen und daraus Thrombose derselben mit allen bis zur Gangrän sich steigernden Folgen abgeleitet. Die meisten Autoren haben keine Erhöhung, sondern eine Verminderung des Blutdruckes festgestellt und darnach wird die Verengerung der Arterien als die Folge der schlechten Füllung des arteriellen Systems erklärt. -- Kobert hat dagegen von der Sphacelinsäure vorübergehende Steigerung des Blutdruckes erwiesen, die durch centrale Reizung des Gefässnervencentrums zu Stande kommt.

- Ganz eigenartig ist die Auffassung von Wernich, der eine Erweiterung der Venen durch Nachlass des Tonus in der Venenwand als ersten Angriff des Mutterkorns annimmt. Die Wernich'schen Deduktionen haben nur vorübergehend Beifall gefunden: die Beweiskraft seiner Versuche wird nicht mehr anerkannt. — Viel studirt ist das merkwürdige Phänomen, das Schwarzwerden des Hahnenkamms, das mit Recht als Gangrän bezeichnet worden ist. Für die richtige Erklärungsart ist die Thatsache mit zu berücksichtigen, dass der manchmal sehr rasch verfärbte Kamm sich ohne alle dauernde Beschädigung wieder ganz erholen kann. Die erste Störung dem zeitlichen Verlauf nach kann also nur eine sehr starke Verengerung der Arteriolae mit Ueberfüllung des venösen Systems sein, die sich nach einiger Zeit wieder löst. Erst wenn der Gefässkrampf sehr lange andauert, kommt es zur Thrombose und darnach zu Gangrän. Die Thrombose sitzt immer in den feinsten Arterien.

Ueber die Erklärung der Krämpfe gehen die Ansichten auseinander. Dass man epileptiforme Anfälle, Störungen des Sehvermögens von Unregelmässigkeit der Blutvertheilung, speciell von Verlegung der Zufuhr arteriellen Blutes ableiten kann, ist nicht zu bezweifeln. Ob aber auch die Krämpfe in den Flexoren (Ergotismus spasmodicus) auf dieselbe Ursache zurückgeführt werden können, ist nach den jetzigen Anschauungen weniger plausibel. Die Auffindung des Kobert'schen Krampfgiftes Cornutin erweitert wohl die Erklärungsmöglichkeiten. Ob aber die bei Thieren geschenen Cornutinwirkungen (Muskelsteifigkeit, Reflexkrämpfe) ursächlich den Symptomen des Ergotismus convulsivus gleichzustellen sind, das wird wohl noch bei Vielen auf Widerspruch stossen. — Die Fragestellung in der ganzen Angelegenheit des Mutterkorns ist jetzt etwas präciser geworden, aber die Frage selbst ist noch nicht gelöst.

Von Behandlung der Kriebelkrankheit ist nicht viel zu sagen. — Alles was zur Prophylaxe gehört, ist selbstverständlich. — Bei ausgebrochener Erkrankung hat man die folgenden Punkte mit besonderer Aufmerksamkeit behandelt: Die Magen-Darmerscheinungen sind mit den allgemein gebräuchlichen Methoden zu beseitigen; die Herzaktion ist zu überwachen, und bei schlimmer Wendung durch Reizmittel zu heben; bei ausgebrochenem Krampfe ist durch Reiben, Massiren, auch durch Streckung der befallenen Gelenke den Patienten Erleichterung geboten, ebenso wirken warme Bäder. Von allen übrigen früher gebrauchten Kurmethoden braucht nur der Kenntniss zu nehmen, der historische Studien machen will.

§ 229. Pellagra. Maidismus. Lathyrismus.

I. Pellagra.

Der Kriebelkrankheit verwandt ist die Pellagra, eine Erkrankung, die endemisch in den Mais bauenden Ländern Südeuropas, in Italien, Rumänien, Spanien, in Südösterreich vorkommt: sie ist nach dem auffallenden Symptom der Hautveränderungen (pelle agra, rauhe Haut) benannt. Die in Columbien endemische Pelade soll mit der Pellagra identisch sein.

Die Krankheit wird durch verdorbenen Mais verursacht und heisst darum auch Maidismus. In manchen Gegenden Oberitaliens und Rumäniens sollen nach Neusser (1887) drei Prozent der gesammten von Mais lebenden Bevölkerung befallen sein. — Nebst anderen Gründen ist der ursächliche Zusammenhang mit dem Mais-Essen auch ex juvantibus zu erschliessen. Nach einer Notiz in der Deutschen Medicinal-Zeitung 1888, pag. 1022, geht aus einem officiellen Bericht der italienischen Regierung hervor, dass in Folge strenger sanitärer Massregeln die Zahl der Erkrankungen in Oberitalien in folgender Progression zurückgegangen ist: 13633 Fälle in 1882, 8734 in 1885, 6753 in 1887.

Die zahlreichen Arbeiten, die zur Isolirung und experimentellen Erzeugung des Maisgiftes ausgeführt sind, kann ich hier nicht im Einzelnen referiren, da die Pellagra uns in Deutschland praktisch nicht berührt. Eine sehr eingehende Besprechung der älteren Arbeiten von Erva, Lombroso u. a. Aut. gibt Husemann im Archiv exp. P. Ph. 9. 1878, pag. 229 bis 288. — Neuere deutsche Publikationen sind von Neusser (Sitzung der k. k. Gesellschaft der Aerzte in Wien vom 21. Jan. 1887: Internat. klin. Rundsch. 1. 5; refer. Deutsche Medicin. Zeitung 1887, pag. 941, von Paltauf und Heider: Medic. Jahrb. 1888 (N. F. 3), pag. 383, refer. in Virchow Jber. 1889. I, pag. 368. Berger: Wien. medic. Klinik 1890.

Die Ursache der Krankheit ist der Genuss von unreifem, feucht geerntetem Mais, der beim Lagern durch Pilzbildung verdorben ist: speziell ist ein Schimmelpilz, Penicillium Maidis, des Näheren beschuldigt, auch in Thierversuchen geprüft. Paltauf und Heider haben einen Bacillus Maidis isolirt und dessen Toxine an weissen Mäusen wirksam gefunden. Doch scheint nach dem Urtheil von Sachverständigen eine volle Aufklärung über die näheren Krankheitsursachen der Pellagra bis jetzt ebensowenig erreicht, wie beim Ergotismus. — Wichtig ist, dass das Gift aus dem schädlichen Mais bei der Gährung und Schnapsbereitung in letzteren übergeht: durch dessen Genuss soll gleichfalls Pellagra entstehen.

Die Krankheit beginnt bei den befallenen Menschen gegen das Frühjahr mit Mattigkeit, Kopf- und Rückenschmerzen, sehr verschiedenen Verdauungsbeschwerden, Appetitlosigkeit, Widerwillen gegen Speisen, erschöpfende Diarrhoen, dann wieder Verstopfung: allgemeines Krankheitsgefühl. An der Zunge werden als charakteristisch tiefe Einkerbungen der Oberfläche geschildert, wodurch diese ein schachbrettähnliches Aussehen aufweist. — An der Haut, besonders am Hand- und Fussrücken, entsteht schmerzhafte Röthung und Schwellung (verglichen mit indolentem Erysipel) mit folgender Abschuppung. Auch nach der im Laufe des Sommers geschehenden Abheilung bleibt die Haut dieser Stellen trocken, pigmentirt, rissig. — In der Regel soll es beim ersten Anfall bei diesen Haut- und Verdauungsstörungen bleiben, die im Sommer langsam zurückgehen. Nächstes Frühjahr wiederholen sich die Haut- und die Darmerscheinungen in schwerer Form: dazu kommen nun cerebrospinale Symptome[1]): Ohrensausen, Sehstörungen, als besonders typisch wird Nachtblindheit, Hemeralopie, angegeben; Hallucinationen und melancholische Verstimmung; Contrakturen, Krämpfe, Muskelatrophie, Par-

---

[1]) Neusser schildert folgende Krankheitsbilder als zur Pellagra gehörig: funktionelle Geisteskrankheit; Seitenstrangsklerose; Tetanie; Meningitis; Magendarmstörungen; allgemeine Atrophie und Kachexie; morbus Addisonii; reine Dermatosen; auch Fehlen der Hautaffektion bei Ausbildung einer anderen Symptomengruppe (Pellagra sine Pellagra).

ästhesien und Hautjucken. Die Verdauungsstörungen führen zu starker Abmagerung, zu Anämie und deren Folgen. — So kann sich der Zustand durch Jahre mit Intermissionen hinziehen, bis unter höchster Erschöpfung endlich der Tod eintritt. Auch akut fieberhafte Delirien, oder Sepsis, Tuberkulose oder sonst welche interkurrente Erkrankungen können rasch den letalen Ausgang herbeiführen. — Nur im allerersten Beginn soll durch zweckmässige Lebensweise die Aussicht auf Genesung günstig sein: für gewöhnlich wird die Prognose als durchaus ungünstig hingestellt. — Als anatomischer Befund sind Verwachsungen und Verdickungen der Gehirn- und Rückenmarkshäute, Erweichungsherde, Sklerosirung und Atrophie in den Hintersträngen und Pyramidenseitensträngen, parenchymatöse Veränderungen und Pigmentablagerungen in den grossen Drüsen, Atrophie und Geschwürsbildung des Darmtractus und A. beschrieben.

Bei der Therapie ist das wesentlichste die Prophylaxe. Es soll nur vollständig reifer Mais geerntet, dieser gut ausgetrocknet (gedörrt) und trocken verwahrt werden. Dass sanitäre Maassregeln Erfolg haben, beweist die im Eingang des Passus wiedergegebene Statistik. Das schlimmste Hinderniss einer erfolgreichen Therapie ist das, dass die Pellagra — wie der Ergotismus — eine Krankheit der Armen ist. Die ausgebildeten Symptome werden nur symptomatisch behandelt, eine specifische Therapie gibt es nicht.

II. Ustilago Maidis (Corps mut).

Auf dem Mais, Zea Mais, entstehen durch einen Brandpilz eigenartige schwarze Gebilde, die wegen der Aehnlichkeit des Aussehens (?) und der Entstehung als Maismutterkorn bezeichnet und wahrscheinlich erst darnach, auf den gleichartigen Namen hin, statt des richtigen Mutterkorns medicinisch verwendet worden sind. Nach Angaben von Kobert ist es absolut unschädlich: nach wochenlanger Fütterung im frischen und getrockneten Zustand zeigten die Thiere keinerlei Veränderung. (Kobert: Archiv exp. P. Ph. 18, pag. 347 — Gynäkol. Centralbl. 1886, Nr. 20.) — Eine neuere chemische Untersuchung von Rademaker und Fischer in Pharmaceutical Journal and Transactions vol. XVIII. 1887, pag. 91, gibt als Bestandtheile an: Sclerotinsäure, Trimethylamin und ein Alkaloid Ustilagin: vergl. Pharmaceut. Jahresber. 1887, pag. 85.

Es kann kaum zweifelhaft sein, dass die oben genannten Autoren Pilzbildungen am Mais, die von verschiedenen Parasiten veranlasst waren, untersucht haben. — Ich kenne nur die eigentliche Ustilago Maidis, die man aber nach Aussehen und Entwickelung kaum dem richtigen Mutterkorn parallel stellen kann. — Auch von Husemann findet sich eine kritische Besprechung der Angaben über Maismutterkorn im Archiv exp. P. Ph. 9 pag. 275 ff., wonach von dem so genannten Präparat sicher schon Schadenwirkung beobachtet worden ist.

III. Fagopyrismus.

Der Buchweizen, Polygonum fagopyrum (Polygoneae) ist eine in sandigen Gegenden gebaute Futterpflanze, die reifen Samen werden auch als Mehlfrucht (Haidekorn) verwendet. — Nur in einzelnen Jahren ist an dem damit gefütterten Vieh eine eigenartige Erkrank-

ung beobachtet worden, die in Haut- und Nerven-Störungen sich
äussert: Eiterblasen, Hautgangrän; Krämpfe, Rollbewegungen, Drehbewegungen, Tobsucht etc. — Die Krankheit ist nach ihrem Entstehen noch ganz dunkel: das Licht (helle Hautfarbe, Insolation) soll
auf die Ausbildung Einfluss haben. — Am Menschen sind Erkrankungen neuerdings nicht beobachtet worden. — Siehe Fröhner: Toxikologie. Ueber frühere Literaturberichte vergl. bei B. Schuchardt:
Deutsches Archiv klin. Med. 40. 1888.

IV. Lathyrismus

wird eine Erkrankung genannt, die durch den Genuss der Samen
verschiedener Lathyrus-Arten (Platterbsen) entsteht. Berichtet ist sie
nur aus Südeuropa[1]), Spanien, Italien, Frankreich, und besonders
auch aus Indien. Beschuldigt werden die drei Species: L. sativus,
cicera, Clymenum. Die allgemein anerkannten Beschreibungen der
Krankheit stammen von Cantani (Il Morgagni XV. 1873), Proust
(Bulletin de l'Académie 1883), B. Schuchardt (Deutsch. Arch. klin.
Medicin 40. 1888). Das Leiden kommt nicht regelmässig nach dem
Genuss der Samen, sondern nur sprungweise nach Zeit und Ort vor.
Die Angaben hierüber sind bei den Autoren nicht ganz bestimmt.
Nach einer in Indien gehaltenen Umfrage gibt Irving (bei Schu-
chardt: l. c., pag. 323) an: Wird der Samen nur in kleiner Menge
und nur gelegentlich genossen, so macht er nur Verdauungsstörungen.
Erst wenn er durch längere Zeit und in grosser Menge (unvermischt)
aufgenommen wird, kommt die Lähmung der Extremitäten zu Stande.
„Immer tritt die Regenzeit wenigstens als unterstützende Ursache bei
der Erzeugung der paralytischen Zufälle hinzu." Ueber die eigentlich vergiftende Substanz herrscht noch keine volle Uebereinstimmung:
die Angabe, dass Verdorbensein der Samen die eigentliche Schädigung
darstelle, wird ausdrücklich zurückgewiesen: alkoholige Auszüge der
gesunden Samen haben sich bei Thieren giftig erwiesen.

Die Krankheit beginnt ziemlich plötzlich mit Schmerzen in der
Lendengegend, Fieber, Zittern und Schwäche in den unteren Extremitäten: auch Störungen in der Sensibilität, an Blase und Mastdarm
treten hinzu: die Reflexe sind gesteigert. Die Krankheit soll nach
verschieden langer Dauer in Heilung übergehen können: die älteren
Beobachter aber geben übereinstimmend an, dass zwar quoad vitam
das Befallenwerden ungefährlich, eine volle Wiederherstellung aber
ausgeschlossen sei. — Nach der klinischen Auffassung wird die Affektion der spastischen Spinalparalyse verglichen oder gleich gestellt.
Die dauernd bleibenden Störungen werden als Hinken, Steifigkeit,
Extensorenlähmung am Unterschenkel, Spitzfuss etc. beschrieben.
Ueberwiegend werden Männer befallen: das weibliche Geschlecht soll
fast gänzlich befreit bleiben. Angaben darüber finden sich bei Irving
(Beobachtungen aus Indien, mitgetheilt in The Indian Annals of
Medical Science vol. 7, pag. 501, und vol. 12. 1868, pag. 89; refer.

---

[1]) Es scheint, dass am Ende des 17. und zu Beginn des 18. Jahrhunderts die
Krankheit auch in Deutschland aufgetreten ist. Ein englischer Autor, George Don,
citirt bei Schuchardt l. c. pag. 319 gibt an, dass der Gebrauch des Mehles von
Lathyrus als Brodzusatz von dem Herzog Georg von Württemberg in verschiedenen
Edikten verboten worden ist, weil darnach Lähmung in den Füssen beobachtet
worden war.

von Schuchardt: l. c., pag. 323), welcher Autor gerade diesen Punkt benützt, um die Verschiedenheit des Lathyrismus von Beriberi zu erweisen. (Beriberi befällt beide Geschlechter in gleicher Zahl: auch sind bei letzterer Krankheit die oberen Extremitäten, Arme, Brust und selbst der Schlingapparat mit ergriffen, was beim Lathyrismus nicht der Fall ist.)

Auch die Samen von Ervum Ervilia sollen, mit dem Getreide gemahlen, zu Brod verbacken und durch längere Zeit so aufgenommen zu convulsivischen und Lähmungs-Zuständen geführt haben: vergleiche bei Schuchardt: l. c., Fusscitat, pag. 316.

§ 230. Thiergifte unbekannter Zusammensetzung.

I. Allgemeine Literatur über das Gift der Amphibien:

Calmels in C. R. 98. pag. 336 bis 39. (Histiologie in: Archives de physiol. normale et pathol. 3 Sér. 1. (1883). pag. 321 ff.
Zalesky in Hoppe-Seyler's medic. chemischen Untersuchungen, Berlin 1866 bis 71, pag. 85 ff. — (behandelt speciell die giftige Salamandra maculosa).
Faust in Archiv exp. P. Ph. 41. 1898. pag. 229.

a) Ueber das Gift der Kröten.

Die Kröten haben ein sehr giftiges Hautsecret, das in Drüsen secernirt wird, die auf dem Rücken und seitlich am Kopf sitzen. (Anatomisches bei Calmels: Arch. de physiol. n. et p. III. 1. (1883), pag. 321, und Seeck: Dissertation, Dorpat 1891.)

Die meist untersuchten Thiere sind Bufo vulgaris (cinereus) und Bufo viridis (oder variabilis). Ueber unseren Bufo calamita, ebenso über Pelobates (Froschkröte) und über die Unke (Bombinator igneus) sind manche Angaben nicht zuverlässig: es wird ohne nähere Bezeichnung von Krötengift gesprochen.

Durch Einspritzen von Chlorbaryumlösung bei den Kröten bringt man alle Giftdrüsen zur Entleerung, so dass die Haut weiss milchig aussieht. Curare hebt diese Wirkung auf (Kobert). Auch durch Reizung der Haut mit Induktionsströmen ist die reichlichste Secretion hervorzubringen.

Dieser weisse auf dem Rücken erscheinende milchige Saft irritirt vor Allem sehr intensiv örtlich die Schleimhäute. Starkes Brennen der Augen, der Mundhöhle ist berichtet: die Erscheinungen gehen nach einigen Stunden, schneller auf Auswaschen mit Wasser zurück.

Ueber die resorptiven Wirkungen des Krötengiftes lauten die Angaben verschieden: übereinstimmend wird viel stärkere und raschere Wirkung bei subcutaner Application als bei stomachaler Verabreichung angegeben. Hunde erbrechen nur bei innerlicher Darreichung: bei Einverleiben des Giftes durch eine Wunde sterben sie in einer Stunde (Vulpian). Die Erscheinungen der subcutanen Vergiftung bestehen in starkem Erbrechen, schwankendem Gang, starken Krampfanfällen (auch Opisthotonus und Trismus), Tod nach 1 bis 2 Stunden. Bei Thieren, die nicht erbrechen können, zeigen sich stärkere Krämpfe. Frösche bekommen nach anfänglicher Schwäche starke tetanische Krämpfe, die nach und nach in Lähmung und Tod übergehen. Das Froschherz wird nach Vulpian allmählig gelähmt. — Spätere Untersuchungen (Fornara) haben im Krötengift ein Alkaloid (Phrynin) angenommen, wovon grosse Gaben Digitalin-ähnliche Wirkung auf's

Herz äussern; ausserdem soll das Gift örtlich stark anämisiren, bei subcutaner Application Gangrän machen. Erbrechen soll häufiger als nach Digitalin, die Wirkung auf die Gefässe stärker ausgesprochen sein. Alkohol und Opiate seien Gegengifte. Die letzten Untersuchungen endlich über das Krötengift sind von Calmels: er nimmt darin das Vorhandensein von Alkylaminen und von Isocyanessigsäure an. Aus chemischen Gründen ist diesen Angaben das äusserste Misstrauen entgegen zu setzen. Ausserdem hat Calmels seine Schlüsse über die Natur des Giftes aus mikrochemischen Beobachtungen (unter dem Mikroskop angestellt!) gezogen! (Auftreten von öligen Tropfen neben Krystallen von Glykokoll!) — Auch die gewiss richtige Angabe älterer Autoren, dass subcutane und stomachale Application des Krötengiftes ganz verschiedene Wirkung äussern, stimmt nicht mit der Annahme von Carbylamin.

Nach wenigen gelegentlichen eigenen Beobachtungen stimmen die Angaben von Vulpian und Fornara gut zusammen. Der Auszug der fein zerschnittenen Haut von Bufo variabilis machte bei Einfliessenlassen ins isolirte, mit richtiger Nährlösung gespeiste Froschherz typische Stillstellung in Systole. Der ganze Frosch mit kleinen Mengen des Hautauszuges vergiftet, bekam deutliche Streckkrämpfe, Würgen, schliesslich Lähmung. Das Herz schlug hier noch lange langsam weiter.

Kröten sind gegen das Gift ihrer Artverwandten nicht empfänglich, wohl aber gegen das Gift von Tritonen und Salamandra maculosa. Es handelt sich also bei diesen Thieren um verschiedene Giftsubstanzen.

Das Extrakt der Haut von Bombinator igneus bewirkt bei Fröschen nur schwache fibrilläre Zuckungen. Das schwere Gift, das in der Haut der Bufones sitzt, kommt also diesen Thieren nicht zu. — Ueber unsern Pelobates habe ich keine eigenen Beobachtungen. — Pelobates-Arten der Tropen sollen sehr giftig sein.

Literatur über Krötengift: Die ältere Literatur bis 1870 ausführlich bei
    Zalesky in Hoppe-Seylers medic. chem. Untersuchungen. pag. 85.
Fornara: Journal de Ther. 23. (1877). pag. 882. refer. in Virchow's Jahresber.
    1877. I. pag. 441.
Calmels: C. R. 98. 536. — refer. in Beckurt's J.-Bericht 1883 und 84 (18.
    und 19). pag. 1185: — auch in Jahresber. Thierchemie 14. (1884) p. 356.
Kobert: Sitzber. Dorpat. Naturforsch. Gesellsch. 9. 1891, pag. 63.

b) Gift der Tritonen.

Untersucht ist nur Triton cristatus: ob das, was über ihn eruirt ist, auch für die übrigen Wassersalamander gilt (Tr. igneus und den gemeinen Tr. taeniatus), darüber habe ich keine Angaben gefunden.

Das Gift wird in Hautdrüsen bereitet, die besonders am Nacken und am oberen Schwanztheil angeordnet sind: es ist wie bei den Kröten durch Streichen und elektrische Reizung der Haut zu gewinnen und stellt eine dickliche rahmähnliche Masse von saurer Reaktion dar. Die eigentliche Giftsubstanz soll ein N-freier Körper sein, der in das saure Aetherextrakt eingeht.

Das Gift macht örtlich starke Reizungserscheinungen. — Resorptiv wirkt es nur lähmend: die Schwäche wird immer ausgesprochener, die Respiration vermindert, die Herzaktion nimmt ab. Tod nach mehreren Stunden.

Nach Calmels (vide Literatur bei Krötengift) enthält Tritonengift ein Glycerid, dem er den Namen Pseudolecithin beiliegt: es soll Isocyanpropionsäure (?) enthalten.

Der Sektionsbefund wird als ganz negativ angegeben. Caparelli behauptet, das Tritonengift löse rothe Blutkörperchen auf.

Literatur: Vergleiche Krötengift. — Die ältere Literatur bei Zalesky: weiter
Capparelli in Archiv. ital. de Biologie 4. 1883. pag. 72.
Calmels: siehe Krötengift.

c) Erdsalamander.

Oft untersucht ist das Haut-Secret von Salamandra maculosa, salamandre terrestre, dem Feuersalamander. Die Literatur sowie die Ergebnisse eigener Versuche sind bei Zaleski in Hoppe-Seyler's medic. chem. Untersuchungen pag. 85 und bei Faust (siehe oben) angegeben.

Das Gift des Feuersalamanders ist aus Drüsen, die an den Seiten des Hinterkopfes und des Rückens angeordnet sind, als eine stark alkalische, dick weissliche Flüssigkeit durch Streichen mit einem Löffel (wahrscheinlich auch durch elektrische Reizung) zu gewinnen. Aus dem wässerigen heissen Auszug ist das Gift durch Phosphormolybdänsäure zu fällen und so rein zu gewinnen: es ist eine organische, nicht unzersetzt flüchtige Base ($C_{68} H_{60} N_2 O_{10}$), in Wasser und Alkohol leicht löslich, gut charakterisirte Salze bildend. In getrocknetem Zustande ist sie beständig, in Lösung aber spontan zersetzlich. Samandarin.

Die Vergiftungserscheinungen bestehen in: Unruhe, Zittern, starkem Speichelfluss. Bald setzen heftige klonische Krämpfe mit Opisthotonus ein, die sich anfallsweise wiederholen: zwischen den Krampfanfällen vollständige Lähmung, schwache Respiration, unregelmässige Herzaktion. Der Tod tritt unter zunehmender, endlich vollständiger Lähmung ein. — Ein Hund, dem Salamandersaft in das Maul gespritzt war, spie denselben sofort wieder aus: es folgte dann nur Speichelfluss, Erbrechen und länger andauernde Appetitlosigkeit nach.

Die Sektion ergibt neben dunklem Blut und den für die schweren Respirationsstörungen selbstverständlichen Ecchymosirungen nichts besonderes.

Auch bei Fröschen zeigen sich nach anfänglicher Unruhe und Respirationsunregelmässigkeiten schwere Convulsionen, auf die Lähmung und endlich der Tod (manchmal erst nach Tagen!) folgt.

Neuere Untersuchungen über das Gift des Erdsalamanders stammen von Phisalix: C. R. 109. 1890. pag. 405, Phisalix et Langlois: ibidem pag. 482, Dutartre: ibidem 110. 1890. pag. 199.

II. Gift der Bienen (und Aculeaten überhaupt).

Ueber das Gift der Honigbiene, das man bisher für Ameisensäure hielt, besitzen wir jetzt eine wesentlich weitergehende Aufklärung durch Untersuchungen von Langer. Ameisensäure ist wohl in dem Gifte enthalten, das eigentlich wirksame aber ist eine basische Substanz (Alkaloid), deren Lösung mit den verschiedenen Alkaloidreagentien Niederschläge gibt. — Die Basis verursacht auch in neutraler Lösung und nach Abdestilliren der Ameisensäure die specifischen Wirkungen, während Ameisensäure nur leichten Schmerz und geringe Quaddelbildung hervorruft (in den Mengen, die beim Bienenstich in Betracht kommen). — Das Gewicht des Gifttröpfchens einer Biene beträgt 0,2 bis 0,4 mgr: das Gift ist wasserklar, reagirt sauer und schmeckt bitter. — Das Gift erträgt mehrstündiges Kochen, sowie die Einwirkung von Säuren und Alkalien. — Oertlich macht es starke Reizung, d. h. lokale Nekrose, zellige Infiltration, Oedem, Hyperämie: durch die unversehrte Epidermis dringt es nicht hindurch. Intravenös injicirt ruft es zuerst starke Senkung des Blutdruckes und Pulsverlangsamung hervor, dann folgt später wieder Drucksteigerung: dabei starke Krampfanfälle, endlich allgemeine Lähmung und Athmungsstillstand. Bei der Sektion findet man vor Allem die Zeichen der Blutkörperchenlösung: lackfarbenes Blut, Methämoglobin, Zerstörung der Erythrocyten. Auf Schleimhäuten erzeugt das Gift schwere Reizungssymptome; so schon z. B. zu 0,04 mgr im Bindehautsack des Kaninchens Thränenfluss, Chemosis und nachfolgende Eiterung.

In der Regel macht der Bienenstich die bekannten örtlichen Störungen: intensiven Schmerz und verbreitete Schwellung. — Bei empfindlichen Personen indess oder nach dem Befallenwerden von Bienen- oder Hornissenschwärmen kommen allgemeine Zeichen: so Frost, leichtes Fieber, Kopfschmerz — oder aber: plötzliche Angst: Schwächegefühl, Schwindel, Uebelkeit und Erbrechen, Ausbruch kalten Schweisses, Frösteln, Zittern, beschleunigte und schlechte Herzaktion. Es sind in der Literatur eine Anzahl gut beglaubigter Beobachtungen vorhanden, dass sogar der Tod binnen 20 Minuten bis 1 Stunde eingetreten ist.

Die schon öfter gemachte Behauptung, dass Bienenzüchter nach und nach gegen den Bienenstich immer weniger empfindlich und zuletzt immun werden, bestätigt Langer durch ein umfängliches, statistisches Material. — Die Immunität ist nicht andauernd; sie nimmt nach der Winterruhe ab und verschwindet bei Aussetzen des Verkehrs mit Bienen; auch örtlich scheint sie begrenzt, indem sie z. B. deutlich an dem meist gestochenen Vorderarm ausgebildet ist, während sie an anderen Stellen fast ganz fehlt. Die Immunität besteht gewöhnlich in der viel kürzeren Dauer der örtlichen Störungen, so dass die Abschwellung gleich nach Ausbildung der Quaddel beginnt: in der höchsten Ausbildung fehlt das Schmerzgefühl oder ist durch Juckgefühl ersetzt, die Quaddel geht vollständig in einigen Minuten zurück. Diese Immunität scheint nur durch massenhafte Bienenstiche (200 bis 1000 jährlich) erworben zu werden. — Therapeutisch empfiehlt Langer möglichst schnelle Entfernung des Stachels. — Chemisch wirkt Brom- und Chlorwasser (nicht Jod!), weiter übermangansaures Kalium, auch andere praktisch nicht verwendbare Oxydationsmittel. Auch gewisse Fermente zerstören das Gift, so Pepsin, Papain, schwach nur wirken Pankreatin und Diastase. Es ist darum das Gift vom Magen aus ohne Wirkung. — Bei intravenöser Injektion zeigen sich nur bei gewissen Thierarten schwere Hämorrhagien: d. h. die Erythrocyten der verschiedenen Species sind gegen das Gift verschieden empfindlich. — Das Serum der (unempfindlichen) Kaninchen schwächt bei direktem Contakt die örtlich reizende Wirkung des Bienengiftes ab.

Langer, J.: Archiv exp. P. Ph. 38. pag. 381.
Langer, J.: Festschrift zu Ehren von Pick: Wien und Leipzig 1898.
Langer, J.: Archiv intern. de Pharmacodyn. 6 Bd. 1899, pag. 181.

Es ist durchaus wahrscheinlich, dass das Gift der verwandten Aculeaten sich dem der Honigbiene gleichartig verhält — specielle Untersuchungen besitzen wir darüber noch nicht.

Nach der Art der physiologischen Wirkung steht das Bienengift gewissen Toxalbumosen nahe.

III. Gift der Spinnen, Scorpionen, Scolopendren.

Spinnen haben in Hacken umgewandelte Kieferfühler, die in ihrem Basaltheil eine Giftdrüse tragen, deren Ausführungsgang auf der Spitze des Hackens ausmündet. Beim Einschlagen des Hackens wird das Gift, eine wasserhelle, ölartige, saure Flüssigkeit in die Wunde eingeimpft. Das Gift der Drüse soll beim Menschen nur örtliche Wirkungen machen. Daneben aber, so gibt Kobert an, enthalte die Spinne in ihrem Leib eine Toxalbumose, von der gewisse Mengen mit in die Wunde gelangen und dieser Giftsubstanz kommen allgemeine Wirkungen zu: die örtlichen Wirkungen bestehen in Schwellung und starkem Schmerz, mit nachfolgenden Zeichen von Collaps, die allgemeinen Wirkungen der (in Westeuropa unbekannten) Spinnen-Toxalbumosen sind nach Kobert: schwere, monatelang dauernde Lähmungszustände. — Vergiftungen durch unsere einheimischen Spinnen sind etwas ausserordentlich seltenes, da von ihnen die menschliche Oberhaut nicht verletzt werden kann. — Der Stich der Tarantel macht wohl eine sehr schmerzhafte örtliche Verletzung, aber keine Allgemeinwirkung. — Uebersicht über die giftigen Spinnen in Husemann's Toxikologie. — Weiter siehe Kobert: Sitzungsber. Dorpat. Naturf. Gesellsch. 1888 pag. 362.

Eine als Atriplicismus beschriebene Hauterkrankung, die bei der armen Bevölkerung Chinas und besonders Peckings auf den Genuss von Melde sich einstellt, soll von der Verunreinigung dieses Gemüses durch eine darauf lebende kleine Spinne bedingt sein. Virchow's Jber. 1897. I. pag. 393.)

Scorpionen haben paarige Giftdrüsen, deren Ausführungsgänge auf der Spitze des am Hinterleib angebrachten Stachels ausmünden. Der Stich macht örtliche und allgemeine Folgen. Die örtlichen bestehen in Schwellung, Entzündung sich steigernd bis zu circumscripter Gangrän: als allgemeine Folgen wird sehr Verschiedenes beschrieben: Uebelkeit, Erbrechen, Fieber, Schwächezustand — dann sexuelle Erregung, weiter Krämpfe von verschiedener Form.

Tausendfüssler (Scolopendra morsitans in S.-Europa) haben gleichfalls aus umgewandelten Gliedmassen gebildete Hacken, auf deren Spitze der Gang einer Giftdrüse ausmündet. — Die tropischen Arten können lebensgefährliche Verletzungen setzen.

§ 231. **Autointoxikation. Giftigkeit der Secrete und Organe.**

I. Autointoxikation, Selbstvergiftung, nennt man nach der Wort-definition Vergiftungen, die von chemischen Substanzen des eigenen Stoffwechsels verursacht werden. — Die bei Uebertritt der Gallenbe-standtheile ins Blut auftretenden Störungen: Icterus, Cholämie, kann man nach der einfachsten Annahme eine Autointoxikation nennen.

Es ist nach meiner Auffassung nicht die Aufgabe eines Lehr-buches der Toxikologie, die Krankheitsbilder zu beschreiben, die man als Autointoxikationen betrachtet, so z. B. die harnsaure Diathese, die Urämie, Cholämie etc. Diese Aufgabe fällt den Lehrbüchern der klinischen Medicin oder der Pathologie des Stoffwechsels zu. — Die Toxikologie hat höchstens das experimentelle Material zur Beantwort-ung dieser klinischen Fragen zu liefern: sind die gallensauren Salze, das Bilirubin, der Speichel u. s. w. giftig.

B o u c h a r d : Leçons sur les Autointoxications: Paris 1887. — A r m a n d   G a u t i e r : Sur les alcaloides derivés de la destruction bac-térienne ou physiologique des tissus animaux, ptomaines et leuco-maines, Paris Masson 1886. (In der von mir gegebenen Darstellung ist die von französischen Biologen ausgebildete Lehre der Selbstver-giftung durch sogenannte Leukomaine nur flüchtig berührt. Der Grundgedanke dieser Lehre ist nicht ohne prinzipiellen Widerspruch geblieben, hat sich auch in den letzten Jahren keine weiteren Erfolge und Anerkennung verschafft: siehe z. B. über Harngiftigkeit S t a d t-h a g e n in Zeitschr. klin. Medicin 15. V i l l i e r s in Bulletin soc. chim. 42. 1885, pag. 550: ref. B. B. 1885 Ref. 457, welche Autoren das Vorkommen besonderer Alkaloide im n o r m a l e n Harn ganz leugnen. Siehe weiter A l b e r t o n i : Delle autointossicazioni in Trattato italiano di Patologia e Terapia med. von Cantani und Maragliano 1892. — A l b u A., Ueber Autointoxikationen des Intestinaltraktus, Berlin 1895. — v o n   N o o r d e n : Pathologie des Stoffwechsels, Berlin 1893. — v o n   J a k s c h : Klinische Diagnostik etc.

II. S p e i c h e l. Der normale Speichel soll geringe Mengen gif-tiger Ptomaine enthalten (G a u t i e r : Bulletin Academie de Médecine 1881). — Abgesehen von dieser Angabe ist aus gewissen Einzelerfahr-ungen allgemeine Giftigkeit des Speichels behauptet. — Diese Be-hauptung ist nicht richtig. Das als Volksmittel benützte Aussaugen der Wunde, das Hineingerathen von Speicheltröpfchen in den sehr empfindlichen Conjunktivalsack, das Belecken der Verletzungen bei Thieren und manche andere (wenig hygienische) Benützung des Speichels führt nicht zu Infektionen oder Vergiftung: eher könnte man sagen, der Speichel wirkt desinficirend. Andererseits liegen sicher beglaubigte Fälle vor, wornach durch Speichel (Biss-) Wunden inficirt worden sind: es handelt sich aber hierbei um Ausnahmen und wohl allemal um Bakterien-Infektion. — Dass der nüchterne Speichel giftiger ist, ist selbstverständlich: denn durch das Essen wird die Mundhöhle mechanisch ausgescheuert und durch das Trinken nachgespült. Im nüchternen Zustand sind die Zeichen der Mund-fäulniss (fötor ex ore etc.) immer deutlicher. — In der Mundhöhle sind die verschiedensten pathogenen Spaltpilze (z. B. Streptokokken, Pneumoniebakterien etc.) aufgefunden.

Bestimmt ist nachgewiesen, dass durch die Speicheldrüsen Bak-terien bei specifisch inficirten Thieren n i c h t ausgeschieden werden.

— Dagegen werden von der Mundhöhle aus gelegentlich die Drüsen inficirt (Claisse et Dupré: Arch. de médecine expérim. 1894: siehe auch Grawitz und Steffen: Berlin. klin. Wochenschrift 1894, Nr. 18).

Bei Thieren kommt vergifteter Speichel vor: bei der Hundswuth, Lyssa. Die Krankheit wird zweifellos durch den Speichel übertragen: der Ansteckungsstoff ist ausserdem noch im Blut und im Centralnervensystem nachgewiesen. Auch Thiere, bei denen die Krankheit noch gar nicht ausgebrochen ist (Latenzstadium), haben das Gift schon in ihrem Speichel. Der Ansteckungsstoff der Lyssa ist nach aller Wahrscheinlichkeit ein Contagium vivum, ist aber des Näheren noch nicht bekannt. — Die klinische Besprechung der Lyssa gehört zur klinischen Medicin.

Ueber Giftschlangen, Spinnengift siehe § 221, § 230. — Es ist weiterhin die Ansicht ausgesprochen, dass die örtlichen Entzündungssymptome, die nach dem Stich der Flöhe, Wanzen, Stechmücken u. a. Insekten auftreten, durch Toxalbumosen verursacht sind, die in besonderen Drüsen abgesondert werden oder die im ganzen Leib dieser Thiere vertheilt sind. Für beide Annahmen gibt es Beweisstücke aus der Analogie: ob im Einzelnen der strenge Beweis geführt ist, ist mir nicht bekannt.

III. Die Galle. Die Giftigkeit der Galle ist sehr vielfach untersucht. Man hat die gesammte Galle und die einzelnen chemischen Bestandtheile bei Versuchsthieren geprüft. Es hat sich dabei von den Gallensäuren und Farbstoffen eine deutliche, aber quantitativ doch nur geringe Schadenwirkung nachweisen lassen.

1. Die Gallensäuren (bezw. deren Na-Salze) sind in grösseren Mengen giftig für alle Thiere und alle Einzelorgane. — Taurin und Glykokoll sind ohne besondere Wirkung: es hängt also die Schädlichkeit im Wesentlichen von der Cholalsäure ab (von Dusch Th., Habilitationsschrift Leipzig 1854). — Von Einzelwirkungen ist besonders die Lösung der Blutkörperchen studirt. Verdünnt man frischgeschlachtetes Blut mit dem zehnfachen Volumen physiologischer Kochsalzlösung, so verursachen die Natriumsalze der Gallensäuren Lösung etwa bei einem Zusatz von 1 zu 500 bis 700 (siehe Saponine § 206..). Taurocholsaures Natron wirkt stärker als cholsaures und dieses wieder als glykocholsaures. Auch andere Elementartheile (weisse Blutkörperchen, Leberzellen) werden von höheren Concentrationen dieser Salze verändert und gelöst. — Die Muskeln werden nach und nach vollständig gelähmt. In gleicher Weise wird das Herz ergriffen: zuerst ist Lähmung des Vagus bemerkbar, worauf bald die Herzkraft selbst nachlässt. Auch die Nerven werden in der Lösung gallensaurer Salze bald leitungsunfähig. — Gallensaure Salze sollen die peripheren Gefässe erweitern. — In grossen Mengen setzen sie auf Schleimhäuten schwere Reizungserscheinungen: so im Kropf und im Magen von Versuchsthieren. Erbrechen beim Eindringen von Galle in den Magen.

Für Frösche sind bei subcutaner Injektion tödtlich 0,05 chenocholsaures, 0,06 taurocholsaures, 0,08 cholsaures, 0,1 hyo- und glykocholsaures Natron. Pro Kilo Hund soll 0,46 taurocholsaures, 0,46 glykocholsaures Na bei intravenöser Injektion die tödtliche Gabe sein (Feltz und Ritter). Nach Rywosch ist diese Dosis noch zu niedrig, das anderthalbfache ist nothwendig. Mit dieser letzten Angabe stimmt auch Bouchard (Autointoxications pag. 85) überein. — Indess macht ein Viertel dieser Menge schon schwere Vergiftung. — Bei Fröschen besteht das Vergiftungsbild in zunehmender, sich ausbreitender Lähmung (Sensibilität, dann Reflexe, dann hintere, vordere Extremitäten, zuletzt stirbt das Herz), der Darm wird stark injicirt gefunden. Bei Säugethieren kommt schon nach einigen Minuten grosse Mattigkeit, die Athmung wird vermindert, der Puls verlangsamt, die Temperatur sinkt, häufig tritt Erbrechen, selten Durchfall ein: in comatösem Zustande folgt der Tod in einigen Stunden, bei Kaninchen auch erst in Tagen. Im Darm findet man Entzündung und blutigen Inhalt.

2. Das Cholesterin scheint nach Versuchen von Rywosch ungiftig.

3. Das Bilirubin ist verschieden beurtheilt worden. Bouchard (Leçons sur les Auto-intoxications, pag. 85) erklärt 0,05 pro Kilo für die tödtliche Gabe. Aehnlich fallen die Angaben von de Bruin aus. Dagegen haben Plästerer (Dissertation Würzburg 1890) und Rywosch (bei Kobert) viel geringere Giftigkeit gefunden. Einige spätere Versuche, die ich auf die Einwendungen von Kobert nachträglich noch angestellt habe, sind im Sinne von Rywosch ausgefallen. Die Giftigkeit ist geringer als die des taurocholsauren Natrons. Grosse Gaben machen leichte Lähmungszeichen.

Diese Versuchsresultate mit den reinen Gallenbestandtheilen sind indess nicht unmittelbar auf die Erklärung der Symptome des Icterus und der Cholämie zu übertragen. Es ist festgestellt, dass allemal nur wenig Gallensäuren bei Icterus im Blute anzutreffen sind, und dass mit Ausschluss der Galle vom Darm die Abscheidung von Gallensäuren mit der Galle abnimmt. Weiterhin werden die in den Darm ergossenen Gallensäuren dort normal wieder aufgesaugt und von Neuem in der Leber abgeschieden.

Im Harn findet man bei Icterus nur in den ersten Tagen kleine Mengen von Gallensäuren, einige Decigramme; die Menge nimmt schnell noch weiter ab, so dass bei andauerndem Icterus schon gegen Ende der ersten Woche nur noch Spuren von Gallensäuren im Harn sind. Dies Resultat lässt sich zusammen mit anderen, gleich bündigen Beweisstücken (siehe oben pag. 26 und pag. 58) nur so deuten, dass die Leber bei bestehendem Icterus bald die Produktion von Gallensäuren stark heruntersetzt. Angestaut können sie nicht werden, sonst müsste man sie irgendwo in den Geweben finden. — Die Farbstoffbildung in der Leber beträgt in 24 Stunden nur etwa 0,1 gr: dabei geht die Ausscheidung im Harn während des Icterus ja weiter. — Nach all diesen letzterwähnten Thatsachen kann man wohl nur manche pathologische Zeichen der ersten Tage eines bestehenden Icterus auf Gallensäureintoxikation schieben. — Gerade die schweren Störungen aber, die am Ende eines Cholämiefalles den letalen Ausgang bedingen, sind auf Stoffwechseländerungen zu schieben, die uns noch unbekannt sind.

Sehr vollständige Literaturzusammenstellung bei Rywosch: Kobert's pharmakologische Arbeiten II, pag. 102. — Stadelmann: Der Icterus. Siehe auch oben pag. 57 ff.

IV. Die Ausathmungsluft des Menschen sollte nach den Angaben von Wurtz (C. R. 106. 1888, pag. 213) neben Ammoniak eine flüchtige organische Base enthalten, die Wurtz durch Einleiten

in Oxalsäurelösung festhielt. — Die Nachprüfungen von Dastre und
Loye (1888) und von Lehmann und Jessen haben diese Angabe nicht bestätigt: es ist kein besonderes Gift in der Ausathmungsluft.

V. Der Harn. Der normale menschliche Harn, bei Thieren
injicirt, ruft Vergiftungserscheinungen hervor. Für die Giftigkeit des
Harns ist ein besonderes Maass aufgestellt im sogenannten urotoxi-
schen Coëfficienten, den Bouchard so definirt: die von 1 Kilo Mensch
in 24 Stunden gelieferte Harnmenge tödtet wieviel Kilo lebendes
Thier. Diese Zahl findet Bouchard im Mittel gleich 0,46 (Kaninchen). (Bouchard: Leçons sur les auto-intoxications, page 38,
50 etc.).

Giftwirkung des Harns muss man von vorneherein erwarten;
es sind dabei alle Harnbestandtheile in gewissem Umfange betheiligt.
Speziell ist erwiesen, dass die anorganischen Substanzen (Harnasche)
anders und schwächer wirken als der ganze Harn. — Neben den
Kali- und Ammoniaksalzen kommt der Harnstoff, die Harnsäure-
gruppe, die Kreatinsubstanzen, die Xanthinkörper, die sogenannten
Thudichum'schen Basen u. A. in Betracht (letztere beschrieben in
C. R. t. 106. Juni 1888, pag. 1803; refer. B. B. 1888. Ref. 667). —
Die beim Kaninchen vom ganzen menschlichen Harn beobachteten
Vergiftungszeichen beschreibt Bouchard als: Myosis, Athmungs-
beschleunigung, Betäubung, Temperatursenkung, Polyurie. Der Tages-
harn ist mehreremale giftiger als der Nachtharn: auch die Qualität
der Wirkung ist eine andere: der Tagharn wirkt betäubend, der
Nachtharn mehr Krämpfe erregend.

Weitere allgemeine Angaben über die Giftigkeit des Harns von
Pouchet in C. R. 97. 1884, pag. 1560, auch Monographie, Paris
1880, und in den Arbeiten der Frau Eliacheff: C. R. de la société
de Biologie 1891. — Siehe zu der Frage endlich noch die unten
citirten Arbeiten von Baumann, Brieger, Udransky und Stadthagen, wornach keine besonderen giftigen Basen im Harn sind.

Ausserordentlich zahlreich sind die Einzelarbeiten über quantitative und qualitative Aenderung des Harns unter verschiedenen von
der Norm abweichenden Bedingungen. So variirt die Menge der
Harnsäure, der Oxalsäure, des Cystins und anderer normaler Harnbestandtheile. Man benennt darnach die Krankheitsbilder als harnsaure Diathese, Oxalurie, Cystinurie u. s. w. — Von Aducco (Archivio
ital. di Biologia 9, pag. 203 und 10, pag. 1) ist in dem nach starken
Marschanstrengungen entleerten Harn eine wahrscheinlich zur Cholingruppe gehörige, stark giftige Basis isolirt. — Baumann und
Udransky (Zeitschrift physiolog. Chemie 13, pag. 562) haben im
Harn eines an Cystinurie und Cystitis leidenden Mannes Putrescin
und Cadaverin nachgewiesen (§ 224). — Das letztere haben bei der
gleichen Störung auch Stadthagen und Brieger gefunden (Virchow's Archiv 115).

Besonders über die verschiedensten Infektionskrankheiten liegen
derartige Untersuchungen vor, so z. B. von Griffiths (Scharlach:
C. R. 113. 1891, pag. 656, Rötheln und Keuchhusten ibidem 114.
1892, pag. 196, Sepsis, Erysipelas 115. 1892, pag. 667 etc. etc.) und
anderen Autoren. Eine Aufzählung all dieser Einzelangaben ist für
die Toxikologie noch nicht von Bedeutung: wichtige allgemeine
Folgerungen haben sich bisher nicht gewinnen lassen. Die Literatur

ist in den Jahresberichten über die Fortschritte der Thierchemie, in
den referirenden Centralblättern und in den vortrefflichen Spezial-
werken über: Harnanalyse, klinische Diagnostik etc. zusammengestellt.

Die Selbstvergiftungen, die vom Darm aus, durch Darmfäulniss
und durch specifische Bakterienarten zu Stande kommen, gehören
ganz dem Lehrgebiete der klinischen Medicin an.

VI. In den letzten Jahren ist der Biologie ein neues Erkenntniss-
und Arbeitsgebiet durch die Beobachtung erschlossen, dass die Drüsen
überhaupt und besonders gewisse „Drüsen ohne Ausführungsgang"
Stoffe von eigenartiger Wirksamkeit in sich erzeugen, die durch innere
Resorption in den normalen Stoffwechsel gelangen und darin ihre
specifischen Wirkungen entfalten. Fehlen einem Organismus diese
Drüsen (durch Degeneration, operative Entfernung), so müssen gewisse
Störungen, Ausfallerscheinungen, auftreten: umgekehrt wird man durch
Zufuhr der Drüsen oder der daraus gewonnenen aktiven Bestandtheile
deren charakteristische Reaktionen in dem lebenden Organismus her-
beiführen. Nach vielen Beobachtungen lag es nahe, diese Drüsen-
wirkungen für die Heilung einzelner Krankheiten zu benützen; es
hat sich so die sogenannte Organtherapie ausgebildet: Schilddrüse,
Thymus, Nebenniere etc. werden als Heilmittel gegeben.

Die Toxikologie hat sich einstweilen mit der Organtherapie nur
insoweit zu befassen, als bei der therapeutischen Verwendung unangenehme Nebenwirkungen aufgetreten sind.

a) Die Schilddrüse. Die üblen Folgen der Schilddrüsen-
Behandlung sind individuell sehr verschieden. Bei vielen Menschen
zeigen sich auf mässige Gaben fast gar keine Erscheinungen, während
einzelne (disponirte) alsbald sehr intensive Störungen erfahren. Auch
hier hängt der Erfolg von der Menge des zugeführten Giftes ab,
wie dies Thierversuche besonders deutlich gezeigt haben. Grosse
Gaben der Schilddrüse werden wohl für einmal ertragen, bei fortgesetzter Darreichung aber bilden sich in verschiedener Schnelligkeit
die unten geschilderten Erscheinungen aus. — Zu den nur bei Thieren
constatirten anatomischen Veränderungen gehört die Verkleinerung der
normalen Schilddrüse.

Nach den Erfahrungen bei der therapeutischen Verwendung
sind solche Menschen durch das Thyreoidin besonders gefährdet, die
schon an irgend einer Stoffwechsel-Veränderung leiden: also Fett-
süchtige, Dicke, sehr reichlich Ernährte (während hagere Individuen seltener und erst langsamer und geringere Störungen erfahren); weiter Diabetiker und solche, die gleichsam in der Vor-
stufe des Diabetes stehen, bei denen leicht alimentäre Glykosurie zu
Stande kommt; sodann ältere Leute und vielleicht solche, die schon
vor der Zeit alt geworden sind, während Kinder und kräftige jüngere
Individuen leichter die Schilddrüsenbehandlung ertragen.

Die Erscheinungen bestehen in funktionellen Herzstörungen:
der Puls wird beschleunigt, manchmal unmerklich für den Patienten
bis gegen 150: doch sind solche exquisite Fälle selten Häufig ist
der Puls dabei arythmisch, die Patienten haben subjektiv unangenehme Empfindungen in der Herzgegend: auch Schlaflosigkeit,
Zittern, allgemeine Unbehaglichkeit werden vom Herzen abgeleitet.

Sodann treten Störungen im **Stoffwechsel** auf, die man kurz als allgemeine Steigerung des Gesammtstoffwechsels definiren kann. Zuerst steigt die Harnmenge, der Harnstickstoff (Harnstoff) wird vermehrt, ebenso nimmt die NaCl- und P_2O_5-Ausscheidung zu, sodass Unterbilanz eintritt und Verlust an Körpermateriale (Abmagerung) sich einstellt. Von Roos ist speciell die P_2O_5-Menge der Darmausleerung sehr hoch gefunden (Bindung an Ca und Mg, die auch erhöht abgegeben werden?). Auch die gasförmigen Ausscheidungen sind in einzelnen Fällen als vermehrt nachgewiesen worden: die Athmungsgrösse, Sauerstoffnahme und Kohlensäure-Ausgabe sind gesteigert, der respiratorische Coëfficient wird kleiner. — Sehr deutlich beleuchtet die gesammte Stoffwechsel-Erhöhung folgendes Versuchs-Ergebniss: Bei einer normalen Versuchsperson wurde durch Zulage einer grossen Kohlehydratmenge während der Thyreoidea-Fütterung die Mehrausscheidung von N nicht vermindert, während in dem Versuchs-Stadium ohne Thyreoidea eine viel geringere Kohlehydratmenge ausreichte, um Stickstoff-Ansatz am Körper hervorzubringen. — Albumen tritt im Harn nur in seltenen Fällen und nach grossen Thyreoidin-Gaben, zunächst ohne Cylinder auf: doch steigern sich manchmal die Erscheinungen und es kommen Cylinder. — Zucker im Harn ist nur selten beobachtet: doch wird dessen Uebergang in den Harn durch Schilddrüse entschieden begünstigt. Bei übergrossen Zuckermengen nimmt die Zahl und die Schwere der Anfälle von alimentärer Glykosurie zu: Diabetiker werden sehr ungünstig beeinflusst; die Harnzuckermenge wird gesteigert und die Consumption befördert. — Starke Körpergewicht Abnahme ist nach Allem eine häufige Erscheinung bei Thyreoidismus. — Mit Aussetzen des Mittels gehen die abnormen Reaktionen nur in einzelnen Fällen sofort zurück: meist halten die einmal eingeleiteten Störungen durch Wochen nach, besonders die Abmagerung und die Herzbeschleunigung. — Im Arsenik sollen wir nach übereinstimmenden Angaben ein zweckmässiges Antidot gegen den Thyreoidismus besitzen.

Weiter reagiren auf Schilddrüsendarreichung mit besonders schweren Erscheinungen, die an Morbus Basedowii Erkrankten: man spricht geradezu von einer Häufung der Symptome beider Affectionen. — Schwere lebensbedrohliche Herzstörungen, starke Abmagerung, Glykosurie ist constatirt: man soll die Darreichung des bedenklichen Mittels bei dieser Krankheit ganz unterlassen.

Bei **Myxödem** sind die Zeichen erhöhten Stoffwechsels deutlich ausgeprägt.

Die Literatur ist so überreich, dass ich nicht einzeln citire: sie beginnt für die hier interessirenden Punkte etwa mit dem Jahre 1893. Das Centralblatt für innere Medicin enthält die Citate, nach denen das Auffinden der Original-Arbeiten leicht möglich ist.

b) **Die Nebennieren.** Besondere toxische Wirkungen sind von der Anwendung der Extrakte nicht beobachtet. Ueber die wirksamen Substanzen stammen die letzten Mittheilungen von Abel: Zeitschrift physiol. Chemie 28. pag. 318, O. von Fürth: ibidem 29. pag. 105 und D. Gerhardt: Archiv exp. P. Ph. 44. pag. 161. — Ob die der Nebennieren-Therapie zugeschobenen Zufälle: Tremor, Nervosität etc. sicher damit ursächlich zusammenhängen, werden erst noch weitere Beobachtungen erweisen.

§ 232. Ueber giftige Farben.

I. Die nachfolgende Darstellung soll nur für die bequeme Benützung eine Uebersicht dessen geben, was auf diesem Gebiete zu beachten ist. — Durch gesetzliche Bestimmungen sind bereits eine Anzahl von Farbstoffen von solchen Verwendungen ausgeschlossen, bei denen sie Gesundheitsbeschädigungen veranlassen können. Hieher gehört „das Gesetz betreffend die Verwendung gesundheitsschädlicher Farben bei der Herstellung von Nahrungsmitteln, Genussmitteln und Gebrauchsgegenständen" vom 5. Juli 1887. — Mit Erläuterungen und Motiven in der Ausgabe von R. Haas, Nördlingen 1887; ausserdem in jeder Sammlung Deutscher Reichsgesetze enthalten: siehe dazu auch die Arbeiten des kaiserlichen Gesundheitsamtes. — Gesundheitsschädliche Farben sind nach § 1 Absatz 2 dieses Gesetzes solche, die Antimon, Arsen, Baryum, Blei, Cadmium, Chrom, Kupfer, Quecksilber, Uran, Zink, Zinn, Gummigutt, Korallin, Pikrinsäure enthalten. — Es ist für viele concrete Fälle wichtig, die Einzelbestimmungen dieses Gesetzes zu kennen.

II. Beschädigungen der Gesundheit durch Farbstoffe werden von der innerlichen Aufnahme und vom Tragen der damit gefärbten Kleidungsstücke (und Gebrauchsgegenstände) gemeldet. — Es ist zuerst wichtig zu bemerken, dass die von gefärbten Gegenständen entstandenen Schadenwirkungen nicht allein durch die Farbstoffe, sondern auch durch Verunreinigungen und durch die sogenannten Beizen entstehen können.

Beizen nennt man die chemischen Hilfsstoffe, mittels deren man die Pigmente auf der Faser befestigt. Man tränkt die Faser zuerst mit einem indifferenten Stoff, z. B. einer Thonerdelösung und bringt sie dann in die Lösung eines Farbstoffes, der mit der Thonerde eine unlösliche Verbindung eingeht. Als solche Beizen verwendet man Lösungen von Thonerde, Eisen, Chrom, Zinn. Besonders bedenklich sind Antimon und Arsen. Das fertig gefärbte Zeug muss sorgfältig ausgewaschen, d. h. die nicht mitfixirte Beize entfernt sein. — Hauptsächlich sind es Hautbeschädigungen, die durch Vernachlässigung der hieher bezüglichen Vorschriften zu Stande kommen. So sind auf Seite 258 und 269 von solchen Beizen Beispiele erwähnt. Auch bei indiggefärbten Zeugen ist durch schlechtes Auswaschen der Schwefelsäure Hautentzündung vorgekommen. Es gibt darum Weyl den zweckmässigen Rath, gefärbte Strümpfe und ähnliche Kleidungsstücke vor dem Gebrauch in warmem Wasser auszuwaschen. — Dagegen ist es wohl ein diagnostischer Irrthum, wenn man aus dem Tragen gelber seidener Strümpfe, deren Farbe durch eine Zinnbeize fixirt war, eine schwere allgemeine Zinnvergiftung entstanden sein lässt. — Es existiren besondere Vorschriften über die Untersuchung gefärbter Zeuge auf die hier gemeinten schädlichen Stoffe. Siehe hierüber das oben genannte Gesetz § 7. Absatz 2: weiter die auf pag. 218 citirte Verordnung, betreffend die Untersuchung von Geweben etc. auf Zinn und Arsen.

Anmerkung. Als Beize wird auch das sogenannte Türkischrothöl benützt, ein wegen eigenartiger physiologischer Wirksamkeit erwähnenswerthes technisches Präparat. — Man bezeichnet so die aus fetten Oelen durch Behandeln mit concentrirter Schwefelsäure unter Kühlung erhaltenen Produkte. Das Wesentliche darin sind

Aetherschwefelsäuren; besonders wird viel benützt die Ricinoläther-schwefelsäure. Die Nomenclatur ist nicht constant: man nennt die freien Aethersäuren Türkischrothöl und die Alkalisalze Solvine: doch habe ich auch das Ammoniaksalz als Türkischrothöl bezeichnet gelesen. (Seifen, oder Sulfosäuren werden wohl nur irrthümlich als das Wesentliche im Solvin angenommen. Die technischen Präparate sind Gemische, angeblich mit 30 bis 40 procent der Aethersäure.)

Die Lösungen der freien Oleinäthersäure, die in jedem Verhält-niss mit Alkohol und Wasser mischbar ist, schäumen beim Schütteln, schmecken bitter, sind durch viel Mineralsäure abzuscheiden. Die Salze der Alkalien sind löslich, die der Erdalkalien unlöslich in Wasser. Die freie Säure wie die Salze lösen viele, sonst unlösliche Stoffe, werden daher Polysolve genannt.

Diese Substanzen wurden bei näherer Prüfung schwer giftig befunden, so dass sie für therapeutische Verwendung als Lösungs-mittel durchaus unbrauchbar sind (Kobert: Therapeut. M.-H. 1887. Decbr., pag. 465, und Kiwull in Kobert's pharmakol. Arbeiten III., pag. 1).

Die Erscheinungen sind: energische Auflösung der rothen Blut-körperchen (1 : 7000). Bei intravenöser Injektion sind 0,4 bis 0,5 pro Kilo tödtlich: unter zunehmender Mattigkeit, die bis zu vollkommener Lähmung fortschreitet, profusen, manchmal blutigen Durchfällen, rascher Abnahme des Körpergewichtes gehen die Thiere zu Grunde. Die Symptome gleichen denen, die bei manchen Saponinsubstanzen sich einstellen: auch das eigenartige Latenzstadium ist ausgebildet. Die Sektion ergibt Hämorrhagien an den serösen Häuten, im Darm blutigen Schleim, Blutungen in die Mucosa, Schwellung der Follikel. Im Harn reichlich Albumen und Cylinder. — Oertlich zeigt sich starke Reizung; die Einzelorgane werden direkt getödtet.

Ich habe nichts davon erfahren, dass durch diese Präparate beim Menschen Vergiftung vorgekommen ist.

III. Das prägnanteste Beispiel einer Vergiftung durch Verun-reinigung eines an sich harmlosen Farbstoffes ist die durch arsen-haltiges Fuchsin. Das mit Arsensäure hergestellte Fuchsin ist schäd-lich durch seinen Arsengehalt: reines Fuchsin ist (in den zur Ver-wendung kommenden Mengen) ungiftig. In gleicher Weise soll von Carbolsäure, Anilin, Toluidin etc. als fremden Bestandtheilen verschiedener Farbstoffe Vergiftung entstanden sein.

Als Beispiel der Unsicherheit, die auf diesem Gebiete herrscht, sei das Corallin genannt. Dieser Farbstoff ist in dem citirten Gesetz ausdrücklich als giftig bezeichnet. Diese Beschuldigung wurde zuerst 1869 von Tardieu, Roussin, Guyot u. A. erhoben, die Ausschläge nach dem Tragen gefärbter Strümpfe mit nachfolgenden Allgemeinerscheinungen auf diesen Farbstoff schoben und bei Thierversuchen schwere Giftigkeit fanden (0,9 gr pro Kilo tödtlich). Diesen Angaben wurde sofort von anderen französischen Autoren, Landrin, Babault, Bourguignon scharf widersprochen, die auf Grund zahlreicher Thierversuche das Corallin für ungiftig erklärten. — Siehe phar-maceutische Jahrber. für 1869. pag. 498 ff.

Der Name Corallin wird für verschiedene Präparate gebraucht: man hat so die reine Rosolsäure, aber auch Gemenge von dieser mit verschiedenen rothen und gelben Farbstoffen benannt (Aurin, Päonin). Reine Rosolsäure ist sicher in grossen Gaben ungiftig: ebenso das Aurin. — Man hat darum die schädliche Wirkung von Corallin ganz auf Beimengungen (Carbolsäure,

Kresole . . .) geschoben. Auch neue Untersuchungen finden das technische Corallin harmlos.

IV. Dieses Beispiel beweist, wie schwer es ist, über die Giftigkeit der Theerfarbstoffe zuverlässige Angaben zu machen. Die für technische Zwecke hergestellten Präparate sind nur in wenigen Fällen chemisch reine Substanzen, meistens Gemische von wechselnder Zusammensetzung. Es sind darum auch die einzelnen Angaben in der neueren Literatur schwankend und theilweise sich geradezu widersprechend.

Im Allgemeinen kann man sagen, dass die meisten Theerfarbstoffe harmlos sind, in den Mengen wenigstens, die gewöhnlich zur Aufnahme und Wirkung gelangen: bei der aussercordentlichen Färbekraft sind das nur Milligramme bis höchstens Centigramme. Immerhin ist es zweckmässig, dass für die bedenklichste Verwendung, Färbung von Nahrungs- und Genussmitteln, gewisse Farbstoffe als unschädlich besonders benannt sind. — Bei den zahlreichen Thierversuchen hat man hie und da Magenerscheinungen, auch Nierenreizung gesehen: es ist das von Substanzen, die als dem Organismus fremde gelten müssen, nicht auffallend: man vergleiche die Ausführungen § 217.

W e y l , Th.: Die Theerfarben mit besonderer Rücksicht auf Schädlichkeit etc. Berlin 1889.
U e b e r d i e u n s c h ä d l i c h e n T h e e r f a r b e n : Gutachten des österreich. obersten Sanitätsraths: ref. M: G r u b e r : in Zeitschrift für Nahrungsm. unters., Hygiene 1895, pag. 367.
K a y s e r : Forschungsberichte über Lebensmittel etc. 1895. 181.
W e y l : Ueber Vergiftung durch gefärbte Textilfasern: Vortrag in Berlin. medic. Gesellsch. 22. Mai 1889 — refer. in Deutsch. Med. Zeitung: 1889, pag. 521.

V. Als giftig müssen Nitrokörper gelten: siehe § 71, pag. 309 u. ff.; § 135, pag. 558. — Einzeln genannt seien die folgenden Substanzen.

Die Pikrinsäure ist auf Seite 563 schon besprochen. Ihre Giftigkeit wird von manchen Autoren überschätzt. Die Wirkung auf die unversehrte Haut (damit gefärbte Schuhe) scheint mir nicht bewiesen: in vielen Fällen (bei Verbrennungen, Füllung von Sprengkörpern) hat sie sich unschädlich erwiesen.

Martiusgelb, Dinitronaphthol, Naphtholgelb, Manchestergelb ist auf Seite 567 erwähnt. Benützt ist das Na- und Ca-Salz. Kleine Mengen sollen ohne Folgen ertragen werden. Die Studien von Vitali über das Martiusgelb sind ausführlich referirt im Pharmaceut. Jahresber. für 1894, pag. 828.

Sehr bedenklich sind die als Safran-Surrogat gebrauchten Ka- und Am-Salze des Dinitrokresols, Victoriagelb, Victoriaorange, Anilinorange. Eine Frau starb von etwa 5 gr, die (statt Safran als Abortivum) innerlich genommen waren. Bei Thieren sind 0,05 gr pro Kilo etwa die letale Dosis. Erbrechen, Durchfälle, starke Dyspnoe, auch die Zeichen der Blutkörperchenlösung sind beobachtet. Das Hantiren mit den gelb gefärbten Stoffen und Federn soll Hauterscheinungen gemacht haben. — Ueber diese Körper, die auch die Fabrikarbeiter beschädigen, sind weitere sichere Aufklärungen nothwendig.

Weniger giftig sind gewisse Nitrosulfosäuren. Ueber die geringe Giftigkeit der nitrirten Säuren siehe z. B. pag. 562. IV. und pag. 391. XII. Absatz 3. — Säuregelb ist dinitronaphtholsulfosaures Natrium: Viridin ist das Ka-Salz, gemengt mit Indig: beide sollen

Hauterscheinungen gemacht haben. — Sie sind in kleinen Mengen innerlich harmlos.

Aurantia, Kaisergelb, ist die Na-Verbindung eines Hexanitrodiphenylamins. Die Angaben widersprechen sich: einzelne Präparate sind in grosser Gabe bei Thieren ungiftig gefunden worden. — Die häufigste Klage sind Hautausschläge (Fabrikarbeiter, Tragen von gefärbten Handschuhen).

Acridin und die dazu gehörigen Phosphine sind in § 182 schon aufgeführt.

Safranin ist nach Weyl (Berl. med. Gesellsch., 22. Mai 1889) sehr wenig vom Magen aus giftig, dagegen bei subcutaner Application schon zu 0,05 gr pro Kilo Hund tödtlich. Einen Haut-Ausschlag glaubt Weyl sicher auf Kattun, der mit Safranin gefärbt war, beziehen zu können.

Das Bismarckbraun ist eine nur sehr gering schädliche Substanz: einige Centigramm pro Kilo Thier sind gleichgiltig. (Dagegen ist das Ausgangsmaterial für die Herstellung dieses Farbstoffes, das Dinitrobenzol, ein sehr schwer giftiger Körper, der nach Art aber noch intensiver als das Nitrobenzol die Arbeiter beschädigt: Darmerscheinungen, Icterus, Sehstörungen etc.)

Von ungiftigen Farbstoffen seien nur beispielsweise folgende genannt: Reines Fuchsin und die verwandten Rosanilinfarbstoffe; weiter reines Eosin, Erythrosin und Phenolphthalein. Das letztere war zum Denaturiren des Weines vorgeschlagen (in saurer Lösung unsichtbar) und ist deshalb physiologisch geprüft (Z. von Vamossy in Chemiker-Zeitung, 11. August 1900). Bis 1 gr pro Kilo war ohne Wirkung. Dagegen machen beim Menschen schon 0,2 gr innerlich deutliche Abführwirkung ohne alle unangenehmen Nebenerscheinungen. — Ueber Methylviolett (Pyoktonin) sind zahlreiche Erfahrungen in den Jahren 1890 und 1891 gesammelt worden, nachdem Stilling diesen Farbstoff als Antisepticum vorgeschlagen hatte. Es ist bis auf geringe Reizungswirkungen unschädlich. — Methylenblau (Aethylenblau, Tetramethylthionin) war eine Zeit lang als Heilmittel gegen Malaria versucht (P. Guttmann und Ehrlich: Berl. klin. Wochenschr. 1891, Nr. 39); es wurde bis zu 0,5 im Tage bis zwei Wochen lang fortgegeben: nur leichte Blasenreizung ist als unangenehme Nebenwirkung beobachtet.

Die Berichte aus Farbenfabriken sind unvollständig: oft ist eine angegebene Erkrankung nicht sicher auf eine concrete Ursache zu beziehen. Dieses sehr wichtige Beobachtungsgebiet sollte schon aus praktischen Gründen Sachverständigen mit grösserer Liberalität erschlossen sein.

Schlussbemerkung. Die Fragen, die ich noch besprochen wollte, Statistik und Methodik der anatomischen Untersuchung, überschlage ich, weil sie in den Specialwerken über allgemeine Statistik und über gerichtliche Medicin ausführlicher, als ich es hier könnte, behandelt sind.

Sach-Register.

E.

Eau d'Arquebuse 962.
Echites scholaris 795.
Echium vulgare 794.
Echuja-Pfeilgift 917.
Echujin 917, 918.
Eibe 961.
Eierstock, giftiger Fische 1032.
Einbeere 896.
Einfluss der Temperatur 7.
Eischloroform 436.
Eisen 175.
Eisenchlorid 175.
Eisenhut 767.
Eisenwirkung 175.
Eismaschinen 103, 104.
Eiweiss, giftiges 1035.
Ekballium Elaterium 925.
Ekbolin 1070.
Ekgonin 719, 720.
Eläopten 948.
Elapiden 999.
Elasticität des Muskels 73.
Elaterin 925.
Elefantenläuse 981.
Elementarwirkung 4, 5.
Elixir do Garus 962.
Emailgeschirre 195.
Emetin 841, 842.
Emodin 924.
Empfänglichkeit für Gifte 3.
Enkephalopathia saturn. 202, 203.
Entbitterung der Lupinen 667.
Entfernte Wirkung 4, 5.
Entgiftung, chemische Mittel 391.
— durch die Leber 9, 60.
— spontane 10, 11.
Entleberung von Thieren 62.
Entziehung des Morphins 830, **833**.
Enzyme 985.
Eosin 1093.
Ephedra monostachya 718.
— vulgaris 718.
Ephedrin 718.
Epheu 981.
Erdsalamander 1081.
Erethismus mercurialis 127.
Ergochrysin 1072.
Ergot 1063.
Ergotin 1070.
Ergotinin 1070.
Ergotinsäure 1071.
Ergotismus convulsivus 1064, 1065.
— gangränosus 1064, 1067.
— spasmodicus 1064, 1065.
Ergotsäure 1070.
Erica-Arten 928.
Ericinol 928.
Ericolin 928.
Erregung durch lähmende Gifte 80, 410, 721, 804.
Ersatzmittel des Cocain 733.
Erstickung 344.
— Sektionsbefund 346.
Erstickungskrämpfe 83.

Ervum Ervilia 1079.
Erythrophlcin 921.
Erythrophleum guineense 921.
Erythrosin 1093.
Erythroxylon Coca 719.
Eschscholtzia californica 823.
Esdragol 952, 964.
Esere 691.
Eseridin 691, 696.
Eserin 691.
Essigäther 493.
Essigessenz 486.
Essigsäure 486.
Essigsaures Natron 489, 490.
Eucain. A. B. 734.
Eucalypten 966.
Eucalyptol 966, 967.
Eucalyptus-Arten 966.
Eucalyptusöl 966.
Euchresta Horsfieldii 848.
Eudoxin 385.
Eugenol 547, 964, 965.
Euphorbia-Arten, einheimische 977.
Euphorbiaceen 976.
— -Samen: Phytalbumose 994.
Euphorbia officinarum 977.
Euphorbium 977.
Euphorin 626.
Evornia vulpina 943.
Evonymin 918, 925.
Evonymus atropurpureus 918.
Exalgin 624.
Excitations-Stadium vor Narkose 81.
Exspirationsluft 1086.
Extractum Belladonnae 703.
— filicis 879, 880, 881.
— Hyoscyami 698.
— Lactucae 703.
— Sabinae: Uterus-Wirkung 956.

F.

Faba calabarica 691, 692.
Fäulnissgase 362.
Fäulnissgift 1013, 1017.
Fagopyrismus 1077.
Falsche Jaborandi-Blätter 672.
Falsches Columbo-Holz 846.
Farnkräuter, deren Gifte 878.
Fenchelöl 964.
Fenchen 949.
Fenchou 951, 961, 964.
Fermente 985.
Ferricyankalium 512.
Ferrocyankalium 511.
Fesselung der Thiere. Folgen 48.
Fette Säuren 485, 489.
Fettsaure Salze 489, 490.
Feuersalamander 1081.
Fibrilläre Zuckungen 75.
Ficaria ranunculoides 978.
Filicin 878, 879. 880.
Filixgerbsäure 879.
Filixsäure, amorphe 879, 880.

M.

N.

Q.